Hans G. Schlack

Sozialpädiatrie

Sozialpädiatrie

Gesundheit · Krankheit · Lebenswelten

Herausgegeben von Hans G. Schlack

Mit Beiträgen von:

Werner Andler
Udo Bode
Jochen H. H. Ehrich
Jörg M. Fegert
Daniel Frey
Helfried Gröbe
Volker Hesse
Klaus Hurrelmann
Mathilde Kersting
Rüdiger von Kries
Michael Kusch
Hildegard Labouvie
Remo H. Largo
Anja Leppin
Joachim Oppermann
Hartmut Schirm
Hans G. Schlack
Ute Schlack
Elsbeth Schmid
Eberhard Schmidt
Heinz-Josef Schmitt
Gerhard Schöch
Jörg Schriever
Walter Stögmann
Manfred Teufel
Hubertus von Voss
Jean-Claude Vuille
Ulrich Wahn
Georg Wolff

59 Abbildungen, 72 Tabellen

URBAN & FISCHER
München · Jena

Zuschriften und Kritik an:
Urban & Fischer, Lektorat Medizin, Karlstraße 45, 80333 München

Anschrift des Herausgebers:
Prof. Dr. Hans G. Schlack
Rheinisches Kinderneurologisches Zentrum
Waldenburger Ring 46
53119 Bonn

CIP erhältlich bei British Library

2. Auflage, Juli 2000

00 01 02 03 5 4 3 2 1

Um den Textfluß nicht zu stören, wurde bei Patienten und Berufsbezeichnungen die grammatikalisch maskuline Form gewählt. Selbstverständlich sind in diesen Fällen immer Frauen und Männer gemeint.

Wichtiger Hinweis für den Benutzer
Die Erkenntnisse in der Medizin unterliegen laufendem Wandel durch Forschung und klinische Erfahrungen. Herausgeber und Autoren haben große Sorgfalt darauf verwendet, daß die in diesem Werk gemachten therapeutischen Angaben (insbesondere hinsichtlich Indikation, Dosierung und unerwünschten Wirkungen) dem derzeitigen Wissensstand entsprechen. Das entbindet den Nutzer dieses Werkes aber nicht von der Verpflichtung, anhand der Beipackzettel zu verschreibender Präparate zu überprüfen, ob die dort gemachten Angaben von denen in diesem Buch abweichen und seine Verordnung in eigener Verantwortung zu treffen.

Programmleitung: Dr. med. Thomas Hopfe, München
Lektorat: Ulrike Kriegel
Herstellung: Renate Hausdorf, München
Zeichnungen: Esther Schenk, München
Satz: Mitterweger & Partner GmbH, Plankstadt
Druck und Bindung: Spiegel

Printed in Germany

ISBN 3-437-21400-4

Aktuelle Informationen finden Sie im Internet unter der Adresse:
Urban & Fischer: http://www.urbanfischer.de

Autorenverzeichnis

Prof. Dr. Werner Andler, Vestische Kinderklinik, Lloydstr. 5, D-45711 Datteln

Prof. Dr. Udo Bode, Univ.- Kinderklinik, Adenauerallee 119, D-53113 Bonn

Prof. Dr. Jochen H.H. Ehrich, Kinderklinik der Medizinischen Hochschule, Carl-Neuberg-Str. 1, D-30625 Hannover

Prof. Dr. Jörg M. Fegert, Univ.-Klinik für Kinder- und Jugendpsychiatrie, Gehlsheimerstr. 20, D-18147 Rostock

Dr. Daniel Frey, Schulärztlicher und Schulpsychologischer Dienst der Stadt Zürich, Parkring 4, CH-8027 Zürich

Prof. Dr. Helfried Gröbe, Städtische Kinderklinik, Kirchenweg 48, D-90419 Nürnberg

Prof. Dr. Volker Hesse, Krankenhaus Lichtenberg, Klinik für Kinder- und Jugendmedizin Lindenhof, Gotlindestr. 2–20, D-10365 Berlin

Prof. Dr. Klaus Hurrelmann, Univ. Bielefeld, Fakultät für Gesundheitswissenschaften, Universitätsstr. 25, D-33615 Bielefeld

Dr. Mathilde Kersting, Forschungsinstitut für Kinderernährung, Heinstück 11, D-44225 Dortmund

Prof. Dr. Rüdiger von Kries, MSc, Institut für Soziale Pädiatrie und Jugendmedizin, der Universität, Heiglhofstr. 63, D-81377 München

Dr. Michael Kusch, Univ.-Kinderklinik, Adenauerallee 119, D-53113 Bonn

Hildegard Labouvie, Dipl.-Psych., Univ.-Kinderklinik, Adenauerallee 119, D-53113 Bonn

Prof. Dr. Remo H. Largo, Univ.-Kinderklinik, Steinwiesstr. 75, CH – 8032 Zürich

Dr. Anja Leppin, Univ. Bielefeld, Fakultät für Gesundheitswissenschaften, Universitätsstr. 25, D-33615 Bielefeld

Prof. Dr. Joachim Oppermann, Kinderklinik des Carl-Thiem-Klinikums, Carl-Thiem-Str. 111, D-03048 Cottbus

Dr. Hartmut Schirm, Akademie für Öffentliches Gesundheitswesen, Auf'm Hennekamp 70, D-40225 Düsseldorf

Prof. Dr. Hans Georg Schlack, Rheinisches Kinderneurologisches Zentrum, Waldenburger Ring 46, D-53119 Bonn

Dr. Ute Schlack, M. san., Gesundheitsamt der Stadt Köln, Neumarkt 17–21, D-50667 Köln

Elsbeth Schmid, Dipl.Sozialarbeiterin HFS, Blumensteinstr. 15, CH-3012 Bern

Prof. Dr. Eberhard Schmidt, Univ.-Kinderklinik, Moorenstr. 5, D-40225 Düsseldorf

Prof. Dr. Heinz-Josef Schmitt, Univ.-Kinderklinik, Schwanenweg 20, D-24105 Kiel

Prof. Dr. Gerhard Schöch, Forschungsinstitut für Kinderernährung, Heinstück 11, D-44225 Dortmund

Dr. Jörg Schriever, Kinderklinik des Kreiskrankenhauses, St. Elisabeth-Str. 2–6, D-53894 Mechernich

Prof. Dr. Walter Stögmann, Gottfried-von-Preyer'sches Kinderspital, Schrankenberggasse 31, A-1100 Wien

Prof. Dr. Manfred Teufel, Kinderklinik des Kreiskrankenhauses, Bunsenstr. 20, D-71032 Böblingen

Prof. Dr. Dr. h.c. Hubertus von Voss, Kinderzentrum München, Institut für Soziale Pädiatrie und Jugendmedizin der Universität, Heiglhofstr. 63, D-81377 München

Prof. Dr. Jean-Claude Vuille, Gesundheitsdienst der Stadt Bern, Monbijoustr. 11, CH – 3011 Bern

Prof. Dr. Ulrich Wahn, Univ.-Kinderklinik (Klinikum Charité-Virchow), Augustenburger Platz 1, D-13353 Berlin

Dr. Georg Wolff, Kinderklinik der Medizinischen Hochschule, Carl-Neuberg-Str. 1, D-30625 Hannover

Vorwort zur 2. Auflage

Sozialpädiatrie ist eine Querschnittswissenschaft, die sich mit den Bedingungen von Gesundheit und Entwicklung in allen Bereichen der Kinderheilkunde und Jugendmedizin befaßt. Unter heutigen Gegebenheiten, da in Mitteleuropa Infektionskrankheiten und Ernährungsstörungen keine Rolle als Volkskrankheiten mehr spielen und auch in der Pädiatrie eine immer weiter differenzierte Organmedizin den spezialisierten klinischen Einrichtungen vorbehalten ist, erhält die ambulante Pädiatrie ihre integrierende Aufgabe – und auch ihre Existenzberechtigung – in erster Linie durch die sozialpädiatrische Kompetenz der niedergelassenen Kinderärztinnen und Kinderärzte.

Die spezifisch kinderärztlichen Aufgaben in der Praxis sind zentrale sozialpädiatrische Themen: Prävention im somatischen und psychischen Bereich, die Beurteilung der Entwicklung und die Beeinflussung von ungünstigen Entwicklungsbedingungen, die Sorge für Kinder mit besonderen Bedürfnissen (behinderte, chronisch kranke, sozial benachteiligte, mißhandelte Kinder) und die kompetente Beratung und Unterstützung der Familien in allen damit zusammenhängenden Fragen.

Sozialpädiatrisches Engagement hat immer auch weltanschauliche Wurzeln, z. B. in Fragen zur Rollenverteilung in der Familie, zu Verhaltensnormen oder zur sozialen Chancengerechtigkeit. Damit ist eine Vielfalt von Ansichten verbunden, die legitim ist, die aber nicht den Blick auf Daten und Fakten verstellen darf. Im Gegenteil: Die empirische Basis ist unentbehrlich für eine engagierte und zugleich wissenschaftliche Sozialpädiatrie.

Deshalb versteht sich dieses Buch als Vermittler von Grundlagen und als Nachschlagewerk mit umfangreichen Hinweisen auf weiterführende Literatur für speziell interessierte Leser. Die konkrete Anwendung der dargestellten Grundzüge wird auf zahlreichen relevanten Praxisfeldern ausgeführt; damit wendet sich das Buch besonders an die niedergelassenen Kinderärztinnen und Kinderärzte. Autoren und Herausgeber freuen sich über das steigende Interesse an der Sozialpädiatrie, welches zu einer Nachfrage nach einer 2. Auflage innerhalb weniger Jahre geführt hat. Alle Kapitel wurden überarbeitet und auf den neuesten Stand gebracht.

Hans G. Schlack
Im Frühjahr 2000

Vorwort zur 1. Auflage

Die Sozialpädiatrie hat sich in den letzten Jahren zunehmend als eigenständiges Aufgabengebiet in Praxis, Forschung und Lehre entwickelt und definiert. Dazu haben internationale Einflüsse und die mit den Begriffen „Public Health" und „Community Child Health" verbundenen Konzepte wesentlich beigetragen. Deren Aufgabenbereiche umfaßt vor allem die Erforschung gesellschaftlicher Einflüsse auf Gesundheit und Krankheit und auf die Entwicklung der Kinder, die Gesundheitsförderung und Krankheitsprävention, die Bereitstellung kompensatorischer Hilfen für Kinder und Jugendliche mit besonderen Belastungen (z.B. chronischen Krankheiten, Behinderungen, sozialer Benachteiligung) sowie die Verbesserung der Strukturen des Gesundheitswesens.

In Deutschland besteht ein Nachholbedarf in Theorie, Praxis und Vermittlung so verstandener Sozialpädiatrie. Es ist das Anliegen und auch der Anspruch dieses Buches, diese Lücke schließen zu helfen, indem es einen aktuellen Überblick über dieses Arbeitsgebiet gibt und damit auch den Standort der Sozialpädiatrie definiert.

In diesem Buch wird vorzugsweise auf die Gegebenheiten in Deutschland Bezug genommen. Bei einigen Themen mit besonderen staatlichen Regelungen (Strukturen des Gesundheits- und des Schulwesens, sozialpädiatrisch relevante Gesetze) werden daneben auch die in Österreich und der Schweiz geltenden Bestimmungen gesondert dargestellt. Der Vergleich zwischen den deutschsprachigen Nachbarländern ist nicht nur reizvoll, sondern er kann auch hilfreich sein, wenn vorbildliche Regelungen jenseits der Grenzen Anstöße zu Verbesserungen im eigenen Land geben.

Mein besonderer Dank gilt allen Autoren dieses Buches, die sich mit Engagement und mehrfach bekundeter Freude an diesem gemeinschaftlichen Werk beteiligt haben. Ich danke auch dem Gustav Fischer Verlag für die interessierte und aktive Unterstützung dieses Projekts.

Bonn, im Juli 1995
Hans G. Schlack

Inhalt

1 Was ist Sozialpädiatrie?

Hans G. Schlack

1.1 Entwicklung der Sozialpädiatrie: Von der Säuglingsfürsorge zur Gesundheitswissenschaft

Die Ursprünge der Sozialpädiatrie liegen in der Säuglings- und Kleinkinderfürsorge als Antwort auf die hohe Säuglingssterblichkeit bis in die ersten Jahrzehnte dieses Jahrhunderts (Hartung 1980). Diese Fürsorge trug der besonderen Bedeutung sozialer Lebensumstände für Gesundheit, Krankheit und Entwicklung Rechnung. Die Folgerungen für die Pädiatrie wurden in der vielzitierten These von Engel und Behrendt (im Handbuch der Sozialen Hygiene 1927) zusammengefaßt: „Jeder Kinderarzt, der seine Aufgabe voll erfaßt, muß gleichzeitig Sozialarzt sein."

Dieses Verständnis von Sozialpädiatrie verlangt die Berücksichtigung der äußeren Lebensumstände und der psychosozialen Bedingungen bei der Prävention und Behandlung von Krankheiten beim einzelnen Kind. Da es praktisch kein Gebiet der Pädiatrie gibt, in welchem soziale Faktoren keine wesentliche Rolle spielen, erscheint es von daher logisch, die Sozialpädiatrie nicht als Subspezialität der Kinderheilkunde anzusehen, sondern vielmehr als ein essentielles, gebietsübergreifendes Element der Kinderheilkunde insgesamt (Nitsch 1979, Brodehl 1990).

Damit allein wäre aber die Funktion und Aufgabe der Sozialpädiatrie nicht ausreichend beschrieben. Sie ist darüber hinaus als eine Querschnittswissenschaft zu verstehen, die über die Grenzen der pädiatrischen Subspezialitäten hinweg Fragen der altersspezifischen Besonderheiten von Gesundheits- und Entwicklungsstörungen, der Epidemiologie, der individuellen und bevölkerungsbezogenen Prävention und einer bedarfsgerechten Gesundheitsversorgung im Kindes- und Jugendalter bearbeitet. Dieses Verständnis von Sozialpädiatrie liegt der Konzeption dieses Buches und seiner Beiträge zugrunde.

Im Gegensatz zur klinischen Pädiatrie, der Lehre von den Krankheiten im Kindesalter und deren Behandlung, war und ist die Sozialpädiatrie von ihren Anfängen an auf die Bewahrung von Gesundheit und auf die Bereitstellung möglichst günstiger Entwicklungsbedingungen für Kinder ausgerichtet. Köhler (1993) sieht in der Sozialpädiatrie und ihrer integrierenden Aufgabe der Bewahrung und Förderung von Gesundheit das notwendige Gegengewicht zur klinischen Pädiatrie mit ihrer immer weiter gehenden Aufgliederung und Superspezialisierung.

Die Weltgesundheitsorganisation (WHO) hat nicht nur mit ihrem sehr weit gefaßten Gesundheitsbegriff („Zustand vollkommenen körperlichen, seelischen und sozialen Wohlbefindens, nicht lediglich Freisein von Krankheit") den Zusammenhang zwischen physischer und psychischer Gesundheit einerseits und sozialen Bedingungen andererseits deutlich gemacht. In ihrem Programm „Gesundheit für Alle zum Jahr 2000" wird den Mitgliedsstaaten auch aufgetragen, über ihre Gesundheits- und Sozialpolitik soviel Chancengleichheit zu schaffen, daß jedermann zur aktiven Teilhabe am sozialen und beruflichen Leben befähigt wird. Gesundheit kann nicht einfach als Normalzustand verstanden werden, der sich nach erfolgreicher Behandlung einer Krankheit wieder einstellt, sondern als ein dynamisches Gleichgewicht, das ständig von Risiken bedroht und von protektiven Faktoren gestützt wird. Die aktive Mitwirkung des einzelnen an der Stabilisierung dieses Gleichgewichts ist die wichtigste Grundlage der Gesundheitsförderung.

Diese Sichtweise von Gesundheit erfordert in Theorie und Praxis ein interdisziplinäres Konzept mit Integration medizinischer, soziologischer, psychologischer und gesundheitsökonomischer Dimensionen. Dieses Konzept wird im angelsächsischen Sprachgebrauch als Public Health bezeichnet und als „die Wissenschaft und Kunst der Krankheitsverhütung, Lebensverlängerung und Gesundheitsförderung durch geplante Anstrengungen der Gesellschaft" definiert (Acheson, zit. n. Köhler 1993). Hurrelmann und Laaser (1993) schlagen als deutschen Terminus für Public Health den Begriff „Gesundheitswissenschaften" vor, wobei der verwendete Plural die Vielschichtigkeit der darin enthaltenen Ansätze deutlich machen soll. Die Sozialpädiatrie versteht sich in diesem Sinne als der **medizinische Sektor der Gesundheitswissenschaften für Kinder und Jugendliche.**

Aus ihrer Geschichte (Bekämpfung der Säuglingssterblichkeit, der Infektionskrankheiten, der frühkindlichen Deprivation) und ihrer Erfahrung mit interdisziplinärer Arbeit (bei der Rehabilitation behinderter und chronisch kranker Kinder, der Fürsorge für mißhandelte und sozial benachteiligte Kinder) bietet die Sozialpädiatrie wesentliche Voraussetzungen einer Gesundheitswissenschaft. Notwendig ist jedoch eine stärkere Hinwendung zu bevölkerungsmedizinischen Aufgaben und damit auch zu übergreifenden wissenschaftlichen Fragestellungen. Sozialpädiatrie ist in diesem Verständnis mehr als ein allgemeines Grundprinzip ganzheitlicher Kinderheilkunde, das sich „jeder gute Kinderarzt" zu eigen machen sollte.

1.2 Sozialmedizin in der Kinderheilkunde: Bevölkerungsmedizinische Dimensionen der Sozialpädiatrie

Die Sozialmedizin befaßt sich mit den Wechselbeziehungen zwischen dem Individuum, der Gesamtgesellschaft und dem Gesundheitswesen auf dem Gebiet von Krankheit und Gesundheit; sie analysiert insbesondere die über den individuellen Fall hinausgehenden sozialen Bedingungs- und Folgezustände von Krankheiten und leitet daraus Grundlagen und Empfehlungen für gesundheitspolitisches Handeln ab. Zu ihren Aufgaben gehört auch die Beurteilung der Systeme gesundheitlicher und sozialer Sicherung auf der Grundlage bevölkerungsmedizinischer Daten (Viefhues 1993).

Diese Beschreibung kann grundsätzlich auch auf die Sozialpädiatrie übertragen werden, wobei im Kindesalter die Dimension der Entwicklung in gleichwichtiger Bedeutung neben der Dimension Gesundheit/Krankheit zu berücksichtigen ist. Das Wissen über die entwicklungsabhängige Physiologie und Pathologie auf körperlichem, kognitivem und emotionalem Gebiet begründet im wesentlichen die spezifische Kompetenz der Pädiatrie und ihre Berechtigung als eigenständiges Fachgebiet der Medizin. Angesichts der Abhängigkeit der kindlichen Entwicklung von der sozialen und dinglichen Umwelt kommt der Sozialpädiatrie eine zentrale, integrierende Bedeutung innerhalb der Kinderheilkunde zu.

Hellbrügge und Pechstein (1966) geben in der ersten zusammenfassenden Darstellung der Sozialpädiatrie in Deutschland folgende Definition: „Unter Sozialer Pädiatrie sind demnach sämtliche ärztlichen Aufgaben zu verstehen, die sich aus den Beziehungen zwischen dem Kind und der Gesellschaft ergeben. Gesellschaft muß dabei im weitesten Sinne verstanden werden. Sie schließt alle gesellschaftlichen Strukturen ein, mit denen das Kind im Verlaufe seiner Entwicklung in Berührung kommt; sie umfaßt auch die von einer bestimmten Gesellschaft geprägte Umwelt."

Trotz ähnlich lautender Definitionen ist die Schnittmenge zwischen der Sozialmedizin im allgemeinen (etwa im Sinne der Weiterbildungsordnung der Bundesärztekammer von 1992) und der Sozialpädiatrie bisher relativ gering. Das liegt nicht zuletzt darin, daß die Sozialpädiatrie in Deutschland traditionell eher individualmedizinisch ausgerichtet ist. Ohne die individualmedizinische Dimension der Sozialpädiatrie abwerten zu wollen, muß doch auf einen Nachholbedarf auf bevölkerungsmedizinischem Gebiet hingewiesen werden, dessen Erfüllung eine größere Übereinstimmung mit der Sozialmedizin im oben definierten Sinne und auch mit dem Standard der Sozialpädiatrie in anderen Ländern bedeuten würde.

Bevölkerungsmedizinische Aufgaben sind vor allem

- Die epidemiologische Erfassung bevölkerungsrelevanter Gesundheitsprobleme im Kindes- und Jugendalter (vgl. Kap. 3)
- Die Entwicklung und Evaluation präventiver Maßnahmen (vgl. Kap. 4)
- Die Mitwirkung an der Planung und Realisierung notwendiger und geeigneter Versorgungsstrukturen (vgl. Kap. 8).

Die Beschreibung der Verteilung und Häufigkeit bestimmter Krankheiten, die Identifikation ätiologisch wirksamer Faktoren und die Bereitstellung von Daten für die Planung präventiver oder therapeutischer Maßnahmen sind die hauptsächlichen Ziele der Epidemiologie (Blohmke 1986). Für eine wirksame Prävention ist es notwendig, die Bedingungen zu erfassen und zu verstehen, unter denen es zu Erkrankungen, Entwicklungsstörungen oder Todesfällen kommen kann. Die Effizienz der Gesundheitsförderung und Primärprävention läßt sich nicht oder nur unsicher am Einzelfall nachweisen, deshalb werden präventive Maßnahmen trotz ihrer großen Bedeutung für die Gesundheit der Bevölkerung oft unterschätzt; dazu trägt auch bei, daß sie in der Regel viel weniger spektakulär sind als kurative „Großtaten". Erst die Epidemiologie liefert die Voraussetzung für eine Evaluation präventiver Maßnahmen und ist – da Prävention zu den wichtigsten Aufgaben der Sozialpädiatrie zählt – eine unentbehrliche wissenschaftliche Grundlage dieses Arbeitsgebiets.

Der bisherige Mangel an epidemiologischer (insbesondere sozial-epidemiologischer) Forschung auf dem Gebiet der Sozialpädiatrie in Deutschland führt dazu, auf ausländische (insbesondere amerikanische und britische) Untersuchungen zurückgreifen zu müssen, deren Ergebnisse wegen unterschiedlicher sozialer Bedingungen nicht immer und ohne weiteres übertragbar sind.

1.3 Individualmedizinische Aufgaben: Gesundheitsfürsorge für Kinder und Jugendliche mit besonderen Belastungen

Der Begriff „Sozialpädiatrie" wurde in Deutschland nach dem 2. Weltkrieg in der (alten) Bundesrepublik eingeführt; dort entstand 1966 eine wissenschaftliche Fachgesellschaft (Deutsche Gesellschaft für Sozialpädiatrie) als Nachfolgerin der Deutschen Vereinigung für Säuglingsschutz (ab 1909) bzw. der Deutschen Vereinigung für die Gesundheitsfürsorge des Kindesalters (ab 1953). Themen, die sich aus den Besonderheiten der Nachkriegszeit ergaben (z. B. Konzepte gegen frühkindliche Deprivation, Aufbau eines Systems der Rehabilitation und Behindertenhilfe im Kindesalter; Hellbrügge 1981), bildeten über viele Jahre die inhaltlichen Schwerpunkte mit der Folge, daß „Sozialpädiatrie“ in der Öffentlichkeit mehr oder weniger mit kinderärztlicher Behindertenhilfe gleichgesetzt wurde (vgl. dazu auch die Namensgebung für die „Sozialpädiatrischen Zentren“, Kap. 8). Analoge Aktivitäten in der DDR firmierten unter dem Begriff „Entwicklungspädiatrie“ (Patzer 1983), die in vielerlei Hinsicht sozialpädiatrische Inhalte zur Grundlage hatten (Eulitz 1991).

Diese inhaltlichen Schwerpunkte brachten in verstärktem Maße eine individualmedizinische Ausrichtung der Sozialpädiatrie mit sich. Die dabei entwickelten Konzepte bewährten sich nicht nur bei der Behandlung und Betreuung von Kindern mit Behinderungen im engeren Sinne, sondern auch bei anderen gravierenden Belastungen. Als **spezielle sozialpädiatrische Aufgabenfelder** mit überwiegend individualmedizinischer Ausrichtung sind vor allem zu nennen:

- vernachlässigte, mißhandelte und mißbrauchte Kinder (vgl. Kap. 12)
- entwicklungsgestörte und behinderte Kinder (vgl. Kap. 13)
- chronisch kranke Kinder (vgl. Kap. 14).

Diesen drei Gebieten, die inzwischen einen großen Anteil der Aufgaben der Kinderheilkunde ausmachen, sind mehrere **Bedingungen** gemeinsam:

- Der somatisch-kurative Ansatz ist nicht ausreichend, vielmehr ist die Einflußnahme auf das soziale Umfeld der entscheidende Faktor für den Interventionserfolg.
- Interdisziplinarität mit koordinierter und gleichberechtigter Mitwirkung nicht-medizinischer Berufsgruppen ist erforderlich.
- Es werden besondere Versorgungsstrukturen benötigt, für deren Bereitstellung eine verläßliche Bedarfsermittlung eine wesentliche Voraussetzung ist.

Dieser letzte Punkt (Bedarfsermittlung) schlägt den Bogen zur gemeinwesenbezogenen Dimension der Sozialpädiatrie. Die Umsetzung des Public-Health-Konzepts setzt zwar staatlich vorgegebene Rahmenbedingungen voraus, sie muß sich aber auch in wesentlichem Umfang auf kommunaler oder regionaler Ebene abspielen. Die Erfassung aktueller bevölkerungsrelevanter Gesundheitsprobleme, die Entwicklung von Lösungsansätzen und die Evaluation eingeleiteter Maßnahmen (Abb. 1-1) ist im kleinräumigen Rahmen oft gezielter und effektiver möglich als in großen Strukturen mit inhomogener Bedarfslage. Aus der Analyse der über den Einzelfall hinausgehenden Bedingungen und Folgen von Gesundheitsstörungen sind also nicht nur die notwendigen gesundheitspolitischen Entscheidungen, sondern auch die angemessene Anwendung der ermittelten Grundsätze im konkreten Einzelfall abzuleiten.

PUBLIC HEALTH

Erfassung/Identifizierung relevanter Gesundheitsprobleme ←
↓
Entwicklung gesundheitspolitischer Lösungsansätze
↓
Sicherstellung ihrer Umsetzung
↓
Evaluation ─

Abbildung 1-1: Praktische Umsetzung des Public Health-Konzepts. Nach v. Ferber 1991.

1.4 Aktuelle Aufgabenschwerpunkte

Der Eindruck, daß die heute gegebenen gesellschaftlichen Verhältnisse viele gravierende Risiken vor allem für die psychische und soziale Entwicklung der Kinder mit sich bringen, ist verbreitet und wahrscheinlich nicht unbegründet. Ein Indikator dafür ist die offenbar zunehmende Gewaltbereitschaft von Kindern und Jugendlichen. Zu der Frage nach den konkreten Ursachen gibt es unterschiedliche Antworten, und zweifellos ist das Bedingungsgefüge zu komplex, um mit einfachen Erklärungen auszukommen. An Vorschlägen zur Intervention mangelt es nicht, wohl aber an der Evaluation der vorgeschlagenen Maßnahmen (Nolting u. Knopf 1998).

Die zur Zeit wohl größte Herausforderung der Sozialpädiatrie liegt in der Gesundheitsfürsorge und der Sicherung der Gesundheitsversorgung von **sozial benachteiligten Kindern.** „Sozial benachteiligt" sind Kinder, die unter Lebensbedingungen aufwachsen, in denen die körperlichen und seelischen Grundbedürfnisse nicht ausreichend befriedigt werden. Die Vorstellung, daß die bestehenden Systeme der sozialen und gesundheitlichen Sicherung zu mehr oder weniger egalitären Verhältnissen geführt hätten, ist verbreitet, aber nicht zutreffend. Tatsache ist, daß auch heute noch in Deutschland wie in anderen „entwickelten" Ländern der sozio ökonomische Status die entscheidende Einflußgröße für Entwicklung, Gesundheit und Krankheit von Kindern ist (vgl. Kap. 2, 5 und 6).

Köhler (1993) sieht in der wissenschaftlich fundierten und interdisziplinär ausgerichteten Gesundheitsförderung die zentrale Aufgabe der Sozialpädiatrie; sie dürfe den Entwicklungen nicht hinterherlaufen, sondern müsse Veränderungen antizipieren und frühzeitig Antworten auf neue Fragen formulieren. Priorität müsse Arbeiten und Initiativen zukommen, die wissenschaftlich solide und sozial relevant sind und welche die sozialpädiatrische Kompetenz des praktizierenden Kinderarztes stärken.

Diese These stützt die Forderung nach stärkerer Repräsentanz sozialpädiatrischer Inhalte in der Lehre und insbesondere in der kinderärztlichen Weiter- und Fortbildung. In diesem Sinne hat auch die American Academy of Pediatrics (Committee on Psychosocial Aspects of Child and Family, 1993) die Kinderärzte in den USA dazu aufgerufen, sich den neuen epidemischen Herausforderungen zu stellen, womit insbesondere Gewalt, Armut, Drogenkonsum und AIDS sowie die Zunahme von Verhaltensproblemen und chronischen Krankheiten gemeint sind. Mit diesem Aufruf sind konkrete Empfehlungen für die Fort- und Weiterbildung verbunden (Vertiefung des Wissens über exogene und endogene Einflüsse auf das Verhalten, über die Variation von Entwicklung, über Bedingungen gesundheitsgefährdenden Verhaltens, über den Umgang mit Verhaltensstörungen; Verbesserung von Explorationstechniken und Beratungskompetenz).

1.5 Sozialpädiatrische Aufgaben in der kinder- und jugendärztlichen Praxis

Auch wenn die „new epidemics" in Europa noch nicht das gleiche gravierende Ausmaß wie in den USA erreicht haben, so sind doch die Empfehlungen der American Academy of Pediatrics bedenkenswert im Sinne der von Köhler geforderten Antizipation von Problemen. Mit großer Sicherheit läßt sich eine Zunahme sozialpädiatrischer Aufgaben im Gesundheitswesen hierzulande voraussagen. Dafür ist eine noch engere Kooperation zwischen den niedergelassenen Kinderärztinnen und Kinderärzten, den wissenschaftlich tätigen Sozialpädiatern und den öffentlichen und privaten Institutionen (z. B. Gesundheitsämter, Jugendämter, Kinderschutzbund, regionale Gesundheitskonferenzen, s. a. Kap. 8) erforderlich.

Selbstkritisch wird auch von niedergelassenen Kinderärzten ein größeres sozialpädiatrisches Engagement angemahnt, so z. B. zur Prävention von Gewaltbereitschaft und dissozialer Entwicklung (Schmetz 1997). Eine wichtige Voraussetzung dafür sind geeignete Fortbildungsangebote und deren Inanspruchnahme. Kinderärztinnen und Kinderärzte sind in besonderem Maße disponiert und dazu aufgerufen, sich für die sozialen Lebensbedingungen der Kinder zu interessieren, Belastungsfaktoren zu erkennen, die Eltern und andere Bezugspersonen diesbezüglich zu beraten, protektive Faktoren zu unterstützen und gegebenenfalls Hilfen öffentlicher Stellen zu vermitteln und zu vernetzen. Die Zukunft der ambulanten Pädiatrie, d. h. die Existenzsicherung der in eigener Praxis tätigen Kinderärztinnen und Kinderärzte und der Kinderheilkunde als Fach außerhalb spezialisierter Kliniken, wird bei dem derzeit gegebenen Morbiditätsspektrum ganz entscheidend von der Kompetenz in sozialpädiatrischen Fragen abhängen: insbesondere bei Aufgaben der Prävention, der Elternberatung in Fragen von Gesundheit und Entwicklung und der Betreuung von Kindern mit besonderen Belastungen, wie chronische Krankheiten, Behinderungen, soziale Benachteiligung, Mißhandlung und Mißbrauch.

Literatur

American Academy of Pediatrics, Committee on Psychosocial Aspects of Child and Family (1993): The pediatrician and the „new morbidity". Pediatrics 92: 731–733.

Blohmke, M. (Hrsg.) (1986): Sozialmedizin. 2. Aufl. Enke, Stuttgart.

Brodehl, J. (Hrsg.) (1990): Arbeitspapier über die Entwicklung der Spezialgebiete innerhalb der Pädiatrie in der Bundesrepublik Deutschland. Monatsschr. Kinderheilkd. 138: 461–462.

Eulitz, R. (1991): Interdisziplinäres Betreuungsprinzip „Entwicklungspädiatrie" – Gedanken auf dem weiteren Weg zur „Sozialpädiatrie". Pädiatr. Grenzgeb. 30: 159–165.

v. Ferber, C. (1991): Die Reform des Öffentlichen Gesundheitsdienstes – Notwendigkeiten und Perspektiven. Öff. Gesundh.wes. 53: 242–249.

Hartung, K. (1980): Vom Säuglingsschutz zur Sozialpädiatrie. Sozialpädiatrie 2: 5–7.

Hellbrügge, Th. (1981): Klinische Sozialpädiatrie. Springer, Berlin–Heidelberg–New York.

Hellbrügge, Th., Pechstein, J. (1966): Grundlagen, Aufgaben und Ziele der Sozialen Pädiatrie. In Opitz, H., Schmid, F. (Hrsg.): Handbuch der Kinderheilkunde, Band III. Springer, Berlin.

Hurrelmann, K., Laaser, U. (Hrsg.) (1993): Gesundheitswissenschaften. Handbuch für Lehre, Forschung und Praxis. Beltz, Weinheim.

Köhler, L. (1993): Child health promotion: A task for social pediatrics. Soz. Präventivmed. 38: 34–38.

Nitsch, K. (1979): Einleitung: Aufgaben und Arbeitsmethoden der Sozialpädiatrie. In Maneke, M. (Hrsg.): Sozialpädiatrie. Urban & Schwarzenberg, München–Wien–Baltimore.

Nolting, H.P., Knopf, H. (1998): Gewaltverminderung in der Schule: Viele Vorschläge – wenig Studien. Psychol. Erz. Unterr. 45: 249–260.

Patzer, H. (1983): „Entwicklungspädiatrie"? Kinderärztl. Prax. 51: 491–492.

Schmetz, J. (1997): Kinderärzte gegen Gewalt. Prävention ab Nabelschnur. Kinderarzt 28, Sonderbeilage zu Heft 6/1997.

Viefhues, H. (1993): Sozialmedizin. In: Dt. Verein f. öffentliche u. private Fürsorge (Hrsg.): Fachlexikon der sozialen Arbeit. Frankfurt am Main.

2 Kindliche Entwicklung und psychosoziale Umwelt

Remo H. Largo

Kenntnisse über die Eigenheiten der kindlichen Entwicklung und den Einfluss der psychosozialen Umwelt sind von großer Bedeutung für die Gesundheitsförderung (primäre Prävention), die Früherfassung von Verhaltens- und Entwicklungsstörungen (sekundäre Prävention) sowie für die Rehabilitation von entwicklungsbehinderten Kindern (tertiäre Prävention).

Im ersten Teil dieses Kapitels wird die Variabilität von Entwicklung und Verhalten bei normalentwickelten und entwicklungsbehinderten Kindern dargestellt. Dabei wird auch auf die prognostische Aussagekraft von Entwicklungsuntersuchungen, die in den ersten Lebensjahren durchgeführt werden, eingegangen. Im zweiten Teil wird die Bedeutung der psychosozialen Umwelt für die kindliche Entwicklung diskutiert. Es wird auf Streß- und Schutzfaktoren, die Interaktion zwischen Kind und Umwelt sowie entwicklungsdynamische Aspekte, die für die Prävention von besonderem Interesse sind, hingewiesen.

2.1 Variabilität der kindlichen Entwicklung

2.1.1 Normale Variabilität

Eltern und Fachleute neigen dazu, bei der Einschätzung der kindlichen Entwicklung von Normvorstellungen auszugehen. Solche Vorstellungen beinhalten die Erwartung, daß ein bestimmtes Verhalten oder Merkmal bei allen Kindern gleich ausgeprägt ist.

So wird beispielsweise angenommen, dass die normale Sehschärfe unabhängig vom Alter 1,0 beträgt. Abbildung 2-1 zeigt, daß diese Annahme in zweierlei Hinsicht unrichtig ist: Erstens nimmt die mittlere Sehschärfe zwischen 5 und 10 Jahren laufend zu und zweitens weist sie in jedem Alter eine erhebliche Variabilität auf. Die Mehrheit der Kinder verfügt über eine Sehschärfe, die deutlich mehr als 1.0 beträgt.

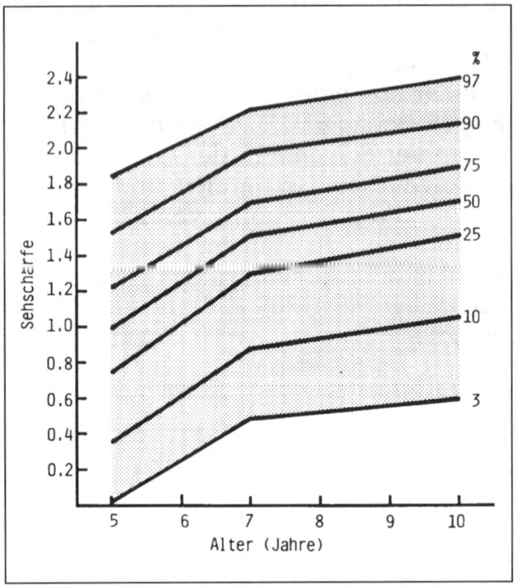

Abbildung 2-1: Sehschärfe zwischen 5 und 10 Jahren (Schmid et al. 1986).

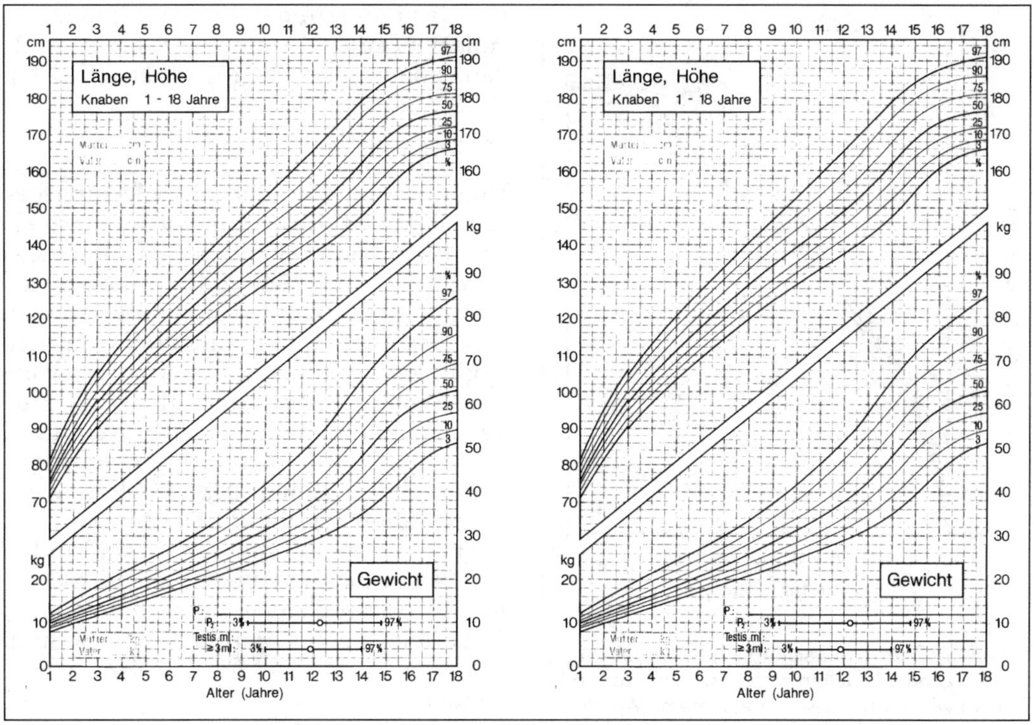

Abbildung 2-2: Perzentilenkurven für die Körpergröße und Gewicht von Knaben (links) und Mädchen (rechts). Die Kurven beschreiben die Streubreite dieser beiden Körpermassen von 1 bis 18 Jahren (Prader et al. 1989).

Wachstum

In der kindlichen Entwicklung gibt es kein Verhalten und kein Entwicklungsmerkmal, das nicht variabel ist. Offensichtlich ist die Streuung in Bezug auf das Wachstum. Wie unterschiedlich groß und schwer Kinder in jedem Alter sind, können wir den sogenannten Perzentilenkurven entnehmen (Abb. 2-2).

Die Variabilität eines bestimmten Merkmals wird durch die genetische Anlage und Umweltfaktoren bestimmt. Der Einfluß der Umweltfaktoren ist dabei je nach Entwicklungsbereich und Lebensbedingungen unterschiedlich groß. Dieser Zusammenhang lässt sich wiederum anhand des Wachstums veranschaulichen: Unter guten Umweltbedingungen (Ernährung, Hygiene und Gesundheit) kann jedes Kind sein Wachstumspotential in einem hohen Maß verwirklichen. So ist in Europa die unterschiedliche Körpergröße von Kindern und Erwachsenen weitgehend auf eine unterschiedliche genetische Anlage zurückzuführen. In den Ländern der Dritten Welt wird das Wachstum durch Mangel- und Fehlernährung sowie ungenügende Hygiene und Gesundheitsversorgung beeinträchtigt. So wurde beispielsweise in Nigeria festgestellt, dass die Kinder der Oberschicht in jedem Alter gleich groß sind wie europäische Kinder. Kinder aus der Unterschicht aber, die ungenügend ernährt und vermehrt Krankheiten ausgesetzt sind, bleiben in ihrem Wachstum von den ersten Lebensjahren an deutlich zurück (Eveleth 1985).

Eine weitere biologische Variable, die zur Variation der Körpergröße in jedem Alter beiträgt, ist die **Wachstumsgeschwindigkeit.** Unter gleichen Umweltbe-

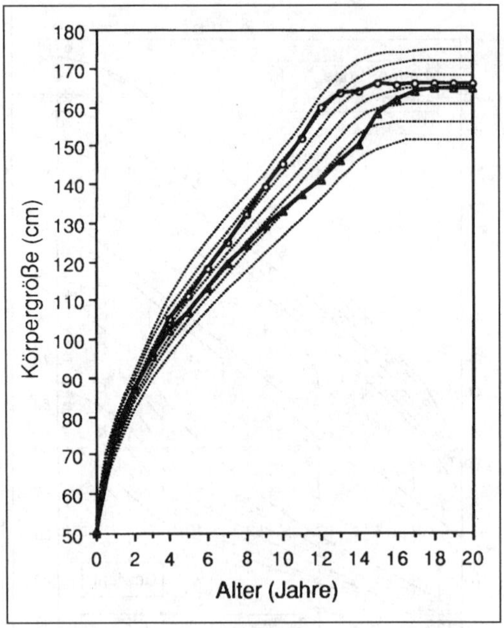

Abbildung 2-3: Unterschiedliche Wachstumsdynamik: Zwei Mädchen mit raschem Wachstum (Frühentwicklerin) bzw. langsamem Wachstum (Spätentwicklerin). Beachte, daß die beiden Mädchen in den ersten Lebensjahren und als Erwachsene gleich groß sind (Erste Zürcher Longitudinalstudie).

dingungen entwickeln sich Kinder verschieden rasch, was spätestens in der Pubertät offensichtlich wird. Unterschiedliche Wachstumsgeschwindigkeiten können dazu führen, daß Kinder mit gleicher Anlage in einer bestimmten Altersperiode ganz unterschiedlich groß sind (Abb. 2-3).

Motorische Entwicklung

Unterschiede in der Entwicklungsgeschwindigkeit finden sich wiederum in allen Bereichen der kindlichen Entwicklung. Sie wirken sich in der frühen motorischen Entwicklung besonders deutlich aus. Das Alter, in dem Kinder zu kriechen beginnen, aufstehen und frei gehen, variiert erheblich. Abbildung 2-4 gibt in Prozenten an, wie viele Kinder in jedem Lebensmonat die ersten Schritte machen. Die große Variabilität des Gehalters wird daraus sofort ersichtlich. Der Medianwert liegt bei 13 Monaten; etwa 35 % der Kinder machen in diesem Alter die ersten Schritte. Die ersten Gehversuche können aber frühestens bereits mit 10 Monaten und spätestens mit 18 Monaten beobachtet werden.

Anhand des Wachstums und der frühen motorischen Entwicklung können wir die folgenden Feststellungen machen, die für alle Entwicklungsbereiche Gültigkeit haben: Die Variation der normalen Entwicklung ist bedingt durch interindividuelle Unterschiede in Anlage und Entwicklungsgeschwindigkeit sowie durch Umweltfaktoren, die die Entwicklung in den

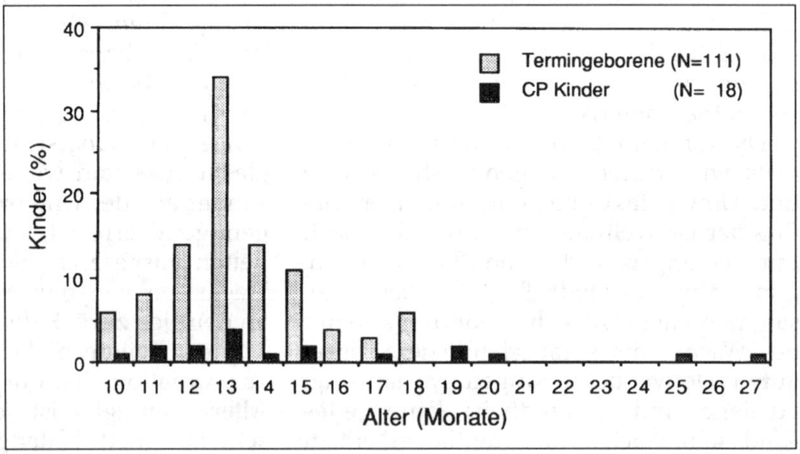

Abbildung 2-4: Gehalter bei gesunden termingeborenen Kindern und bei Kindern mit unterschiedlich ausgeprägter Zerebralparese (Largo et al. 1985).

verschiedenen Bereichen unterschiedlich stark beeinflussen können. Für eine zuverlässige Erfassung von Verhaltens- und Entwicklungsauffälligkeiten muß deren Variation in der Bevölkerung bekannt sein.

Die normale Variation wird in Screeninginstrumenten (z.B. Denver-Test) als sogenannter Normbereich definiert. Es wird beispielsweise die Annahme gemacht, daß gesunde Kinder zwischen 10 und 18 Monaten frei gehen. Idealerweise würden wir von einem Normbereich erwarten, daß alle Kinder, die neurologische Störungen aufweisen, außerhalb dieses Bereiches liegen. Abbildung 2-4 zeigt, daß diese Annahme für Kinder mit Zerebralparesen nur bedingt zutrifft. Kinder mit einer schweren bis mäßigen Zerebralparese liegen deutlich außerhalb des Normbereiches. Kinder mit einer leichten Zerebralparese liegen im oberen, Kinder mit einer minimen Zerebralparese im mittleren bis unteren Normbereich. Letztere machen die ersten Schritte im gleichen Alter wie gesunde Kinder. Wie soll man sich dies erklären? Eine naheliegende Erklärung ist die, daß auch eine wenig ausgeprägte Zerebralparese zu einer Verzögerung der motorischen Entwicklung führt, die aber so gering ist, daß das Gehalter noch im Normbereich liegt. Das heißt, daß ein Kind mit einer leichten Zerebralparese, das mit 13 Monaten frei geht, ohne neurologische Behinderung die ersten Schritte bereits mit 10 bis 12 Monaten gemacht hätte.

Ein normales Gehalter schließt also eine motorische Störung keineswegs aus. Will man eine leichte motorische Störung erfassen, ist es notwendig, nicht nur den Zeitpunkt des Gehens zu beurteilen, sondern auch die Art und Weise, wie ein Kind sich bewegt. Abbildung 2-5 zeigt ein Kind mit einer leichten Diplegie. Das Mädchen konnte wohl mit 13 Monaten gehen, doch seine Beine wiesen ein deutlich gestörtes Bewegungsmuster auf; es ging auf den Zehenspitzen.

Das Beispiel zeigt, daß mit einem einzigen Entwicklungsparameter Auffälligkeiten in der kindlichen Entwicklung nur beschränkt erfaßt werden können. Diese Feststellung gilt grundsätzlich wiederum für alle Entwicklungsbereiche. Sie ist bei der Anwendung von Screeninginstrumenten immer zu beachten. So kann es sein, daß ein Kind durchaus altersgemäß die ersten Worte und die ersten Sätze spricht, Artikulation und Satzbildung aber auffällig sind. Weitere Untersuchungsparameter wie Qualität von Aussprache und Satzbildung sind für eine zuverlässige Beurteilung notwendig.

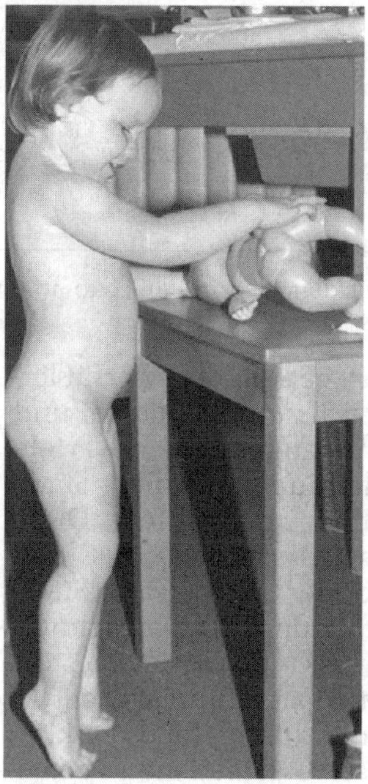

Abbildung 2-5: 18 Monate altes Mädchen mit einer leichten spastischen Diplegie, welches mit 13 Monaten die ersten Schritte machte.

Die motorische Entwicklung kann nicht nur unterschiedlich rasch ablaufen, sie kann auch verschiedene Wege nehmen. Abbildung 2-6 zeigt, wie man sich den Verlauf der frühen motorischen Entwicklung bis vor kurzem vorgestellt hat. Als erste motorische Betätigung dreht sich das Kind vom Rücken auf den Bauch und umgekehrt. Anschließend dreht es sich an Ort, beginnt zu robben, auf Händen und

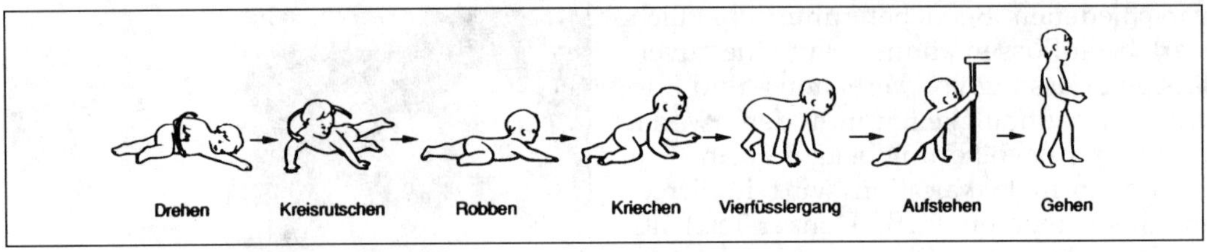

Abbildung 2-6: Entwicklung der frühen Lokomotion: Alte Vorstellung.

Knien zu kriechen, geht in den Vierfüßlerstand über, zieht sich zum Stehen auf und geht. In der Vergangenheit erwartete man, daß gesunde Kinder alle diese Stadien der Lokomotion durchlaufen. Diese lineare Vorstellung führte dazu, daß normalentwickelte Kinder, die gewisse Stadien ausließen oder andere Fortbewegungsmuster zeigten, als motorisch gestört einer Physiotherapie zugeführt wurden.

Nicht alle Kinder durchlaufen die klassische Abfolge der verschiedenen Fortbewegungsmuster, wie sie in Abbildung 2-6 beschrieben ist. 13 % der Kinder verhalten sich anders (Abb. 2-7): Sie lassen Stadien wie Robben oder Kriechen aus, sie stehen aus der Bauchlage auf und gehen. Andere Kinder zeigen Fortbewegungsmuster, die selten und ungewöhnlich, aber durchaus normal sind. So bewegen sich 3–4 % der Kinder im Sitzen fort, die sogenannten Shuffler, andere rollen oder stoßen sich vorwärts.

Unterschiedliche Entwicklungsverläufe lassen sich auch in anderen Bereichen der Entwicklung feststellen. Beispielsweise wenden Kinder, sofern man sie wählen läßt, beim Lesen und Rechnen verschiedene Lernstrategien an.

Sprachentwicklung

Die frühe motorische Entwicklung wird in einem hohen Maß durch die Reifung bestimmt. Die verschiedenen Fortbewegungsformen wie Robben oder Kriechen werden den Kindern weder vorgemacht noch mit ihnen eingeübt. In andern Bereichen sind bestimmte Umweltbedingungen geradezu Voraussetzung für eine normale Entwicklung. Sie tragen damit wesentlich zur Variabilität bei. Dies trifft ausgesprochen für die Sprachentwicklung zu, die in jedem Alter eine große Streubreite aufweist. So bilden Kinder frühestens Ende des zweiten Lebensjahres

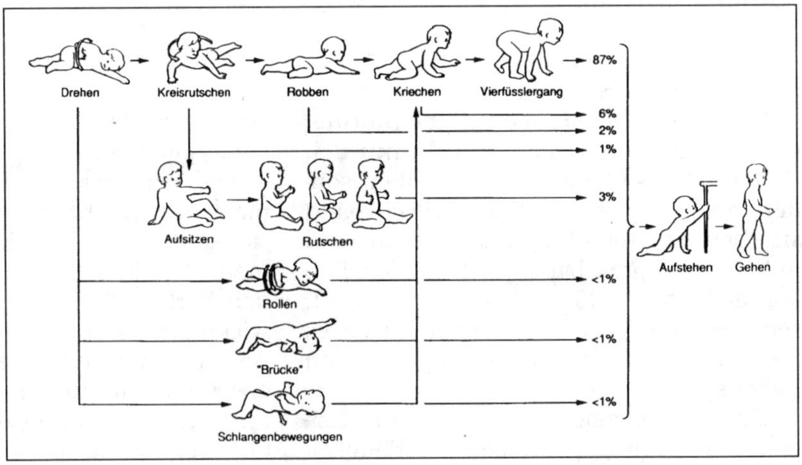

Abbildung 2-7: Entwicklung der frühen Lokomotion: Neue Vorstellung (Largo et al. 1985).

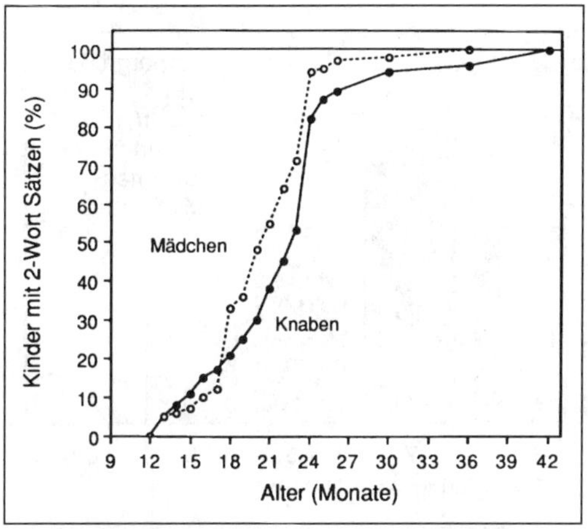

Abbildung 2-8: Auftreten von Zwei-Wort-Sätzen (Largo et al. 1986).

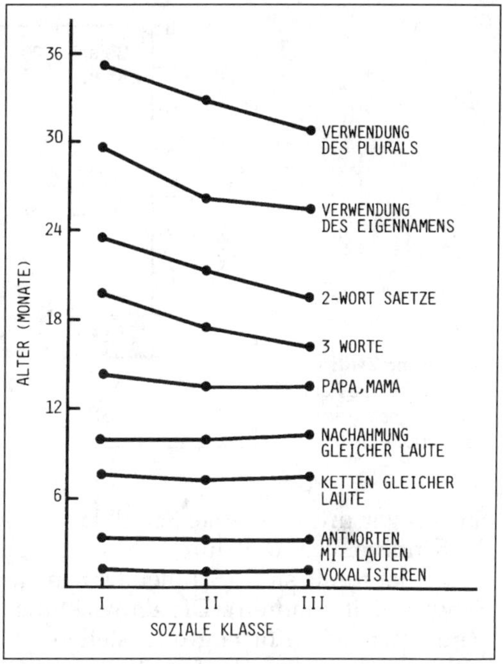

Abbildung 2-9: Mittleres Auftreten von Sprachmeilensteinen bei deutschsprachigen Schweizer Kindern in Abhängigkeit von der sozialen Klasse (Largo et al. 1986).

Zwei-Wort-Sätze (Abb. 2-8). Die meisten Kinder sind zwischen 24 und 30 Monaten so weit, einige aber erst mit 36 Monaten.

Wie aus Abbildung 2-8 zu ersehen ist, verläuft die Entwicklung bei den Knaben etwas langsamer als bei den Mädchen. Deutlich mehr Knaben als Mädchen weisen im Alter von 24 bis 48 Monaten eine verzögerte Sprachentwicklung auf. Der Geschlechtsunterschied ist in der Sprachentwicklung so ausgeprägt, daß er in der Früherfassung berücksichtigt werden sollte. Ein Geschlechtsunterschied zugunsten der Mädchen läßt sich in fast allen Entwicklungsbereichen im vorpubertären Alter nachweisen. Eine Ausnahme stellen Verhalten dar, bei denen die Muskelkraft eine wesentliche Rolle spielt, beispielsweise bei grobmotorischen Leistungen wie Rennen.

Einen großen Einfluß auf die frühe Sprachentwicklung hat – wie bereits erwähnt – das Milieu, in dem das Kind aufwächst. Den Einfluß der sozialen Klasse auf die frühe Sprachentwicklung zeigt Abbildung 2-9.

Im ersten Lebensjahr verläuft die Sprachentwicklung in allen drei sozialen Klassen gleich. In den folgenden Jahren stellt sich ein zunehmender Unterschied ein: Die Sprachmeilensteine treten bei Kindern der obersten sozialen Klasse im Mittel immer früher auf als in der mittleren und tiefsten sozialen Klasse. Im Alter von drei Jahren hat sich eine Differenz von 5 Monaten zwischen der obersten und untersten sozialen Klasse eingestellt. Anzahl der Kinder in der Familie, Zwei- und Mehrsprachigkeit, ungünstige Lebens- und Arbeitsbedingungen wie Schichtarbeit der Eltern und wechselnde Fremdbetreuung sind als bedeutsame Einflußfaktoren für die frühe Sprachentwicklung identifiziert worden.

Schulreife

Die interindividuelle Variabilität spielt auch während der Schulzeit eine besonders wichtige Rolle (siehe Kapitel „Kind und Schule"). Wie groß die Variabilität beim Schuleintritt ist, veranschaulicht das hypothetische Beispiel in Abbildung 2-10.

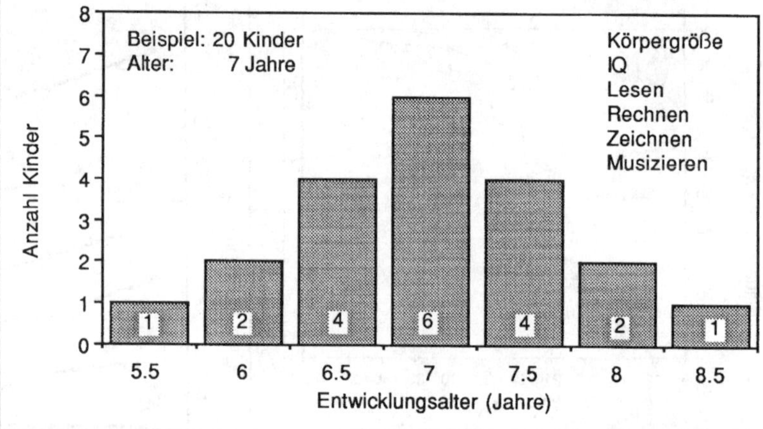

Abbildung 2-10: Variabilität des Entwicklungsstandes bei Schuleintritt.

Stellen wir uns eine erste Schulklasse mit 20 Kindern vor, die durchschnittlich genau 7 Jahre alt sind (Schuleintritt in der Schweiz mit 7 Jahren). Die Entwicklungsparameter wie Körpergröße stellen wir nicht in absoluten Werten dar, sondern beziehen sie auf das Entwicklungsalter. Das heißt, ein 7jähriges Kind mit einer durchschnittlichen Körpergröße eines 7jährigen wird bei 7 Jahren, ein anderes 7jähriges mit der durchschnittlichen Körpergröße eines 6jährigen Kindes bei 6 Jahren eingetragen.

Die Häufigkeitsverteilung zeigt, daß 6 dieser 20 Kinder die Körpergröße durchschnittlich großer 7jähriger Kinder haben. Zwei sind etwa so groß wie 6jährige Kinder, ein Kind hat die Größe eines 5 1/2jährigen Kindes. Andererseits sind zwei Kinder so groß wie 8jährige Kinder. Ein weiteres hat sogar die Größe eines 8 1/2jährigen Kindes. Wir haben also eine Variabilität der Körpergröße unter diesen gleichaltrigen Kindern, die von 5 1/2 bis 8 1/2 Jahren reicht. Grundsätzlich können wir nun vergleichbare Überlegungen für die intellektuelle Entwicklung, Lesen oder Rechnen anstellen. Dies bedeutet, dass es in einer ersten Schulklasse Kinder geben muss, deren rechnerisches Verständnis erst dem Entwicklungsstand von 5 1/2 bis 6jährigen Kindern entspricht, während andere bereits die Kompetenz von 8- bis 8 1/2jährigen Kindern aufweisen. In unserem Beispiel haben wir die Variabilität eher unterschätzt als überschätzt, da nicht berücksichtigt wurde, daß Kinder einer Schulklasse ungleich alt sind und die Mädchen etwas weiterentwickelt sind als die Knaben. Im Schulalltag sind daher noch größere interindividuelle Unterschiede zu erwarten.

Das Ausmaß der Variabilität nimmt bis zur Adoleszenz in jeder Hinsicht noch zu. So kann die Menarche, die erste Menstruationsblutung, frühestens zwischen 10 und 11 Jahren und spätestens zwischen 16 und 17 Jahren auftreten. Die Streubreite der Entwicklungsparameter beträgt in der Pubertät etwa 6 Jahre; dies gilt nicht nur für die körperliche, sondern auch für die intellektuelle und sozioemotionale Entwicklung (Abb. 2-11).

Die unterschiedliche Entwicklungsdynamik wirkt sich auf die schulische Leistungsfähigkeit, das psychische Wohlbefinden und das Beziehungsverhalten nachhaltig aus. Kinder, die früh in die Pubertät kommen und damit vor allem Mädchen, erbringen vorübergehend höhere intellektuelle Leistungen als ihre weniger weit entwickelten Kameraden. In sozioemotionaler Hinsicht drohen Kinder, die früh oder spät in die Pubertät eintreten, leicht zu Außenseitern in Familie und Gesellschaft zu werden. Das Mädchen, das

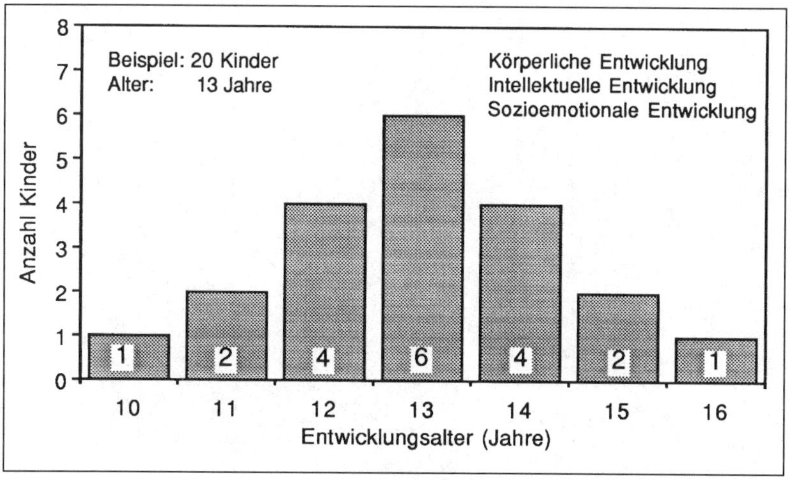

Abbildung 2-11: Variabilität der Entwicklung in der Pubertät.

bereits mit 9 Jahren erste Anzeichen einer Brustentwicklung zeigt, kann in seiner psychischen Entwicklung genauso beeinträchtigt werden wie der Knabe, bei dem die Pubertät mit 14 Jahren immer noch aussteht. Die tiefgreifenden Veränderungen im Beziehungsverhalten, Ablösung von den Eltern und Hinwendung zu Gleichaltrigen, setzen je nach Entwicklungstempo in ganz unterschiedlichem Alter ein. Der großen interindividuellen Variabilität im höheren Schulalter wird in der Bildungspolitik und Prävention immer noch zu wenig Rechnung getragen.

2.1.2 Variation unter entwicklungsbehinderten Kindern

Eine Behinderung kann sich auf die Entwicklung eines Kindes im Wesentlichen auf vier Arten auswirken:

- Verzögerung des Zeitplanes (ein Kind mit Zerebralparese beginnt spät frei zu gehen)
- Herabgesetzte Leistung (es kann nur kurze Strecken gehen)
- Qualitative Veränderungen des Verhaltens (sein Gangbild ist auffällig)
- Dissoziationen zwischen den Entwicklungsbereichen (seine motorische Entwicklung ist langsamer als die sprachliche).

Manche Eltern haben die – oft unausgesprochene – Befürchtung, die Behinderung führe bei ihrem Kind zu einem vorzeitigen Abbruch der Entwicklung. Dies trifft bei der großen Mehrzahl entwicklungsgestörter Kinder nicht zu. Ihre Entwicklung setzt sich, wenn auch verzögert, bis in die Adoleszenz fort. Ein Stillstand oder gar eine Rückbildung der Entwicklung wird bei hirndegenerativen Leiden beobachtet. Diese Krankheiten sind aber außerordentlich selten.

Retardierte Kinder zeigen Verhalten, die ihrem chronologischen Alter nicht entsprechen, aber im Rahmen ihrer Entwicklung noch sinnvoll sind. Normal entwikkelte Kinder zeigen ein orales Erkunden bis 18 Monate. Behinderte Kinder können auch mit 3 und mehr Jahren Gegenstände mit dem Mund untersuchen, weil sie immer noch in dieser Entwicklungsphase stecken. Es gehört zum Verständnis einer Behinderung, ein solches Verhalten als sinnvoll zu akzeptieren.

Behinderte Kinder sind als Individuen genauso einmalig wie normal entwickelte Kinder. Sie sind in jedem Entwicklungs-

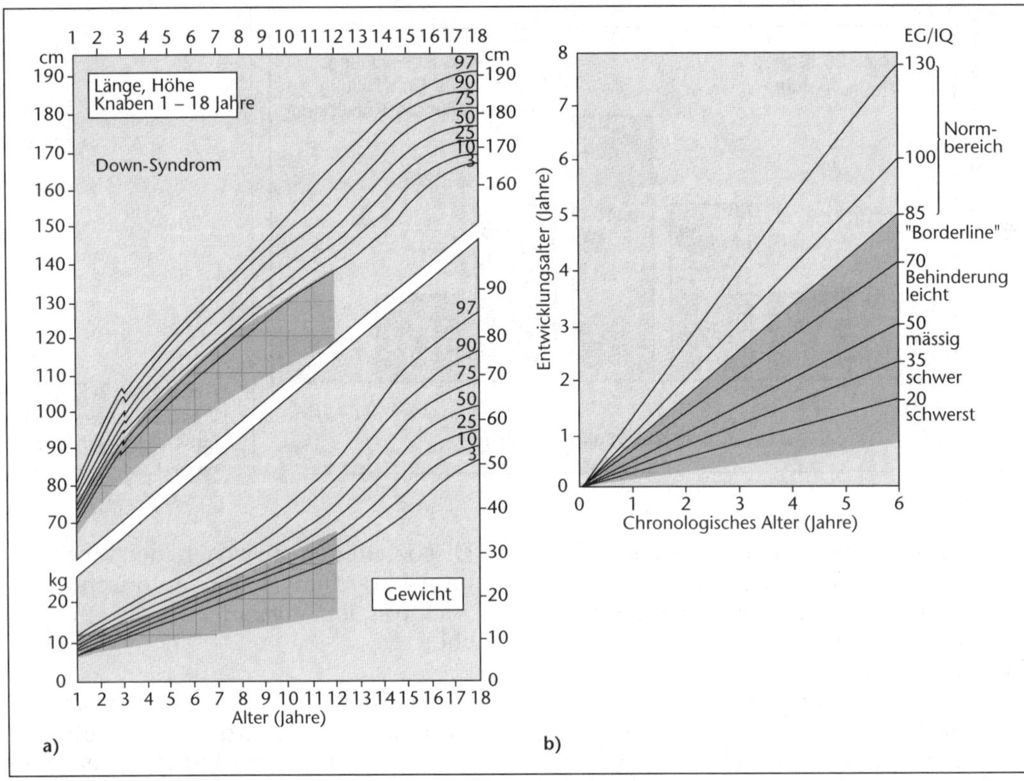

Abbildung 2-12: Variabilität der Körpergröße (a) und des Intelligenzquotienten (b) bei Kindern mit Down-Syndrom.

bereich untereinander ebenso unterschiedlich wie normal entwickelte Kinder. Die Vielfalt ist selbst unter Kindern, die an derselben Störung leiden, gleich groß oder noch größer als diejenige unter normalentwickelten Kindern. So weisen Kinder mit Down-Syndrom in jedem Alter eine unterschiedliche Körpergröße auf, und ihre intellektuelle Leistungsfähigkeit ist verschieden ausgeprägt (Abb. 2-12). Es gibt Kinder mit Down-Syndrom, die intellektuelle Leistungen im unteren Normbereich erbringen, während andere schwer geistig behindert sind.

Die Erwartung, daß sich alle Kinder mit Down-Syndrom gleich entwickeln, ist unrealistisch und wird dem einzelnen Kind nicht gerecht. Immer wieder wird in der Literatur über Kinder berichtet, die einen besonders günstigen Entwicklungsverlauf aufwiesen. Der Erfolg wird – zumeist unausgesprochen – auf ein bestimmtes Therapiekonzept zurückgeführt. Bei Eltern, deren Kinder nicht die gleichen Entwicklungsmöglichkeiten aufweisen, lösen solche Berichte unrealistische Hoffnungen aus, erwecken den Eindruck, daß sich ihr Kind unter dieser Therapie weit besser entwickelt hätte, und machen ihnen Schuldgefühle, weil sie ihr Kind nicht schon längst dieser Therapie zugeführt haben.

2.1.3 Prognostische Aussagekraft von Entwicklungstests

Die Zuverlässigkeit von Entwicklungsuntersuchungen und vor allem ihr prädiktiver Wert ist für die Früherkennung von

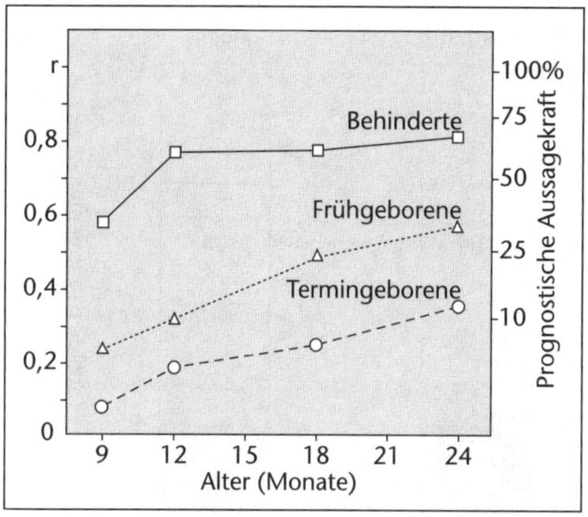

Abbildung 2-13: Korrelative Beziehung zwischen Entwicklungsquotient mit 9 bis 24 Monaten und Intelligenzquotient mit 7 Jahren bei termingeborenen, frühgeborenen und geistig behinderten Kindern (Zürcher Longitudinalstudien).

Entwicklungsstörungen und die Einschätzung der Wirksamkeit von medizinischen, pädagogischen und sozialen Interventionen von großem Interesse. Entwicklungstests wie der **Bayley-** oder **Griffiths-Test** werden als brauchbare Instrumente für die Beurteilung des Entwicklungsstandes von Säuglingen und jungen Kindern angesehen (Illingworth 1961, Honzik 1976). Ihr klinischer Gebrauch ist weit verbreitet, obwohl ihre Bedeutung und insbesondere ihr prädiktiver Wert in der Vergangenheit immer wieder in Frage gestellt worden ist (McCall 1979). Die korrelativen Beziehungen zwischen dem Entwicklungsquotienten in den ersten Lebensjahren und dem Intelligenzquotienten im Schulalter sind bei Kindern mit normaler intellektueller Leistungsfähigkeit in der Tat so niedrig, daß eine bedeutsame Aussage nicht möglich ist (Abb. 2-13). Dies gilt aber weit weniger für Risikokinder, beispielsweise Frühgeborene, und trifft für geistig behinderte Kinder eindeutig nicht zu.

Die Stabilität der intellektuellen Leistungsfähigkeit ist, wie in Abbildung 2-13 dargestellt, zumeist mit Korrelationsanalysen untersucht worden. Korrelationskoeffizienten sind aber ein wenig geeignetes Untersuchungsinstrument, da sie im Wesentlichen auf der Stabilität der Rangordnung und nicht auf der Stabilität der Leistungsfähigkeit beruhen (Largo 1990). Prognostische Aussagen, die auf der Kategorisierung der Kinder entsprechend ihrem geistigen Entwicklungsstand basieren, sind eine angemessenere Methode, um die prognostische Aussagekraft von Entwicklungstests zu untersuchen.

Alle Entwicklungsstudien haben ergeben, daß Entwicklungstests in den ersten Lebensmonaten für die zukünftige Entwicklung eines Kindes aus zwei Gründen kaum aussagekräftig sind. Die individuelle Entwicklung verläuft in dieser Altersperiode sehr variabel, und die Entwicklungsbeurteilung stützt sich überwiegend auf das motorische Verhalten der Kinder ab. Die Motorik ist aber derjenige Entwicklungsbereich, der prognostisch am wenigsten aussagekräftig ist.

Eine klinisch bedeutsame prognostische Aussage kann frühestens mit 9 Monaten gemacht werden. In Abbildung 2-14 ist der Entwicklungsstand von 271 Kindern mit 9 Monaten und 7 Jahren dargestellt. Die Kohorte umfaßt 111 normal entwickelte termingeborene Kinder, 102 ehemalig frühgeborene Kinder mit einem erhöhten Risiko für Entwicklungsstörungen und 58 eindeutig geistig behinderte Kinder (Ätiologie der geistigen Behinderungen: 7% genetisch, 21% pränatal erworben oder unbekannt, 13% perinatal und 58% ungeklärt).

96% der Kinder, die mit 9 Monaten einen normalen Entwicklungsquotienten aufwiesen, erbrachten auch im Schulalter intellektuelle Leistungen im Normalbereich. Von den 44 Kindern mit einem Entwicklungsquotienten zwischen 40 und 70 waren im Schulalter 33 wiederum mäßig und 10 schwer geistig behindert; lediglich ein Kind erreichte den unteren Normalbereich mit 7 Jahren. Kinder mit einem Entwicklungsquotienten von 40 oder weniger im Alter von 9 Monaten waren im Alter von 7 Jahren ausnahmslos schwer geistig behindert.

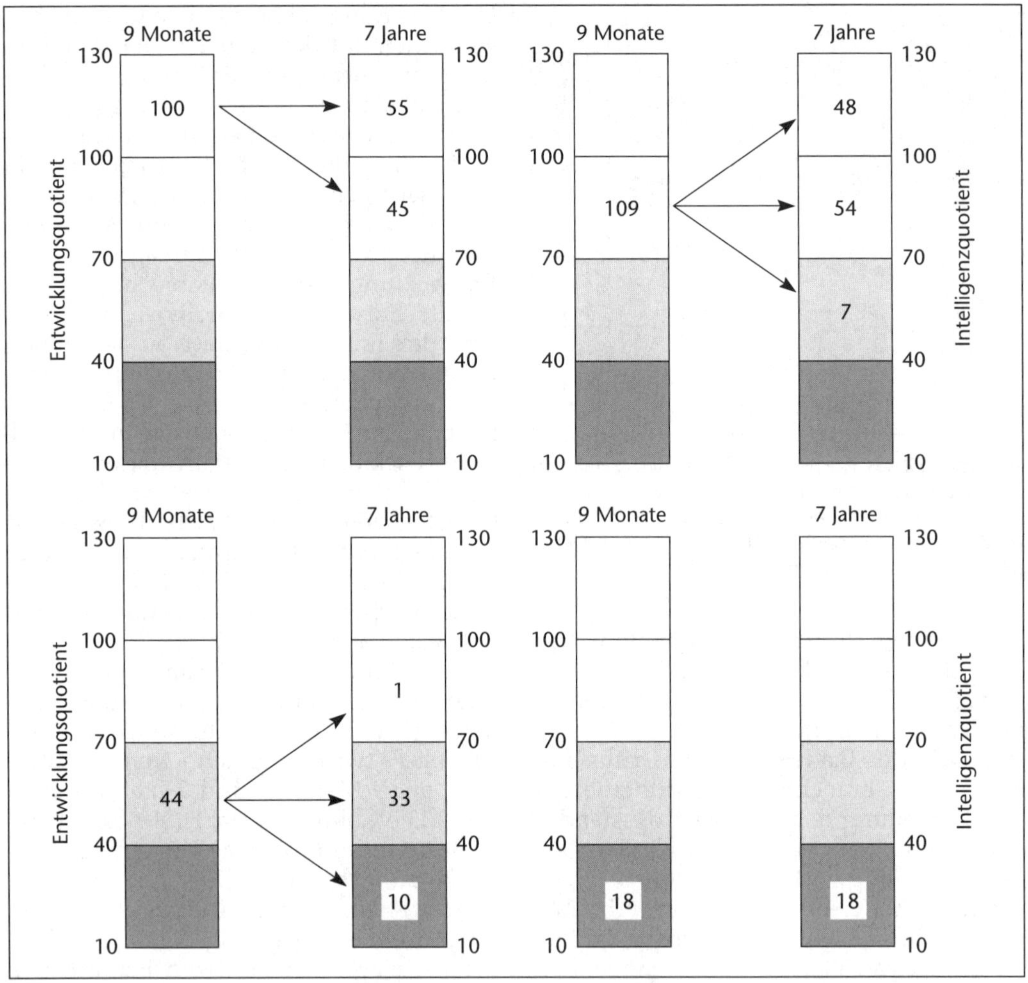

Abbildung 2-14: Prognostische Aussagekraft des Entwicklungsquotienten im Alter von 9 Monaten für den Intelligenzquotienten mit 7 Jahren bei termingeborenen Kindern, frühgeborenen Risikokindern und geistig behinderten Kindern (Zweite Zürcher Longitudinalstudie).

Eine genaue Angabe der zukünftigen Schulleistungen in IQ-Punkten ist in diesem frühen Alter aus verständlichen Gründen nicht möglich. Das intellektuelle Leistungsniveau aber läßt sich mit einer hohen Wahrscheinlichkeit voraussagen. Der Entwicklungsverlauf zeigt ferner, dass Risikokinder und geistig behinderte Kinder, beispielsweise Kinder mit Down-Syndrom oder Fragile-X-Syndrom, dazu neigen, sich mit zunehmendem Alter langsamer zu entwickeln (Largo et al. 1985).

Die verschiedenen Entwicklungsbereiche wie Motorik, Sozialverhalten oder Sprache sind prognostisch unterschiedlich aussagekräftig (Abb. 2-15).

Der motorische Entwicklungsstand in den ersten zwei Lebensjahren erlaubt keinerlei Voraussage der späteren intellektuellen Leistungsfähigkeit. Die größte prognostische Bedeutung kommt der nichtverbalen Intelligenz (Spielverhalten, kognitive Leistungen wie Kategorisieren) und der Sprachentwicklung zu.

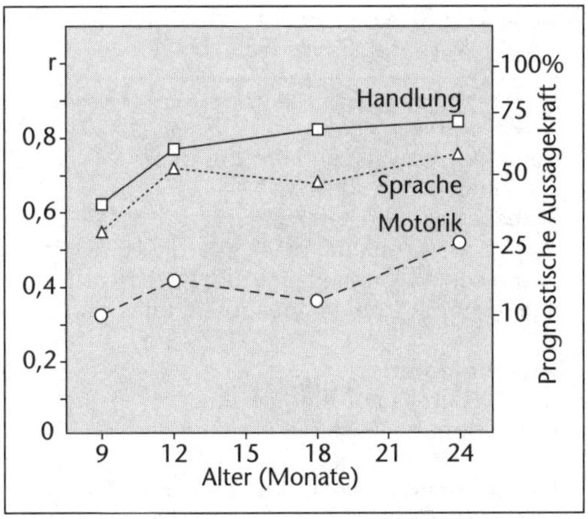

Abbildung 2-15: Korrelationen zwischen Entwicklungsquotient mit 9 bis 24 Monaten und Intelligenzquotient mit 7 Jahren in Bezug auf Motorik, nichtverbaler Intelligenz (Handlung) und Sprache bei behinderten Kindern (Zweite Zürcher Longitudinalstudie).

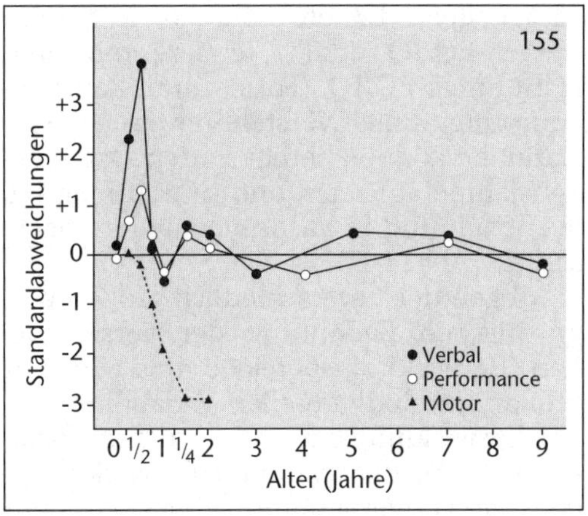

Abbildung 2-16: Dissoziation in der Entwicklung bezüglich Motorik (▲), Sprache (●) und nichtsprachlicher Intelligenz (○)

Kinder sind nur ausnahmsweise in allen Entwicklungsbereichen gleich weit entwickelt. Die meisten weisen eine deutliche intraindividuelle Variabilität ihrer Fähigkeiten auf. Ein Kind ist beispielsweise motorisch weiter entwickelt als sprachlich oder umgekehrt (Abb. 2-16).

Von wesentlicher klinischer Bedeutung sind Dissoziationen zwischen sprachlichen und nichtsprachlichen kognitiven

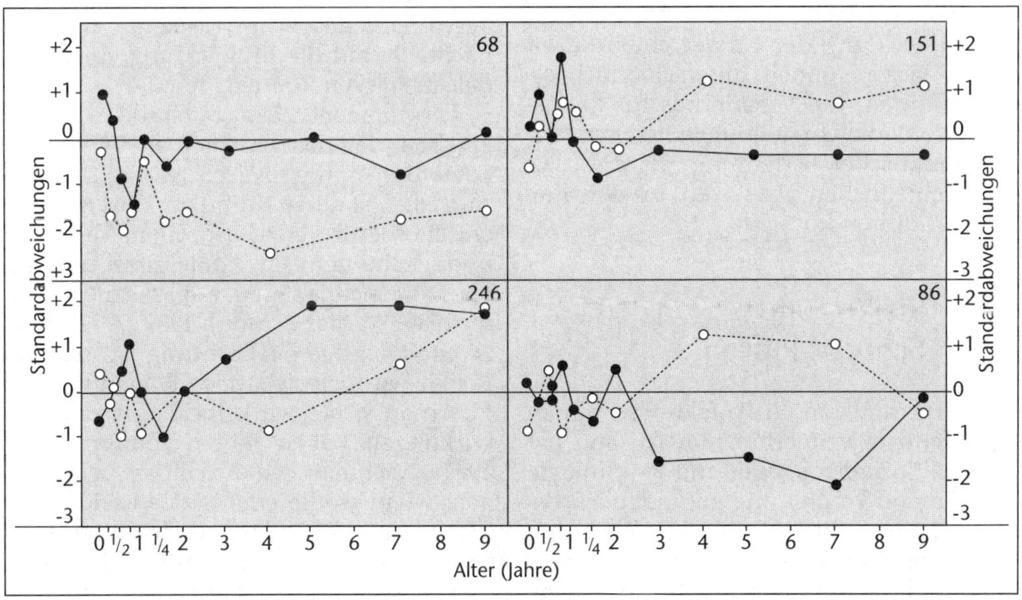

Abbildung 2-17: 4 Kinder mit dissoziierter Entwicklung bezüglich Sprach-IQ (•) und Handlungs-IQ (o) in den ersten 9 Lebensjahren (Zweite Zürcher Longitudinalstudie).

Fähigkeiten. Erstere werden mit dem **Sprach-EQ/IQ** erfaßt, letztere mit dem **Handlungs-EQ/IQ** (Form- und Raumorientierung, Zahlenverständnis etc.). Dissoziationen können bereits in den ersten Lebensjahren auftreten und sind oftmals bis ins Schul- und Erwachsenenalter zu beobachten (Abb. 2-17).

Wegen der unterschiedlich großen prognostischen Bedeutung der verschiedenen Entwicklungsbereiche und der oft großen intraindividuellen Variabilität sollten Entwicklungsprognosen nicht global, sondern nur für bestimmte Entwicklungsbereiche vorgenommen werden. Dies gilt insbesondere für Kinder mit Zerebralparesen. Selbst hochgradig motorisch behinderte Kinder sind gelegentlich in der Lage, altersgemäße sprachliche und kognitive Leistungen zu erbringen.

Tabelle 2-1: Risiko- und Schutzfaktoren (aus Rutter 1980, Werner u. Smith 1989, 1992)

Risikofaktoren
Trennung bezw. Scheidung der Eltern
Tod eines Elternteiles
Arbeitslosigkeit
Psychische Krankheit eines Elternteils
Chronische Krankheit eines Elternteils
Wiederholte Krankenhausaufenthalte
Schutzfaktoren
Familie mit kleiner Kinderzahl
Keine längere Trennung in den ersten Lebensjahren
Ausreichende Zuwendung von mindesten einem Elternteil
Emotionale Unterstützung außerhalb der Familie
Gute Schulleistungen
Erfolg in Freizeitaktivitäten

2.2 Bedeutung der psychosozialen Umwelt

Die Art und Weise, wie die Umwelt auf die Entwicklung der Kinder einwirkt, ist in der Vergangenheit unterschiedlich erklärt worden. Ein Verständnis für die aktuellen Modellvorstellungen ist insofern von praktischer Bedeutung, als diese zu unterschiedlichen Ansätzen in der Prävention führen können.

2.2.1 Risiko- und Schutzfaktoren

Das Erfassen von Risikofaktoren, ein in der Medizin weitverbreiteter Ansatz, hat auch in Sozialpädagogik und Psychologie zunehmend Verbreitung gefunden. In Bezug auf die kindliche Entwicklung werden **pränatale** Risikofaktoren (Chromosomenaberrationen, intrauterine Infektionen wie Röteln etc.), **perinatale** Risikofaktoren (Asphyxie, vorzeitige Lösung der Plazenta, Atemnnotsyndrom etc.) und **postnatale** Risikofaktoren (Trennung der Eltern etc.) unterschieden. Während unter den pränatalen und perinatalen Faktoren mehrheitlich organische Ursachen erfasst werden, sind es bei den postnatalen vor allem psychosoziale Risiken, die sich nachteilig auf die Entwicklung eines Kindes auswirken können (Tab. 2-1).

Verschiedene Langzeitstudien haben ergeben, daß das Vorliegen einzelner Risikofaktoren prognostisch wenig bedeutsam ist. Erst deren Kumulation ist mit psychischen Störungen, asozialem Verhalten und Delinquenz in Adoleszenz und Erwachsenenalter signifikant assoziiert (Rutter 1980, Werner u. Smith 1989, 1992). Eine zweite wichtige Beobachtung ist, daß ein Risiko wie beispielsweise Scheidung der Eltern an sich noch keine negativen Auswirkungen haben muß (Quinton et al. 1984). Nachteilig wirkt sich das Risiko erst aus, wenn es die emotionale und soziale Sicherheit des Kindes beeinträchtigt. Dies ist bei einer Scheidung – glücklicherweise – nicht zwangsläufig der Fall.

In den letzten Jahren haben vor allem Kinder das Interesse der Forscher gefunden, die sich trotz ungünstigster psychosozialer Bedingungen normal entwickelten (Clarke et al. 1976). Die Widerstandskraft (Resilience), die diese Kinder widrigen Umständen entgegensetzen konnten, wurde unter anderem auf sogenannte Schutzfaktoren zurückgeführt (Garmezy et al. 1984, Werner u. Smith 1992). Die wichtigsten Schutzfaktoren sind in Tabelle 2-1 zusammengestellt. Während das Konzept der Risikofaktoren vor allem zu einer Strategie des Vermeidens und Kompensierens von nachteiligen Bedingungen geführt hat, wird mit der Vorstellung der Schutzfaktoren das Aufsuchen und Bewahren von entwicklungsfördernden und stabilisierenden Elementen hervorgehoben.

2.2.2 Interaktionsmodelle

Verschiedene theoretische Ansätze versuchen, die kindliche Entwicklung in einem Interaktionsmodell zu fassen. Das Kernstück dieser Überlegungen ist die Wechselbeziehung zwischen Kind und Umwelt. Im sogenannten Transaktionsmodell gehen Sameroff und Chandler (1975) davon aus, dass die Entwicklung aus einer permanenten wechselseitigen Einflußnahme zwischen Kind und Umwelt entsteht. Das heißt, die Umwelt wirkt unablässig auf das Kind ein, aber auch das Kind auf seine Umwelt. Die kindliche Entwicklung wird als ein Kontinuum von Veränderungen betrachtet.

Ein für die Prävention wichtiger Ansatz stellt der ökologische dar (Bronfenbrenner 1979): Die Vernetzungen innerhalb der Familie sowie der Familie mit seiner Umwelt werden ins Zentrum der Ueberlegungen gestellt (Abb. 2-18).

Frühe Kindheit

In den ersten Lebensjahren ist die Entwicklung eines Kindes in einem hohen Maß von den Eltern oder anderen Hauptbezugspersonen abhängig (Abb. 2-19). Sie gewährleisten emotionale Stabilität und Anregung (Bowlby 1969).

Der Einfluß der Eltern setzt sich zusammen einerseits aus der genetischen Anlage, die sie dem Kind vererbt haben, und andererseits aus der Gestaltung des Umfeldes, in dem ihr Kind aufwächst (s. Abb. 2-19). Der Umstand, daß die Eltern über Anlage und Umwelt auf das Kind einwirken (Scarr 1992), erklärt, weshalb der sogenannte sozioökonomische Status (SES; semiquantitativer Score, bestehend aus schulischer Ausbildung der Mutter und Berufsstand des Vaters) in fast allen Entwicklungsstudien die wichtigste Variable darstellt. Der sozioökonomische Status bestimmt die intellektuelle Entwicklung weit mehr als sämtliche derzeit erfaßbaren pränatalen und perinatalen Risikofaktoren (Largo et al. 1989).

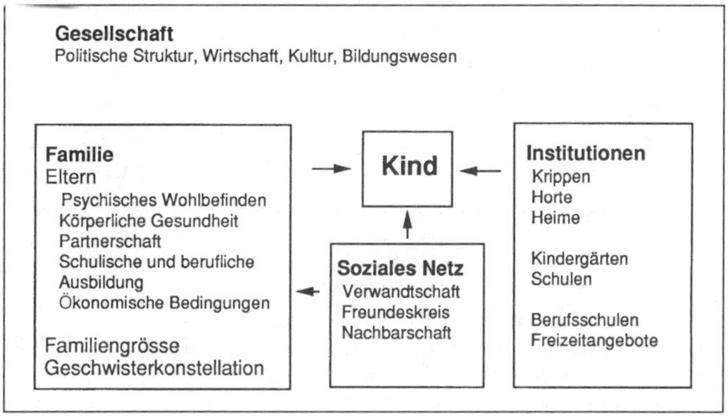

Abbildung 2-18: Ökologie der kindlichen Entwicklung.

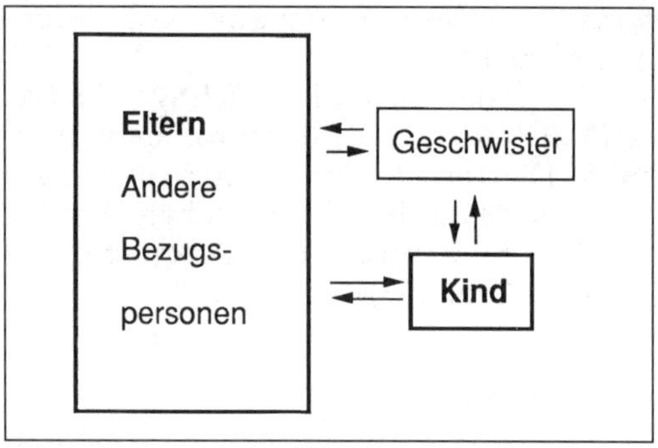

Abbildung 2-19: Hauptbeziehungsnetz in der frühen Kindheit.

Der Einfluß des sozioökonomischen Status auf die intellektuelle Entwicklung in den ersten 9 Lebensjahren ist in Abbildung 2-20 dargestellt. Der Status wurde in drei sozialen Klassen kategorisiert. In den ersten zwei Lebensjahren ist die intellektuelle Entwicklung in allen drei sozialen Klassen vergleichbar. Danach stellen sich zunehmend Unterschiede zwischen den Klassen ein. Im Alter von 9 Jahren besteht zwischen den mittleren Intelligenzquotienten der höchsten und tiefsten sozialen Klasse eine Differenz von 10 IQ-Punkten. Diese Differenz kommt bereits unter relativ egalitären Bedingungen, wie sie in der

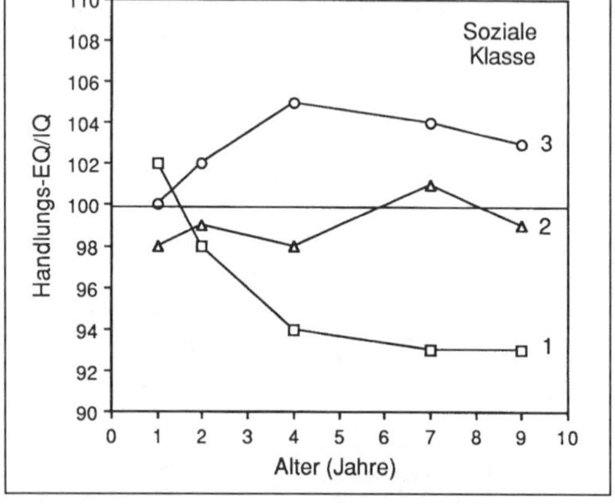

Abbildung 2-20: Intellektuelle Entwicklung (Handlungs-EQ/IQ) in den ersten 9 Lebensjahren bei Schweizer Kindern (N = 119) in Abhängigkeit von der sozialen Klasse (Largo et al. 1989).

Schweiz herrschen, zustande. In Gesellschaften mit größeren Diskrepanzen in den sozioökonomischen Bedingungen zwischen privilegierten und unterprivilegierten Schichten sind diese differentiellen Auswirkungen auf die intellektuelle Entwicklung der Kinder noch stärker ausgeprägt.

Da der Phänotyp der Eltern durch ihre eigene Entwicklung mitbestimmt wird, wirken sich neben der schulischen und beruflichen Ausbildung auch ihre Kindheitserfahrungen und ihr kultureller Hintergrund auf den Umgang mit dem Kind aus. Aktuell einflußreiche Faktoren sind die Partnerschaft der Eltern, ihre Arbeits- und Wohnbedingungen. Bei einer außerfamiliären Betreuung des Kindes (Krippen, Tagesmütter etc.) in den ersten drei Lebensjahren ist die Ausbildung, Verfügbarkeit und Konstanz der Bezugspersonen von Bedeutung (Tizard et al. 1978, Rutter et al. 1983).

Wie empfindlich die frühkindliche Entwicklung selbst auf unterschiedliche, aber noch normale Bedingungen innerhalb der Familie reagiert, illustriert die sprachliche und nicht-sprachliche Entwicklung eines Zwillingspaares im Verlaufe der ersten 9 Lebensjahre in Abbildung 2-21. Die Kinder sind in einer intakten Familie mit einem älteren Geschwister aufgewachsen.

Die Null-Linie stellt die mittlere Entwicklung von Einzelkindern dar. In den ersten drei Lebensjahren entwickeln sich die Zwillinge deutlich verzögert, holen aber im Verlaufe des Kindergarten- und Schulalters immer mehr auf. Eine Entwicklungsverzögerung in den ersten Lebensjahren wird bei Zwillingen häufig beobachtet. Sie ist auf die vermehrte Belastung und verminderte Verfügbarkeit der Eltern zurückzuführen. Eine mit dem Alter zunehmende Kompensation stellt sich durch die Anregungen ein, welche die Kinder in Spielgruppe, Kindergarten und Schule erhalten.

Das Beispiel zeigt, daß eine Verzögerung der frühen intellektuellen Entwicklung durchaus wettgemacht werden kann

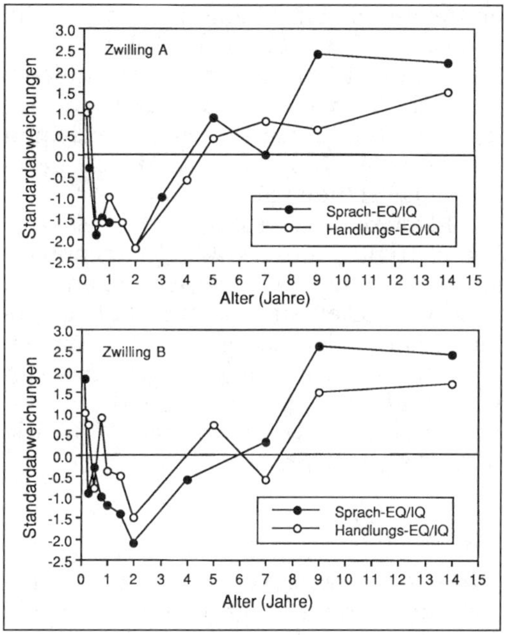

Abbildung 2-21: Intellektuelle Entwicklung bei einem Zwillingspaar in den ersten 14 Lebensjahren (Zweite Zürcher Longitudinalstudie).

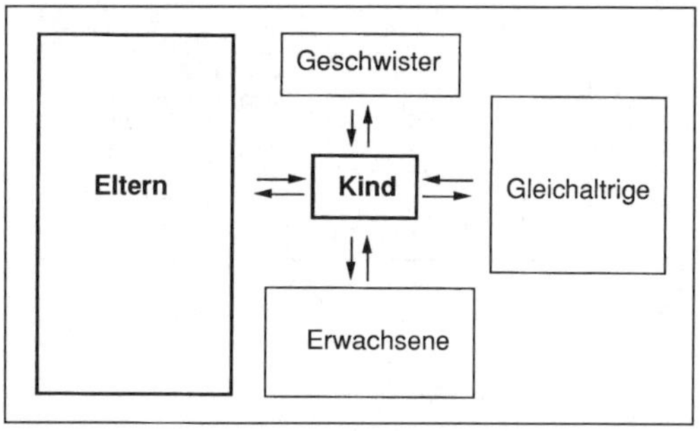

Abbildung 2-22: Hauptbeziehungsnetz im Schulalter.

(Kagan 1984). Weniger leicht kompensierbar scheint ein Mangel an Geborgenheit und Zuwendung in den ersten Lebensjahren zu sein. Er kann sich auf das Bindungsverhalten und die soziale Kompetenz langfristig negativ auszuwirken (Wolkind 1976). Aus präventiver Sicht scheint in den ersten Lebensjahren weniger das Ausmaß der Förderung als vielmehr die Erfahrung von emotionaler und sozialer Sicherheit von Bedeutung zu sein.

Schulalter

Die Entwicklung eines Kindes bleibt auch im Kindergarten- und Schulalter in einem hohen Maß davon abhängig, inwieweit sich das Kind emotional und sozial geborgen fühlt (Abb. 2-22). Die Eltern sind nach wie vor die Hauptbezugspersonen. Das Kind ist nicht mehr auf ihre ständige Präsenz angewiesen, braucht aber für sein psychisches Wohlbefinden die Gewissheit, jederzeit Zugang zu den Eltern zu haben. Ist dies, beispielsweise wegen Berufstätigkeit beider Eltern, nicht möglich, benötigt das Kind zusätzliche Bezugspersonen.

Verwandte, Nachbarn, Lehrer, Leiter von Sport- und Freizeitgruppen können dem Kind den notwendigen emotionalen Rückhalt geben. Verschiedene Studien haben übereinstimmend gezeigt, daß außerfamiliäre Bezugspersonen die sozioemotionale Entwicklung von Kindern, die in zerrütteten Familien leben, positiv beeinflussen können (Werner u. Smith 1992). Im Verlaufe der Schule werden die Beziehungen zu gleichaltrigen Kindern für das psychische Wohlbefinden eines Kindes immer wichtiger. Sein Lernverhalten, insbesondere auch sozial, richtet das Kind nach Lehrern und Mitschülern aus (Rutter 1979).

Wie unentbehrlich ein intaktes Beziehungsnetz auch im Kindergarten- und Schulalter ist, zeigt ein Fallbeispiel in Abbildung 2-23. Die Entwicklung von Tobias verlief in den ersten anderthalb Jahren unauffällig, seine intellektuelle Entwicklung war gut altersentsprechend. Als Tobias zwei Jahre alt war, trennten sich die Eltern und ließen sich scheiden. 1 1/2 Jahre später erkrankte die Mutter, die für Tobias sorgte, an Brustkrebs und kam in der Folge wiederholt in Spitalpflege. Sie starb, als Tobias 6 Jahre alt war. Zwischen dem dritten und siebten Lebensjahr war Tobias in verschiedenen Pflegefamilien und Heimen untergebracht. Er litt an einer tiefen Depression, die zu einer ausgeprägt ver-

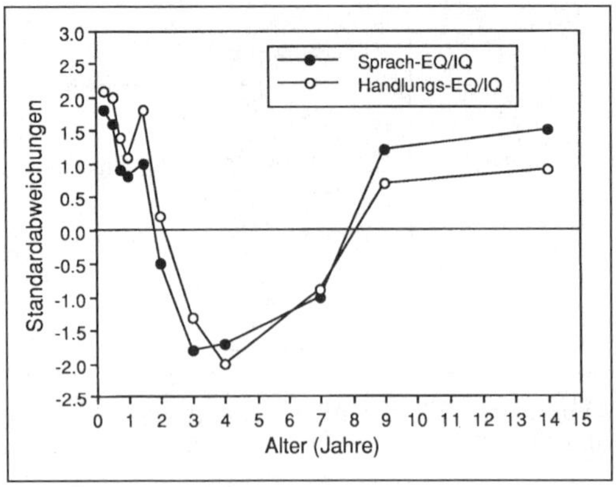

Abbildung 2-23: Vorübergehender allgemeiner Entwicklungsrückstand und Depression, ausgelöst durch ungünstige psychosoziale Bedingungen (siehe Text).

minderten intellektuellen Leistungsfähigkeit führte. Im Alter von 7 Jahren wurde Tobias adoptiert. Sein Beziehungsnetz stabilisierte sich, was sich in den folgenden Jahren auf sein psychisches Wohlbefinden und auf seine intellektuelle Leistungsfähigkeit positiv auswirkte.

Scarr und Mitarbeiter (1983a, 1983b) haben aufgrund ihrer Adoptions- und Zwillingsstudien auf den folgenden pädagogisch bedeutsamen Aspekt im kindlichen Lernverhalten hingewiesen: Das Kind ist kein passives Wesen, das durch die Umwelt geformt wird. Es ist aktiv, indem es auf seine Umwelt Einfluß nimmt und selektive Erfahrungen macht (Abb. 2-22). Der Einfluß, den das Kind auf seine Umwelt nehmen kann, ist in der frühen Kindheit noch klein. Bereits ein Säugling wirkt aber mit Aussehen und Verhalten auf seine Bezugspersonen ein. Nach dem zweiten Lebensjahr bestimmt das Kind immer mehr seine Erfahrungen. Das Kleinkind neigt zu bestimmten Tätigkeiten, die seinen Eigenschaften und Bedürfnissen entsprechen. Ein Schulkind, das gerne liest, wird bemüht sein, sich in der Familie, bei anderen Kindern und in Bibliotheken Bücher zu beschaffen. Ein anderes Kind, das sich gerne motorisch betätigt, wird in einen Fußballclub oder eine Ballettschule eintreten. Die Eltern entscheiden, welche Schule ihr Kind besucht. Welche Erfahrungen das Kind aber in den verschiedenen Schulfächern, mit den Lehrern und den Mitschülern macht, hängt von seinen individuellen Neigungen und den gegebenen Umständen ab.

Mit dem Alter bestimmt die selektive Eigenaktivität des Kindes zunehmend sein Beziehungs- und Lernverhalten. Das Kind entwickelt sich aus sich heraus, sofern emotionale Geborgenheit und ein adäquater sozialer Umgang gewährleistet sind und ihm Erfahrungsmöglichkeiten geboten werden, die seinem Entwicklungsstand entsprechen.

Adoleszenz

In der Adoleszenz verändert sich das Beziehungsverhalten grundlegend (Abb. 2-24). Die Jugendlichen lösen sich oftmals abrupt von ihren Eltern ab und wenden sich Gleichaltrigen zu. Ihr emotionales und soziales Wohlbefinden hängt nun in einem hohen Maße von der Akzeptanz durch die Gleichaltrigen ab. Sich mit Jugendlichen zu treffen, Bekanntschaften zu machen, Mitglied einer Clique zu sein, sind ein zentrales Bedürfnis der Adoleszenten. Die sozialen Wertvorstellungen in der Schule, der Umgang der Schüler miteinander sowie der Lehrer untereinander und mit den Schülern wirken sich nachhaltig auf das Verhalten und die Leistungsfähigkeit der Jugendlichen aus

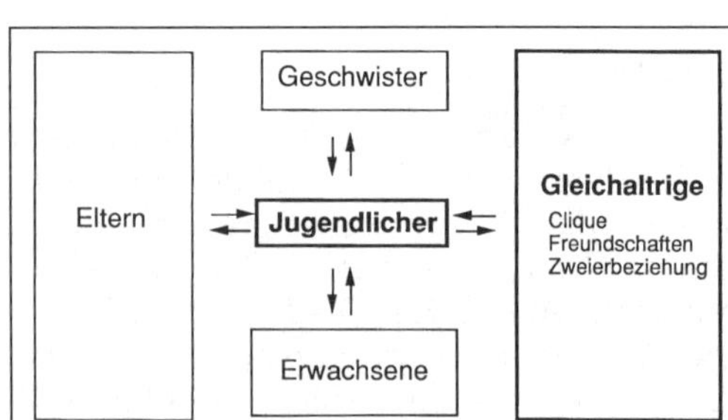

Abbildung 2-24: Hauptbeziehungsnetz in der Adoleszenz.

(Rutter 1979). Die Gestaltung der Freizeit wird bedeutsam und damit auch die diesbezüglichen organisatorischen und finanziellen Aufwendungen, die die Gesellschaft bereit ist, für die Jugendlichen zu erbringen, und die Rahmenbedingungen, die sie ihnen stellt.

Die Eltern und andere erwachsene Bezugspersonen werden in ihrer Bedeutung für den Jugendlichen relativiert. Sie haben aber, auch wenn das wegen der häufig aggressiv vorgetragenen Ablehnung der Erwachsenenwelt nicht so erscheinen mag, nach wie vor eine wichtige Funktion. Der Jugendliche vertraut sich nicht mehr vorbehaltlos an, Dialog und Auseinandersetzung mit nahestehenden Erwachsenen bleiben für ihn aber wichtig. In schwierigen Zeiten ist er auf die Unterstützung und Zusprache der Eltern angewiesen. Fehlt der elterliche Rückhalt, können andere Bezugspersonen wie Lehrer oder Leiter von Jugendorganisationen diese wichtige stabilisierende Funktion übernehmen (Werner u. Smith 1992).

Die Adoleszenz ist eine Altersperiode des Umbruchs und birgt zahlreiche psychosoziale Risiken, die zu in vorwiegend transitorischen Verhaltensauffälligkeiten und Entwicklungsstörungen wie die Anorexia nervosa führen können. Bezüglich Prävention von psychischen Störungen, Verhaltensauffälligkeiten und Delinquenz in der Adoleszenz haben sich eine Reihe von Schutzfaktoren als bedeutsam erwiesen (Rutter 1975, Werner u. Smith 1992). Besonders wichtige **Schutzfaktoren der Kindheit** sind:

- **Emotionale und soziale Geborgenheit, die bis in die Adoleszenz gewährleistet ist.** Mindestens eine verläßliche Bezugsperson ist für das Kind immer verfügbar (muß nicht notwendigerweise ein Elternteil sein).
- **Erziehungsstil.** Erwachsene, die den Anforderungen in Familie und Beruf sozial und leistungsmäßig gewachsen sind, werden für die Kinder zu positiven Vorbildern. Sind die Eltern in ihrer Erziehungshaltung unzuverlässig und unberechenbar, beispielsweise wegen psychischen Schwierigkeiten oder Alkoholismus, kann die Sozialentwicklung eines Kindes nachhaltig gestört werden. Kinder, denen in Familie und Schule Verantwortung übertragen wird, erweisen sich in der Adoleszenz als psychisch stabiler und belastbarer als Kinder, die verwöhnt und ohne altersentsprechende soziale Verpflichtungen aufwachsen.
- **Selbstbestätigung.** Die Entfaltung der eigenen Fähigkeiten und das Aneignen von Wissen wirken sich positiv auf das Selbstwertgefühl aus. Gute Schulleistungen haben einen stabilisierenden Einfluss auf das psychische Wohlbefinden und das Beziehungsverhalten.

In der **Adoleszenz** haben die folgenden Faktoren einen protektiven Charakter:

- **Akzeptanz durch Gleichaltrige.** Wahrscheinlich spielt dieser noch wenig untersuchte Faktor eine ausschlaggebende Rolle. Nicht-Angenommen-Werden durch Gleichaltrige oder Akzeptanz, die auf Randgruppen beschränkt ist, mindert das psychische Wohlbefinden und kann zu Verhaltensauffälligkeiten, psychosomatischen Störungen und Delinquenz führen.
- **Rückhalt bei mindestens einer Bezugsperson.** Bezugspersonen, die dem Jugendlichen in schwierigen Zeiten mit Rat und Tat beistehen, können dem Jugendlichen einen wichtigen Rückhalt geben. Häufig handelt es sich dabei nicht um die Eltern, sondern um Erwachsene, die der Jugendliche in der Nachbarschaft, in der Schule, im Beruf oder in einer Jugendorganisation kennen gelernt hat.
- **Gute Leistungen.** Wie in der Kindheit haben Erfolg in Schule oder Beruf auch in der Adoleszenz eine stabilisierende Wirkung. Dies gilt auch für Leistungen, die bei Freizeitaktivitäten erbracht werden.

Literatur

Bowlby J.: Attachment and Loss. Vol 1: Attachment. Hogarth Press, London (1969).

Bronfenbrenner U.: The Ecology of Human Development. Experiments by Nature and Design. Harvard University Press, Cambridge (1979).

Clarke A.M., Clarke A.D.M.: Early Experience: Myth and Evidence. Open Books, London (1976).

Eveleth P.B.: Nutritional implications of differences in adolescent growth and maturation and in adult body size. In: Blaxter K., Waterlow J.C. (Eds.): Nutritional Adaptation in Man. John Libbey, London 31–43 (1985).

Garmezy N., Masten A.A., Tellegen A.: The study of stress and competence in children: Building blocks for developmental psychopathology. Child Development 55, 97–111 (1984).

Honzik M.P.: Value and limitations of infant tests: an overview. In: Lewis M. (Ed.) The Origins of Intelligence. Plenum Press, New York (1976).

Illingworth R.S.: The predictive value of developmental tests in the first year with special reference to the diagnosis of subnormality. Journal of Child Psychology and Psychiatry 2: 210–215 (1961).

Kagan J.: Die Natur des Kindes. Piper, München (1984).

Largo R.H., Weber M., Comenale-Pinto L., Duc G.: Early development of locomotion: Significance of prematurity, cerebral palsy and sex. Developmental Medicine and Child Neurology 27, 183–191 (1985).

Largo R.H., Comenale Pinto L., Weber M., Molinari L., Duc G.: Language development during the first five years of life in term and preterm children: Significance of pre-, peri- and postnatal events. Developmental Medicine and Child Neurology 28, 333–350 (1986).

Largo R.H., Pfister D., Molinari L., Kundu S., Lipp A., Duc G.: Significance of prenatal, perinatal and postnatal factors in the development of AGA-preterm children at 5–7 years. Developmental Medicine and Child Neurology 31, 440–456 (1989).

Largo R.H., Graf S., Kundu S., Hunziker U., Molinari L.: Predicting developmental outcome at school age from infant tests in normal, at risk and retarded children. Developmental Medicine and Child Neurology 32, 30–45 (1990).

McCall R.B.: The development of intelligence functioning in infancy and the prediction of later IQ. In: Osofsky J (Ed.): Handbook of Infant Development. John Wiley, New York (1979).

Prader A., Largo R.H., Molinari L., Issler C.: Physical growth of Swiss children from birth to 20 years of age (First Zurich Longitudinal Study of Growth and Development). Helvetica Paediatrica Acta, Supplementum 52 (1989).

Quinton D., Rutter M.: Family pathology and child psychiatric disorder: a four year prospective study. In Nicol A.R. (Editor): Longitudinal Studies in Child Psychology and Psychiatry. Practical Lessons from Research Experience. Wiley, Chichester (1984).

Rutter M.: Helping Troubled Children. Pinguin, Harmondsworth, Middlesex (1975).

Rutter M., Maughan B., Mortimore P., Ouston J., Smith A.: Fifteen Thousand Hours: Secondary Schools and their Effect on Children. Open Books, London (1979).

Rutter M. (Editor): Scientific Foundations of Developmental Psychiatry. Heinemann Medical, London (1980).

Rutter M., Garmezy N.: Developmental psychopathology. In Hetherington E.M. (Editor): Socialization, Personality, and Social Development. Vol.4, Handbook of Child Psychology. Wiley, New York, pp 775 -911 (1983).

Sameroff A.J., Chandler M.J.: Reproductive risk and the continuum of caretaking casuality. In Horowitz F.D. et al(Editor) : Review of Child Development Research. Vol 4. University of Chicago Press, Chicago (1975)

Scarr S., Weinberg R.A.: The Minnesota adoption studies: Genetic differences and malleability. Child Development 54: 260–267 (1983a).

Scarr S., McCartney K.: How people make their own environments: A theory of genotype -> environment effects. Child Development 54, 424–435 (1983b).

Scarr S.: Developmental theories for the 1990s: Development and individual differences. Child Development 63, 1–19 (1992).

Schmid M., Largo R.H.: Visual acuity and stereopsis between 5 and 10 years (A cross-sectional study). European Journal of Pediatrics 145, 475–479 (1986).

Tizard B., Hodges J.: The effect of early institutional rearing on the development of eight-year-old children. Journal of Child Psychology and Psychiatry 16, 61–74 (1978).

Werner E.E., Smith R.S.: Vulnerable but Invincible: A Longitudinal Study of Resilient Children and Youth. Adams, Bannister and Cox, New York (1989).

Werner E.E., Smith R.S.: Overcoming the Odds: High Risk Children from Birth to Adulthood. Cornell University Press, Ithaca NY (1992).

Wolkind S.N., Kruk S., Chaves P.: Childhood separation experiences and psychosocial status in primiparous women: preliminary findings. British Journal of Psychiatry 128, 391–396 (1976).

3 Epidemiologie

Rüdiger von Kries

Epidemiologie beschäftigt sich mit dem Auftreten und den Ursachen von Erkrankungen in Bevölkerungen. Fragen zur Therapie gehören nicht zum klassischen Arbeitsfeld der Epidemiologie. Andererseits sind Untersuchungen zu Ursachen von Erkrankungen von unmittelbarer klinischer Relevanz, wenn sich hieraus Konzepte zur Prävention dieser Erkrankungen ergeben. Der Patient für den Epidemiologen ist hierbei nicht das Individuum, sondern die Population als Summe der Individuen. Während in der klinischen Pädiatrie die Frage: „Warum ist das Kind A an der Erkrankung B erkrankt?" von Bedeutung ist, steht in der Epidemiologie die Frage: „Warum ist die Erkrankung B bei Kindern z. B. aus der Stadt X häufiger als bei Kindern aus der Stadt Y?" im Zentrum des Interesses.

Dies soll an zwei Beispielen verdeutlicht werden: Aust und Schlesinger zeigten 1956, daß bei 6- bis 16jährigen Kindern aus Kingston, NY, die Prävalenz von kariösen, fehlenden oder plombierten Zähnen nur etwa halb so groß war wie bei Kindern aus der nur 34 Meilen entfernt liegenden Stadt Newburgh, NJ. 1944 war die Prävalenz defekter oder fehlender Zähne bei Kindern dieser Altersgruppe in den beiden Städten noch identisch gewesen. In beiden Städten war der natürliche Fluorgehalt des Wassers mit 0,1 ppm niedrig. In Newburgh war jedoch 1945 mit Fluoridierung des Trinkwassers begonnen worden, wobei Fluorkonzentrationen von 1–1,2 ppm angestrebt wurden. 10 Jahre nach Beginn dieser Maßnahme betrug bei den 6- bis 9jährigen Kindern aus Kingston der Anteil der defekten oder fehlenden Zähne im Durchschnitt 2,3 pro Kind, während bei den Kindern dieser Altersgruppe aus Newburgh nur durchschnittlich 0,98 Zähne defekt oder fehlend waren. Die einzelnen Kinder mit schlechten Zähnen aus Kingston oder Newburgh waren wahrscheinlich Kinder mit schlechter Mundhygiene und/oder hohem Zuckerkonsum. Somit war die individuelle Ursache für das Auftreten defekter oder fehlender Zähne in beiden Städten gleich. Die Ursache einer geringeren durchschnittlichen Rate defekter bzw. fehlender Zähne bei den Kindern aus der nur wenige Meilen entfernt liegenden Stadt Newburgh war jedoch Folge der in dieser Stadt 10 Jahre zuvor eingeführten Trinkwasserfluoridierung.

Dieses Beispiel verdeutlicht die Notwendigkeit in der Präventionsforschung – in diesem Fall der Nachweis der Wirksamkeit einer Intervention –, bevölkerungsbezogene epidemiologische Daten zu erfassen und zu analysieren. Zielkrankheit und die erklärende Variable sind in diesem Beispiel gut definiert und einfach meßbar und die protektive Wirkung der erklärenden Variable (höhere Fluoridzufuhr zur Prävention von Zahnschäden im Kindesalter) gut bekannt.

Von besonderer Wichtigkeit ist epidemiologische Forschung aber auch dann, wenn die Ursachen der Erkrankungen nicht bekannt sind. Unbekannt ist z. B. die Ursache allergischer Erkrankungen. Bekannt ist, daß genetische Faktoren das Auftreten begünstigen. Bekannt ist weiterhin, daß in den meisten westeuropäisch geprägten Kulturen die Häufigkeit allergischer Erkrankungen in den letzten 50 Jahren zugenommen hat. Da dies kaum durch genetische Faktoren bedingt sein kann, muß angenommen werden, daß Umweltfaktoren oder Veränderungen im Lebensstil hierfür verantwortlich sind.

Besonders interessant war deshalb der Vergleich der Prävalenz allergischer Erkrankungen bei Kindern aus den alten und neuen Bundesländern unmittelbar nach der Wende. In den Industriegebieten der neuen Bundesländer war die Häufigkeit allergischer Erkrankungen bei Kindern deutlich geringer als in der Vergleichsregion in Westdeutschland. Unter der Annahme, daß eine Umweltbelastung durch Schadstoffe in der Außenluft einen Risikofaktor für allergische Sensibilisierung darstellen würde, wäre erwartet worden, daß die Prävalenz der allergischen Sensibilisierung bei Kindern in Leipzig und im Raum Halle Bitterfeld größer als bei Kindern aus München wäre. Innerhalb von 6 Jahren ist die Häufigkeit für Heuschnupfen bei Kindern in den betreffenden Regionen auf West-Niveau angestiegen (von Mutius et al. 1998). Derzeit erfolgen gezielte Untersuchungen, um die Faktoren des „westlichen Lebensstils" zu identifizieren, die offenbar mit einem erhöhten Risiko für allergische Sensibilisierung assoziiert sind.

Durch Daten über Erkrankungshäufigkeiten in Populationen können somit Hypothesen zur Ätiologie von Erkrankungen, deren Ursachen unklar sind, generiert werden. Die Überprüfung dieser Hypothesen muß dann mit in der Epidemiogie etablierten Studienkonzepten und statistischen Methoden erfolgen, wobei am Ende dieses Prozesses der Nachweis epidemiologischer Kausalität stehen kann.

3.1 Epidemiologische Datenerhebung

Unabhängig davon, welcher Parameter in einer epidemiologischen Erhebung gemessen wird, muß die Frage nach der Reliabilität und Validität der Messung gestellt werden. Die **Reliabilität** macht eine Aussage darüber, ob bei Wiederholung der Messung derselbe Befund erhoben wird, wobei zwischen einer Interuntersucher- und einer Intrauntersucher-Reliabilität unterschieden wird. Eine grobe Abschätzung der Reliabilität der Messung ist mit einer einfachen Vierfeldertafel möglich. Erhalten z. B. zwei Radiologen je 100 Thoraxaufnahmen mit der Frage nach tuberkulösen Herden vorgelegt und befundet der erste 28 und der zweite Radiologe 17 Aufnahmen als auffällig, wobei 15 Aufnahmen von beiden Radiologen als pathologisch beurteilt werden, beträgt die Interuntersucher-Reliabilität 85 %. Die Reliabilität ist ein Maß für die Präzision der einzelnen Beurteilungen des untersuchten Parameters.

Der Begriff **Validität** macht eine Aussage über die Richtigkeit einer einzelnen Messung oder einer Studie. Mißt die Studie oder der Parameter das, was gemessen werden soll? Die Frage der Validität von Studien wird im Kontext der verschiedenen epidemiologischen Studien dargestellt. Für die Beurteilung der Validität der einzelnen Messungen müssen die Sensitivität und Spezifität der Meßmethoden und die Häufigkeit der Zielerkrankungen in den untersuchten Populationen berücksichtigt werden. Die Validität von Untersuchungsbefunden ist ein zentrales Problem bei der Beurteilung von Screening-Programmen und wird in diesem Zusammenhang dargestellt.

3.1.1 Parameter der Häufigkeit von Erkrankungen

Die Häufigkeit von Erkrankungen in Populationen wird üblicherweise als Verhältniszahl angegeben. Hierbei steht im Zähler die Zahl der Erkrankten und im Nenner die Zahl der Personen, die potentiell erkrankt sein könnten. So muß z. B. beim Vergleich von Fehlbildungshäufigkeiten sehr präzise angegeben werden, ob hierbei nur Fehlbildungen bei Lebendgeborenen oder auch Fehlbildungen bei Totgeburten erfaßt worden sind. Im ersten Fall muß die Zahl der Lebendgeburten im Nenner stehen, im zweiten Fall die Zahl der Lebend- und Totgeburten. Angaben zu Erkrankungshäufigkeiten können als Prävalenz oder Inzidenz gegeben werden.

Die Prävalenz einer Erkrankung beschreibt die Häufigkeit der Erkrankung zu einem definierten Zeitpunkt. Eine Prävalenzangabe wäre z. B. die Häufigkeit von „wegen Leukämie in Behandlung“ befindlichen Kindern im Alter von 0–15 Jahren im Bundesland Brandenburg zu einem willkürlich gewählten Stichtag (z. B. 01.01.1995). Im Nenner dieser Berechnung stünden alle Kinder der Altersgruppe 0–15 Jahre mit Wohnsitz im Land Brandenburg zum Stichtag. Im Zähler stünden alle Kinder, die die Kriterien für den Nenner erfüllen und zusätzlich am Erhebungszeitpunkt das Merkmal „wegen Leukämie in Behandlung“ aufweisen. Solche Prävalenzzahlen sind wichtig, z. B. für die Beurteilung der Frage: „Wieviele kinderonkologische Behandlungsplätze sind für die Leukämiebehandlung bei Kindern im Land Brandenburg notwendig?“

Prävalenzzahlen sind jedoch nicht geeignet, um das Risiko für das Auftreten von Erkrankungen zu beurteilen. So war mit hoher Wahrscheinlichkeit die Prävalenz von „wegen Leukämie behandelten“ Kindern im Land Brandenburg am 01.01.1930 sehr viel geringer als am 01.01.2000, da 1930 fast alle an Leukämie erkrankten Kinder wenige Wochen nach Diagnosestellung gestorben sind. Heute jedoch haben sich die Behandlungsaussichten für leukämiekranke Kinder soweit verbessert, daß die allermeisten Kinder überleben, wobei die Behandlung insgesamt etwa zwei Jahre in Anspruch nimmt. So werden am 01.01.2000 sehr viel mehr Kinder mit der Diagnose Leukämie in Behandlung sein als 70 Jahre zuvor. Hieraus kann jedoch nicht abgeleitet werden, daß das Risiko, an Leukämie zu erkranken, in den 90er Jahren größer ist, als es in den 30er Jahren gewesen sein mag.

Das Risiko für das Auftreten von Erkrankungen wird durch die **Erkrankungsinzidenz** beschrieben. Wie groß war z. B. die Wahrscheinlichkeit für Kinder, die im Januar 1988 geboren waren, in den ersten fünf Lebensjahren an einer systemischen Haemophilus-influenzae-B-Infektion zu erkranken? Die Wahrscheinlichkeit, bzw. das Risiko für das Auftreten von Erkrankungen kann empirisch bestimmt werden durch die Häufigkeit des Auftretens von Erkrankungen in einer definierten Population über einen definierten Zeitraum. Eine Möglichkeit zur Bestimmung der Wahrscheinlichkeit des Auftretens systemischer Haemophilus-influenzae-B-Erkrankungen bei Kindern, die im Januar 1988 geboren wurden, bestünde somit in einer systematischen Registrierung aller Kinder, die im Januar 1988 in Deutschland geboren wurden, und der vollständigen Erfassung systemischer Haemophilus-influenzae-B-Erkrankungen bei diesen Kindern bis zum Januar 1993 einschließlich.

$$\text{Erkrankungsinzidenz} = \frac{\text{Zahl der Neuerkrankungen in einer definierten Population während des definierten Zeitraumes}}{\text{Zahl der beobachteten Kinder, die potentiell erkranken könnten während des definierten Zeitraumes}}$$

Eine solche Erhebung derartiger Inzidenzzahlen ist jedoch nur mit sehr großem Aufwand im Rahmen großer Kohortenstudien möglich. Nationale Kohortenstudien wurden z.B. in England 1970 durchgeführt: Hierbei erfolgt eine systematische Datensammlung über alle Kinder, die in der ersten Aprilwoche 1970 geboren wurden. Darüber hinaus wurde versucht, während der nächsten Jahrzehnte gesundheitsrelevante Daten bei möglichst allen Kindern dieser Kohorte zu erheben. Derartige Kohortenstudien sind sehr personal- und kostenintensiv und bedürfen einer sehr genauen Abstimmung mit den datenschutzrechtlichen Bestimmungen des jeweiligen Landes. Die Stärke solcher groß angelegten Kohortenstudien liegt in der Möglichkeit der prospektiven Messung der Inzidenz auch seltener Erkrankungen über lange Zeiträume.

Für häufigere Erkrankungen kann jedoch die Inzidenz auch in kleineren Kohorten erhoben werden: „Wie häufig pro Jahr sind z.B. Infekte bei 4jährigen Kindern im Kindergarten?". Hierzu wäre es notwendig, die Häufigkeit von Infekten, die z.B. den Kindergartenbesuch ausschließen, bei 4jährigen Kindergartenkindern über ein Jahr zu messen. Erfolgt eine solche Inzidenzmessung in „repräsentativen Kindergärten", könnte diese Aufschluß darüber geben, wie groß das „normale Risiko" für 4jährige Kindergartenkinder für Infekte ist. Solche Inzidenzzahlen können eine sinnvolle Entscheidungsgrundlage dafür geben, ab wann bei Kleinkindern von einer pathologischen Infektanfälligkeit ausgegangen werden muß, die eine spezielle immunologische Diagnostik erfordert.

In der Praxis wird versucht, die Inzidenz für seltene Erkrankungen durch eine flächendeckende, vollständige Erfassung der Erkrankungen zu berechnen. Hierbei wird die Anzahl der Neuerkrankungen innerhalb eines Jahres bei z.B. 0- bis 5jährigen Kindern in Relation gesetzt zur Gesamtzahl der Kinder dieser Altersgruppe während des Beobachtungszeitraumes in Deutschland. So wurde kürzlich gezeigt, daß die Diabetes-Inzidenz bei Kindern dieser Altersgruppe in Deutschland etwa doppelt so hoch ist wie nach der Extrapolation älterer Daten aus den neuen Bundesländern (Herzig et al. 1994). Die Inzidenz von Diabetes-Neuerkrankungen bei Kindern in verschiedenen europäischen Ländern ist unterschiedlich, wobei in den skandinavischen Ländern höhere Inzidenzzahlen als in südeuropäischen Ländern beschrieben wurden. Derartige Inzidenzmessungen können sinnvoll sein, um Hypothesen über mögliche Risikofaktoren für Diabeteserkrankungen zu generieren (Herzig et al. 1994).

Prävalenz- und Inzidenzzahlen müssen somit unterschiedlich interpretiert werden. Inzidenzzahlen dienen zur Risikoabschätzung für unterschiedliche Erkrankungen. Unverzichtbar sind Inzidenzschätzungen für Erkrankungen vor und nach Einführung von Präventionsmaßnahmen zur Beurteilung von deren Wirksamkeit. Prävalenzzahlen sind für die Risikoabschätzung im Regelfall nicht geeignet. Sie sind jedoch z.B. hilfreich und notwendig für die Kapazitätsplanung zur Versorgung von Patienten mit speziellen Erkrankungen.

3.1.2 Methoden zur Messung der Häufigkeit von Erkrankungen

„Vollständige" Erfassung der Erkrankungen in Populationen

Die vollständige Erfassung von Erkrankungen in Populationen kann durch aktive und passive Erfassungssysteme angestrebt werden. **Passive Erfassungssysteme** beruhen z.B. auf der Meldung „meldepflichtiger" Erkrankungen. Eine regelmäßige Abfrage der Häufigkeit der betreffenden Erkrankungen in den potentiell meldenden Institutionen erfolgt hierbei nicht. Im Bundesseuchengesetz wird z.B. die Meldung von Erkrankungen bzw. Tod an konnatalen Infektionen wie Zytomegalie, Toxoplasmose, etc. gefordert (Meldepflicht). Die Vollständigkeit der Meldungen wird jedoch nicht überprüft und ist auch anhand der publizierten Daten nicht überprüfbar. So wurden im Bundesseuchenbericht 1991 aus dem Land Baden-Württemberg 9 Fälle von angeborener Zytomegalie berichtet, wovon 6 Fälle allein aus dem Regierungsbezirk Stuttgart kamen (Statistisches Bundesamt 1992). Die Häufung von Erkrankungsmeldungen aus dem Regierungsbezirk Stuttgart muß überraschen, vergleicht man die Melderate mit denen der Bundesländer Bayern und Nordrhein-Westfalen. In Nordrhein-Westfalen, mit fast 200 000 Geburten im Jahr 1991, wurden nur 2 Fälle von angeborener Zytomegalie-Infektion gemeldet, in Rheinland-Pfalz mit etwa 42 000 Geburten pro Jahr kein einziger und in Bayern mit 134 000 Geburten im Jahr 1991 ebenfalls nur 2 Fälle. Diese unterschiedlichen Melderaten sind wenig plausibel. Es kann angenommen werden, daß die Qualität der medizinischen Versorgung in den erwähnten Bundesländern vergleichbar ist, und daß die Wahrscheinlichkeit der Diagnostellung einer konnatalen Zytomegalie in diesen Bundesländern gleich hoch ist. Deshalb muß gefolgert werden, daß die Melderaten im Rahmen eines solchen flächendeckenden passiven Erhebungssystems regional unterschiedlich und insgesamt unzureichend sind.

Bei **aktiven Surveillance-Systemen** erfolgt eine monatliche Abfrage bei den potentiell meldenden Institutionen. Ein Beispiel für ein aktives Surveillance-System stellt die Erhebungseinheit für seltene pädiatrische Erkrankungen im Kindesalter (ESPED) dar (Schmidt et al. 1993). Alle Chefärzte bzw. Leiter von selbständigen Abteilungen in deutschen Kinderkliniken erhalten eine monatliche Postkarte, auf der sie gebeten werden, anzugeben, ob und wie häufig eine Auswahl von derzeit bis zu 12 Erkrankungen in ihrer Institution im vorangegangenen Monat beobachtet worden ist. Die Kollegen werden gebeten, die Postkarte auch dann zurückzusenden, wenn kein Fall der aufgeführten Erkrankungen in ihrer Klinik beobachtet worden ist. Anhand der Rücklaufquoten der Postkarten kann überprüft werden, wie groß der Anteil der an der Erhebung teilnehmenden Kliniker ist. Für das Erhebungssystem ESPED werden seit 1994 Rücklaufquoten von durchgehend über 90 % erreicht.

Zwar können bei aktiven Erfassungssystemen höhere Melderaten als bei passiven Erfassungssystemen erwartet werden, eine Vollerfassung ist jedoch kaum zu erreichen. Deshalb ist es sinnvoll, zur Validierung der Inzidenzschätzung eine zweite unabhängige Datenquelle zu nutzen. Sind die beiden Datenquellen unabhängig und erfolgt die Erfassung mit identischen Falldefinitionen, kann die tatsächliche Inzidenz sowie die Vollständigkeit der einzelnen Erfassungssysteme mit statistischen Methoden (capture – recapture) geschätzt werden (McCarthy et al. 1992).

Beobachtungspraxen

Für manche, insbesondere häufige Erkrankungen ist zur Berechnung populationsbezogener Inzidenzen bzw. Prävalenzen die Erfassung aller Fälle kaum praktikabel. Im pädiatrischen Bereich gilt dies insbesondere für häufige Erkrankungen, die meist in Kinderarztpraxen gesehen bzw. behandelt werden. Zeitliche Veränderungen bzw. räumliche Unterschiede von Krankheitshäufigkeiten lassen sich auch dann erkennen, wenn keine exakten Inzidenzen ermittelt werden können. Eine Möglichkeit hierzu ist die Messung von Erkrankungshäufigkeiten in Beobachtungspraxen (sentinel survey). Hierbei ist der genaue Nenner, d. h. die Population, auf die die beobachteten Fälle zu beziehen sind, nicht exakt definierbar. Um dennoch eine geeignete Bezugsgröße für die Zahl der beobachteten Erkrankungen definieren zu können, werden Indikatoren der Inanspruchnahme der Praxen gewählt. An den für das deutsche Gesundheitssystem im Bereich der Pädiatrie notwendigen Anpassungen derartiger Erhebungssysteme wird im Rahmen wissenschaftlicher Projekte in Deutschland gearbeitet (Salje et al. 1994). So wurde im Rahmen einer Studie zur Häufigkeit des Auftretens obstruktiver Atemwegserkrankungen in den ersten zwei Lebensjahren die Zahl der gemeldeten Fälle einer Region u. a. auf die Zahl der Früherkennungsuntersuchungen bei den Meldeärzten der Region bezogen.

Zufallsstichproben versus Vollerfassung

Im Rahmen von gesundheitsrelevanten Fragestellungen müssen nicht nur Parameter zur Erkrankungshäufigkeit, sondern auch Parameter zur Verbreitung von Präventionsmaßnahmen gesammelt werden. Von Interesse sind so z. B. die Durchimpfungsraten für Kinder unterschiedlicher Altersstufen, die Häufigkeit des Einsatzes verschiedener Präventionsmaßnahmen wie der Gabe von Vitamin-D- bzw. Fluorid-Supplementen oder die Verbreitung der Vitamin-K-Prophylaxe. Würde man versuchen, derartige Daten durch eine vollständige Erfassung bei allen potentiell für diese Vorsorgemaßnahmen in Frage kommenden Kindern zu erfassen, wäre diese eine überaus kosten- und personalintensive Maßnahme. Sinnvoller ist es deshalb, die Durchimpfungsraten bei Kindern unterschiedlicher Altersstufen anhand von zufällig ausgewählten Stichproben zu überprüfen.

Bei jeder Erhebung besteht das Problem der Non-compliance durch z. B. nicht zurückgesandte Fragebögen. Um zu überprüfen, wie häufig derzeit in den etwa 1000 Geburtskliniken in Deutschland bei jedem Neugeborenen eine Ultraschalluntersuchung der Hüfte zum Ausschluß einer Hüftdysplasie erfolgt, könnten alle 1000 Geburtskliniken angeschrieben werden. Bei einer Rücklaufquote der Fragebögen von 80 % wäre bei 200 Kliniken keine Aussage zu der Frage möglich. Würde bei 25 % der antwortenden Kliniken angegeben, daß in diesen Kliniken alle Neugeborenen routinemäßig eine Ultraschalluntersuchung der Hüfte erhalten, könnte der Anteil der Kliniken, in denen tatsächlich eine solche Untersuchung erfolgt, in Wahrheit auch 40 % betragen, wenn alle 200 nicht-antwortenden Kliniken routinemäßig Ultraschalluntersuchungen der Hüfte durchführten (Annahme des ungünstigsten Falls). Eine präzisere Schätzung ließe sich nur dann erreichen, wenn alle 200 bei der ersten Anfrage nicht antwortenden Kliniken so häufig konsultiert würden, bis auch für diese die gewünschte Information verfügbar wäre.

Eine weniger aufwendigere Methode, diese Daten zu sammeln, ist die Auswahl einer Zufallsstichprobe von z. B. 100 Geburtskliniken, für die der Anteil der Kliniken bestimmt würde, in denen ein systematisches Ultraschallscreening der Hüften erfolgt. Es ist einfacher, für 100 Kliniken als für 1000 Kliniken die Verbreitung dieser Präventionsmaßnahme zu erfragen, so daß ein Rücklauf der Fragebögen von fast 100 % erreichbar ist. In diesem Fall müßte jedoch die Unschärfe der Schätzung, die sich daraus ergibt, daß nicht alle 1000, sondern nur 100 Kliniken konsultiert wurden, durch einen Vertrauensbereich der Häufigkeitsangabe ausgedrückt werden. Unter der Annahme, daß tatsächlich 25 % aller 1000 Geburtskliniken routinemäßig die Hüftsonografie bei allen Neugeborenen durchführen lassen, ergäbe sich bei einer Zufallstichprobe von $n = 100$ ein statistischer 95 %-Vertrauensbereich von 16,5–33,5 %. Diese Zahlen machen deutlich, daß bei der Beschränkung der Erhebung auf eine zufällig ausgewählte Stichprobe die letztendliche Präzision der Messung der interessierenden Variablen (z. B. des Anteil der Kliniken, in denen ein routinemäßiges Hüft-Screening durchgeführt wird) erhöht werden kann, wobei gleichzeitig der Aufwand für die Erhebung verringert wird. Wesentlich ist es hierbei, daß die Auswahl der Kliniken, in denen sehr gründlich nachgefragt wird, nach dem Zufallsprinzip erfolgt, so daß von einer repräsentativen Stichprobe ausgegangen werden kann.

3.2 Wichtige Gesundheitsdaten in der Sozialpädiatrie und deren Quellen

Durch die Personenstandsgesetzgebung wird die Erfassung aller Geburts- und Sterbefälle in Deutschland geregelt. Auf Grundlage der Geburten und Sterbefälle werden Parameter wie perinatale Sterblichkeit und Säuglingssterblichkeit berechnet.

3.2.1 Perinatale Sterblichkeit

Bei der Berechnung der perinatalen Sterblichkeit steht im Zähler die Zahl aller Totgeburten und innerhalb der ersten sieben Tage verstorbenen Lebendgeborenen, im Nenner die Zahl aller Totgeburten und die Gesamtzahl der Lebendgeborenen. Bei den Totgeburten ist zu beachten, daß die gesetzlichen Vorgaben Totgeburten nur dann berücksichtigen, wenn sie ein Geburtsgewicht von mindestens 500 g erreichen. Perinatale Sterblichkeit ist ein Maß für die Qualität der perinatalen, d.h. prä- und perinatal-geburtshilflichen und der neonatologischen Versorgung. Soll z.B. die Qualität der Versorgung schwangerer Diabetikerinnen beurteilt werden, interessiert nicht nur die Rate der Sterbefälle bei den Lebendgeborenen, sondern insbesondere die Häufigkeit des intrauterinen Fruchttodes im letzten Trimester. Somit erscheint die perinatale Mortalität z.B. als ein geeigneter Parameter, um die Qualität der Versorgung schwangerer Diabetikerinnen zu beurteilen.

Im internationalen Vergleich ist die perinatale Sterblichkeit jedoch ein problematischer Parameter, da insbesondere die Definition von Totgeborenen in verschiedenen europäischen Ländern sehr unterschiedlich erfolgt. Während z.B. in Deutschland Totgeborene nur dann registriert werden, wenn sie ein Geburtsgewicht von mindestens 500 g erreicht haben, erfolgt in England, Dänemark, Ungarn oder Norwegen die Registrierung von Totgeborenen unabhängig vom Geburtsgewicht ab einem Gestationsalter von 28 Wochen. In den Niederlanden werden seit dem 01. Juli 1991 Totgeborene ab einem Gestationsalter von 24 Wochen registriert.

Selbst bei klaren und eindeutigen nationalen bzw. internationalen Regelungen bzgl. der Registrierung von Totgeborenen kann im Einzelfall die Beurteilung insbesondere bei kleinen Kindern mit erheblichen Fehlbildungen sehr divergent sein, wie in einer Arbeit von Keirse (1984) aus Belgien und den Niederlanden gezeigt wurde. Der Autor hatte drei hypothetische perinatale Todesfälle, von denen nach den in beiden Ländern identischen gesetzlichen Richtlinien zwei als Todesfälle im Rahmen der perinatalen Mortalität zu erfassen waren und einer nicht, 1004 erfahrenen Geburtshelfern, bzw. Assistenten in geburtshilflichen Kliniken in Nordbelgien und den Niederlanden vorgelegt. Von den beantwortenden Kollegen gaben 69 % an, daß sie keinen der Fälle im Rahmen der perinatalen Mortalität erfaßt hätten, während 13 % alle drei Fälle erfaßt hätten.

3.2.2 Säuglingssterblichkeit

Die Säuglingssterblichkeit beschreibt die Rate der Todesfälle im ersten Lebenjahr bezogen auf die Anzahl der Lebendgeburten. Hierbei wird üblicherweise die Zahl der Todesfälle eines Jahrganges mit der Zahl der Geburten des gleichen Jahrganges in Relation gesetzt. Bei stabilen Geburtenraten ergibt dieses Vorgehen valide Daten. Bei einer drastischen Abnahme der Geburtenrate, wie dies nach der sogenannten „Wende" in den neuen Bundesländern zu verzeichnen war, würde nach dieser Methode die Säuglingssterblichkeit jedoch überschätzt: In den Zähler gingen

Todesfälle aus starken Geburtsjahrgängen ein, während im Nenner nur die Lebendgeborenen des schwächeren Geburtsjahrganges berücksichtigt werden. Eine Unterschätzung der Säuglingssterblichkeit ergäbe sich bei diesem Vorgehen im Falle von einer plötzlichen Zunahme der Geburtenrate. Eine präzisere Berechnung der Säuglingssterblichkeit ist durch eine Verbindung von Geburten- und Sterbekohorten möglich. Hierbei wird für die Kinder eines Geburtsjahrganges angegeben, wieviele Todesfälle bis zum Ende des ersten Lebendsjahres in dieser Kohorte aufgetreten sind. Da dieses Procedere verwaltungstechnisch jedoch sehr aufwendig ist, werden derartige verbundene Geburten- und Sterbekohorten nur in wenigen nationalen Statistiken vorgelegt.

Die Säuglingssterblichkeit gilt als ein Maß für die Qualität der medizinischen Versorgung eines Landes. So war die Säuglingssterblichkeit in der prosperierenden Bundesrepublik der 60er und frühen 70er Jahre ähnlich hoch wie in Bulgarien, Griechenland und der Tschechoslowakei. Selbst in der DDR war die Säuglingssterblichkeit deutlich niedriger als in der Bundesrepublik. Im Verlauf der letzten Jahre ist die Säuglingssterblichkeit in Deutschland kontinuierlich zurückgegangen, wobei derzeitig die Raten denen aus der Schweiz, den Niederlanden und England vergleichbar sind (Tab. 3-1).

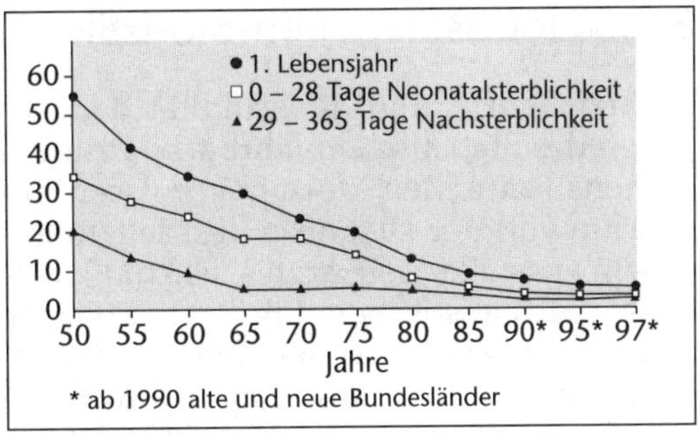

Abbildung 3-1: Postneonatale Sterblichkeit in Deutschland 1950–1997.

Nur aus Schweden und Finnland werden noch niedrigere Säuglingssterblichkeiten berichtet. Etwas mehr als die Hälfte der Säuglingssterblichkeit entfällt auf Todesfälle in den ersten vier Lebenswochen (neonatale Sterblichkeit). Die Hauptursachen für die neonatale Sterblichkeit sind Frühgeburtlichkeit und Fehlbildungen. Die wesentlich Abnahme der Säuglingssterblichkeit in den letzten 30 Jahren wurde durch eine Abnahme der neonatalen Säuglingssterblichkeit erreicht. Sehr viel geringer war in den letzten 30 Jahren die Abnahme hinsichtlich der postneonatalen Säuglingssterblichkeit (Todesfälle nach dem 28. Lebendstag bis zum Ende des ersten Lebensjahres) (Abb. 3-1). Diese Daten sind in den Statistischen Jahrbüchern des Statistischen Bundesamtes dokumentiert.

Tabelle 3-1: Säuglingssterblichkeit in Deutschland im internationalen Vergleich

Rang	1970*		1980*		1989		1996	
1	S	11,0	S	6,9	SF	5,8	SF	4,0
2	NL	12,7	SF	7,6	S	6,0	S	4,0
3	N	12,7	IS	7,7	CH	6,8	F	4,8
4	SF	13,2	N	8,1	NL	6,8	L	4,9
5	IS	13,2	DK	8,4	IS	7,2	D	5,0
6	DK	14,2	NL	8,6	F	7,4	A	5,1
7	CH	15,1	CH	9,1	DK	7,5	IRL	5,5
8	F	18,2	F	10,0	D	7,5	DK	5,6
9	GB	18,4	IRL	11,1	IRL	7,6	B	5,6
10	DDR	18,5	L	11,5	DDR	7,6	NL	5,7

* Deutschland lag 1970 mit 23,4 auf Rang 15, 1980 mit 12,7 ebenfalls auf Rang 15

3.2.3 Todesursachen-Statistik

Bei der Beurteilung der Validität der Angaben des Statistischen Jahrbuches zur ursachenspezifischen Mortalität müssen die Schritte von der Diagnose des den Totenschein ausstellenden Arztes bis zur Codierung im Statistischen Jahrbuch bedacht werden. Im vertraulichen Teil der Todesbescheinigung für das Land Nordrhein-Westfalen z. B. wird unter der Ziffer 3.1 angegeben, welche Krankheit oder Verletzung den Tod unmittelbar herbeigeführt hat. Unter der Ziffer 3.2 sollen die Ursachen angegeben werden, die der Erkrankung bzw. Verletzung unter 3.1 ursächlich zugrunde liegen, wobei das Grundleiden zuletzt zu nennen ist.

Der den Totenschein ausfüllende Arzt ist nicht notwendigerweise der Arzt, der den Patienten am längsten behandelt hat. Das „Totenschein ausfüllen" wird weder im Studium besonders gelernt, noch unterliegt es einer Supervision in der klinischen Tätigkeit. Der Totenschein wird darüber hinaus fast immer vor dem Vorliegen der Sektionsbefunde aufgrund des klinischen Ermessens ausgefüllt. Die Eintragungen auf dem Totenschein reflektieren somit die sehr subjektive Einschätzung des jeweiligen Arztes. Die Gestaltung der Todesbescheinigung ist darüber hinaus Landesangelegenheit, so daß in verschiedenen Bundesländern z. T. recht unterschiedliche Todesbescheinigungen zum Einsatz kommen.

Diese Eintragungen des Arztes stellen die Grundlage für die Codierung dar, wobei die Codierung durch entsprechend geschulte Sachbearbeiter nach einem WHO-Regelwerk zur ICD-Codierung in den statistischen Landesämtern erfolgt (Handbuch der internationalen Klassifikation der Krankheiten, Verletzungen und Todesursachen ICD, 1979). Derzeit wird nach ICD-10 codiert. Verschiebungen im Diagnosespektrum können sich durch Änderungen in der ICD-Klassifikation ergeben: So waren im Statistischen Jahrbuch der Bundesrepublik Deutschland 1980 in der Todesursachenstatistik für 1978 keine SID-Fälle ausgewiesen. Es ist jedoch kaum anzunehmen, daß 1978 keine Säuglinge plötzlich und unerwartet verstarben. Diese Todesfälle wurden somit wahrscheinlich als andere Todesursachen kategorisiert, so z. B. als Tod durch mechanisches Ersticken (108 Todesfälle im ersten Lebensjahr pro 100 000 Geburten im Jahre 1978). Das Statistische Jahrbuch der Bundesrepublik aus dem Jahr 1990 verzeichnet in der Todesursachenstatistik für 1988 unter der Kategorie SID 199 Todesfälle im ersten Lebensjahr pro 100 000 Geburten, daneben aber auch noch 14 Todesfälle durch mechanisches Ersticken im ersten Lebensjahr pro 100 000 Geburten. Vernünftigerweise kann aus diesen veränderten Zahlen nicht abgeleitet werden, daß SID häufiger oder der Tod durch Ersticken seltener geworden sei. Die einfache Erklärung für diese Veränderungen ist die Änderung der ICD-Klassifikation (ICD-8 zu ICD-9), wobei in der ICD-9 die Kategorie SID neu aufgenommen wurde.

Unabhängig von diesen Codierungsproblemen können auch Veränderungen in den „diagnostischen Moden" zu Veränderungen im diagnostischen Spektrum der Todesursachenstatistik führen (Hackl, 1980). „Diagnostische Moden" reflektieren das Bewußtsein der Ärzteschaft um die Existenz verschiedener Krankheitsbilder. Das Bewußtsein um die Existenz verschiedener Krankheitsbilder wiederum wird durch das medizinische Umfeld geprägt. Dies wird deutlich beim Vergleich der Angaben des Statistischen Jahrbuches für 1991: Für das Gebiet der ehemaligen DDR werden unter der Kategorie „Syndrom des plötzlichen Todes im Kindesalter" exakt 4 Fälle angegeben, während für die alten Bundesländer in dieser Kategorie bei Kindern im Alter von 28 Tagen bis einem Jahr 1041 Todesfälle angegeben werden. Diese Differenzen sind möglicherweise überwiegend durch Codierungsartefacte bedingt, zumal in der ehemaligen DDR die den Totenschein ausstellenden Ärzte selbst nach der ICD-Klassifikation signierten, während dies in den alten Bundesländern immer zentral durch die statistischen Landesämter erfolgte. Möglicherweise sind jedoch Codierungsartefakte nicht die einzige Ursache für diese unterschiedlichen Angaben: auch die gesamte postneonatale Säuglingssterblichkeit war 1989 mit 286,4/100 000 Geburten in den neuen Bundesländern deutlich niedriger als in den alten Bundesländern (344/100 000). Die Diskussion darüber, ob diese Unterschiede der postneonatalen Säuglingssterblichkeit zwischen den alten und neuen Bundesländern durch Unterschiede in der Erhebung oder durch die in der DDR besondere Form der Gesetzgebung (großzügige Indikation zur Abtreibung unerwünschter Kinder) und der Kinderversorgung (frühe Aufnahme in Kinderkrippen) bedingt ist, ist noch nicht abgeschlossen. Systematische Untersuchungen zur Validität der Todesursachenstatistik wurden u.a. von Müller und Bocter (1988) veröffentlicht.

3.2.4 Häufige Todesursachen im Kindesalter

Das Spektrum der Todesursachen verändert sich in Abhängigkeit vom Lebensalter: Während im ersten Lebensjahr Erkrankungen infolge perinataler Probleme, insbesondere der Frühgeburtlichkeit und der plötzliche Kindstod, im Vordergrund stehen, sind bei Kindern im Alter von 5–15 Jahren Unfälle, Fehlbildungen, und bösartige Erkrankungen die häufigsten Todesursachen (s. Kap. 5). Diese Daten sind aus den Statistischen Jahrbüchern verfügbar.

3.2.5 Perinatale Probleme

Im Rahmen der Qualitätskontrolle gibt es in der Bundesrepublik Perinatalerhebungen zur geburtshilflichen und unmittelbar postpartalen Versorgung, und Neonatalerhebungen, die Daten aus der neonatalen Versorgung erfassen. Das primäre Anliegen dieser Systeme zur Datensammlung ist die geburtshilfliche und neonatologische Qualitätskontrolle und nicht eine systematische wissenschaftliche Auswertung. Diese Erhebungen sind regional auf der Ebene der Kammerbezirke bzw. Bundesländer organisiert. Ein Problem dieser Daten ist die in den meisten Regionen fehlende Vernetzung von neonatalen und perinatalen Datensätzen. Hierdurch werden wissenschaftliche Auswertungen von Einflußfaktoren der geburtshilflichen Versorgung auf das neonatale Outcome erschwert.

Nichtsdestoweniger stellen die perinatalen Erhebungen jedoch ein in seiner Vollständigkeit beeindruckendes Datenmaterial dar. Die Vollständigkeit der Perinatalerhebungen in den alten Bundesländern liegt meist über 80 % der Geburten in den betreffenden Regionen. In einzelnen Regionen wird eine fast 100 %ige Erfassung aller Lebendgeburten erreicht.

Die Daten der Perinatalerhebungen erlauben z.B. Schätzungen der Prävalenz ausgewählter Fehlbildungen (Queißer-Luft et al. 1995) sowie die Beurteilung des Einflusses von Schwangerschaftskomplikationen oder präexistierenden Erkrankungen wie z.B. mütterlicher Diabetes auf das perinatale Outcome (von Kries et al. 1997).

3.2.6 Fehlbildungen

Angeborene morphologische Defekte zählen zu den häufigsten Todesursachen bei Kindern. Aus internationalen Studien ist bekannt, daß etwa 5 % aller Neugeborenen angeborene morphologische Defekte aufweisen, wovon etwa 20 % als schwere Fehlbildungen zu charakterisieren sind. Diese Zahlen vermitteln nur eine grobe Orientierung. Die Angaben sind Definitions- und Untersucher-abhängig und variieren zwischen verschiedenen Erhebungen. In der amtlichen Statistik werden trotz bestehender Meldepflicht nur etwa 10 % aller Fehlbildungen erfaßt. Ursachen hierfür sind unklare Definitionen der zu meldenden Fehlbildungen, sowie eine unterschiedliche Kenntnis und Motivationsstand der Meldepflichtigen. Deshalb ist die verfügbare, offizielle Fehlbildungsstatistik zur Ursachenforschung nicht brauchbar (Wissenschaftlicher Beirat der Bundesärztekammer, 1993).

Die Fehlbildungsrate wird fälschlicherweise oft als Inzidenz bezeichnet. De fakto ist diese jedoch eine Prävalenzangabe, bei der die Zahl der lebendgeborenen Kinder mit einer definierten Anomalie im Zähler und die Zahl der Lebendgeborenen im Nenner steht. Unter definierten Bedingungen könnten derartige Prävalenzangaben jedoch zeitliche Veränderungen der Fehlbildungsinzidenz beschreiben. Die **Bedingungen** sind:

1) Vollständige oder konstant unvollständige Erfassung aller Lebendgeborenen mit Fehlbildungen. Es gibt derzeit jedoch kein System, das alle Fehlbildungen konstant vollständig erfaßt. Würde jeweils ein konstanter Anteil der Fehlbildungen erfaßt, wäre dies jedoch auch ausreichend, um Veränderungen in der Fehlbildungsprävalenz zu erkennen. In der Praxis der Perinatalerhebungen z.B. ist jedoch der Anteil der erfaßten Fehlbildungen zeitlich und örtlich in Abhängigkeit von Ausbildungs- und Motivationsstand der Untersucher variabel.
2) Der Prozeß von der Konzeption eines Feten mit einer Fehlbildung bis zur Geburt müßte über längere Zeiträume konstant bleiben. Dies kann derzeit nicht angenommen werden, da durch den zunehmenden Einsatz der Pränataldiagnostik eine Vielzahl von Fehlbildungen bereits in utero diagnostiziert wird und den Müttern die Option einer Abruptio angeboten wird. Während in den 50er und 60er Jahren bei den Neuralrohrdefekten das Verhältnis von Anencephalus zu Myelomeningocele etwa bei 4:6 lag, weisen die Perinatalstatistiken derzeit nur noch einen Anencephalusanteil von ca. 10 % an allen lebendgeborenen Kindern mit Neuralrohrdefekten auf. Darüber hinaus ist die Rate an Lebendgeborenen mit Neuralrohrdefekten in den letzten 10 Jahren um fast 50 % zurückgegangen, was wahrscheinlich durch die vermehrte pränatale Diagnostik und Schwangerschaftsabbruch bei nachgewiesenen Fehlbildungen bedingt ist (Queißer-Luft et al., 1995).

Fehlbildungsinzidenzen sind von erheblicher Bedeutung, wenn es darum geht, die Wirksamkeit von Präventionsmaßnahmen zu beurteilen. So wird seit 1994 auch in Deutschland die perikonzeptionelle Folsäuresupplementierung empfohlen. Aufgrund internationaler Daten steht zu erwarten, daß hierdurch die Inzidenz von Neuralrohrdefekten auf etwa die Hälfte reduziert werden kann. Die Prävalenz von Neuralrohrdefekten ist jedoch für die Dokumentation der Effektivität dieser Präventionsmaßnahme in Deutschland nicht geeignet, da die Prävalenzzahlen nicht nur Veränderungen in der Inzidenz von Neuralrohrdefekten (Konzeption von Feten mit dieser Fehlbildung), sondern auch Veränderungen im Schwangerschaftsmanagement (Pränataldiagnostik der Fehlbildungen und anschließender Abruptio) reflektieren.

Ein flächendeckendes System zur Erhebung der Inzidenz und Prävalenz von Fehlbildungen ist wegen der erheblichen Kosten kaum zu etablieren. Für regionale Erhebungen hat sich jedoch die Etablierung von Monitorstationen nach dem Mainzer Modell als praktikabel erwiesen. Hierbei werden regional sämtliche Neugeborenen nach einem einheitlichen Schema von in der Neonatologie und Genetik besonders ausgebildeten Kinderärzten eingehend klinisch und sonographisch untersucht. Darüber hinaus werden Daten über Fehlbildungen bei Abruptiones in den betreffenden Monitor-Kliniken erfaßt.

Zur Erfassung von Fehlbildungen bei Spätaborten und Abruptiones wird in diesen Zentren zusätzlich bei allen nach der 16. Woche abortierten Foeten eine foetopathologische Untersuchung auf das Vorliegen von Fehlbildungen durchgeführt (Queißer-Luft et al. 1994).

3.2.7 Kinderkrebsregister

Trotz der erstaunlichen Fortschritte bei der Behandlung bösartiger Tumoren im Kindesalter stellen Krebserkrankungen immer noch eine der häufigsten Todesursachen bei Kindern im Alter von 5–15 Jahren dar. Eine systematische Erfassung aller Krebserkrankungen im Kindesalter erfolgt im Deutschen Kinderkrebsregister. In den entsprechenden Jahresberichten werden u. a. Daten zu Trendanalysen, der regionalen Verteilung, Überlebenszeitanalysen und Zweitmalignomen dargestellt (Kaatsch et al. 1994).

3.2.8 Statistische Daten zu Unfällen im Kindesalter

Recht gut dokumentiert sind Unfälle als Todesursachen in den nationalen Todesursachenstatistiken. So wies die Todesursachenstatistik für 1997 in der Gruppe der 5- bis 10jährigen Kinder 222 Todesfälle durch Unfälle aus, wovon 102 Unfälle durch Kraftfahrzeuge innerhalb oder außerhalb des Verkehrs verursacht waren. Die übrigen Unfälle mit Todesfolge ereigneten sich bei Sport und Spiel, in der Schule oder zu Hause (Statistisches Bundesamt). Bezüglich der durch Verkehrsunfälle bedingten Morbidität sind Daten in der Verkehrsunfallstatistik des Statistischen Bundesamtes (Fachserie 8, Reihe 7) dokumentiert, Daten über Unfälle im Schul- und Haushaltsbereich sind bei den Unfallversicherern dokumentiert (Tab. 3-2; siehe auch Kap. 11).

Tabelle 3-2: Tödliche Unfälle im Kleinkindalter in Deutschland, 1997 (Quelle: Statistisches Bundesamt, Wiesbaden, 1997).

	Alter			
	0–1	1–5	5–10	10–15
Schulunfälle	0	1	2	1
Verkehrsunfälle	14	80	102	110
Häusliche Unfälle	26	78	35	20
Sport und Spiel	1	21	44	19
Sonstige	31	64	39	27

3.2.9 Infektionen

Infektionskrankheiten waren im vergangenen Jahrhundert die Haupttodesursache im Kindesalter. In den Ländern der dritten Welt sind Infektionskrankheiten auch weiterhin die wichtigste Todesursache im Kindesalter, wobei neben Malaria, Tuberkulose und AIDS auch Masern von besonderer Bedeutung sind. In Deutschland wird die Erfassung von Infektionskrankheiten über die Meldegesetzgebung des Bundesseuchengesetzes geregelt und zeitnah im wöchentlich erscheinenden Epidemiologischen Bulletin des Robert-Koch-Instituts veröffentlicht.

3.3 Epidemiologische Studien

3.3.1 Deskriptive Studien

Korrelationsstudien

In Korrelationsstudien werden populationsbezogene Angaben über die Häufigkeit verschiedener Risikofaktoren populationsbezogenen Angaben über die Häufigkeit von Erkrankungen gegenüber gestellt. Ein Beispiel aus der inneren Medizin wäre der Vergleich der durchschnittlichen getrunkenen Alkoholmengen in verschiedenen Populationen mit der Häufigkeit von Leberzirrhosen in diesen Populationen. Hierbei würde gefunden, daß in Bevölkerungen, in denen viel Alkohol getrunken wird, auch die Leberzirrhose häufiger ist. Im Bereich der Kinderheilkunde könnte z. B. das durchschnittliche Bevölkerungseinkommen in Relation zur Säuglingssterblichkeit gesetzt werden. Würde eine Liste aller Länder der Welt gesammelt, für die Daten zum durchschnittlichen Pro-Kopf-Einkommen verfügbar sind und zusätzlich Angaben zur Säuglingssterblichkeit bekannt sind, ergäbe sich bei Auftragung des durchschnittlichen Pro-Kopf-Einkommens auf der X-Achse und der Rate der Säuglingssterblichkeit auf der Y-Achse eine inverse Korrelation, d. h., je niedriger das durchschnittliche Pro-Kopf-Einkommen ist, desto höher ist die Säuglingssterblichkeit.

Derartige Korrelationsstudien können groben Anhalt über mögliche Zusammenhänge geben. So ist beispielsweise das Pro-Kopf-Einkommen nicht die direkte Erklärung für die Höhe der Säuglingssterblichkeit in einem Land. Vielmehr ist ein hohes durchschnittliches Pro-Kopf-Einkommen in den meisten Fällen assoziiert mit besseren hygienischen Verhältnissen, einer besseren medizinischen Versorgung, einem besseren Impfprogramm, usw. Die letztendlichen Ursachen für die geringere Säuglingssterblichkeit können in dem einen Land bessere Impfprogramme, in einem anderen Land bessere hygienische Verhältnisse und in einem dritten Land eine effektivere primärmedizinische Versorgung sein. Ein weiteres Problem der Korrelationsstudien ist es, daß anhand solcher Daten nicht differenziert werden kann, ob die in Frage stehende Exposition bei dem Erkrankten vorlag oder nicht.

Trotz dieser Probleme sind Korrelationsstudien sinnvoll, um Hypothesen zu generieren und um die Plausibilität von Befunden aus epidemiologischen Studien zu überprüfen. So sorgten Ende 1992 Ergebnisse einer Studie von Golding und Mitarbeitern, nach denen für die intramuskuläre im Vergleich zur oralen oder nicht durchgeführten Vitamin-K-Prophylaxe das Krebsrisiko um den Faktor 1,97 (95 %-Vertrauensbereich 1,3–3) erhöht sein sollte, für eine erhebliche Verunsicherung der Öffentlichkeit und medizinischen Fachwelt. Die Durchführung der epidemiologischen Studie von Golding wies keine offensichtlichen Schwächen auf. Somit erschien ein Kausalzusammenhang zwischen parenteraler Vitamin-K-Prophylaxe und Krebs im Kindesalter durchaus möglich. Andererseits war dieser Befund sehr unerwartet.

Deshalb wurde die Krebsinzidenz im Kindesalter in England und in den Vereinigten Staaten in Relation zur Verbreitung der intramuskulären Vitamin-K-Prophylaxe gesetzt. Weder in Nordamerika noch in England ließ sich ein Anstieg der Häufigkeit kindlicher Tumorerkrankungen nach Einführung bzw. bei zunehmender Verbreitung der intramuskulären Vitamin-K-Prophylaxe erkennen. Da aber Veränderungen der Krebsinzidenz im Kindesalter eine Vielzahl unterschiedlicher Einflußfaktoren reflektieren, die sich im Einzelfall auch gegenseitig aufheben können, konnte anhand dieser Daten eine geringgradige Erhöhung des Krebsrisikos jedoch nicht ausgeschlossen werden. Dieses Beispiel macht deutlich, daß die Beobachtung zeitlicher Trends der Erkrankungshäufigkeit in verschiedenen Populationen oder der Vergleich der Erkrankungshäufigkeit zwischen verschiedenen Populationen in Abhängigkeit von unterschiedlicher Verbreitung einzelner Risikofaktoren hilfreich zur Beurteilung der Plausibilität von Hypothesen bzw. zur Generation von solchen Hypothesen geeignet ist. Durch analytische epidemiologische Studien konnte mittlerweile eine Verdopplung des Krebsrisikos durch die intramuskuläre Vitamin-K-Prophylaxe, nicht jedoch ein marginales Leukämie-Risiko ausgeschlossen werden (v. Kries 1998)

Querschnittsuntersuchungen

Bei Querschnittsuntersuchungen werden Erkrankungsstatus und Exposition zeitgleich erhoben. Hierdurch wird die Differenzierung von Ursache und Folge erschwert. So zeigten z.B. Querschnittsuntersuchungen über die Häufigkeit von Zerebralparesen in England eine Zunahme der Prävalenz bei ehemaligen Frühgeborenen mit Geburtsgewichten unter 2500 g bzw. unter 1500 g von 1967 bis 1984 (Pharoah, 1990). Es wäre unsinnig, hieraus abzuleiten, daß Verbesserungen in der perinatalen Intensivmedizin das individuelle Risiko für Zerebralparesen bei einem Frühgeborenen mit definiertem Gestationsalter erhöht hätte (Hagberg et al., 1989). Vielmehr sind die Überlebensraten für sehr kleine Frühgeborene von 1967 bis 1984 drastisch gestiegen, so daß 1984 eine andere Population von Frühgeborenen (sehr kleine Frühgeborene mit aufgrund ihres geringen Gestationsalters genuin hohem Risiko für Zerebralparesen) überlebt hat als in den Jahren zuvor.

3.3.2 Analytische Studien

Fallkontrollstudien

Das Prinzip von Fallkontrollstudien ist der Vergleich von Erkrankten und Kontrollpersonen hinsichtlich verschiedener Risikofaktoren. Ist der vermutete Risikofaktor für das Auftreten der Erkrankung von Bedeutung, wird diese Exposition bei den Erkrankten häufiger gefunden als bei den Kontrollpersonen. Wird die betreffende Exposition bei den Fällen hingegen seltener als bei den Kontrollen gefunden, kann angenommen werden, daß diese Exposition einen protektiven Faktor darstellt. Beispiel für einen protektiven Effekt ist der Einfluß der perikonzeptionellen Einnahme von Folsäurepräparaten auf das Auftreten von Neuralrohrdefekten. In verschiedenen Studien wurde überprüft, ob Frauen, die Kinder mit Neuralrohrdefekten geboren hatten, seltener folsäurehaltige Präparate eingenommen hatten als Kontrollen, d.h., Frauen, die gesunde Kinder oder Kinder mit anderen Fehlbildungen geboren hatten. Ist die Annahme eines protektiven Effektes der Folsäureversorgung zur Verhinderung von Neuralrohrdefekten gerechtfertigt, wird erwartet, daß Mütter von Kindern mit Neuralrohrdefekten seltener folsäurehaltige Präparate eingenommen haben als Mütter von gesunden Kindern, bzw. Kindern mit anderen Fehlbildungen. Dies wurde in mehreren Studien gezeigt (v. Kries und Lenard 1994).

In den allermeisten Fällen erfolgen Fallkontrollstudien retrospektiv. Nach der Identifikation von Fällen und entsprechenden Kontrollen wird überprüft, ob die interessierende Exposition bei den Fällen häufiger oder seltener als bei den Kontrollen vorlag. Die Exposition gegenüber dem vermeintlichen Risikofaktor bzw. protektiven Faktor liegt in jedem Fall jedoch längere Zeit vor dem Auftreten der Erkrankung, z.B. der Geburt eines Kindes mit Neuralrohrdefekt. Eine weitere Zeitverschiebung kann sich durch die Erhebung des betreffenden Risikofaktors ergeben: So waren in der 1988 von Mulinaire und Mitarbeitern publizierten Studie über den Zusammenhang zwischen Neuralrohrdefekten und der Einnahme folsäurehaltiger Vitamin-Präparate Kinder aus den Geburtsjahren 1968–1980 aufgenommen worden. Die etwaige Einnahme von folsäurehaltigen Vitamin-Präparaten bei Fällen und Kontrollen wurde 1982/83 erfragt. Die Erinnerung an eine etwaige Einnahme von Folsäure-Supplementen in einer zum Teil mehr als 10 Jahre zurückliegenden Schwangerschaft kann nicht sehr präzise sein.

Fallkontrollstudien kommen häufig dann zum Einsatz, wenn neue potentielle Risiko- oder protektive Faktoren diskutiert werden. Muß eine rasche Entscheidung angestrebt werden, ob diese Expositionen tatsächlich Risiko- bzw. Protektiv-Faktoren darstellen, können insbesondere bei langen Latenzen zwischen dem Auftreten der Exposition und dem Manifestwerden der Erkrankung Ergebnisse prospektiver Studien nicht abgewartet werden. So war die möglicherweise unbegründete Vermutung, daß eine parenterale Vitamin-K-Prophylaxe Krebs im Kindesalter verursachen könnte (Golding et al. 1990), durch prospektive Studien nicht ausreichend rasch beantwortbar, da zwischen der parenteralen Vitamin-K-Gabe bei der Geburt und dem Auftreten von Krebserkrankungen die Kinder bis zu 15 Jahre nachbeobachtet werden müßten.

Ein weiteres Problem kann bei prospektiven Studien die Seltenheit der in Frage kommenden Erkrankung darstellen. Neuralrohrdefekte z.B. sind in Deutschland mit einer geschätzten Inzidenz von 1–1,5/1000 relativ selten (Queißer-Luft et al. 1995). Um in Deutschland anhand prospektiver Studien eine sichere Aussage darüber zu erhalten, ob perikonzeptionelle Folsäure-Supplemente das Risiko für Neuralrohrdefekte auf 1/3 reduzieren können, müßten je ca. 20000 Schwangerschaften mit und ohne perikonzeptionelle Folsäuresupplementierung beobachtet werden, um auf dem Signifikanzniveau von $p < 0{,}05$ eine statistisch signifikante Aussage über eine solche Risikoreduktion machen zu können.

Fallkontrollstudien werden deshalb immer dann eingesetzt, wenn eine rasche Antwort über die potentielle Relevanz neu vermuteter Risiko- bzw. protektiver Faktoren erwünscht wird und wenn die betreffende Erkrankung ein relativ seltenes Ereignis darstellt. Die Durchführung von Fallkontrollstudien ist, verglichen mit den Kosten, die bei der prospektiven Begleitung großer Gruppen unterschiedlich exponierter Populationen entstehen, kostengünstig. Ein weiterer Vorteil ist die Möglichkeit, im Rahmen von Fallkontrollstudien verschiedene Risikofaktoren für das Auftreten einer Erkrankung zu untersuchen. In der Studie von Golding und Mitarbeitern aus dem Jahr 1992 wurde z.B. nicht nur die Frage nach einer möglichen Kanzerogenität der parenteralen Vitamin-K-Gabe, sondern auch die Frage nach einer möglichen Kanzerogenität einer Dolantin-Medikation der Mutter unter der Geburt untersucht: für Vitamin K ergab sich ein signifikanter Zusammenhang, für Dolantin nicht.

Ein besonderes Problem bei der Durchführung von Fallkontrollstudien stellt die Auswahl geeigneter Kontrollgruppen dar. Als Kontrollen kommen sowohl gesunde Kinder als auch Kinder mit anderen Erkrankungen in Frage. Es wird hierbei angestrebt, daß die Exposition der betreffenden Kontrollen gegenüber dem vermeintlichen Risikofaktor die Exposition darstellt, der die Fälle ausgesetzt wären, wenn sie nicht erkrankt wären.

Eine **Fehlermöglichkeit** bei Fallkontrollstudien stellt eine unterschiedliche Auswahl der Fälle und Kontrollen oder eine unterschiedlich vollständige Erfassung und Datensammlung bei Fällen und Kontrollen dar (Selektions-Bias). Wären beispielsweise im Rahmen der Studien zur perikonzeptionellen Folsäureversorgung Fälle von Neuralrohrdefekten überwiegend dann erfaßt worden, wenn die perikonzeptionelle Folsäureversorgung der Mutter unzureichend war, wäre der Eindruck, daß eine schlechte Folsäureversorgung ursächlich für das Auftreten von Neuralrohrdefekten ist, unzureichend begründet. Wäre bei den Fällen weniger intensiv nach einer perikonzeptionellen Einnahme von Folsäuresupplementen gefragt worden als bei den Kontrollen, würde fälschlicherweise der Eindruck entstehen, daß eine unzureichende Folsäureversorgung mit dem Auftreten von Neuralrohrdefekten im Zusammenhang stünde. Im umgekehrten Fall – der intensiveren Nachfrage bei den Fällen als bei den Kontrollen – würde ein tatsächlich bestehender Zusammenhang nicht erkannt.

Ein weiteres Problem kann eine **systematische Verzerrung der Erinnerung** (recall bias) darstellen. So mußten Fälle wie Kontrollen im Rahmen der Studien über den Zusammenhang von perikonzeptioneller Folsäureversorgung und Neuralrohrdefekten gleichermaßen aus der Erinnerung angeben, wie die Folsäureversorgung in der Frühschwangerschaft bei den betreffenden Müttern war. Alle anamnestischen Angaben sind potentiell fehlerhaft. Unterscheiden sich die Erinnerungsfehler bei Fällen und Kontrollen jedoch systematisch, unterschätzten z.B. Mütter von Kindern mit Neuralrohrdefekten regelmäßig ihre perikonzeptionelle Folsäureaufnahme, während die Mütter der Kontrollkinder korrekte Angaben machten, entstünde fälschlicherweise der Eindruck, daß eine schlechte Folsäureversorgung für das Auftreten von Neuralrohrdefekten verantwortlich sei. Um derartige selektive Erinnerungen zu minimieren, wurden in diesen Studien den Fällen mit Neuralrohrdefekt Kontrollen mit anderen Fehlbildungen gegenübergestellt. Hierbei konnte angenommen werden, daß Fälle wie Kontrollen als gleichermaßen Betroffene auch gleichermaßen unpräzise bzw. fehlerhafte Angaben zu ihrer perikonzeptionellen Folsäureeinnahme machen würden.

Diese Annahme kann jedoch nicht mehr gerechtfertigt sein, wenn bereits zum Zeitpunkt der Durchführung der Studie die untersuchte Hypothese allgemein bekannt ist, so z.B. daß eine perikonzeptionelle Folsäureversorgung einen Einfluß auf das Auftreten von Neuralrohrdefekten haben könnte. Dies wurde z.B. auch als Problem einer 1993 veröffentlichten Fall- Kontrollstudie über den Zusammenhang von perikonzeptioneller Folsäureversorgung und Neuralrohrdefekten diskutiert, bei der die Befragung der Mütter zu einem Zeitpunkt erfolgt, als bereits die ersten Studien über einen möglichen Zusammenhang bekannt wurden (Werler et al. 1993).

Eine Möglichkeit, Fehler durch systematisch falsche Erhebung der Exposition zu minimieren, ist die Datenerhebung aus archivierten Dokumenten bzw. Datenträgern durch „blinde Untersucher", die nicht wissen, ob die gesammelten Daten Fälle oder Kontrollen zuzuordnen sind.

Neben einem solchen systematischen Fehler („Bias") müssen auch im Rahmen von Fall- Kontrollstudien Störfaktoren (confounding) berücksichtigt werden. Im Idealfall unterscheiden sich Fälle und Kontrollen nur hinsichtlich der interessierenden Exposition. In der Praxis unterscheiden sich Fälle und Kontrollen jedoch auch noch hinsichtlich anderer Risikofaktoren für die Erkrankung. Um eine hierdurch bedingte Verzerrung der Untersuchungsergebnisse auszugleichen, sind besondere statistische Verfahren bei der Datenanalyse notwendig. Einer der wichtigsten Einwände gegen die 1992 von Golding und Mitarbeitern publizierte Hypothese, daß eine parenterale Vitamin-K-Prophylaxe verantwortlich für ein erhöhtes Krebsrisiko im Kindesalter sein könnte, war der Einwand, daß im Rahmen dieser Studie überwiegend Kinder mit besonderen perinatalen Problemen eine parenterale Vitamin-K-Prophylaxe erhalten hatten. Wären nun aber diese besonderen perinatalen Probleme und nicht die parenterale Vitamin-K-Prophylaxe verantwortlich für das vermutete erhöhte Krebsrisiko, wäre die Annahme, daß die parenterale Vitamin-K-Prophylaxe Krebs verursachen könnte, unbegründet (Confounding). Eine möglichst vollständige Erfassung aller auch nur denkbaren Störfaktoren im Rahmen derartiger Studien ist notwendig, damit diese in der Analyse berücksichtigt werden können. Durch mathematische Verfahren werden Fälle und Kontrollen so ähnlich gemacht (Adjustierung), daß die betreffenden Störfaktoren bei Fällen und Kontrollen gleich verteilt sind. Dies ist jedoch nur für die Störfaktoren möglich, für die die entsprechenden Daten erhoben worden sind. Eine Datenerhebung über Störfaktoren ist jedoch nur für bekannte Störfaktoren möglich. So muß bei jedem neu identifizierten Risikofaktor die Frage gestellt werden, ob tatsächlich dieser Risikofaktor oder ein hiermit assoziierter Störfaktor verantwortlich für das erhöhte Erkrankungsrisiko ist.

Kohortenstudien

Im Rahmen von Kohortenstudien wird die Häufigkeit des Auftretens von Erkrankungen in unterschiedlich exponierten Gruppen (Kohorten) untersucht. Tritt die untersuchte Erkrankung in der Kohorte, in der der vermutete Risikofaktor häufiger auftritt als in einer Vergleichsgruppe, gehäuft auf, wird angenommen, daß der vermutete Risikofaktor verantwortlich für das gehäufte Auftreten der Erkrankung in der betreffend exponierten Kohorte ist.

Üblicherweise sind Kohortenstudien prospektiv angelegt. Nach Definition der unterschiedlichen Kohorten aufgrund unterschiedlicher Expositions-Charakteristika wird im weiteren Verlauf die Häufigkeit des Auftretens der interessierenden Erkrankungen in diesen unterschiedlich exponierten Gruppen bestimmt. Im Rahmen der Untersuchungen über einem möglichen Zusammenhang von Folsäure-Supplementation und Neuralrohrdefekten untersuchten Milunski und Mitarbeiter (1989) 23.491 Schwangerschaften, bei denen um die 16. Schwangerschaftswoche eine $Alpha_1$-Fetoproteinbestimmung oder eine Amniozentese durchgeführt wurde. Zu diesem Zeitpunkt wurden auch Daten über die Einnahme von Folsäuresupplementen in der Frühschwangerschaft erhoben. Die betreffenden Mütter konnten zu dem Zeitpunkt, als sie die Angaben über die Einnahme von Folsäuresupplementen machten, noch nicht wissen, ob sie ein gesundes Kind oder ein Kind mit Neuralrohrdefekt bekommen würden. Für 22 776 der ursprünglich 23 491 erfaßten Schwangerschaften konnte eindeutig festgestellt werden, ob der Foetus (bei Spontanabort oder Schwangerschaftsabbruch) bzw. das Neugeborene einen Neuralrohrdefekt hatte oder nicht.

Geeignet sind Kohortenstudien für die Untersuchung seltener Expositionen (die Kohorten können an verschiedenen Orten gegebenenfalls auch über längere Zeiträume rekrutiert werden). Im Idealfall ist die Latenz zwischen der Exposition und dem Auftreten der Erkrankung kurz, so daß nur Nachbeobachtungszeiten von wenigen Jahren notwendig sind.

Begünstigt wird die Durchführbarkeit von Kohortenstudien, wenn die interessierenden Erkrankungen auch in der nicht-exponierten Kohorte nicht zu selten sind. Um mit einer ausreichenden Sicherheit (von mindestens 80 %) eine Verdopplung des Erkrankungsrisikos mit einer Irrtumswahrscheinlichkeit von unter 5 % erkennen zu können, wären bei einer Inzidenz der Zielerkrankung bei den nicht-Exponierten von 5 % 491 Nachbeobachtungen pro Kohorte notwendig. Bei einer Inzidenz von 20 % reichten je 91 Nachbeobachtungen aus, während bei einer Inzidenz von 1 % zwei Kohorten mit jeweils 2510 Kindern verfolgt werden müßten.

Voraussetzung für die Durchführbarkeit von Kohortenstudien ist die eindeutige Definierbarkeit der Exposition und ein möglichst 100 %iges Follow-up der unterschiedlich exponierten Gruppen. So war es in der bereits zitierten Studie von Milunski und Mitarbeitern (1989) möglich, bei 22 776 von 23 491 Schwangerschaften den in Frage kommenden Endpunkt, Geburt eines Kindes oder Abort bzw. Abruptio bei einem Feten mit Neuralrohrdefekt, eindeutig zu bestimmen. Für 686 Mütter konnte der Wohnort zum Zeitpunkt der Geburt des Kindes nicht ermittelt werden, bei 29 Müttern war die vollständige Befragung nicht möglich. Eine Verzerrung des Untersuchungsergebnisses wäre möglich, wenn z.B. in der Folsäure-Supplement-Kohorte mehr Schwangerschaften mit Ausgang „Geburt eines Kindes mit Neuralrohrdefekt" als in der Kohorte ohne Folsäure nicht dokumentiert worden wären. Dies erscheint jedoch nur schwer vorstellbar. Selbst wenn dies der Fall wäre, könnte dies – selbst bei Zugrundelegung der Inzidenz von 3,5 Neuralrohrdefekten/1000 in der nicht supplementierten Kohorte – im ungünstigsten Fall nur 2 zusätzliche Erkrankungsfälle in der Supplement-Kohorte zur Folge haben. Hierdurch würde das Ergebnis der Studie nicht beeinträchtigt.

Darüber hinaus stellen Störfaktoren ein besonderes Problem von Kohortenstudien dar. Im Rahmen der bereits zitierten Studie zum Zusammenhang von Folsäuresupplementen und Neuralrohrdefekten von Milunsky et al. (1989) wäre es vorstellbar, daß gerade die Frauen perikonzeptionell keine Folsäuresupplemente eingenommen hätten, die aus anderen Gründen ein erhöhtes Risiko für die Konzeption eines Kindes mit Neuralrohrdefekt hatten. Ein niedriger Sozialstatus z. B. ist mit einem erhöhten Risiko für Neuralrohrdefekte assoziiert. Sozial unterpriviligierte Frauen könnten möglicherweise weniger leichten Zugang zu Folsäuresupplementen haben. Würde ein niedriger Sozialstatus unabhängig von Ernährungsfaktoren das Risiko von Neuralrohrdefekten erhöhen, könnte somit ein Teil des Effektes der Erhöhung des Risikos für Neuralrohrdefekte durch fehlende perikonzeptionelle Einnahme von Folsäuresupplementen in Wirklichkeit durch den niedrigen Sozialstatus der keine Folsäuresupplemente einnehmenden Frauen bedingt sein.

Eine weitere potentielle Fehlerquelle bei Kohortenstudien ist eine Fehlbestimmung des Erkrankungsstatus. Besonders bei nicht sehr präziser Definition des Erkrankungsstatus könnte die Wahrscheinlichkeit der Diagnosestellung bei bekannt Exponierten höher als bei nicht Exponierten sein. In der Studie von Milunsky et al. (1989) erscheint ein solcher Fehler jedoch unwahrscheinlich, da Enzephalozelen, Myelomeningozelen und die Anenzephalie klinisch recht sicher erkannt werden können.

In dieser Studie wurde in der Gruppe von den Müttern, die keine Folsäuresupplemente eingenommen hatte, eine Rate von 3,5 Neuralrohrdefekten pro 1000 Schwangerschaften gefunden, während in der Gruppe der Frauen, die perikonzeptionell Folsäurepräparate eingenommen hatten, die Rate nur 0,9/1000 betrug. Die wesentliche Stärke dieser Studie war ihr prospektiver Charakter: Die interessierenden Expositionsdaten (perikonzeptionelle Folsäureeinnahme) waren zu einem Zeitpunkt erhoben worden, als die Erkrankung noch nicht eingetreten war. Auch in dieser Studie war es möglich, daß einige Frauen angaben, Folsäure-Präparate eingenommen zu haben, die in Wahrheit keine Folsäure-Präparate nahmen oder umgekehrt. Diese fehlerhafte Angabe war aber unabhängig vom Wissen um die Konzeption eines Kindes mit Neuralrohrdefekt. Somit leistete diese Studie einen wesentlichen zusätzlichen Beitrag zur Beurteilung des Zusammenhangs zwischen perikonzeptioneller Einnahme von Folsäurepräparaten und Neuralrohrdefekten.

Eine potentielle Fehlerquelle bei dieser Art von Studie ist jedoch die Möglichkeit von Störfaktoren: Die Folsäuresupplementierung erfolgte nicht randomisiert. Die einzelnen Frauen entschieden selber, ob sie diese Präparate einnahmen oder nicht. Somit ist es denkbar, daß Frauen, die aus anderen Gründen ein niedrigeres Risiko für die Konzeption eines Kindes mit Neuralrohrdefekt hatten, auch Folsäuresupplemente einnahmen. Der vermeintliche Zusammenhang zwischen Folsäureeinnahme und verringertem Risiko von Neuralrohrdefekten könnte zumindest in dem Ausmaß unbegründet sein. Im Rahmen von Interventionsstudien sind derartige Störfaktoren weitgehend auszuschließen.

Interventionsstudien

Interventionsstudien sind per definitionem prospektiv angelegt. Der wesentliche Unterschied zu den meist ebenfalls prospektiv angelegten Kohortenstudien ist die randomisierte Zuordnung zu der interessierenden Exposition. Während z. B. in der Kohortenstudie über den Zusammenhang zwischen Neuralrohrdefekten und perikonzeptioneller Folsäuresupplementierung die Mütter selbst entschieden, ob sie Folsäuresupplemente nahmen oder nicht, erfolgte die Zuordnung zur Folsäuresupplementierung in den Interventionsstudien von Czeizel (1992), bzw.

in der MRC-Studie (1991) doppelblind randomisiert: Nach dem Zufallsprinzip erhielten in diesen beiden Studien die betreffenden Mütter entweder ein folsäurehaltiges Supplement oder ein Placebo bzw. Supplement aus anderen Vitaminen oder Mineralstoffen. Die Mütter wußten, daß sie ein Supplement erhalten hatten, sie wußten jedoch nicht, welches. Auch die Untersucher, die im weiteren Verlauf überprüfen mußten, ob es zur Konzeption eines Feten mit Neuralrohrdefekt gekommen war, bzw. ob ein Kind mit Neuralrohrdefekt geboren wurde oder nicht, wußten nicht, ob der/das betreffende Foetus/Kind aus einer Schwangerschaft mit oder ohne Folsäuresupplementation stammt. Wissen weder der Untersucher noch der Patient, in welche Gruppe die betreffenden Patienten randomisiert worden sind, erfolgt die Bestimmung des Erkrankungsstatus zwar möglicherweise im Einzelfall auch nicht korrekt, mit großer Wahrscheinlichkeit aber unabhängig von der interessierenden Exposition.

Auch bei einer randomisierten Zuordnung der unterschiedlichen Expositionen ist es möglich, daß sonstige Risikofaktoren für die untersuchte Erkrankung in der Verum- bzw. Placebogruppe ungleich verteilt sind. Wären z.B. in Studien zur Prävention von Neuralrohrdefekten durch Folsäure Frauen mit erhöhtem familiären Neuralrohrdefekt-Risiko, z.B. nach Geburt eines Kindes mit dieser Fehlbildung, überwiegend in der Folsäure-Gruppe, während in der Kontroll-Gruppe nur Frauen mit durchschnittlichem Risiko wären, wäre möglicherweise der Effekt der Folsäuresupplementierung auf die Senkung der Rate von Neuralrohrdefekten nicht erkennbar. Um eine etwa gleiche Verteilung der übrigen Risikofaktoren in der Placebo- und Verum-Gruppe zu erreichen, gibt es **zwei Optionen:**

1) Die Konzeption einer sehr groß angelegten Studie, wobei angenommen werden kann, daß durch die Randomisation auch die übrigen Risikofaktoren gleichmäßig verteilt werden.
2) Die Auswahl von Patientengruppen mit vergleichbarem Grundrisiko, so daß bei der randomisierten Zuordnung zu Placebo und Verum angenommen werden kann, daß die übrigen Risikofaktoren gleichmäßig verteilt sind.

Auch Interventionsstudien sind jedoch nicht „immun" gegen Fehler. Das bei kleinen Studien erhebliche Risiko einer ungleichen Verteilung sonstiger Risikofaktoren in der Interventions- und Kontrollgruppe wird in großen Studien geringer, da die statistische Wahrscheinlichkeit für das Auftreten eines solchen Fehlers hierbei vermindert wird. Andererseits besteht jedoch gerade im Rahmen von groß angelegten Interventionsstudien das Problem des Follow-up aller Studienteilnehmer. Bei allen für Verum oder Placebo randomisierten Probanden muß der interessierende Endpunkt bestimmt werden. Gelingt z.B. das Follow-up bei den auf Verum randomisierten Probanden besonders dann schlecht, wenn diese die interessierende Erkrankung entwickeln, kann der protektive Effekt eines Medikaments fälschlicherweise vorgetäuscht werden.

In der Studie von Czeizel und Mitarbeitern wurden deshalb maximale Anstrengungen unternommen, bei allen Studienteilnehmern den interessierenden Schwangerschafts-Outcome (Konzeption eines Feten bzw. Geburt eines Kindes mit Neuralrohrdefekt) sicher zu bestimmen. Von 2333 in die Spurenelement-Gruppe (Kontroll-Gruppe) randomisierten Schwangerschaften gelang dies bei 2310. Von den in die Folsäure-Gruppe randomisierten Schwangerschaften (n = 2420) gelang dies bei 2394. Bei 6 Fällen von Neuralrohrdefekten bei 2310 dokumentierten Schwangerschaften mit Spurenelement-Einnahme und keinem Fall in der Gruppe von 2394 dokumentierten Schwangerschaften in der folsäuresupplementierten Gruppe konnte mit einer Wahrscheinlichkeit von 1:50 angenommen werden, daß eine derartige Verteilung nicht als zufällig anzusehen ist. Diese Beobachtung wird insofern zu Recht als „signifikant" beurteilt (p = 0,02). Wäre jedoch nur ein einziger Fall von Neuralrohrdefekt bei den 26 Schwangerschaften in der Folsäuresupplementationsgruppe, bei denen der Ausgang nicht ermittelt werden konnte, aufgetreten, wäre der Unterschied bereits für ein konventionelles „$p < 0,05$" nicht mehr signifikant.

Zusammenfassend sind Interventionsstudien als die am wenigsten störanfälligen epidemiologischen Studien anzusehen. Diese Studien erfordern jedoch einen erheblichen logistischen und finanziellen Aufwand. Sie sind ethisch jedoch nur dann zu vertreten, wenn hinreichende Sicherheit über die Unschädlichkeit des verwendeten Medikaments besteht und andererseits noch hinreichend Unsicherheit über die Wirksamkeit des Medikaments zur Therapie oder Prävention der interessierenden Erkrankung besteht. Aber selbst Interventionsstudien sind nicht „immun" gegen Fehler und müssen deshalb in jedem Einzelfall sehr kritisch geprüft werden.

3.3.3 Fehlerquellen bei epidemiologischen Studien

Statistischer Fehler

Ziel epidemiologischer Studien ist es abzuschätzen, um wieviel das Risiko für bestimmte Erkrankungen durch verschiedene Expositionen erhöht oder reduziert wird. Würde man alle potentiell Exponierten nachuntersuchen und bei allen potentiell Exponierten den exakten Erkrankungsstatus feststellen, ließe sich präzise beurteilen, um wieviel die betreffende Exposition das Risiko für die betreffende Erkrankung erhöht. In der Praxis erfolgt diese Untersuchung jedoch nicht bei allen potentiell Exponierten, sondern in einer Gruppe von Exponierten und Nicht-Exponierten, deren Erkrankungsstatus man beurteilen kann. Die Unschärfe der Messungen, die sich daraus ergibt, daß nicht alle potentiell Exponierten bzw. Nicht-Exponierten nachuntersucht werden, bedingt den statistischen Fehler der Messung. Der statistische Fehler ist somit ein Maß für die Präzision der Risikoabschätzung.

Um die Wirksamkeit der Trinkwasserfluoridierung der in der Einleitung zitierten Studie von Aust und Schlesinger zu überprüfen, war zunächst gezeigt worden, daß vor Einführung der Präventionsmaßnahme die Rate von fehlenden bzw. defekten Zähnen bei Kindern in beiden Städten gleich war. 10 Jahre nach Einführung der Trinkwasserfluoridierung in Newburgh – nicht aber in Kingston – wurde die Rate von fehlenden bzw. defekten Zähnen bei Kindern in den beiden Städten nochmals überprüft. Eine Möglichkeit, die Wirksamkeit der Maßnahme exakt zu beurteilen, wäre die Bestimmung des Zahnstatus aller Kinder im Alter von 6 bis 16 Jahren in beiden Städten vor und nach Beginn der Präventionsmaßnahme. Dies wäre sehr aufwendig gewesen, hätte aber eine präzise Beurteilung der Wirksamkeit der Präventionsmaßnahme erlaubt. Statt der kaum praktikablen Untersuchung aller Kinder wurde eine Auswahl von Kindern aus beiden Städten untersucht. Die Unschärfe der Messung, die sich aus der Auswahl einer Stichprobe anstelle der Untersuchung der Gesamtzahl aller interessierenden Personen ergibt, ist der statistische Fehler.

Unter der Voraussetzung, daß die Auswahl der Stichprobe nach den Gesetzen des Zufalls erfolgte, ist das potentielle Ausmaß des statistischen Fehlers abschätzbar. In der Gruppe der 10- bis 11jährigen Kinder wurde das relative Risiko für fehlende bzw. defekte Zähne bei Kindern in Kingston im Vergleich zu Newburgh im Jahre 1955 mit 2,13 angegeben, d.h., Kinder dieser Altersgruppe in Kingston hatten durchschnittlich 2,13mal soviel fehlende bzw. defekte Zähne wie die Kinder in Newburgh. Basiert diese Schätzung des relativen Risikos jedoch auf der Untersuchung von Zufallsstichproben, muß der

Möglichkeit Rechnung getragen werden, daß in der einen Stadt rein zufällig eher die gesunden, in der anderen Stadt eher die kranken Kinder für die Untersuchung ausgewählt wurden. Ein Maß für die Möglichkeit des zufälligen Fehlers durch die Analyse von Zufallsstichproben gibt das 95%-Konfidenzintervall der Risk-Ratio. Das 95%-Konfidenzintervall gibt an, in welchem Bereich die tatsächliche Risk-Ratio mir 95%iger Wahrscheinlichkeit liegt. Der wesentliche Vorteil des statistischen Fehlers ist somit, daß sein potentielles Ausmaß abschätzbar ist.

Dieses Konzept der statistischen Unschärfe von Messungen wird jedoch in der öffentlichen Diskussion meist unterschlagen, da es nicht ganz einfach verständlich ist. So lauteten 1992 die Pressemitteilungen nach den Mitteilungen der Golding-Studie über einen möglichen Zusammenhang zwischen parenteraler Vitamin-K-Prophylaxe und Krebs im Kindesalter: Die parenterale Vitamin-K-Prophylaxe erhöht das Krebsrisiko um den Faktor 2. Das 95%-Konfidenzintervall dieser Messung ging jedoch von 1,3–3. Die richtige Interpretation der Daten hätte geheißen: Die Autoren sind sich zu mehr als 95% sicher, daß die parenterale Vitamin-K-Prophylaxe das Krebsrisiko im Kindesalter erhöht. Das Ausmaß dieser Risikoerhöhung liegt mit 95%iger Wahrscheinlichkeit in einem Bereich zwischen einem Faktor von 1,3 bis 3. Die Mitteilung einer Verdoppelung des Krebsrisikos ist leicht vermittelbar, die Mitteilung einer 95%igen Wahrscheinlichkeit einer Risikoerhöhung um den Faktor 1,3 bis 3 jedoch nicht.

Störfaktoren (Confounding)

Störfaktoren sind Charakteristika der untersuchten Population, die sowohl mit den interessierenden Expositionen als auch mit den interessierenden Outcome-Parametern assoziiert sind. Dies soll am Beispiel des Einflusses der Frühgeborenheit auf den Zusammenhang zwischen Bauchlage und erhöhtem Risiko des plötzlichen Kindstodes verdeutlicht werden. Würde der Zusammenhang von regelmäßiger Bauchlage und plötzlichem Kindstod in einer Fallkontrollstudie untersucht, bei der 30% der SID-Fälle ehemalige Frühgeborene waren, während nur 5% der zufällig ausgewählten Kontrollen ehemalige Frühgeborene waren, würde die Bedeutung der Bauchlage als Risikofaktor für den plötzlichen Kindstod überschätzt. Da die Bauchlage für Frühgeborene hinsichtlich der Atmungphysiologie günstig ist, werden Frühgeborene insbesondere in den ersten Lebenswochen, zum Teil aber auch noch danach, bevorzugt in der Bauchlage zum Schlafen gelegt. Somit besteht ein statistischer Zusammenhang zwischen Frühgeborenheit und häufiger Bauchlage. Andererseits erhöht aber auch die Frühgeborenheit an sich, unabhängig von einer etwaigen Bauchlage, das Risiko für den plötzlichen Kindstod. Somit besteht auch ein statistischer Zusammenhang zwischen Frühgeborenheit und plötzlichem Kindstod. Frühgeborenheit wäre somit in dem hier dargestellten Zahlenbeispiel ein Störfaktor bei der Beurteilung des Zusammenhanges von Bauchlage und plötzlichem Kindstod, da in der Gruppe der Fälle ehemalige Frühgeborene überproportional häufig vertreten waren.

Störfaktoren können in der Planung, in der Planung und Analyse, oder nur in der Analyse von Studien neutralisiert werden. Eine Möglichkeit zur Neutralisierung des Störfaktors Frühgeborenheit in der Studienkonzeption in dem oben dargestellten Beispiel wäre z.B. die Möglichkeit, die Studie auf reif geborene Fälle und Kontrollen zu begrenzen: alle in der Studie berücksichtigten Fälle und Kontrollen wären in diesem Fall reif geborene Kinder. Eine andere Möglichkeit ist das **„Matching"**: Bei diesem Studiendesign würde eine Paarbildung erfolgen, bei der zu jedem frühgeborenen Fall ein Kontroll-Frühgeborenes, und zu jedem Fall bei einem reifen Kind ein entsprechend reifes Kontrollkind ausgewählt würde. In diesem Fall müßte aber die Paaranalyse auch in den weiteren statistischen Berechnungen beibehalten werden, was zwar möglich, im Falle der Notwendigkeit der zusätzlichen Adjustierung für andere, noch nicht gematchte Störfaktoren jedoch rechentechnisch aufwendig ist. Eleganter ist es, die Neutralisierung der Störfaktoren durch Adjustierung in der Analyse vorzunehmen. Durch mathematische Verfahren wie stratifizierte Analyse oder logistische Regressionsanalyse würden Fälle und Kontrollen einander so ähnlich gemacht, daß die interessierende Exposition – im oben genannten Beispiel die Bauchlage – unabhängig von der Frühgeborenheit untersucht werden kann.

Verzerrung („Bias")

Während der Effekt von Störfaktoren (Confoundern) in der Konzeption und Analyse der Studie potentiell verhindert bzw. ausgeglichen werden kann, ist „Bias" nur durch eine sehr sorgfältige Planung der Studie verhinderbar. „Bias" beschreibt einen Fehler in der Konzeption von Studien, für den weder die Richtung noch das Ausmaß beurteilt werden kann. „Bias" führt somit dazu, daß die Ergebnisse der betreffenden Studien kaum interpretierbar sind. „Bias" kann aus Fehlern in der Auswahl der Fälle und Kontrollen (Selektions-Bias) oder durch Fehler in der Erfassung der Information über den Expositions- oder Erkrankungsstatus (Informations-Bias) entstehen.

Eine **Selektions-Bias** bei der Auswahl der Fälle kann beispielsweise dadurch entstehen, daß selektiv solche Fälle ausgewählt werden, bei denen die Exposition vorlag. Andererseits ist eine Selektions-Bias auch bei der Auswahl der Kontrollen möglich, wenn die Auswahl der Kontrollen durch die interessierende Exposition beeinflußt wird. Selektions-Bias ist ein charakteristischer Fehler für Fallkontrollstudien. Ein Beispiel für die Selektions-Bias wird im Zusammenhang mit den Fallkontrollstudien über den Zusammenhang zwischen perikonzeptioneller Folsäuresupplementierung und Neuralrohrdefekten diskutiert.

Auch die **Informations-Bias** durch Fehlbeurteilung des Expositionsstatus ist ein typischer Fehler in Fallkontrollstudien. Die Beurteilung der Exposition der Fälle und Kontrollen stützt sich häufig auf die Erinnerung der Betroffenen bzw. ihrer Eltern; menschliche Erinnerung ist bekanntlich selten objektiv. Dies wäre ein geringeres Problem, wenn Ausmaß und Richtung der Fehlerinnerung bei Fällen und Kontrollen gleich wäre. Der wesentliche Unterschied zwischen Fällen und Kontrollen ist jedoch häufig das Maß der Betroffenheit. Betroffene suchen nach Erklärungen für ihr Betroffensein, in diesem Fall für ihre Erkrankung bzw. für die Erkrankung ihres Familienangehörigen. Hieraus kann ein Erinnerungsfehler (Recall-Bias) entstehen.

Wären in den Studien über den Zusammenhang von perikonzeptioneller Folsäureeinnahme ausschließlich Mütter gesunder Kontrollen gefragt worden, wäre eine **Recall-Bias** bei der Erinnerung an die interessierende Exposition wahrscheinlich gewesen. Deshalb wurden z. B. in der Studie von Mulinaire (1988) als Kontrollen Mütter von Kindern mit anderen Fehlbildungen ausgewählt.

Informations-Bias bei der Erhebung des Expositionsstatus kann jedoch auch durch unzureichend geschulte Interviewer entstehen: Wissen die Interviewer um die interessierende Hypothese und um den Erkrankungsstatus des Interviewten, erscheint es denkbar, daß bei den Fällen anders nachgefragt wird als bei den Kontrollen **(Interviewer-Bias)**. Die einzige Möglichkeit, dies zu verhindern, ist entweder ein „Blinding" der Interviewer, oder, wenn dies nicht möglich ist, eine sehr intensive Interviewer-Schulung.

Eine Informations-Bias bei der Erfassung des Erkrankungsstatus ist ein typischer Fehler von Kohortenstudien. Häufig ist es in den Kohortenstudien bekannt, ob das untersuchte Individuum, dessen Erkrankungsstatus zu überprüfen ist, exponiert war oder nicht. Insbesondere bei nicht sehr genau definierten Krankheitsbildern könnte somit die Diagnose der Erkrankung bei Exponierten häufiger gestellt werden als bei Nicht-Exponierten, wodurch eine Verzerrung bei der Beurteilung des Erkrankungsrisikos durch die betreffenden Expositionen entstünde. In Interventionsstudien wird versucht, diesen Fehler durch die Konzeption der Interventions- als randomisierte Doppelblind-Studie, bei der weder der Untersuchte noch der Untersucher über die Art der Exposition informiert ist, zu vermeiden.

Verwechslung von Ursache und Wirkung

Im täglichen Leben ist es meist evident, wer die ‚Henne' und wer das ‚Ei' ist. Im Bereich von epidemiologischen Studien jedoch, in denen primär nur ein irgendwie bestehender statistischer Zusammenhang zwischen zwei Beobachtungen festgestellt wird, kann dies im Einzelfall nicht immer evident sein. Im Rahmen der Fallkontrollstudien über den Zusammenhang von Bauchlage und plötzlichem Kindstod mußte z. B. sehr genau differenziert werden, was verglichen wurde: Aufgefundene Lage des an plötzlichen Kindstod verstorbenen Kindes versus Regelschlaflage des Kontrollkindes oder Regelschlaflage des an plötzlichem Kindstod verstorbenen Kindes und Regelschlaflage des Kontrollkindes. Bei der ersteren Gegenüberstellung wäre eine Verwechslung von ‚Henne' und ‚Ei' möglich, wenn eine Drehung auf den Bauch eine häufige terminale Reaktion der an plötzlichem Kindstod verstorbenen Kinder wäre.

3.3.4 Meßeinheiten für eine Risikoerhöhung bzw. Risikoreduktion

Kohorten- und Interventionsstudien erlauben die Messung des Erkrankungsrisikos in unterschiedlich exponierten Populationen. So war in der Studie von Milunski und Mitarbeitern die Inzidenz von Neuralrohrdefekten in der Gruppe der Mütter mit perikonzeptioneller Folsäureeinnahme mit 0,9/1000 Schwangerschaften deutlich niedriger als in der Gruppe ohne perikonzeptionelle Folsäurezufuhr (3,5/1000 Schwangerschaften). Das relative Risiko, ausgedrückt als die Risk Ratio (RR) von Neuralrohrdefekten in Schwangerschaften mit versus ohne perikonzeptionelle Folsäuresupplementierung, betrug 0,26 – anders ausgedrückt, das Risiko der supplementierten Gruppe betrug nur etwa ein Viertel des Erkrankungsrisikos in der nicht-supplementierten Gruppe. Wenn die RR unter 1 liegt, spricht dies für einen protektiven Effekt der Exposition, bei einer RR von 1 ist ein Einfluß der betreffenden Exposition unwahrscheinlich, eine RR von größer als 1 spricht für eine Risikoerhöhung. Eine RR von 2 heißt, daß das Erkrankungsrisiko bei den Exponierten doppelt so hoch ist wie bei den Nicht-Exponierten. Die RR ist der klassische Parameter zur Beurteilung des relativen Risikos in Kohorten- und Interventionsstudien.

In Fallkontrollstudien kann das Erkrankungsrisiko nicht geschätzt werden, da in Fall-Kontrollstudien alle erreichbaren Fälle, jedoch nur ein kleiner, willkürlich definierter Anteil der potentiellen Kontrollen berücksichtigt wird. Somit kann aus dem Anteil der Fälle in Relation zur Summe der Fälle und Kontrollen nicht das Erkrankungsrisiko für Exponierte bzw. Nicht-Exponierte berechnet werden.

Die Odds-Ratio (OR) ist der üblicherweise in Fallkontrollstudien verwendete Parameter zur Beschreibung einer Risikoerhöhung oder Risikoreduktion durch unterschiedliche Expositionen. Dieser Parameter erlaubt jedoch für seltene Erkrankungen eine gute Schätzung des relativen Risikos, wobei die Zahlenwerte von Odds- und Risk-Ratio annähernd identisch sind.

Odds ist ein Begriff aus dem Wettgeschäft: Auf die Frage „Wie stehen die Chancen, daß das Pferd A vor dem Pferd

Tabelle 3-3: Modellrechnung zur OR und RR anhand eines hypothetischen Beispiels. In einer Population von 30 000 initial gesunden Kindern, die über 10 Jahre nachbeobachtet wurden, erkrankten 50 Kinder an der interessierenden Erkrankung. Während der Beobachtungszeit waren 10 000 Kinder exponiert, 20 000 Kinder nicht exponiert.

		Erkrankung +	–	**Randsummen**
Exposition	+	30	9 970	10 000
	–	20	19 980	20 000
Randsummen		50	29 950	30 000

Inzidenz der Erkrankung: 50 ÷ 30 000 ≈ 1,7/10 000
Risiko der Erkrankung für Exponierte: 30 ÷ 10 000 = 3/1000
Risiko der Erkrankung für nicht-Exponierte: 20 ÷ 20 000 = 1 / 1000

→ **Risk-Ratio: 3/1000 + 1/1000 = 3**

Odds = Chancen (Wahrscheinlichkeit) der Exposition bei Erkrankten
(30 ÷ 50) ÷ (20 ÷ 50) = 3 ÷ 2 = 1,5
Odds = Chancen (Wahrscheinlichkeit) der Exposition bei Gesunden
(9970 ÷ 29 950) ÷ (19 980 ÷ 29 950) = 9970 ÷ 19 980 ≈ 0,499

→ **Odds-Ratio = Odds bei Erkrankten** ÷ **Odds bei Gesunden**
= 1,5 ÷ **0,499**
= 3,006

B ins Ziel kommt?" könnte die Antwort z.B. „3:2" lauten. In ähnlicher Weise könnte die Frage bzgl. der Erkrankten bzw. für die gesunde Kontrollperson lauten „Wie standen für den Erkrankten die Chancen, exponiert zu sein?" „3:2" wäre eine mögliche Antwort. Dies soll an einem Zahlenbeispiel illustriert werden, das auch deutlich macht, warum für seltene Erkrankungen OR und RR annähernd identisch sind (Tab. 3-3).

Zur Beschreibung der statistischen Unschärfe der Messung werden sowohl die OR wie auch die RR üblicherweise mit einem 95%-Konfidenzintervall angegeben. Das 95%-Konfidenzintervall gibt an, in welchem Streubereich die tatsächliche Odds-Ratio bzw. Risk-Ratio mit 95%iger Wahrscheinlichkeit zu erwarten ist.

Absolutes Risiko versus populationsbezogenes Risiko

In epidemiologischen Studien wird das Risiko berechnet, das einer bestimmten Exposition zugerechnet werden muß. Die Bedeutung eines Risikos in einer Population definiert sich jedoch nicht nur aus der Höhe der Risikoerhöhung durch den betreffenden Risikofaktor, sondern auch aus der Prävalenz dieses Risikofaktors in der Population und aus der Inzidenz der durch diesen Risikofaktor bedingten Erkrankung.

Es ist einfach nachvollziehbar, daß ein potenter, aber nur wenig verbreiteter Risikofaktor geringeren Einfluß auf die Gesamtmorbidität in einer Bevölkerung hat als ein etwas weniger potenter, aber sehr viel weiter verbreiteter Risikofaktor. So ist bereits seit langem bekannt, daß das Risiko für SID dann besonders hoch ist, wenn bereits ein älteres Geschwisterkind hieran verstorben ist. Der Einfluß des Risikofaktors ‚Tod eines älteren Geschwisterkindes an SID' für die SID-Rate in der Gesamtbevölkerung ist jedoch gering, weil nur sehr wenige Kinder von diesem Risikofaktor betroffen sind (weniger als jedes 500. Neugeborene hat ein älteres Geschwisterkind, das an SID verstorben ist). Selbst wenn die Monitorversorgung von SID-

Geschwisterkindern das SID-Risiko für diese Kinder auf Null reduzieren würde, wäre hierdurch kein meßbarer Effekt auf die postneonatale Gesamtmortalität zu erwarten.

Andererseits wird das bevölkerungsbezogene Risiko auch durch die Häufigkeit der Zielerkrankung in der Bevölkerung bestimmt. Dies kann bei der Risikoabwägung zwischen dem Gewinn und den Risiken einer Präventionsmaßnahme von erheblicher Bedeutung sein. Würde in Deutschland kein Kind eine Vitamin K Prophylaxe erhalten, müßte pro Jahr mit 30–50 Fällen von Hirnblutung durch späten Vitamin-K-Mangel gerechnet werden. Durch eine parenterale Vitamin-K-Prophylaxe kann dieses Risiko auf mindestens ein Zehntel, wenn nicht noch weniger, reduziert werden. Erhielte umgekehrt kein Kind mehr eine Vitamin-K-Prophylaxe, würde das Risiko von späten Vitamin-K-Mangelblutungen gegenüber der Zeit, als alle Kinder eine Vitamin-K-Prophylaxe erhielten, um mindestens den Faktor 10 erhöht.

1992 wurde die Vermutung geäußert, daß eine parenterale Vitamin-K-Prophylaxe das Risiko späterer Krebserkrankungen um den Faktor 1,3–3 erhöhen könnte. Absolut ist dieses Risiko deutlich geringer als der Anstieg des Risikos für späte Vitamin-K-Mangelblutungen durch das Weglassen der Vitamin-K-Prophylaxe. Aufgrund neuerer Daten ist zwar eine Risikoerhöhung um den Faktor 2 oder 3, nicht jedoch eine Risikoerhöhung um den Faktor 1,3 mit ausreichender Sicherheit auszuschließen. Das Risiko, bis zum 15. Lebensjahr an Krebs zu erkranken, betrug in Deutschland in den 80er Jahren 0,185 %, wobei bis zur Mitte der 80er Jahre die parenterale Vitamin-K-Prophylaxe in Deutschland wenig verbreitet war. Bei 800 000 Geburten pro Jahr würde dies bedeuten, daß 1480 der z. B. im Jahr 1993 geborenen Kinder bis zum Alter von 15 Jahren an Krebs erkranken würden. Unter der Annahme, daß eine parenterale Vitamin-K-Gabe dieses Risiko tatsächlich um den Faktor 1,3 erhöhte, würde dies eine Zunahme der Gesamtzahl der Erkrankungen um 444 bewirken. Diese Berechnung erfolgte unter der Annahme, daß tatsächlich alle Kinder eine parenterale Vitamin-K-Prophylaxe erhielten. Verglichen mit dem wahrscheinlichen Gewinn der Verhinderung von 30–50 Hirnblutungen bei 800 000 Geburten erscheint das potentielle Risiko von 444 zusätzlichen Krebstodesfällen sehr groß. Die Abwägung eines geringen sicheren Gewinns gegen ein erhebliches potentielles Risiko war 1992 Grund für die Änderung der Vitamin-K-Prophylaxe-Empfehlungen in Deutschland.

3.3.5 Statistische Assoziation und Kausalität in der Epidemiologie

Während das Kausalitätsverständnis der naturwissenschaftlich orientierten Schulmedizin die Identifikation von Pathomechanismen auf physikalischer, biochemischer oder molekularer Ebene fordert, ist für die Annahme eines Kausalzusammenhanges auf Grundlage epidemiologischer Studien die Kenntnis eines exakten Pathomechanismus nicht notwendig. Lange vor der Identifikation der Cholera-Vibrionen gelang es Snow im London des 19. Jahrhunderts, eine Cholera-Epidemie aufgrund reiner Empirie zu beenden. Aufgrund von Beobachtungen, wer in London wann und wo an Cholera erkrankte, konnten Verhaltensempfehlungen gegeben werden, die die Cholera-Epidemie in London beendeten: nur die Wasserentnahme aus bestimmten Brunnen war mit dem Auftreten der Cholera assoziiert, während bei Wasserentnahme aus einem anderen Brunnen keine Erkrankungen beobachtet wurden. Dies erlaubte die richtige Empfehlung, Cholera-trächtige Brunnen zu meiden, und konnte die Cholera-Epidemie beenden.

Andererseits sind für ein solches, sich auf reine Empirie stützendes Kausalitäts-

Tabelle 3-4: Epidemiologische Kausalitätskriterien (modifiziert nach Hill [1965]).

Valide statistische Assoziation?
- Zufall? Beurteilbar durch statistische Signifikanz
- Systematische Fehler (Bias)? Fehlerhafte Konzeption oder Ausführung der Studie?
- Störfaktoren (confounding)? Ist der beobachtete Effekt der Exposition durch eine Assoziation der Exposition mit einem anderen (bekannten) Risikofaktor bedingt?

Kausalität
- Verwechslung von Ursache und Folge?
- Starke Assoziation? Risiko- bzw. Odds-Ratio > 2 ?
- Biologische Glaubwürdigkeit?
- Konsistenz mit anderen Studien? Sind die Ergebnisse der meisten Studien mit der Hypothese vereinbar?
- Nimmt nach der Vermeidung des vermeintlichen Risikos auch die Häufigkeit der Erkrankung ab?

verständnis sehr klar definierte Kriterien erforderlich. Epidemiologische Kausalitätskriterien wurden 1965 von Hill entworfen (Tab. 3-4).

Unverzichtbar ist zunächst der Nachweis einer validen statistischen Assoziation. Die bereits dargestellten potentiellen Fehlerquellen epidemiologischer Studien betreffen allein die Frage nach einer validen statistischen Assoziation. Eine valide statistische Assoziation wird ausgeschlossen durch erkennbare „Bias" oder Störfaktoren. „Statistische Signifikanz" besagt nur, wie wahrscheinlich die zufällige Beobachtung der gefundenen Assoziation wäre. Üblicherweise wird eine „statistische Signifikanz" angenommen, wenn der p-Wert 0,05 unterschreitet. Ein p-Wert von weniger als 0,05 heißt, daß die Wahrscheinlichkeit eines statistischen Fehlers geringer als 1:20 ist. Die Annahme einer statistischen Signifikanz ab einer Irrtumswahrscheinlichkeit von 1:20 oder kleiner mag ausreichend sein, wenn anhand des Datenmaterials eine einzige a priori formulierte Hypothese getestet wird. Auch eine Irrtumswahrscheinlichkeit von <1:1000 ist jedoch unakzeptabel, wenn die Hypothesen nicht a priori klar formuliert worden waren. So waren in der ersten Publikation von Golding und Mitarbeitern im Jahre 1990 anhand der Daten aus der 1970er britischen Kohortenstudie verschiedene mögliche Einflußfaktoren auf das Auftreten von Krebserkrankungen im Kindesalter überprüft worden. Hierbei fand sich eine statistisch hochsignifikante Assoziation mit der Vitamin-K-Gabe nach der Geburt. Diese Assoziation konnte jedoch nicht als statistisch valide angesehen werden, da die „Vitamin-K-Hypothese" nicht a priori formuliert worden war.

Ist die Wahrscheinlichkeit eines statistischen Fehlers hinreichend klein und scheinen Fehler durch Störfaktoren oder „Bias" nach Ermessen des Untersuchers und der Fachwelt hinreichend unwahrscheinlich, kann davon ausgegangen werden, daß die Studie in sich schlüssig, d.h., intern valide ist.

Sind die Ergebnisse der Studie auch auf andere Populationen als die untersuchte anzuwenden (externe Validität)? Die MRC-Studie zur Folsäuresupplementation und Neuralrohrdefekten, die zu recht als „intern valideste" Studie zu dieser Fragestellung angesehen wird, wurde in einer Hochrisikopopulation durchgeführt. Aufnahmekriterium für die Studie war ein vorangegangenes Kind mit Neuralrohrdefekt in der Familie. In dieser Population von Frauen mit erhöhtem Neuralrohrdefekt-Risiko war eine statistisch signifikante und deutliche Reduktion des Risikos von Zweiterkrankungen nachgewiesen worden. Sind diese Daten aber auch extern valide, d.h., kann dieser Effekt z.B. auch in der Population der Frauen erwartet werden, die derzeit in Deutschland Kinder bekommen und von denen weniger als 5 % ein Kind mit NRD geboren hatten?

Es erscheint zumindest theoretisch vorstellbar, daß in Familien mit erhöhtem Risiko für Neuralrohrdefekte der Genese des Neuralrohrdefekts andere Pathomechanismen zugrundeliegen als in der Durchschnittsbevölkerung. In diesem Fall wären die Ergebnisse aus dieser Hochrisikopopulation nicht auf die Allgemeinbevölkerung extrapolierbar. Im Fall der Neuralrohrdefekte konnte dieser Einwand jedoch weitgehend entkräftet werden: auch bei den im Rahmen dieser Studie untersuchten Familien gab es eine Ersterkrankung. Es ist kaum vorstellbar, daß in den Familien, in denen die Zweiterkrankung durch Folsäure verhindert worden war, die Ersterkrankung nicht auch durch Folsäure verhindert worden wäre. Da aber andererseits die Rekrutierung der Familien für diese Studie unabhängig von einer „Responsiveness" gegenüber Folsäure getroffen wurde, sind die Ergebnisse der Studie wahrscheinlich auch als „extern valide" anzusehen.

Interne und externe Validität einer Assoziation sagen jedoch primär nur etwas über Zusammenhänge, nicht jedoch über Kausalzusammenhänge. Die Annahme eines Kausalzusammenhanges von A und B impliziert, daß A ursächlich für B verantwortlich ist. Der Nachweis der Assoziation von A und B sagt nur, daß A und B gleichermaßen gehäuft beobachtet werden und somit in irgendeiner Form assoziiert sind. Hierbei kann A B, genauso gut aber B auch A verursacht haben. Bevor ein Kausalzusammenhang in eine bestimmte Richtung postuliert wird, muß die zeitliche Abfolge überprüft werden: Wenn A B verursacht, muß A vor B aufgetreten sein („Henne-Ei-Effekt").

Als weiteres Kriterium für Kausalität wird üblicherweise eine starke Assoziation gefordert, wobei die Festlegung, welche Assoziation als stark erachtet wird, willkürlich ist. Eine Verdoppelung des Risikos oder eine Halbierung des Risikos wird meist als starke Assoziation bewertet (Odds ratio [OR] oder Risk ratio [RR] = 2; bzw. OR oder RR = 0,5). Unzweifelhaft können auch schwächere statistische Assoziationen kausal sein. Andererseits gibt das Vorhandensein einer starken Assoziation eine relative Sicherheit gegenüber möglichen Störfaktoren.

So war in der Studie zur Krebsverursachung durch parenterale Vitamin-K-Prophylaxe die Odds ratio von etwa 2 hoch. Confounding im Rahmen dieser Studie hätte bedeutet, daß ein anderer Risikofaktor für Krebs im Kindesalter mit der parenteralen Vitamin-K-Gabe eng assoziiert war und somit fehlerhaft eine annähernde Verdoppelung des Krebsrisikos durch die parenterale Vitamin-K-Prophylaxe vorgetäuscht hätte. Dieser Frage war im Rahmen der Studie sorgfältig nachgegangen worden. Daten zu allen denkbaren und bekannten Risikofaktoren für Krebs im Kindesalter waren zusammen mit den Daten zur Vitamin-K-Prophylaxe gesammelt worden. Durch Adjustierung wurde überprüft, ob die Berücksichtigung dieser anderen Einflußfaktoren den vermeintlichen Vitamin-K-Effekt neutralisieren könnte: auch nach Adjustierung für alle denkbaren Störfaktoren blieb eine der parenteralen Vitamin-K-Prophylaxe zuzuordnenden Risikoerhöhung um den Faktor 1,97 nachweisbar.

Eine Adjustierung ist jedoch nur für bekannte Risikofaktoren möglich, zu denen auch Daten gesammelt wurden. Andererseits ist es aber vorstellbar, daß andere, unbekannte Risikofaktoren die offensichtliche Erhöhung des Krebsrisikos bei den Kindern mit parenteraler Vitamin-K-Prophylaxe verursacht haben. Ein anderer, bislang unbekannter Risikofaktor, der zu einer Verdoppelung des Krebsrisikos führt, ist jedoch schwer vorstellbar. Weiterhin ist es schwer vorstellbar, warum dieser Risikofaktor so eng mit der parenteralen Vitamin-K-Prophylaxe assoziiert sein könnte, daß dieser als „Störfaktor" eine so starke Assoziation vortäuschen könnte. Je geringer die Risikoerhöhung durch einen vermeintlichen Risikofaktor jedoch ist, desto eher erscheint es möglich, daß ein anderer, bislang nicht identifizierter Risikofaktor, der jedoch häufig mit diesem assoziiert auftritt, für den Effekt des vermuteten Risikofaktors verantwortlich ist. Insofern kann der Nachweis einer starken Assoziation Hinweis auf einen kausalen

Zusammenhang geben, da bei einer so starken Assoziation Störfaktoren eher unwahrscheinlich erscheinen.

Widersprechen die Ergebnisse einer epidemiologischen Kausalkette dem biologischen Verständnis, spricht dies gegen die Annahme einer Kausalität. Hierbei ist jedoch zu berücksichtigen, daß auch das biologische Verständnis zeitlichen Wandlungen unterliegt, und mitunter eher eine Kette von Irrtümern als die reine Wahrheit reflektiert. Andererseits kann im Einzelfall der vermutete Zusammenhang so absurd sein, daß die Annahme eines Kausalzusammenhanges kaum gerechtfertigt erscheint. Ein Beispiel hierzu veröffentlichten kürzlich Davey-Smith und Mitarbeiter, indem sie einen nach allen Regeln epidemiologischer Kunst validen statistischen Zusammenhang zwischen Rauchen und Selbstmordgefährdung demonstrierten. Die Autoren dieser Studie verweisen auf den „gesunden Menschenverstand", der eine derartige kausale Verknüpfung unsinnig erscheinen läßt. Andererseits erscheint es jedoch denkbar, daß einige in epidemiologischen Studien nachgewiesene „Kausalzusammenhänge" einen eben solchen Fehler darstellen, wobei dieser vermutete Kausalzusammenhang nur eben zu wenig absurd ist, um aufgrund des „gesunden Menschenverstandes" verworfen zu werden.

Wird in mehreren Studien in verschiedenen Populationen durch unterschiedliche Untersucher mit jeweils unterschiedlichem Versuchsaufbau jeweils eine ähnliche, statistisch valide Assoziation gefunden, läßt dies einen Kausalzusammenhang als wahrscheinlich erscheinen. Hierbei muß jedoch berücksichtigt werden, daß das Fehlen eines signifikanten Ergebnisses in einer Studie keineswegs bedeutet, daß das Ergebnis dieser Studie eine valide Assoziation ausschließt. Dies gilt insbesondere dann, wenn die Studie nur geringe Fallzahlen beinhaltet und somit die statistische „Power" zum Nachweis eines statistisch signifikanten Effekts nur gering war. Andererseits spricht der Nachweis entgegengesetzter Effekte in verschiedenen Studien gegen die Annahme eines Kausalzusammenhanges.

Ein weiterer wichtiger Hinweis für einen epidemiologischen Kausalzusammenhang ist der Nachweis, daß die Vermeidung des vermeintlichen Risikos auch zu einer Abnahme der Häufigkeit der Erkrankungen führt.

Kausalität am Beispiel von Bauchlage und plötzlichem Kindstod (SID)

Die Annahme, daß die Präferenz der Bauchlage als bevorzugte Schlafposition junger Säuglinge das Risiko für den plötzlichen Kindstod erhöhen könnte, erschien noch vor zehn Jahren sehr spekulativ. In den sechziger Jahren war die Bauchlage für die kindliche Entwicklung als besonders vorteilhaft empfohlen worden. Seit dieser Zeit hatten viele tausend Kinder Tausende von Nächten auf dem Bauch geschlafen und davon offenbar keinen Schaden genommen.

Ausgehend von Einzelbeobachtungen, daß Kinder, die an SID verstorben waren, häufig auf dem Bauch liegend aufgefunden wurden, wurde die Hypothese generiert, daß die Bauchlage SID begünstigen könnte. In verschiedenen Studien wurde gezeigt, daß diese Kinder auch sehr viel häufiger als Kontrollkinder zum Schlafen auf den Bauch gelegt wurden. Diese Assoziation wurde in verschiedenen, ganz unterschiedlich konzipierten Studien bestätigt. Diese Studien war so angelegt, daß Fehler durch Confounding oder Bias unwahrscheinlich erschienen. Die Ergebnisse waren konsistent und zeigten fast immer ein signifikantes und mit Odds Ratios von deutlich über 2 erhebliches SID Risiko für die Bauchlage. Auch gab es eine Vielzahl von biologischen Hypothesen, warum die Bauchlage das SID-Risiko erhöhen könnte. Ein weiterer wichtiger Mosaikstein in der Kausalkette war jedoch der überzeugende Nachweis, daß in den Niederlanden nach Empfehlungen, die Bauchlage als Regelschlaflage des gesunden Säuglings zu vermeiden, die Zahl der Kinder, die regelmäßig in Bauchlage zum Schlafen gelegt wurden, deutlich zurückging und parallel dazu auch die Rate des plötzlichen Kindstodes deutlich abnahm. Somit erschien die Annahme eines Kausalzusammenhangs von Bauchlage und erhöhtem SID-Risiko gut begründet (v. Kries 1994). Deshalb waren auch in Deutschland Empfehlungen gegeben worden, die Bauchlage als Regelschlaflage des jungen Säuglings zu vermeiden.

Aktuelle Beobachtungen aus Deutschland unterstreichen die Richtigkeit dieser Empfehlung (Jorch et al. 1997): Nach Herausgabe der Empfehlungen nahm nicht nur die SID-Rate, sondern auch die postneonatale Säuglingssterblichkeit deutlich ab. Der Einwand, daß nach der Herausgabe der Empfehlungen nicht nur die Prävalenz der Bauchlage, sondern auch die Prävalenz anderer Risikofaktoren drastisch reduziert worden sei, so daß letztendlich dies und nicht die Abnahme der Bauchlagen-Prävalenz verantwortlich für die Abnahme der Rate des plötzlichen Kindstodes sei, ist kaum zu belegen: Weder die Stillfrequenz noch die mütterlichen Rauchgewohnheiten haben sich in dem Zeitraum verändert, während die Prävalenz der Bauchlage deutlich abgenommen hatte.

Die Prävention von Erkrankungen und vermeidbaren Todesfällen ist ein besonderes Anliegen der Sozialpädiatrie. Der Nachweis, daß einfach umzusetzende Empfehlungen zur Schlaflage einen erheblichen Beitrag zur Abnahme des plötzlichen Kindstodes zu leisten vermochten, unterstreicht die Wichtigkeit epidemiologischer Forschung für die Sozialpädiatrie. Die Effektivität der Verordnung von Atemmonitoren für SID-Risikokinder ist bislang noch nicht bewiesen worden, und selbst wenn diese Maßnahme wirksam wäre, könnte sie kaum einen wesentlichen Beitrag zur Abnahme der Säuglingssterblichkeit leisten. Durch eine sorgfältige Analyse von Erkrankungshäufigkeiten in Populationen und deren Determinanten hingegen konnten fundierte Empfehlungen zur Reduktion der Säuglingssterblichkeit gegeben werden.

Literatur

Aust, D. B., Schlesinger, E. R.: The conclusion of a ten-year study of water fluoridation. In: Pan American Health Organization (ed.): The challenge of Epidemiology; Issues and selected readings. Publication No. 505. Pan American Health Organization, Washington 1988.

Bundesminister für Jugend, Familie und Gesundheit: Handbuch der Internationalen Klassifikation der Krankheiten, Verletzungen und Todesursachen (ICD) 1979, 9. Revision, Band I: Systematisches Verzeichnis. Girardet-Verlag, Wuppertal 1978.

Bundesminister für Jugend, Familie und Gesundheit: Handbuch der Internationalen Klassifikation der Krankheiten, Verletzungen und Todesursachen (ICD) 1979, 9. Revision, Band II: Alphabetisches Verzeichnis. Girardet-Verlag, Wuppertal 1978.

Czeizel, A. E., Dudás, I.: Pevention of the first occurence of neural-tube defects by periconceptional vitamin supplementation. New England Journal of Medicine 327: 1832–1835 (1992).

Davey-Smith, G., Phillips, A. N., Neaton, J. D.: Smoking as „independent" risk factor for suicide: illustration of an artifact from observational epidemiology? Lancet 340: 709–712 (1992).

Golding, J., Paterson, M., Kinlen, L. J.: Factors associated with childhood cancer in a national cohort study. Brit. J. Cancer 62: 304–308 (1990).

Golding, J., Birmingham, K., Greenwood, R., Mott, M.: Childhood cancer, intramuscular vitamin K, and pethidine given during labour. Brit. med. J. 305: 341–346 (1992).

Hackl, H.: Bewußte und unbewußte Fehlinformation der Todesursachenstatistik. Öff. Gesundh.-Wes. 42: 278–280 (1980).

Hagberg, B., Hagberg, G., Zetterström, R.: Decreasing Perinatal Mortality-Increase in Cerebral Palsy Morbidity? Acta Paediatr. Scand. 78: 664–670 (1989).

Herzig, P., Lüdeking, A., Hartleib, D., Zass, R., von Kries, R., Giani, G.: Diabetes Inzidenz bei Kindern unter 5 Jahren – Erste Resultate einer bundesweiten Erhebung. Monatsschr. Kinderheilkd. 142 (Suppl. 1): 31 (1994).

Herzig, P., Lüdeking, A., Hartleib, D., Zass, R., von Kries, R., Wendel, U.: Epidemiologie des Typ-I-Diabetes in Deutschland; Sind unsere Kenntnisse ausreichend? Monatsschr. Kinderheilkd. 142: 810–813 (1994).

Hill, A.B.: The environment and disease: association or causation? Proc. R. Soc. Med. 58: 295–300 (1965).

Kaatsch, P., Haaf, H. G., Michaelis, J.: Jahresbericht 1993 des Deutschen Kinderkrebsregisters. 1. Aufl.. Johannes Gutenberg-Universität, Institut für Medizinische Statistik und Dokumentation, Mainz 1994.

Keirse, M. J. N. C.: Perinatal mortility rates do not contain what they purport to contain. Lancet May 26: 1166–1169 (1984).

von Kries, R.: Neonatal vitamin K prophylaxis: the Gordian knot still awaits untying. BMJ 316: 161–162 (1998).

von Kries, R., Lenard, H. G.: Anmerkungen zur Prävention von Neuralrohrdefekten (NRD) durch Folsäure. Monatsschr. Kinderheilkd. 142: 705–711 (1994).

von Kries, R., Kimmerle, R., Schmidt, J. E., Hachmeister, A., Böhm, O., Wolf, H. G.: Pregnancy outcomes in mothers with pregestational diabetes: a population-based study in North Rhine (Germany). Eur J Pediatr 156: 963–967 (1997).

McCarthy, D. J., Tull, E. S., Moy, C. S., Kwoh, C. K., LaPorte, R. E.: Ascertainment Corrected Rates: Applications of Capture-Recapture Methods. Int J Epidemiol 20: 114–120 (1992).

Milunsky, A., Jick, H., Jick, S., Bruell, C. L., MacLaughlin, S., Rothman, J., Willett, W.: Multivitamin/folic acid supplementation in early pregnancy reduces the prevalence of neural tube defects. JAMA 262: 2847–2852 (1989).

MRC Vitamin Study Research Group: Prevention of neural tube defects: Results of the Medical Research Council Vitamin Study. Lancet 338: 131–137 (1991).

Müller, W., Bocter, N.: Beitrag zur Abschätzung der Aussagekraft der amtlichen Todesursachenstatistik – Eine empirische Untersuchung zur Verbesserung der Validität. Schriftenreihe des Bundesministers für Jugend, Familie, Frauen und Gesundheit, Band 253. W. Kohlhammer, Stuttgart–Berlin–Köln 1988.

Mulinaire, J., Cordero, J. F., Erickson, J. D., Berry, R. J.: Periconceptionel use of multivitamins and the occurrence of neural tube defects. JAMA 260: 3141–3145 (1988).

von Mutius, E., Weiland, S., Fritzsch, C., Duhme, H., Keil, U.: Increasing prevalence of hay fever and atopy among children in Leipzig, East Germany. Lancet 351: 862–866 (1998).

Pharoah, P. O. D., Cooke, T., Cooke, R. W. I., Rosenbloom, L.: Birthweight specific trends in cerebral palsy. Arch. Dis. Child. 65: 602–606 (1990).

Queißer-Luft, A., Schlaefer, K., Schicketanz, K.-H., Spranger, J.: Erfassung angeborener Fehlbildungen bei Neugeborenen: Das Mainzer Modell. Deutsches Ärzteblatt 91 (11): A 747–750 (1994).

Queißer-Luft, A., Wolf, H. G., Schlaefer, K., von Kries, R.: Häufigkeiten von Neuralrohrdefekten in Deutschland: Prävalenz – Inzidenz. Monatsschr Kinderheilkd 144: 136–140 (1996).

Salje, A., Schlaud, M., Schwartz, F. W., Behrendt, W., Grüger, J., Schäfer, T.: MORBUS-Beobachtungspraxen in Niedersachsen: Regionale Häufigkeit von exspiratorischem Giemen bei Kleinkindern. der kinderarzt 12: 1503–1510 (1994).

Schellscheidt, J., Ott, A., Jorch, G.: Epidemiological features of sudden infant death after a German intervention campaign in 1992. Eur J Pediatr 156(8): 655–660 (1997).

Schmidt, E., von Kries, R., Herzig, P.: Die Erhebungseinheit für seltene pädiatrische Erkrankungen in Deutschland (ESPED). Monatsschr. Kinderheilkd. 141: 758–759 (1993).

Snow, J.: A reprint of papers with an introduction by W.H. Frost. The Commonwealth Foundation, New York 1936.

Statistisches Bundesamt: Statistisches Jahrbuch 1994 für die Bundesrepublik Deutschland; Fachserie 12, Reihe 2, rezenteste Ausgabe. Metzler & Poeschel, Stuttgart 1994.

Statistisches Bundesamt: Statistisches Jahrbuch 1994 für die Bundesrepublik Deutschland; Fachserie 12, Reihe S. 3, rezenteste Ausgabe. Metzler & Poeschel, Stuttgart 1994.

Statistisches Bundesamt: Statistisches Jahrbuch 1997 für die Bundesrepublik Deutschland. Metzler & Poeschel, Stuttgart 1998.

Werler, M. M., Shapiro, S., Mitchell, A. A.: Periconceptional folic acid exposure and risk of occurrent neural tube defects. JAMA 269: 1257–1261 (1993).

Wissenschaftlicher Beirat der Bundesärztekammer: Erhebung von Fehlbildungen. Deutsches Ärzteblatt 90 (9): A_1 648–652 (1993).

4 Grundlagen der Prävention

4.1 Primäre Prävention und Gesundheitsförderung

Klaus Hurrelmann

Durch die Erfolge der modernen Medizin, die Verbesserung der Hygienebedingungen und die Steigerung des Lebensstandards sind in den letzten 100 Jahren die meisten traditionellen Kinderkrankheiten und Gesundheitsbeeinträchtigungen zurückgedrängt worden. In allen Industrieländern scheint auch die soziale und psychische Situation der meisten Kinder und Jugendlichen durch die gute materielle Ausstattung der Familien und die hohen Freiheitsgrade des Verhaltens gesichert zu sein.

Zugleich aber gibt es in den letzten Jahren Warnsignale für die Befindlichkeit der jungen Generation:

- Im psychosozialen Bereich wird deutlich, wie unsicher die Beziehungen und Kontakte von vielen Kindern und Jugendlichen im Familiensektor geworden sind. Eine wachsende Anzahl von Familien mit Kindern lebt in Armut. Zugleich ist das formale Niveau der Leistungsanforderungen im schulischen Bereich für alle Kinder angestiegen und führt bei vielen zu erheblichen Beanspruchungen. Der Freizeitbereich ist zumindest für eine große Mehrheit von ihnen unübersichtlich und irritierend geworden (DuBois 1989, Hurrelmann 1990 & 1994, Millstein 1989).
- Im biophysischen Bereich zeigen sich neue Herausforderungen für Anpassungsleistungen, die sich in einer Veränderung des Krankeitsspektrums ausdrücken. Vor allem scheinen chronische Beeinträchtigungen, Allergien, psychonervöse und psychosomatische Beschwerden und bestimmte Formen des Suchtverhaltens und falsches Ernährungs- und Bewegungsverhalten in der jungen Generation zuzunehmen, die sowohl eine Verankerung im physiologischen wie im verhaltens- und umweltbezogenen Bereich haben (Remschmidt 1987, Weber et al. 1990).

Ziehen wir alle diese Befunde zusammen, dann gehört die Altersgruppe der unter 20jährigen zu der, die in Teilbereichen ihrer sozialen, psychischen und somatischen Gesundheit in erheblichem Ausmaß neuen Risiken gegenübersteht. Theorie und Praxis sind diesen Herausforderungen noch nicht voll gewachsen. Das Kindheits- und Jugendalter ist in den letzten Jahren in der biomedizinischen, gesundheitspsychologischen und gesundheitssoziologischen Forschung oft nur randständig behandelt worden. Ein wesentlicher Grund dafür liegt möglicherweise in der Vorstellung der besonderen Vitalität und gesundheitlichen Stärke von Kindern und Jugendlichen und der Konzentration aller Behandlungsbedürftigkeit auf die ältere Generation. Die Angehörigen der jungen Bevölkerungsgruppen sind von den häufigsten Krankheiten und Todesursachen, die für das Erwachsenenalter typisch sind – also vor allem bösartige Neubildungen, Herz- und Kreislaufkrankheiten – aber nur vergleichsweise selten betroffen (Petermann et al. 1987, Laaser et al. 1987, Hoehne 1993).

Auf Kinder und Jugendliche entfällt heute nur ein sehr kleiner Teil der Aktivitäten des organisierten Gesundheitssystems. Die Krankenversicherungsbeiträge, die auf diese Bevölkerungsgruppe verwandt werden, sind relativ klein. Auch der Altersaufbau der Bevölkerung in den westlichen Industrienationen mit einem Übergewicht der älteren Bevölkerungsgruppen ist dazu angetan, den Blick auf die jüngsten Bevölkerungsgruppen in den Hintergrund treten zu lassen (vgl. Kap. 8).

Diese insgesamt geringe Beachtung der Bevölkerungsgruppe von Kindern und Jugendlichen in der interdisziplinären Gesundheits- und Krankheitsforschung ist sachlich aber unberechtigt. Diese epidemiologischen Trends lassen bei aller methodischen Unsicherheit den Schluß zu, daß in der Alterspopulation der Kinder, Jugendlichen und jungen Erwachsenen nach wie vor bei einem insgesamt guten Gesundheitsstand sehr viele vermeidbare Krankheiten, Beeinträchtigungen, Störungen und vorzeitige Todesfälle auftreten. Im neuen Sozialgesetzbuch V sind – nicht zuletzt auch aus diesem Grund – Krankheitsverhütung und Gesundheitsförderung erstmals in den Aufgabenkatalog der gesetzlichen Krankenversicherung in Deutschland aufgenommen worden.

4.1.1 Begriffe und Ansätze der Prävention

In den letzten Jahren sind verstärkte Bemühungen unternommen woren, auf die Bedingungs- und Ursachenkonstellationen für die veränderte Gesundheitslage von Kindern und Jugendlichen mit gezielten Maßnahmen der vorbeugenden Intervention („Prävention") einzuwirken. Der Begriff „Intervention" hat sich in der interdisziplinären Forschung zunehmend als ein Leitbegriff durchgesetzt, mit dem alle Eingriffe auf verschiedenen Ebenen (somatisch, individuell, sozial, ökologisch) bezeichnet werden, die auf eine Beeinflussung der Determinanten und auf diesem Wege auch der Beeinflussung des Gesundheitsverhaltens und des Krankheitsspektrums zielen.

Je nachdem, zu welchem Zeitpunkt im Prozeß der Entstehung einer Störung, Auffälligkeit oder Beeinträchtigung eine Interventionsmaßnahme einsetzt, kann von einer

- präventiven Intervention („primäre Prävention"),
- korrigierenden, unterstützenden und heilenden Intervention („sekundäre Prävention") oder
- rehabilitierenden und kompensierenden Intervention („tertiäre Prävention")

gesprochen werden.

Diese Begrifflichkeit lehnt sich an die in den 60er Jahren zum ersten Mal eingeführte Unterscheidung von Interventionsstrategien nach bestimmten Stadien an. Caplan und Grunebaum (1967) hatten eine Stufenfolge von Eingriffshandlungen definiert: Primärprävention als Strategie, um vorgreifend das Auftreten von Störungen zu reduzieren; Sekundärprävention als Reduzierung der Dauer bereits aufgetretener Störungen und Tertiärprävention als Strategie, um Beeinträchtigungen, die durch Störungen hervorgerufen werden, zu minimieren. Später wurde in der Fachdiskussion noch die Unterscheidung zwischen spezifischer und unspezifischer Prävention hinzugefügt: Eine spezifische Prävention richtet sich an bestimmte Risikogruppen und bezieht sich auf eng umschriebene Phänomene, wie etwa den Alkoholmißbrauch oder aggressives Verhalten. Eine unspezifische Maßnahme der Prävention hingegen richtet sich an die gesamte Bevölkerung und zielt auf allgemeine Bedingungen der Entstehung von Störungen und Gesundheitsbeeinträchtigungen ab (vgl. Hurrelmann und Laaser 1993).

Für die Maßnahmen der unspezifischen primären Prävention wird seit den 80er Jahren auch zunehmend der Begriff „Gesundheitsförderung" verwendet. Er wurde von der Weltgesundheitsorganisation (WHO) in der vielzitierten Ottawa-Charta entwickelt. Diese Charta plädiert für ein integratives Präventionskonzept, das sowohl „verhaltensbezogene", auf Einstellungen und Motivationen von Individuen zielende Maßnahmen, als auch „verhältnisbezogene", auf die kollektiven Lebensbedingungen und Umweltgegebenheiten zielende Maßnahmen umfaßt. Gesundheitsförderung im Sinne der WHO bezeichnet die vorbeugenden Zugänge zu allen Aktivitäten und Maßnahmen, die die Lebensqualität von Menschen beeinflussen, wobei hygienische, medizinische, psychische, psychiatrische, kulturelle, soziale und ökologische Aspekte berücksichtigt werden sollen.

Für die weitere Erörterung soll von den folgenden Definitionen ausgegangen werden:

- Gesundheitsförderung ist die Bezeichnung für alle Maßnahmen der unspezifischen primären Prävention, die sich auf die gesunde Gesamtpopulation richten. Ziel ist die Verhütung der Entstehung von Störungen und Krankheiten und zu diesem Zweck die Stärkung der Schutz- und Abwehrkräfte der Individuen und die Verbesserung der Lebensqualität und der Gesundheitsvorsorge der Menschen. Beispiele für solche Maßnahmen sind bevölkerungsweite Schutzimpfungen, Gesundheitserziehung in Kindergärten, Schulen und Massenmedien, Ernährungsberatung, Verbesserung der Wohnbedingungen, Umweltschutz.
- Primäre Prävention ist die Bezeichnung für alle Maßnahmen der spezifischen und gezielten Vorbeugung von Krankheit durch Beeinflussung von früh identifizierten Risikofaktoren. Diese Maßnahmen richten sich also an (potentielle) Risikogruppen und greifen erst ein, wenn Frühstadien von Risikofaktoren identifiziert wurden. Beispiele für Maßnahmen dieser Art sind gezielte Leistungsförderung bei schulischen Problemen, gezieltes Kompetenztraining bei aggressivem Verhalten, gezielte Aufklärungskampagnen für drogengefährdete Jugendliche.

Während also bei Maßnahmen der Gesundheitsförderung bevölkerungs-, sozial- und gesundheitspolitische Ansätze allgemeiner Art im Vordergrund stehen, die sich auf die Verbesserung der Lebensbedingungen in den Bereichen Hygiene, Lebensstandard, Bildung, Wohnung und Ernährung beziehen, stehen bei Maßnahmen der primären Prävention adressatenbezogene Programme im Vordergrund, die Wissen, Kompetenzen, Bewältigungsfähigkeiten und Selbstbewußtsein der betroffenen Gruppen zu fördern und Entwicklungsdefizite auszugleichen versuchen.

Tabelle 4-1: Übersicht über Phasen von Interventionshandlungen

	Phase 1	Phase 2	Phase 3	Phase 4
Interventions-zeitpunkt	Gesundheit	erkennbare Risikofaktoren	Krankheit	Krankheitsfolgen
Interventions-zielgruppe	Gesamtpopulation	potentielle Risikogruppen	Erkrankte	von Behinderung Bedrohte
Interventionsziel	Verhütung der Entstehung von Krankheiten	Vorbeugung gegen spezifische Krankheiten	Behandlung und Heilung von Krankheiten	Vermeidung von Folgeerkrankungen
übliche Bezeichnung	Gesundheits-förderung	primäre Prävention	sekundäre Prävention	tertiäre Prävention

4.1.2 Chancen und Risiken der Gesundheitsförderung und Primärprävention

Für Maßnahmen der Gesundheitsförderung und Primärprävention spricht, daß sie zu einem so frühen Zeitpunkt in einer gedachten Kette von Abläufen des Aufschaukelns eines Störungsprozesses eingreifen, daß sie schon im Frühstadium Erschwernisse und Komplikationen verhindern. Oft wird deswegen in der Fachdiskussion auch unterstellt, Maßnahmen der Gesundheitsförderung und Primärprävention würden die vergleichsweise effektivsten sein, auf jeden Fall im Vergleich zu später einsetzenden Maßnahmen. Die Beweisführung ist aber sehr schwierig. Das liegt daran, daß gerade im Kindes- und Jugendalter viele Verhaltensformen, die gesundheitsgefährdend sind, und viele Störbilder, die zu komplexen Störsymptomen führen können, von alleine wieder abklingen. Deswegen ist eine sorgfältige Abschätzung der Wirksamkeit von primärpräventiven Ansätzen schwierig.

Bei der Gesundheitsförderung und Primärprävention kommt noch ein anderes Problem hinzu. Dadurch, daß sich die Maßnahmen an alle Angehörige einer Population richten, um das Auftreten eines bestimmten Ereignisses (z.B. einer Infektionskrankheit oder einer Suchtverhaltensweise) zu vermeiden, wird es nicht möglich, nach der Zustimmung und der Legitimation der Maßnahme zu fragen. Auch bei der spezifischen primären Prävention, die sich auf Risikogruppen konzentriert, bei denen im Sinne einer Wahrscheinlichkeit das Auftreten eines Problems zu befürchten ist, stellt sich dieses Problem (Hurrelmann et al. 1987).

Während es sich bei sekundär- und tertiärpräventiven Maßnahmen in der Regel um kurative und rehabilitative Eingriffe handelt, die von den Betroffenen gewollt und meist sogar selbst aktiv herbeigeführt worden sind, ist der Einsatz von Maßnahmen der Gesundheitsförderung und der primären Prävention im Regelfall fremdbestimmt. Maßnahmen der Gesundheitsförderung richten sich an eine Population, die noch in keiner Weise auffällig wurde (Badura und Kickbusch 1991). Die Wahrscheinlichkeit für das Auftreten eines Störungs- und Krankheitssymptoms dieser Gruppe ist zunächst sehr klein. Die Maßnahmen, die ergriffen werden, richten sich dennoch an die gesamte Population, unabhängig davon, ob eine hohe oder eine niedrige Wahrscheinlichkeit für das Auftreten von Störsymptomen und Problemverhalten besteht. Ein solches Vorgehen läßt sich nur rechtfertigen, wenn keinem der Beteiligten in der Gesamtpopulation Benachteiligungen oder Schädigungen entstehen, die ohne die Maßnahme nicht eingetreten wären.

Maßnahmen der Gesundheitsförderung und Primärprävention müssen also immer sorgfältig abgewogen werden, wobei die Vorteile und die Nachteile des Eingriffes genau abzuwägen sind. Es handelt sich hierbei um eine sorgfältige, auch ethische Gesichtspunkte berücksichtigende „Kosten-Nutzen-Analyse" (Arnold et al. 1990). Maßnahmen der materiellen und sozialen Chancenverbesserung für alle Bevölkerungsgruppen sind meist unproblematisch. Problematischer sind Maßnahmen, die einen Eingriff in das seelische und leibliche Wohl von Bevölkerungsgruppen mit sich bringen. Beispiele sind klinische Untersuchungen und Bluttests, um bestimmte Krankheiten zu prognostizieren, oder psychische Screeningmaßnahmen. In beiden Fällen können unbeabsichtigte Effekte eintreten, z.B. körperliche Schädigungen durch den Bluttest oder psychische Diskriminierungen.

4.1.3 Dringliche Aufgaben der weiteren Forschung

Sozialepidemiologische Untersuchungen

Im Bereich der epidemiologischen Erforschung des Gesundheits-/Krankheitsstatus der jungen Generation ist der Informationsstand in der Bundesrepublik Deutschland im Vergleich zu den USA und einigen europäischen Ländern (Skandinavien, Schweiz, Niederlande) unzulänglich. Es fehlt an einer zuverlässigen und dauerhaften Gesundheitsberichterstattung speziell für die 0–25jährige Bevölkerung. Es gibt eine Reihe von statistischen Datensammlungen, aber keine umfassenden und problemorientierten Bestandsaufnahmen. Nur solche beschreibenden und interpretierten Informationen aber können die Grundlage für gesundheitsförderndes Handeln sein (Weber et al. 1990).

Wie schon vom Sachverständigenrat für die konzertierte Aktion im Gesundheitswesen gefordert, sind dringend Berichte über den Gesundheitszustand, gesundheitliche Risiken, den Gesundheitsschutz und die vorhandenen Kapazitäten und erbrachten Leistungen in der gesundheitlichen Versorgung einschließlich ihrer Finanzierung zu erstellen, um eine verläßliche Datenbasis für Forschung und Praxis zu erstellen.

Mit dem Aufbau eines Systems der Gesundheitsberichterstattung muß eine systematische und grundlegende Stärkung des methodischen Arbeitsgebietes der Epidemiologie und der Sozialepidemiologie in der Bundesrepublik Deutschland verbunden sein. Im internationalen Vergleich sind die entsprechenden wissenschaftlichen Arbeitsgebiete in diesem Sektor in der Bundesrepublik unterentwikkelt, unter anderem auch wegen mißverständlicher Auslegungen des Datenschutzes bei wissenschaftlichen Untersuchungen.

Folgende methodische Fragen sollten vordringlich bearbeitet werden:

- Welche Mechanismen bestehen für die Beeinflussung der Morbidität in späteren Lebensabschnitten durch Morbidität und Lebensstil im Kindes- und Jugendalter?
- Wie gestalten sich epidemiologische Trends und Prävalenzraten bei Kindern und Jugendlichen im Vergleich zu anderen Altersgruppen?
- Welche gesundheitlichen Probleme oder Beeinträchtigungen sind so dringlich, daß sich Präventionsbemühungen auf sie konzentrieren sollten?
- Wie kann bestimmt werden, welche gesundheitlichen Probleme oder Beeinträchtigungen «vermeidbar» sind?
- Können Zielvorgaben in bezug auf Mortalität, Morbidität und Lebensstil quantifiziert werden, z. B. durch internationale Vergleiche?

Erforschung der Trends des Gesundheitsverhaltens und Gesundheitsbewußtseins

Eng mit der Entwicklung einer Gesundheitsberichterstattung hängt die systematische Erfassung des Gesundheitsverhaltens im Kindes- und Jugendalter zusammen. Vieles spricht dafür, die regelmäßige Dokumentation aller gesundheitsrelevanten Verhaltensbereiche bei Kindern und Jugendlichen als eine eigenständige Forschungsaufgabe zu entwickeln. Im engen Sinne gehören zu den gesundheitsrelevanten Verhaltensweisen die Bereiche

- Drogenkonsum (Nutzung legaler und illegaler Substanzen usw.)
- Sonstige suchtgefährdende Verhaltensweisen (z. B. Spielsucht)
- Medienkonsum (Nutzung audiovisueller Medien usw.)
- Ernährungsverhalten
- Bewegungsverhalten (inklusive sportliche Betätigung)
- Sexualverhalten (inklusive frühe, ungewollte Schwangerschaft)

- Verhalten im Straßenverkehr
- Selbstschädigendes Verhalten (Suizid, Parasuizid)
- Aggressives, gewalttätiges und vandalistisches Verhalten.

Die bisherige Forschung hat Hinweise für die teilweise Verästelung dieser verschiedenen gesundheitsrelevanten Verhaltensweisen erbracht. Aus diesem Grund sollte eine möglichst breite und umfassende Erhebung der verschiedenen Verhaltensbereiche nach vergleichbaren Prinzipien erfolgen. Dadurch können die Einzelbefunde zu den Verhaltenssegmenten miteinander verbunden werden (Franzkowiak 1986, Laaser et al. 1987).

An die Erforschung der gesundheitsrelevanten Verhaltensweisen schließt sich der Bereich der Erforschung von Wissen, Einstellungen und Verhaltensdispositionen gegenüber Gesundheit und Krankheit bei Kindern und Jugendlichen an. Die subjektiven Gesundheitstheorien (Gesundheitskonzepte), also Annahmen von und Einstellungen zu Ursachen von Krankheitsentstehung und zu den Charakteristika von Gesundheit, sind wichtige Anknüpfungspunkte für alle Maßnahmen der Gesundheitserziehung und Gesundheitsberatung (Schwarzer 1992).

Das Dilemma aller bisherigen Maßnahmen ist, daß Kinder und Jugendliche Gesundheit als Selbstverständlichkeit ohne besonderen Anlaß zur Vorsorge betrachten, solange Leidensdruck durch Krankheit fehlt. Maßnahmen der Gesundheitsförderung werden deshalb leicht als einengendes Konformitätsverlangen und als Disziplinierung verstanden. Auf der anderen Seite besteht bei einigen Jugendlichen, vor allem weiblichen, sicherlich die Gefahr einer zu großen Selbstaufmerksamkeit. In der weiteren Forschung muß deshalb versucht werden, den alltäglichen Lebensstil von Kindern und Jugendlichen, wie er durch soziale, kulturelle und ökologische Einflüsse geprägt wird, in Maßnahmen einzubeziehen. Die Rolle von Familien und auch Schulen sollte hierbei besonders beachtet werden. Möglicherweise kann das Bestreben von Jugendlichen, Selbständigkeit und Selbststeuerung zu erlangen, ein wichtiger Anknüpfungspunkt für die Gesundheitserziehung sein, der sie für die junge Generation und ihr Lebensgefühl interessant macht. In diesem Zusammenhang sind Vergleichsuntersuchungen der Gesundheitskonzepte von gesunden und kranken Kindern und Jugendlichen von Interessse.

Entwicklung der Infrastruktur der Versorgung von Kindern und Jugendlichen

Ein weiterer anwendungsbezogener Bereich der Forschung ist die Evaluation der institutionellen Struktur der Versorgung mit Beratungsleistungen, die möglicherweise zu Behandlungsleistungen überleiten.

Folgende Themenbereiche sollten vordringlich bearbeitet werden:

Schulische Beratung: Hier geht es u.a. um die Frage, wie die Zugangsweisen der Jugendlichen zu den jeweiligen Einrichtungen aussehen, welche Kooperationsformen der Versorgung und Beratung von Jugendlichen in welcher Weise angenommen (akzeptiert), wie weit die subjektiven Gesundheitskonzepte der Jugendlichen durch die professionellen Berater und Helfer aufgenommen werden.

Schul- und jugendärztlicher Dienst: Es sind dringend Erkenntnisse darüber nötig, wie die wichtigsten Aufgaben des jugendärztlichen Dienstes (ärztliche Hilfe, Impfungen, sozialpädiatrische und sozialpsychiatrische Betreuungsangebote, ärztliche Einflußnahme auf schulische Maßnahmen, Gesundheitserziehung usw.) den tatsächlichen Beratungsbedürfnissen von Kindern und Jugendlichen gerecht werden und auf die institutionellen Voraussetzungen und Bedingungen der Schule abgestellt werden können. Die Verankerung der Dienste innerhalb von Kindergärten und Schulen ist ebenfalls ein zentrales Desiderat.

Literatur

Arnold, M., C. v. Ferber, D. Henke (Hrsg.) (1990): Ökonomie der Prävention. Gerlingen, Bleicher
Badura, B. & I. Kickbusch (eds.) (1991): Health Promotion Research. WHO Regional Publications, European Series No. 37, Copenhagen
Caplan, G. & H. Grunebaum (1967): Perspectives on primary prevention. A review. Archives in Genetic Psychiatry 17: 331–346
Du Bois, R. (1989): Gesundheit und Leistungsfähigkeit im Jugendalter. In: Markefka, M., R. Nave-Herz (Hrsg.): Handbuch der Jugendforschung. Luchterhand, Neuwied.
Franzkowiak, P. (1986): Risikoverhalten und Gesundheitsbewußtsein bei Jugendlichen. Springer, Berlin
Hoehne, R. (1993): Wie geht's den Kindern? In: Deutsches Jugendinstitut (Hrsg.): Was für Kinder. Kösel, München
Hurrelmann, K. (1988): Sozialisation und Gesundheit. Juventa, Weinheim
Hurrelmann, K. (1990): Familienstreß – Schulstreß – Freizeitstreß. Beltz, Weinheim
Hurrelmann, K. (1994): Lebensphase Jugend. Juventa, Weinheim
Hurrelmann, K., U. Laaser (Hrsg.) (1993): Gesundheitswissenschaften. Ein Handbuch für Lehre, Forschung und Praxis. Beltz, Weinheim
Hurrelmann, K., F.-X. Kaufmann, F. Lösel (Hrsg.) (1987): Social intervention. De Gruyter, Berlin
Laaser, U., G. Sassen, G. Murza, P. Sabo (Hrsg.) (1987): Prävention und Gesundheitserziehung. Springer, Heidelberg
Millstein, S. G. (1989): Adolescent health. Challenges for behavioral scientists. American Psychologist 5: 837–842
Petermann, F., M. Noecker, U. Bode (1987): Psychologie chronischer Krankheiten im Kindes- und Jugendalter. Urban & Schwarzenberg, München
Remschmidt, H. (Hrsg.) (1987): Kinder- und Jugendpsychiatrie. Thieme, Stuttgart
Schwarzer, R. (1992): Psychologie des Gesundheitsverhaltens. Hogrefe, Göttingen
Weber, I. u. a. (1990): Dringliche Gesundheitsprobleme der Bevölkerung. Nomos, Baden-Baden
World Health Organization (WHO) (1986): Charta der Ersten Internationalen Konferenz für Gesundheitsforschung. WHO, Ottawa

4.2 Sekundäre Prävention und Screening

Rüdiger v. Kries

4.2.1 Früherkennung als Voraussetzung für sekundäre Prävention

Bei der Prävention wird zwischen einer primären, sekundären und tertiären Prävention differenziert. Ziel der **primären** Prävention ist es, das Auftreten der Erkrankungen überhaupt zu verhindern. Beispiel für die primäre Prävention in der Kinderheilkunde sind z. B. die genetische Beratung, Impfungen, Rachitis-, Karies- und Vitamin-K-Prophylaxe, sowie die Ernährungsberatung.

Ziel der **sekundären** Prävention ist es, Erkrankungen bei ihrem Erstanzeichen zuvorzukommen. Ein Beispiel für die sekundäre Prävention sind die allgemeinen Früherkennungsuntersuchungen. Das Konzept der Früherkennungsuntersuchungen ist es, die Erkrankungen in einem so frühen Stadium zu diagnostizieren, daß sie noch heilbar sind (z. B. Frühdiagnose der Dystrophie, des nicht genetisch determinierten Minderwuchses) bzw. die Folgen der Erkrankung verhindert werden (z. B. Screening für angeborene Stoffwechseldefekte, Hypothyreose, Hör- und Sehstörungen). Die hierzu notwendige Frühdiagnostik der Erkrankungen erfolgt innerhalb der entsprechenden Screeningprogramme.

Bei der tertiären Prävention ist die Krankheit bereits aufgrund ihrer klassischen Symptome diagnostiziert worden, die therapeutischen Anstrengungen zielen jedoch auf die Verhinderung der Spätfolgen der Erkrankung. Unzweifelhaft ist z. B. der juvenile Diabetes nicht heilbar. Durch eine gute Therapie können jedoch Spätschäden wie Retinopathie, Nephropathie und Neuropathie weitgehend verhindert werden. Ein anderes Beispiel ist die Mukoviszidose. Durch eine intensive Therapie wurde es möglich, die Prognose so zu verbessern, daß die durchschnittliche Lebenserwartung nicht mehr das Jugendlichenalter, sondern bereits das frühe bis mittlere Erwachsenenalter darstellt. Diese Beispiele machen deutlich, daß die tertiäre Prävention letztendlich die Therapie chronischer Erkrankungen beinhaltet. Diese Langzeitbehandlung chronischer Erkrankungen wird ein immer wichtigerer Bestandteil der klinischen Pädiatrie.

Zielkrankheiten und Programme der primären Prävention wurden bereits in einem anderen Abschnitt dieses Buches vorgestellt. Wesentliche Fragen bei der Beurteilung von Programmen der Prävention betreffen die Relevanz der zu verhindernden Erkrankung (ist die betreffende Erkrankung schwer bzw. häufig genug), die Wirksamkeit und Effizienz der Präventionsmaßnahme, deren potentielle Nebenwirkungen und das Kosten-Nutzen-Verhältnis von Präventionsmaßnahmen und Kosten für die Behandlung der Erkrankung bzw. die Rehabilitation der Erkrankten.

Die besonderen Probleme der sekundären Prävention und des Screening sollen im folgenden dargestellt werden. Der Satz „Vorsorge ist besser als heilen" spricht Politiker wie Wähler gleichermaßen an. Vorsorgemaßnahmen werden als „soziale Errungenschaft" betrachtet. Leider ist „Vorbeugen" durch Screeningprogramme wahrscheinlich mindestens ebenso schwierig wie „Heilen". Die Anforderungen an Screeningprogramme soll im folgenden dargestellt werden.

4.2.2 Screening

Definitionen

Screening beschreibt die Untersuchung einer ganzen Population oder von Zielgruppen innerhalb einer Population mit dem Ziel der Diagnose von Erkrankungen im präsymptomatischen Stadium bzw. zur Identifikation von Personen, die bezüglich bestimmter Erkrankungen als besonders gefährdet anzusehen sind. Die betreffenden Screeninguntersuchungen sollten innerhalb dieser Zielgruppen eine einfache Diskriminierung von wahrscheinlich Gesunden und wahrscheinlich Kranken erlauben. Screeninguntersuchungen dienen nicht der definitiven Diagnosesicherung. Vielmehr sollen durch die Identifikation wahrscheinlich Erkrankter die Personen identifiziert werden, für die der Einsatz der aufwendigeren, definitiven diagnostischen Methoden sinnvoll ist.

Üblicherweise ist es das Ziel von Screeningmaßnahmen, die Rate der Mortalität und Morbidität durch die Zielerkrankungen der gescreenten Populationen zu reduzieren. Daneben können Screeninguntersuchungen aber auch im Rahmen von wissenschaftlichen Studien oder z. B. als Berufs- oder Schuleingangsuntersuchung zum Schutz der Betroffenen und der übrigen Schüler bzw. Berufskollegen durchgeführt werden. In dieser Darstellung sollen Screeninguntersuchungen zur Reduktion der krankheitsspezifischen Morbidität und Mortalität der gescreenten Personen dargestellt werden.

4.2.3 Leitlinien für die Einführung von Screening-Programmen

Jungner und Wilson haben 1968 eine Liste von Kriterien zur Überprüfung der Sinnhaftigkeit der Einführung von Screeningprogrammen zusammengestellt (Tab. 4–2). Die in dieser Liste zusammengefaßten Kriterien beschreiben die Charakteristika der etwa zu screenenden Erkrankungen, die Voraussetzungen bezüglich des Testinstrumentariums, sowie die notwendigen Charakteristika des Screeningprogramms.

Die zu screenende Erkrankung sollte als „wichtig" eingestuft werden. Als wich-

Tabelle 4-2: Anforderungen an Screeningprogramme (nach Jungner und Wilson [1968]).

- Erkrankung ein wichtiges Problem?
- Spontanverlauf der Erkrankung ausreichend verstanden?
- Erkrankung mit Latenz bzw. frühsymptomatischer Periode?
- Geeignetes Test- bzw. Untersuchungsverfahren vorhanden?
- Strukturen für Diagnostik und Therapie verfügbar?
- Testverfahren akzeptabel für Patienten und Untersucher?
- Effektive und akzeptable Behandlung möglich?
- Konsens über Behandlungsrichtlinien einschließlich der Grenzfälle?
- Kosten der Screeninguntersuchung und deren Folgekosten vertretbar gegenüber Gesamtkosten des Gesundheitssystems?

tig werden schwere Erkrankungen eingestuft, die entweder mit einer hohen Letalität belastet sind oder aber zu erheblichen Folgeschäden führen. Auch weniger schwere Erkrankungen können „screening-würdig" sein, wenn diese Erkrankungen aufgrund ihrer Häufigkeit zu einer erheblichen Belastung des Gesundheitssystems führen.

Der Spontanverlauf der zu screenenden Erkrankung muß bekannt sein. So ist hinreichend bekannt, daß bei einer späten Diagnose und Therapie der angeborenen Schallempfindungsschwerhörigkeit die Ausreifung zentraler Hörbahnen nur unzureichend erfolgt und die Sprachentwicklung erheblich beeinträchtigt ist. Sehr viel schwieriger hingegen ist die Beurteilung subtiler Auffälligkeiten der neurologischen Untersuchung beim jungen Säugling. Während diese bei einem ehemaligen Frühgeborenen mit auffälligem Ultraschallbefund des Gehirns erste Hinweise für eine sich anbahnende Zerebralparese sein können, sind sie bei einem reifen Neugeborenen ohne Risikofaktoren in der Anamnese wahrscheinlich ohne diagnostische Relevanz. Auch im Fall des beschriebenen Frühgeborenen ist jedoch derzeit keine gesicherte Aussage darüber möglich, in welchem Maße eine frühzeitige Therapie verglichen mit abwartendem Verhalten z. B. die Häufigkeit schwerer spastischer Diplegien zu reduzieren vermag.

Nur bei Erkrankungen, für die eine wirksame Frühtherapie besteht, erscheint ein Screening sinnvoll. Die Möglichkeit zur wirksamen Frühtherapie muß nicht nur „theoretisch", d. h. an wenigen ausgewählten Institutionen, sondern flächendeckend zur Verfügung stehen. Ein Screening zur Identifikation potentiell suchtgefährdeter Jugendlicher im Rahmen der J1, die seit 1998 in das Früherkennungsprogramm aufgenommen wurde könnte selbst dann nicht sinnvoll sein, wenn es den geeigneten Test gäbe, da flächendeckende Einrichtungen bzw. entsprechend geschulte Personen zur Suchtprävention fehlen.

Da häufig auch die definitive Diagnose der interessierenden Zielerkrankung schwierig ist, so daß auch am Ende dieses diagnostischen Prozesses Grenzfälle bzw. fragliche Fälle diagnostiziert werden, ist es notwendig, daß auch für derartige Grenzfälle klare Behandlungsrichtlinien existieren.

Neben Anforderungen an die zu screenende Erkrankung müssen auch Anforderungen von seiten des Screeningtests erfüllt sein. Ein Test, der Risiken beinhaltet, ist als obsolet anzusehen. Der Ortolani-Test zur Diagnose einer instabilen Hüfte ist weitgehend verlassen worden, seit vermutet wurde, daß der häufige Einsatz dieser Untersuchungstechnik das Auftreten von Femurkopfnekrosen begünstigen könnte. Der Test muß auch für die Untersucher akzeptabel sein. Neben Fragen der technischen Machbarkeit und Zumutbarkeit sind hierbei auch – zumindest im Bereich privatwirtschaftlich organisierten ambulanten Gesundheitssystems in Deutschland – Wirtschaftlichkeitsfragen zu diskutieren.

Darüber hinaus muß der Test reliabel und valide sein. Im Rahmen des Hörscreenings standen lange Zeit ausschließlich verhaltensaudiometrische Methoden zur Verfügung. Die Reliabilität dieser Methoden ist jedoch sehr variabel in Abhängigkeit vom Vigilanzzustand des untersuchten Kindes, vom Untersuchungsraum und der sonstigen Untersuchungssituation.

4.2.4 Qualitätskriterien von Screening-Programmen

Die Validität eines Tests wird u.a. durch seine **Sensitivität** und **Spezifität** bestimmt. Zur Verdeutlichung der Sensitivität und Spezifität ist die folgende Vierfeldertafel hilfreich:

	Erkrankt	Gesund	
Test positiv	a	b	a + b
Test negativ	c	d	c + d
	a + c	b + d	a + b + c + d

a + b + c + d = untersuchte Population
Prävalenz der Erkrankung =
(a + c) ÷ (a + b + c + d)
Sensitivität: a ÷ (a + c)
Spezifität: d ÷ (b + d)
Positiver prädiktiver Wert: a ÷ (a + b)

Die Sensitivität beschreibt die Häufigkeit eines positiven Testergebnisses bei den tatsächlich Erkrankten (a ÷ (a+c)). Eine Sensitivität von 100% sagt aus, daß alle tatsächlich Erkrankten auch durch den betreffenden Test identifiziert werden. Eine Sensitivität von 50% besagt, daß nur 50% der tatsächlich Erkrankten durch diesen Test identifizierbar sind. Die Spezifität ist ein Maß für die Qualität der richtigen Identifikation der Gesunden: Anteil der Testnegativen unter den Gesunden (d ÷ (b+d)). Eine Spezifität von 100% besagt, daß bei allen Gesunden der entsprechende Screeningtest negativ ist. Eine Spezifität von 50% besagt, daß nur bei der Hälfte der Gesunden der Screeningtest negativ ist, anders ausgedrückt: die Hälfte der Gesunden wird fälschlicherweise als krank beurteilt.

Neben Anforderungen an die zu screenende Erkrankung und den Screeningtest müssen aber auch weitere Kriterien erfüllt sein, damit ein derartiges Screeningprogramm als sinnvoll erachtet werden kann.

Ein ganz wesentliches Programm-Charakteristikum ist die positive und negative Prädiktion eines Tests. Die positive und negative Prädiktion eines Tests wird nicht allein durch den Test, d.h. durch die Sensitivität und Spezifität der Testmethodik, sondern ganz wesentlich durch die Prävalenz der zu screenenden Erkrankung bestimmt. Der positive prädiktive Wert ist definiert als die Anzahl der tatsächlich Erkrankten unter den Test-positiven (a ÷ (a+b)). Dies ist für die praktische Beurteilung der Konsequenzen eines Screeningtests von erheblicher Bedeutung: Jeder aufgrund des Screening als positiv Beurteilte sollte anschließend mit spezifischen, unter Umständen aufwendigen und eingreifenden Methoden untersucht werden, damit die definitive Diagnose gestellt werden kann. Beträgt die positive Prädiktion einer Screeningmethode 10%, so heißt dies, daß 9 von 10 nachuntersuchten Screening-positiven „umsonst" nachuntersucht worden sind. War die Nachuntersuchung aufwendig, belastend oder gar risikoreich für den Untersuchten, ist die positive Prädiktion des Screeningtests zu gering, um die Durchführung eines derartigen Screeningprogramms ethisch vertreten zu können. Sehr intensiv wurde diese Problematik im Zusammenhang mit den Mammographien zur Frühdiagnostik des Mammakarzinoms diskutiert. Mit dem erreichbaren Ziel der Frühdiagnostik weniger Karzinomfälle wird eine ungleich größere Zahl von Frauen in Furcht und Schrecken versetzt, wobei einige von diesen wegen der unzureichenden Sicherheit der anschließenden Folgediagnostik möglicherweise sogar unnötigerweise Mamma-amputiert werden.

Der Zusammenhang von positiver Prädiktion eines Screeningtests und Prävalenz der Erkrankung sei am Beispiel des

Screening auf Zerebralparesen illustriert. Prechtl et al. beschrieben 1997 eine Technik, die es erlaubt, bei Kindern mit perinatal erworbener Hirnschädigung eine Zerebralparese mit 95 % Sensitivität und mit 96 % Spezifität vorauszusagen. In der untersuchten Population bestand bei 44 % der Kinder bei Nachuntersuchungen eine schwere Zerebralparese oder mentale/motorische Entwicklungsverzögerung. Hieraus errechnet sich eine positive Pädiktion der Untersuchungstechnik von 95 % in dieser Population. Würde der gleiche Test in der Nachsorge von Frühgeborenen mit einem Geburtsgewicht <1500 g und einer zu erwartenden CP Prävalenz von ca. 10 % durch geführt, reduzierte sich die positive Prädiktion des Tests auf 70 %. Würde mit diesem Test ein Screening auf Zerebralparesen bei allen Säuglingen durchgeführt (zu erwartende Prävalenz von Zerebralparesen ca.0,2 %) ergäbe sich eine positive Prädiktion des Tests von nur 5 %. Bei Kindern mit durchschnittlichem CP-Risiko ist auch der beste Screeningtest nur wenig sinnvoll, während dieser bei Kindern aus Hochrisikopopulationen wesentliche Entscheidungshilfen liefern kann!

Dieses Beispiel macht deutlich, daß die Effizienz von Screeningprogrammen durch einen elektiven Einsatz des Untersuchungsinstrumentariums in Risikogruppen erheblich verbessert werden kann. Ein effizientes Screeningprogramm wird auch in der medizinischen Profession und in der Gesamtbevölkerung besser akzeptiert werden als ein Screeningprogramm, bei dem über 90 % aller als „verdachtig" eingestuften Kinder überflüssigerweise aufwendigen Nachfolgeuntersuchungen unterzogen werden.

Die hohe Akzeptanz des Screeningprogramms in der Zielpopulation ist für die Wirksamkeit des Programms von entscheidender Bedeutung. Selbst ein potentiell wirksames Programm wird nur wenig Einfluß auf die Prognose der Erkrankung in der Bevölkerung haben, wenn dieses Screeningprogramm nur von wenigen wahrgenommen wird.

Ein Screeningprogramm ist nur dann durchführbar, wenn es bezahlbar ist. Bezahlbarkeit in diesem Kontext heißt, daß die hierdurch verursachten Kosten in einer wie auch immer definierten vernünftigen Relation zu den Gesamtausgaben im Gesundheitssystem stehen. Bei der Berechnung der Kosten, die durch ein Screeningprogramm entstehen, sind nicht nur die Kosten der Screeninguntersuchung allein, sondern auch die durch die nachfolgende detaillierte Untersuchung zur definitiven Diagnose der betreffenden Erkrankung entstehenden Kosten zu berücksichtigen. Hat der Screeningbefund nur einen geringen positiven prädiktiven Wert, so heißt dies, daß die Kosten durch die aufwendige Nachuntersuchung der Falsch-Positiven erheblich ins Gewicht fallen. Auf der „Haben-Seite" eines Screeningprogramms müssen andererseits die Gesamtkosten als Folge einer verspäteten Diagnostik der betreffenden Krankheit berücksichtigt werden. Bei Ausbleiben der Reifung der zentralen Hörbahnen nach verspäteter Diagnostik einer angeborenen Schallempfindungsschwerhörigkeit und unzureichender Sprachentwicklung des betreffenden Kindes wären z. B. alle Kosten zu berücksichtigen, die sich durch die Notwendigkeit einer speziellen Beschulung und die schwierige soziale und berufliche Integration des betreffenden Kindes bei unzureichendem Hörvermögen und unzureichender Sprachentwicklung ergeben.

4.2.5 Screeningevaluation

Die pädiatrischen Früherkennungsuntersuchungen wurden in den siebziger Jahren als eine wesentliche Errungenschaft des Gesundheitssystems gefeiert. Möglicherweise ist es tatsächlich ein Gewinn, wenn Patienten ihre Ärzte nicht nur mit akuten Problemen konsultieren. Die Effektivität eines derartigen Screeningprogramms kann jedoch nur an einer verbesserten Prognose definierter Erkrankungen, für die im Rahmen eines solchen Vorsorgeprogramm gescreent wird, nachgewiesen werden. Für die pädiatrischen Früherkennungsuntersuchungen fehlen weitgehend derartige systematische Untersuchungen zum Nachweis der Effektivität hinsichtlich definierter Zielerkrankungen.

Vor der Einführung eines generellen Screeningprogramms ist eine Überprüfung der zu erwartenden Effektivität durchaus möglich. So wurden vor Einführung eines Mammographie-Screenings zur Frühdiagnostik des Mammakarzinoms randomisierte Studien durchgeführt, in denen die Mortalität an Mammakarzinomen in gescreenten und nicht-gescreenten Populationen verglichen wurde. Eine solche Evaluation im Vorfeld ist möglich durch die zunächst regionale Einführung eines Screeningprogramms (Tabor et al. 1985) oder aber auch durch eine individuelle Randomisierung (Andersson et al. 1988).

Im Rahmen einer solchen Evaluation im Vorfeld wäre es wahrscheinlich auch möglich gewesen, sicherere Aussagen über die Effektivität des sonographischen Hüftscreening zur Frühdiagnose der Hüftdysplasie zu machen. Im Rahmen derartiger Studien hätten auch verschiedene Modalitäten zur Umsetzung dieses Hüftscreening (Untersuchung in der ersten Lebenswoche versus 6. Lebenswoche; Untersuchung durch Orthopäden versus Kinderarzt; etc.) verglichen werden können. Immerhin wurde – erstmalig in Deutschland – für das sonographische Ultraschallscreening auf Hüftdyplasie eine Evaluation der Ergebnisqualität durchgeführt (Günther et al. 1998). Diese zeigte, daß nach Einführung des Ultraschallscreening die Rate der operationsbedürftigen Hüften bis zum vollendeten 5. Lebensjahr abgenommen hatte. Das Ziel einer weitgehend vollständigen Vermeidung solcher Eingriffe wurde jedoch nicht erreicht – auch nicht bei Kindern, bei denen des Ultraschallscreening zeitgerecht durchgeführt worden war.

Literatur

Andersson, I., Aspegren, K., Janzon, L., Landberg, T., Lindholm, K., Linell, F., Ljungberg, O., Ranstam, J., Sigfússon, B. (1988): Mammographic screening and mortality from breast cancer: the Malmö mammographic screening trial. BMJ 297: 943–948

Günther, K. P., Stoll, S., Schmitz, A., Niethard, F. U., Altenhofen, L., Melzer, C., von Kries, R. (1998): Erste Ergebnisse aus der Evaluationsstudie des sonografischen Hüftscreenings in der Bundesrepublik Deutschland. Z Orthop 136: 508–512

Jungner, Y. G., Wilson, J. M. G. (1968): Principles and practice of screening for disease. WHO Public Health Papers 34

Prechtl, H. F. R., Einspieler, C., Cioni, G., Bos, A. F., Ferrari, F., Sontheimer, D. (1997): An early marker for neurological deficits after perinatal brain lesions. Lancet 349: 1361–1363

Tabår, L., Gad, A., Holmberg, L. H., Ljungquist, U., Fagerberg, C. J. G., Baldetorp, L., Gröntoft, O., Lundström, B., Månson, J. C. (1985): Reduction in mortality from breast cancer after mass screening with mammography. Lancet 1: 829–832

4.3 Tertiäre Prävention und Rehabilitation

Hans G. Schlack

4.3.1 Begriffsbestimmung

Tertiäre Prävention bedeutet die Vorbeugung gegen das Fortschreiten einer chronischen Erkrankung und die Vermeidung des Wiederauftretens einer erfolgreich behandelten Krankheit; **Rehabilitation** ist die bestmögliche Wiederherstellung von Gesundheit bzw. die Verminderung von Krankheitsfolgen trotz irreversibler Gesundheitsschäden (Bundesärztekammer 1993).

Von der gedanklichen Systematik her gehört demnach die tertiäre Prävention zur Bewahrung von Gesundheit, die Rehabilitation (neben der Kuration) zur Wiederherstellung von Gesundheit. In der

Praxis ist es allerdings kaum möglich, tertiäre Prävention und Rehabilitation voneinander zu trennen, vielmehr ist tertiäre Prävention ein Teil der Rehabilitation (Blohmke 1986). Deshalb sollen die beiden Begriffe hier gemeinsam behandelt werden.

Rehabilitation ist nach Definition der WHO der koordinierte Einsatz von medizinischen, sozialen, schulischen und beruflichen Maßnahmen mit dem Ziel nicht nur einer bestmöglichen funktionellen Wiederherstellung, sondern auch der sozialen Wiedereingliederung. Damit ist Rehabilitation als ein kontinuierlicher Prozeß zu verstehen, der mit der Erkrankung oder Verletzung beginnt und erst mit der endgültigen Wiedereingliederung unter bestmöglichen Lebensbedingungen endet (Blohmke 1986). Aus dieser Zielsetzung geht hervor, daß die Aufgaben der Rehabilitation nur teilweise in den Bereich der Medizin fallen und daß Rehabilitation grundsätzlich eine interdisziplinäre Aufgabe ist. Umgekehrt sind die medizinischen Anteile der Rehabilitation weitgehend der tertiären Prävention zuzuordnen (Verhütung von Rezidiven und Verschlimmerungen).

Rehabilitation widmet sich Krankheitsfolgen, bei denen keine Heilung im Sinne der Wiederherstellung des unversehrten Zustandes möglich ist. Diese **Krankheitsfolgen** wurden von der Weltgesundheitsorganisation wie folgt klassifiziert und definiert (1980):

- **Schädigung (impairment)**: Die Störung bzw. krankhafte Normabweichung auf organischer Ebene, die sich in einer fehlerhaften Funktion auswirkt.
- **Funktionelle Beeinträchtigung (disability)**: Die Einschränkung, die das geschädigte Individuum in seinen physischen oder psychischen Funktionen gegenüber Nichtgeschädigten erfährt.
- **Benachteiligung (handicap)**: Die psychischen, beruflichen und sozialen Nachteile, die aus einer Schädigung und der daraus folgenden funktionellen Beeinträchtigung hervorgehen.

„Behinderte" sind nach offizieller Definition (Bundesminister für Arbeit und Sozialordnung 1994) alle, die von den Auswirkungen einer nicht nur vorübergehenden Funktionsbeeinträchtigung betroffen sind, die auf einem regelwidrigen körperlichen, geistigen oder seelischen Zustand beruht. Dieser Definition entsprechend schließt der Begriff „Behinderung" alle 3 Ebenen (impairment, disability, handicap) ein. Dadurch wird verdeutlicht, daß die Rehabilitation Behinderter auf mehreren Ebenen ansetzen muß (die medizinische Rehabilitation schwerpunktmäßig bei der funktionellen Wiederherstellung, die soziale Rehabilitation stärker bei der Integration und Reduktion von Benachteiligung).

Eine grundsätzliche sozialrechtliche Unterscheidung zwischen Krankheit und Behinderung wird in Deutschland nicht getroffen. Ein Großteil der chronischen Krankheiten und ihrer Folgen wird durch den Begriff „Behinderung" abgedeckt. Die Abgrenzung einer Behinderung von Krankheit liegt in einer wesentlichen funktionellen Einschränkung mit einer Dauer von mehr als 6 Monaten.

4.3.2 Rechtsgrundlagen der Rehabilitation

Der grundsätzliche Rechtsanspruch Behinderter auf Eingliederung wird in Deutschland durch § 10 des 1. Buches des Sozialgesetzbuchs (SGB I) ausgedrückt. Diese Bestimmung lautet:

„Wer körperlich, geistig oder seelisch behindert ist oder wem eine solche Behinderung droht, hat unabhängig von der Ursache der Behinderung ein Recht auf die Hilfe, die notwendig ist, um 1. die Behinderung abzuwenden, zu beseitigen, zu bessern, ihre Verschlimmerung zu verhüten oder ihre Folgen zu mindern, 2. ihm einen seinen Neigungen und Fähigkeiten entsprechenden Platz in der Gemeinschaft, insbesondere im Arbeitsleben, zu sichern."

Aus den Aufgaben und Zielen der Rehabilitation, wie sie oben dargestellt wurden, ergibt sich die Notwendigkeit, Maßnahmen der medizinischen, pädagogischen, beruflichen und sozialen Rehabilitation zu kombinieren und koordiniert einzusetzen. Für die verschiedenen Bereiche der Rehabilitation sind unterschiedliche Kostenträger zuständig: die Träger der gesetzlichen Krankenversicherung, Unfallversicherung, Rentenversicherung, die Bundesanstalt für Arbeit, die Träger der sozialen Entschädigung bei Gesundheitsschäden (Versorgungsämter) und die Träger der Sozialhilfe. Die Leistungen zur Rehabilitation sind den Trägern der sozialen Sicherheit zusätzlich zu ihren originären Aufgaben übertragen. Das hat zur Folge, daß sich die Voraussetzungen sowie Art und Umfang der Rehabilitationsleistungen zwingend nach den originären Aufgaben der jeweiligen Leistungsträger richten.

Leistungen zur Rehabilitation im Kindes- und Jugendalter

Aus dem großen Spektrum der Rehabilitationsleistungen sollen hier die für das Kindes- und Jugendalter wichtigsten aufgeführt werden (modifiziert nach Bundesarbeitsgemeinschaft für Rehabilitation 1994):

- **Medizinische Leistungen:**
  - ärztliche Behandlung (ambulant, stationär)
  - Übungsbehandlung (Krankengymnastik, Ergotherapie, Logopädie)
  - Versorgung mit orthopädischen und anderen Hilfsmitteln
  - Belastungserprobung, Arbeitstherapie.
- **Leistungen zur allgemeinen sozialen Eingliederung:**
  - Frühförderung vor Beginn der Schulpflicht
  - Hilfen zur angemessenen Schulbildung
  - Hilfen zur Teilnahme am Leben in der Gemeinschaft.
- **Berufsfördernde Leistungen:**
  - Berufsfindung, Berufsvorbereitung
- **Ergänzende Leistungen:**
  - Behindertensport

Zuständigkeiten der Kostenträger im Kindes- und Jugendalter

Für die verschiedenen Rehabilitationsleistungen bei Kindern und Jugendlichen sind in Deutschland im Regelfall folgende **Kostenträger** zuständig:

- für die medizinischen Leistungen und die ergänzenden Leistungen die gesetzlichen Krankenkassen,
- für die Leistungen zur allgemeinen sozialen Eingliederung die Träger der Sozialhilfe,
- für die berufsfördernden Leistungen die Arbeitsverwaltung.

Andere Regelungen können sich aus den originären Aufgaben einzelner Kostenträger ergeben:

Berufsunfälle: Für alle Rehabilitationsmaßnahmen ist die gesetzliche Unfallversicherung zuständig. Dazu gehören nicht nur Unfälle während einer Schul- oder Berufsausbildung, sondern auch die Folgen von Schädigungen, die ein ungeborenes Kind durch einen Berufsunfall der werdenden Mutter erleidet.

Impfschäden: Zuständig sind die Träger der sozialen Entschädigung bei Gesundheitsschäden (Versorgungsämter).

Rehabilitation bei chronischen Krankheiten: Maßnahmen bei Krankheiten z. B. der Atmungsorgane, des Herzkreislaufsystems, des Bewegungsapparats fallen in die Zuständigkeit der Rentenversicherung, wenn diese Maßnahmen dazu dienen, einer späteren Einschränkung der Erwerbsfähigkeit vorzubeugen (§ 31 SGB VI). Bei Behinderungen, die absehen lassen, daß eine spätere dauerhafte Eingliederung in das Berufsleben nicht möglich sein wird, können Kinderheilbehandlungen nicht durch die Rentenversicherung erfolgen.

Eingliederungshilfe für seelisch behinderte Kinder- und Jugendliche: Hierfür sind die Jugendämter nach § 35 a SGB VIII zuständig (vgl. dazu auch Kap. 17).

4.3.3 Formen der Rehabilitation im Kindes- und Jugendalter

Die praktisch **wichtigsten Formen der Rehabilitation** im Kindes- und Jugendalter sind:

- Frühförderung (Entwicklungsrehabilitation) bei angeborenen Behinderungen bzw. Entwicklungsstörungen,
- Rehabilitation nach Unfallverletzungen,
- Kinderheilbehandlung bei chronischen Erkrankungen.

In den Aufgaben und Zielen der Rehabilitation ergibt sich kein grundsätzlicher Unterschied daraus, ob eine Schädigung angeboren oder im Laufe des Lebens erlitten wurde, und ob eine Behinderung z. B. aus einer Schädigung des Nervensystems oder einer chronischen Erkrankung innerer Organe oder des Bewegungsapparats hervorgegangen ist.

Dennoch stellen Kinder, die wegen einer hirnorganischen Schädigung behindert sind und deren Schädigung prä- oder perinatalen Ursprungs ist, eine besondere Gruppe dar. Eine angeborenen Schädigung des Nervensystems ist nicht nur mit der Folge funktioneller Ausfälle auf verschiedenen Gebieten („disability") verbunden, sondern sie beeinflußt auch von Beginn an die soziale Kontaktnahme, die emotionale Interaktion mit den Bezugspersonen und die Erfahrung von Akzeptanz und Bindung, woraus sich ein besonders hohes Risiko für eine komplexe psychosoziale Benachteiligung („handicap") ergibt. Daher ist die Einbeziehung der Bezugspersonen in das Behandlungs- bzw. Rehabilitationskonzept noch wichtiger, ist die Abgrenzung von medizinischen und psychosozialen Anteilen noch schwieriger als bei anderen Behinderungsformen. Wegen der besonderen Bedeutung dieses Aufgabengebiets in der Sozialpädiatrie erfolgt eine gesonderte Besprechung in Kapitel 13.

Literatur

Blohmke, M. (1986): Sozialmedizin. 2. Aufl. Enke, Suttgart.

Bundesärztekammer (1993): Gesundheitsförderung als Aufgabe der Heilberufe. Deutsches Ärzteblatt 90: C 2129–2131.

Bundesarbeitsgemeinschaft für Rehabilitation (1994): Rehabilitation Behinderter. Schädigung – Diagnostik – Therapie – Nachsorge. 2. Aufl. Deutscher Ärzte-Verlag, Köln.

Bundesministerium für Arbeit und Sozialordnung (1994): Die Lage der Behinderten und die Entwicklung der Rehabilitation. Dritter Bericht der Bundesregierung. Bonn.

World Health Organization (1980): International classification of impairments, disabilities, and handicaps. A manual of classification relating to the consequences of disease. Genf.

4.4 Beeinflussung gesundheitsrelevanten Verhaltens

Klaus Hurrelmann und Anja Leppin

Gesundheitsrelevantes Verhalten ist bei Kindern und Jugendlichen, wie in anderen Bevölkerungsgruppen auch, ein fester Bestandteil des alltäglichen Lebensstils. Wie eine gezielte Beeinflussung der gesundheitsrelevanten Dimensionen des Alltagsverhaltens erfolgen kann, ist auch nach über 20jähriger Forschung auf dem Gebiet der Evaluation entsprechender Maßnahmen noch immer nicht gesichert. Es zeichnet sich aber ein allgemeiner Konsens ab, daß gesundheitsfördernde Maßnahmen in Kindergärten, Schulen, Jugendbildungseinrichtungen, aber auch

Programme über Medien und im Rahmen der Familienbildung nur dann eine nachhaltige Wirkung haben, wenn sie sowohl die kognitiv-intellektuelle wie die emotionale und soziale Dimension des Verhaltens berücksichtigen. Programme, die ausschließlich auf die Ebene der Wissensvermittlung abstellen oder gar versuchen, durch Abschreckung (z. B. Bilder von Raucherbeinen als Beleg für die Langzeitfolgen des Rauchens) Verhaltenseffekte zu erzielen, haben sich als wenig erfolgreich erwiesen oder sind teilweise – aufgrund von Neugier– oder Reaktanzeffekten bei Jugendlichen sogar kontraproduktiv gewesen (Hesse 1993).

Gesundheitsgefährdendes Verhalten im Jugendalter wie z. B. der Gebrauch psychoaktiver Substanzen muß als funktionales Verhalten zur Bewältigung von Entwicklungsaufgaben verstanden werden. Zu den **psychischen Funktionen des Verhaltens** gehören insbesondere:

- Die Erlangung des Zugangs zu Gleichaltrigengruppen
- Die symbolische Vorwegnahme des Erwachsenenalters bei gleichzeitiger Abgrenzung gegen Erwachsenennormen
- Das Entwickeln und Stabilisieren einer eigenen Identität
- Die Kompensation psychischer und sozialer Entwicklungsprobleme sowie besonders von Problemen im schulischen Leistungsbereich
- Die Suche nach intensiven Erlebnissen und Erfahrungen.

Das gesundheitliche Risikoverhalten ist also ein integraler Bestandteil der jugendlichen Problembewältigung und Identitätsbildung (Franzkowiak, 1993; Hurrelmann, 1990; Silbereisen & Kastner, 1986). Das Ziel präventiver Maßnahmen muß entsprechend sein, den funktionalen Charakter des gesundheitsgefährdenden Verhaltens abzubauen oder aufzulösen, indem alternative Wege jenseits des Drogenkonsums zum Aufbau von sozialen Kompetenzen oder Kompetenzen im Umgang mit Streß aufgezeigt werden. Dabei soll nicht nur kognitiv das Vorhandensein von Handlungsmöglichkeiten erkannt werden, sondern solche Handlungsmöglichkeiten sollen auch praktisch eingeübt werden.

4.4.1 Moderne Ansätze

Vor allem zwei Ansätze haben auf diesen Erkenntnissen aufgebaut und sie zur Grundlage ihrer konzeptionellen Arbeit gemacht. Beide Ansätze sind ursprünglich in den USA entwickelt worden, sind inzwischen aber auch in Deutschland verbreitet.

- Der **„Social-influence-inoculation-Ansatz“**, der versucht, Jugendliche gegen soziale Einflußnahmen zugunsten des Drogenkonsums von Seiten der Werbung oder von gleichaltrigen Peers zu „impfen“, indem normative Erwartungen an ein drogenfreies Leben aufgebaut werden und zugleich mittels Verhaltenstrainings und Rollenspielen Techniken vermittelt werden, mit denen es möglich werden soll, sich gegen Gruppendruck zur Wehr zu setzen (z. B. Evans, 1976). Der Ansatz konnte in einer Reihe von Evaluationsstudien seine Effektivität nachweisen – allerdings waren diese Wirkungen insgesamt eher kurzfristig und über längere Zeiträume kaum stabilisierbar.
- Der **Life-Skills-Ansatz** (z. B. Botvin, 1986) sieht das gesundheitsgefährdende Verhalten als Bestandteil einer generellen Tendenz zum Problemverhalten, das als untauglicher Versuch von Jugendlichen gewertet wird, sich mit den Belastungen und Anforderungen des Alltags auseinanderzusetzen, die vor allem die Übergangsphase des frühen Jugendalters charakterisieren. Erfolgreiche Prävention muß demzufolge die ganze Bandbreite von allgemeinen und spezifischen Fähigkeiten und Fertigkeiten vermitteln, die es Jugendlichen ermöglichen, die altersangemessenen Entwicklungsaufgaben ohne den Rück-

griff auf Substanzmißbrauch zu bewältigen. Den Jugendlichen werden also konstruktive Alternativen zu den zwar psychisch funktionalen, aber zugleich gesundheitsschädigenden Formen der Problembewältigung angeboten. Das auf praktischen Übungen und Rollenspielen basierende Programm enthält unter anderem Komponenten zur Stärkung von Streßbewältigungskompetenzen, zur konstruktiven Auseinandersetzung mit Konflikten, zur Resistenz gegenüber Gruppendruck, zu effektiver Kommunikation und prosozialem Verhalten.

4.4.2 Konsequenzen für die Weiterentwicklung von Programmen

Gleichwohl es schwierig bleibt, Verhaltensweisen von Jugendlichen direkt zu beeinflussen, die unmittelbar mit der Bewältigung von Alltagsroutinen verbunden sind, scheint der Schlüssel für eine Verbesserung von Programmeffekten tatsächlich in der effektiven Vermittlung allgemeiner Lebens- und Bewältigungskompetenzen zu liegen. Soziale Fähigkeiten und Streßbewältigungskompetenzen sowie das Selbstkonzept, in dem die eigenen Fähigkeiten und Handlungsoptionen repräsentiert werden, entstehen jedoch nicht erst in der Adoleszenz. Dies bedeutet, daß Präventionsprogramme nicht erst in dem Alter einsetzen dürfen, wo der Konsum von Substanzen aktuell wird, sondern deutlich früher beginnen müssen. Von besonderer Relevanz sind in diesem Zusammenhang Erkenntnisse über den phasischen Verlauf der Herausbildung und auch der Veränderung gesundheitsschädigender Verhaltensweisen, die in der Prävention nach wie vor zu wenig berücksichtigt werden (siehe z.B. Kandel, Kessler & Margulies, 1978; DiClemente, Prochaska & Gibertini, 1985).

In einer **Vorläuferphase** spielt das gesundheitsrelevante Verhalten selbst noch keine Rolle. Es wird jedoch eine grundlegende Bereitschaft für den Konsum von Suchtmitteln geschaffen. Durch Vorbildverhalten der Eltern entstehen bereits im Kindesalter Einstellungen zum Gebrauch von Suchtmitteln. Außerdem wird die generelle Problemlösefähigkeit für einen Umgang mit Anforderungen und Streßsituationen herausgebildet. In dieser Phase müssen die präventiven Bemühungen sich darauf richten, die generelle Problemlösefähigkeit eines Kindes zu stärken. Eine explizite Thematisierung gesundheitsrelevanter Verhaltensweisen ist in dieser Phase noch nicht notwendig.

In einer **Antizipationsphase** wird dann das erste selbstbezogene Nachdenken über gesundheitsrelevante Verhaltensweisen erkennbar. Dies schließt Bewertungen des Verhaltens als „gut" oder als „schlecht" ein, es werden also Einstellungen herausgebildet, z.B. zum Rauchen und zum Alkoholtrinken genau wie zu bestimmten Nahrungsmitteln oder dem Stellenwert körperlicher Aktivität. Das Modellverhalten und die Normen der Eltern sind in dieser Phase von entscheidender Bedeutung. Die sozialpsychologische „Impfung" durch Einstellungsbeeinflussung ist hier besonders wichtig.

In der **Handlungsphase** kommt es zum ersten Experimentieren mit Substanzen. Jetzt werden neben Eltern die gleichaltrigen Freunde wichtige Bezugspersonen. Der Erstgebrauch von Tabak und Alkohol z.B. findet überwiegend in sozialen Kontexten statt, das Experimentieren mit diesem Verhalten ist auf die soziale Zustimmung der Gleichaltrigen ausgerichtet. Hier spielt jetzt die Vermittlung von Techniken eine große Rolle, die bei der Auseinandersetzung mit Gruppendruck helfen. Außerdem müssen alternative Angebote zur Stabilisierung des Selbstkonzepts gemacht werden, die ohne den Rückgriff auf psychoaktive Substanzen oder auf den exzessiven Konsum bzw. die Verweigerung von Nahrungsmitteln als Problemlöser auskommen. Kindern und Jugendlichen muß Raum und Gelegenheit geboten werden, eigene Lebensentwürfe zu entwickeln sowie die Konzeptionen, die Eltern oder Freunde für sie bereitstellen, zu reflektieren und auch kritisch in Frage zu stellen.

In einer **Stabilisierungsphase** schließlich wird aus dem neuen, explorativen und experimentierenden Verhalten ein gewohnheitsmäßiges Verhalten, das stabiler Bestandteil eines Lebensstils ist. Prävention – die hier im Prinzip schon zur Intervention wird – kann nur noch versuchen, das Verhaltensmuster wieder aufzubrechen. Dies kann geschehen, indem funktionale Erwartungen an die Wirkungen des Verhalten, z. B. an Effekte der Substanzen Tabak und Alkohol oder an ein bestimmtes Ernährungsverhalten oder körperliche Aktivität auf Befindlichkeit und Selbstwert, in Frage gestellt und Alternativen angeboten werden.

Künftige Forschung wird zu überprüfen haben, ob ein phasenspezifischer Zuschnitt von Präventionsprogrammen die bisherigen Erfolge stabilisieren und verbessern kann. Eine weitere wichtige Maßnahme wird darin bestehen, adressatenspezifisch vorzugehen. So sind z. B. die unterschiedlichen Verhaltensmuster und Verhaltensprozesse der beiden Geschlechter zu beachten. Für Mädchen und Jungen scheint die soziale und psychische Bedeutung gesundheitsrelevanten Verhaltens unterschiedlich in den Gesamtkontext des Alltagsverhaltens eingebettet zu sein. Das heißt, Tabak, Alkohol, aber auch Ernährung und Sport haben für Jungen und Mädchen durchaus verschiedene Funktionen im Kontext des jeweiligen Lebensstils (s. Kolip, 1997). Deswegen muß es darum gehen, spezifische Programme oder zumindest Programmkomponenten zu entwickeln, die auf die besonderen Bedürfnisse von Mädchen einerseits, Jungen andererseits eingehen.

Schließlich ist auch sehr unwahrscheinlich, daß Präventionsprogramme unabhängig von dem Kontext, in dem sie durchgeführt werden, wirksam werden. Deswegen spielt die Berücksichtigung von Rahmenbedingungen eine Schlüsselrolle. So wurde z. B. bei der Überprüfung von Programmwirkungen schulischer Gesundheitsförderungsmaßnahmen immer wieder deutlich, daß das gesamte schulische Setting mit seinen Arbeitsbedingungen, Belastungsprozessen, Zeitstrukturen und auch den konkreten Angeboten für Ernährung, Entspannung usw. eine große Rolle als Rahmenbedingung für gesundheitsförderlichen Unterricht spielt (Hurrelmann, Leppin & Nordlohne, 1994; Priebe, Israel & Hurrelmann, 1993). Schulen sind zweifellos ein wichtiger Träger jeder Form von Gesundheitserziehung und Gesundheitsförderung. Sie sind ein zentraler Bestandteil der Lebenswelt von Kindern und Jugendlichen und erreichen alle Angehörigen der jüngeren Jahrgänge während einer entscheidenden Lebensphase. Schulen wirken jedoch nicht nur curricular durch die vermittelten Wissenselemente und Unterrichtsbestandteile, sondern auch durch die gesamte Gestaltung des Schullebens, also durch die Art wie gelernt und gearbeitet wird, wie gegessen wird, welche Rolle körperlicher Bewegung und Entspannung zugebilligt wird etc. Sind diese generellen Lehr- und Lernbedingungen nicht konsistent mit spezifischen Unterrichtsprogrammen zur Gesundheitsförderung, wird nur schwer ein dauerhafter Erfolg zu erzielen sein. Um solche nachhaltigen Effekte zu erreichen, bedarf es darüber hinaus der Zusammenarbeit und Integration schulischer und gemeinde- sowie jugendarbeitsbezogener Programme (s. hierzu auch Hurrelmann, Leppin & Nordlohne, 1994).

Eine der wesentlichen Aufgaben künftiger Präventionsforschung wird also darin bestehen, nicht nur zu fragen, ob Präventionsprogramme wirken, sondern für wen und unter welchen Umständen welche Arten von Programmen wirksam sind.

4.4.3 Evaluation von Maßnahmen der Gesundheitsförderung und Prävention

Im deutschen Sprachraum gibt es nach wie vor einen Mangel an systematischen Maßnahmen der Prävention und Intervention für Kinder und Jugendliche wie auch an deren evaluativer Begleitung. Bei der Evaluation von gesundheitsfördernden Maßnahmen geht es um die systematische Beurteilung eines Programms anhand von Kriterien und die Einschätzung seines Wertes für die Erreichung vorgegebener Ziele. Festzustellen ist ein Defizit solcher evaluativen Studien besonders für die Bereiche familiärer, betrieblicher und kommunaler Gesundheitsförderung wie auch für den Bereich der Jugendarbeit und Jugendhilfe, während auf dem Gebiet schulischer Gesundheitsförderungsmaßnahmen inzwischen zumindest einige systematische Evaluationsstudien vorliegen (Jerusalem & Mittag, 1997; Leppin, Hurrelmann & Freitag, 1995; Leppin, Freitag, Szirmak, Pieper & Hurrelmann, 1998; Kröger, Kutza & Walden, 1998; Petermann, Müller, Kersch & Röhr, 1997). Diese beschäftigen sich allerdings primär mit der Prävention von Suchtverhalten, während die Wirksamkeit anderer gesundheitsspezifischer Programminhalte weniger gut überprüft ist. Im angelsächsischen Raum finden sich dagegen bereits erprobte und evaluierte Programme, die neben der Suchtprävention auch andere Themenkomplexe wie seelische und soziale Gesundheit, Arzneimittel und Medikamente, Ernährung, AIDS, Sexualität, Körperhygiene, Mund- und Zahnhygiene, körperliche Fitneß oder Unfallverhütung aufnehmen. So wird z.B. im Rahmen des US-amerikanischen CATCH-Programms („Children and Adult Trial for Cardiovascular Health") versucht, zur Erhaltung der kardiovaskulären Gesundheit schon im Kindesalter gesunde Ernährung und körperliche Aktivität zu fördern (s. z.B. Perry et al., 1997). Ähnliche Ziele für Jugendliche mit ethnischem Minderheitenstatus verfolgt das PATH-Programm (Fardy et al., 1996). Speziell auf die Förderung des Konsums von Obst und Gemüse bei Kindern hat sich z.B. die sowohl gemeinde- wie schulzentriert arbeitende kalifornische „Power Play-Kampagne" konzentriert (Foerster et al., 1998). Erfolge im Bereich der Reduktion sexuellen Risikoverhaltens bei Jugendlichen konnte z.B. das Healthy for Life-Programm (s. z.B. Moberg & Piper, 1998) nachweisen. Gemeinsam ist diesen Aktivitäten vor allem, daß sie sich nicht auf einmalige oder kurzfristige Aktionen beschränken, sondern ihre Ziele durch eine kontinuierliche und langfristig angelegte Arbeit erreichen wollen. Transferstudien könnten hier zu einer zügigen Adaptation solcher Ansätze für den deutschen kulturellen Kontext beitragen.

Gerade für die Zielgruppe der Kinder und Jugendlichen ist die evaluative Begleitung von Programmen nicht immer einfach, weil die Messung gesundheitsrelevanter Prozesse zum Teil komplexer und mit mehr Problemen behaftet ist als bei Erwachsenen. Dies darf jedoch nicht dazu führen, daß solche systematischen Überprüfungen der Wirksamkeit von Präventionsmaßnahmen unterbleiben. Qualitätssichernde und qualitätsüberprüfende Maßnahmen sollten stattdessen zu einem selbstverständlichen Bestandteil von Prozessen der Programmimplementation werden.

Literatur

Botvin, G. J. (1986). Substance abuse prevention research: Recent developments and future directions. Journal of School Health, 56, 369–386.

DiClemente, C. C., Prochaska, J. O. & Gibertini, M. (1985). Self-efficacy and the stages of self-change of smoking, Cognitive Therapy and Research, 9, 181–200.

Evans, R. I. (1976). Smoking in children: Developing a social psychological strategy of deterrence. Preventive Medicine, 5, 122–126.

Fardy, P. S. et al. (1996). Coronary disease risk factor reduction and behavior modification in minority adolescents: The PATH program. Journal of Adolescent Health, 18, 247–253.

Foerster, S. B. et al. (1998). The California children's 5 a Day Power Play Campaign: Evaluation of a large scale social marketing initiative. Family and Community Health, 21, 46–64.

Franzkowiak, P. (1993). Gesundheit und Gesundheitsförderung – Ein Überblick. In G. Graeßner, C. Mauntel & E. Püttbach (Hrsg.), Gefährdungen von Kindern und Jugendlichen (S. 132–146). Opladen: Leske & Budrich.

Hesse, S. (1993). Suchtprävention in der Schule. Opladen: Leske & Budrich.

Hurrelmann, K. (1988). Sozialisation und Gesundheit. Weinheim: Juventa.

Hurrelmann, K., Leppin, A. & Nordlohne, E. (1994). Schulische Gesundheitsförderung. In R. Rosenbrock, H. Kühn, & B. Köhler (Hrsg.), Präventionspolitik (S. 191–200). Berlin: edition sigma.

Jerusalem, M. & Mittag, W. (1996). Schulische Gesundheitsförderung: Differentielle Wirkungen eines Interventionsprogramms. Unterrichtswissenschaft, 25, 133–150.

Kandel, D. B., Kessler, R. C. & Margulies, R. Z. (1978). Antecedents of adolescent initiation into stages of drug use: A developmental analysis. Journal of Youth and Adolescence, 7, 13–40.

Kolip, P. (1997). Das gleiche ist nicht dasselbe: Zur Notwendigkeit geschlechtsspezifischer Suchtprävention im Jugendalter. Unterrichtswissenschaft, 25, 150–160.

Kröger, C., Kutza, R. & Walden, K. (1998). Suchtprävention in Schulen. In P. Kolip (Hrsg.): Programme gegen Sucht. Internationale Ansätze zur Suchtprävention im Jugendalter. Weinheim: Juventa.

Leppin, A., Hurrelmann, K. & Freitag, M. (1995). Schulische Gesundheitsförderung im Kontext von Klassenklima und sozialem Rückhalt durch die Lehrer. Zeitschrift für Pädagogik, 40, 871–889.

Leppin, A., Pieper, E., Szirmak, Z., Freitag, M. & Hurrelmann, K. (1998). Prävention auf den zweiten und dritten Blick: Differentielle Effekte eines kompetenzorientierten Suchtpräventionsprogramms. In P. Kolip (Hrsg.) Programme gegen Sucht. Internationale Ansätze zur Suchtprävention im Jugendalter. Weinheim: Juventa.

Moberg, D. & Piper, D.-L. (1998). The Healthy for Life Program: Sexual risk behavior outcomes. Aids Education and Prevention, 10, 128–148.

Petermann, H., Müller, H., Kersch, B. & Röhr, M. (1997). Erwachsen werden ohne Drogen. Weinheim: Juventa.

Perry, C.-L. et al. (1997). The Children and Adolescent Trial for Cardiovascular Health: Intervention, implementation, and feasibility for elementary schools in the US. Health Education and Behavior, 24, 716–735.

Priebe, B., Israel, G. & Hurrelmann, K. (Hrsg.) (1993). Gesunde Schule. Gesundheitserziehung, Gesundheitsförderung, Schulentwicklung. Beltz: Weinheim.

Silbereisen, R. K. & Kastner, P. (1986). Entwicklungstheoretische Perspektiven für die Prävention des Drogengebrauchs Jugendlicher. In J. Brandstädter & H. Gräser (Hrsg.): Entwicklungsberatung unter dem Aspekt der Lebensspanne. Göttingen: Hogrefe.

Tobler, N. S. & Stratton, H. S. (1997). Effectiveness of school-based drug prevention programs: A meta-analysis of the research. The Journal of Primary Prevention, 18, 71–128.

5 Gesundheit, Morbidität und Mortalität

Hans G. Schlack

5.1 Zur Definition von Gesundheit

Nach der Definition der Weltgesundheitsorganisation (WHO) ist Gesundheit nicht lediglich durch die Abwesenheit von Krankheit, sondern vielmehr als „Zustand des vollkommenen körperlichen, seelischen und sozialen Wohlbefindens" gekennzeichnet. Ein solcher Zustand bzw. die Zielsetzung daraufhin mutet utopisch an. Andererseits macht diese Definition den engen Zusammenhang zwischen körperlichen, seelischen und sozialen Faktoren im Kontext von Gesundheit und Krankheit bewußt.

Abgesehen vom utopischen Charakter werden der WHO-Definition noch weitere kritische Überlegungen entgegengehalten (Lohaus 1993):

- Die Definition ist zu statisch angelegt und vernachlässigt den Entwicklungsaspekt, die individuelle Anstrengung zur Erlangung dieses Ziels; Gesundheit kann nicht lediglich als dauerndes Freisein von Krankheiten verstanden werden, sondern auch als das Vermögen, sich erfolgreich mit Krankheitserfahrungen auseinandersetzen zu können;
- die Definition betont den subjektiven Aspekt und vernachlässigt objektive Daten;
- die Definition ist zu vage und schlecht zu operationalisieren.

Für praktische Bedürfnisse ist es deshalb unerläßlich, sowohl für das Individuum als auch für Bevölkerungsgruppen bestimmte Dimensionen von Gesundheit und umschriebene, erreichbare Teilziele zu definieren (vgl. 5.3)

5.2 Gesundheitsindikatoren

Für die Beurteilungen der Leistungsfähigkeit des Gesundheitswesens und für gesundheitpolitische Entscheidungen dienen Indikatoren, welche in **drei Kategorien** eingeteilt werden (Koschorreck 1986):

1. Indikatoren der Gesundheit: Lebensdauer, Lebensqualität in Bezug auf Gesundheit, subjektive Zufriedenheit mit der Gesundheit;
2. Indikatoren der Gesundheitssicherung: Versicherungsschutz im Krankheitsfall, Niveau der Krankheitsvorsorge und -früherkennung, Niveau der kurativen Medizin und der Rehabilitation, Effizienz der für das Gesundheitswesen eingesetzten Mittel;
3. Indikatoren gesundheitsrelevanter Lebensbedingungen: Arbeitsbedingungen, Arbeitslosigkeit, Armut, Ernährung, Genuß- und Rauschmittelkonsum, Wohnsituation und sonstige Lebensumwelt.

Diese Indikatoren können mit Hilfe bestimmter Meßgrößen beurteilt werden, von denen für die Sozialpädiatrie vor allem die folgenden von Bedeutung sind (vgl. 5.5):

- **Gesundheit:** Lebenserwartung Neugeborener, perinatale Sterblichkeit, Säuglingssterblichkeit, Müttersterblichkeit, krankheitsspezifische Sterbeziffern, Unfallhäufigkeit, Morbidität an bestimmten Erkrankungen.

- **Gesundheitssicherung:** Regionale Verteilung (Versorgungsdichte) von Kinderärzten, Krankenhausbetten, sonstigen Diensten; Gesundheitsausgaben pro Kopf der Bevölkerung; subjektive Zufriedenheit der Patienten (bzw. ihrer Eltern) mit der Versorgungssituation.
- **Gesundheitsrelevante Lebensbedingungen:** Einkommen (pro Kopf der Bevölkerung), Verkehrsdichte, chemisch-physikalische Umweltbelastung, Konsum von Tabak, Alkohol u. a., Arbeitslosigkeit, Zahl der unter Armutsbedingungen lebenden Kinder.

Auch in diesem Zusammenhang wird die enge Verflechtung und Wechselwirkung körperlicher, seelischer und sozialer Faktoren als Bedingungen von Gesundheit und Krankheit deutlich. Die durchschnittliche Lebenserwartung neugeborener Kinder, bezogen auf das Geburtsjahr 1999, beträgt in Deutschland für Mädchen 80,3 Jahre, für Jungen 74,0 Jahre. Die um mehr als 6 Jahre höhere Lebenserwartung von Frauen ist in allen Industrienationen zu beobachten; ursächlich werden vor allem ungünstige Lebensgewohnheiten der Männer bereits in jungen und mittleren Jahren angeschuldigt (Klotz et al. 1998). Eine wesentliche Rolle dabei spielen Fehlernährung und Übergewicht: In Deutschland haben von den 25- bis 29jährigen Männern 43,7 % Übergewicht (BMI > 25), von den 30- bis 35jährigen sogar 64,4 %. Bei den Frauen dieser Altersgruppen sind es dagegen nur 29,8 bzw. 36,5 %.

5.3 Gesundheitsziele

Als Rahmenvorgabe für gesundheitspolitische Entscheidungen werden auf verschiedenen Ebenen (supranational, national, kommunal) Gesundheitsziele formuliert. So hat die Weltgesundheitsorganisation 1977 das Konzept „Gesundheit 2000" verabschiedet, aus welchem das WHO-Regionalbüro für Europa 12 Ziele aufgestellt hat, die in Europa bis zum Jahr 2000 erreicht werden sollen. Zu diesen Zielen gehören beispielsweise

- die vollständige Ausrottung folgender Krankheiten: Einheimische Form der Masern, Poliomyelitis, Tetanus neonatorum, angeborene Röteln, Diphtherie, angeborene Syphilis, einheimische Form der Malaria;
- die Senkung der Säuglingssterblichkeit auf weniger als 20 pro 1000 Lebendgeburten;
- die Senkung der Müttersterblichkeit auf weniger als 15 pro 100 000 Lebendgeburten,
- die Verminderung der Todesfälle durch Unfälle im Straßenverkehr, zu Hause und am Arbeitsplatz um mindestens 25 %.

Es ist sehr bedauerlich, daß Deutschland eines dieser Ziele verfehlt, nämlich die Eradikation von Masern, Röteln und Diphtherie, was durch Impfung leicht zu erreichen wäre, wenn der gesellschaftliche Konsens darüber den materiellen und infrastrukturell gegebenen Möglichkeiten entsprechen würde.

Auf kommunaler Ebene orientieren sich die Gesundheitsziele an konkreten Erfordernissen und Versorgungsbedürfnissen. Ein wesentliches Instrument einer bedarfsgerechten Steuerung gesundheitspolitischer Entscheidungen ist die kommunale **Gesundheitsberichterstattung.** Dieses Instrument wird bisher noch nicht im wünschenswerten Umfang eingesetzt, teilweise dadurch bedingt, daß die Erfassung und Aufarbeitung der relevanten Daten in den Kommunen auf Schwierigkeiten stoßen. Brandenburg und Schäfer (1990) schlagen für den Ausbau der Gesundheitsberichterstattung ein pragmatisches und empirisch bewährtes Modell vor: Es wird eine kommunale **Gesund-**

heitskonferenz gebildet, in welcher die Krankenkassen, niedergelassene Ärzte, Krankenhäuser, Verbände der freien Wohlfahrtspflege, Selbsthilfegruppen und das Gesundheitsamt vertreten sind. In dieser Konferenz werden die Themen der Gesundheitsberichterstattung nach ihrer Aktualität und Priorität ausgewählt, und daraus werden die konkreten Gesundheitsziele und das Vorgehen zu ihrer Realisierung abgeleitet. Es liegt auf der Hand, daß damit Aufgaben der Gesundheitsförderung und Gesundheitssicherung von Kindern und Jugendlichen (einer „Minorität" in der Bevölkerung) stärker ins öffentliche Bewußtsein gerückt und besser umgesetzt werden können.

5.4 Vulnerabilität, Widerstandsfähigkeit und Risikoverhalten

Die Zeit der Pubertät und der frühen Adoleszenz ist auf der somatischen Ebene die Phase der besten Anpassungs- und Widerstandsfähigkeit, was sich in der niedrigsten Sterblichkeit in diesem Alter ausdrückt (Abb. 5-1, siehe auch 5.5). Dieser günstigen Situation im körperlichen Bereich steht eine besondere Vulnerabilität auf der psychischen und sozialen Ebene gegenüber durch eine Vielzahl von Entwicklungsaufgaben in diesem Alter: Übergang ins Erwachsenwerden, Identitätsfindung, Ausweitung der sozialen Beziehungen (insbesondere auch zum anderen Geschlecht), Konfrontation mit neuen Aufgaben und Verantwortungen. Selbstkonzept, Selbstwertgefühl und Fähigkeit zur Selbstregulation sind in dieser vulnerablen Phase besonders betroffen (Siegrist 1988).

Die psychische Vulnerabilität in diesem Lebensabschnitt kommt auch im ersten gesamtdeutschen Gesundheitssurvey von 1993 (Kolip et al. 1994) zum Ausdruck.

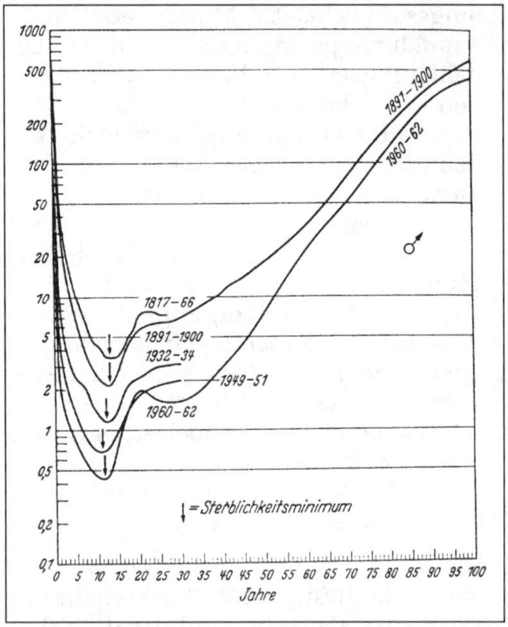

Abbildung 5-1: Sterbewahrscheinlichkeit für die männliche Bevölkerung bestimmter Geburtsjahrgänge in Bayern (aus Hellbrügge u. Pechstein 1966). Man erkennt den deutlichen Rückgang vor allem in den Altersklassen bis 40 Jahre und die Vorverlegung des Minimums von 14 auf 12 Jahre seit dem vorigen Jahrhundert. Der erhöhte Wert für die 20jährigen bei den Geburtsjahrgängen 1960–62 ist im wesentlichen durch Unfallopfer bedingt.

Befragt wurden 2392 Schülerinnen und Schüler im Alter zwischen 12 und 16 Jahren zur subjektiven Einschätzung ihres Gesundheitszustandes. Mehr als 70 % gaben psychosomatische Beschwerden in den zurückliegenden 12 Monaten an, mehr als die Hälfte fühlt sich gestreßt und überfordert, fast zwei Drittel fühlen sich müde. Gefühle von Angst, Einsamkeit, Hilflosigkeit und Überflüssigsein werden mit Häufigkeitsangaben zwischen 20 und 30 % genannt. Diesen Ergebnissen steht allerdings die Angabe aus derselben Erhebung gegenüber, daß rund 70 % der Befragten ihren Gesundheitszustand insgesamt als gut oder sehr gut bezeichnen und nur knapp 5 % als schlecht; darin dürfte sich die relative Stabilität der körperlichen

Widerstandsfähigkeit und Belastbarkeit in der Adoleszenz widerspiegeln.

Die Risikobereitschaft im Sinne potentiell gesundheitschädigenden Verhaltens ist in dieser Altersstufe besonders groß, zum einen wegen der guten somatischen Anpassungsfähigkeit und den erst mit größerer zeitlicher Latenz drohenden (und deshalb leicht zu verdrängenden) Krankheitsfolgen. Zum anderen hat aber das Risikoverhalten (insbesondere Alkohol- und Tabakkonsum, illegale Drogen, riskantes Verhalten im motorisierten Verkehr) offenbar eine bedeutsame Funktion bei den Versuchen, Schwierigkeiten bei der Lösung von Entwicklungsaufgaben und der sozialen Orientierung zu überwinden. Risikoverhalten kann demnach als Statushandlung und Reifesymbol, als Konformitätshandeln, als Bewältigungsversuch bei Streßbelastung und als Versuch der Selbstbestätigung durch Grenzüberschreitung begriffen werden (Lohaus 1993). Wirksame Präventionsmaßnahmen setzen die Berücksichtigung dieser Motivationsfaktoren voraus (vgl. 4.4).

Das Ausmaß der Bereitschaft zu gesundheitsgefährdendem Verhalten ist eng mit sozialen Faktoren verbunden. Alkohol- und Tabakkonsum sind bei Jugendlichen mit geringerer Bildung und weniger günstiger Sozialisation wesentlich stärker verbreitet (vgl. 5.6), wobei die geringere Fähigkeit der Selbststeuerung eine größere Rolle spielt als der Informationsgrad. Ohne aktive Entscheidung des einzelnen zugunsten gesundheitsförderlichen Verhaltens besteht die Tendenz, daß sich das in der Adoleszenz begonnene gesundheitsgefährdende Verhalten auch im Erwachsenenalter fortsetzt. Vergleichbare Konfliktlösungsversuche werden nämlich auch von Erwachsenen benutzt, außerdem entsteht oft eine körperliche Abhängigkeit, und nicht zuletzt wird das Risikoverhalten kurzfristig als angenehm empfunden und wirkt deshalb im Sinne der Lerntheorie verstärkend (Siegrist 1988).

Vulnerabilität und Widerstandsfähigkeit (resilience) werden jedoch nicht nur von den sozialen Lebensbedingungen bestimmt, sondern auch von persönlichen („konstitutionellen") Faktoren. In der berühmten **Hawaii-Studie,** einer inzwischen über mehr als 3 Jahrzehnte laufenden Längsschnittuntersuchung, entwickelte sich immerhin ein Drittel der Kinder mit hoher und multifaktorieller Risikobelastung (niedriger sozio-ökonomischer Status, psychosoziale Risiken wie Scheidung und psychische Erkrankung der Eltern oder Alkoholismus in der Familie, zusätzlich perinatale biologische Risiken) bis zum Erwachsenenalter günstig, d.h. psychisch gesund und beruflich und sozial integriert (Werner u. Smith 1992). Als protektive Faktoren erwiesen sich bestimmte Persönlichkeitsmerkmale (ausgeglichenes Temperament, soziale Initiative, Anpassungsfähigkeit, durchschnittliche oder überdurchschnittliche Intelligenz) und eine dauerhafte emotionale Beziehung zu wenigstens einer (auch außerfamiliären) Person. Im Vergleich mit anderen (amerikanischen und europäischen) Längsschnittstudien stellten Werner und Smith fest, daß diese protektiven Faktoren über ethnische und soziologische Grenzen hinweg in ähnlicher Weise wirksam sind.

5.5 Morbidität, Mortalität und soziale Lebensbedingungen

5.5.1 Meßgrößen und Definitionen

Wie schon unter 5.2. erwähnt, werden Angaben zu Morbidität und Mortalität als Gesundheitsindikatoren genutzt. Mortalität (Sterblichkeit) ist definiert als die relative Zahl von Todesfällen, bezogen auf eine bestimmte Population und einen bestimmten Zeitraum. Morbidität bedeutet die in einem bestimmten Zeitraum registrierte Zahl von Krankheitsfällen einer definierten Krankheit, bezogen auf die Bevölkerungszahl; dabei ist zu unterscheiden zwischen **Inzidenz** (Rate der Neuerkrankungen) und **Prävalenz** (Rate der zum Zeitpunkt der Untersuchung bestehenden Erkrankungen; s. a. Kap. 3).

Für die Sozialpädiatrie sind vor allem die Säuglings- und Kindersterblichkeit sowie ihre Ursachen von Bedeutung (s. 5.5.3). Auch die Rate der Totgeburten ist von Interesse, da sie – ähnlich wie die Säuglingssterblichkeit – von der Qualität der vorgeburtlichen Gesundheitsvorsorge beeinflußt wird. Für die Unterscheidung zwischen Lebendgeburt, Totgeburt und Fehlgeburt gelten nach dem Personenstandsrecht folgende Definitionen:

Lebendgeboren ist ein Kind, bei dem nach der Scheidung aus dem Mutterleib entweder das Herz geschlagen oder die Nabelschnur pulsiert oder die natürliche Lungenatmung eingesetzt hat; **totgeboren** ist ein Kind, das keines dieser Merkmale gezeigt hat, aber ein Körpergewicht von wenigstens 500 g aufweist. Wenn das Körpergewicht unter 500 g liegt und keines der genannten Lebenszeichen zu beobachten war, wird von einer **Fehlgeburt** gesprochen.

Die **Säuglingssterblichkeit** ist definiert als die Zahl der innerhalb des ersten Lebensjahres Gestorbenen, bezogen auf 1000 Lebendgeburten; darin enthalten sind die **Frühsterblichkeit** (Sterbefälle innerhalb der ersten 7 Lebenstage) und die **Spätsterblichkeit** (Sterbefälle vom 8. bis zum 28. Lebenstag). Früh- und Spätsterblichkeit werden zur **neonatalen Sterblichkeit** zusammengefaßt. Als **Nachsterblichkeit** oder **postneonatale Sterblichkeit** wird die Zahl der Sterbefälle vom 29. Lebenstag bis zum Ende des ersten Lebensjahres bezeichnet (jeweils bezogen auf 1000 Lebendgeburten).

Im Unterschied dazu werden in der **perinatalen Mortalität** die Sterbefälle in den ersten 7 Lebenstagen und die Totgeburten erfaßt, bezogen auf die Summe der Lebend- und Totgeburten.

5.5.2 Säuglingssterblichkeit: Bedeutung und Trends

Die Säuglingssterblichkeit gilt, auch im internationalen Vergleich, als ein besonders wichtiges und aussagefähiges Kriterium für den gesundheitlichen Standard und die Qualität der medizinischen Versorgung. Als Ursachen stehen in den Entwicklungsländern Infektionen und Ernährungsstörungen im Vordergrund (Betonung der postneonatalen Sterblichkeit), in den industrialisierten Ländern dagegen peri- und neonatale Faktoren. Hier geht etwa die Hälfte der Säuglingssterblichkeit zu Lasten der untergewichtigen, unreifen Frühgeborenen; bei den Reifgeborenen spielen angeborene Fehlbildungen die größte Rolle (vgl. Tab. 5-1).

In Deutschland betrug die Säuglingssterblichkeit 1997 (Statistisches Jahrbuch 1999) 4,8‰. Sie konnte im Laufe der letzten Jahre noch bedeutsam gesenkt werden (zum Vergleich: 10,9‰ im Jahre 1982, 7,6‰ im Jahre 1989). Parallel dazu nahm (in etwas geringerem Umfang) auch die Totgeburtenrate ab. Trotz dieses Rückgangs besteht nach wie vor das Phänomen der Übersterblichkeit nichtehelicher Kinder: Sowohl die Säuglingssterblichkeit als auch die Totgeburtenrate waren bis zum Beginn der 90er Jahre bei nichtehelichen Kindern um 50–60 % höher als bei ehelichen. Erst in den letzten Jahren ist eine stärkere Angleichung zu verzeichnen mit einer Übersterblichkeit nichtehelicher Kinder von derzeit noch etwa 30–40 %.

Diese Übersterblichkeit ist im wesentlichen auf „Sozialstress" zurückzuführen, d. h. auf die gesellschaftliche Stigmatisierung der nichtehelichen Schwangerschaft, die subjektive Belastung der werdenden Mutter und die davon bestimmten psychosomatischen Auswirkungen (Unland 1998) – trotz aller gesellschaftlichen Änderungen mit pluralistischen Lebensformen und offenbar zunehmend auch bewußt eingegangener nichtehelicher Elternschaft (vgl. 6.5). Der Trend zu einem Rückgang der Übersterblichkeit in den 90er Jahren spricht für eine verbesserte gesellschaftliche Akzeptanz nichtehelicher Schwangerschaften. Zugleich wird deutlich, daß weitere sozialpolitische Maßnahmen (wie z.B. das neue Kindschaftsrecht) erforderlich sind, um die prä- und postnatalen Überlebenschancen nichtehelicher Kinder zu verbessern.

5.5.3 Mortalität und Todesursachen im Kindesalter

In den Tabellen 5-1 bis 5-3 sind die Sterblichkeitsziffern im Kindesalter nach ausgewählten Todesursachen aufgelistet, und zwar getrennt in 3 Altersgruppen (0–1 Jahr, 1–5 Jahre, 5–15 Jahre). Alle Daten wurden dem Statistischen Jahrbuch für die Bundesrepublik Deutschland von 1997 entnommen und beziehen sich auf das Jahr 1995. In nahezu allen Bereichen und Altersklassen (mit Ausnahme der kongenitalen Anomalien) besteht eine deutliche Übersterblichkeit der Knaben.

Im Säuglingsalter (Tab. 5-1) stehen Früh- und Mangelgeburt, perinatale Komplikationen und kongenitale Anomalien als Todesursachen im Vordergrund. Besonders bemerkenswert ist der Rückgang der Inzidenz des plötzlichen Kindstodes (SID): Wurden 1991 in Deutschland noch 1285 Fälle amtlich registriert, so waren es 1997 nur noch 671 Fälle – eine Verminderung um fast die Hälfte. Den entscheidenden Anteil daran hatte zweifellos die in diesem Zeitraum wirksame Kampagne gegen die Bauchlage von Säuglingen und die verstärkte Aufklärung über weitere Ri-

Tabelle 5-1: Sterbefälle bei Säuglingen (1. Lebensjahr) nach ausgewählten Todesursachen (Deutschland 1997).

Ursache	ICD 9	männl.	weibl.	gesamt	%
Gestorbene insgesamt		**2260**	**1691**	**3951**	**100**
Affektionen mit Ursprung in der Perinatalzeit	760–779	934	677	1611	41,2
kongenitale Anomalien	740–759	663	562	1225	31,3
plötzlicher Kindstod	798,0	404	267	671	17,1
Unfälle u. Gewalt	E800–E999	53	37	90	2,3
infektiöse Krankheiten	001–139	19	16	35	0,9

Altersspezifische Sterbeziffer: 4,8‰

Tabelle 5-2: Sterbefälle im Alter von über 1 bis 5 Jahren nach ausgewählten Todesursachen (Deutschland 1997).

Ursache	ICD 9	männl.	weibl.	gesamt	%
Gestorbene insgesamt		**510**	**388**	**898**	**100**
Verletzungen u. Vergiftungen	800–899	162	103	265	29,5
kongenitale Anomalien	740–759	98	80	178	19,8
bösartige Neubildungen	140–208	51	44	95	10,6
Krankheiten d. Nervensyst.	290–389	47	36	83	9,2
infektiöse Krankheiten	001–139	29	24	53	5,9

Altersspezifische Sterbeziffer: 0,28‰

Tabelle 5-3: Sterbefälle im Alter von über 5 bis 15 Jahren nach ausgewählten Todesursachen (Deutschland 1997).

Ursache	ICD 9	männl.	weibl.	gesamt	%
Gestorbene insgesamt		**733**	**486**	**1219**	**100**
Verletzungen u. Vergiftungen	800–999	318	163	481	39,5
bösartige Neubildungen	140–208	134	101	235	19,3
Krankheiten d. Nervensyst.	290–389	66	46	112	9,0
kongenitale Anomalien	740–759	52	43	95	7,8
Suizid	E950–E959	28	8	36	3,0

Altersspezifische Sterbeziffer: 0,13‰

sikofaktoren wie das mütterliche Rauchen und das frühe Abstillen (Akademie für Kinderheilkunde 1995; vgl. Kap. 3).

Bereits vom Beginn des 2. Lebensjahres an sind Unfälle, Verletzungen und Vergiftungen bei weitem die häufigsten Todesursachen, sie sind in der Altersgruppe 1–5 Jahre (Tab. 5-2) für 29,5 % und in der Altersgruppe 5–15 Jahre (Tab. 5-3) für 39,5 % der Todesfälle verantwortlich. Mit großem Abstand folgen maligne Neubildungen und kongenitale Anomalien in der Häufigkeit als Todesursachen. Da die meisten Todesfälle durch Unfall, Verletzung und Vergiftung als grundsätzlich vermeidbar anzusehen sind, besteht auf diesem Gebiet ein ganz dringlicher Handlungsbedarf zur Prävention (s. Kap. 11). Beunruhigend ist auch die Zahl der Todesfälle durch Suizid in der Altersgruppe der 5- bis 15jährigen. In der Altersgruppe der 15- bis 25jährigen ist Suizid bereits für 16 % der Todesfälle verantwortlich.

5.5.4 Auswirkungen sozialer Benachteiligung

Trotz bedeutsamer Verbesserungen im Gesundheitswesen, in der sozialen Sicherung und im Ausgleich sozialer Benachteiligung bestehen auch in den „entwickelten" Gesellschaften noch immer große Unterschiede in der Gesundheit und den Entwicklungschancen der Kinder. Die nachfolgenden eindrucksvollen Beispiele stammen aus einer aktuellen Dokumentation aus Großbritannien (Woodroffe et al. 1993), wo – anders als in Deutschland – Mortalität und Morbidität auch im Kontext mit der Schichtzugehörigkeit erfaßt werden. Die sozialen Schichten werden dabei nach dem beruflichen Status der „Familienoberhaupts" definiert, der seinerseits ein Indikator für das Bildungsniveau und das Einkommen ist (vgl. Legende zu Abb. 5-2).

Wie aus den britischen Befunden hervorgeht, sind Kinder aus niedrigen Sozialschichten in **mehrfacher** Hinsicht gefährdet:

- Die postneonatale Säuglingssterblichkeit ist 2- bis 3mal so hoch wie in den oberen Sozialschichten (Abb. 5-2).
- Die Kindersterblichkeit jenseits des 1. Lebensjahres verhält sich wie die Säuglingssterblichkeit; sie ist in der niedrigsten Sozialschicht mehr als doppelt so hoch wie in der höchsten.
- Die Rate der Kinder, die mit einem Geburtsgewicht von weniger als 2500 g (und dadurch mit einem erhöhten Risiko von Todesfällen im 1. Lebensjahr und von Behinderung) geboren werden, ist in den unteren Sozialschichten fast um 50 % höher als in der höchsten.
- Angeborene Fehlbildungen sind in der untersten Sozialschicht mehr als doppelt so häufig im Vergleich zu den beiden höchsten Schichten (Abb. 5-3).
- Die Mortalitätsrate durch Unfälle ist in der niedrigsten Sozialschicht fast 4mal

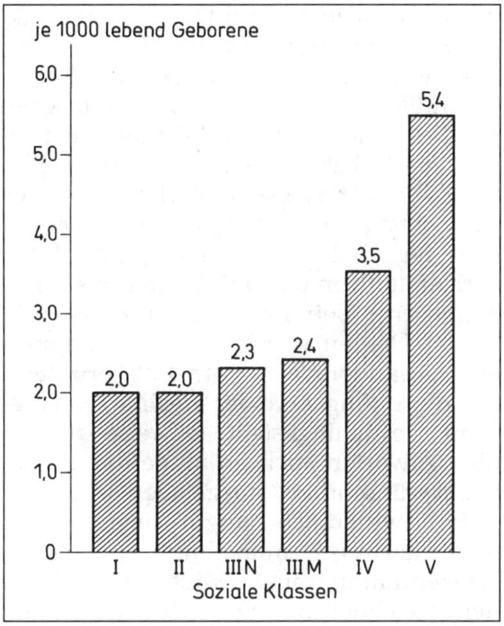

Abbildung 5-2: Postneonatale Säuglingssterblichkeit in England und Wales 1990 in Abhängigkeit von der sozialen Schicht (aus Woodroffe et al. 1993). (I: Akademische Berufe, z. B. Ärzte, Richter; II: Leitende Angestellte; III N: Qualifizierte Angestellte mit nicht-manueller Tätigkeit. III M: Facharbeiter mit manueller Tätigkeit; IV: Minderqualifizierte Arbeiter; V: Ungelernte Arbeiter).

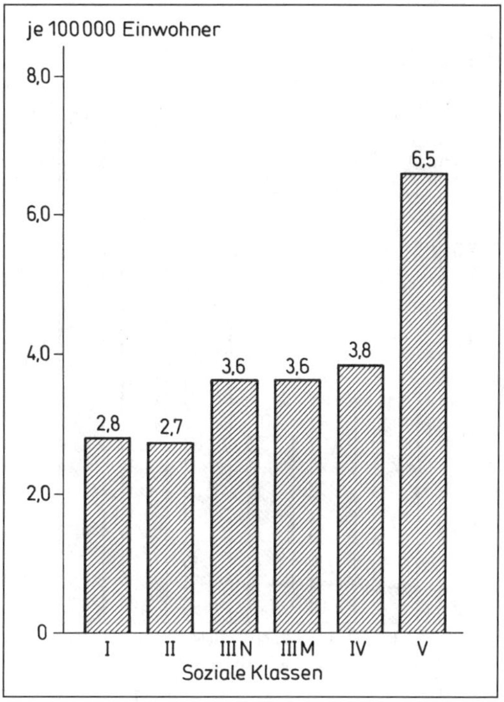

Abbildung 5-3: Sterblichkeit durch angeborene Fehlbildungen in Abhängigkeit von der sozialen Schicht. England und Wales 1979/80 und 1982/83 (aus Woodroffe et al. 1993). Vgl. Legende zu Abb. 5-2.

höher als in den drei höchsten Schichten.

- Die Häufigkeit verschiedener akuter Erkrankungen nimmt zu mit sinkender Sozialschicht; beispielhaft wird die Morbidität an Pneumonie bei Fünfjährigen dargestellt (Abb. 5-4).
- In ähnlicher Weise, wenn auch in etwas geringerem Umfang, ist die Prävalenz chronischer Krankheiten bei sozial benachteiligten Kindern erhöht.

Sozio-ökonomische Bedingungen nehmen also offensichtlich einen großen Einfluß auf die Gesundheit der Kinder. Von den materiellen Ressourcen einer Familie hängen z. B. die Qualität der Ernährung von werdenden Müttern und Kindern, die Größe und Ausstattung der Wohnung und die Annehmlichkeit oder Gefährlichkeit der Wohnumgebung ab; mit dem Bildungsgrad der Eltern steht gesundheitsbewußtes Verhalten (z. B. Stillen, Inanspruchnahme von Präventionsmaßnahmen, Verzicht auf das Rauchen u. a.) in Zusammenhang.

5.6 Genußmittelkonsum und Sucht

5.6.1 Alkohol und Tabak

Der Konsum von Genußmitteln wie Alkohol und Tabak gehört zu den potentiell gesundheitsschädigenden Verhaltensweisen; insbesondere mit dem Alkohol ist

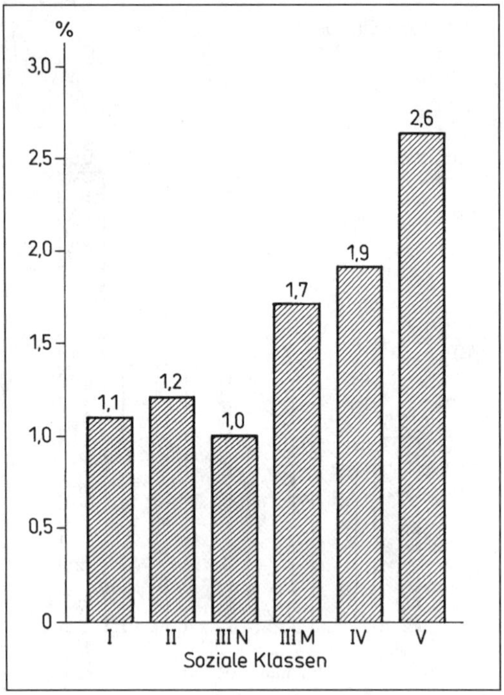

Abbildung 5-4: Pneumonie-Häufigkeit bei 5jährigen Kindern in Abhängigkeit von der sozialen Schicht Großbritannien 1975 (aus Woodroffe et al. 1993). Vgl. Legende zu Abb. 5-2.

eine beträchtliche Suchtgefahr verbunden. Wie bereits oben (5.4) erwähnt, hat der Genußmittelkonsum bei vielen Jugendlichen eine Funktion in der Stützung des Selbstwerts, der Behauptung in der Peer group und der Auseinandersetzung mit phasentypischen Anforderungen. Bedenklich ist das immer frühere Einstiegsalter (beim Rauchen 8–9 Jahre, beim Alkoholtrinken 11–12 Jahre; Hurrelmann 1993) und die Tendenz zur Beibehaltung der in der Adoleszenz begonnenen Konsumgewohnheiten. Bereits im Schulalter besteht eine hochsignifikante positive Korrelation zwischen Alkoholkonsum und Rauchen (Hort et al. 1997).

Im Gesundheitssurvey 1993, in welchem 2392 Schülerinnnen und Schüler zwischen 12 und 16 Jahren in West- und Ostdeutschland befragt wurden (Kolip et al. 1994), ergaben sich für diese Lebensphase Prävalenzen von Rauch- und Trinkgewohnheiten, die noch als relativ günstig anzusehen sind. Danach gaben 60 % der Jugendlichen an, nicht oder „nur gelegentlich einen Schluck Alkohol" zu trinken; 46,8 % haben nie geraucht und weitere 37,7 % haben es probiert und wieder aufgegeben. 15,5 % gaben an, gelegentlich oder regelmäßig zu rauchen, und 1,3 % berichteten von regelmäßigem Konsum alkoholischer Getränke. Für den Konsum illegaler Drogen wurde bei der Befragung eine Gesamtprävalenz von 1,2 % ermittelt. Ob diese Angaben der Realität entsprechen, sei dahingestellt; teilweise dürften die Antworten auch im Sinne der „sozialen Erwünschtheit" ausgefallen sein.

Ein wesentlich ungünstigeres Bild, möglicherweise mitbedingt durch die Konzentration auf Großstadtpopulationen, zeichnet die Berlin-Bremen-Studie (Semmer et al. 1991). In dieser Untersuchung wurden in den beiden Städten Schülerinnen und Schüler von Hauptschulen und Gymnasien im Quer- und Längsschnitt miteinander verglichen. Die Ausgangsstichprobe betrug 1497, die Studie wurde von 1983 bis 1985 durchgeführt.

Erwartungsgemäß zeigten sich zwischen Hauptschülern und Gymnasiasten erhebliche Unterschiede im Konsumverhalten. Die Rate regelmäßiger Raucher betrug in der 7./8. Klasse in den Gymnasien 7 %, in den Hauptschulen 35 %, sie stieg bis zur 9./10. Klasse auf 15 bzw. 55 % an. Wesentliche Unterschiede zwischen den Geschlechtern fanden sich nicht; unter den Mädchen waren mehr regelmäßige Raucherinnen, bei den Jungen war die Zahl der konsumierten Zigaretten höher. Die Motivation zum Rauchen lag vor allem in seiner Bedeutung als eines für das Alter bzw. die Peer group typischen Sozialverhaltens, wogegen gesundheitliche Aspekte keine wesentliche Rolle spielten.

Beim Trinken von Alkohol stieg in der Gesamtgruppe der Anteil „problematischer" Konsumenten (Gewohnheitstrinker, Rauschtrinker, Alkoholismusgefährdete) von immerhin schon 5 % in der 7./8.

Klasse auf 14% in der 9./10. Klasse. Wie das Rauchen ist auch der Alkoholkonsum bei Gymnasialschülern wesentlich niedriger als bei Hauptschülern; besonders stark ausgeprägt ist dieser Unterschied bei den Mädchen, während sich die männlichen Gymnasiasten in ihren Trinkgewohnheiten eher an die Hauptschüler annähern. Konsumfördernd sind das Gruppenverhalten, die leichte Verfügbarkeit alkoholischer Getränke und die Neigung, alltäglichen Ärger „hinunterzuspülen".

5.6.2 Illegale Drogen

Verläßliche Zahlen über Drogenkonsum und Drogenkonsumenten im Kindes- und Jugendalter gibt es in Deutschland nicht. Einen gewissen, aber unvollständigen Anhalt gibt die Statistik des Bundeskriminalamts, welche die Zahl der Tatverdächtigen bei registrierten Straftaten im Zusammenhang mit illegalem Drogenkonsum erfaßt. Danach ist schon in der Altersgruppe zwischen 14 und 16 Jahren mit rund 250 (überwiegend männlichen) Tatverdächtigen pro 100000 Einwohner dieser Altersgruppe zu rechnen. Cannabis ist die von Jugendlichen am meisten gebrauchte Droge, gefolgt von Ecstasy, Amphetaminen, Kokain und LSD. Mit dem Konsum illegaler Drogen ist sehr häufig Abusus von Alkohol verbunden. Auch die häufig als relativ ungefährlich angesehenen Cannabis-Produkte (Haschisch, Marihuana) können zu Abhängigkeit führen, insbesondere aber ist mit schwerwiegenden psychischen Störungen zu rechnen wie Antriebsstörung, Motivationsverlust, nachlassende Schulleistungen, auch psychotischen Bildern mit Wahn und Halluzinationen (Fleischhaker u. Schulz 1998).

5.6.3 Prävention

Mehrere Faktoren haben sich als disponierend zu Genußmittelmißbrauch und Sucht erwiesen (Hurrelmann 1993): Auffälligkeiten schon im Kindergartenalter, durch welche Kinder in eine Außenseiterposition kommen bzw. die auf eine gestörte emotionale Entwicklung hinweisen (insbesondere Aggressivität und Impulsivität oder aber abnorm zurückhaltendes, selbstunsicheres Verhalten); Überforderung der Kinder durch die Erwartungen der Eltern insbesondere bezüglich schulischer Leistungen; schließlich auch das negative Vorbild der Eltern im Sinne eines Genußmittelmißbrauchs. Besonders gefährdet sind Kinder und Jugendliche mit hyperkinetischem Syndrom und mit Störungen des Sozialverhaltens. Damit stehen belastende anamnestische Faktoren wie Vernachlässigung und Zurückweisung durch die Eltern, Mißhandlung und sexueller Mißbrauch sowie ungünstige Einflüsse aus dem außerfamiliären Umfeld in mehr oder weniger engem Zusammenhang (Schulz et al. 1998).

Selbstverständlich führen diese Bedingungen nicht direkt in ein Suchtverhalten, aber sie erhöhen das Risiko dafür. Dementsprechend sind die notwendigen Präventionsmaßnahmen (Stärkung von Selbstwert und Selbstsicherheit, Vermeidung von Überforderung, soziale Integration) auch weitgehend „sucht-unspezifisch"; sie sollten bei Kindern mit erkennbarem, wenn auch unspezifischem Risiko schon vor Schulbeginn einsetzen (Hurrelmann 1993). Das hauptsächliche Ziel früher Prävention gegen Drogenkonsum ist die Förderung von „Lebenskompetenz", die dem Kind bzw. Jugendlichen eine ausreichende Selbständigkeit, Urteilsfähigkeit und Standfestigkeit vermittelt, um der Beeinflussung z.B. durch Altersgenossen zu widerstehen. Erfahrungsgemäß sind Präventionsmaßnahmen weniger wirksam, wenn Jugendliche bereits Drogen „probiert" haben (vgl. 4.4).

Typische Auffälligkeiten, die bei einem Jugendlichen an Drogenkonsum und Drogenabhängigkeit denken lassen müssen, sind in Tabelle 5-4 zusammengefaßt.

Tabelle 5-4: Verdachtsmomente auf eine sich anbahnende Drogenproblematik im Jugendalter (nach Schulz et al. 1998).

- Risikoanamnese (Deprivation, Gewalterfahrung, Broken-Home-Situation)
- Vorausgehende Auffälligkeiten, insbesondere Hyperkinetisches Syndrom und Störungen des Sozialverhaltens
- Leistungsknick in der Schule
- „Knick" in der Lebensführung
- Amotivationales Syndrom
- Sozialer Rückzug
- Weitere psychopathologische Auffälligkeiten (z.B. Unruhezustände, Desorientierung, Ängste, Depression, Suizidimpulse, aggressive Durchbrüche)

Literatur

Brandenburg, A., Schäfer, W. (1990): Kommunale Gesundheitsberichterstattung und Gesundheitskonferenz – Ein pragmatischer Einstieg in die kommunale Gesundheitsplanung. Z. Präventivmed. Gesundheitsförd. 2: 31–60.

Fleischhaker, Ch., Schulz, E. (1998): Drogenproblematik im Jugendalter: Verbreitung, Art und Wirkungen der im Jugendalter häufig kunsumierten Rauschdrogen. Kinderärztl. Prax. 69: 70–77.

Hellbrügge, Th., Pechstein, J. (1966): Morbidität und Mortalität als biologische Phänomene des Kindes- und Jugendalters. In Opitz, H., Schmid, F. (Hrsg.): Handbuch der Kinderheilkunde, Band III. Springer, Berlin.

Hort, W., Hort, H., Grabellus, F. (1997): Freizeitverhalten und Alkoholkonsum bei Hauptschülern. Prävention 20: 51–53.

Hurrelmann, K. (1993): Frühe Suchtprävention im Kindes- und Jugendalter. Sozialpädiatrie 15: 646–647.

Klotz, Th., Hurrelmann, K., Eickenberg, H. U. (1998): Der frühe Tod des starken Geschlechts. Dt. Ärztebl. 95: A 460–464.

Kolip, P., Nordlohne, E., Hurrelmann, K. (1994): Der Jugendgesundheitssurvey 1993. In Kolip, P., Hurrelmann, K., Schnabel, P.E. (Hrsg.): Jugend und Gesundheit. Interventionsfelder und Präventionsbereiche. Juventa, Weinheim.

Koschorreck, B. (1986): Gesundheitsindikatoren. In Blohmke, M. (Hrsg): Sozialmedizin. 2. Aufl. Enke, Stuttgart.

Lohaus, A. (1993): Gesundheitsförderung und Krankheitsprävention im Kindes- und Jugendalter. Hogrefe, Göttingen–Bern–Toronto–Seattle.

Schulz, E., Fleischhaker, Ch., Remschmidt, H. (1998): Drogenproblematik im Jugendalter: Gefährdung erkennen. Kinderärztl. Prax. 69: 78–84.

Semmer, N., Lippert, P., Fuchs, R., Rieger-Ndakorerwa, G., Dwyer, J. H., Knoke, E. A. (1991): Gesundheitsverhalten im Kindes- und Jugendalter. Ausgewählte Ergebnisse der Berlin-Bremen-Studie. Schriftenreihe des Bundesministeriums für Gesundheit, Band 5. Nomos, Baden-Baden.

Siegrist, J. (1988): Medizinische Soziologie. Urban & Schwarzenberg, München–Wien–Baltimore.

Statistisches Bundesamt (1999): Statistisches Jahrbuch 1999 für die Bundesrepublik Deutschland. Wiesbaden.

Unland, R. (1998) Die Übersterblichkeit von Säuglingen bei nichtehelicher Schwangerschaft. Untersuchung zur Bedeutung des Faktors „Sozialstress" für Säuglingssterblichkeit und Totgeburtenrate. Inaugural-Diss., Bonn.

Werner, E. E., Smith, R. E. (1992): Overcoming the odds. High risk children from birth to adulthood. Cornell University Press, Ithaca–London.

Woodroffe, C., Glickman, M., Barker, M., Power, C. (1993): Children, teenagers, and health. Open University Press, Buckingham–Philadelphia.

6 Lebenswelten – Einfluß sozialer Faktoren auf Gesundheit und Entwicklung

Hans G. Schlack

6.1 Einleitung und Begriffsbestimmung

Mit dem Begriff „Lebenswelt" wird die alltäglich erfahrbare Wirklichkeit des sozialen Umfeldes bezeichnet, die durch Familie, Nachbarschaft, Gemeinwesen, bestimmte Gruppen und das soziokulturelle Milieu bestimmt wird. Ihre wesentliche Funktion ist die Vermittlung von Berechenbarkeit und sozialer Sicherheit. „Lebenswelt" ist somit eine positiv definierte Struktur, nicht lediglich eine Beschreibung aktuell gegebener Zustände. In diesem Sinne stellt sich eine lebensweltorientierte Sozialarbeit die Aufgabe, noch funktionierende, aber gefährdete soziale Zusammenhänge durch Aktivierung vorhandener Ressourcen zu stärken (Frank 1997).

Eine der wesentlichen Aufgaben der Sozialpädiatrie ist die Sorge für bestmögliche Entwicklungsbedingungen der Kinder (also die Sorge für ihre Lebenswelt). Je jünger das Kind ist, desto stärker wird seine Lebenswelt von seinen unmittelbaren Bezugspersonen, in der Regel seine Familie, bestimmt. Die säkularen Veränderungen sozialer Strukturen haben sich auch auf die Familie bedeutsam ausgewirkt (z.B. über verändertes Generationsverhalten, Familiengröße, Erziehungsgrundsätze, Anforderungen des Erwerbslebens, Pluralität der Lebensformen), und die Frage, ob und in welchem Maße die im gleichen Zeitraum zu beobachtenden Entwicklungsrisiken vor allem auf psychischem Gebiet speziell mit diesen Änderungen der familiären Lebenswelt zusammen hängen, ist seit vielen Jahren Gegenstand sozialpädiatrischer Diskussion.

Viele dieser (potentiellen, denkbaren) Zusammenhänge sind weniger klar, im Sinne wissenschaftlicher Beweisführung komplizierter und weniger eindeutig, als es für praktische Handlungskonzepte wünschenswert wäre. Eine nostalgische Verklärung vorindustrieller Lebens- und Familienformen wäre sicher kein verallgemeinerungsfähiger, auf heutige Lebensbedingungen übertragbarer Lösungsansatz. Es ist aber unerläßlich, die psychischen Grundbedürfnisse der Kinder zu kennen, ohne deren Erfüllung sowohl das einzelne Kind als auch die Gesellschaft Schaden nehmen (s. auch Kap. 2).

Langmeier u. Matějček (1977) haben auf der Basis empirischer Daten dafür eine sehr prägnante Formel gefunden. Nach ihrer Darstellung müssen für Kinder **vier Grundbedürfnisse** erfüllt werden, von denen jeweils zwei in einer polaren Beziehung zu einander stehen:

1. Das Bedürfnis nach Stimulation und Variation der Reize, d.h. nach Abwechslung
2. Das Bedürfnis nach Stabilität, d.h. nach Ordnung, Regelmäßigkeit und Berechenbarkeit der erfahrbaren Umwelt
3. Das Bedürfnis nach Bindung, Zugehörigkeit und Abhängigkeit
4. Das Bedürfnis nach Unabhängigkeit, Selbständigkeit und Selbstbestimmung.

Die Bedeutung dieser Grundbedürfnisse ist in den verschiedenen Altersstufen unterschiedlich gewichtet. Vor allem in den ersten beiden Lebensjahren sind die Verläßlichkeit und andere Qualitäten der sozialen Bindung besonders wichtig; deren Erfahrung ist die Voraussetzung für Bindungsfähigkeit, Angstfreiheit und in der weiteren Entwicklung für Explorations- und Lernbereitschaft, für Ablösung und Verselbständigung. Aber schon beim Säugling besteht neben dem Wunsch nach Nähe und Versorgung der Wunsch nach Autonomie und Unabhängigkeit (Dornes 1993). Zu psychischer Deprivation disponiert grundsätzlich jede unzureichende, nicht dem jeweiligen Alters- und Entwicklungsstand angemessene Berücksichtigung der verschiedenen Grundbedürfnisse (Langmeier u. Matějček 1977).

Die Orientierung an den psychischen Grundbedürfnissen der Kinder ist ein pragmatisches Konzept, um auch in einer Industriegesellschaft für Bedingungen zu sorgen, welche die Kinder zur Erfüllung ihrer Entwicklungsaufgaben befähigen. Ein wesentliches Merkmal moderner Gesellschaften ist ihr Pluralismus, und dieser Pluralismus schlägt sich auch in den Lebenswelten der Kinder nieder (aus diesem Grund wird der Begriff „Lebenswelt“ hier im Plural benutzt). Das Ziel kann also nicht die Utopie einer „einzig richtigen und wahren“ Lebenswelt für Kinder sein, sondern die Erfüllung ihrer Grundbedürfnisse unter den unterschiedlichen Lebensbedingungen.

In den nachfolgenden Abschnitten dieses Kapitels werden einige wesentliche soziale Einflußfaktoren auf die Lebenswelten von Kindern besprochen.

6.2 Demographische Entwicklung

Die demographische Entwicklung ist in Deutschland wie auch in den meisten europäischen Ländern gekennzeichnet durch einen deutlichen Geburtenrückgang und – wegen steigender Lebenserwartung – durch eine beträchtliche Zunahme des Anteils alter Menschen in der Bevölkerung. Ende 1997 machten Kinder bis zum Alter von 15 Jahren mit rund 13 Millionen nur noch einen Anteil von 16 % der Gesamtbevölkerung aus; ihnen steht ein nahezu gleichgroßer Anteil von Menschen über 65 Jahre gegenüber (Abb. 6-1). Die in den letzten Jahren leicht gestiegenen Geburtenzahlen bedeuten wohl keine Trendwende, sondern sind darauf zurückzuführen, daß die geburtenstarken Jahrgänge der 60er Jahre in die generative Phase gekommen sind.

Zum gleichen Zeitpunkt lebten in 47 % der Mehrpersonenhaushalte keine Kinder. Kinder unter 18 Jahren lebten in 39 % der Haushalte, darunter 19,5 % mit einem Kind, 14,5 % mit 2 Kindern, 5 % mit 3 und mehr Kindern. In den Ländern der Europäischen Gemeinschaft hatten Frauen 1980 im statistischen Durchschnitt noch 1,8 Kinder, 1992 nur noch 1,5. Lediglich in Irland lag die Geburtenziffer zuletzt noch über 2, am niedrigsten in Italien (einem traditionell als kinderfreundlich geltenden Land) mit weniger als 1,3 (Höhn 1993).

Die Entwicklung in Deutschland geht aus folgenden Zahlen hervor: Die Geburtenziffer sank von über 2,5 (West 2,53, Ost 2,50) im Jahr 1964 auf 2,0 (West) bzw. 2,19 (Ost) im Jahr 1970 und weiter auf 1,45 (West) bzw. 1,54 (Ost) im Jahr 1975. Dieses Niveau blieb bis zur deutschen Wiedervereinigung weitgehend konstant (abgesehen von einem vorübergehenden Anstieg in der DDR um 1980). In den Jahren zwischen 1990 und 1994 war in Ost-Deutschland ein dramatischer Geburtenrückgang um mehr als 50 % zu verzeichnen, als dessen Ursachen mehrere Faktoren in Betracht zu ziehen sind: Verunsicherung durch soziale Umbrüche und insbesondere Angst vor dem Verlust des Arbeitsplatzes, Umsiedelung von jungen Familien bzw. Menschen im „reproduktiven“ Alter aus wirtschaftlichen Gründen nach West-Deutschland sowie Anpassung

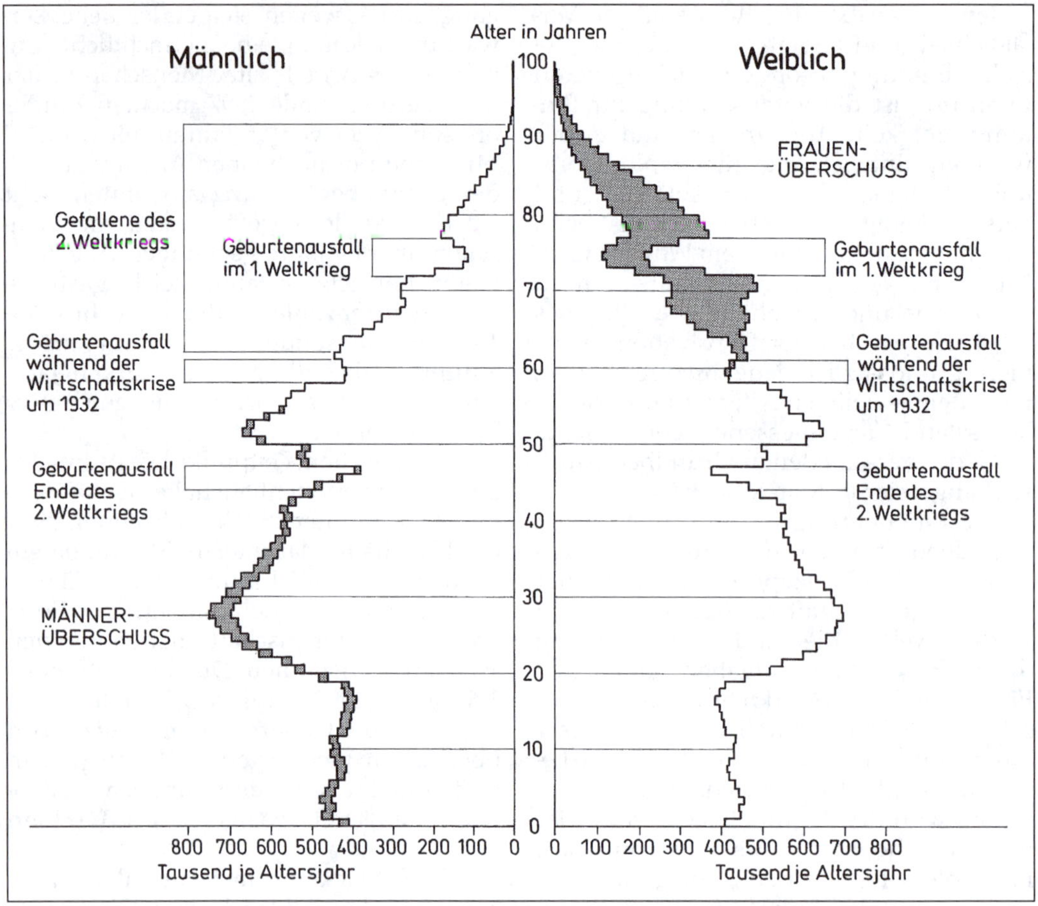

Abbildung 6-1: Altersaufbau der Bevölkerung Deutschlands am 1.1.1992 (Quelle: Statistisches Jahrbuch 1993).

an das generative Verhalten der westdeutschen Frauen, deren Durchschnittsalter bei der Geburt des 1. Kindes rund 4 Jahre über dem der Frauen in der DDR lag (Meyer u. Schulze 1992). Derzeit liegt die Geburtenziffer in Deutschland bei 1,3.

Die Gründe für den Geburtenrückgang in den „entwickelten" Ländern liegen auf verschiedenen Ebenen. Durch die Sozialversicherungssysteme sind Kinder heute nicht mehr wie in früheren Jahrhunderten eine Voraussetzung für die Existenzsicherung der Elterngeneration; im Gegenteil stellen Kinder heute für die Eltern eher einen „ökonomischen Unwert"" (Hurrelmann 1993) dar, indem Paare, die sich für Kinder entscheiden, finanziell im Durchschnitt wesentlich schlechter gestellt sind als Paare ohne Kinder. Daran haben die bisherigen staatlichen Ausgleichsmaßnahmen keine durchgreifende Änderung bewirkt; ein effektiver Familienlastenausgleich ist noch immer eine unerfüllte sozialpolitische Forderung. Nach den Worten von Hurrelmann setzt der Staat darauf, daß sich Eltern aus emotionalen Gründen für Kinder entscheiden und die ökonomischen Konsequenzen dieser „irrationalen" Entscheidung selbst regeln.

Die finanzielle Schlechterstellung ist auch neben der Einbuße an individuellen Freiheiten, dem Gefühl der Überforderung durch Erziehungs- und Betreuungsaufgaben und abnehmender Ehezufriedenheit ein Faktor des „Baby-Schocks", der viele Eltern nach der Geburt des ersten Kindes von dem Wunsch nach weiteren Kindern abhält (5. Familienbericht der Bundesregierung 1994). Durch die Verbreitung antikonzeptioneller Maßnahmen setzt die Realisierung eines Kinderwunsches eine aktive Entscheidung voraus, die je nach Lebensumständen verschoben oder schließlich ausgesetzt wird (Höhn 1993).

Die Folgen dieser demographischen Entwicklung laufen darauf hinaus, daß die Kinder als Bevölkerungsminderheit in der Sozial-, Wirtschafts- und Finanzpolitik unzureichend berücksichtigt werden. Die Industriegesellschaft favorisiert den örtlich ungebundenen und in der Arbeitszeit flexiblen Arbeitnehmer, wodurch die sozialen Beziehungsgefüge von Kindern gefährdet werden (Bertram 1993). In einer kinderarmen Gesellschaft werden Kinder außerdem schneller als Unruhefaktor und als störend empfunden (Süssmuth, zit. n. Höhn 1993).

Gemeinsam bedeuten die auf die Bedürfnisse der Erwachsenen und insbesondere des Wirtschaftlebens zugeschnittenen Bedingungen eine „strukturelle Rücksichtslosigkeit" gegenüber Kindern (Kaufmann 1990), die eine der Ursachen des Geburtenrückgangs ist. Wie am Beispiel von Schweden erkennbar ist, können sozialpolitische Maßnahmen zur besseren Vereinbarkeit von Familie und Beruf und zur besseren finanziellen Absicherung von Familien einen Wiederanstieg des Geburtenniveaus begünstigen (Höhn 1993).

Dennoch ist das generative Verhalten nicht nur durch materielle Erwägungen und die Verfügbarkeit kontrazeptiver Mittel bestimmt, sondern auch durch kollektive Einstellungen zu Kindern. Der ausgiebigste Geburtenrückgang fand im Laufe dieses Jahrhunderts in Deutschland nicht im Zusammenhang mit der Einführung der „Pille" statt, sondern bereits während und nach dem 1. Weltkrieg. Wurden um die Jahrhundertwende noch 400 Kinder in 100 Ehen geboren, waren es zwischen den Weltkriegen nur noch 220. Das weitere Absinken auf 200 in den ersten 2 Jahrzehnten nach dem 2. Weltkrieg und auf 160 in den 70er-Jahren ist dagegen vergleichsweise geringer (8. Jugendbericht der Bundesregierung 1990). Durch die Senkung der Säuglings- und Kindersterblichkeit, gestiegene Lebenserwartung und Zuwanderung ist der Geburtenrückgang zahlenmäßig kompensiert worden.

6.3 Bindung und familiäre Interaktion

Die Erfüllung der psychischen Grundbedürfnisse des Kindes ist abhängig von der Interaktion mit seinen Bezugspersonen, und die Interaktion ihrerseits wird wesentlich bestimmt durch die Lebensumstände der Eltern und des Kindes selbst.

6.3.1 Bindung

Die soziale Interaktion hat in der ersten Lebensphase hauptsächlich das Ziel, eine stabile Bindung zwischen dem Kind und seiner Hauptbezugsperson (oder auch mehreren Bezugspersonen) herzustellen. Bindung (attachment) ist nach Bowlby (1975) das Produkt verschiedener Verhaltenssysteme, deren Zweck die Nähe zwischen Mutter und Kind ist. Die psychobiologische Funktion der Bindung ist die Vermittlung von Sicherheit und Geborgenheit („Urvertrauen" nach Erikson).

Die **Qualität der Bindung** im 1. und 2. Lebensjahr läßt sich in standardisierten Beobachtungssituationen mit kurzzeitiger Trennung von Mutter und Kind recht zuverlässig beurteilen (Ainsworth et al. 1978). Danach ist eine Einteilung in **drei hauptsächliche Bindungsmuster** möglich, die für die weitere Entwicklung von großer Bedeutung sind (Großmann u. Großmann 1995):

- **Sicheres Bindungsmuster:** Kinder, deren Mütter auf die Kontaktwünsche der Kinder einfühlsam und verläßlich eingehen, zeigen in Gegenwart der Mutter Explorations- und Spielverhalten, bei welchem sie sich auch von der Mutter lösen können. Wenn sich die Mutter kurz entfernt, reagieren sie mit Erregung und Weinen, bei Rückkehr der Mutter lassen sie sich von ihr trösten und beruhigen, sie kehren dann ohne dauerhafte Verunsicherung wieder zum Spiel zurück.
- **Unsicher-vermeidendes Bindungsmuster:** Kinder, deren Bindungswünsche oft abgewiesen wurden und die die Erfahrung gemacht haben, daß Selbstbeschäftigung und Verzicht auf Nähe die Bezugsperson am ehesten zufriedenstellt, setzen bei Weggang der Mutter ihr Spiel fort und zeigen bei ihrer Rückkehr auch kein deutliches Bedürfnis nach Trost oder Nähe, obwohl auch bei ihnen subtile Symptome der Irritation durch die Abwesenheit der Mutter zu beobachten sind. Diese Kinder zeigen bereits eine deutliche Resignation in Bezug auf ihre Bindungswünsche.
- **Unsicher-ambivalentes Bindungsmuster:** Kinder, deren Mütter auf die Bindungswünsche des Kindes unberechenbar und von der aktuellen Laune bestimmt reagieren, trennen sich kaum von der Mutter und nehmen Spielangebote nicht oder nur wenig wahr. Auf eine kurze Trennung reagieren sie verzweifelt und überängstlich, bei der Rückkehr der Mutter lassen sie sich schwer trösten und reagieren teilweise auch aggressiv gegen die Mutter. Offensichtlich sind diese Kinder so hochgradig verunsichert, daß sie ihre Aktivität ganz auf das Bindungsverhalten konzentrieren und kaum noch offen für Exploration und Spiel sind.

Diese Grundformen des Bindungsverhaltens erweisen sich als recht konstant in der weiteren Persönlichkeitsentwicklung. Sie beeinflussen noch im Erwachsenenalter das Beziehungsverhalten zum Partner und zu den eigenen Kindern, so daß ungünstige Bindungsmuster im Sinne einer biographischen Erbschaft an die nächste Generation weitergegeben werden können. Demgegenüber entwickeln sich aus sicher gebundenen Kindern nach den Erfahrungen der modernen Bindungsforschung mit großer Wahrscheinlichkeit empathische Persönlichkeiten, die in der Lage sind, Verantwortung für die Konsequenzen des eigenen Tuns zu übernehmen und dabei auch die Interessen der Mitmenschen zu berücksichtigen (Großmann u. Großmann 1995).

Die Bindungsforschung hat sich zwar bisher hauptsächlich mit der Interaktion der Mütter mit ihren Kindern beschäftigt, jedoch lassen sich grundsätzlich die gleichen Bindungsqualitäten auch zwischen Vater und Kind nachweisen (Großmann und Großmann 1995). Die Frage, ob ein Kind im 1. und 2. Lebensjahr nur eine einzige Hauptbezugsperson haben sollte, um sich optimal entwickeln zu können, ist immer wieder Gegenstand der Diskussion auch in der Sozialpädiatrie. Vorstellungen, daß im Zuge der frühkindlichen Bindungsentwicklung ein prägungsähnliches Lernen stattfinde, welches das Kind unwiderruflich an die Hauptbezugsperson bindet („Monotropie des Säuglings"), haben sich jedenfalls nicht bestätigt (Ernst u. v. Luckner 1985). Von einem evolutiven Standpunkt betrachtet müßte eine ausschließlich auf die Mutter orientierte Bindung sogar als unzureichende biologische Absicherung der sozialen und emotionalen Entwicklung angesehen werden (Michaelis u. Krägeloh-Mann 1989). Zwar ist der Säugling auf eine dyadische Interaktion angewiesen, diese ist aber nicht nur mit einer Person, sondern mit mehreren vertrauten Personen möglich.

6.3.2 Psychosoziale Einflüsse auf die Interaktion

Längsschnittstudien, in welchen biologische und psychosoziale Risiken in ihrer Aus- und Wechselwirkung auf die geistige und seelische Entwicklung von Kindern untersucht werden, zeigen übereinstimmend die dominierende Bedeutung der psychosozialen Faktoren. In der Hawaii-Studie (Werner et al. 1968,1971), der ältesten und berühmtesten dieser Studien, wurde die bis dahin vorherrschende Ansicht über den vorrangigen und andauernden Einfluß (hirn-)organischer Faktoren als Ursache von Entwicklungsstörungen widerlegt; spätestens vom 2. Lebensjahr an spielen psychosoziale Bedingungen (die „Lebenswelt" im oben definierten Sinne) die ausschlaggebende Rolle.

Diese Ergebnisse wurden durch vergleichbare Untersuchungen in Deutschland bestätigt (Meyer-Probst u. Teichmann 1984; Esser et al. 1994, 1996). Sie zeigen darüber hinaus, daß organisch bedingte Entwicklungsrisiken durch günstige psychosoziale Bedingungen kompensiert werden können (vgl. auch 13.3). Die entscheidenden Einflüsse spielen sich im Mikrokosmos der sozialen Interaktion ab, deren Qualität von Faktoren wie Emotion, Zärtlichkeit, Vokalisation, Fehlen verbaler Restriktionen, Kongruenz/Echtheit, Variabilität, Reaktivität und Stimulation bestimmt wird (Esser et al. 1994). Im wesentlichen werden diese Faktoren durch das Erziehungsverhalten des Erwachsenen vermittelt, während der Anteil des Kindes (z. B. durch bestimmte Temperamentsmerkmale) primär vergleichsweise gering ist.

Sekundär trägt allerdings das Kind zu einer nachteiligen Interaktion bei, wenn es als Reaktion auf ungünstige Umgangs- und Erziehungsweisen Störungen der Emotionalität und des Verhaltens entwikkelt; so entsteht ein Circulus vitiosus. In der Mannheimer Studie (Esser et al. 1994) geben die statistischen Zusammenhänge einen eindeutigen Beleg für diese Transaktionshypothese. Daher ist es auch verständlich und naheliegend, daß die Qualität der Mutter-Kind-Interaktion das Kriterium war, welches die Entwicklung des Kindes am besten vorhersagte (Esser et al. 1994, 1996).

Weiterhin gibt es einen hoch signifikanten statistischen Zusammenhang zwischen den Kriterien psychosozialer Belastung (Tab. 6-1) und ungünstigen Erziehungs- bzw. Interaktionsweisen, außerdem auch zwischen psychosozialen Risiken und belastenden Lebensereignissen (z. B. Krankenhausaufenthalte, Notlagen, Trennung der Eltern, Verlust von Bezugspersonen, gewalttätige Auseinandersetzungen in der Familie u. a.). Es besteht somit eine generelle Tendenz zur Vernetzung von psychosozialen Belastungsfaktoren, die zu einer Überforderung der Bezugspersonen durch die Lebensumstände führt. Ein häufiger Ausdruck dieser Überforderung sind depressive Störungen, die vor allem bei Müttern auftreten. In den USA wird die Prävalenz depressiver Störungen in bestimmten Risikopopulationen (junge Unterschichtmütter) mit über 50 % angegeben (Zuckerman u. Beardslee 1987). Die sehr nachteilige Auswirkung mütterlicher Depressivität auf die Mutter-Kind-Interaktion und damit auf die Entwicklung der Kinder ist in zahlreichen Studien nachgewiesen worden (Sameroff u. Seifer 1983; Fergusson et al. 1984; Cox et al. 1987). Hoher Verbrauch bzw. Abusus von Psychopharmaka ist dann das häufige Resultat inadäquater Streßbewältigung der Mütter (Borchert u. Collatz 1993). Körperliche Erschöpfungszustände, psychosomatische Erkrankungen und vielfältige Befindlichkeitsstörungen begleiten häufig die Depressivität und sind Ausdruck einer Überforderungssituation, der vor allem sozial weniger privilegierte Mütter zunehmend ausgesetzt sind (Collatz et al. 1998).

Eine wichtige stützende Funktion hat vor allem für psychosozial belastete Mütter das „soziale Netzwerk", welches von Personen gebildet wird, die für die Mutter

Tabelle 6-1: Kriterien zur Einschätzung des psychosozialen Risikos (aus Esser et al. 1994).

	Items des Risikoindex
1	Niedriges Bildungsniveau der Eltern (keine abgeschlossene Berufsausbildung)
2	Beengte Wohnverhältnisse (> 1,0 Person pro Raum bzw. < 50 qm Gesamtwohnfläche)
3	Psychische Störung der Eltern (gemäß Forschungskriterien der ICD 10 bzw. DSM-III R)
4	Kriminalität/Herkunft aus zerrütteten familiären Verhältnissen (aus Anamnese der Eltern)
5	Eheliche Disharmonie (häufiger und langanhaltender Streit, Trennungen, emotionale Kühle)
6	Frühe Elternschaft (Alter < 18 Jahre bei Geburt des Kindes bzw. Dauer der Partnerschaft < 6 Monate bei der Konzeption)
7	Ein-Eltern-Familie (bei Geburt des Kindes)
8	Unerwünschte Schwangerschaft (von Seiten der Mutter und/oder des Vaters)
9	Mangelnde soziale Integration und Unterstützung (wenig soziale Kontakte, wenig Hilfe bei der Betreuung des Kindes)
10	Ausgeprägte chronische Schwierigkeiten (mit einer Dauer von >1 Jahr, z.B. Arbeitslosigkeit, chronische Krankheit)
11	Mangelnde Bewältigungsfähigkeiten (im Umgang mit den Lebensereignissen des letzten Jahres, wie z.B. Verleugnung, Rückzug, Resignation, Dramatisierung)

Bewertung: Risikoindex 0 = keine Risikobelastung
Risikoindex 1–2 = leichte Risikobelastung
Risikoindex 3 und mehr = schwere Risikobelastung

einerseits als Bezugspersonen von Bedeutung sind, sie andererseits in ihren mütterlichen Aufgaben unterstützen (Jennings et al. 1991). Ein gut funktionierendes soziales Netzwerk verbessert nicht nur die Interaktion zwischen Mutter und Kind, sondern auch die somatische Gesundheit von Mutter und Kind (Oakley et al. 1994). Erfolgreiche Interventionen zur Verbesserung der Mutter-Kind-Interaktion können bereits eingetretene neuropsychiatrische Störungen beim Kind wieder rückgängig machen und dadurch auch zur seelischen Gesundheit der Mutter beitragen (Esser et al. 1994).

Ungünstige Interaktionen können im weiteren Verlauf der Kindheit und Adoleszenz eine Eigendynamik entwickeln und zu einer Zunahme neuropsychiatrischer Störungen führen. In einer tschechischen Studie über unerwünschte Kinder (ihre Unerwünschtheit war dadurch belegt, daß sie nach zweimalig abgelehntem Antrag auf Schwangerschaftsunterbrechung geboren waren) nahmen die Probleme zwischen dem Einschulungs- und dem Erwachsenenalter an Ausprägung und Häufigkeit zu. Im Vergleich zu einer Kontrollgruppe waren vermehrt Störungen des Sozialverhaltens, Alkoholismus und Delinquenz zu registrieren (Matějček 1990).

Andererseits konnten auch **protektive Faktoren** identifiziert werden. So wurde u.a. in der Hawaii-Studie festgestellt, daß langfristig die nachteiligen Folgen sehr ungünstiger familiärer Bedingungen in vielen Fällen kompensiert werden können, wenn ein außerfamiliäres soziales Netzwerk vorhanden ist und wenn bei den Kindern günstige Anlagen (mindestens durchschnittliche Intelligenz, ausgeglichenes Temperament, soziale Initiative und Kontaktfähigkeit) gegeben sind (Werner u. Smith 1992; s. auch Kap. 2).

6.4 Vereinbarkeit von Familie und Beruf

Die Lebensbedingungen einer modernen Industriegesellschaft beeinflussen die Rollenverteilung zwischen Mann und Frau in

Beruf und Familie, den Wunsch nach Kindern und die Betreuung von Kindern. Insbesondere die Berufstätigkeit von Müttern ist Gegenstand vieler Untersuchungen über die Vereinbarkeit von Beruf und Erziehungsaufgaben; bezeichnenderweise wird die Berufstätigkeit von Vätern nicht in gleicher Weise hinterfragt.

In Deutschland waren 1997 insgesamt 15,3 Millionen Frauen berufstätig, das sind 56% der Frauen im Erwerbsalter (15–65 Jahre). Darunter waren 0,9 Millionen Mütter mit Kindern unter 3 Jahren bzw. 1,7 Millionen mit Kindern unter 6 Jahren. Aufgrund der sehr verschiedenen politischen und sozialen Ordnungen bis 1989 gab es wesentliche Unterschiede zwischen Ost- und West-Deutschland, die sich in den Jahren seit der Wiedervereinigung noch nicht ausgeglichen haben (obwohl sich die Verhältnisse in Ost-Deutschland – meist ungewollt als Folge der Arbeitslosigkeit – an die westdeutschen angenähert haben).

In der früheren DDR war die Vereinbarkeit von Berufstätigkeit und Kindererziehung politisch gewollt, eine absichtliche Kinderlosigkeit gesellschaftlich diskriminiert (Meyer u. Schulze 1992). Auch Mütter waren überwiegend vollzeitbeschäftigt, der Frauenanteil am Familieneinkommen betrug 41% (in der „alten" Bundesrepublik 18%). Als notwendige Voraussetzung dafür bestand ein praktisch 100%iger Versorgungsgrad mit Kinderbetreuungsplätzen, wobei die Bedingungen und Risiken einer ganztägigen außerhäuslichen Betreuung von Kindern ab dem 2. Lebensjahr schon vor und insbesondere nach der politischen Wende Gegenstand kritischer Betrachtungen waren (Schneeweiß 1993).

In der alten Bundesrepublik war nur ein Drittel der Mütter mit Kindern unter 3 Jahren berufstätig, und diese ganz überwiegend in Teilzeitbeschäftigung (Bertram 1993). Im Vergleich mit den anderen Ländern der Europäischen Gemeinschaft gehörte 1988 die Erwerbstätigenquote von Frauen mit jungen Kindern in der Bundesrepublik Deutschland zu den niedrigsten (Höhn 1993). Diese Daten lassen auf eine bewußte Rücksichtnahme auf die Anforderungen der Kindererziehung schließen; allerdings spielte wohl in vielen Fällen auch der niedrige Versorgungsgrad mit Kinderbetreuungseinrichtungen eine Rolle. Ob und ggf. wie weit sich speziell diese Unterschiede in der Mütter-Berufstätigkeit differentiell auf die Entwicklung ost- und westdeutscher Kinder ausgewirkt haben, kann heute nicht mit zufriedenstellender Sicherheit beantwortet werden; viele weitere unterschiedliche Einflußfaktoren müssen als Variablen in Betracht gezogen werden. Neue Ergebnisse der Bindungsforschung zeigen jedenfalls, daß Fremdbetreuung wegen Berufstätigkeit der Mutter bzw. beider Eltern keinen erkennbar negativen Einfluß auf das Bindungsverhalten nimmt. Sicher gebundene Kinder werden dadurch nicht verunsichert; bei unsicher gebundenen Kindern kann zwar durch eine qualitativ schlechte Fremdbetreuung eine Zunahme von Verhaltensauffälligkeiten, durch eine qualitativ gute Fremdbetreuung aber auch eine Besserung bewirkt werden (Dornes 1998).

In jedem Fall hat der Wunsch nach Berufstätigkeit und damit die Frage der Vereinbarkeit von Familie und Beruf bei Müttern mit jungen Kindern eine große Bedeutung – für die Existenzsicherung (auch im Hinblick auf das spätere Rentenniveau), für Selbstwert und Selbstzufriedenheit und für eine Verringerung der Abhängigkeit. Entgegen manchen Annahmen zeigen in- und ausländische Studien (Gerhard et al. 1990, Crockenberg u. Litman 1991), daß Kinder berufstätiger Mütter nicht mehr, sondern weniger Auffälligkeiten in Entwicklung und Verhalten aufweisen. Berufstätigkeit kann offenbar so viel zur Lebenszufriedenheit von Müttern (und Vätern) beitragen, daß dadurch auch die psychischen Bedürfnisse der Kinder insgesamt besser erfüllt werden können.

Nachteile für das Kind aus der Berufstätigkeit beider Eltern (bzw. eines alleinerziehenden Elternteils) können resultieren, wenn die Summe der beruflichen und familiären Aufgaben zu einer Überforderung der Eltern führt und die Tagesbetreuung des Kindes qualitativ unzureichend ist. Diesen Gesichtspunkten müssen familienpolitische Maßnahmen Rechnung tragen, z. B. durch Förderung von mehr Teilzeitarbeit, flexiblen und familienfreundlichen Arbeitszeiten, Verbesserung der Kinderbetreuungsmöglichkeiten, Förderung des beruflichen Wiedereinstiegs von Frauen nach der „Familienphase" (5. Familienbericht der Bundesregierung 1994).

6.5 Vielfalt und Instabilität sozialen Zusammenlebens

Trotz zunehmender Verbreitung anderer Formen sozialen Zusammenlebens stellt die „klassische" bürgerliche Familie mit formal verheirateten Eltern noch immer die quantitativ vorherrschende Familienform dar (5. Familienbericht der Bundesregierung 1994). Sie kann unter dem Aspekt berechenbarer und möglichst konstanter äußerer Rahmenbedingungen als besonders kindgerecht gelten, und darin liegt wohl die relative Widerstandsfähigkeit dieser Institution auch in Zeiten soziokultureller Umbrüche begründet.

Deutliche Unterschiede zwischen Ost- und West-Deutschland gibt es in der Häufigkeit nicht ehelicher Geburten (1997 im Osten 44 %, im Westen 14 %, im nationalen Durchschnitt 18 %; Tendenz im Westen zunehmend). Kinder lebten 1997 in 28 % der nichtehelichen Lebensgemeinschaften; deren Zahl stieg zwischen 1991 und 1997 in Deutschland von 1,39 Mill. auf 1,98 Mill.. Insgesamt knapp ein Drittel der Kinder wächst ohne Geschwister auf (5. Familienbericht der Bundesregierung 1994); nur noch in jedem 5. Mehrpersonenhaushalt lebt mehr als ein Kind.

Weil Stabilität und Verläßlichkeit sozialer Beziehungen zweifellos zu den psychischen Grundbedürfnissen der Kinder gehört (vgl. 6.1 sowie Kap. 2), sind Trennung bzw. Scheidung der Eltern und das Hinzutreten von Stiefeltern und sonstigen neuen Bezugspersonen grundsätzlich als kritische Lebensereignisse anzusehen. Im Jahr 1997 wurden in Deutschland 422 766 Ehen geschlossen, aber auch 187 802 Ehen geschieden. In knapp der Hälfte der geschiedenen Ehen waren keine Kinder vorhanden; von den anderen Scheidungsfällen waren in nur einem Jahr mehr als 105 000 minderjährige Kinder betroffen (Statistisches Jahrbuch 1999; s. a. Kap. 7).

Zwischen den 50er und den 80er Jahren waren die Eheschließungen stark rückläufig, während die Scheidungszahlen stiegen; seitdem ist das Niveau der Scheidungshäufigkeit (mit Schwankungen nach beiden Richtungen) annähernd konstant geblieben. Zu diskutieren ist, ob die Zunahme von Stieffamilien der Häufigkeit sexuellen Mißbrauchs von Kindern (vgl. Kap. 12) Vorschub leistet, weil das Inzest-Tabu unter nicht blutsverwandten Mitgliedern einer Familiengemeinschaft schwächer ist.

6.6 Armut und niedriger sozioökonomischer Status

Der **sozioökonomische Status** wird durch Kriterien des Bildungsniveaus und der materiellen Existenzsicherung der Familie definiert, in der Regel durch die berufliche Stellung und das Einkommen des Vaters und die Schulbildung der Mutter. Diese Definition orientiert sich an der traditionellen, aber durchaus nicht mehr generell gegebenen Rollenverteilung in der bürgerlichen Familie mit Zuständigkeit des Vaters für den Broterwerb und der Mutter für die Kindererziehung. Trotz der Fragwürdigkeit dieser Definition erweist sich der sozioökonomische Status nach wie vor als die wichtigste äußere Einflußgröße auf die kindliche Entwicklung (s. Kap. 2).

Von **Armut** wird gesprochen, wenn weniger als die Hälfte des durchschnittlichen Einkommens der Bevölkerung zur Verfügung steht (Hanesch et al. 1994). Gegen diese Definition wird eingewandt, daß eine solchermaßen festgestellte Armut in Mitteleuropa noch immer einen Grad von Existenzsicherung beschreibe, der weit über der „wirklichen" Armut in den Entwicklungsländern liege. Dieser Einwand übersieht das Kosten-Niveau in den Industriestaaten, welches dazu führt, daß die relative Armut dort ebenfalls eine weitgehende Einschränkung der Daseinsfürsorge, der Bildungschancen und des Wohnens bedeutet.

Legt man nun die genannte Armutsdefinition zugrunde, so leben aktuell 9,1 % der deutschen Bevölkerung in Armut (Abb. 6-2); bei den Kindern sind es sogar 14,2 %, d. h. statistisch jedes 7. Kind (Hanesch et al. 1994). Davon betroffen sind insbesondere kinderreiche Familien, deren Hauptverdiener arbeitslos geworden ist, und alleinerziehende Eltern. Der Anspruch auf „Hilfe zum Lebensunterhalt" nach dem Bundessozialhilfegesetz (BSHG) stimmt weitgehend mit der im Armutsbericht zugrunde gelegten Armutsgrenze überein; die Sozialhilfequote von Kindern hat sich von 1,7 % im Jahr 1963 auf 8,7 % im Jahr 1992 um mehr als das Fünffache erhöht; die Tendenz ist immer noch steigend (10. Kinder- und Jugendbericht der Bundesregierung 1998).

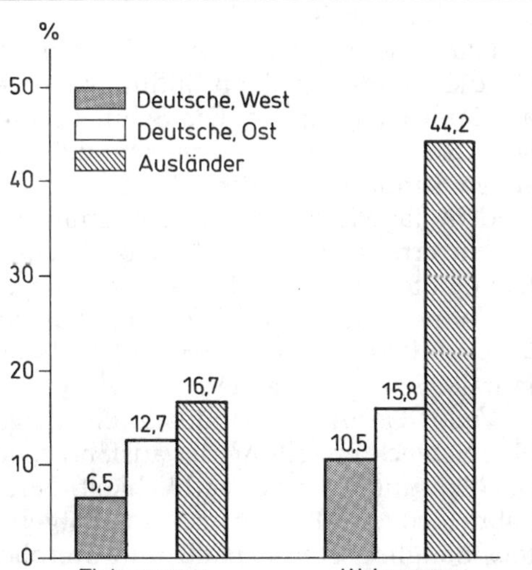

Abbildung 6-2: Einkommens- und Wohnungsarmut bei Westdeutschen, Ostdeutschen und in Deutschland lebenden Ausländern (nach Daten von Hanesch et al. [1994] aus Schlack [1994]).

Da zugleich bei einem großen, dominierenden Bevölkerungsanteil weiterhin Wohlstand herrscht, bedeutet die zunehmende Armut einer Minorität eine Spaltung der Gesellschaft. Trotz der brisanten Bedeutung dieses Phänomens mit Auswirkungen u. a. auf Morbidität und Mortalität (vgl. Kap. 5), auf Kriminalität und soziale Spannungen wird es bisher weitgehend verdrängt (Hanesch et al. 1994). Eine Trendwende ist nicht abzusehen, weil gleichzeitig die Ressourcen der Sozial- und Gesundheitsfürsorge knapper werden.

Niedriger sozioökonomischer Status und Armut sind miteinander korreliert, so daß das Armutsrisiko mit niedrigem Bildungsstand zunimmt. 80 bis 90 % der Kinder in Schulen für Lernbehinderte stammen aus unteren Sozialschichten, deren Lebensbedingungen zentrale Dimensionen der Armut widerspiegeln (Weiß 1994): Unsichere berufliche und finanzielle Situation der Eltern, schlechte Wohnungen (z. T. in „sozialen Brennpunkten", d. h. Ghetto-Situationen), unvollständige Familien, eingeschränkte und einseitige Anregung, soziale Isolation. Daraus resultiert eine Lebenswelt, in welcher die Bedürfnisse der Kinder nach Sicherheit, Geborgenheit, Pflege und Betreuung, Anregung und Förderung ihrer Autonomie nicht ausreichend befriedigt werden können. Armut ist somit einer der hauptsächlichen Risikofaktoren für die körperliche, seelische und geistige Gesundheit.

Armut führt zu einer Veränderung des familiären Klimas mit einer Zunahme von autoritären, restriktiven und strafenden Erziehungsweisen. Kinder aus armen Familien werden als ängstlicher, aggressiver oder depressiver beschrieben mit negativen Auswirkungen auf Intelligenzentwicklung und Schulerfolg. Ein höheres Bildungsniveau der Eltern ist im Zeitalter der Massenarbeitslosigkeit keine Gewähr gegen Armut, vermag aber die Auswirkungen der Armut auf das Familienklima und die psychische Entwicklung der Kinder abzumildern (Walper 1995).

6.7 Situation ausländischer Kinder

Als Folge der Anwerbung ausländischer Arbeitskräfte in den 60er und 70er Jahren stieg der Anteil der Ausländer an der Bevölkerung in der „alten" Bundesrepublik Deutschland (und ähnlich auch in Österreich und der Schweiz) stark an. Durch den Nachzug der Familien und durch die im Vergleich zur einheimischen Bevölkerung höhere Geburtenrate bilden ausländische Kinder einen relativ großen Anteil: Während der Ausländeranteil an der Bevölkerung der Bundesrepublik Deutschland im Jahr 1996 rund 9 % betrug, machten von den 1996 in Deutschland geborenen Kindern die ausländischen Kinder einen Anteil von 13,6 % aus. Die ausländische Bevölkerung weist somit eine jüngere Altersstruktur auf als die deutsche. Rund 20 % der in Deutschland lebenden Ausländer sind hier geboren, über 40 % leben seit mehr als 15 Jahren hier (Beauftragte der Bundesregierung für Ausländerfragen 1997).

Mehr als die Hälfte der ausländischen Familien wohnt in großstädtischen Ballungsgebieten, und dort überwiegend konzentriert in bestimmten, wenig attraktiven Wohngebieten (8. Jugendbericht der Bundesregierung 1990). Diese Konzentration, die sich als Stigmatisierung dieser Wohngebiete auswirkt, führt häufig zu einem Wegzug deutscher Familien und fördert so die Segregation ausländischer Familien. Die qualitative und quantitative Unterversorgung mit Wohnraum betrifft nach dem Armutsbericht des DGB und des DPWV (Hanesch et al. 1994) nahezu jede zweite Ausländerfamilie , so daß die Wohnraumarmut unter der ausländischen Bevölkerung ein stärker verbreitetes Problem ist als die Einkommensarmut (s. Abb. 6-2).

Die räumliche Segregation der Ausländerfamilien ist ein Hindernis für ihre Integration. In manchen Großstadtbezirken überwiegen ausländische Kinder in Kindergartengruppen und Schulklassen (vgl. Kap. 15). Nicht alle ausländischen Kinder besuchen einen Kindergarten, z. B. wegen fehlender Initiative der Eltern aus einer defensiven Einstellung oder dem Wunsch nach Wahrung der nationalen Identität heraus. In solchen Fällen können selbst Kinder, die in Deutschland geboren sind, bei Eintritt der Schulpflicht keinerlei Deutschkenntnisse aufweisen.

Darin liegt eine wesentliche Ursache für die eingeschränkten Bildungschancen ausländischer Kinder. Die Schulabschlüsse ausländischer im Vergleich zu deutschen Kindern mit den Daten von 1995 sind in Tabelle 6-2 dargestellt. Immerhin ist ein erfreulicher Trend zu beobachten: Die Quote der ausländischen Schulabgänger ohne Hauptschulabschhluß hat sich von rund 30 % im Jahr 1983 auf 15,4 % im Jahr 1995 nahezu halbiert.

Viele Gesundheitsindikatoren zeigen eine Schlechterstellung der ausländischen Bevölkerung. Müttersterblichkeit, Frühgeburtlichkeit, Häufigkeit von Totgeburten, Säuglingssterblichkeit und Sterblichkeit von Kleinkindern sind deutlich erhöht. Wesentliche Ursachen dafür sind Defizite in der Schwangerenbetreuung von Ausländerinnen und eine geringere Inanspruchnahme von spezialisierten Einrichtungen bei Risikoschwangerschaf-

Tabelle 6-2: Daten zur Schulbildung ausländischer im Vergleich zu deutschen Kindern 1995 (nach Angaben im Bericht der Beauftragten der Bundesregierung 1997).

	Ausländer	**Deutsche**
Schulabgang ohne Hauptschulabschluß	15,4 %	8,0 %
Abschluß der Schule für Lernbehinderte	4,6 %	2,4 %
Besuch anderer Sonderschulen	2,0 %	1,7 %
Realschulabschluß	27,3 %	41,0 %
Abitur	8,9 %	25,6 %

ten (Projektgruppe „Prioritäre Gesundheitsziele" 1990, Beauftragte der Bundesregierung für Ausländerfragen 1997).

Ein besonderes Problem ist die im Vergleich zu deutschen Kindern verdoppelte Mortalität durch Unfälle im Kleinkindalter. Hierbei spielen ungünstige Wohnverhältnisse und gefährliche Wohnumgebungen eine besondere Rolle. Im Jugendalter ist dagegen die Mortalität durch Unfälle bei Ausländern wesentlich niedriger (bei männlichen Jugendlichen um die Hälfte), bedingt vor allem durch den niedrigeren Motorisierungsgrad (Projektgruppe „Prioritäre Gesundheitsziele", 1990).

6.8 Fernsehkonsum

Das Fernsehen ist zu einem gewichtigen Faktor in der Lebenswelt von Kindern geworden. Bereits im Vorschulalter sehen deutsche Kinder im Durchschnitt etwa 1 Stunde pro Tag fern; da etwa die Hälfte der Kinder in diesem Alter noch überhaupt nicht fernsieht, bedeutet der genannte Durchschnittswert, daß die andere Hälfte der Vorschulkinder rund 2 Stunden täglich vor dem Fernseher zubringt (Feil 1993). Zu ähnlichen Ergebnissen kam eine Erhebung bei Schulkindern (Ministerium für Arbeit, Gesundheit und Sozialordnung Baden-Württemberg 1994). Nach Glogauer (1995) haben rund ein Drittel der 9- bis 10jährigen Kinder in Deutschland einen eigenen Fernsehapparat, und ebenfalls ein Drittel der 6- bis 8jährigen sieht pro Woche mehr als 30 Stunden fern. Kinder dieses Alters sind die bevorzugte Zielgruppe für Werbespots; Vielseher konsumieren bis zu 18 000 Werbespots im Jahr.

Angesichts dieser Rolle im täglichen Leben des Kindes ist die lebhafte öffentliche Diskussion über die Auswirkungen dieses Mediums auf die Entwicklung von Kindern verständlich; aussagekräftige empirische Daten (z.B. kontrollierte Längsschnittstudien) und eine darauf basierende theoretische Systematisierung sind aber bisher unzureichend (Neumann-Braun 1991). Vorliegende empirische Untersuchungen bescheinigen deutschen Familien insgesamt einen relativ kritischen Umgang mit dem Fernsehen (Neumann-Braun et al. 1993/94), d.h. einen von den Eltern zeitlich begrenzten und kommentierten Fernsehkonsum der Kinder und ein zusätzliches Angebot anderer Medien (z.B. Bücher). Allerdings ist dieses kritische Verhalten gegenüber dem Fernsehen abhängig vom Bildungsgrad und sozioökonomischen Status der Familie. Schlechte sozioökonomische Bedingungen begünstigen eine permissive Einstellung zum Fernsehkonsum der Kinder, und ein hoher Fernsehkonsum ist ein Indikator für eine familiäre Kommunikation mit wenig persönlichem Austausch.

Daneben hat exzessiver Fernsehkonsum potentiell weitere negative Auswirkungen auf die Entwicklung: Einseitigkeit der sensorischen Inanspruchnahme, Einschränkung der motorischen und kreativen Aktivität, Brachliegen der Imaginationsfähigkeit. Nicht zu übersehen ist auch eine offene oder verdeckte Stimulation und Lenkung des Konsumverhaltens, da ein großer Teil des kommerziellen Fernsehens gerade die Kindersendungen gezielt dafür einsetzt (Neumann-Braun 1991, Cebulla 1999).

Besonders aktuell ist die Frage, wie weit die zunehmende Gewaltbereitschaft von und unter Kindern mit Gewaltdarstellungen im Fernsehen zusammenhängt. In den USA wird dieser Zusammenhang als evident angesehen und von den Kinderärzten eine gleichermaßen engagierte Kampagne wie gegen das Rauchen und gegen falsche Ernährung gefordert. Als Belege für die Annahme eines ursächlichen, wenn auch nicht monokausalen **Zusammenhangs** werden aufgeführt (Sege u. Dietz 1994):

- Meta-Analysen experimenteller Untersuchungen zeigen, daß aggressives Verhalten durch Videos mit aggressivem Inhalt stimuliert wird
- Verlaufsstudien lassen eine positive Korrelation zwischen Ausmaß und Art des Fernsehkonsums einerseits und Straffälligkeit andererseits erkennen
- Kinder lernen überwiegend durch Beobachtung und Imitation; sie können aber „Show" (im Fernsehen) und Realität nicht ausreichend auseinander halten.

Gewaltdarstellungen in Fernsehsendungen für Kinder kommen nicht zuletzt häufig in Trickfilmen vor, wo Gewalt durch übertriebene Darstellungen scheinbar lustig ist (was auch die Bezeichnung „Comics" suggeriert). Wesentliche Merkmale bzw. Suggestionen solcher Sendungen sind: Gewalt wird häufig und erfolgreich von den „Helden" ausgeübt, sie wird sozial belohnt, sie ist ein probates Mittel der Problemlösung, und schmerzhafte oder dauerhafte Folgen für das Opfer entstehen nicht bzw. haben keine Bedeutung.

Nach amerikanischen Untersuchungen (Slaby 1992, zit. n. Sege u. Dietz 1994) haben Gewaltdarstellungen im Fernsehen die folgenden **Auswirkungen** auf Kinder:

- zunehmende Tendenz, aggressiv zu reagieren
- zunehmende Furcht, Opfer zu werden
- zunehmende Abstumpfung bei Beobachtung von Gewalt gegen Dritte
- zunehmende Identifikation mit gewalttätigen Akteuren im Fernsehen und immer gezieltere Auswahl gewaltreicher Sendungen aus dem TV-Programm.

Auf diese Weise kann ein Circulus vitiosus entstehen. Gefährdet sind vor allem Kinder und Jugendliche, die unter belastenden Lebensbedingungen (vgl. Tab. 6-1) aufwachsen; sie sind aus Frustration, emotionaler Abstumpfung und Mangel an Erfahrung mit besseren Alternativen in besonderem Maße disponiert, Gewaltbeispiele aus dem Fernsehen als Modell und Anstoß zu gleichartigem Verhalten umzusetzen. Schwere Nachahmungsdelinquenz nach „Vorbildern" aus Fernsehen oder Videos, wie Tötungen, Körperverletzungen, Sexualdelikte oder Raub, ist auch in Deutschland in vielen Fällen erwiesen (Glogauer 1995).

Inhalt und Dauer des Fernsehkonsums von Kindern müssen daher Gegenstand sozialpädiatrischer Aufmerksamkeit sein, und es ist notwendig, einer verbreiteten Gleichgültigkeit gegenüber diesen Risiken entgegen zu wirken. Nicht zu vergessen sind dabei auch die nachteiligen Folgen exzessiven Fernsehkonsums auf die körperliche Gesundheit, insbesondere Bewegungsmangel und Adipositas (Dietz u. Gortmaker 1985; Ministerium für Arbeit, Gesundheit und Sozialordnung Baden-Württemberg 1994).

Literatur

Ainsworth, M. D. S., Blehar, M. C., Waters, E., Wall, S. (1978): Patterns of attachment. A psychological study of the Strange Situation. Lawrence Erlbaum, Hillsdale NJ.

Beauftragte der Bundesregierung für Ausländerfragen (1997): Bericht über die Lage der Ausländer in der Bundesrepublik Deutschland. Bonn.

Bertram, H. (1993): Kinder behaupten ihren Sinn. Großstadtfamilien ist West- und Ostdeutschland. In Deutsches Jugendinstitut (Hrsg.): Was für Kinder. Kösel, München.

Borchert, H., Collatz, J. (1994): Zu Belastungssituation und Bewältigungsstrategien von Frauen mit Kindern. Z. Med. Psychol. 3: 109–117.

Bowlby, J. (1975): Bindung. Kindler, München.

Bundesminister für Familie, Senioren, Frauen und Jugend (1998): Zehnter Kinder- und Jugendbericht. Bonn.

Bundesminister für Jugend, Familie, Frauen und Gesundheit (1990): Achter Jugendbericht. Bonn.

Bundesminister für Familie und Senioren (1994): Familien und Familienpolitik im geeinten Deutschland. Fünfter Familienbericht. Bonn.

Cebulla, E. (1999): Kinder und Werbung – kleine Könige der Warenkonsumwelt. Kinderärztl. Prax. 70: 103–112.

Collatz, J., Fischer, G.C., Thies-Zajonc, S. (1998): Mütterspezifische Belastungen-Gesundheitsstörungen-Krankheit. Verlag Wissenschaft und Bildung, Berlin.

Cox, A. D., Puckering, C., Pound, A., Mills, M. (1987): The impact of maternal depression in young children. J. Child Psychol. Psychiat. 28: 917–928.

Crockenberg, S., Litman, C. (1991): Effects of maternal employment on maternal and two-year-old child behavior. Child Dev. 62: 930–953.

Dornes, M. (1993): Der kompetente Säugling. Fischer, Frankfurt/M.

Dornes, M. (1998): Mütterliche Berufstätigkeit als Risikofaktor? Frühe Kindheit 1 (Heft 3), 13–16.

Dietz, W. H., Gortmaker, S. L. (1985): Do we fatten our children at the television set? Obesity and television viewing in children and adolescents. Pediatrics 75: 807–812.

Ernst, C., v. Luckner, N. (1985): Stellt die Frühkindheit die Weichen? Enke, Stuttgart.

Esser, G., Laucht, M., Schmidt, M. H. (1994): Die Auswirkungen psychosozialer Risiken für die Kindesentwicklung. In D. Karch (Hrsg.): Risikofaktoren der kindlichen Entwicklung. Steinkopff, Darmstadt.

Esser, G., Laucht, M., Schmidt, M. H. (1996): The significance of biological and psychosocial risks for behavior problems of children at preschool age. In Brambring, M. Rauh, H., Beelmann, A. (Eds.): Early childhood intervention: Theory, evaluation, and practice. De Gruyter, Berlin–New York.

Feil, C. (1993): Das kindliche Fernsehpublikum. In Deutsches Jugendinstitut (Hrsg.): Was für Kinder. Kösel, München.

Fergusson, D. M., Horwood, L. J., Shannon, F. T. (1984): Relationship of family life events, maternal depression, and child-rearing problems. Pediatrics 73: 773–776.

Frank, G. (1997): Lebenswelt. In Deutscher Verein für öffentliche und private Fürsorge (Hrsg.): Lexikon der sozialen Arbeit. 4. Aufl. Eigenverlag, Frankfurt a.M.

Gerhard, I., Metzner, C., Runnebaum, B., Kubli, F., Linderkamp, O. (1990): Entwicklungsstand vierjähriger Kinder. Teil VIII: Psychische Entwicklung. Sozialpädiatrie 12: 895–899.

Glogauer, M. (1995): Die neuen Medien verändern die Kindheit. 3. Aufl. Dt. Studienverlag, Weinheim.

Großmann, K.E., Grossmann, K. (1995): Frühkindliche Bindung und Entwicklung individueller Psychodynamik über den Lebenslauf. Familiendynamik 20: 171–192.

Hanesch, W. et al. (Hrsg.) (1994): Armut in Deutschland. Rowohlt, Reinbek.

Höhn, C. (1993): Kindheit in den Ländern der Europäischen Gemeinschaft im Spiegel der Statistik. In Deutsches Jugendinstitut (Hrsg.): Was für Kinder. Kösel, München.

Hurrelmann, K. (1993): Familie heute – neue Herausforderungen für die Politik.. In Bertram, H., Fthenakis, W. E., Hurrelmann, K. (Hrsg.): Familien: Lebensformen für Kinder. Beltz, Weinheim–Basel.

Jennings, K. D., Stagg, V., Connors, R. E. (1991): Social network and mothers' interactions with their preschool children. Child Dev. 62: 966–978.

Kaufmann, F. X. (1990): Zukunft der Familie. Schriftenreihe des Bundeskanzleramtes, Band 10. C.H. Beck, München.

Langmeier, J., Matějček, Z. (1977): Psychische Deprivation im Kindesalter. Urban & Schwarzenberg, München–Wien–Baltimore.

Matějček, Z. (1990): Kinder aus unerwünschten Schwangerschaften – eine Längsschnittstudie über mehr als 20 Jahre. In Petermann, F., Bode, U., Schlack, H. G. (Hrsg.): Chronisch kranke Kinder und Jugendliche. Deutscher Ärzteverlag, Köln.

Meyer, S., Schulze, E. (1992): Familie im Umbruch. Zur Lage der Familien in der ehemaligen DDR. Schriftenreihe des Bundesministeriums für Familie und Senioren. Kohlhammer, Stuttgart–Berlin–Köln.

Meyer-Probst, B., Teichmann, H. (1984): Risiken für die Persönlichkeitsentwicklung im Kindesalter. VEB Georg Thieme, Leipzig.

Michaelis, R., Krägeloh-Mann, I. (1989): Zur Entwicklung der frühen sozialen Interaktion. In Bois, R. (Hrsg.): Praxis und Umfeld der Kinder- und Jugendpsychiatrie. Huber, Bern–Stuttgart–Toronto.

Ministerium für Arbeit, Gesundheit und Sozialordnung Baden-Württemberg (1994): Zur gesundheitlichen Lage der Kinder in Baden-Württemberg. Stuttgart.

Neumann-Braun, K. (1991): Kinder im Mediennetz!? Aspekte der Medienrezeption im Kindesalter. In S. Aufenanger (Hrsg.): Neue Medien – neue Pädagogik? Schriftenreihe der Bundeszentrale für politische Bildung, Band 301. Selbstverlag, Bonn.

Neumann-Braun, K., Charlton, M., Roesler, C. (1993/94): Kindliche Mediensozialisation, elterliche „gate keeper"-Funktion und familiale Umgangsstile mit Medienangeboten. Rundfunk u. Fernsehen 41: 497–511.

Oakley, A., Hickey, D., Rigby, A. S. (1994): Love or money? Social support, class inequality and the health of women and children. Eur. J. Publ. Hlth. 4: 265–272.

Projektgruppe „Prioritäre Gesundheitsziele" (1990): Dringliche Gesundheitsprobleme der Bevölkerung in der Bundesrepublik Deutschland. Nomos, Baden-Baden.

Sameroff, A. J., Seifer, R. (1983): Familial risk and child competence. Child Dev. 54: 1254–1268.

Schlack, H.G. (1994): Das sozial benachteiligte Kind. Sozialpädiatrie 16: 689–692.

Schneeweiß, B. (1993): Recht auf Liebe und Erziehung. Gedanken zur Fremdbetreuung von Kleinkindern. TW Pädiatrie 6: 232–241.

Sege, R., Dietz, W. (1994): Television viewing and violence in children: The pediatrician as agent of change. Pediatrics 94: 600–607.

Statistisches Bundesamt (1999): Statistisches Jahrbuch 1999 für die Bundesrepublik Deutschland. Wiesbaden.

Walper, S. (1995): Kinder und Jugendliche in Armut. In Bieback, K. J., Milz, H. (Hrsg.): Neue Armut. Campus, Frankfurt/M–New York.

Weiß, H. (1994): Armut, Entwicklungsgefährdung und „frühe Hilfen". Frühförd. interdisz. 13: 145–165.

Werner, E. E., Bierman, J. M., French, F. E. (1971): The children of Kauai. University of Hawai Press, Honolulu.

Werner, E. E., Honzik, M., Smith, R. (1968): Prediction of intelligence and achievement at ten years from twenty month pediatric and psychological examinations. Child Dev. 39: 1063–1075.

Werner, E. E., Smith, R. S. (1992): Overcoming the odds. High risk children from birth to adulthood. Cornell University Press, Ithaca–London.

Zuckerman, B., Beardslee, W. R. (1987): Maternal depression: A concern for pediatricians. Pediatrics 79: 110–117.

7 Familien, Familienersatz, familienergänzende Einrichtungen

Hubertus von Voss

7.1 Familie als Ideal

7.1.1 Einleitung

„Der Mensch der Gegenwart sucht Gemeinschaft. Vertrauen zu nahestehenden Menschen, Sicherheit in menschlicher Begegnung und Schutz durch bewährte Lebensbedingungen sind für den Erwachsenen elementares Bedürfnis, für das Kind unverzichtbare Existenzvoraussetzung" (Kirchhof 1995). Nach wie vor wird dem Zusammenleben in der Familie ein hoher Stellenwert beigemessen. Noch immer wird in Deutschland von den Bürgern zu 80 bis 90 %, je nach Region, die Ehe als sinnvolle und zu erhaltende Institution angesehen. Art. 6 des Grundgesetzes soll die Ehe und Familie schützen und verpflichtet insoweit auch Gerichte bei all ihren Entscheidungen zur Situation von Familien (Kirchhof 1999).

Das Bundesverfassungsgericht hat in Erkenntnis der Bedeutung des Art. 6 GG immer wieder festgestellt, daß prinzipiell die Ehe die „verläßlichste Grundlage für die Erziehung der Kinder" ist. Und weiter meint Kirchhof, hier sei sich auch die breite Mehrheit der Familienforscher und Forscher zur kindlichen Entwicklung einig, daß Kinder am besten in der „Geborgenheit" von zwei Elternteilen – nämlich Vater und Mutter – aufwachsen. Kinder brauchen im Prinzip in der Ehe verbundene Eltern. „Dies ist das Modell unseres Grundgesetzes, der Normalmaßstab" (Kirchhof 1999).

Art. 6 Grundgesetz
Schutz von Ehe und Familie, nichteheliche Kinder

(1) Ehe und Familie stehen unter dem besonderen Schutz der staatlichen Ordnung.
(2) Pflege und Erziehung der Kinder sind das natürliche Recht der Eltern und die zuvörderst ihnen obliegende Pflicht. Über ihre Betätigung wacht die staatliche Gemeinschaft.
(3) Gegen den Willen der Erziehungsberechtigten dürfen Kinder nur auf Grund eines Gesetzes von der Familie getrennt werden, wenn die Erziehungsberechtigten versagen oder wenn die Kinder aus anderen Gründen zu verwahrlosen drohen.
(4) Jede Mutter hat Anspruch auf den Schutz und die Fürsorge der Gemeinschaft.
(5) Den unehelichen Kindern sind durch die Gesetzgebung die gleichen Bedingungen für ihre leibliche und seelische Entwicklung und ihre Stellung in der Gesellschaft zu schaffen wie den ehelichen Kindern.

Art. 6 GG muß somit nicht allein aus der Sicht der eine Familie bildenden Erwachsenen – sprich Vater und Mutter – gesehen werden. „Wir müssen Artikel 6 aus der Position der Schwächsten in dieser Gesellschaft verstehen, und das sind die Kinder (Kirchhof 1999)". Ob tatsächlich Eltern in einer nichtehelichen Lebenspartnerschaft im Vergleich zu Eltern im Status der Ehe gleichwertige Entwicklungsvoraussetzungen schaffen können, muß – weil noch nicht genügend untersucht – offen bleiben.

Familie unterliegt einem inhaltlichen und strukturellen Wandel. Und dennoch scheint es so zu sein, daß in Deutschland die **Ehe** die „maßgebliche Form" des Zusammenlebens von Männern und Frauen geblieben ist. Die Zahl der Ehepaare soll seit 1991 bis zum Jahr 1998 nahezu konstant geblieben sein und liegt bei 19,5 Millionen Ehen. Die **nichtehelichen** Lebensgemeinschaften nehmen allerdings zu. Im Jahr 1998 gab es mit 1,4 Millionen 42 % mehr nicht-eheliche Lebensgemeinschaften als 1991.

7.1.2 Mehrgenerationen-Beziehungen

Kinder und Familien werden in jüngster Zeit vermehrt unter intergenerationellem Aspekt betrachtet. Dabei spielt auch eine Rolle, daß die durchschnittliche Kinderzahl in Deutschland 1,3 pro Ehe oder eheähnlicher Gemeinschaft beträgt. Damit hat Deutschland die niedrigste Geburtenrate in Europa. Frauen in Deutschland bringen ihre Kinder immer später zur Welt. Die meisten Kinder werden von ihren Müttern im Alter von 30 bis 35 Lebensjahren zur Welt gebracht. Frauen scheinen nicht mehr auf ihre „biologische Uhr" (Wehner 1999) zu achten. Frauen haben oft mit 40 Jahren noch Kleinkinder, und die Großeltern sind dann auch schon alt und können sich nicht mehr so umsorgend und ggf. auch die jüngere Familie stützend um die Enkelkinder kümmern. Und wenn die Enkelkinder erwachsen sind, werden sie in vielen Fällen keine Großeltern mehr haben. Traditionen werden weniger von den Großeltern auf die Enkelkinder übergeben werden können. Wenn sich früher über eine Zeitspanne von rund 80 Jahren vier Generationen häufig begegneten und auch untereinander fördern und stützen konnten, so werden zukünftig vornehmlich zwei Generationen dieses Zeitfenster ausfüllen. Dies bedeutet nun, daß der sogenannte und als soziale Errungenschaft gepriesene Generationenvertrag mehr denn je gefährdet wird (Wehner 1999). Zugleich zeichnet sich ab: „Für das Glück des Lebensabends vermissen immer mehr Deutsche aus der Mittelschicht vor allem eins: Enkelkinder (Wehner 1999)".

In den alten Bundesländern hat sich die Zahl der Alleinlebenden zwischen 25 und 45 Jahren seit 1972 verdreifacht. Lebten Anfang der siebziger Jahre nicht einmal 8 % der 25 bis 35 Jahre alten Westdeutschen allein, so betrug die Zahl zu Beginn der 90iger Jahre schon 20 %. Familie als attraktive Lebensform eben mit Kindern bedarf einer nachhaltigen öffentlichen Unterstützung.

Unsere „moderne" Gesellschaft sorgt dafür, daß die Familie mit dem verdienenden Vater und einer zuhause die Kinder versorgenden und erziehenden Mutter immer seltener zu finden ist. Zwei-Verdiener-Familien müssen somit die Pflege und Erziehung mehr und mehr an Institutionen abgeben, wie auch die Pflege der älteren Generation. Wo früher unentgeltlich erzogen und gepflegt und umsorgt wurde, muß heute für das Entgelt solcher Dienstleistungen Geld verdient werden. Hier kommt die Frage auf, wie der Staat eine solche Entwicklung – trotz mehr und mehr zu vererbenden Vermögens in den Familien – dauerhaft überstehen kann (Wehner 1999).

7.1.3 Familie als Ort sozialen Lernens

Vielfach wird betont, daß der Erwerb sozialer Fertigkeiten bei Kindern mindestens ebenso viel oder sogar noch mehr wert sei wie der Erwerb kognitiver Fertigkeiten. Wo will aber das Kind solche Fertigkeiten erlernen, wenn Familien immer kleiner werden und ihnen das Auseinanderbrechen zunehmend droht? Auch wird vielfach die Meinung vertreten, daß Kinder in Familien zu anpassungsfähigen Menschen erzogen werden sollten. Wie aber Anpassung verstanden wird und mit welchen Erwartungen der Erwachsenen sich Kinder schon früh auseinandersetzen müssen, schlägt sich in der **UNO-Konvention über die Rechte des Kindes** (s. Kap. 18) nieder. In der Präambel dieses Übereinkommens wird nämlich die Familie als Grundeinheit der Gesellschaft definiert. Sie sei die natürliche Umgebung für das Wachsen und Gedeihen aller ihrer Mitglieder, insbesondere der Kinder. Dort solle auch Kindern der erforderliche Schutz und Beistand gewährt werden, damit sie ihre Aufgaben innerhalb der Gemeinschaft voll erfüllen können.

Daß dabei Aspekte zur Prävention von Aggressionsverhalten, wie z.B. Erlernen von Bindungsverhalten und Erhalt von Bindungen in der Familie, immer wichtiger werden, verdeutlichen Analysen zur Gewaltentwicklung in Familien bis hin zur Häufigkeit von kriminellen Handlungen, die von Kindern und Jugendlichen ausgeübt werden.

In Bayern jedenfalls wurden nach den Erhebungen der Kriminologischen Forschungsgruppe der Polizei über die Jahre 1992 bis 1996 um 54,7% mehr tatverdächtigte Kinder und Jugendliche registriert. Die Zahl der Tatverdächtigen bis zum Alter von 14 Jahren stieg vom Jahr 1997 bis zum Jahr 1998 um 3% auf 148000 Kinder an. Ladendiebstähle, Sachbeschädigungen und Vandalismus werden vor allem ausgeübt. Die Zahl der nach der polizeilichen Kriminalstatistik erfaßten Jugendlichen und Kinder lag im Jahr 1996 bei 277479 Jugendlichen und betrug 12,5% aller Tatverdächtigen (absolut im Jahr 1996: 6647598 Fälle). Besonders beunruhigend ist hierbei, daß eine unübersehbare Tendenz zur Gewaltkriminalität besteht.

Als Gründe für eine solche Entwicklung werden u.a. angegeben: „Die Bedingungen, unter denen junge Menschen in unserer Gesellschaft heranwachsen – und die von Erwachsenen zu verantworten sind –, haben sich zum Nachteil von Kindern und Jugendlichen verändert. Dies gilt für die familiären und schulischen Erziehungsbedingungen ebenso wie für die Grundsicherung von Arbeit, Wohnen und Einkommen als Voraussetzung für Integration und soziale Teilhabe. Vermehrte Migrationskonflikte sowie die Veränderungen der Medienlandschaft und des Medienkonsums kommen als weitere Benachteiligungen hinzu" (Kinder- und Jugendkriminalität in München 1998).

7.1.4 Humanbiologische und soziologische Aspekte

Humanbiologische und soziologische Begründungen dafür zu finden, daß Menschen Familien für wichtig halten und auch Familien gründen, ist nach wie vor Gegenstand intensiver Forschung. Es scheint so zu sein (Luhmann 1998), daß „segmentäre Differenzierung" weder die Anfangsform menschlichen Zusammenlebens gewesen sein muß, noch ausnahmslos die überblickbare Geschichte beherrscht. Segmentäre Differenzierung, so Luhmann, entstehe dadurch, daß die Gesellschaft in „prinzipiell gleiche Teilsysteme gegliedert" sei. Diese Teilsysteme würden „wechselseitig füreinander Umwelten" bilden. Es wird somit angenommen, daß die Entscheidung des Menschen zur Familiengründung eine bestimmte Art einer Systemdifferenzierung darstelle.

Mit der Entscheidung von jungen Menschen, Familien zu gründen, wird **Humanvermögen** in einer Gesellschaft geschaffen und erhalten (Handbuch der örtlichen und regionalen Familienpolitik 1996). Humanvermögen entsteht durch verschiedene Entscheidungen der Menschen in einem Gemeinwesen, so z.B. durch

- Entscheidungen der Eltern für Kinder
- Vermittlung von Daseinswisssen und Werthaltungen in den Familien
- Bereitschaft zu schulischer und beruflicher Ausbildung und lebenslanger Weiterqualifizierung
- Beteiligung an gesellschaftlichen Aufgaben
- Verlängerung der Lebenserwartung infolge medizinischen Fortschritts und auch einer gesunden Lebensweise.

Im Unterschied zu den auch sozial zusammenlebenden Primaten haben Menschen eine lang ausgedehnte Kindheit (Neotenie). Der Mensch hat wie sonst kein Lebewesen die Chance, sich über eine lange Zeit der Kindheit, Jugendzeit und auch Adoleszenz sozial zu entwickeln. Hierbei erwirbt und erprobt er differenzierte soziale Verhaltensweisen.

Es scheint, daß Familien, möglicherweise weit mehr als bei lockeren und damit auch leicht auflösbaren Lebensgemeinschaften, auf symbolische Konstruktionsmodelle der Zusammengehörigkeit zurückgreifen und diese auch hoch bewerten. Letzten Endes scheint Familie wie kaum eine andere Struktur in einer Gesellschaft eine Kommunikationsdichte zu ermöglichen, wie sie andere Lebensformen eben nicht bieten: Nähe, Vertrautheit, Sicherheit, Bereitschaft zur gegenseitigen Abstützung und uneingeschränkten Hilfe auch in schwierigen Lebenslagen, Motivation, Möglichkeiten zur Erprobung sozialer Kompetenzen – damit auch Möglichkeiten, Aggression und Liebesbeziehungen zu erproben – bis hin zu Abwehr von Herausforderungen und Angriffen von außen. Familien und Familiennetze können somit als kleinste soziale Infrastrukturen in einer Gesellschaft definiert werden.

7.1.5 Religiöse Begründungen

Auch bestimmen nach wie vor religiöse Grundeinstellungen die Entscheidungen von Menschen, Familien zu gründen oder darauf zu verzichten. Familiengründung bedeutet, daß Menschen die Elternschaft bejahen und Menschen zu ihrer Elternschaft auch stehen. In Familien geschieht somit ein „schöpferischer Akt" (Guardini), von Gott gewollt, aber auch zugleich aus den biologischen und geschichtlichen Zusammenhängen resultierend. Dies ist wohl auch einer der Gründe, warum nach der Lehrmeinung der römisch-katholischen Kirche die Ehe zu den sieben Sakramenten gezählt wird.

In Familien wird aber auch vor allem etwas verwirklicht, was wir als das **Phänomen der Autorität** bezeichnen. Das Wort „Autorität" stammt vom lateinischen „auctoritas", und in diesem Wort verbirgt sich das Verbum „augere", worunter wir wachsen, stark machen und auch erweitern, vermehren, verstärken, fördern, größer werden lassen verstehen. Welch ein Mißverständnis hat insbesondere in den 60er Jahren dazu geführt, daß Autorität so falsch verstanden wurde! Familien jedenfalls wurden vielfach aus diesem Mißverständnis heraus gefährdet und auch zerstört. Autorität bedeutet eben vor allem – und hier liegt wohl die hauptsächliche Bedeutung des Wortes „auctoritas" – „wachsen lassen und fördern". Eltern können also die Existenz ihrer Kinder begründen, und damit wird auch Ehrfurcht möglich gegenüber den Kindern und von den Kindern zu den Eltern hin. Solche religiös fundierten Einstellungen verhindern Chaos in der Gesellschaft (Guardini 1993).

Von evangelischer Seite her wird Familie im Kontext zur Kirche, Obrigkeit und Arbeit gesehen (Bonhoeffer 1992). Es wird darauf hingewiesen, daß von diesen Strukturen Begrenzungen ausgehen und damit auch diese Strukturen als solche moderieren. Jede Struktur aber soll die Gebote Gottes zur Geltung bringen. Hier wird deutlich, welche Erwartungen auf Familien zukommen und wie sie sich in die oben erwähnten Segmentierungen unserer Gesellschaft auch einfügen müssen. Jedenfalls, so die Ansicht der hier zitierten namhaften Theologen, bieten solche Strukturen auch Schutz und Möglichkeiten konkret zu lebender Beziehungen.

7.2 Familie in der Realität

7.2.1 Gesellschaftliche Veränderungen

Familie als Konstrukt steht in einem Spannungsfeld fiktiver und realer Gegebenheiten in der Gesellschaft. Sie wird beeinflußt von Idealvorstellungen einerseits und wird eingeholt von den Bedingungen der Machbarkeit andererseits.

Menschen orientieren sich auch an neuen und individuell sehr differenten partnerschaftlichen Lebensmustern. Darauf reagiert auch die Rechtsprechung. Die Normen haben sich auch in Familien verändert, und so ist es nicht verwunderlich, daß sich auch die Rechtsauffassungen z. B. zu Alleinerziehenden mit Kindern verändert haben. Familie ist real eben auch z. B. dort vorhanden, wo der Vater oder die Mutter mit einem nichtehelichen Kind zusammenleben und für das Kind oder die Kinder sich verantwortlich fühlen. Jedenfalls hat der Art. 6 GG klargestellt, daß nicht mehr ausschließlich die Ehe eine Familie ausmacht.

Dem von Kirchhof fomulierten Ideal, was Familie sein kann und sein sollte, steht aber z. B. die Zahl der jährlichen Scheidungen in Deutschland diametral gegenüber. Im Jahr 1997 kamen auf 422 766 Eheschließungen 187 802 Scheidungen. Von der Scheidung ihrer Eltern waren im Jahr 1997 105 000 minderjährige Kinder betroffen. Im Osten kamen im Durchschnitt auf hundert geschiedene Ehen 104 Kinder; im Westen wurden von hundert Scheidungen durchschnittlich 82 Kinder betroffen.

80 % aller Kinder, die in Ehen aufwachsen, erleben ihren 18. Geburtstag mit ihren verheirateten Eltern. Ganz anders verhält es sich mit Kindern, die in nichteheliche Gemeinschaften hineingeboren werden: 80 % dieser Kinder haben bis zu ihrem 18. Lebensjahr die Trennung ihrer Eltern erfahren. Und dabei wissen wir, daß sich das Risiko von Trennung und Scheidung mindert, wenn die Zahl der Geschwister in einer Familie ansteigt. Bei einem Kind liegt dieses Trennungs- bzw. Scheidungsrisiko bei 17 %, bei zwei Kindern bei 13 %, bei drei Kindern bei 9 %, bei vier Kindern bei 7 % und bei fünf Kindern bei 5 % (Bien 1998).

79 % der Einwohner Deutschlands leben in Familienhaushalten (einschließlich Ehepaare, die keine Kinder – mehr – im Haushalt haben). Rund 57 % der Bevölkerung bilden Eltern-Kind-Gemeinschaften mit gemeinsamer Haushaltsführung, darunter nur 2 % in Haushalten mit Großeltern, Eltern und Kindern. Vier von zehn Alleinlebenden ab 25 Jahren und über die Hälfte aller Paare ohne Kinder im Haushalt sind Eltern, deren Kinder nicht mehr bei ihnen wohnen. Einschließlich der Mütter, Väter und Kinder, die zwar nicht mehr im selben Haushalt, aber im gleichen Ort wohnen und regelmäßig Kontakt miteinander haben, leben mindestens 85 % im engeren Familienverbund. Auch sinkt seit mehreren Jahrzehnten der Bevölkerungsanteil in Zwei- und Drei-Generationen-Haushalten. Zurückgegangen ist vor allem die Zahl der Erwachsenen, die mit einem Ehepartner und Kindern zusammenleben. Und besonders gestiegen ist der Anteil derer, die allein oder als unverheiratetes Paar einen Haushalt führen, insbesondere unter jüngeren Erwachsenen (Die Familie im Spiegel der amtlichen Statistik 1997).

Familienentwürfe unterscheiden sich immer noch in alten Bundesländern von denjenigen in neuen Bundesländern. Hier sind folgende **Merkmale** besonders herausragend:

- Der im Westen längere Verbleib der Kinder im Elternhaus mit anschließend häufigerem Wechsel in einen Einpersonenhaushalt.

- Die in ostdeutschen Bundesländern trotz des starken Aufschubs seit der Wiedervereinigung biographisch immer noch deutlich früher einsetzende Familiengründung.
- Der höhere Anteil ostdeutscher Paare mit Kindern, die – vor allem zu Beginn der Elternschaft – unverheiratet zusammenleben.
- Der spätere Beginn der „empty nest" Phase bei westdeutschen Ehepaaren (Die Familie im Spiegel der amtlichen Statistik 1997).

Ganz überraschend ist dabei, daß Töchter früher als Söhne das Elternhaus verlassen. Die Zustimmung zu Kindern als Lebenssinn, so Bien (1996), wird von den beiden Geschlechtern und auch von allen Altersstufen in den ost- und westdeutschen Bundesländern gleich hoch erteilt. Es kann also festgestellt werden, daß es in Deutschland eine hohe Zustimmung zu Kindern gibt (Bien 1996).

Auch **„Ehe als Teil bzw. Sinn des Lebens"** hat einen hohen Stellenwert in der Bevölkerung und nach Erhebungen in den Jahren nach der Wiedervereinigung sogar einen höheren Stellenwert unter der Bevölkerung in den neuen Bundesländern, verglichen mit Befragungen unter westdeutschen Bundesbürgern. Es ist zu keinem entscheidenden Wertewandel gekommen. Es gibt lediglich Unterschiede zwischen Kinderlosen und Ledigen einerseits, Eltern und Verheirateten andererseits. Die erstere Gruppe bevorzugt postmaterielle, individuumsbezogene Werte wie z.B. „verstärkte Mitsprache" und „freie Meinungsäußerung". So empfindet diese Gruppe auch Kinder und Ehe mehr als „Last" im Vergleich zu der zweiten Gruppe, die diese „Last" mit der Entscheidung zur Ehe und zu Kindern tatsächlich zu tragen gewillt ist.

Man kann somit davon ausgehen, daß zum Ende dieses Jahrhunderts Wertvorstellungen zu Familien stabil sind. Es ist aber auch erkennbar, daß eine Vielfalt familialer Lebensentwürfe besteht.

Die Gesellschaftspolitik versucht, Antworten auf solche Entwicklungen zu finden. Schließlich müssen angemessene Formen (Bertram 1993) gefunden werden, die für unterschiedlichste Lebensentwürfe adäquate Rahmenbedingungen schaffen. Diese Lebensentwürfe werden u.a. beeinflußt von den Forderungen, die Beteiligung von Frauen und Müttern am Erwerbsleben sicherzustellen. Auch sollen flexible Modelle einer solchen Beteiligung realisiert werden können, die sich an den Bedürfnissen ihrer Kinder orientieren müssen (s. dazu auch 6.4). Hinzu kommt die gesellschaftlich eingeforderte Gleichberechtigung von Mann und Frau auch im Erwerbsleben. Familienmodelle und Lebensformen werden zusätzlich von den immer brennender werdenden Fragen nach einer zukünftig zu organisierenden Form der Unterstützung, Versorgung und Pflege der älteren Generation geprägt. Auf die junge Generation kommen somit mehr und mehr Fragen zu, wie sie Solidarität in ihrem Lebensraum und damit auch zu der älteren Generation definieren und ihre Wertvorstellungen daran orientieren wird.

Die Gleichstellung von Männern und Frauen hat auch zu eine **Neuorientierung der Rollenverteilung** in der Erziehung von Kindern durch Väter und Mütter geführt. Über lange Zeit, vor allem nach dem 2. Weltkrieg, war „der Vater auf der Strecke geblieben" (v. Voss 1988). In den 60er Jahren wurde von einer „vaterlosen Gesellschaft" gesprochen, und die Pariser Studentenrevolte von 1968 hatte sich auch als eine Revolte gegen das Fehlen einer Vaterautorität und gegen paternale Insuffizienz erwiesen (Tellenbach 1988).

Auch mit der Diskussion um die Beziehungen von Vätern zu ihren nichtehelichen Kindern wurde die Bedeutung des Vaters für die Entwicklung des Kindes verdeutlicht. Väter waren danach nicht mehr nur für den Unterhalt des Kindes zuständig. Mit dem Inkrafttreten des neuen Kindschaftsrechts zum 1.7.1998

(s. 7.3) wurden die Beziehung, die Rechte und Pflichten des Vaters zu seinem nichtehelichen Kind neu geregelt.

7.2.2 Schutz der Würde des Kindes

Der **Begriff der Kindheit** hat sich über die Jahrhunderte gewandelt. Bis in die jüngere Vergangenheit wurde Familie als Strukturform so verstanden, daß Kinder als Produktionsfaktoren gelten, die auf ihre schnelle Verwendbarkeit im Wirtschaftsleben hin erzogen werden sollen (Hettlage 1992).

Solchen Einstellungen gegenüber entwickeln sich Sichtweisen, wonach das Kind als Individuum gewürdigt wird; es soll beachtet, geachtet und im Hinblick auf seinen Entwicklungsanspruch hin geschützt werden. Es ist deshalb kein Wunder, daß in diesem Jahrhundert sich Organisationen bildeten, die es sich zur Aufgabe machten, Kindheit zu schützen und für das Kindeswohl einzutreten (Deutscher Kinderschutzbund, Deutsche Liga für das Kind, Aktion Kind im Krankenhaus, Kindernetzwerk etc.).

Es ist offenkundig, daß in der Familie neben den objektiv einzuschätzenden positiven Wirkungen auch Gewalt gegen Kinder ausgeübt wird (vgl. Kap. 12). Es könnte sein, daß in Familien unserer Zeit eben das Verletzen untereinander offenkundiger wird und nicht mehr nur im Verborgenen stattfindet. Somit bleibt es weiterhin ein Risiko für Familienmitglieder, sogar in der Familie deformiert zu werden (Pannenberg 1993). In Familien wird es aber auch möglich sein, Überwindungsstrategien bei auftauchenden Konflikten zu entwickeln. Insofern ist es nicht verwunderlich, daß die Behandlung von Familienmitgliedern, z. B. mit Suchtgefährdung, oder die Behandlung von gewalttätigen Erwachsenen auf die Ressourcen in Familien mehr als in der Vergangenheit zurückgreift. Es ist somit wohl nicht zu einem Funktionsverlust (Bien 1996) der Familie gekommen.

Zweifel werden aber wach, ob das zu Ende gehende 20. Jahrhundert tatsächlich „das Jahrhundert des Kindes" (Ellen Key 1903) gewesen ist. Ellen Key forderte eine wirksame Schutzgesetzgebung für Frauen und Kinder ein und meinte, daß diese den kategorischen Imperativ des „sozialen Gewissens" darstelle. Die Schutzgesetzgebung für Frauen und Kinder jedenfalls sieht das Grundgesetz mit dem Art. 1 vor (v. Voss 1998), wenn es hier heißt:

> Die Würde des Menschen ist unantastbar. Sie zu achten und zu schützen ist Verpflichtung aller staatlichen Gewalt.

Vor allem will der Art. 1 GG jeden Menschen – und damit auch das Kind – vor Erniedrigung, Brandmarkung, Verfolgung, Ächtung usw. schützen. Auch nach der Konvention der Vereinten Nationen über die Rechte des Kindes haben Kinder Anspruch auf Fürsorge und Unterstützung in der Familie als „Grundeinheit der Gesellschaft".

7.2.3 Auswirkungen der demographischen Entwicklung

Demographische und soziale Rahmenbedingungen beeinflussen Lebensformen. Somit sind Familiengründungen und alternative Lebensformen im Kontext der Bevölkerungsentwicklung zu sehen. Nach rückblickenden und vorausschauenden Berechnungen hat sich zunächst zwischen den Jahren 1950 und 1995 ein Anstieg der Einwohnerzahl in Deutschland im Westen und Osten von 69,3 Mio. auf 81,8 Mio. ergeben, bis zum Jahr 2040 wird aber ein Bevölkerungsrückgang um 4,8 bis 16,5 % je nach Modellvariante und damit Art der Hochrechnung erwartet. 1950 waren nur

Tabelle 7-1: Bevölkerungsstatistik (in 1000) und Trendentwicklung nach 8. koordinierter Bevölkerungsvorausberechnung (2. Variante) nach Angaben des Statistischen Bundesamtes (1998).

Alter	1950	1995	2010	2040
Insgesamt	69346	81817	83433	72413
Unter 1	1054	766	661	503
60–79	9427	13915	16990	19185

14,6% der Bevölkerung 60 Jahre alt und älter, 1995 lag dieser Anteil bei 21,0%. Und bei den 20jährigen verringerte sich der Anteil von 30,5% auf 21,5% (Statistisches Bundesamt 1998). Für das Jahr 2030 errechnet das Statistische Bundesamt in seiner 7. Vorausberechnung einen Bevölkerungsbestand von 69,9 Mio. Einwohnern. Die 8. Vorausberechnung geht von einer Zahl aus, die um 3,8 Mio. bis 11,2 Mio höher liegt (Tab. 7-1).

Der Altersaufbau der Bevölkerung wird in den nächsten Jahren und Jahrzehnten wohl eine Pilzform einnehmen (siehe Tab. 7-1). Das Nachwachsen der geburtenstarken Jahrgänge führt dann zu einem sehr deutlichen Anstieg der älteren Generation. Derzeitig befinden sich noch rund 3/5 der Bevölkerung im Erwerbsalter (20- bis unter 60jährige). Nach den verschiedensten Hochrechnungen allerdings wird im Jahr 2040 nur noch die Hälfte der Bevölkerung im Erwerbsalter sein. Eine gegenläufige Entwicklung wird sich aller Wahrscheinlichkeit nach ab 2040 einstellen, wenn dann die geburtenschwachen Jahrgänge nachgerückt sein werden, so daß die Zahl der älteren Menschen wieder abnimmt.

Diese demographischen Veränderungen werden die Wahl der Lebensformen beeinflussen. Es ist nämlich davon auszugehen, daß mit einer Zunahme des Anteils älterer Menschen an der Bevölkerung langfristig auch der Anteil derjenigen ansteigen wird, die auf eine Familie nicht mehr zurückgreifen können, über kein familiäres Netz verfügen und somit von ihnen fremden Menschen versorgt werden müssen. Auch wird erwartet, daß der Anteil ledig lebender Menschen ansteigen wird. Für den Geburtenjahrgang 1960 wird hochgerechnet, daß 20–30% ihr gesamtes Leben ledig bleiben werden. Die im Jahr 1930 geborenen Frauen und Männer aber haben noch zu knapp 95% zumindest einmal in ihrem Leben geheiratet (Statistisches Bundesamt 1998).

Auch werden die Einpersonenhaushalte zunehmen. 1950 waren es 19,4%, und im Jahr 1995 lag diese Zahl im Westen Deutschlands bei 35,9%.

Die Veränderungen im Erwerbsleben, die Veränderungen bei der Alterspyramide und die damit dann auch zusammenhängenden Fragen nach der Finanzierbarkeit der Renten werden u.a. die Wahl der Lebensformen, die Bereitschaft zur Gründung von Familien erheblich beeinflussen. Das Pflegepotential in Familien wird abnehmen, ein weiterer Anstieg der Frauenerwerbstätigkeit könnte dieses Phänomen zusätzlich verstärken vor allem dann, wenn man weiterhin in der Gesellschaft davon ausgehen sollte, daß vor allem Frauen, weniger die Männer, Familienangehörige pflegen müssen.

7.2.4 Scheidungsquote und Heiratsaufschub

Immer wieder wird behauptet, daß die **Scheidungsquote** über die letzten Jahrzehnte eklatant zugenommen habe. Bei einer genauen Analyse zeigt sich aber, daß über die letzten 40 Jahre die Scheidungszahlen gegenüber den Eheschließungen moderat von eins auf ca. zwei pro Tausend Einwohner pro Jahr zugenommen hat.

Ganz anders verhält es sich mit dem **Aufschub der Heirat** im Lebenslauf. Wenn noch in den 50er Jahren Eheschließungen in ein immer jüngeres Alter vorverlagert (25,3 Jahre bei Männern und 22,7 Jahre bei Frauen) wurden, so ändert sich dies spätestens seit dem Beginn der 90er Jahre. 1996 waren ledige Männer bei der Eheschließung durchschnittlich 30 und Frauen 27,6 Jahre alt. Und in den ostdeutschen Bundesländern steigt nun auch das Heiratsalter an, so daß zwischen Ost und West nur noch ein Unterschied von einem Jahr vorliegt.

Es ist naheliegend, daß die Abnahme der Geburten vor allem auch mit dem Anstieg des Heiratsalters der Mütter und der daraus abzuleitenden sich verspätet einstellenden Entscheidung zum ersten Kind erklärt werden kann. Je später nun das erste Kind geboren wird, desto unwahrscheinlicher wird, daß sich unter Einhaltung eines physiologischen Abstandes von Kind zu Kind eine größere Zahl weiterer Kinder einstellen wird. Vielfach wird bei prognostischen Aussagen vergessen, daß größere Generationenabstände die Zahl der Kinder verringern.

Nichteheliche Kinder machen in Deutschland rund 18 % aus. Große Unterschiede bestehen zwischen den alten und neuen Bundesländern. In den neuen Bundesländern beträgt der Anteil der nichtehelichen Kinder mittlerweile 44 %.

7.2.5 Familiendaten und Lebensformen

In Deutschland werden wenig Kinder geboren. Entgegen vielen Unkenrufen gibt es jedoch keinen Trend zur sogenannten Ein-Kind-Familie. Ganz im Gegenteil; Paare, die eine Familie gründen wollen, entscheiden sich sogar wieder etwas häufiger für zwei und mehr Kinder, oder sie entscheiden sich generell gegen Kinder.

In den westdeutschen Bundesländern fällt auf, daß ein hoher Anteil kinderloser Frauen mit Fach- bzw. Hochschulabschluß vorhanden ist. Mütter mit Hauptschulabschluß bleiben hingegen nur zu 21 % kinderlos. Berufliche Ambitionen, dies wird deutlich, lassen sich wohl schwer mit dem Wunsch nach Kindern verbinden und realisieren.

21 % der Bevölkerung leben allein (16 %) oder mit anderen Personen – unverheiratet – zusammen (5 %), ohne eigene Kinder oder Kinder des Partners/der Partnerin im Haushalt. 50–60 % der Alleinlebenden ab 55 Jahren und zwei Drittel der Verheirateten dieses Alters haben erwachsene Kinder außerhalb der eigenen Haushalte.

Die Bevölkerung in Deutschland wählt seit der Mitte der 70er Jahre Formen des Zusammenlebens, die sich im Zeitablauf und in der inhaltlichen Entscheidung erheblich unterscheiden. Allein die Heiratsentwicklung hat sich erheblich verändert:

- Starker (Wieder-)Anstieg des Heiratsalters
- Zunahme der ledig Bleibenden (vor allem westdeutsche Männer)
- Mehr ausländische und binationale Brautpaare
- Starker Rückgang der Eheschließungen nach 1989 in Ostdeutschland und dabei sprunghafter Anstieg des Heiratsalters
- Hoher Anteil ostdeutscher Paare mit vorehelich (24,4 % der Paare, die 1996 geheiratet haben) geborenen Kindern (dieses Phänomen war schon weit vor der Wende vorhanden!)
  (nach *Die Familie im Spiegel der amtlichen Statistik 1997*)

Man geht davon aus, daß 29 % der im Jahr 1960 geborenen Männer und 20 % der Frauen dieses Geburtsjahrganges wohl ledig bleiben werden. Dabei sind besonders betroffen Gruppen mit Hochschulabschluß. Auch nehmen Folgeehen nach Scheidung zu.

7.2.6 Erwerbsarbeit und unbezahlte Arbeit in Familien

Familie kann ihre Existenz nur bewahren, indem entweder Familienmitglieder einer Erwerbsarbeit nachgehen oder das vorhandene soziale Netz (Sozialhilfe) den Lebensunterhalt garantiert. Im April 1996 waren 55 % aller 15- bis 64jährigen Frauen mit Kindern erwerbstätig (nicht berücksichtigt sind z. B. wegen Kindererziehung vorübergehend Beurlaubte). Dabei tangiert die kindliche Entwicklung, daß unverheiratete und auch verheiratet getrennt lebende Mütter häufiger erwerbstätig sind und dann auch noch in der Woche länger arbeiten als verheiratet zusammenlebende Mütter. Zwei Drittel der ostdeutschen Frauen sind im Jahr 1994 der Meinung, daß berufliche Arbeit die wichtigste Tätigkeit des Menschen darstelle, ein Drittel der westdeutschen Frauen teilt diese Meinung (Bien 1996). Hier müssen also Betreuungsmodelle für die zeitweilig nicht betreuten Kinder vorgehalten werden, ein Umstand, der für die Mütter schwer belastend sein kann. Die Vollzeitbeschäftigung der Mütter steigt mit der Kinderzahl an, und westdeutsche Mütter können sich verglichen mit ostdeutschen Müttern häufiger auf Teilzeitarbeit beschränken. In westdeutschen Familien ist es zu einem Phänomen der „Zuverdiener-Ehe" gekommen. 9 von 10 Vätern gehen einer vollen Erwerbsarbeit (>36 Wochenstunden) nach, von ihnen arbeiten 7 % mit reduzierter Arbeit. Auf die Väter als Betreuer von Kindern kann somit generell in Familien nicht Bezug genommen werden. Daher sind unverheiratete und verheiratet getrennt lebende Mütter mit Kindern und der Erfordernis, einer Erwerbsarbeit nachgehen zu müssen, besonders belastet.

Die **Lebensumstände** für Kinder in den westdeutschen und ostdeutschen Bundesländern unterscheiden sich auch hinsichtlich der Berufstätigkeit der Mütter. Hier fand man für das Jahr 1996, daß in den ostdeutschen Bundesländern 59 % der Mütter in Familien mit 6- bis 17jährigen und in den alten Bundesländern 18 % einer Vollzeitarbeit nachgingen.

Mütterliche Berufstätigkeit als Risikofaktor? – unter diesem Thema interpretiert Dornes (1998) die sogenannte NICHD-(National Institute of Child Health and Human Development)Studie, wo 1364 Familien und ihre Kinder im Alter von 6, 15, 24 und 34 Monaten zuhause und in der Pflegeumgebung untersucht wurden. Hier konnte gezeigt werden, daß die Qualität der Mutter-Kind-Beziehung ziemlich robust die Bindungsqualität bestimmt und daß Fremdpflege von guter Qualität darauf relativ wenig Einfluß hat. Negative Auswirkung habe aber eine der Fremdbetreuung vorangehende Beziehungsbelastung.

Weiterhin kommen immer wieder Forderungen in der gesellschaftspolitischen Diskussion auf, wonach **unbezahlte Arbeit in Familien, die Betreuung von Kindern und Pflegebedürftigen** bis hin zu einem Rentenanspruch honoriert werden müßten. Dabei trifft wiederum die Frauen die vermehrte Belastung, da sie im Durchschnitt für solche Arbeit 35 Std./Woche und die Männer 19½ Std./Woche aufbringen. Es wurde berechnet, daß z. B. im Jahr 1992 in der früheren Bundesrepublik 77 Milliarden Stunden in der Familie gegenüber 48 Milliarden Stunden an Erwerbsarbeit (plus 8 Milliarden Stunden erwerbsbezogener Wegezeiten!) aufgebracht wurden. Würde man den Versuch unternehmen, dies für das Jahr 1992 in Geld auszudrücken, so erwirtschaften Männer und Frauen, hierbei vor allem die Frauen, jährlich etwa 1,9 bis 2,8 Billionen DM, verglichen mit der Erwerbsarbeit mit rund 1,2 Billionen DM. Zusätzlich wird in Deutschland in privaten Haushalten eine Mio. pflegebedürftiger Menschen betreut, damit mehr als in Alten- und Behinderteneinrichtungen, wo es 800 000 Menschen sind. 515 000 Pflegebedürftige leben allein in Haushalten, auf fremde Hilfe angewiesen. Unentgeltliche Leistungen für

Pflege und Betreuung von Kindern und Erwachsenen machen jährlich einen volkswirtschaftlichen Wert von 100 bis 240 Milliarden DM aus (*Die Familie im Spiegel der amtlichen Statistik 1997*).

7.2.7 Wirtschaftliche Situation von Familien, Auswirkung von Arbeitslosigkeit

Die wirtschaftliche Situation der Familien hat sich über die letzten Jahre erheblich verändert. So stand den Haushalten mit Kindern unter 27 Jahren im Jahresdurchschnitt ein monatliches Nettoeinkommen in Höhe von rund 5880 DM in den alten Bundesländern und 4270 DM in den ostdeutschen Bundesländern zur Verfügung. Dabei mußten 22 % der ostdeutschen und hingegen nur 11 % der westdeutschen Haushalte mit Kindern ihren Lebensalltag mit weniger als 3000 DM gestalten. 3 %(Ost) und 17,5 % (West) verfügten über 8000 DM pro Monat in einer Familie mit Kindern.

Die **Alleinerziehenden** haben es besonders schwer. Im Jahr 1993 mußten im Westen 49 %, im Osten 78 % mit weniger als 3000 DM monatlich zurechtkommen. Es ist zutreffend, daß eine Familie desto eher Sozialhilfe erhält, je höher die Kinderzahl ist. Viele Kinder zu haben bedeutet, daß das Risiko für Sozialhilfeabhängigkeit ansteigt. Berechnungen zeigen in diesem Zusammenhang, daß im Jahr 1993 westdeutsche Ehepaare mit zwei minderjährigen Kindern im Durchschnitt für die Kinder und ihren Lebensunterhalt monatlich rund 1000 DM ausgegeben haben. 44 % der westdeutschen Ehepaare mit Kindern unter 6 Jahren leben im eigenen Wohneigentum, davon mehr als 50 % sogar schuldenfrei. Westdeutsche Ehepaare mit zwei Kindern unter 27 Jahren hatten im Durchschnitt Rücklagen in Höhe von etwa 81 000 DM, hingegen ostdeutsche Ehepaare im Durchschnitt bei vergleichbarer Familiensituation im Mittel nur 29 000 DM. Die wirtschaftlichen Verhältnisse in west- und ostdeutschen Familien demonstrieren geradezu das West-Ost-Gefälle.

Arbeitslosigkeit gefährdet nicht nur die Stabilität in Familien, sondern führt darüber hinaus auch zu unerwarteten Abhängigkeiten. 1998 ist es zu einem Anstieg der Arbeitslosenzahlen in Deutschland auf mehr als 4,2 Mio. Arbeitslose gekommen.

Etwa 10 % aller Kinder im Alter von < 6 Jahren in Deutschland erfahren die Konsequenzen der Arbeitslosigkeit. Die durch Arbeitslosigkeit ausgelöste kurz oder lang andauernde Chancenlosigkeit der Eltern hinterläßt gravierende Folgen für die geistig-seelische Befindlichkeit der mitbetroffenen Kinder und bedroht somit die Kinder in ihrer Entwicklung und auch gesundheitlich. Am Beispiel der Stadt München läßt es sich deutlich machen, wie die Trends hier aussehen:

Waren es im Jahr 1980 noch 35 von 1000 Kindern unter 15 Jahren, die Sozialhilfe erhielten, so waren es 1993 schon 98 von 1000 Kindern. Die Altersgruppe Jugendlicher und junger Erwachsener wurde von der Sozialhilfeabhängigkeit von 1980 bis 1993 mit einer Zunahme von 170 % betroffen. Arbeitslosigkeit und Sozialhilfe – dies sind Themenkomplexe, die miteinander verwoben sind und Familien für das Jahr 1995 z. B. so betreffen:

- Sozialhilfe: Jede 11. Familie mit drei und mehr Kindern < 15 Jahren
- Sozialhilfeempfänger: 2,5 Mio Menschen (Anstieg von 1994 zu 1995 um 250 000)
- Empfänger-Haushalte: 1,28 Mio. (Anstieg von 1994 zu 1995 um 130 000)
- Kinder mit Sozialhilfe: 963 000 (Anstieg von 1994 zu 1995: 90 000)

Und dabei ist bei der Betrachtung der Sozialhilfeabhängigkeit zu beachten, daß ein großer Teil der Bevölkerung aus den unterschiedlichsten Gründen in verdeckter Armut lebt und keine Sozialhilfe in Anspruch nimmt. Arbeitslosigkeit kann nicht nur das Einkommen betreffen, sondern auch andere Lebensbereiche, weshalb nicht verwunderlich ist, daß Jugendliche zu nahezu 50 % anläßlich verschiedenster Befragungen in jüngster Vergangenheit mit die größten Ängste gegenüber einem möglichen späteren Risiko äußern, in Arbeitslosigkeit geraten zu können (s.a. 12. Shell – Studie 1997). Das Risiko einer Kumulation von Problemlagen bei Arbeitslosigkeit dürfte vor allem Kinder und damit die am leichtesten verletzbaren Familienmitglieder treffen (Bieback und Milz 1995).

Das kann so z.B. zu einer Zunahme gesundheitlicher Gefährdungen (z.B. Zunahme von Drogenmißbrauch), Störungen im Bindungsverhalten, Zunahme von kriminellen Handlungen, Obdachlosigkeit (ca. eine halbe Mio. Kinder in Deutschland) und auch zur Kinderarbeit führen. Sind aber Kinder und Jugendliche aufgrund einer Verknappung von Ressourcen in der Familie und dem damit verbundenen Risiko des Entstehens der sogenannten Ressourcen-Armut gezwungen, für sich selbst und andere Familienmitglieder für den Lebensunterhalt zu verdienen, so ist unstrittig, daß hiervon erhebliche Belastungen erwartet werden müssen: Störung des Schlaf-Wach-Rhythmus, vorzeitige und unphysiologsiche Belastungen des Herz-, Kreislauf-, Skelettsystems, Störung des emotionalen Gleichgewichts mit Folgen für die Persönlichkeits- und Sexualentwicklung bis hin zu frühzeitig einsetzender sexueller Betätigung und Gefährdungen durch Suchtmittel und Drogen (v. Voss, 1992).

Problematisches Kinderverhalten beruht u.a. auf der Folge von Wechselwirkungen unterschiedlichster Variablen. Arbeitslosigkeit bedeutet für viele Betroffene Entwürdigung, Erniedrigung, den Verlust sozialer Anerkennung und die Einschränkung soziokultureller Spielräume (Bundesarbeitsgemeinschaft der Kinderschutz-Zentren, Köln 1996).

Untersuchungen von Klocke (1995) zeigten aufgrund von umfangreichen Schülerbefragungen bei 6341 Schülern, daß die Gruppe der besonders armen Schülerinnen und Schüler statistisch signifikant schlechtere Gesundheitszustände aufwies. Vor allem klagten sie über schlechteres Wohlbefinden, geringeres Selbstvertrauen. Hinzu kamen emotionale Probleme wie z.B. Einsamkeit und auch Phänomene der Hilflosigkeit.

7.2.8 Alleinerziehende Eltern

Die meisten minderjährigen Kinder (Jahr 1995: 86 %; 79 % bei verheirateten und 7 % bei unverheirateten Elternpaaren) leben mit ihren beiden leiblichen Eltern zusammen. Diese sind in neun von 10 Fällen auch verheiratet. Von den übrigen 14 % wohnten 12 % bei der Mutter.

Mit zunehmendem Lebensalter der Kinder verändern sich allerdings diese Familienkonstellationen. Kinder unter 6 Jahren leben zu 90 % nach diesen Erhebungen mit beiden Eltern zusammen (1/8 der Kinder bei unverheirateten Elternpaaren). Trennung und Scheidung verändern für die 13- bis 17jährigen den familiären Lebensraum erheblich. Es sind dann noch 81 % der Kinder, die ihre Eltern in der Gemeinsamkeit erleben. Nach den neuesten Daten des Familiensurveys leben 8 von 10 Jugendlichen im Alter von 16 und 17 Jahren in den alten Bundesländern und 6 von 10 Jugendlichen in den neuen Bundesländern bei ihren verheirateten leiblichen Eltern.

Besondere Lebensumstände ergeben sich für Kinder aus dem Zusammenleben mit alleinerziehenden Erwachsenen. 1996 gab es in Deutschland 1,64 Mio. Ein-Eltern-Familien (d.h. Alleinerziehende mit Kindern < 27 Jahren, ohne weitere Personen im Haushalt). 6/7 davon sind Mutter-Kind-Familien (85,5 %) und 1/7 alleinerziehende Väter mit ihren Kindern (14,5 %).

Drei von fünf Alleinerziehenden leben verheiratet getrennt oder geschieden, ein Fünftel verwitwet und ein weiteres Fünftel ledig. Dabei sind Väter häufiger verwitwet (26%), Mütter häufiger ledig, besonders in den ostdeutschen Bundesländern (30%). 1970 waren in der alten Bundesrepublik noch 3/5 der alleinerziehenden verwitwete Frauen, 1996 nur noch ein Fünftel. Für Kinder alleinerziehender Eltern besteht ein besonderes Armutsrisiko (vgl. 6.6).

Die Lebenssituation von Kindern wird in erheblichem Maß von Trennung und Scheidung der Eltern betroffen. Davon wird u.a. die Berufstätigkeit alleinerziehender Eltern bestimmt (s. 7.2.6). Bedeutsam für Kinder und ihre Lebenslage ist vor allem, daß mehr als 50% der Ehepaare, die über die letzten Jahre geschieden wurden, noch minderjährige Kinder hatten.

7.2.9 Wohnraum für Familien

Besondere Beachtung fanden in der Vergangenheit die Bedingungen für Familien, geeigneten Wohnraum vorfinden zu können. Grundsätzlich besteht ein erheblicher Unterschied darin, ob die Familie Wohneigentum besitzt oder Wohnungen als Mieter bewohnt. Alleinlebende Frauen bzw. Männer bewohnen als Mieter durchschnittlich 57,7 qm (Frauen) bzw. 52,8 qm (Männer) je Person, wohingegen Eigentümer als Männer bzw. Frauen über etwa 30 qm mehr pro Person verfügen. Elternteile mit Kindern unter 18 Jahren müssen sich erheblich einschränken und verfügen durchschnittlich pro Person über 29,5 qm, wobei sich je nach Lebenslage mit Kindern, vor allem bereits ab 2 Kindern, der verfügbare Wohnraum pro Person auf 26,0 bzw. 22,1 und bei 3 Kindern auf 20,7 bzw. 18,9 und bei 4 und mehr Kindern auf 17,6 bzw. 14,9 qm pro Person reduziert. Die starke Zunahme der Ein- und Zwei-Personen-Haushalte hat zu Familienhaushalten mit einem Mißverhältnis zwischen Haushalts- und Wohngrößen geführt. Diese Entwicklung hat die Verknappung von Wohnraum für Familien zur Folge, vor allem im Mietwohnbereich (Familienatlas II – Lebenslagen und Regionen in Deutschland 1997). Verfügen Familien mit mehreren Kindern über Wohneigentum, so erhöht sich die verfügbare Quadratmeterzahl an Wohnraum pro Person um rund 9 bis 12 qm.

7.3 Familienrechtliche Situation

7.3.1 Elterliche Sorge als treuhänderisches Recht

Grundsätzlich ist festzustellen, daß Art 6 I des Grundgesetzes (GG) einen umfassenden Schutzauftrag für den privaten Lebensraum und damit auch für die Familie enthält (Kingreen 1997). Art. 6 II – V formuliert darüber hinaus besondere Schutzrechte, die dem Wohl des Kindes und seiner Beziehung zu seinen Eltern dienen soll. Die Eltern haben ein treuhänderisch zu verwaltendes Recht nach Art. 6 II, III GG zur Pflege und Erziehung ihrer Kinder und auch im Hinblick auf die Wahrung des familiären Zusammenhaltes. Dieses Recht stellt ausdrücklich ein Recht zum Wohl des Kindes dar. Dabei soll vor allem auch die Mutter in besonderer Weise geschützt werden, wobei das ungeborene Leben in diesen besonderen Schutz mit aufgenommen ist.

Art. 6 V GG gebietet die Gleichbehandlung ehelicher und nichtehelicher Kinder. Dies bedeutet, daß die Hervorhebung der Ehe in Art. 6 I GG sich nicht nachteilig auf die Rechtsstellung der Kinder auswirken darf.

Die Rechtsprechung kommt auch der Bewertung unterschiedlicher Lebensformen mit entsprechenden Klarstellungen nach. Das Grundgesetz erwähnt die nichteheliche Lebensgemeinschaft zwar nicht; Kingreen zitiert dieses Phänomen mit der Formulierung „beredtes Schweigen". Aber ganz sicher ist diese Form der Lebensgemeinschaft nach Art. 2 I i.V. mit Art. 1 I GG grundsätzlich geschützt. Dennoch wird es so bleiben, daß im Prinzip die Ehe zunächst als grundsätzlich unauflösbare Einheit und nach Art. 6 GG als besonders hoch zu bewertende Form des Zusammenlebens gewürdigt wird.

Aus Art. 6 GG folgt (Kingreen 1997), daß der Staat Familien wirtschaftliche Unterstützung zuteil werden lassen muß. Es muß sich bei allen Gesetzeswerken nachweisen lassen, daß Familien materielle und immaterielle Hilfen nicht vorenthalten werden. Dabei soll der wirtschaftliche Zusammenhalt gefördert werden, und dann doch wohl besonders auch in Zeiten wirtschaftlicher Bedrängnis. Ob dann die Berechnung und daraus resultierende Gewährung eines wirtschaftlichen Existenzminimums die Forderungen nach Art. 6 GG erfüllt, wird immer wieder zu gesellschaftlichen Diskussionen führen.

7.3.2 Reform des Kindschaftsrechts

Das Bundesverfassungsgericht (BVerfG) hatte u. a. in seinem Urteil vom 24.3.1981 die gesetzgeberische Entscheidung zugunsten des elterlichen Sorgerechts der Mutter §§ 1705, 1711 BGB) als verfassungsmäßig gebilligt. Aber damals schon stellte das Gericht in Rechnung, daß das Bild einer gesellschaftlich diskriminierten nichtehelichen Mutter und eines die Vaterschaft bestreitenden Vaters die Wirklichkeit nicht mehr widerspiegele. Folgerichtig bestätigte dann das BverfG in seinem Beschluß vom 7.5.1991 ein den „Eltern" durch Art. 2 Grundgesetz (GG) verbürgtes Sorgerecht und entschied am 7.3.1995 noch weitergehend: Unabhängig davon, ob Vater und Mutter eines nichtehelichen Kindes zusammenleben, ist auch der Vater als Träger des Elternrechts nach dem GG anzusehen. Das BverfG begründete diese notwendig gewordene Änderung der § 1705 ff. BGB damit, daß sich eine Beschränkung des Elternrechts auf die Mutter des Kindes „schon deshalb nicht mehr rechtfertigen (lasse), weil heute ein nicht geringer Teil der Väter an der Entwicklung ihrer nichtehelichen Kinder Anteil nimmt" (Fam RZ 1995).

Diesen verfassungsrechtlichen Vorgaben wurde mit dem Kindschaftsreformgesetz (KindRG) vom 1.7.1998 nachgekommen. So kennt das neue Kindschaftsrecht nur noch die „elterliche Sorge" und keine sonstigen besonderen Titel mehr z. B. zur elterlichen Sorge für nichteheliche Kinder; ferner entfallen die bisherigen Vorschriften über die väterlichen Legitimation. Durch die Grundsatznorm des § 1626 BGB wird die Sorgerechtszuständigkeit über ein Kind nichtverheirateter Eltern entweder kraft Gesetzes oder kraft rechtsgeschäftlicher Erklärung oder kraft familiengerichtlicher Übertragung (§§ 1671 ff.) geregelt. Mit der Sorgeerklärung (1626 b) stehen Vater und Mutter gemeinsam die elterliche Sorge zu, unabhängig davon, ob sie zusammenleben oder ob sie mit dritten Personen verheiratet sind; kommt es zu keiner gemeinsamen Sorgeerklärung, liegt das Sorgerecht für das Kind unverheirateter Eltern allein bei der Mutter. Dieses Antragsprinzip soll sicherstellen, daß trotz der fortgeschrittenen gesellschaftlichen Anerkennung nichtehelicher Partnerschaften die Zusammenarbeit der Eltern bei der Erziehung und alltäglichen Versorgung eines Kindes durch Zustimmung der Betroffenen sowie durch öffentliche Beurkundung (bei Notaren und/oder Jugendämtern) gewährleistet ist. Änderungen für eine diesbezüglich einmal getroffene Entscheidung können, außer in Mißbrauchsfällen (§ 1666 BGB), nur nach den Vorschriften des § 1671 BGB, also nur beim Getrenntleben der Eltern, erfolgen.

Parallel zum KindRG trat das Gesetz zur Abschaffung der gesetzlichen Amtspflegschaft in Kraft. Die bisherigen Regelungen für die gesetzliche (Amts-) Pflegschaft für nichtehelich geborene Kinder wurden aufgehoben. Neu formuliert wurde die Beistandschaft, die auch eine Angleichung des Nichtehelichenrechts der alten und neuen Bundesländer bedeutet. Ein Beistand mit den beschränkten Wirkungskreisen der Feststellung der Vaterschaft und/oder Geltendmachung von Unterhaltsansprüchen kann nur auf schriftlichen Antrag des alleine sorgeberechtigten Elternteils (§ 1713 sowie auch § 1776 BGB) beim örtlichen Jugendamt eingefordert werden; die Tätigkeit des Beistands endet u.a. auch durch schriftliches Verlangen des sorgeberechtigten Elternteils.

7.4 Adoption und Adoptivfamilien

7.4.1 Häufigkeit und Anlässe von Adoptionen

Adoption bedeutet die rechtliche Integration eines Kindes in eine Ersatzfamilie, wo es die vollen Rechte und Pflichten eines leiblichen Kindes erwirbt. Damit ist zugleich die rechtliche Loslösung von den leiblichen Eltern verbunden.

Für Kinder muß es in besonderen Situationen als Chance angesehen werden, von neuen Eltern adoptiert zu werden. Adoptivkinder können von positiven Kindheitserfahrungen, besseren sozioökonomischen Bedingungen und zumeist von größerer Familienstabilität, aber auch besseren Mutter-Kind-Interaktionen profitieren (Fergusson 1995). 1980 lag die Zahl der Adoptionen am höchsten und betrug 9298 (absolut) und bezogen auf 100 000 Minderjährige 65. Im Jahr 1995 lag die Adoptionszahl bei 7969 adoptierten Kinder, wobei über die Hälfte vom – neuen – Ehepartner des leiblichen Elternteils adoptiert wurde (Stiefkindadoption). ¾ der Kinder waren zum Adoptionszeitpunkt mindestens drei Jahre alt. Die Hälfte der adoptierten Kinder wurde nichtehelich geboren. Dabei wartet eine immer größere Zahl von Adoptionseltern auf zu adoptierende Kinder, im Jahr 1995 betrug das Verhältnis adoptionswilliger Paare zu einem zu adoptierendem Kind 15:1.

Anders als in der Vergangenheit werden nicht mehr mit der selben „Regelmäßigkeit" vor allem nichtehelich geborene Kinder adoptiert. Offenbar haben Sozialgesetze und Gesetze der Jugendhilfe mit dem Ziel der „Gleichstellung" alleinerziehender Mütter mit „kompletten Familien" dazu geführt, daß Alleinerziehende mehr als früher sich auch die Fähigkeit zum Großziehen ihrer Kinder zutrauen.

Adoption wird noch immer zu häufig als Therapiemaßnahme für Ehen verstanden, um das oft tiefgreifend empfundene Problem der Kinderlosigkeit überwinden zu können. Es wird auch angenommen, daß vor allem deshalb Eltern oft erst im Alter von 35 Jahren sich zur Adoption entschließen, damit sie weniger auffallen (Warndorf 1994) und auch gegenüber der Umwelt kundtun können, daß sie alles daran gesetzt haben, eine stabile Ehe zu führen und nun diese Ehe durch die Adoption eines Kindes krönen wollen.

Grundsätzlich muß unterschieden werden zwischen Fremd- bzw. Verwandten- und Stiefelternadoption. Bei den **Stiefelternadoptionen** sind die Kinder im Durchschnitt wesentlich älter als bei den anderen Adoptionsformen. Häufig werden Kinder von Alleinerziehenden in eine eheliche Bindung eingebracht, so daß die Stiefelternadoption mittlerweile einen wichtigen Anteil (25–30 %) bei der Adoptionsvermittlung ausmacht. Vielfach wird angenommen, daß Stiefelternadoptionen vollkommen unproblematisch seien. Hier würde ja lediglich eine juristische Bestätigung erfolgen und damit auch nur ein bereits bestehender Zustand des Zusammenlebens des zu adoptierenden Kindes mit dem Stiefelternteil bestätigt (Warndorf 1994). In der Praxis ergeben sich allerdings oft erhebliche Probleme. Der Beurteilungsspielraum für oder gegen eine Stiefelternadoption muß gerade hier ebenso sorgfältig abgesteckt werden. Das Kindeswohl hinsichtlich möglicherweise aufgezwungener Bindungen, wie sie von dem zur Adoption willigen Stiefelternteil oder auch leiblichen Elternteil ausgehen kann, muß nachhaltig abgeschätzt werden. Schließlich sind häufig den Stiefelternadoptionen Scheidungen, aber auch Todesfälle in den ursprünglichen Familien vorausgegangen, so daß die Kinder durch traumatische Vorerlebnisse belastet sind.

Vielfach wird angenommen, daß eine wachsende Zahl von Kindern zu Scheidungswaisen wird. Es ist aber wohl anders. Viele Kinder haben durch die Scheidung ihrer Eltern nicht weniger, sondern durch neue Verbindungen plötzlich mehr Elternteile. Welche Bindungsprobleme kognitiv und emotional damit für Kinder entstehen können, wird aus praktischen Erfahrungen deutlich.

Das **Bindungsverhalten** scheint davon abhängig zu sein, wann Adoptivkinder nach der Geburt adoptiert werden. In den USA und England werden 75 % der Adoptivkinder im ersten Lebensmonat vermittelt und zu 2/3 vor der Vollendung des 1. Lebensjahres auch tatsächlich in die Adoptivfamilie aufgenommen (Bürgin 1992). In der Bundesrepublik Deutschland liegt der Adoptionszeitpunkt etwas später.

Je später nach der Geburt eine Adoption erfolgt, umso häufiger kann es zu Verhaltensstörungen bei den Kindern kommen. Nach einer schweizerischen Studie (Unger 1984) zeigte sich bei 19jährigen männlichen Adoptierten, daß sie u. a. weniger häufig bei den Eltern wohnen, schlechtere Schulabschlüsse und Berufsbewährung haben, vermehrt Nikotin konsumieren und auch häufiger psychiatrische Behandlung aufsuchen als Nicht-Adoptierte. Jüngste Untersuchungsergebnisse aus den USA meinen allerdings das Vorurteil ausräumen zu können, wonach adoptierte Kinder mehr Probleme haben als leibliche Kinder (Borders 1998); entscheidend sei, wie eine Familie funktioniere.

7.4.2 Spezifische Probleme von Adoptivfamilien

Mit einer Adoption sind zwei gesellschaftliche „Mißerfolge" verbunden (Bürgin 1992):

- Ein Kind ist bei den leiblichen Eltern unerwünscht.
- Zwei Partner konnten oder wollten keine eigenen Kinder zeugen.

Adoptierte Kinder haben nicht selten narzistische Verletzungen. Schließlich müssen sie sich eingestehen, daß ihre leiblichen Eltern sie „aufgegeben" haben. Als Folgeerscheinungen können im Individualfall Symptome wie Minderwertigkeit und Beschädigtsein beobachtet werden. Adoptivkinder können häufig nur schwer ihre Lebensgeschichte mit der Adoptivfamilie in Einklang bringen und an Traditionen in der Adoptionsfamilie teilhaben bzw. sich mit diesen identifizieren.

Die hieraus möglicherweise entstehenden Spannungen, inneren Konflikte und Enttäuschungen können durch präventive Maßnahmen verändert und im günstigsten Fall auch therapeutisch beeinflußt werden. Die Begleitung, gegebenenfalls auch Therapie des Adoptivkindes und hierzu synchron der Adoptiveltern müssen zu einer unabdingbaren Forderung werden. Ziel der Adoptionsbegleitung müßte es dann sein, den Übergang vom imaginären zum realen Kind bei den Adoptiveltern (Steck 1998) und auch den Übergang von imaginären Eltern zu realen Eltern für das Adoptivkind zu eröffnen.

Als Motivation zur Adoption steht die **Kinderlosigkeit** (jedes 10. Ehepaar ist in der Bundesrepublik Deutschland infertil) an der Spitze. In 5–10 % werden auch soziale und humanitäre Motivation angegeben. Dennoch kommt es bei vielen Adoptiveltern zu konflikthaften Auseinandersetzungen, da sie bei der biologischen Elternschaft „gescheitert" sind (Bürgin 1992). Immerhin haben aber 8–14 % der Adoptiveltern nach der Adoption noch eigene, leibliche Kinder.

In der großen Mehrzahl sind Adoptiveltern mit der Entwicklung ihres Adoptivkindes zufrieden. Viele Adoptiveltern haben Probleme damit, wann sie ihre Kinder über die erfolgte Adoption aufklären sollen. Das Aufklärungsalter liegt bei rund 90 % vor dem Schulbeginn. Wichtig ist bezüglich des Aufklärungszeitpunktes, daß die Aufklärung dann erfolgen sollte, wenn es die Ressourcen des Adoptivkindes erlauben, diese Informationen in der Geborgenheit zu verarbeiten und zu internalisieren.

Mögliche spezifische Entwicklungsprobleme bis hin zu psychiatrischen Problemen bei Adoptivkindern werden sehr stark davon beeinflußt, wie Adoptiveltern in der Problembewältigung generell geschult sind. Auch spielt wohl eine Rolle, wie Adoptiveltern in der Lage sind, das Problem der ungewollten Kinderlosigkeit bzw. ihrer Infertilität zu bewältigen. Dabei kann es geschehen, daß sie sich zwar nach einem Kind sehnen, ein Adoptionskind schließlich auch vehement suchen, dabei aber Vorstellungen von einem Kind entwickeln, die jeglicher Realität entbehren können. Leibliche Eltern „wissen", daß ihre leiblichen Kinder wohl zu ihnen passen werden; schließlich ist ihnen und ihren leiblichen Kindern in vielen Bereichen das genetische „Programm" gemeinsam. Dieses Wissen jedoch können Adoptiveltern zu ihren Adoptivkindern nicht entwickeln (Schleiffer 1997). Fremdheitsgefühle können sich somit bei Adoptiveltern entwickeln, die vor allem nach der Säuglingszeit zunehmen können, denn nun ist möglicherweise das Adoptivkind nicht mehr so „niedlich", wie sie es selbst, aber auch ihre Umwelt (Freunde und Verwandte), vorgestellt haben.

Kinder mit Entwicklungsstörungen und/oder Behinderungen, die zur Adoption freigegeben werden sollen, müssen in besonderer Weise betreut werden. Einerseits muß den individuellen Entwicklungsproblemen entsprechend die Auswahl der Adoptiveltern getroffen werden, andererseits bedürfen die Adoptiveltern einer umfassenden Aufklärung über die vorhandenen und auch zukünftigen möglichen Probleme bei dem Adoptivkind. Hier tauchen Versorgungs- bzw. Pflegeprobleme, aber auch Fragen nach dem ökonomischen Hintergrund auf. Entscheidend bei solchen Adoptionen ist vor allem der vorhandene Kenntnisstand bei den zukünftigen Eltern, was Behinderung für eigene Lebensentwürfe bedeuten kann.

7.5 Kinderkrippen und Kindergärten als familienergänzende Einrichtungen

7.5.1 Kontroversen um die frühe Fremdbetreuung von Kindern

Berufstätigkeit der Eltern und außerfamiliäre Kinderbetreuung stehen in einem engen Zusammenhang. Die emotionalen Grundbedürfnisse der Kinder (s. 6.1) müssen dabei selbstverständlich berücksichtigt werden, aber die materielle Existenzsicherung der Familie erfordert flexible Lösungen.

Die unterschiedlichen gesellschaftlichen Ordnungen in West- und Ost-Deutschland hatten nach der Wiedervereinigung eine heftige Diskussion über die frühe außerfamiliäre Fremdbetreuung in Kinderkrippen zur Folge (Pechstein 1990, Richter 1991). Inzwischen haben sich die sehr emotional geführten Auseinandersetzungen beruhigt, und es kann als gesichert gelten, daß eine außerfamiliäre Kinderbetreuung wegen Berufstätigkeit der Eltern nicht als solche die Entwicklung der Kinder bedroht (vgl. 6.4, 7.2).

Die politische Ausrichtung hatte in der DDR dazu geführt, daß mit dem „Gesetz über den Mutter- und Kinderschutz und die Rechte der Frau" Kinderkrippen in der gesamten damaligen DDR flächendekkend aufgebaut wurden. Hinter diese Zielsetzung hatten sich in der DDR anerkannte Wissenschaftler und Wissenschaftlerinnen gestellt. Morbiditätsanalysen bei früh fremdbetreuten Kindern fanden weithin das forschende Interesse, wogegen die **emotionale Entwicklung** von Krippenkindern nicht hinterfragt wurde.

Mit der von der „Deutschen Liga für das Kind in Familie und Gesellschaft" im Jahr 1991 in Auftrag gegebenen Forschungsarbeit konnte Bensel 1991 die „Krippenbetreuung im Spiegel der neuesten internationalen Forschung" in die Diskussion bei den Fachleuten hineintragen und damit auch Thesen von Pechstein (1990) und Erkenntnisse von Matějček et al. (1992) und Dunovsky (1990) bestätigen.

Bis heute bleibt die Meinungsvielfalt zur frühen Fremdbetreuung bestehen. Die vorliegenden psychologischen Arbeiten zur Fremdbetreuung in Krippen haben in aller Regel zu wenige Variablen in ihre Forschung miteinbezogen. In Forschungsarbeiten zu möglicherweise entstehenden psychosozialen Gefährdungen für das Kleinkind bei früher Fremdbetreuung überwiegen im europäischen Sprachraum Erkenntnisse, wonach negative Folgen zu erwarten seien. Manche Forschungsarbeiten werden wohl überinterpretiert (Bensel 1991).

Welche Bedeutung Mütter in frühester Kindheit auf die Entwicklung von Säuglingen haben, konnte Papousek 1994 mit ihrer Forschungsarbeit zu den Anfängen der Sprachentwicklung in der vorsprachlichen Kommunikation belegen. Ausgehend von Forschungen zur Sprachentwicklung zeigte sich nämlich, daß Mütter sich in ihrem Verhalten intuitiv anpassen, aber auch eine intuitive Anpassung bei der frühen Sprachförderung des Säuglings durch eine andere, dem Säugling intensiv und mütterlich zugewandte Person erfolgen kann.

In nur einer einzigen Arbeit (Melhuish 1987) wurde danach gefragt, ob Krippenkinder glücklich seien. Krippenkinder schnitten bei dieser Studie schlechter ab.

Die medizinische Forschung zu **gesundheitlichen Schädigungen bei Krippenkindern** bestätigt, daß Krippenkinder ein deutlich erhöhtes Risiko für das Entstehen von Luftwegsinfekten, Durchfall, Hämophilus-influenzae-Infektionen etc. aufweisen. Die gesamte Morbidität bei Krippenkindern übersteigt die bei in Familien aufwachsenden Kindern um das 2,6fache im ersten Lebensjahr, um das 1,9fache im zweiten und um das 1,5fache im dritten Lebensjahr (Biebach 1991).

7.5.2 Kinderkrippen

Neben Tagesmüttern werden für die außerfamiliäre Tagesbetreuung von Kindern auch weiterhin Kinderkrippen (Tageseinrichtungen für Kinder unter 3 Jahren) benötigt. Somit wird es in der Zukunft vor allem um die **Qualität der Betreuung** in Krippen gehen müssen. Nur so wird man dem Versorgungsanspruch der Kleinkinder gerecht werden können, damit sie bei notwendiger außerhäuslicher Betreuung nicht langfristig seelische Belastungen hinnehmen zu müssen.

Grossmann (1998) weist darauf hin, daß das fremdbetreute Kind einen liebenswerten Umgang durch seine eigenen Eltern und durch die Betreuer gerade auch im Umgang mit anderen Kindern erfahren muß. Krippen müssen alle Voraussetzungen der individuellen Wertschätzung gegenüber den in der Krippe zu betreuenden Kindern garantieren. Krippen können Kindern aus Problemfamilien sogar die Möglichkeit eröffnen, eine „liebevolle und wertschätzende Beziehung zu einem neuen Erwachsenen" zu entwikkeln. Grossmann verdeutlicht aber auch, welche Risikofaktoren bei gefährdeten Kindern wahrgenommen und beachtet werden müssen. Besonders wichtig sind die verfügbare Zeit für individuelle Zuwendung zum einzelnen Kind, das Ausmaß von Heiterkeit in der Gruppe etc. Jedenfalls solle man Kinderkrippen nicht mehr als „Parkplatz für Kinder" bezeichnen. Wie bei allen Betreuungsformen, so muß auch hier bei der Meinungsbildung sorgfältig die Qualität der Betreuer, die Qualität der Einrichtungen und die Einstellung von Trägern, aber auch Eltern zur Fremdbetreuung für Beurteilungen über den Wert oder Unwert von Kinderkrippen beachtet werden.

Bei einer Befragung von 2800 Eltern in Niedersachsen im Jahr 1992 wurde angegeben, daß sich 1/3 einen Krippenplatz für ihr Kind wünschen würden (Institut für Entwicklungsplanung und Strukturforschung 1992). 60 % der Eltern aber wollen nicht, daß ihre Kinder im Alter unter 3 Jahren fremdbetreut werden. In Deutschland existierten am 31.12.1994 insgesamt 22 745 Krippenplätze, davon 18 451 Ganztagesplätze, aber nur 132 Plätze für behinderte Kinder.

7.5.3 Kindergärten

Kindergärten sind pädagogische Tageseinrichtungen für Kinder ab 3 Jahren bis zum Beginn der Schulpflicht. Die Selbstverständlichkeit, mit der heute der Kindergarten akzeptiert und von den meisten Eltern auch eingefordert wird, hat noch keine lange Tradition.

Seit 1996 hat in Deutschland jedes Kind ab Vollendung des 3. Lebensjahres einen Rechtsanspruch auf einen Kindergartenplatz. Diese gesetzliche Regelung hatte einen intensiven Ausbau von Kindergärten zur Folge, da zumindest in den westlichen Bundesländern bis dahin nur ein Versorgungsgrad von 70–75 Plätzen für 100 Kinder bestand mit erheblichen regionalen Unterschieden.

Die seither erhöhte Kapazitätserweiterung bis zur Bedarfsdeckung bei gleichzeitig eher eingeschränkten finanziellen Spielräumen hatte vielerorts eine Standardverschlechterung zur Folge, vor allem bezüglich der Gruppengröße und der Personalausstattung.

In der Diskussion um Kindergärten stehen derzeit folgende **Forderungen** im Vordergrund, die aus sozialpädiatrischer Sicht zu unterstützen sind:

- Absicherung qualifizierter Betreuungsarbeit
- Sicherung quantitativer und qualitativer Mindeststandards
- 20–25 Kinder pro Gruppe
- personelle Mindestbesetzung pro Gruppe: 2 Kräfte (davon mindestens eine sozialpädagogisch ausgebildete Fachkraft)
- pädagogisch angemessene räumliche und sächliche Ausstattung
- überschaubare Größe der Einrichtungen
- nach Möglichkeit für die Eltern frei wählbares zeitliches Angebot der Kinderbetreuung
- tragbare soziale Regelungen der Elternbeiträge
- angemessene Personalrelation, wenn Kinder ganztags (mit Mittagsbetreuung) bleiben sollen
- flexible Betreuungszeiten
- Integration behinderter und nicht behinderter Kinder
- Therapieangebote in Kindergärten.

7.6 Pflegefamilien, Pflegeeltern, Pflegeverhältnisse

7.6.1 Entwicklung der Hilfen für Kinder und Jugendliche

Erstmalig wurde im Jahr 1522 über die erste Armenordnung die Versorgung bettelnder Kinder in Pflegefamilien bzw. in sog. Findelanstalten geregelt. Im Jahr 1879 wurde im Großherzogtum Hessen das 1. Gesetz zum Schutz der Pflegekinder in Kraft gesetzt. Seit dem Ende des 2. Welt-

Tabelle 7-2: Aufgaben der Kinder- und Jugendhilfe (KJHG)*.

1. Gesetzliche Grundlage	KJHG seit 1991 Ziele: Stärkung der Elternverantwortung Einbeziehung und Mitwirkung der Eltern *Hilfeplan* Vermehrtes Hilfsangebot Hilfen zur Erziehung Ambulante Hilfen vor Fremdunterbringung Schutz des Kindes
2. Leistungen der Jugendhilfe	• § 27 Hilfe zur Erziehung *Anspruch auf Hilfe bei der Erziehung, mit dem Ziel, die Eltern in ihrer Erziehungsfähigkeit zu unterstützen bzw. diese wieder herzustellen. Mögliche Hilfen sind u. a. folgende:* • § 28 Erziehungsberatung *Unterstützung bei der Bewältigung individueller familienbezogener Probleme* *Erziehungsberatungsstelle* • § 29 Soziale Gruppenarbeit *Unterstützung von älteren Kindern und Jugendlichen bei der Überwindung von Entwicklungsschwierigkeiten* • § 30 Erziehungsbeistand *s.o. unter Einbeziehung des familiären Umfeldes* *Hilfeplan* *Ambulante Erziehungshilfen* • § 31 Sozialpädagogische Familienhilfe *intensive Betreuung und Begleitung von Familien in Erziehungsaufgaben, Bewältigung von Alltagsproblemen und Lösung von Konflikten und Krisen. Ziel ist Hilfe zur Selbsthilfe* *Hilfeplan* *Jugendamt bzw. ambulante Erziehungshilfen* • § 32 Erziehung in einer Tagesgruppe *soziales Lernen in der Gruppe* • § 33 Vollzeitpflege *Verbesserung der Erziehungsbedingungen in der Herkunftsfamilie. Zeitlich befristet oder auf Dauer angelegt* *Hilfeplan* • § 34 Heimerziehung, sonstige betreute Wohnform *Förderung der Entwicklung mit therapeutischen und pädagogischen Angeboten. Verbesserung der Erziehungsbedingungen in der Herkunftsfamilie für eine Rückkehr.* *Bei älteren Kindern soll die Fremdunterbringung auf ein selbständiges Leben vorbereiten* *Hilfeplan* • § 35 intensive sozialpädagogische Einzelbetreuung *intensive Unterstützung zur sozialen Integration und zu einer eigenverantwortlichen Lebensführung* • § 35a Eingliederungshilfe für seelisch behinderte Kinder und Jugendliche *ambulant, teilstationär (HPT) und stationär*

Tabelle 7-2: Aufgaben der Kinder- und Jugendhilfe (KJHG)* (Fortsetzung).

3. Weitere Aufgaben der Jugendhilfe	• § 42 Inobhutnahme von Kindern und Jugendlichen *Wenn ein Kind/ein Jugendlicher darum bittet oder wenn eine dringende Gefahr für das Wohl des Kindes/Jugendlichen eine Inobhutnahme erfordert* • § 50 Mitwirkung in Verfahren vor Familiengerichten *z. B. bei Scheidung, wenn Antrag eines Elternteils vorliegt und Information des Allgemeinen Sozialdienst (ASD)an das Gericht, wenn eine Gefährdung des Kindeswohls vorliegt* *Anhörung der Gefährdungsmomente bei Gericht* *Durchsetzung geeigneter Hilfsformen (z. B. Fremdunterbringung)* Diagnostische Abklärung der Gefährdung

* Herrn R. Masur und Herrn M. Förg (Kinderzentrum München) sei für die Mithilfe bei der Erstellung dieser Synopsis sehr herzlich gedankt.

krieges wurde die Pflegschaft rechtlich neu definiert und mehrfach einer Reform unterzogen.

Mit dem Inkrafttreten des Gesetzes zur Neuordnung des Kinder- und Jugendhilferechts (Kinder- und Jugendhilfegesetz, KJHG – SGB VIII) vom 1.1.1991 werden im dritten Kapitel für Kinder und Jugendliche der Schutz in Familienpflege und in Einrichtungen (Heime etc.) ebenso geregelt wie auch vorläufige Maßnahmen zum Schutz von Kindern und Jugendlichen (Handbuch der örtlichen und regionalen Familienpolitik 1996).

Damit ist es u. a. zu einer Neuorientierung im Bereich der Pflegschaft und Vormundschaft gekommen (§§ 42 bis 60). Auch kam es zur Aufwertung des Pflegekinderbereiches. Mit den §§ 42 und 43 KJHG wird vor allem der das gesamte Kinder- und Jugendhilferecht durchziehende Grundsatz des elterlichen Vorranges in Teilen aufgehoben (s. auch Kap. 17). Grundsätzlich bleibt die Priorität des Art. 6 GG unberührt. Pflege und Erziehung der Kinder stellen danach das natürliche Recht der Eltern dar. Ihnen obliegen aber auch Pflichten. Über die Betätigung der elterlichen Fürsorge wacht aber auch die staatliche Gemeinschaft nach Art. 6 II, Satz 2. Insofern wägt das KJHG Kindesinteressen gegenüber Interessen der Eltern ab.

Grundsätzlich gilt, daß Kinder gegen den Willen der Erziehungsberechtigten aus Familien nur dann herausgenommen werden dürfen, wenn Erziehungsberechtigte versagen, oder wenn Kinder zu verwahrlosen drohen:

Pflegekinder sollen aber auch vor einem willkürlichen Wechsel zwischen Herkunftsfamilie und Pflegefamilie geschützt werden. Auch die Bindung des Pflegekindes zu seinen Pflegeeltern wurde gesetzlich geregelt (§ 1632 Abs. 4 BGB); dies bedeutet, daß auf richterliche Anordnung ein Kind in der Pflegefamilie bleiben kann. Die Pflegeeltern wurden auch rechtlich in der Weise gestärkt, daß sie für ihre Pflegekinder Rechtsgeschäfte tätigen können. Sie können auch Rechtsansprüche der Pflegekinder geltend machen.

Dem Kinder- und Jugendhilfegesetz kommt somit zum Schutz des Kindeswohls eine besondere Bedeutung zu (Tab. 7-2).

In diesem Bereich der Sozialpädiatrie ist die Arbeit des Sozialdienstes besonders wichtig, z. B. bei der Vermittlung von Heimplätzen, Pflegestellen etc., aber auch bei der Therapie, Rehabilitation und Integration von Kindern und Jugendlichen mit besonderen Belastungen (vgl. Kap. 8). Wenn auch ein hoher Organisationsaufwand hierbei notwendig ist, so muß vor allem eine Vernetzung ärztlicher und nichtärztlicher Dienstleistungen zur Richtschnur solcher Arbeit werden. Jedenfalls sieht der Aufgabenbe-

Tabelle 7-3: Der Allgemeine Sozialdienst – Aufgaben und Arbeitsinhalte*.

Aufgaben
- Beratung
- Unterstützung
- Clearing
- Vermittlung
- Krisenintervention
- Vernetztes Arbeiten

Wirtschaftliche Hilfen	Wohnprobleme	Altenhilfe
• Beratung in finanziellen Notlagen • Vermittlung an das Sozialamt • Vermittlung an andere Leistungsträger • Vermittlung und Beratung bei Schulden	• Hilfen bei Mietschulden • Hilfen bei drohender Obdachlosigkeit • Hilfen bei vermüllten und verwahrlosten Wohnungen	• Vermittlung von Pflegediensten • Vermittlung in Alterspflegeheime • Beratung bei wirtschaftlichen Problemen
Gesundheitshilfe	**Jugendhilfe**	**Sonderdienste**
• Vermittlung und Beratung bei Suchtproblemen • Vermittlung von Pflegediensten • Unterstützung bei Behinderung • Krisenintervention, z. B. psychisch Kranke	• Beratung und Unterstützung bei Trennung und Scheidung • Hilfen bei Erziehungs-schwierigkeiten • Schutz der Kinder bei Gewalt, Gefährdung und Unterversorgung • Unterstützung in Krisensituationen • Mitwirkung im gerichtlichen Verfahren	• Schuldnerberatung • Hauswirtschaftliche Beratung • Intensivbetreuung/ Pensionsgruppe • Gehörlosensozialdienst

* Herrn R. Masur und M.Förg (Kinderzentrum München) sei für die Mithilfe bei der Erstellung der Synopsis sehr herzlich gedankt.

reich in Sozialpädiatrischen Zentren solches vor.

Dem Allgemeinen Sozialdienst der Jugendämter (Tab. 7-3) wird eine zunehmend große Bedeutung zukommen, um in Notsituationen die bestmögliche Versorgung von gefährdeten Kindern und Jugendlichen erreichen zu können.

7.6.2 Pflegekinder – Pflegefamilien

Pflegekinder sind diejenigen Kinder und Jugendlichen unter 14 bzw. 18 Jahren, die außerhalb ihres Elternhauses bei Familien, Einzelpersonen oder sonstigen Lebensgemeinschaften aufwachsen, ohne von diesen adoptiert worden zu sein.

Die für Pflegekindschaft wichtigsten Bestimmungen des KJHG (SGB VIII) finden sich in §23 (Tagespflege), §27 (Hilfe zur Erziehung), §32 (Erziehung in einer Tagesgruppe), §33 (Vollzeitpflege), §34 (Heimerziehung), §37 (Zusammenarbeit bei Hilfen außerhalb der eigenen Familie), §38 (Ausübung der Personensorge).

§44 KJHG regelt die Pflegeerlaubnis und die damit verbundenen Kontrollen. Weiterhin sind zusätzlich gesetzliche Bestimmungen im SGB VIII vorhanden.

Im einzelnen sind die unterschiedlichsten Pflegeformen wie folgt zu unterscheiden (Tab. 7-4).

Ist das Jugendamt Vormund oder Pfleger eines Kindes und besteht keine Aussicht auf eine Rückführung in die Herkunftsfamilie oder auf Adoption, so ist eine Einzelvormundschaft oder -pflegschaft

Tabelle 7-4: Pflegeformen.

Pflegeform	Pflegeinhalt
Tagespflege	Familienergänzendes Angebot für Eltern Betreuung der Kinder vorwiegend im Familienhaushalt stundenweise oder ganztags (vermehrter Versorgungsbedarf: finanzielle Erstattung möglich) § 23 SGB VIII
Bereitschaftspflege	Unterbringung bei Pflegefamilien bei Gefährdung des Kindes z. B. bei: • Vernachlässigung • Verwahrlosung • Gewalteinwirkung Ziele: 1. Beschützende Aufgaben 2. Betreuende Funktion 3. Diagnostik und Kompetenzabklärung Herausnahme des Kindes aus der Herkunftsfamilie. Zeitlich begrenzte Unterbringung (ca 6 Monate). Alter: 0–5 Jahre § 42 SGB VIII; nach 10 Tagen § 33 SGB VIII freiwillig oder durch Gerichtsbeschluß
Kurzzeitpflege	Aufnahme von Kindern (maximal 6 Monate) in Pflegefamilien außerhalb der Familie (z. B. bei vorübergehender Notlage, Kur- bzw. Krankenhausaufenthalten der Mutter/Vater). In aller Regel Rückkehr des Kindes in die Familie Alter: 0–18 Jahre § 33 SGB VIII
Zeitlich befristete Vollpflege	Eltern in sozialen und wirtschaftlichen Notlagen. Voraussetzungen: • Positive Prognose • Realistische Selbsteinschätzung • Bereitschaft der Eltern zur Mitwirkung Kind und Eltern: Fortbestand der Beziehung. Partnerschaftliche Zusammenarbeit der Fachleute mit den Eltern Perspektive der Rückführung muß sichtbar sein Besuchskontakte zu Eltern erforderlich Alter: 1–3 Jahre § 33 SGB VIII
Zeitlich unbefristete Vollpflege	Arten: Fremdpflege, Verwandtenpflege, Vollpflege mit Mehrbedarf Auf Dauer angelegt Möglicher Verbleib des Kindes in der Pflegefamilie muß mit Herkunftsfamilie bearbeitet werden. Mehrbedarf an Pflege finanziell abgeltbar Alter: 0–18 Jahre § 33 SGB VIII Hilfeplan

der Amtsvormundschaft/-pflegschaft in jedem Fall vorzuziehen. Pflegeeltern können sich dafür beim Vormundschaftsgericht bewerben. Pflegeeltern sind Eltern, die ein Kind anderer Eltern in ihre Familie aufnehmen, es betreuen und auch bereit sind, es aufzuziehen.

Als **Eignungskritierien** gelten für Pflegeeltern: körperliche und geistige Gesundheit, Verantwortungsbewußtsein, Fähigkeit zu emotionaler Zuwendung und körperlicher Pflege, emotionale Stabilität, Fähigkeit und Bereitschaft zur Zusammenarbeit in Erziehungsfragen etc.

Im Rahmen der **Dauerpflege** können Pflegeeltern familienersetzende, im Rahmen der **Kurzzeit-, Wochen- oder Tagespflege** familienergänzende Funktion haben (§§ 38 und 44 KJHG). Auch Alleinstehende können ein Kind in Pflege nehmen, da im Gesetz von „Pflegeperson" gesprochen wird. Pflegepersonen stehen mehr oder weniger unter der Aufsicht des Jugendamtes.

Für Kinder mit besonderem Bedarf an pädagogischen und/oder pflegerischem Aufwand sind **Fachpflegestellen** erforderlich, z. B. für behinderte, verhaltensgestörte und besonders entwicklungsbeeinträchtigte Kinder (§ 33 KJHG). Damit sind Pflegeeltern gemeint, die über eine besondere fachliche Qualifikation und über besondere erzieherische Fähigkeiten und Erfahrungen verfügen. In besonders schwierigen Fällen ist zusätzlich eine fachliche Supervision solcher qualifizierter Pflegepersonen erforderlich.

Durch das Gesetzeswerk des KJHG zieht sich eine Hauptforderung hindurch, die da lautet: Nur über „partnerschaftliche" Zusammenarbeit können die vielfältigen Probleme bei Einzelnen unter Achtung unterschiedlicher Wertvorstellungen gelöst werden. Also ist multiprofessionelle und interdisziplinäre Zusammenarbeit gefordert. Es muß als wichtige Errungenschaft eingeschätzt werden, daß tatsächlich in ihrer Entwicklung gefährdete Kinder, Jugendliche und ihre Familien sehr effektive Hilfen in Anspruch nehmen können. Die Umsetzung der Konzepte bei der sogenannten Jugendhilfeplanung (§ 80 Abs. 2 KJHG) verlangt von Fachleuten in Praxen, Kliniken, Beratungsstellen, Behörden (Jugendamt, Sozialamt, Gesundheitsamt), Trägern der kirchlichen und freien Wohlfahrtspflege ebenso wie von Selbsthilfegruppen ein Denken und aktives Handeln über den Tellerrand eigener Profession und Trägerinteressen hinaus.

Die **Jugendhilfeplanung** beinhaltet, daß

1. Kontakte in der Familie und im sozialen Umfeld erhalten und gepflegt werden können,
2. ein möglichst wirksames, vielfältiges und aufeinander abgestimmtes Angebot von Jugendhilfeleistungen gewährleistet ist,
3. junge Menschen und Familien in gefährdeten Lebens- und Wohnbereichen besonders gefördert werden,
4. Mütter und Väter Aufgaben in der Familie und Erwerbstätigkeit besser miteinander vereinbaren können.

In **Sozialpädiatrischen Zentren** (s. Kap. 8) bewähren sich mittlerweile beispielhaft solche Konzepte. Die Zahlen sprechen für sich, wenn wir zur Kenntnis nehmen, daß jährlich rund 160 000 Kinder und Jugendliche mit psychosozialen Problemen, Entwicklungsproblemen, sekundären Folgen von chronischen Erkrankungen und Behinderungen mit ihren Familien Sozialpädiatrische Zentren aufsuchen.

Besondere Anforderungen werden sichtbar, wenn es um die Vermittlung **behinderter** Kinder oder Jugendlicher in Pflegefamilien geht. Zeichnet sich ab, daß ein behindertes Kind für eine Pflegefamilie geeignet sein könnte, so müssen mit großem Aufwand zunächst eine geeignete Pflegefamilie gesucht und Kind und Pflegeeltern dann auch auf die neue Versorgungssituation entsprechend vorbereitet werden. Ohne Euphorie müssen die Aktivitäten zur Vermittlung einer solchen Pflegschaft erfolgen. Die Biographie des Kindes und auch die Lebensgeschichte der Herkunftsfamilie müssen hierbei ebenso berücksichtigt werden wie auch die Vita einer potentiellen Pflegefamilie. Vor einer solchen verantwortlichen Vermittlung müssen sozialpädiatrische Diagnostik, psychologisch ausgerichtete Entwicklungsdiagnostik (Darstellung des aktuellen und des voraussichtlichen zukünftigen Entwicklungsprofils beim Kind selbst) und Definition des Pflege- und Therapieaufwands für das betreffende Kind in einem sich vernetzenden Arbeitskonzept zusammengeführt werden. Hier ist die enge Zusammenarbeit von Fachkräften in Institutionen – z. B. Sozialpädiatrischen Zentren – mit Behörden wie Jugend-, Sozial- und Gesundheitsamt unverzichtbar. Daneben muß auch das Anforderungsprofil definiert werden, welches in solchen speziellen Situationen die Pflegeeltern im Einzelfall erfüllen sollten. Daß dauerhafte Hilfestellung für solche Pflegeeltern eine Grundvoraussetzung für eine gelingende Pflegschaft darstellt, muß ausdrücklich hervorgehoben werden (Masur et al. 1982).

7.6.3 Kinder in Heimen

Kaum ein Bereich in dem großen Spektrum der Hilfs- und Stützungangebote wird weiterhin einer so unsachlichen Diskriminierung ausgesetzt wie die Arbeitsfelder, die sich in Heimen auftun. Noch immer meint man, daß hinter dem Begriff „Heim" sich Erziehungsanstalten des letzten Jahrhunderts verbergen (Simmen 1988). Daß aber Heime mittlerweile Familienstrukturen widerspiegeln und in solchen familienorientierten Strukturen besonders gefährdete Kinder und Jugendliche einen Schutzraum vorfinden, wird oft verkannt. Heime als Wohnkästen für angeblich „asoziale" Kinder und Jugendliche gibt es nicht mehr.

Das Heimangebot hat sich seit dem Ende der 60er Jahre eklatant verändert. Mit dem Kinder- und Jugendhilfegesetz haben sich unterschiedliche Modelle nun als feste Bestandteile in der Heimerziehung etablieren können: Jugendwohngemeinschaften, betreutes Einzelwohnen, Außenwohngruppen, Erziehungswohngruppen, Erziehungsstellen, sogenannte Clearinggruppen, Tagesgruppen etc. Heime werden unterschieden nach Qualifikation der Betreuung: Heilpädagogische Orientierung und Therapie, Psychotherapie etc. Normalerweise unterteilen sich Heime in mehrere Wohngruppen mit jeweils 6–9 Kindern pro Wohngruppe bei drei bis vier Erzieherinnen pro Wohngruppe. Die SOS-Kinderdörfer gelten als Zwischenform von Heim und Pflegefamilie. Zusätzlich kennen wir Kinderhäuser, Kleinstheime, therapeutische Heime, Heime mit geschlossenen oder auch halbgeschlossenen Bereichen, voll- und halbbetreute Jugendwohngemeinschaften. Selbständige Wohngruppen, Außenwohngruppen, Tagesheimgruppen ergänzen das Heimangebot (Roth 1992).

Mit der Heimaufnahme wird das Kind im Hinblick auf **Loyalitäten** und **Bindungen** herausgefordert. Dies trifft auch für das Heimpersonal in gleicher Weise zu, erleben doch die MitarbeiterInnen tagtäglich, welche Erwartungen an sie gestellt werden. Nicht anders geht es den leiblichen Eltern. Zum größten Teil kommen Heimkinder aus Unterschicht-Familien. Auch Kinder aus ausländischen Familien sind von Heimaufenthalten überproportional betroffen.

In Heimen finden z. B. gefährdete, aber auch bereits traumatisierte Kinder und Jugendliche Angebote der Geborgenheit und Therapie, Entwicklungsförderung, Perspektiven für Schule und auch Ausbildung und dann zusätzlich auch die Möglichkeit, sich in Gruppen sozial neu zu orientieren. Die Rückführung in eine stabilisierte Familie kann das eine Ziel der Heimerziehung sein, die Begleitung zur Selbständigkeit bis hin zum eigenständigen Wohnen kann ein anderes ebenso sinnvolles Ziel darstellen.

Mittlerweile wachsen mehr als 50 000 Kinder in der Bundesrepublik Deutschland in Heimen auf. **Indikationen für die Erziehung in einem Heim** sind (Roth 1992):

- Fortschreitende oder akut eingetretene Verwahrlosung der Familie
- Kriminalität in der Familie
- Vernachlässigung, Mißhandlung und/oder sexueller Mißbrauch
- schwere körperliche und/oder seelische Erkrankung eines Elternteils
- Scheidung von Eltern, verbunden mit massiven Krisensituationen in der Familie
- schwere soziale Notlage (z. B. Asyl-Suchende).

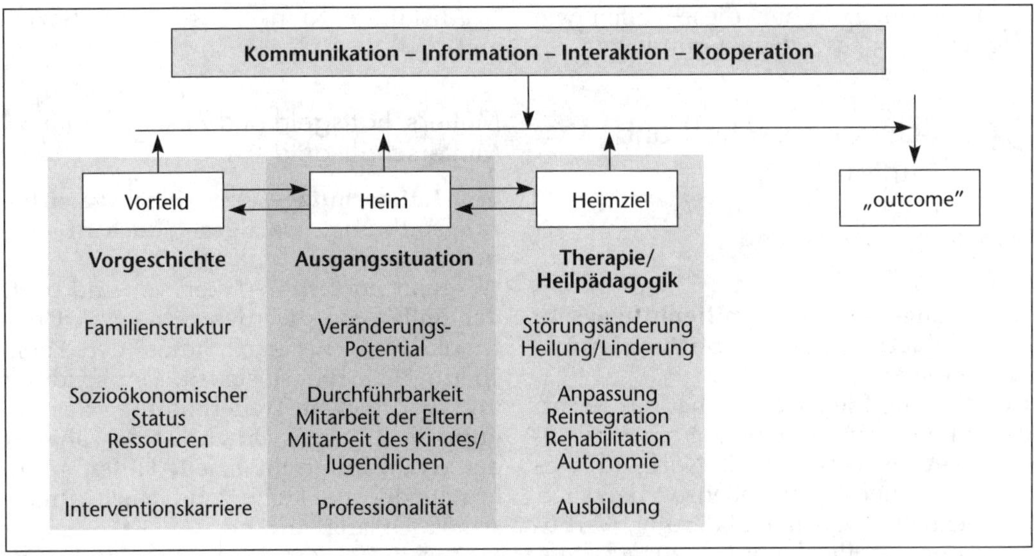

Abbildung 7-1: Prognosekriterien in der Heimerziehung – Modell eines Schnittstellenbewußtseins.

Zu solchen Indikationen kommen **Notsituationen** dazu, die das Kindeswohl langfristig beeinträchtigen könnten:

- Schweregrad einer familiären Störung
- reale Bedrohung von Kindern und Jugendlichen
- fortdauernde Wirkungslosigkeit von ambulanten therapeutischen und sozialen Hilfen
- destruktive Entwicklungen in Familien.

Heimaufenthalte sollen zur Entdramatisierung von Lebenssituationen bei Kindern und deren Familien beizutragen. Darüber hinaus kann mit einem Heimaufenthalt auf das individuelle Therapiebedürfnis eines gefährdeten Kindes eingegangen werden. Auch kann Trennung von Kriseneltern bzw. -familien heilsame Auswirkungen für das betroffene Kind zeitigen. Beispielsweise Delinquenz bei Kindern oder Jugendlichen können ein Grund dafür sein, daß ein Heimaufenthalt für die Betroffenen unumgänglich wird.

Nicht zuletzt finden manche schwerst mehrfach behinderte Kinder und Jugendliche in einem Heim die Umsorgung, die ihnen von den leiblichen Eltern aus den verschiedensten Gründen nicht zuteil werden kann.

In Abwandlung eines Modells, wie Prognosen zu Hilfen zur Erziehung abgegeben werden können (Hohm et al. 1999), soll deutlich gemacht werden, daß Heime für Kinder und Jugendliche nur dort erfolgreich arbeiten können, wo ein Schnittstellen-Bewußtsein unter den mit Heimen und aus Heimen heraus arbeitenden Fachleuten vorhanden ist (Abb. 7-1)

7.7 Staatliche Hilfen für Familien (Stand: Dez. 1997 mit Änderungen bis 1.1.1999)

In den letzten Jahrzehnten wurde eine Reihe von Hilfen und Unterstützungsmöglichkeiten für Familien geschaffen. Sie reichen von der Schwangerschafts- und Familienberatung bis hin zur Beratung und Bereitstellung sozialer Dienste für jedes Alter.

Im einzelnen sehen diese Hilfen wie folgt aus (§ = gesetzliche Grundlage):

7.7.1 Schwangerschaft und Mutterschutz

Schwangerschafts- und Familienberatung

§ Schwangeren- und Familienhilfegesetz (und Änderungsgesetz), Stiftungserrichtungsgesetz:
Jede Frau und jeder Mann hat das Recht, Beratung im Zusammenhang mit Schwangerschaft – insbesondere in Not- und Konfliktsituationen – aber ebenso zu Fragen der Sexualität, Sexualaufklärung, Verhütung und Familienberatung zu erhalten. Informationen zu Möglichkeiten staatlicher und privater Hilfe bis hin zu persönlicher Begleitung sollen erteilt werden. Auch können auf Antrag Hilfen über die Bundesstiftung „Mutter und Kind – Schutz des ungeborenen Lebens" sowie über entsprechende Landesstiftungen erhalten werden.

Auskünfte: vor allem Sozialamt, Gesundheitsamt, Kirchen, Beratungsstellen

Mutterschaftsleistungen

§ Reichsversicherungsordnung (RVO), Bundessozialhilfegesetz:
Alle werdenden Mütter – in gesetzlicher Krankenkasse selbst versichert oder mitversichert – haben Anspruch auf Vorsorgeuntersuchungen, ärztliche Betreuung, Hebammenhilfe, Versorgung mit Arznei-, Verband- und Heilmitteln, stationäre Entbindung, häusliche Pflege, Haushaltshilfe und Mutterschafts- und Entbindungsgeld. Bei niedrigem Einkommen springt die Sozialhilfe ein. Ab der 13. Schwangerschaftswoche wird ein Mehrbedarfszuschlag zum Regelsatz in Höhe von 20% gewährt. Auch besteht ein Anspruch auf einmalige Leistungen: notwendige Anschaffungen, Übernahme von Mietschulden oder -kautionen.

Auskünfte: Krankenkasse, Arzt, Sozialamt

Mutterschaftsgeld und Zuschuß zum Mutterschaftsgeld

§ Mutterschutzgesetz, Reichsversicherungsordnung, Sozialgesetzbuch III – Arbeitsförderung:
Während der Schutzfristen vor und nach der Entbindung werden je nach Art der Krankenversicherung, Status der Versicherung, Arbeitslosigkeit, Ausbildung und beruflichen Weiterbildung, Beendigung des Arbeitsverhältnisses während der Schutzfristen finanzielle Hilfen in unterschiedlicher Höhe und auch unterschiedlich lang gewährt.

Auskünfte: Krankenkasse, Bundesversicherungsamt

Mutterschutz

§ Mutterschutzgesetz:
Arbeitnehmerinnen haben Kündigungsschutz während der Schwangerschaft bis 4 Monate nach der Geburt ihres Kindes. Besonders wichtig sind die Mutterschutzvorschriften am Arbeitsplatz während Schwangerschaft und Stillzeit bis hin zu Beschäftigungsverboten. Während der Schutzfristen (6 Wochen vor, in der Regel 8 Wochen nach der Geburt) dürfen Frauen nicht beschäftigt werden.

Auskünfte: Arbeitgeber, Krankenkasse, Bundesversicherungsamt Berlin, Gewerbeaufsichtsamt

7.7.2 Familien mit Kindern bis zum Schulalter

Erziehungsurlaub

§ Bundeserziehungsgeldgesetz, Landesgesetze:
Erwerbstätige Mütter oder Väter können bis zum Ende des 3. Lebensjahres des Kindes Erziehungsurlaub nehmen. Mütter und Väter können sich in diesem Zeit-

raum bis zu dreimal abwechseln. Der Erziehungsurlaub muß spätestens 4 Wochen im Voraus beim Arbeitgeber beantragt werden. Der Kündigungsschutz tritt frühestens 6 Wochen vor Beginn des Erziehungsurlaubs ein.

Auskünfte: Arbeitgeber

Erziehungsgeld

§ Bundeserziehungsgeldgesetz, Landesgesetze:
Alle Mütter und Väter, die ihr neugeborenes Kind selbst betreuen und erziehen und nicht mehr als 19 Wochenstunden arbeiten, erhalten bis zum Ende des 2. Lebensjahres des Kindes ein Erziehungsgeld von höchstens 600 DM/Monat. Hohes Einkommen verhindert die Gewährung dieser Hilfe. Erziehungsgeld wird nicht zusätzlich zu Arbeitslosengeld gewährt. Mutterschaftsgeld wird auf Erziehungsgeld angerechnet. Arbeitslosenhilfe und Sozialhilfe können zusätzlich gewährt werden.

Auskünfte: je nach Bundesland Versorgungsamt, Jugendamt, Amt für Familie und Soziales, Bezirksamt, Landeskreditbank, Amt für Versorgung und Soziales

Kindergeld

§ Einkommenssteuergesetz, Bundeskindergeldgesetz (in Sonderfällen):

Kindergeld für

a) Familien mit Kindern bis zum Schulalter
DM 250,-/Monat für das erste und zweite Kind (Auszahlung durch Familienkasse des Arbeitsamtes)
b) Alleinerziehende Eltern
Nach Abzug des halben Erstkindergeldes werden folgende Unterhaltsvorschußbeträge gewährt:

Alter des Kindes	Unterhaltsvorschuß in den neuen Ländern	Unterhaltsvorschuß in den alten Ländern
Bis unter 6 Jahre	189 DM monatlich	224 DM monatlich
6 bis unter 12 Jahre	285 DM monatlich	299 DM monatlich

An die Stelle der Regelunterhalt-Verordnung ist die **Regelbetragsverordnung** getreten.

Ausbildung, eigenes Kindeseinkommen und **Behinderung** haben Einfluß auf die Zahlung des Kindesgeldes.

Auskünfte: Familienkassen beim Arbeitsamt, Arbeitgeber

Kinderfreibetrag

§ Einkommenssteuergesetz:

Der steuerliche Kinderfreibetrag wird nur in den Fällen wirksam, in denen das gezahlte Kindergeld die steuerliche Freistellung von Einkommen in Höhe des Existenzminimums eines Kindes nicht vollständig herbeiführt. Solidaritätszuschlag und Kirchensteuer werden beeinflußt.

Auskünfte: Finanzamt, Steuer- und Wirtschaftsberater

Kinderbetreuung und Kinderbetreuungskosten

§ Sozialgesetzbuch VIII, Kinder- und Jugendhilfe, Kindertagesstättengesetze der Länder, Einkommenssteuergesetz:

Zur Erziehung, Bildung und Betreuung von Kindern in Krippen, Kindergärten und Horten (Tageseinrichtungen) haben Eltern einen finanziellen Beitrag zu leisten. Die Elternbeiträge sind sozial gestaffelt; sie können vom Jugendamt ganz oder teilweise übernommen werden. Die Kostenübernahmemöglichkeit besteht auch für Tagespflegepersonen (Tagesmütter).

Besondere Bedingungen sind für erwerbstätige Alleinerziehende, bei längerer Krankheit oder Behinderung vorhanden (Stichwort: außergewöhnliche Belastungen).

Freistellung von der Arbeit zur Pflege kranker Kinder

§ Gesetzliche Krankenversicherung:

Berufstätige Mütter und Väter in der gesetzlichen Krankenversicherung haben Anspruch auf Freistellung von der Arbeit zur Pflege eines kranken Kindes unter 12 Jahren:

Eltern	Pro Jahr, Kind und Elternteil 10 Tage – bei mehreren Kindern maximal 25 Tage je Elternteil
Alleinerziehende	Pro Jahr und Kind 20 Tage – bei mehreren Kindern maximal 50 Tage

Besteht kein Anspruch auf bezahlte Freistellung, zahlt die Krankenkasse das Krankengeld.

Auskünfte: Krankenversicherung, Arbeitgeber

7.7.3 Familien mit Kindern in Schule und Ausbildung

Ausbildungsfreibetrag

§ Einkommenssteuergesetz:

Für Eltern von Kindern in Schul- und Berufsausbildung kommen steuerliche Ausbildungsfreibeträge in Betracht. Voraussetzung ist, daß ihnen für das Kind Kindergeld bzw. ein Kinderfreibetrag zustehen.

Kinder unter 18 Jahren (nur bei auswärtiger Unterbringung)	je 1800 DM jährlich
Kinder über 18 Jahre (bei Unterbringung im Haushalt der Eltern)	je 2400 DM jährlich
Kinder über 18 Jahre (bei auswärtiger Unterbringung)	je 4200 DM jährlich

Auskünfte: Finanzamt, Steuer- und Wirtschaftsberater

Ausbildungsförderung

§ Bundesausbildungsförderungsgesetz:

Ausbildungsförderung nach dem Bundesausbildungsförderungsgesetz (BaföG) wird gewährt:

- Für Schüler/innen (z.B. weiterführende allgemeinbildende Schulen und Berufsfachschulen ab Klasse 10 bei notwendiger auswärtiger Unterbringung sowie von Abendschulen, Fach- und Fachoberschulen): als Zuschuß
- Für Studenten/innen: je zur Hälfte als Zuschuß und zinsloses Darlehen

Die Höhe richtet sich nach Art der Ausbildungsstätte und der Unterbringung. Bedarfssätze betragen (Wohnung nicht bei den Eltern) inkl. Krankenversicherungs- und Pflegeversicherungszuschlag:

„BaföG"	**Bei Vollförderung**	**Vollförderung bei überdurchschnittlicher Miete bis zu**
Neue Bundesländer	770 DM monatlich	1000 DM monatlich
Alte Bundesländer	935 DM monatlich	1015 DM monatlich

Die Ausbildungsförderung ist einkommensabhängig. Das zinslose Darlehen muß 5 Jahre nach Ende der Förderungshöchstdauer in Mindestraten von 200 DM in längstens 20 Jahren zurückgezahlt werden. Studienleistung und soziale Gründe können z.B. zu einem teilweisen Erlaß führen.

Auskünfte: Amt für Ausbildungsförderung, Studentenwerk

Berufsausbildungsbeihilfe

§ Sozialgesetzbuch III, Arbeitsförderung:

Auszubildende (Azubis) haben Anspruch auf Beihilfe zu den Unterhalts und Ausbildungskosten für

- eine Ausbildung in (außer-) betrieblichen Ausbildungsstätten
- die Teilnahme an berufsvorbereitenden Bildungsmaßnahmen.

Auskünfte: Arbeitsamt, Ausbildungsstätten

Aufstiegsfortbildungsförderung

§ Aufstiegsfortbildungsförderungsgesetz:

Fortbildungen für Facharbeiter, Gesellen, Gehilfen werden für Vorbereitungen zum Abschluß gewährt.

Auskünfte: Kommunale Ämter für Ausbildungsförderung, Handwerkskammern

7.7.4 Eltern in Umschulung, Aus- oder Fortbildung

Erziehungsgeld

Siehe oben.

Ausbildungsförderung für junge Eltern

Eltern können Ausbildungsförderung nach dem BaföG auch dann erhalten, wenn sie bei Beginn der Ausbildung das 30. Lebensjahr vollendet haben. Dies gilt dann, wenn sie wegen der Erziehung eines Kindes bis zum Alter von 10 Jahren gehindert waren, rechtzeitig mit der Ausbildung zu beginnen.

Auskünfte: Bundesverwaltungsamt

Hilfe für Berufsrückkehrerinnen/ Berufsrückkehrer

§ Schwangeren- und Familienhilfegesetz, Sozialgesetzbuch III, Arbeitsförderung:

Mütter oder Väter dürfen die Berufstätigkeit wegen der Betreuung und Erziehung von aufsichtsbedürftigen Kindern unterbrechen. Sie können Unterhaltsgeld, Übernahme von Kinderbetreuungskosten, Eingliederungszuschüsse bei Einarbeitung beantragen. Für Behinderte bestehen besondere Vergünstigungen.

Auskünfte: Arbeits- und Sozialamt, Gesundheitsamt

7.7.5 Familien mit alleinerziehenden Eltern

Erziehungsgeld

Siehe oben.

Kinderfreibetrag

Siehe oben.

§ Einkommenssteuergesetz:

Jedem Elternteil steht nach dem Halbteilungsgrundsatz ein steuerlicher Kinderfreibetrag zu, näheres regelt das Gesetz.

Der volle Kinderfreibetrag von 6912 DM wird bei einem Elternteil berücksichtigt, wenn z.B.

- Der andere Elternteil verstorben oder nicht unbeschränkt einkommenssteuerpflichtig ist
- Der unterhaltsverpflichtete Elternteil seine Unterhaltsverpflichtung zu weniger als 75 % erfüllt
- Der andere Elternteil nicht unterhaltspflichtig ist.

Auf Großeltern kann der Kinderfreibetrag ebenso übertragen werden wie auch Stiefelternteil (siehe besondere Regelungen!)

Auskünfte: Finanzamt, Steuer-, Wirtschaftsberater

Haushaltsfreibetrag

§ Einkommenssteuergesetz:

Ein Haushaltsfreibetrag von 5616 DM jährlich kann von Alleinerziehenden steuerlich geltend gemacht werden (siehe Sonderregelungen!)

Auskünfte: Finanzamt, Steuer-, Wirtschaftsberater

Unterhaltsvorschuß

§ Unterhaltsvorschußgesetz, Regelunterhalt-Verordnung:

Alle Alleinerziehenden, die vom unterhaltsverpflichteten anderen Elternteil keinen oder nicht mindestens Unterhalt in Höhe des Regelbedarfes nach der Regelunterhalt-Verordnung für ihre Kinder bekommen, erhalten diesen Vorschuß.

Diesen gibt es für längstens 72 Monate bis zum Kindesalter von 12 Jahren:

Alter des Kindes	Unterhaltsvorschuß in den neuen Ländern	Unterhaltsvorschuß in den alten Ländern
Bis unter 6 Jahre	204 DM monatlich	239 DM monatlich
6 bis unter 12 Jahre	270 DM monatlich	314 DM monatlich

Auskünfte: Jugendamt, Sozialamt

Sozialhilfe

§ Sozialgesetzbuch III, Arbeitsförderung:

Alleinerziehende, die wegen Kinderbetreuung nicht berufstätig sein können und denen keine anderen Mittel ausreichend zur Verfügung stehen, haben Anspruch auf Sozialhilfe. Sie erhalten einen Mehrbedarfszuschlag zum Sozialhilfe-Regelsatz.

- 40 % mit einem Kind unter 7 Jahren oder mit 2 oder 3 Kindern unter 16 Jahren
- 60 % mit 4 oder mehr Kindern unter 16 Jahren.

Auskünfte: Sozialamt, Jugendamt

7.7.6 Familien mit niedrigem Einkommen und bei Arbeitslosigkeit

Sozialhilfe

§ Bundessozialhilfegesetz:

Wer seinen Lebensunterhalt nicht aus eigenem Einkommen oder Vermögen bestreiten kann, hat einen Rechtsanspruch auf Sozialhilfe. Sozialhilfe wird individuell geleistet.

Hilfe zum Lebensunterhalt umfaßt z.B:

- Kleidung, Unterkunft, Ernährung, Bedürfnisse des täglichen Lebens
- Mehrbedarfszuschläge für bestimmte Personengruppen
- Übernahme von Mietschulden
- Hilfe in besonderen Lebenslagen z. B.: Schwangerschaft, Krankheit, Pflegebedürftigkeit, Behinderung
- Besondere Lebenssituationen

Dieses Gesetz läßt Ermessensspielräume offen, wobei aber die Rahmenbedingungen definiert sind.

Auskünfte: Sozialamt, Wohlfahrts- und Familienverbände

Arbeitsförderung

§ Sozialgesetzbuch III, Arbeitsförderung:

In diesem Gesetz sind alle Situationen der Arbeitslosigkeit erfaßt. Höhe des Arbeitslosengeldes, Dauer des Arbeitslosengeldes, Dauer des Anspruchs, Teilarbeitslosengeldes, Arbeitslosenhilfe, Kurzarbeitergeld und weitere Hilfe sind definiert.

Auskünfte: Arbeitsamt (ausführliche, individuelle Beratung!)

7.7.7 Familien und Wohnen

Wohngeld

§ Wohngeldgesetz:

Wohngeld hilft Haushalten mit geringem Einkommen, die Wohnkosten zu tragen. Das Familieneinkommen entscheidet über die Gewährung. Die Bruttokaltmiete gilt als Bemessungsgrundlage

Auskünfte: Wohngeldstellen der Gemeinde, Amts-, Stadt-, Kreisverwaltungen

Förderung des Wohneigentums durch die Eigenheimzulage

§ Einkommenssteuergesetz, Gesetz zur Neuregelung der steuerrechtlichen Wohneigentumsförderung (hier: Eigenheimzulagengesetz):

Die Grundförderung beträgt über acht Jahre jährlich bis zu 5.000 DM bei Neubauten bzw. 2500 DM bei Altbauten. Jedes Kind erhöht die Förderbeträge um 1500 DM für acht Jahre. Die Förderung unterliegt Einkommensgrenzen.

Auskünfte: Finanzamt, Steuer- oder Wirtschaftsberater

Sozialer Wohnungsbau

§ Zweites Wohnbaugesetz, Förderrichtlinien und -programme der Länder:

Bund und Länder fördern gemeinsam den sozialen Wohnungsbau. Hierfür sind Förderrichtlinien vorhanden (Mietwohnungsneubau und Eigentummaßnahmen).

Auskünfte: Gemeinde-, Stadt- oder Kreisverwaltung, Bausparkassen, Kreditinstitute

Bausparförderung

§ Wohnungsbauprämiengesetz:

Wohnungsbauprämien werden bis zu einem versteuernden Einkommen mit jährlich 50 000/100 000 DM (Alleinstehende/Verheiratete) gewährt.

Auskünfte: Bausparkassen, Finanzamt, Steuer- Wirtschaftsberater

7.7.8 Familien mit Behinderten und Pflegebedürftigen

Familien mit Kindern und Jugendlichen, aber auch jungen Erwachsenen mit Behinderungen und/oder chronischen Erkrankungen bedürfen von Anfang an einer unterstützenden Begleitung. Es macht wenig Sinn, z. B. über den Behindertenausweis erst dann zu sprechen und beginnen zu beraten, wenn die Eltern nach einer solchen Möglichkeit fragen. Gleiches gilt vor allem für die Leistungen der Pflegeversicherung. Familien werden mit der Eröffnung einer sehr weitreichenden und häufig auch ernsten Diagnose zu ihrem Kind nicht nur kurz-, sondern auch mittel- und langfristig belastet. Ab der Bekanntgabe der Diagnose zu einem solchen Problem muß der Versuch unternommen werden, Rehabilitationskonzepte in der ganzen Bandbreite mit den Eltern als Partnern zu entwickeln. In Abhängigkeit vom chronologischen Alter und Entwicklungsalter müssen selbstverständlich auch die Kinder und Jugendlichen in solche Konzepte allein schon aus Gründen einer notwendigen Mitarbeit eingebunden werden.

Dazu gehört dann auch, daß alle vom Staat geschaffenen möglichen Hilfsangebote erläutert werden. Nicht selten schrecken die Eltern und Familienangehörigen davor zurück, z. B. ihr Kind durch die Beantragung eines Behindertenausweises endgültig als behindert abzustempeln. Gar Pflegegeld beantragen zu müssen, führt nicht selten zu Schamgefühlen und damit auch zur Abwehr. Daß aber Kinder und Jugendliche von solchen Hilfen langfristig profitieren und evtl. auch eine finanzielle Rücklage geschaffen werden kann, muß Grundlage solcher Beratung sein. Kenntnisse zu den Grundzügen solcher möglichen Hilfen müssen zum Repertoire des sozialpädiatrisch arbeitenden Kinderarztes in Praxis, Klinik und Sozialpädiatrischem Zentrum sowie bei Trägern der Wohlfahrtspflege und in Einrichtungen des Öffentlichen Gesundheitsdienstes gehören.

Steuerrechtliche Regelungen

§ Einkommenssteuergesetz, Kraftfahrzeugsteuergesetz:

Behinderte können ohne Einzelnachweis den nach Grad der Behinderung gestaffelten Behinderten-Pauschbetrag geltend machen. Höhere Aufwendungen müssen nachgewiesen werden: z.B. Hilfe im Haushalt, Heilkur, Fremdunterbringung im Heim, Pflegeheim etc.

Kfz-Steuerbefreiung oder -ermäßigung steht bestimmten schwerbehinderten Fahrzeughaltern zu.

Eltern behinderter Kinder können außerdem Aufwendungen für eine Haushaltshilfe bis DM 1800 jährlich geltend machen (absetzen bei der Einkommenssteuer), wenn das Kind schwerbehindert ist (Grad der Behinderung mindestens 50 %).

Pflegende von Pflegebedürftigen können unter bestimmten Voraussetzungen einen Pauschbetrag von 1800 DM jährlich geltend machen, wenn sie für die Pflege keine sonstige Vergütung erhalten.

Auskünfte: Finanzamt, Kfz–Stelle im Finanzamt; Steuer-, Wirtschaftsberater

Schwerbehindertenausweis

§ Schwerbehindertengesetz:

Schwerbehinderte erhalten beim Versorgungsamt auf Antrag einen Ausweis gemäß dem Grad der Behinderung. Dieser Ausweis hilft beim Nachweis der Schwerbehinderteneigenschaft. Auch ist dieser Ausweis der Schlüssel zu Kündigungsschutz, Zusatzurlaub, unentgeltlicher Beförderung im öffentlichen Personenverkehr etc. Verschiedene Merkmale und Stufen werden entsprechend dem Grad der Behinderung dem Beantragenden zugeordnet.

Auskünfte: Versorgungsamt, Behinderten- und Wohlfahrtsverbände

Rehabilitation

Vgl. hierzu Abs. 4.3. Behinderte können Leistungen zur medizinischen, beruflichen und sozialen Rehabilitation erhalten:

- Medizinische Leistungen, z.B. Therapie in Kur- und Spezialeinrichtungen, Prothesen, Hilfsmittel etc.
- Hilfen zur angemessenen Schul- und Berufsausbildung
- Hilfen zum Erlangen eines Arbeitsplatzes oder zur Ausübung einer der Behinderung entsprechenden Tätigkeit
- Hilfen zur Teilnahme am Leben in der Gemeinschaft.

Auskünfte: Arbeitsamt, Versorgungsamt, Sozialamt, Krankenkassen, Rentenversicherungsanstalten, Berufsgenossenschaften

Pflege (vgl. Kap. 17)

§ Pflegeversicherungsgesetz (SGB XI), Bundessozialhilfegesetz (BSHG):

Kaum ein Bereich ist bezüglich einer gerechten Bemessung der berechtigten Ansprüche von Familien zur Pflege von Kindern und Jugendlichen mit chronischen Krankheiten und/oder Behinderungen so widersprüchlich wie die Genehmigung von Leistungen aus der Pflegeversicherung. Wie die Entscheidungen zu Leistungen aus der Pflegeversicherung dem Anliegen und dem tatsächlichen Aufwand der Pflege durch die Eltern oder hierzu Beauftragten gerecht genehmigt werden könnten, dazu existieren in jüngster Zeit genügend konstruktive Vorschläge. Bis mit neuen Regelungen gerechnet werden kann, müssen die Probleme wenigstens öffentlich benannt werden. Ein Teil der Medizinischen Dienste der gesetzlichen Krankenkassen entscheidet ohne Sachkenntnis über die Genehmigung von Leistungen oder Ablehnung häufig unter der Annahme, daß Kinder insbesondere in jungem Alter ganz generell gepflegt werden müssen. Die tatsächliche Mehrbelastung bei der häuslichen Pflege aber zu eruieren und hierbei auch die Betroffenheit zur Kenntnis zu nehmen, muß ein unverzichtbares Ziel sein, wobei berechtigte Hoffnungen bestehen, daß das Pflegeversicherungsgesetz in Zukunft die Unterschiede bei der Pflege des Erwachsenen zur Pflege bei einem Kind oder Jugendlichen würdigt und dann entsprechend mit neuen Regelungen den tatsächlichen Besonderheiten für das Kindes- und Jugendalter nachkommt. Den Bedarf und die Höhe des Pflegegeldes bei der Pflege von Kindern und Jugendlichen allein an erhöhtem Zeitaufwand errechnen zu wollen, erscheint nach internationalen Erkenntnissen unangemessen.

Die Pflege am Kind stellt sich als mehrdimensionale Aufgabe dar. In dieser Mehrdimensionalität fließen zusammen Grundpflege, Behandlungspflege, rehabilitative Pflege, präventive Pflege, pädagogische Pflege, entwicklungsfördernde Pflege, sozio-emotionale Pflege und auch ethisch-religiöse Pflege (Arbeitsgruppe Kinderpflege 1999). Behinderungen und chronische Erkrankungen manifestieren sich mit ihren Folgen in Bereichen, die mit Funktionsstörungen und Strukturschäden (impairment), Aktivitätsstörungen (limitations of activities) und auch Partizipationsstörungen im Sinne von Einschränkungen der Teilhabe an Lebensbereichen oder Integration in diese Lebensbereiche einhergehen (Arbeitsgruppe Kinderpflege 1999). Es muß somit zu einer an diesen Bedürfnissen ausgerichteten Beurteilung des Pflegeaufwandes kommen, d.h. hier müssen der kindlichen Entwicklung angemessene Beurteilungskriterien erarbeitet und in einem Gesetz verankert werden. Art. 23 bis 27 des „Übereinkommens über die Rechte des Kindes" bieten den Rahmen, an dem sich zukünftig ein der kindlichen Entwicklung angemessenes Kinderpflegegesetz messen lassen muß.

Im einzelnen sind folgende Leistungsbereiche vorgesehen:

Häusliche Pflege

Sach- und Geldleistungen in der sozialen Pflegeversicherung werden nach dem Grad der Pflegebedürftigkeit gestaffelt. Die Sachleistungen zur Pflege umfassen monatlich für erheblich Pflegebedürftige einen Gesamtwert bis zu 750 DM, für Schwerpflegebedürftige bis 1800 DM und für Schwerstpflegebedürftigkeit bis zu 2800 DM, in besonderen Härtefällen bis zu 3750 DM.

Das **Pflegegeld,** das anstelle der Sachleistungen erbracht werden kann, beträgt monatlich für erheblich Pflegebedürftige 400 DM, für Schwerpflegebedürftige 800 DM und für Schwerstpflegebedürftige 1300 DM. Pflegegeld und Pflegesachleistungen können auch kombiniert in Anspruch genommen werden.

In der privaten Pflegeversicherung tritt an die Stelle der Sachleistung eine Kostenerstattung, die der Höhe nach den Leistungen der sozialen Pflegeversicherung entspricht.

Häusliche Pflege ist mit dem Schutz der **Unfallversicherung** kombiniert. Für Beiträge zur **Rentenversicherung** für die häuslichen Pflegekräfte werden je nach Pflegestufe und Umfang der Tätigkeit zwischen 197/231 DM und 591/693 DM (neue/alte Länder) monatlich gezahlt.

Stationäre Pflege

Die stationäre Pflege ist gesondert geregelt und ist den Trägern der Einrichtungen bekannt.

Zusätzlich können **bedarfsabhängige Leistungen** der Sozialhilfe bei der Pflege in Anspruch genommen werden. Diese werden gewährt, wenn die begrenzten Leistungen der Pflegeversicherung zur Sicherstellung der Pflege nicht ausreichen oder eine Pflegeversicherung nicht besteht.

Sie umfassen bei der häuslichen Pflege die Erstattung definierter Aufwendungen der Pflegeperson.

Auskünfte: Pflegekasse, Sozialamt, Sozialstation, Wohlfahrtsverbände, Krankenkassen

Literatur

Arbeitsgruppe Kinderpflege (Redaktion W. Diener) (1999): Die Pflegebedarfsfeststellung bei Kindern. Projektbericht und Modellentwicklung.

Bauereiss, R., Bayer, H., Bien, W. (Hrsg.) (1997): Familienatlas II – Lebenslagen und Regionen in Deutschland, Karten und Zahlen, Leske & Budrich, Opladen.

Bensel, J. (1991): Krippenbetreuung im Spiegel der neuesten internationalen Forschung. Deutsche Liga für das Kind in Familie und Gesellschaft (Hrsg.). Strüder, Neuwied.

Bertram, H. (1994): Die Stadt, das Individuum und das Verschwinden der Familie – Auf dem Weg zu „egoistischem" oder „kooperativem" Individualismus? In: Aus Politik und Zeitgeschichte, Bd. 29–30, S. 15.

Biebach, K. (1991): Analyse der Fehlmorbidität in Kinderkrippen der Stadt Dresden.

Bieback, K.-J., Milz, H. (Hrsg.) (1995). Neue Armut. Campus, Frankfurt/New York.

Bien, W. (Hrsg.) (1994): Eigeninteresse oder Solidarität. Beziehungen in modernen Mehrgenerationenfamilien. DJI: Familien-Survey 3. Leske & Budrich, Opladen.

Bien, W. (Hrsg.) (1996): Familie an der Schwelle zum neuen Jahrtausend – Wandel und Entwicklung familialer Lebensformen. DJI: Familien-Survey 6. Leske & Budrich, Opladen.

Bien, W., Schneider, N. F. (Hrsg.) (1998): Kind ja, Ehe nein? DJI: Familien-Survey 7. Leske & Budrich, Opladen.

Bonhoeffer, D. (1992): Ethik (Hrsg.: Tödt. I. et al.). Kaiser, München.

Borders, L. D. (1998): Are adopted children and their parents at greater risk for negative outcomes? Family Relations – Interdisciplinary Journal of Applied Family Studies. 47, 237.

Bundesarbeitsgemeinschaft der Kinderschutz-Zentren, Köln. (Hrsg.) (1996): Armut und Benachteiligung von Kindern. Hundt Druck, Köln.

Bundesministerium für Familie, Senioren, Frauen und Jugend (Hrsg.) (1996): Handbuch der örtlichen und regionalen Familienpolitik. Kohlhammer, Stuttgart.

Bundesministerium für Familie, Senioren, Frauen und Jugend (Hrsg.) (1997): Die Familie im Spiegel der amtlichen Statistik. Bonn

Bundesministerium für Familie, Senioren, Frauen und Jugend (Hrsg.) (1997): Staatliche Hilfe für Familien: Faltblatt, Bonn.

Bürgin, D. (1992): Adoption: Trauma oder Chance? In: Handbuch der Kinderpsychotherapie (Hrsg.: G. Biermann). E. Reinhardt, München, S. 586.

Dornes, M. (1998): Mütterliche Berufstätigkeit als Risikofaktor? Frühe Kindheit 1, 13.

Dunovský, J. (1990): Morbidität von Kindern in Kinderkrippen in der Tschechoslowakei. Sozialpädiatrie 21, 1180.

Fergusson, D. M., Lynskey, M., Horwood, L. J. (1995): The adolescent outcomes of adoption: A 16-year longitudinal study. J. Child Psychol. Psychiat. 36, 597.

Grossmann, K. (1998): Gute Gruppenbetreuung für Kinder unter Drei. Frühe Kindheit 1,4.

Guardini, R. (1993): Wertfiguren des persönlichen Lebens. In: Ethik-Vorlesungen an der Universität München (Hrsg.: H. Mercker). 2 Bände, Matthias Grünewald, Mainz, S. 523 ff.

Hettlage, R. (1992): Familienreport. Becksche Reihe, Beck, München.

Hohm, E., Schneider, K. Pickartz, A., Schmidt, M. H. (1999): Prozeßforschung – Wovon hängen Prognosen in der Jugendhilfe ab? Kindheit und Entwicklung 8, 73.

Institut für Entwicklungsplanung und Strukturforschung (1992): Außerfamiliäre Betreuung von Kindern in Tageseinrichtungen. Hannover.

Jugendwerk der Deutschen Shell (Hrsg.) (1997): Jugend '97: Zukunftsperspektiven – Gesellschaftliches Engagement – Politische Orientierungen. Leske & Budrich, Opladen.

Key, E. (1903): Das Jahrhundert des Kindes. S. Fischer, Stuttgart.

Kingreen, Th. (1997): Das Grundrecht von Ehe und Familie (Art. 6 I GG), Jura 401.

Kirchhof, P. (1995): Die verfasungsrechtliche Garantie der Familie als Erziehungsgemeinschaft: Deutsche Liga für das Kind. Strüder, Neuwied.

Kirchhof, P. (1999): Reifeprüfung für Geburtstagskind. 50 Jahre Grundgesetz/Bundesverfassungsrichter Paul Kirchhof im Gespräch. Rheinischer Merkur 54, 7. Mai 1999.

Klocke, A. (1995): Der Einfluß sozialer Ungleichheit auf das Ernährungsverhalten im Kindes- und Jugendalter. In: Barlösius, E., Feichtinger, E. Köhler, B. M. (Hrsg.): Ernährung in der Armut. WZB Berlin.

Kriminologische Forschungsgruppe der Bayer. Polizei (Hrsg.) (1998): Kinder- und Jugendkriminalität in München. Polizeipräsidium München, 20. April 1998.

Luhmann, N. (1998): Die Gesellschaft der Gesellschaft. Suhrkamp – Taschenbuch Wissenschaft, Frankfurt a. M.

Masur, R., Tiessler, J. A. Schiel, W. (1982): Eingliederung behinderter Kinder in Pflegefamilien. Das soziale, klinisch-psychologische Konzept. E. Reinhardt, München.

Matějček, Z., Dytrych, Z., Schüller, W. (1992): Die Familie und der soziale Hintergrund. For-

schungsbedingungen und Forschungsmethode. Sozialpädiatrie 23, 1028.
Maywald, J. (1997): Zwischen Trauma und Chance – Trennungen von Kindern im Familienkonflikt. Lambertus, Freiburg i. Br.
Melhuish, E. C. (1987): Socio-emotional behaviour at 18 months as a function of daycare experience, gender and temperament. Infant Mental Health Journal 8, 364.
Pannenberg, W. (1993): Systematische Theologie, Band 1–3. Vandenhoeck & Ruprecht, Göttingen.
Papoušek, M. (1994): Vom ersten Schrei zum ersten Wort. Huber, Bern.
Pechstein, J. (1990): Elternnähe oder Krippen? Grundbedürfnisse des Kindes. Deutsche Liga für das Kind (Hrsg.). Strüder, Neuwied.
Richter, J. (1991): Die Erfahrungen mit Kinderkrippen in der DDR. FAZ 18.05.1991.
Roth, J. K. (1992): Heimkinder – Kinder mit mehreren Eltern? In: Handbuch der Kinderpsychotherapie (Hrsg.: G. Biermann). E. Reinhardt, München, S. 601.
Schleiffer, R. (1997): Adoption: psychiatrisches Risiko und/oder protektiver Faktor. Praxis der Kinderpsychologie und Kinderpsychiatrie 46, 645.
Simmen, R. (1993): Heimerziehung im Aufbruch. Haupt, Bern.
Statistisches Bundesamt (Hrsg.) (1997): Statistisches Jahrbuch für die Bundesrepublik Deutschland. Metzler-Poeschel, Stuttgart.
Statistisches Bundesamt (1998): Gesundheitsbericht für Deutschland. Metzler-Poeschel, Stuttgart.
Steck, B. (1998): Eltern-Kind-Beziehungsproblematik bei der Adoption. Praxis der Kinderpsychologie und Kinderpsychiatrie 47, 240.
Tellenbach, H. (1988): Mediterrane Ursprünge und abendländische Wandlungen des Vaterbildes: Ein diachronisches Kaleidoskop. In: Chancen für das ungeborene Leben (Hrsg.: Voss, H. von, Voss, R. von, Hoffacker, P.), Kölner Universitäts-Verlag.
Unger, J. (1984): Unterschiede von adoptierten und nichtadoptierten Kindern. Dissertation, Zürich.
Voss, H. von et al. (Hrsg.) (1988): Chancen für das ungeborene Leben. Kölner Universitäts-Verlag.
Voss, H. von (1997): Ungünstige Familienbedingungen – Möglichkeiten pädiatrischer Intervention. Vortrag: 1. Berliner Seminar – Kongreß für Präventive Pädiatrie, Robert-Koch-Institut, Deutsche Gesellschaft für Sozialpädiatrie und Jugendmedizin e.V., 22. Nov. 1997.
Voss, H. von (1998): Leitbilder der Sozialpädiatrie und Jugendmedizin 1948–1998: Bilanz und Perspektiven. Kinderärztliche Praxis 69, 350.
Warndorf, P. (Hrsg.) (1994): Stiefelternadoptionen – Themen, Trend und Traditionen. Dokumentation der Fachtagung „Stiefelternadoptionen", Augsburg 12.04.1994. Bayerisches Landesjugendamt (Hrsg.).
Warndorf, P. (1996): Vermittlung behinderter Kinder in Pflegefamilien. Sozialpädagogik 38:213.
Wehner, M. (1999): Singles, alte Eltern, wenig Kinder und eine hilflose Politik. Die Verzerrung der Generationenfolge und ihr Preis. FAZ 4.5.1999.

8 Strukturen der Gesundheitsversorgung von Kindern und Jugendlichen

Hans G. Schlack und Ute Schlack

8.1 Altersspezifische Erfordernisse der Gesundheitsversorgung

Bei der Organisation kindgerechter Strukturen des Gesundheitswesens sind zu berücksichtigen:

- Die **biologischen** Besonderheiten: Alterstypische bzw altersgebundene Krankheiten; entwicklungsabhängiger Symptomwandel; altersabhängige Therapieaspekte (z. B. in den Behandlungsverläufen, in der Pharmakokinetik);
- Die **psychologischen** Besonderheiten: Grundsätzliches Einbezogensein von Bezugspersonen bei allen diagnostischen und therapeutischen Maßnahmen; Berücksichtigung psychohygienischer Aspekte bei der Wahl der Behandlungsweise (z. B. ambulant statt stationär); altersabhängige Einschränkung des kindlichen Verständnisses für bestimmte Therapie-Maßnahmen;
- Die **sozialen** Besonderheiten: Abhängigkeit der Kinder von der Initiative ihrer Bezugspersonen bei der Inanspruchnahme von Angeboten der Gesundheitsversorgung; schicht- und alterstypische Schwellen, die einer Inanspruchnahme entgegenstehen; spezielle Fragestellungen in Kindergärten und Schulen als altersspezifischen Gemeinschaftseinrichtungen.

Daraus ergibt sich zum einen die Forderung nach einem hohen Standard und einem flächendeckenden Angebot kinderärztlicher und kinder- und jugendpsychiatrischer Kompetenz. Zum andern muß aber auch dafür Sorge getragen werden, daß möglichst alle Kinder von den Angeboten der Gesundheitsversorgung erreicht werden. Während das erste Postulat in Deutschland weitgehend erfüllt ist, bestehen erhebliche Differenzen in der Inanspruchnahme aufgrund von sozialen Faktoren.

Das Gesundheitswesen in Deutschland ist überwiegend in „Komm-Strukturen" organisiert; es setzt die Initiative und die Eigenverantwortung des Einzelnen bei der Inanspruchnahme der Angebote und Institutionen des Gesundheitswesens voraus. Einem sehr differenzierten und leistungsfähigen System auf kurativem Gebiet stehen eher fragmentarische und schlecht vernetzte Angebote auf dem Gebiet der Prävention gegenüber. Es gibt für die Sicherung einer systemübergreifenden (d. h. die Bereiche Medizin, Erziehungswesen, Jugendarbeit und Sozialwesen umfassende) Prävention keine gesetzlichen Grundlagen und offenbar auch keinen politischen Willen (Meireis 1995). Im Einzelfall sind es vor allem sozialpädiatrische Strukturen (s. 8.3), die bei unzureichender Inanspruchnahme präventiver, kurativer oder rehabilitativer Angebote sozialkompensatorisch wirksam werden. Eine besondere Rolle spielt dabei die Zusammenarbeit des öffentlichen Jugendgesundheitsdienstes mit den Kindergärten und dem Allgemeinen Sozialdienst (ASD) der Jugendämter.

Zur Gesundheitsversorgung gehören nicht nur medizinische, sondern auch

Tabelle 8-1: Institutionen und Dienste der Gesundheitsversorgung von Kindern und Jugendlichen.

A. Medizinischer Bereich
- Niedergelassene Ärzte, insbesondere Kinderärzte, Kinder- und Jugendpsychiater
- Öffentlicher Jugendgesundheitsdienst
- Sozialpädiatrische Zentren
- pädiatrische Kliniken und Polikliniken bzw. Ambulanzen
- kinder- und jugendpsychiatrische Kliniken, Tageskliniken und Polikliniken bzw. Ambulanzen,
- niedergelassene nichtärztliche Therapeuten (Logopäden, Krankengymnasten, Ergotherapeuten)

B. Psychosozialer Bereich
- Psychologische Beratungsstellen
- Schulpsychologischer Dienst
- niedergelassene nicht-ärztliche Psychotherapeuten
- Frühförderstellen
- Jugendämter

C. Selbsthilfegruppen und -organisationen

psychosoziale Dienste sowie die Selbsthilfeorganisationen (Tab. 8-1). Die nicht-medizinischen Strukturen verbessern die bedarfsgerechte Inanspruchnahme des Gesundheitswesens im Sinne der Sozialkompensation und tragen der besonderen Bedeutung der seelischen Gesundheit für die Entwicklung der Kinder Rechnung.

8.2 Problembereiche der Gesundheitsversorgung im Kindes- und Jugendalter

Innerhalb des gut ausgebauten Systems der Gesundheitsversorgung von Kindern und Jugendlichen besteht in Deutschland Verbesserungsbedarf in unterschiedlichen Bereichen, als deren wichtigste das Programm der Krankheitsfrüherkennung im Kindesalter, die Angebote und ihre Akzeptanz im Bereich der Jugendmedizin und die zunehmende Ausdünnung des Netzes der Kinderkliniken zu nennen sind.

8.2.1 Kinderfrüherkennungsuntersuchungen

Mit den Früherkennungsuntersuchungen U1 bis U9 soll eine frühe Erfassung von Krankheiten und Entwicklungsstörungen gewährleistet werden. U1 und U2 sind hauptsächlich auf die postpartale Adaptation und das Screening auf häufige, behandelbare Stoffwechselstörungen orientiert, U3 bis U7 auf Organerkrankungen und schwerere Behinderungsformen, U8 und U9 vor allem auf umschriebene, dennoch bedeutsame Entwicklungsstörungen.

Strengen Screeningkriterien (vgl. Kap. 4.2) genügt das U-Programm allenfalls bei den Stoffwechseltests im Rahmen der U2. Problematischer steht es dagegen um die Früherkennung von Entwicklungsstörungen, die einen großen Teil der notierten Auffälligkeiten ausmachen. Untersuchungs- und Beurteilungskriterien sind bisher zu wenig standardisiert. Daraus resultiert eine sehr große Abhängigkeit der Ergebnisse vom einzelnen Untersucher und seiner Erfahrung.

Das U-Programm ist der Früherkennung von Krankheiten und damit der sekundären Prävention gewidmet. Die primäre Prävention gehört nicht zu ihren expliziten Zielen. Dennoch kann davon ausgegangen werden, daß Maßnahmen der primären Prävention (z.B. Beratung zu Impfungen, zur Ernährung, zur Unfallprophylaxe, zu Entwicklung und Erziehung) in der Praxis eine bedeutsame Rolle spielen und das U-Programm trotz der bestehenden Schwächen rechtfertigen. Allerdings muß im Sinne der Qualitätssicherung eine weitergehende Standardisierung gefordert werden, nicht nur bei der Untersuchung, sondern ebenso bei Form und Inhalt der Beratung. Ein gutes Beispiel dafür ist der Leitfaden für eine vorausschauende Beratung im Rahmen der Kindervorsorge in den ersten 3 Lebensjahren von Bergmann und Bergmann (1997).

Ein weiteres Problem des Kinderfrüherkennungsprogramms ist die unvollständige Inanspruchnahme. Während die Teilnahmequote in den ersten 2 Lebensjahren noch mit über 90 % zufriedenstellend ist, sinkt sie danach deutlich ab und liegt bei der U8 um 80 %, bei der U9 um 75 % (Altenhofen 1998). Besonders gering ist die Inanspruchnahme bei Kindern aus sozial unterprivilegierten Schichten; gerade für sie wäre aber die Teilnahme besonders wichtig wegen einer erhöhten Rate von chronischen und auch akuten Krankheiten (Schlack 1994).

Tabelle 8-2: Mögliche Maßnahmen zur Verbesserung der Gesundheitsversorgung Jugendlicher.

- Niederschwellige ärztliche Beratungsangebote (z.B. in den Schulen durch die Schulärzte, in Drogenberatungsstellen, in Anlaufstellen für obdachlose Kinder und Jugendliche)
- Spezifische Fortbildungsangebote für Ärzte (einschließlich Gesundheitspsychologie)
- Einrichtung von Jugendsprechstunden in Haus- und Facharztpraxen
- Verbesserte Kommunikation zwischen Medizin (Pädiatrie, Kinder- und Jugendpsychiatrie) und Jugendhilfe, evtl. über Gesundheitskonferenzen, Panels, gemeinsame Fortbildungen
- Ausdrückliche Einrichtung von Abteilungen für Jugendmedizin an Kinderkliniken

8.2.2 Gesundheitsversorgung Jugendlicher

Das Jugendalter wurde im Gesundheitswesen eher zögerlich als eine Lebensphase wahrgenommen, in welcher andere Voraussetzungen zu beachten sind als im Kindesalter einerseits und im Erwachsenenalter andererseits. Inzwischen ist aber die Jugendmedizin insbesondere von den Pädiatern als ein wichtiges Aufgabengebiet erkannt worden. Das Jugendalter ist zwar die Lebensphase mit der geringsten altersspezifischen Mortalität, also vordergründig eine relativ „gesunde" Periode (vgl. Kap. 5). Andererseits liegt in diesen Jahren der Beginn vieler Einstellungen und Gewohnheiten, die später die Grundlage von Krankheiten bilden, in erster Linie Ernährungsgewohnheiten, Genußmittelabusus und Risikoverhalten. Ein erfolgreicher präventiver Zugang setzt nicht nur spezielles medizinisches Wissen voraus, sondern auch Kenntnisse über die Psychologie und die Kommunikationsweisen in dieser Altersstufe (vgl. Kap. 4.4).

Das Krankheitsspektrum im Jugendalter liegt quantitativ mehr im psychischen und psychosomatischen als im körperlichen Bereich. Eine besonders hohe Hemmschwelle gegenüber der Inanspruchnahme ärztlicher Hilfe besteht in der Altersgruppe zwischen 13 und 16 Jahren (Settertobulte 1995). Für eine Verbesserung der Situation kommen vor allem die in Tab. 8-2 aufgeführten Maßnahmen in Betracht, die vielerorts schon erfolgreich umgesetzt worden sind. Mit der Einführung der **Gesundheitsuntersuchung J1** (zwischen dem vollendeten 13. und 14. Lebensjahr) ist ein weiteres Angebot der Prävention hinzu gekommen.

Ein spezielles Problem der Gesundheitsversorgung Jugendlicher ist bei chronischen Krankheiten die langfristige interdisziplinäre Betreuung, die im Kindesalter bereits weitgehend zum Standard gehört (vgl. Kap. 14), für die aber im Jugend- und frühen Erwachsenenalter keine ausreichenden Strukturen vorhanden sind. Das gilt vor allem für Krankheiten, bei denen Behandlungsfortschritte erst in jüngster Zeit ein Überleben bis ins Erwachsenenalter möglich gemacht haben (z.B. Mukoviszidose, progressive Muskeldystrophie). Die Kompetenz der Kinder- und Jugendmedizin auf diesen Gebieten wird wohl auch in absehbarer Zukunft für junge Erwachsene gefragt sein.

8.2.3 Versorgung mit klinischen Einrichtungen für Kinder und Jugendliche

Im Vergleich zur Erwachsenenmedizin ist in der Pädiatrie der Versorgunsgrad mit stationären Behandlungsangeboten niedrig. Das hat vor allem zwei Gründe:

- Aus psychohygienischen Gründen wird die stationäre Behandlung von Kindern extrem kurz gehalten, wenn nicht überhaupt zugunsten ambulanter Behandlung vermieden. Innerhalb von zwei Jahrzehnten wurde die durchschnittliche Liegedauer auf weniger als ein Drittel verkürzt (von 25 Tagen im Jahr 1975 auf 7 Tage im Jahr 1996).
- Stationäre Behandlung von Kindern erfolgt in großem Umfang nicht in pädiatrischen Kliniken oder Abteilungen. Das trifft vor allem auf operative Fächer zu (Chirurgie, HNO). Lackmann und Töllner (1990) stellten bei einer Erhebung in 201 Kliniken fest, daß weniger als die Hälfte aller Kinder prä- und postoperativ von Kinderärzten und Kinderkrankenschwestern betreut wurden.

Diese Situation bedeutet eine erhebliche Einschränkung der kindgerechten medizinischen Versorgung und hat darüber hinaus negative Auswirkungen auf die Auslastung und den Bestand pädiatrischer Kliniken und Abteilungen. Die Schließung pädiatrischer Abteilungen führt dazu, daß vor allem im ländlichen Bereich kinderklinische Einrichtungen nur noch in größerer Entfernung vom Wohnort zur Verfügung stehen mit entsprechender Erschwerung regelmäßiger Besuchskontakte. Darüber hinaus gehen pädiatrische Weiterbildungsstellen verloren, so daß ein Mangel an weitergebildeten Pädiatern mittelfristig vorhersehbar ist. Erfreulicherweise hat sich die Konferenz der Gesundheitsminister der Länder 1997 der fachlichen Forderung angeschlossen, alle kranken Kinder in pädiatrischen Einrichtungen zu behandeln und damit deren Erhaltung zu sichern.

8.3 Spezielle sozialpädiatrische Strukturen

8.3.1 Praxen niedergelassener Kinderärzte

Im deutschen Gesundheitswesen ist die ambulante ärztliche Versorgung im kurativen Bereich weitgehend, im präventiven Bereich zu großen Teilen den in eigener Praxis tätigen Ärzten übertragen. Largo et al. (1986) ermittelten bei einer Befragung von 39 niedergelassenen Kinderärzten in der Schweiz, daß rund ein Drittel der Arbeitszeit auf präventive Tätikeit entfällt, ohne daß allerdings die klinische Weiterbildung die Kinderärzte nach deren eigener Einschätzung angemessen darauf vorbereitet. Das dürfte wohl auch für Deutschland und Österreich in ähnlicher Form zutreffen.

Die Arbeit der niedergelassenen Kinderärztinnen und Kinderärzte ist naturgemäß in erster Linie individualmedizinisch ausgerichtet. Sozialpädiatrische Arbeit auf dieser Ebene bedeutet vor allem, sich für die sozialen Lebensbedingungen des Kindes zu interessieren, Belastungsfaktoren zu erkennen, protektive Faktoren zu unterstützen und gegebenenfalls Hilfen öffentlicher Stellen einzuleiten und zu vernetzen. Das Engagement der Kinderärzte auf diesem Gebiet ist gegeben, aber sicherlich in noch größerem Umfang gefragt (Schmetz 1997).

Im Rahmen von Beobachtungs-(Sentinel-)Praxen nehmen niedergelassene Kinderärztinnen und Kinderärzte aber zusätzlich auch übergreifende, bevölkerungsmedizinische Funktionen wahr.

Durch die Arbeit von Beobachtungspraxen können epidemiologische Daten über Häufigkeit und Verteilung von nicht meldepflichigen Krankheiten oder über den Durchimpfungsgrad erhoben werden (Salje et al. 1994, Landzettel et al. 1998). Solche Daten dienen als Grundlage von Gesundheitsberichterstattung und gesundheitspolitischen Initiativen.

Besonders hervorzuheben ist das gemeinsam vom Berufsverband der Ärzte für Kinderheilkunde und Jugendmedizin und der Behörde für Arbeit, Gesundheit und Soziales in Hamburg (1995) durchgeführte Projekt, an dem sich rund ein Drittel der in Hamburg niedergelassenen Kinderärzte beteiligte und in welchem Atemwegs- und Hauterkrankungen und Verdachtsfälle von Gewalt gegen Kinder erfaßt wurden. Die einzelnen Kinderärzte sahen im Durchschnitt einen Verdachtsfall von psychischer Deprivation alle 3 Wochen, von körperlicher Mißhandlung alle 12 Wochen und von sexuellem Mißbrauch alle 17 Wochen. Bedeutsame Auswirkungen der Arbeit in Beobachtungspraxen sind die Schärfung des Blicks für sonst vielleicht übersehene Gefährdungen, die Möglichkeit der Früherkennung und frühen Intervention und nicht zuletzt auch eine Veränderung des beruflichen Selbstverständnisses im Sinne einer sozialpädiatrischen Verantwortung, die über den individualmedizinischen Rahmen hinausgeht.

8.3.2 Der Jugendärztliche Dienst im öffentlichen Gesundheitsdienst (ÖGD)

Die Aufgaben des öffentlichen Jugendgesundheitsdienstes sind ein zentrales **sozialpädiatrisches** Arbeitsgebiet mit individualmedizinischen und bevölkerungsmedizinischen Anteilen. Die gesetzliche Regelung des ÖGD liegt in der Zuständigkeit der einzelnen Bundesländer. Große Unterschiede in Wertschätzung und Ausstattung des öffentlichen Jugendgesundheitsdienstes in den einzelnen Bundesländern und die beträchtlichen Ermessensspielräume in der Aufgabenwahrnehmung auf kommunaler Ebene haben dazu geführt, daß das Aufgabenprofil unscharf und das Netz öffentlicher sozialpädiatrischer Gesundheitsfürsorge vielerorts lückenhaft geworden sind. Diese Entwicklung gefährdet auch den fachlichen Standard.

Sozialkompensatorische Aufgaben erstrecken sich vor allem auf die Vermittlung präventiver Maßnahmen an Kinder, welche durch entsprechende Angebote der niedergelassenen Kinderärzte nicht erreicht werden, und auf nachgehende Fürsorge, welche die niedergelassenen Ärzte aus berufsrechtlichen Gründen nicht in vergleichbarer Form ausüben können.

In Kindertagesstätten und Schulen nimmt der öffentliche Jugendgesundheitsdienst betriebsärztliche Funktionen wahr. Die Erfüllung betriebsärztlicher Aufgaben durch den Jugendärztlichen Dienst im Vorschul- und Schulalter hat in den letzten Jahren einen hohen Stellenwert erhalten. Diese Tätigkeit erstreckt sich nicht nur auf Arbeitsplatz- und Unterrichtshygiene und auf die Mitwirkung bei der schulischen Gesundheitsförderung (vgl. Kap. 15), sondern ermöglicht z. B. über „Schulsprechstunden" das ärztliche Gespräch mit Jugendlichen, die sonst mit gesundheitlichen Fragen und Problemen nicht zum Arzt gehen (vgl. 8.2).

Die Schulärzte sind außerdem für die regelmäßige ärztliche Betreuung der Kinder in Sonderschulen zuständig, führen im Rahmen der „Schulentlaß-Untersuchungen" im 9. Schuljahr ärztliche Berufsberatung durch, erstellen Gutachten zu vielen sozialpädiatrischen Fragestellungen (z. B. zum sonderpädagogischen Förderbedarf, für das Sozialamt bei Leistungen der Hilfe in besonderen Lebenslagen, bei Anträgen auf Befreiung vom Schulsport) und sind auf allen diesen Gebieten die Ansprechpartner und Mittelspersonen für Eltern, Lehrer und andere Stellen.

Die ärztliche **Schuleingangsuntersuchung**, die bisher noch in allen Bundesländern gesetzlich vorgeschrieben ist und vom öffentlichen Jugendgesundheitsdienst durchgeführt wird, erfüllt aus sozialpädiatrischer Sicht wichtige Funktionen:

- **Individualmedizinisch:**
  - Präventive Beurteilung der Schulbelastungsfähigkeit, ärztliche Empfehlung einer angemessenen Schulform, Vorbeugung gegen vorhersehbares schulisches Scheitern;
  - Beratung von Eltern, Lehrern und entscheidungsberechtigten Schulbehörden;
  - Einleitung notwendiger therapeutischer bzw. sozialkompensatorischer Maßnahmen und ihre Sicherung durch nachgehende Fürsorge.
- **Bevölkerungsmedizinisch:**
  - Zugang zu allen (auch den sozial unterprivilegierten) Kindern;
  - ärztliche Präsenz in der Schule mit Eröffnung weitergehender Möglichkeiten (niederschwellige Beratungsangebote, Erfüllung betriebsärztlicher Aufgaben, Mitwirkung bei der schulischen Gesundheitsförderung);
  - Beiträge zu regionaler Epidemiologie und Gesundheitsberichterstattung durch die Möglichkeit, den Gesundheitszustand eines gesamten Bevölkerungsquerschnitts zu erfassen.

Inhaltliche Schwerpunkte der ärztlichen Schuleingangsuntersuchungen müssen Befunde sein,

- die Hinweise auf notwendige medizinische Interventionen geben (Seh- und Hörstörungen, Fehl- und Überernährung, Impflücken u. a.).
- die im Hinblick auf die Schule einen speziellen Förderbedarf begründen (insbesondere sprachliche und kognitive Entwicklungsrückstände),
- die auf Sozialisationsdefizite hinweisen (Verhaltensstörungen, mangelnde soziale Kompetenzen).

Bevölkerungsmedizinische Aufgaben des öffentlichen Jungendgesundheitsdienstes betreffen im übrigen Gesundheitsaufsicht und seuchenhygienische Maßnahmen (vor allem in Kindergärten und Schulen) sowie die Mitwirkung an einer epidemiologisch fundierten Planung im Gesundheitswesen und einem präventiv orientierten öffentlichen Gesundheitsschutz.

8.3.3 Sozialpädiatrische Zentren

Sozialpädiatrische Zentren sind in § 119 des Sozialgesetzbuchs V als besondere Einrichtungen ambulanter Krankenbehandlung aufgeführt. Ihre Aufgabe ist die Untersuchung und Behandlung von Kindern mit Entwicklungsstörungen, drohenden oder manifesten Behinderungen sowie sonstigen chronischen Krankheiten mit Auswirkungen auf die psychische und somatische Entwicklung. Nicht nur Kinder mit Entwicklungsstörungen durch körperliche Ursachen werden in sozialpädiatrischen Zentren behandelt, sondern ebenso auch Kinder mit hauptsächlich psychosozial bedingten Störungen, also z. B. Störungen der Emotionalität und des Sozialverhaltens („behavioral pediatrics") und Folgen von Vernachlässigung, Mißhandlung und Mißbrauch.

Im System der gesetzlichen Krankenversicherung erfolgt die Behandlung entwicklungsgestörter Kinder in erster Linie durch niedergelassene Ärzte sowie durch die auf ihre Veranlassung tätigen nichtärztlichen Therapeuten und sonstigen Dienste einschließlich der Frühförderstellen. Nach Sinn und Wortlaut des Gesetzes (§ 119 SGB V) sind sozialpädiatrische Zentren Einrichtungen der gehobenen Versorgungsstufe, in denen diejenigen Kinder behandelt werden sollen, die „wegen der Art, Schwere und Dauer ihrer Krankheit

Tabelle 8-3: Sozialpädiatrische Zentren und Frühförderstellen – strukturelle Unterschiede und komplementäre Funktion in einem gegliederten Versorgungssystem.

Sozialpädiatrische Zentren	**Frühförderstellen**
ärztliche Leitung; medizinische Diagnostik u. Therapie	pädagogische oder psychologische Leitung
überregionale Zuständigkeit	örtliche oder regionale Zuständigkeit
Spezialisierung und Differenzierung	wohnortnahe Versorgung
konsultative Behandlung, u. U. in größeren Abständen (ggf. auch fortlaufende Behandlung bei speziellen Fragestellungen)	laufende Behandlung in kurzen (z. B. wöchentlichen) Abständen
kindheitslange (Mit-)Behandlung bis ins Jugendalter	Behandlung im Alter von 0–6 Jahren

nicht von geeigneten Ärzten oder in geeigneten Frühförderstellen behandelt werden können". Die Aufgabenverteilung zwischen den sozialpädiatrischen Zentren und den Frühförderstellen ist in Tabelle 8-3 dargestellt.

Die Kooperation zwischen Praxen, Frühförderstellen und sozialpädiatrischen Zentren ergibt sich aus der Notwendigkeit, gleichzeitig zwei verschiedenen Bedürfnissen gerecht zu werden: zum einen der Forderung nach Spezialisierung und Differenzierung, zum anderen nach wohnortnahen Angeboten. Spezialisierung und Differenzierung sind Voraussetzungen für die Erfüllung schwieriger Aufgaben, die den sozialpädiatrischen Zentren übertragen sind, und diese Voraussetzungen sind in der Regel nur durch Zentralisierung zu erfüllen. Frühförderstellen und niedergelassene Ärzte und Therapeuten brauchen und suchen die solchermaßen qualifizierte Hilfe der sozialpädiatrischen Zentren. Umgekehrt sind die Zentren ohne die Praxen und die Frühförderstellen nicht in der Lage, ein ausreichendes und wohnortnahes Versorgungsangebot zu gewährleisten.

Sozialpädiatrische Zentren stehen unter ständiger ärztlicher Leitung, und alle darin erbrachten diagnostischen und therapeutischen Leistungen werden nach ärztlicher Verordnung und unter ärztlicher Verantwortung erbracht. Die Integration medizinischer, psychologischer und pädagogischer Inhalte ist aber ein konstituierendes Merkmal sozialpädiatrischer Zentren. Das Arbeitskonzept ist „familienzentriert", d. h. Interventionen zur Stabilisierung der emotionalen Situation der Familie, in der ein entwicklungsgestörtes oder behindertes Kind aufwächst, stehen in Bedeutung und Umfang gleichrangig neben den unmittelbar dem betroffenen Kind zugedachten Behandlungsmaßnahmen (vgl. Kap. 13).

Um eine „leistungsfähige und wirtschaftliche sozialpädiatrische Behandlung" (Vorgabe des § 119 SGB V) zu gewährleisten, haben die sozialpädiatrischen Zentren besondere personelle und apparative Voraussetzungen zu erfüllen. Zu den personellen Voraussetzungen zählt die Sicherung der interdisziplinären Zusammenarbeit. Ein „sozialpädiatrisches Team" setzt sich in der Regel zusammen aus einem besonders qualifizierten Kinderarzt, einem Diplom-Psychologen und mindestens 3 Therapeuten verschiedener Fachrichtungen (Krankengymnastik, Ergotherapie, Logopädie) bzw. Heilpädagogen oder Sozialpädagogen. Ein sozialpädiatrisches Zentrum soll über wenigstens zwei vollständige Teams verfügen, damit eine fachliche Differenzierung und eine kontinuierliche Repräsentanz der Berufsgruppen gewährleistet sind. Je nach Größe, regionalem Versorgungsauftrag und Vernetzung eines sozialpädiatrischen Zentrums mit anderen Diensten sind zusätzliche Fachkräfte (z.B. Sozialarbeiter) erforderlich (Schlack 1998).

8.3.4 Sozialpädiatrische Schwerpunkte im stationären Bereich

Bei Vernachlässigung, Mißhandlung und sexuellem Mißbrauch ergibt sich häufig (und offenbar zunehmend) die Notwendigkeit stationärer Behandlung. Eine sozialpädiatrische Station, die den therapeutischen Bedürfnissen dieser psychisch schwer traumatisierten Kinder gerecht werden soll, muß folgende **Voraussetzungen** erfüllen (Schlack u. Diedenhofen 1993):

- Schaffung eines „therapeutischen Milieus" auf der Station mit einer konstanten Bezugsperson für das einzelne Kind,
- Angebot von Einzeltherapie, je nach Fragestellung mehr psychotherapeutisch oder mehr funktionstherapeutisch orientiert,
- therapeutische Elternarbeit während der stationären Behandlung des Kindes,
- Netzwerkarbeit zur Koordination der beteiligten Institutionen (Klinik, niedergelassener Arzt, Jugendamt und andere Dienste) am Ende der stationären Behandlung, entweder mit Wiedereingliederung des Kindes in seine Familie oder mit Vermittlung in eine besser geeignete Fremdbetreuung.

Stationäre Rehabilitation kann ferner notwendig sein bei angeborenen Behinderungen, wenn die Komplexität der Problematik und der Umfang der indizierten Maßnahmen die ambulanten Möglichkeiten oder die Belastbarkeit der Familie überfordern. Eine hochspezialisierte stationäre Rehabilitation mit Verflechtung medizinischer und pädagogischer Behandlung ist für Kinder mit schwerem Schädel-Hirn-Trauma erforderlich (Ritz 1991/92). Die psychosoziale Betreuung von Eltern und Kindern hat bei vielen schweren Erkrankungen auch bereits in der Phase der Akutbehandlung eine essentielle Bedeutung, etwa nach Schädel-Hirn-Trauma oder in der Kinderonkologie. Standardisierung und Qualitätssicherung sind für diese Dienste ebenso wichtig wie für die medizinischen Maßnahmen, um eine dauerhafte Verankerung im Versorgungskonzept zu gewährleisten (Kusch et al. 1996, siehe auch Kap. 14).

8.3.5 Eltern-Kind-Stationen in sozialpädiatrischen Zentren

Diese Form stationärer Behandlungsmöglichkeit für Kinder mit Entwicklungsstörungen und Behinderungen verdient eine gesonderte Darstellung wegen ihrer praktischen Bedeutung und ihrer organisatorischen Eigenheiten. Hierbei sind die Eltern – anders als im Akutbereich der Pädiatrie, wo die Mitaufnahme eines Elternteils hauptsächlich der seelischen Unterstützung des Kindes und der Prophylaxe eines Trennungstraumas dient – unmittelbare Adressaten des therapeutischen Angebots. Die Konzeption beruht auf der Sichtweise, daß man es von vornherein und durchgehend mit einem von Eltern und Kind gebildeten Beziehungssystem zu tun hat, dessen Befindlichkeit wesentlich über Erfolg oder Mißerfolg der Behandlung entscheidet. Die Einbeziehung der Eltern (oder anderer Bezugspersonen) erfolgt einerseits durch Anleitung in bestimmte Behandlungsmaßnahmen, andererseits aber auch durch Beratung und Begleitung in der Auseinandersetzung mit der Behinderung und mit den davon bestimmten emotionalen Belastungen und Interaktionsproblemen (vgl. Kap. 13.3).

Diese abgestimmte und intensive Kombination von funktionstherapeutischen und psychotherapeutischen bzw. psychosozialen Maßnahmen wird von den Eltern als besonders hilfreich empfunden. Daneben wird die Kommunikation mit anderen betroffenen Eltern als wichtiges Element des stationären Aufenthalts erlebt.

Für die Einrichtung einer Eltern-Kind-Station sind einige organisatorische Voraussetzungen zu berücksichtigen. Es genügt nicht, lediglich Übernachtungsmöglichkeiten für Väter und Mütter neben einem konventionellen Stationsbetrieb einzurichten. Für die Gruppendynamik unter den Eltern spielen die Größe (Bettenzahl) der Station, der gemeinsame Beginn und das gemeinsame Ende sowie die Dauer des stationären Aufenthalts und nicht zuletzt auch das Ambiente auf der Station eine wesentliche Rolle. Eine Evaluation durch anonyme Befragung belegt, daß ein solches therapeutisches Angebot den Bedürfnissen der betroffenen Eltern in besonderem Maße gerecht wird (Schlack u. Diedenhofen 1993).

8.3.6 Vorsorge- und Rehabilitationskliniken für Kinder und Jugendliche

Stationäre Behandlung von Kindern und Jugendlichen mit chronischen Gesundheitsstörungen kommt als Maßnahme der sekundären Prävention oder der tertiären Prävention bzw. Rehabilitation (vgl. Abs. 4) in Betracht.

Stationäre **Vorsorgemaßnahmen,** auch als „Kinderkuren" bezeichnet, sollen einer Gefährdung der gesundheitlichen Entwicklung des Kindes entgegenwirken; neben der Stabilisierung der körperlichen Verfassung spielen vor allem auch gesundheitserzieherische Aspekte eine wichtige Rolle (Hartung 1990a). Indikationen sind vor allem erhöhte Infektanfälligkeit, Unterernährung, Übergewicht, Erschöpfungszustände, Allergien, Hautkrankheiten, psychosomatische Störungen u.ä. Kostenträger ist die gesetzliche Krankenversicherung (§ 23 SGB V). Einer abnehmenden Zahl von Kinderkuren steht eine zunehmende Nachfrage nach Kind-Mutter-Kuren gegenüber. Hierbei steht die Behandlung des Kindes im Vordergrund, im Gegensatz zu den Müttergenesungskuren, die primär der gesundheitlichen Stabilisierung der Mutter dienen und bei denen teilweise eine Mitaufnahme des Kindes möglich ist („Mutter-Kind-Kur").

Stationäre **Rehabilitationsmaßnahmen** werden (auf der Grundlage von § 40 SGB V oder § 31 SGB VI) vor allem bei schwereren chronischen Erkrankungen (z.B. Asthma, Diabetes, Nieren- und Kreislauferkrankungen, rheumatische Erkrankungen, ausgeprägten psychischen bzw. psychosomatischen Entwicklungsstörungen u.a.) durchgeführt, u.U. als Anschlußheilbehandlung nach einer Krankenhausbehandlung im akuten Stadium.

Vorsorge- und Rehabilitationsmaßnahmen können nur in solchen Einrichtungen erfolgen, mit denen die Krankenkassen entsprechende Verträge abgeschlossen haben (§ 111a SGB V). Zur Vermeidung von Fehlentwicklungen und fehlindizierter Inanspruchnahme wurde von den Spitzenverbänden der Krankenversicherung und den Rentenversicherungsträgern, zusammen mit der Bundesarbeitsgemeinschaft für Rehabilitation und der Deutschen Gesellschaft für Sozialpädiatrie, ein gemeinsames Rahmenkonzept für die Durchführung stationärer medizinischer Maßnahmen der Vorsorge und Rehabilitation für Kinder und Jugendliche entwickelt.

8.4 Sonstige Dienste und Angebote

8.4.1 Medizinische Institutionen

Die **Praxen niedergelassener nicht-ärztlicher Therapeuten** decken einen großen Teil des Versorgungsbedarfs von Kindern mit Entwicklungsstörungen ab. Therapieformen medizinischer Provenienz sind Krankengymnastik, Ergotherapie und Logopädie, sie können als sog. Heilmittel zu Lasten der Krankenkassen verordnet werden.

Zu den sozialpädiatrischen Strukturen des Gesundheitswesens gehören auch die **ärztlichen Beratungsstellen gegen Vernachlässigung, Mißhandlung und Mißbrauch von Kindern** (s. Kap. 12), die leider nicht flächendeckend zur Verfügung stehen (Olbing 1991).

Als Beispiel einer sozial-kompensatorischen Interventionsform des Öffentlichen Gesundheitsdienstes (vgl. 8.1.) ist das Bremer Modell **„Familienhebammen"** zu nennen (Zimmermann 1992). Durch den Einsatz der Familienhebammen ist es möglich, schwangere Frauen und Mütter mit einem erhöhten sozialen oder medizinischen Risiko (z. B. Teenager-Mütter) intensiver zu betreuen, ohne daß dafür ein eigenes, kostenträchtiges und möglicherweise diskriminierendes Screeningverfahren erforderlich wäre.

8.4.2 Psychosoziale Dienste

Psychologische, sozialtherapeutische und heilpädagogische Angebote spielen in der Gesundheitsversorgung von Kindern und Jugendlichen eine wichtige Rolle, entsprechend der Bedeutung, die der seelischen Gesundheit in dieser Altersgruppe zukommt.

Psychologische Beratung und Behandlung kann in **Erziehungs- und Familienberatungsstellen, schulpsychologischen Diensten und psychologischen Praxen** in Anspruch genommen werden. An der psycho- und sozialtherapeutischen Versorgung im Kindes- und Jugendalter sind neben Ärzten und Psychologen auch andere Berufsgruppen beteiligt: Kinder- und Jugendlichen-Psychotherapeuten können nach Approbation und Kassenzulassung Behandlungen zu Lasten der Krankenkassen übernehmen. Heilpädagogen und Sozialpädagogen sind vielerorts ebenfalls in eigener Praxis tätig; ihre Leistungen werden je nach Voraussetzung durch die Sozialhilfe oder die Kinder- und Jugendhilfe entgolten.

Frühförderstellen sind Einrichtungen für entwicklungsgestörte und behinderte Kinder im Vorschulalter. Sie sind meist sozialpädagogisch orientiert und geleitet, bieten aber in der Regel auch Therapieformen aus dem medizinischen Bereich an (Krankengymnastik, Ergotherapie, Logopädie). Die Arbeit der Frühförderstellen wird aus Mitteln der Eingliederungshilfe für Behinderte finanziert (zur Stellung im Versorgungssystem vgl. Tab. 8-3).

Die **Jugendämter** haben durch das 1990 in Kraft getretene Kinder- und Jugendhilfegesetz (SGB VIII) weitreichende Zuständigkeiten in der Fürsorge für die psychosoziale Entwicklung und die seelische Gesundheit übertragen bekommen. Der Allgemeine Sozialdienst (ASD) der Jugendämter stellt die Clearing- und Schnittstelle dar mit der Möglichkeit der Krisenintervention. Die Mitwirkung medizinischer Dienste ist im Kinder- und Jugendhilfegesetz nicht explizit vorgesehen, ist aber als Teil der Hilfeplanung (§ 36 SGB VIII) möglich und wünschenswert.

In diesem Kontext sind vor allem die verschiedenen Formen der Hilfe zur Erziehung (§ 27 ff. SGB VIII) von Belang, z. B. Erziehungsberatung, Suchtberatung, sozialpädagogische Familienhilfe, soziale Gruppenarbeit, Erziehungsbeistandschaft. Die Inanspruchnahme ist zwischen 1991 und 1995 um 50 % auf rund 150 000 Maßnahmen im Jahr gestiegen. Anlässe für die Inanspruchnahme sind insbesondere Beziehungsprobleme in der Familie, Entwicklungsauffälligkeiten und Schulschwierigkeiten. In einem Fünftel der Fälle ist Trennung oder Scheidung der Eltern der Auslöser. Der größte Bedarf besteht in der Altersgruppe der 6- bis 15jährigen (Becker u. Petermann, 1998).

8.4.3 Selbsthilfegruppen und -organisationen

Eine wichtige Rolle im Gesundheitswesen spielen die Selbsthilfeorganisationen. Gründe für die zunehmende Bedeutung der Selbsthilfe sind die Zunahme chronischer Erkrankungen und der damit verbundene hohe Aufwand an Zuwendung und Dienstleistungen, der weder personell noch finanziell allein durch Fachkräfte geleistet werden kann (Gostomzyk 1993). Darüber hinaus sind Selbsthilfegruppen in der Lage, die Kompetenzen der Betroffenen bei der Auseinandersetzung mit Behinderung und Krankheit sowie bei der Bewältigung von Alltagsproblemen zu stärken und somit eigene Ressourcen zu mobilisieren. Nicht zuletzt trägt die Arbeit der Selbsthilfeorganisationen dazu bei, Mängel und Lücken im professionellen Versorgungssystem aufzuzeigen (Siegrist 1988).

Bezogen auf Gesundheitsstörungen im Kindesalter handelt es sich bei den Selbsthilfeaktivitäten in erster Linie um Elterngruppen und deren Verbände, die mit speziellen Behinderungsformen oder chronischen Krankheitsbildern befaßt sind. Für Jugendliche gibt es aber an vielen Orten auch Selbsthilfegruppen, die mehr oder weniger unabhängig von Erwachsenen sind. Im pädiatrischen Bereich spielt das „Kindernetzwerk" (Aschaffenburg) eine zentrale Rolle für die Informationsvermittlung über und Koordination von Initiativen der Elternselbsthilfe (Schmid 1996).

Literatur

Altenhofen, L.: Das Programm der Krankheitsfrüherkennung bei Kindern: Inanspruchnahme und Datenlage. In: Bundeszentrale für gesundheitliche Aufklärung (Hrsg.): Gesundheit von Kindern – Epidemiologische Grundlagen. Köln 1998.

Becker, P. N., Petermann, F.: Leistungen u. Leistungsadressaten: Tendenzen in der Jugendhilfe-Statistik. Kindheit u. Entwickl. 7: 3–11 (1998).

Bergmann, K. E., Bergmann, R. L.: Krankheitsprävention und Gesundheitsförderung in der Familie. RKI-Heft 1/97, Berlin (1997).

Bundesverband der Ärzte für Kinderheilkunde und Jugendmedizin, Behörde für Arbeit, Gesundheit und Soziales, Hamburg: Beobachtungen in Hamburgs Kinderarztpraxen. Hamburg (1995).

Gostomzyk, J. G.: Versorgung mit und Inanspruchnahme von Gesundheitsdiensten. In Hurrelmann, K., Laaser, U. (Hrsg.): Gesundheitswissenschaften. Beltz, Weinheim 1993.

Kusch, M., Labouvie, H., Fleischhack, G., Bode, U.: Stationäre psychologische Betreuung in der Pädiatrie. Beltz, Psychologie Verlags Union, Weinheim 1996.

Lackmann, G. M., Töllner, U.: Alle kranken Kinder in eine Kinderklinik! Dt. Ärzteblatt 87: C 794–795 (1990).

Landzettel, M., Wemmer, U., Landzettel, H. J.: Epidemiologie nicht meldepflichtiger Infektionskrankheiten. Kinderarzt 29: 434–442 (1998).

Largo, R. H., Diethelm, M., Kessler, R., Suter, F. E.: Prospektive Studie über die Tätigkeit des praktizierenden Kinderarztes. Helv. paediat. Acta, Suppl 51, 1–73 (1986).

Meireis, H.: Der jugendärztliche Dienst des Gesundheitsamtes. In Settertobulte, W., Palentien, Ch., Hurrelmann, K. (Hrsg.): Gesundheitsversorgung für Kinder und Jugendliche. Asanger, Heidelberg 1995.

Olbing, H.: Die Ärztlichen Beratungsstellen gegen Vernachlässigung und Mißhandlung in der Bundesrepublik Deutschland. Kinderarzt 22: 1061–1062 (1991).

Ritz, A.: Neurologische Rehabilitation nach Schädelhirntrauma. pädiat. prax 43: 461–471 (1991/1992).

Salje, A., Schlaud, M., Schwartz, F. W., Behrendt, W., Grüger, J., Schäfer, T.: MORBUS-Beobachtungspraxen in Niedersachsen: Regionale Häufigkeit von exspiratorischem Giemen bei Kleinkindern. kinderarzt 25: 1503–1510 (1994).

Schlack, H. G.: Das sozial benachteiligte Kind. Sozialpädiatrie 16: 689–692 (1994).

Schlack, H. G.: Sozialpädiatrische Zentren: Entwicklungen, aktuelle Probleme, Aufgaben und

Perspektiven. Kinderärztl. Prax. 69: 278–287 (1998).
Schlack, H. G., Diedenhofen, C.: Formen und Indikationen stationärer Behandlung in sozialpädiatrischen Zentren. Sozialpädiatrie 15: 586–587 (1993).
Schmetz, J.: Kinderärzte gegen Gewalt. Prävention ab Nabelschnur. Kinderarzt 28, Sonderbeilage zu Heft 6 (1997).
Schmid, R. (Hrsg.): Kindernetzwerk – Wer hilft weiter? Schmidt-Römhild, Lübeck 1996.
Settertobulte, W.: Altersadäquate Versorgung für Kinder und Jugendliche. In Settertobulte, W., Palentien, Ch., Hurrelmann, K. (Hrsg.): Gesundheitsversorgung für Kinder und Jugendliche. Asanger, Heidelberg 1995.
Siegrist, J.: Medizinische Soziologie. 4. Aufl. Urban & Schwarzenberg, München–Wien–Baltimore 1988.
Zimmermann, E.: Präventive Gesundheitssicherung für Schwangere und Säuglinge mit medizinischen und sozialen Risiken. Monatsschr. Kinderheilkd. 140: 606 (1992).

8.5 Sozialpädiatrische Strukturen des Gesundheitswesens in der Schweiz

Daniel Frey und Jean-Claude Vuille

8.5.1 Einrichtungen für gesunde Kinder und Jugendliche

Schwangerschaft und Geburt

Die medizinische Überwachung des Schwangerschaftsverlaufs ist Sache privatpraktizierender Ärzte/Ärztinnen oder (selten) Hebammen. Das seit 1996 gültige neue Krankenversicherungsgesetz deckt für die Mutterschaft folgende Leistungen ab: 7 Kontrolluntersuchungen in der normalen Schwangerschaft dazu je 1 Ultraschallkontrolle in der 10.–12. und 20.–23. Schwangerschaftswoche, bei Risikoschwangerschaften richten sich Anzahl Untersuchungen inkl. Ultraschall nach dem klinischen Bedarf; Amniozentese bzw. Chorionbiopsie bei Schwangeren über 35 Jahren oder in besonderen Risikosituationen; Stillberatung. Es gibt keine zuverlässigen epidemiologischen Zahlen über den Anteil genügend, resp. ungenügend betreuter Frauen. Der größte Teil der Geburten findet in Geburtshilfeabteilungen öffentlicher oder privater Allgemeinspitäler statt. In städtischen Verhältnissen ziehen die meisten Schweizerinnen die Geburt in einem Privatspital vor, weil sie dort vom selben Arzt entbunden werden können, der sie schon während der Schwangerschaft betreute. In den Frauenspitälern gebären somit relativ viele Ausländerinnen, sowie Frauen, die wegen bestimmter Risikofaktoren auf die speziellen Einrichtungen einer großen Klinik angewiesen sind. Was die ländlichen Verhältnisse betrifft, zeichnet sich die Schweiz durch eine hohe Dichte kleiner Bezirksspitäler aus. Aus medizinischer und ökonomischer Sicht hätte sich eine Konzentration auf größere Einheiten längst aufgedrängt, aber die demokratischen Spielregeln – sprich Volksabstimmungen – verhinderten bisher eine solche Entwicklung. So gibt es Geburtsabteilungen mit nur ein paar Dutzend Geburten pro Jahr. Eine zunehmende Zahl von Geburten findet wieder zu Hause oder in kleinen privaten Entbindungsheimen statt, welche eine „sanfte" Geburt anbieten. Trotz dieser Umstände sind die epidemiologischen perinatalen Kennziffern der Schweiz nach wie vor günstig. Abgesehen von wenigen Ausnahmefällen gibt es keine Hinweise, daß dieses Versorgungssystem die Chancen der Neugeborenen auf einen unbeschädigten Lebensbeginn bisher beeinträchtigt hätte. Im Sinne eines Kompromisses zwischen Sicherheit und familiärer Atmosphäre erfreut sich die „ambulante" Geburt bei Ärzten und Gebärenden zunehmender Beliebtheit.

Säuglinge und Kleinkinder

Die **Mütter- und Väterberatung** hat in der deutschen Schweiz eine lange Tradition und ist seit Jahrzehnten flächendeckend ausgebaut. Es handelt sich um regionale oder kommunale Dienste, in den meisten Fällen private Vereine, die von Staat und Gemeinden finanziell unterstützt werden und die für ein bestimmtes geografisches Gebiet zuständig sind. Die Arbeit wird von erfahrenen Kinderkrankenschwestern mit einer zweijährigen Zusatzausbildung in sozialer und präventiver Pädiatrie ausgeübt. Die Beratungsstellen erhalten von den Zivilstandsämtern eine Meldung sämtlicher Geburten in ihrem Einzugsgebiet, worauf sich die Schwestern bei den Eltern melden und ihre Dienste anbieten. Diese bestehen in telefonischen Konsultationen, Hausbesuchen, Konsultationen auf der Beratungsstelle und Kursen. Die Zielsetzung ist vorwiegend präventiver Art: Ernährungs- und Stillberatung, Informationen zur Pflege, Unfallprophylaxe sowie Beratung bei Erziehungs- und familiären Problemen. Für das letztere Angebot wurde in den 70er und 80er Jahren ein zunehmender Bedarf festgestellt, dem man durch die „erweiterte Mütter- und Väterberatung" zu entsprechen versucht. Die Erweiterung bezieht sich einerseits auf das Alter (die Dienstleistung gilt neu für Kinder bis zum Eintritt in den Kindergarten mit 5 oder 6 Jahren), anderseits auf die Thematik, und zum dritten auf die erweiterte Zusammenarbeit mit Fachleuten der Psychologie, der Elternbildung, der Heilpädagogik und der Pädatrie. Aus finanziellen Gründen kann diese Dienstleistung vielerorts erst in Ansätzen angeboten werden.

Die Dienstleistungen sind kostenlos und geschehen auf freiwilliger Basis. Die Mütter- und Väterberaterinnen können von sich aus aktiv werden im Sinne der aufsuchenden Vorsorge und eines niedrigschwelligen Angebotes. Dies verleiht ihnen ein erhebliches präventives Potential vor allem bei familiären Krisensituationen (Chamberlain 1992).

Inspiriert von der „La Leche Liga" und vom „International Board of Lactation Consultant Examiners" haben sich viele Frauen ohne medizinische Grundausbildung zu **Stillberaterinnen** ausbilden lassen. Vorderhand arbeiten sie ohne öffentliche Unterstützung auf rein privater Basis. Die Nachfrage nach dieser Beratung, die rund um die Uhr und an 7 Tagen pro Woche angeboten wird, scheint groß zu sein. Wohl aus diesem Grund hat sie der Gesetzgeber als Pflichtleistung in das neue Krankenversicherungsgesetz aufgenommen.

In der kinderärztlichen Praxis findet die Prävention vor allem im Rahmen der Vorsorgeuntersuchungen (VU) statt. Insgesamt werden 10 Untersuchungen empfohlen, wovon 7 im Vorschul- und 3 im Schulalter (Schweizerische Gesellschaft für Pädiatrie 1993). Die Vorschuluntersuchungen sind kassenpflichtig, die 3 VUs im Schulalter sind es vorderhand noch nicht. Die Vorsorgeuntersuchungen wurden nach einer Versuchsphase in 2 Kantonen zu Beginn der 80er Jahre in der ganzen Schweiz eingeführt. Da ihr Ziel sowohl primäre wie sekundäre Prävention ist, wurde in der Schweiz der Bezeichnung „Vorsorgeuntersuchung" gegenüber „Früherkennungsuntersuchung" der Vorzug gegeben. Es gibt auch wissenschaftliche Hinweise auf einen möglichen primär-präventiven Effekt, der im Zusammenhang mit diesen Untersuchungen angebotenen Beratung (Vuille et al. 1991). Zur Inanspruchnahme stehen keine gesamtschweizerischen Zahlen zur Verfügung. In einer größeren Schweizer Stadt konnte in einer Studie gezeigt werden, daß von Kindern mit Jahrgang 1987/88 ca. 70 % in ausreichendem Maße die vorschulischen VUs in Anspruch nahmen. Die Qualität der präventiven Versorgung zeigt signifikante Zusammenhänge mit Faktoren wie Migrationsbewegung von Ausländern, Betreuung durch alleinerziehende Mütter, Sozialschichtzugehörigkeit und pädiatrischer Versorgung im Einzugsgebiet der Familien (Bacchetto 1996).

Schulkinder

Der **Schulärztliche Dienst** stellt die quantitativ bedeutendste und einzige gesetzlich vorgeschriebene präventive Dienstleistung im Kindesalter dar. Auf Bundesebene sind schulärztliche Maßnahmen allerdings nur im Tuberkulosegesetz von 1928 sowie in der Verordnung zum Berufsbildungsgesetz vorgesehen. Gestützt auf diese Bundesvorschriften haben aber alle Kantone einen schulärztlichen Dienst gesetzlich verankert und mit zusätzlichen Aufgaben betraut. In den größeren Städten wird die Arbeit von einem oder mehreren hauptamtlichen Schulärzten verrichtet. Einzelne kleinere Städte stützen sich auf „leitende Schulärzte“: Kollegen mit pädiatrischer oder allgemeinmedizinischer Privatpraxis, die in Teilzeitarbeit die schulärztliche Tätigkeit in ihrer Gemeinde koordinieren und überwachen. Die Klassenuntersuchungen und Beratungen werden in diesen Gemeinden wie auf dem Land von praktizierenden Kollegen im Nebenamt durchgeführt. Während die deutschschweizerischen Kantone für die Durchführung der vorgeschriebenen und empfohlenen Maßnahmen hauptsächlich Ärzte einsetzen, obliegt in den französischsprachigen Kantonen ein großer Teil der Arbeit speziell ausgebildeten Schulschwestern. Dieses Modell wird in jüngster Zeit teilweise auch in der deutschen Schweiz erprobt. Schulschwestern wie Schulärztinnen und Schulärzte können am besten präventiv wirken, wenn sie in möglichst engem Kontakt zur Schule stehen im Sinne der aufsuchenden Vorsorge. So decken z. B. wöchentliche Sprechstunden in den Schulen oder schulnahen Praxen offensichtlich ein Bedürfnis vor allem Jugendlicher nach niedrigschwelliger Beratung ab.

Ausgelöst durch das neue Krankenversicherungsgesetz (KVG, gültig seit 1. 1. 1996), welches präventive Leistungen wie Routineimpfung, Vorsorgeuntersuchungen (VU) und präventive Beratung abdeckt, läuft zur Zeit eine Diskussion über Aufgabenteilung, Qualitätssicherung sowie Kosten bei der Vorsorge im Kindes- und Jugendalter (Frey 1997; Amstad et al. 1999). Dabei besteht seitens einiger Kantone und Gemeinden unter dem aktuellen Spardruck die Versuchung, die schulärztliche Tätigkeit zu privatisieren. Damit würden aber Kosten lediglich verschoben, von der öffentlichen Hand zu den Kassen, was sich in einem sozial unerwünschten Prämienanstieg niederschlagen würde. Abgesehen von den insgesamt voraussichtlich höheren Kosten würden mit einer Privatisierung klare Vorteile der öffentlichen Versorgung verlorengehen: Die flächendeckende Erfassung, die beim heutigen System zwischen 95 % und 100 % der Zielpopulation erfaßt und damit gerade für die Versorgung von Randgruppen besonders in städtischen Verhältnissen ausschlaggebend ist, die Schulnähe und Niedrigschwelligkeit des Angebotes, welches für die präventiv schlecht erschlossene Gruppe der Adoleszenten wichtig ist, die großen Möglichkeiten der schulbezogenen Gesundheitsförderung (vgl. Kapitel 15.8.4) und die Aufgabe der Gesundheitsberichterstattung gestützt auf einheitlich erfasste Gesundheitsdaten. Die maßgebenden Fachorganisationen – die Schweizerische Gesellschaft für Pädiatrie, das Forum Praxispädiatrie und die Fachgruppe Schulärzte – haben denn auch in einem noch unveröffentlichten Konsenspapier klar festgehalten, daß private individuelle Vorsorge durch den Kinder- oder Allgemeinarzt und öffentliche, systematische, kollektive und flächendeckende Erfassung sowie schulische Gesundheitsförderung durch den schulärztlichen Dienst komplementäre Aufgaben in der Vorsorge haben. Es wird ausdrücklich festgehalten, daß Gemeinden und Kantone auch in Zukunft die schulärztliche Versorgung sicherzustellen haben.

So sind denn auch in allen Kantonen schulärztliche Untersuchungen vor respektive zu Beginn, in der Mitte und am Ende der obligatorischen Schulzeit vorgesehen. Der Umfang dieser Untersuchung ist von Kanton zu Kanton etwas unterschiedlich. Zunehmend werden modernere Programme wie Einschulung, Motorik, Sprache, Kindesschutz, präventiver Beratung usw. gegenüber den traditionellen, stark somatisch ausgerichteten Früherkennungsmaßnahmen einen größeren Stellenwert einräumen.

Jugendliche

Ein eigentlicher **jugendärztlicher Dienst** existiert in der Schweiz nicht. Eine 1994 veröffentlichte gesamtschweizerische Studie (Narring et al. 1994) deckte bedeutende Probleme der Gesundheit und des Wohlbefindens und – überraschenderweise – auch ein großes Bedürfnis nach Hilfe in der Altersgruppe der 15–20jährigen auf. Die bestehenden fachlichen Dienste – sofern sie nicht schulnahe und niedrigschwellig sind – werden in Wirklichkeit aber nur wenig in Anspruch genommen. Die Jugendlichen wenden sich bei gesundheitlichen Problemen in erster Linie an ihre Eltern, bei Verletzungen und Infektionen an ihren Hausarzt, bei persönlichen Schwierigkeiten vor allem an ihre Kameraden. Im Anschluß an die Erhebung erarbeiteten Jugendliche zusammen mit erwachsenen Fachleuten in mehreren Kantonen und Städten Projekte und Programme, um die Strukturen des Gesundheits- und Sozialwesens an die heutigen Bedürfnisse der Jugendlichen anzupassen. Ein gemeinsames Merkmal der zahlreichen, so entstandenen kreativen Projekte ist die aktive Beteiligung der Jugendlichen an der Planung und an der Realisierung der neuen Einrichtungen.

Impfungen

Routineimpfungen werden seit Inkrafttreten des neuen Krankenversicherungsgesetzes von den Kassen übernommen und richten sich nach den Impfempfehlungen des Bundesamtes für Gesundheitswesen (BAG). Diese sehen seit 1998 auch die Hepatitis-B-Impfung für Jugendliche vor. Impfungen werden im Vorschulalter hauptsächlich im Rahmen der kinderärztlichen Vorsorgeuntersuchung angeboten. Die Termine der beiden Programme wurden aufeinander abgestimmt. In allen Kantonen sind die schulärztlichen Dienste zur Überwachung des Impfzustandes und zur Empfehlung fälliger Impfungen bei Schulkindern verpflichtet. Vielerorts ist es auch möglich, die Impfung direkt vom Schularzt vornehmen zu lassen. Über die Durchimpfung liegen gesamtschweizerisch nur lückenhafte Daten vor. Eine der aktuellsten und umfangreichsten Studien aus der größten Schweizer Stadt zeigt deutlich, daß die Durchimpfung in großen Teilpopulationen ungenügen ist und zwar sowohl für Diptherie, Tetanus und Polio und noch ausgeprägter für Masern, Mumps, Röteln (Marty, 1997). Ungenügend geimpft sind vor allem Kinder aus niedrigen Sozialschichten, ausländische Kinder aus Asien, Afrika, Südamerika und dem Balkan. Bei den hohen Ausländeranteilen an der Schülerpopulation von 30 % bis 40 % in den größeren Städten fällt dies gesundheitspolitisch ins Gewicht. Da die Durchimpfungsrate als Indikator für die präventive Versorgung allgemein gelten kann, wird deutlich, daß größere Bevölkerungsteile den Zugang zur Vorsorge nicht oder nur ungenügend haben bzw. die entsprechenden Dienste sich noch zuwenig auf die neuen sozio-demographischen Verhältnisse eingestellt haben. Dies ist eine wichtige Zukunftsaufgabe.

Außerfamiliäre Tagesbetreuung

Wie vermutlich in allen andern europäischen Staaten ist das Angebot an Plätzen in **Krippen** (für Kinder im Säuglings- und Vorschulalter) und **Tagesheimen** (für Schulkinder) quantitativ ungenügend. Vor allem dank der intensiven Forschungs-, Aufklärungs- und Beratungstätigkeit des Marie Meyerhofer-Instituts in Zürich wird der Qualität der Betreuungsarbeit in den Tagesstätten große Beachtung geschenkt. Qualität heißt aber vor allem genügend gut ausgebildetes Personal, und damit stößt der mengenmäßige Ausbau bald an finanzielle Grenzen. Es ist nicht bekannt, was mit den Kindern geschieht, deren Eltern keinen Krippen- oder Tagesheimplatz bekommen, obschon sie eine solche Lösung wegen ihrer familiären oder beruflichen Situation benötigen. Die Kostenbeiträge der Eltern werden nach Einkommen abgestuft, wobei die Eltern in der höchsten Einkommenskategorie heute in vielen Gemeinden kostendeckende Beiträge entrichten müssen. Auch wenn einzelne Institutionen vor der Aufnahme eines Kindes ein Arztzeugnis verlangen, gibt es keine generellen medizinischen Aufnahmebeschränkungen und kein Impfobligatorium. In Bezug auf HIV-positive Kinder ist die Praxis unterschiedlich. Während einzelne Ärzte den Eltern empfehlen, die Infektion des Kindes zu verschweigen, um einer möglichen Diskriminierung vorzubeugen, ist an anderen Orten eine problemlose Integration bei voller gegenseitiger Offenheit gelungen. Vor allem bei ganz jungen Kindern wird aber zum Schutz vor nosokomialen Infektionen von einer kollektiven Tagesbetreuung abgeraten. Die medizinische Überwachung der Hygiene in den Kindertagesstätten wird nur sehr locker gehandhabt. Es besteht keine Verpflichtung zum Beizug eines Krippenarztes, und selbst dort, wo Krippenärzte existieren, beschränkt sich ihre Tätigkeit auf sporadische Besuche und eine Beratung des Personals bei akuten Epidemien.

Tageseltern betreuen 1–5 fremde Kinder in ihrem Heim. Meistens haben solche Eltern daneben noch eigene Kinder. Sie unterstehen den Bestimmungen der Eidgenössischen Pflegekinderverordnung, brauchen also eine offizielle Bewilligung zur Aufnahme fremder Kinder und müssen sich einer regelmäßigen Inspektion unterziehen. Dafür haben sie Anspruch auf eine feste Entschädigung. Wegen Kapazitätsengpässen wird den Bestimmungen der Pflegekinderverordnung nicht überall Nachachtung verschafft. Vor allem gibt es einen relativ bedeutenden „grauen Markt" auf rein privater Basis. Wo dies im Sinne eines Freundschaftsdienstes geschieht, ist wohl nicht viel dagegen einzuwenden. Wenn aber die Notlage einer alleinerziehenden Mutter zur persönlichen Bereicherung ausgenützt wird, ist die Situation nicht mehr tolerabel. Die zuständigen Behörden müßten deshalb verpflichtet werden, Abklärung und Aufsicht der Pflegekräfte professionell vorzunehmen.

8.5.2 Einrichtungen für behinderte Kinder

Klinische Strukturen

Multidisziplinäre sozialpädiatrische Zentren gibt es in der Schweiz nicht. Diagnosestellung und Therapieplanung finden in allgemeinen pädiatrischen Kliniken statt. Einzelne Kliniken haben dafür spezielle Abteilungen geschaffen. Daneben besteht ein recht unübersichtliches Netz spezifischer Strukturen für Kinder mit cerebralen Bewegungsstörungen, Myelomeningocele, Gesichtsspalten, Seh-, Hör-, oder Sprachbehinderung, geistiger Behinderung, orthopädischen Anomalien, etc. Die notwendige interdisziplinäre Zusammenarbeit ist nur zum Teil institutionalisiert. Häufig muß sie für jeden Einzelfall neu organisiert werden.

Ambulante Frühförderung

1968 wurden die ersten heilpädagogischen Dienste für Säuglinge und Kleinkinder (HPD) gegründet. In den 70er Jahren fand ein rascher Ausbau statt, so daß Grond schon 1985 feststellen konnte, „daß die Früherziehung in der Schweiz flächendeckend ausgebaut ist", und „daß jedes früherziehungsbedürftige Kind in der Schweiz auch betreut werden kann" (Grond 1985). Neben den allgemeinen HPD, die sich vor allem der geistig Behinderten und ihrer Eltern annehmen, gibt es spezialiserte Dienste für die Hörbehinderten. Während somit ein genügendes Angebot vorhanden ist, bestehen in Bezug auf die Früherfassung und damit die Inanspruchnahme vorhandener Dienstleistungen immer noch zum Teil gravierende Lücken (Vuille et al. 1985, Tschumper und Vuille 1994).

Sonderschulung

Die Organisation der Behindertenhilfe in der Schweiz geht von einem primär therapeutischen Konzept aus und stellt die einzelne Funktionsstörung – oder die Kombination von Funktionsstörungen – in den Vordergrund. Dementsprechend zeichnet sich auch das Sonderschulangebot durch eine weitgehende Spezialisierung aus (Tschumper und Vuille 1993). Eine optimale und breitgefächerte therapeutische Betreuung wird als so wichtig eingeschätzt, daß Bedenken gegen die Plazierung eines Kindes in einer u. U. weit entfernten spezialisierten Institution (Wocheninternat) nur selten eine Rolle spielen. Die Volksschule hat ihr therapeutisches Arsenal in den letzten Jahren zwar ebenfalls beträchtlich ausgebaut, aber sie tut sich mit der Integration behinderter Kinder immer noch schwer. Dazu genügen die vorhandenen Hilfen häufig nicht. Es stehen zum Beispiel keine Mittel für persönliche Assistenten zur Verfügung, wie sie in Schweden seit langer Zeit eine Selbstverständlichkeit sind. Da bei der gegenwärtigen Finanzknappheit der öffentlichen Hand an einen Ausbau nicht zu denken ist, wäre eine Änderung der Strategie in Richtung Integration nur möglich bei einem gleichzeitigen Abbau der Sonderschulinstitutionen. In einigen Kantonen sind entsprechende Entwicklungen im Gange.

8.5.3 Gesamtschweizerische Organe

Das Bundesamt für Gesundheitswesen hat im Bereich der Organisation des öffentlichen Gesundheitswesens abgesehen vom Impfwesen und der Bekämpfung von Epidemien kaum Kompetenzen. Im schulärztlichen Dienst obliegt der Erlaß von Detailvorschriften, die Ausbildung und die Überwachung den einzelnen Kantonsärzten, die für diese Aufgabe aber oft über keine genügende Fachkompetenz verfügen. Um die fachlichen Belange, die bestmögliche gegenseitige Information und Koordination zwischen den Städten und Kantonen und um die sozialpädiatrische Fortbildung kümmern sich deshalb vor allem sogenannte NGOs („Non-Governmental Organizations").

Schweizerische Gesellschaft für Pädiatrie

Die Schweizerische Gesellschaft für Pädiatrie hat sich 1998 neu strukturiert und sieht zur Verteilung der Aufgaben und zur effizienteren Entscheidungsfindung die Bildung von Sektionen vor. Zur Zeit sind 2 große Sektionen geplant: eine Sektion „klinische Pädiatrie" und eine Sektion „Praxispädiatrie", weitere Sektionen wie z. B. „Sozialpädiatrie" sind denkbar. Innerhalb der Sektion „Praxispädiatrie" nimmt sich v. a. das „Forum Praxispädiatrie" sozialpädiatrischer Anliegen in Form von Fortbildungen und Publikationen an. Zusammen mit der „Fachgruppe Schulärzte" hat dieses auch ein Konsenspapier zur Vorsorge im Schulalter verfaßt.

Schweizerische Fachgruppe Schulärzte

Dies ist eine Fachgruppe innerhalb der Schweizerischen „Gesellschaft für Prävention und Gesundheitswesen" (früher Gesellschaft für Sozial- und Präventivmedizin). Sie sorgt für den fachlichen Austausch und Weiterentwicklung sowie Koordination schulärztlicher Aufgaben auf nationaler Ebene durch jährliche Fortbildungstagungen und regelmäßige Fachgruppensitzungen. Sie fördert aktuelle Anliegen wie Impfkontrolle und gute Durchimpfung der Kinder und Jugendlichen, Epidemiologie und Gesundheitsberichterstattung. Gesundheitsförderung an Schulen ist ein stark in Entwicklung begriffenes Gebiet; so nehmen schulärztliche Dienste maßgebend an großen Projekten im Rahmen des nationalen Programms „Schulen und Gesundheit" teil.

Adoleszentenmedizin

Um auf die besonderen gesundheitlichen Bedürfnisse der Jugendlichen besser reagieren zu können, wurde 1992 die „Stiftung Wachstum – Pubertät – Adoleszenz" und 1993 die „Gesellschaft für Gesundheit Adoleszenter" (SGGA) gegründet. Sie führen regelmäßige interdisziplinäre Fortbildungsveranstaltungen durch.

Der Schweizerische Kinderschutzbund

Der Kinderschutzbund setzt sich durch Öffentlichkeitsarbeit, Fachtagungen, Stellungnahmen zur Gesetzgebungsarbeit und durch Anregung und Unterstützung lokaler Arbeitsgruppen für die Vorbeugung von Kindsmißhandlung und ganz allgemein für die Schaffung oder Erhaltung einer kinderfreundlichen Umwelt ein. Eine ähnliche Zielsetzung im Bereich der Öffentlichkeitsarbeit verfolgt die „kinag" (Kinder-Nachrichtenagentur).

Stiftung Kind und Gewalt

Ein notorisches Hindernis gegen die Verwirklichung konkreter Kinderschutzmaßnahmen ist der Mangel an finanziellen Mitteln. Als Reaktion auf die im Bericht der eidgenössischen Expertenkommission „Kindsmißhandlungen in der Schweiz" publizierten alarmierenden Fakten wurde deshalb eine Stiftung ins Leben gerufen mit dem Ziel, auf privater Basis Geld zu sammeln, um Projekte zu unterstützen, die sich mit der Verhütung, Früherfassung und Bekämpfung von Mißhandlungen und Vernachlässigungen, oder mit der Betreuung und Behandlung von mißhandelten und vernachlässigten Kindern und deren Familien befassen.

8.5.4 Lokale Strukturen

Der Vollständigkeit halber sollte neben den bereits beschriebenen Strukturen auch die Arbeit der kantonalen und kommunalen Jugendämter erwähnt werden, die nicht nur gesetzliche Aufträge erfüllen, sondern besonders im Freizeitbereich die Lebensqualität der Kinder und Jugendlichen mit zahlreichen Angeboten zu verbessern trachten. Daneben gibt es einen breiten Spielraum für Aktivitäten privater Organisationen aller Art.

Literatur

Amstad, H. et al. (1999): Schulärztliche Tätigkeit: Reformen sind notwendig. Schweiz. Ärztezeitung 80: 340–8.

Bacchetto, A. (1995): Inanspruchnahme der pädiatrischen Vorsorgeuntersuchungen. Persönliche Mitteilung.

Blondel, B., Pusch, D., Schmidt, E. (1985): Some characteristics of antenatal care in 13 European countries. Br. J. Obstet. Gynaecol. 92: 565–568

Chamberlin, R.W. (1992): Preventing Low Birth Weight, Child Abuse, and School Failure: The Need for Comprehensive, Community-Wide Approaches. Pediatrics in Review 13: 64–71

Frey, D. (1997): Vorsorgeuntersuchung im Schulalter, wer ist zuständig: Schulärztlicher Dienst oder Privatpraxis? Schweiz. Ärztezeitung 78: 832–4.

Grond, J. (1985): Früherziehung. In: Tobler, R., J. Grond (Hrsg.): Früherkennung und Früherziehung behinderter Kinder. H. Huber, Bern

Marty, A. (1997): Epidemiegefahr bei ungenügendem Impfschutz. Durchimpfungsraten von Stadtzürcher Schulkindern. Master-Thesis in Public Health, Schulärztlicher Dienst Stadt Zürich.

Narring, F., Tschumper, A.H., Michaud, P.-A. et al. (1994): Die Gesundheit Jugendlicher in der Schweiz: Bericht einer gesamtschweizerischen Studie über Gesundheit und Lebensstil

15–20jähriger. Cah Rech Doc de l'Institut universitaire de médecine sociale et préventive, Lausanne

Schweiz. Gesellschaft für Pädiatrie (Hrsg.) (1993): Vorsorgeuntersuchungen. Ein Leitfaden. Schulungs- und Wohnheime Rossfeld, Bern

Tschumper, A. H., Vuille, J.-C. (1993): Behinderte Kinder im Kanton Bern 1977–1985. Eine epidemiologische Längsschnittuntersuchung. H. Huber, Bern

Tschumper, A. H., Vuille, J.-C. (1994): Frühdiagnostik hörbehinderter Kinder. Fortschritte zwischen 1970–1980 und 1981–1990. Sozialpädiatrie 16: 173–176

Vuille, J.-C., Ineichen, F., Forestier, C. (1985): Die (In)Effizienz der Früherfassung behinderter Kinder: Hinweise aus Daten des Eintritts in die Sonderschule. Frühförd. interdisz. 4: 66–74

Vuille, J.-C., Bacchetto, A., Hüsser, J.-P. et al. (1991): Evaluation systematischer Vorsorgeuntersuchungen im Kindesalter. Teil V: Zusammenhang zwischen der Prävalenz von Gesundheits- und Entwicklungsstörungen bei Schulanfängern und der Qualität der vorangehenden präventiven Versorgung. Sozialpädiatrie 13: 650–659

8.6 Sozialpädiatrische Strukturen des Gesundheitswesens in Österreich

Walter Stögmann

8.6.1 Einleitung

Für Österreich kann einleitend zunächst festgestellt werden, daß das Gesundheitswesen gut strukturiert und organisiert ist. Es gibt flächendeckende Gesundheitseinrichtungen der öffentlichen Hand sowie solche privater Träger. Hierzu kommt ein sehr dichtes Netz frei praktizierender Ärzte und zwar sowohl von praktischen Ärzten (seit 1.1.1994 „Fachärzte für Allgemeinmedizin"), wie von Kinderfachärzten (seit 1.1.1994 „Fachärzte für Kinder- und Jugendheilkunde").

Jeder in Österreich offiziell Berufstätige, aber auch jeder offiziell Abeitslose ist verpflichtet, bei der seiner Tätigkeit bzw. Arbeitsstelle zuständigen Sozialversicherungsanstalt Krankenbeiträge einzuzahlen (Pflichtkrankenversicherung), wovon eventuelle Krankenhausaufenthalte und Arztkosten (meist ohne, selten mit einem minimalen Selbstbehalt) bezahlt werden. Die Familienangehörigen sind dabei mitversichert. Dieses Pflichtversicherungssystem gewährt somit für jeden eine gesicherte Betreuung im Krankheitsfall.

Pflichtversicherung und flächendekkende öffentliche und private Gesundheitseinrichtungen bilden in Österreich neben allen weiteren Sozialeinrichtungen eines (an der Grenze der Bezahlbarkeit stehenden) Sozialstaates ein so dichtes soziales Netz, daß niemand mehr durchfallen sollte. Tatsächlich trifft dies auch zu, sieht man von unerlaubt in Österreich lebenden Ausländern ab und von einer kleinen Randschicht sozial verwahrlost lebender Österreicher, die sich sogar einer sozialen Betreuung entziehen.

Dennoch weist das Gesundheitssystem in Österreich Lücken und Mängel auf, die unter anderem auch die Betreuung behinderter und von Behinderung bedrohter Kinder, die Erfassung mißhandelter und mißbrauchter Kinder und Jugendlicher und die Betreuung drogengefährdeter bzw. drogenabhängiger Jugendlicher betrifft. In diesen Fällen von Betreuungslükken scheitert es aber primär nicht an den finanziellen Ressourcen, sondern an Organisationskonzepten und hierfür motivierbarem und kompetentem ärztlichem und nicht-ärztlichem Personal.

In den folgenden Ausführungen sollen zunächst die allgemeinen Einrichtungen und Strukturen der kinder- und jugendärztlichen Betreuung in Österreich dargestellt werden und danach jene, die sich im besonderen der sozialpädiatrischen Klientel widmen. Lücken in diesem System werden dabei kurz und kritisch aufgezeigt.

8.6.2 Strukturen der allgemeinen kinder- und jugendärztlichen Betreuung

Durch die Mutter-Kind-Paß-Untersuchungen, die durch Mutterberatungen und durch ärztlichen Dienst in Kinderkrippen und Kindergärten ergänzt werden, und durch den schulärztlichen Dienst wird der österreichischen Bevölkerung eine kostenlose ärztliche Kontrolle des Gesundheitszustandes von der Frühschwangerschaft an über das gesamte Kindes- und Jugendalter geboten.

Mutter-Kind-Paß

Am 1.4.1974 wurde in Österreich der Mutter-Kind-Paß etabliert. Er hat sich als Instrument der umfassenden primären und sekundären Prävention im frühen Kindesalter ausgezeichnet bewährt. Die Erfassung der österreichischen Kinder beträgt zur Zeit nur mehr etwa 85 %, nachdem die Absolvierung der darin vorgesehenen (kostenlosen!) Untersuchungen seit 1997 nur mehr mit 2000 ÖS seitens des Staates an die Eltern finanziell honoriert wird (früher 16 000 ÖS).

Der Mutter-Kind-Paß sieht internistische und frauenärztliche Untersuchungen in der Schwangerschaft vor, die Geburtsüberwachung, fünf kinderärztliche (bzw. auch durch Allgemeinmediziner durchführbare) Untersuchungen im ersten Lebensjahr und je eine am 2., 3. und 4. Geburtstag. Hierzu kommen noch orthopädische, HNO- und augenärztliche Untersuchungen.

Das primäre Anliegen des Mutter-Kind-Passes war die Senkung der Säuglingssterblichkeit, die in den 20 Jahren des Bestehens von etwa 20 ‰ auf 7 ‰ abgenommen hat. Schwerpunkte der heutigen Mutter-Kind-Paß-Untersuchungen sind Senkung der Morbidität, Beratung in Stillen und Säuglingsernährung, Impfempfehlungen und insbesondere die Früherfassung von körperlichen und psychomotorischen Fehlentwicklungen und Sinnesbehinderungen im Säuglings- und Vorschulalter.

Die Qualität der Mutter-Kind-Paß-Untersuchungen, im besonderen dort, wo sie die Früherfassung von neuromotorischen, psychomentalen und Sinnesbehinderungen betrifft, hängt naturgemäß vom Ausbildungsstandard des untersuchenden Arztes ab, der leider oft zu wünschen übrig läßt.

Seitens der Österreichischen Gesellschaft für Kinder-und Jugendheilkunde bestehen intensive Bemühungen, die Mutter-Kind-Paß-Untersuchungen durch eine weitere um das 5./6. Lebensjahr – im Sinne einer Vorschuluntersuchung – zu ergänzen, um die Untersuchungslücke zwischen dem 4. Lebensjahr und der schulärztlichen Schuleintrittsuntersuchung zu schließen. Es besteht hierfür ein bereits sehr detaillliert ausgearbeitetes Untersuchungsprogramm, mit dem auch kognitive Fähigkeiten, sprachliche Leistungen und soziale Reife erfaßt werden könnten, doch ist die Aufnahme dieser Untersuchung bislang an den damit verbundenen finanziellen Forderungen gescheitert.

Ein empfindlicher Mangel der österreichischen Mutter-Kind-Paß-Untersuchung liegt darin, daß die dabei erhobenen zahlreichen und interessanten Daten statistisch nicht erfaßbar sind bzw. nicht erfaßt werden.

Mutterberatungsstellen

In den trostlosen Jahren nach dem 1. Weltkrieg, der Österreich aus einem reichen Großstaat zu einem damals armen Kleinstaat machte, wurden zuerst in Wien und danach in den Bundesländern Mutterberatungsstellen errichtet. Diese Einrichtungen des öffentlichen Gesundheitsdienstes bestehen seither noch immer. Ihre Aufgabe besteht in der Beratung von Eltern in Säuglingspflege und -ernährung, in der Gewichtskontrolle, in der Überwachung der Rachitisprophylaxe und in der Beratung und Durchführung von Impfungen. Diese Mutterberatungen werden von hierfür angestellten Ärzten (praktische Ärzte oder Fachärzte für Kinder- und Jugendheilkunde) durchgeführt; die Untersuchungen sind für die Mütter bzw. Eltern kostenlos. Sie haben heutzutage ihre frühere unbestritten wichtige sozialpädiatrische Funktion (besonders wichtig wieder in den Nachkriegsjahren des 2. Weltkrieges) verloren, da ihre Ziele im Rahmen der Mutter-Kind-Paß-Untersuchungen meist kompetenter erreicht werden.

Schulärztlicher Dienst

Dem schulärztlichen Dienst, der überwiegend von Allgemeinmedizinern und nur zum geringeren Teil von Fachärzten für Kinder- und Jugendheilkunde versehen wird, obliegt unter anderem (s. dort) die regelmäßige, mindestens einmal jährlich durchzuführende Untersuchung der Schüler von der ersten bis zur zwölften Schulstufe (6.–18. Lebensjahr).

Obzwar es sich bei den schulärztlichen Untersuchungen de jure um keine Gesundenuntersuchungen handelt, da der Zweck eine Tauglichkeitsfeststellung auf die gesundheitliche Eignung für den Unterricht ist (Seh- und Hörprüfungen, Erfassung orthopädischer Störungen, insbesondere Fehlformen der Wirbelsäule und Beine, zur Beurteilung der physischen Leistungsfähigkeit für den Turnunterricht), ist doch durch das vorgegebene Untersuchungsprogramm de facto eine Reihenuntersuchung der Schuljugend gegeben (Friedl 1988). Da bei diesen schulärztlichen Untersuchungen auch ein Gesundheitsblatt als Befundbeleg zu führen ist, sind auch regelmäßige statistische Auswertungen des Gesundheitszustandes der österreichischen Schuljugend möglich.

8.6.3 Strukturen der speziellen kinder- und jugendärztlichen Betreuung

Wie einleitend schon erwähnt, bestehen in Österreich flächendeckende Einrichtungen für die stationäre und ambulante Betreuung und Behandlung kranker Kinder und Jugendlicher.

Kliniken, Spitäler und Abteilungen für Kinder und Jugendliche

In Österreich gibt es drei Universitätskliniken (Wien, Graz, Innsbruck) (Level-IV-Spitäler), in Wien zusätzlich und in den anderen Landeshauptstädten Level-III-Kinderspitäler bzw. -Abteilungen, und in den größeren Bezirksstädten Level-II und I-Kinderabteilungen zur stationären Versorgung kranker Kinder. Den meisten dieser Kliniken und Abteilungen sind Spitalsambulanzen angeschlossen, die eine prä- und poststationäre Diagnostik und Betreuung ermöglichen. Es muß zugestanden werden, daß Österreich zu viele Kinderbetten aufweist (durchschnittliche Auslastung 60 %), die nur zum Teil durch mitaufgenommene Mütter bzw. Begleitpersonen aufgefüllt werden, weshalb in den folgenden Jahren mit einer weiteren Bettenreduzierung und eventuell Schließung von Kinderabteilungen gerechnet werden muß.

Ambulanzen und niedergelassene Ärzte

Die ambulante Betreuung und Behandlung kranker Kinder und Jugendlicher erfolgt in ländlichen Gebieten überwiegend durch praktische Ärzte, in den Städten durch Fachärzte für Kinder- und Jugendheilkunde. Dementsprechend ist auch die Qualität der kinder- und jugendärztlichen Betreuung stark unterschiedlich. Doch ist eine komplette und Rund-um-die-Uhr-Betreuung kranker Kinder durch Kinderärzte am Land nicht möglich; in Wien und in den Landeshauptstädten wäre dies von der Zahl der Kinderärzte zwar möglich, doch sind diese aus verschiedenen, zum Teil verständlichen, zum Teil nicht verständlichen Gründen und vor allem auch aus finanziellen Gründen nicht bereit, sich einem Nachtdienst oder Samstag-/Sonntag-Dienst zu unterziehen.

8.6.4 Sozialpädiatrische Strukturen

Es gibt in Österreich zahlreiche Einrichtungen der öffentlichen Hand und privater Träger für die Diagnostik, Behandlung und Betreuung körperlicher und mehrfach behinderter, sinnes- und verhaltensgestörter und psychosozial auffälliger Kinder und Jugendlicher. Doch sind sie in den einzelnen Bundesländern sehr unterschiedlich gut und effektiv organisiert und daher in mehreren Gebieten und Disziplinen ergänzungs- und verbesserungsbedürftig. Sozialpädiatrische Zentren im Sinne des § 119 – Gesundheitsreformgesetzes von Deutschland (Pechstein 1989) gibt es in Österreich bis dato keine.

Sozialpädiatrie in der Kinderarztpraxis

Praktisches pädiatrisches Tun und Handeln ist wohl Sozialpädiatrie schlechthin, zumal die gesellschaftsbezogene Betreuung der Menschen von Geburt bis zur Adoleszenz mit der Prävention von Krankheiten, der Früherkennung von Entwicklungsstörungen im körperlichen, geistigen, psychischen und sozialen Bereich zentrale Aufgabe der Pädiatrie von allem Anfang an gewesen ist (Schmidt 1989).

So klar diese Feststellungen auch zu treffen sind, so sehr mangelt es in Österreich an der Aus- und Fortbildung der Fachärzte für Kinder- und Jugendheilkunde in Sozialpädiatrie, die nirgendwo ein eigenes Unterrichtsfach darstellt.

Spezialambulanzen und -ambulatorien

An den österreichischen Universitätskliniken und an den großen österreichischen Kinderspitälern gibt es Spezialambulanzen für Risikokinder, entwicklungsneurologische, neuropädiatrische und Anfallsambulanzen, deren Betreuungsteams sich aus speziell geschulten Kinderärzten, klinischen Psychologen, Physio- und Ergotherapeuten, Logopäden und Sozialarbeitern zusammensetzen und somit als personelle Funktionseinheit sozialpädiatrischen Teams entsprechen.

Zusätzlich existieren in Wien (Märzstraße und Strebersdorf) und in mehreren Städten (Graz, Salzburg, Eisenstadt, Wiener Neustadt usw.) in der Regel privat betriebene Ambulatorien für körperlich und mehrfach behinderte Kinder und Jugendliche mit meist ebenfalls kompletten sozialpädiatrischen Teams. Diese betreuen zum Teil Außenstellen in den Bezirksstädten, wohin sie in regelmäßigen Intervallen mobile Betreuungsteams schicken (z. B. in Salzburg, Tirol und Burgenland).

Sozialreferate und Fürsorgewesen

In jeder Stadt und in jedem politischen Bezirk Österreichs gibt es von der öffentlichen Hand betriebene Ämter, die sich besonders der Erfassung, Kontrolle und Betreuung sozial schlecht gestellter und sozial verwahrloster Kinder und Jugendlicher annehmen (Sozialreferate und Fürsorgeämter). Die Hauptaufgabe der Fürsorgerinnen (heute Sozialarbeiter) besteht vor allem in Hausbesuchen, womit eine Kontrolle der Kinderbetreuung im häuslichen Milieu ermöglicht wird, was gerade bei der Betreuung dieser Klientel von wesentlicher Bedeutung ist.

Unterbringungsmöglichkeiten für behinderte und verhaltensgestörte Kinder und Jugendliche

Hierfür stehen Sonderkindergärten, Sonderschulen, z.T. mit Halbinternatsmöglichkeiten, und geschützte Werkstätten zur Verfügung. Öffentliche Kinderbewahrungsstätten (z.B. Zentrales Kinderheim der Stadt Wien) wurden in den letzten Jahren geschlossen bzw. auf ein Minimum reduziert, da die Unterbringung sozial verwahrloster, den Eltern weggenommener Kinder in derartigen Institutionen oft größere Not wie Entwicklungsregression und Deprivation erzeugte, als damit geholfen werden konnte. In Österreich ist man deshalb zunehmend mehr bestrebt, solche Kinder in familienartigen Strukturen (wie in Pflegefamilien, eventuell auch in SOS-Kinderdörfern) unterzubringen.

Mängel der sozialpädiatrischen Versorgung

Obwohl die Sozialpädiatrie in Österreich durchaus flächendeckend und effektiv strukturiert ist, weist sie noch viele Mängel auf. Zum einen ist die Ausbildung in Sozialpädiatrie der österreichischen Fachärzte für Kinder- und Jugendheilkunde als mangelhaft zu bezeichnen; hier müßten sowohl auf universitärer wie auf Fortbildungsebene viel mehr Initiativen gesetzt werden.

Zum anderen bestehen in Österreich neben sozialpädiatrisch sehr gut versorgten Städten und Bezirken größere schwarze Flecken, wo sowohl die politisch Verantwortlichen wie auch die fachlich Kompetenten Aufbau- und Organisationsarbeit leisten müßten.

Nur vereinzelt bestehen Einrichtungen zur Frühförderung behinderter und von Behinderung bedrohter Kinder (Frühförderungszentren), weshalb auch der Beruf der Frühförderer noch kaum bekannt ist (Kurz 1993). Besonders fehlt es auch an Einrichtungen, Beratungsstellen und Therapiestationen für drogengefährdete und drogenabhängige Kinder und Jugendliche.

Erfreulicherweise ist es hingegen in den letzten Jahren an fast allen größeren Kinderspitälern bzw. -Abteilungen zur Etablierung von **Kinderschutzzentren** gekommen, womit die Erfassung und Betreuung mißhandelter und mißbrauchter Kinder sehr viel effektiver und professioneller geworden ist.

Damit ist nur unvollständig aufgezeigt, worin das Aufgabengebiet der sozialpädiatrisch tätigen Ärzte, Therapeuten und Institutionen in Österreich in den nächsten Jahren liegen muß.

Literatur

Friedl, H.P. (1988): Gesundheitszustand der Schuljugend. Statist. Nachtrichten 44: 737–747.

Kurz, R. (1993): Aufgaben der Sozialpädiatrie. Paediat. Paedol. 28: 1–4

Pechstein, J. (1989): Sozialpädiatrische Zentren. der Kinderarzt 20: 723

Schmidt, W. (1989): Sozialpädiatrie in der Kinderarztpraxis. kinderkrankenschwester 8: 154–156

9 Pädiatrische Impfungen

Heinz-J. Schmitt

Impfungen haben wie wohl kaum eine andere Intervention die Epidemiologie von Infektionskrankheiten zugunsten des Menschen verändert. Die Zahlen zur Morbidität und Letalität von Krankheiten wie Diphtherie, Tetanus, Masern usw. belegen dies eindrucksvoll. Umgekehrt zeigen aktuelle Beispiele, daß das Unterlassen von Impfungen katastrophale Folgen hat. Mangel an Impfstoff hat in Rußland zu einer verheerenden Diphtherie-Epidemie geführt (Hardy, Dittmann & Sutter 1996). Fehlende Wissenschaftlichkeit bei der Bewertung unerwünschter, koinzidenter Ereignisse nach Pertussis-Impfung hat vielen Kindern in Deutschland bis vor kurzem Krankheit (geschätzt: 10 000 Fälle pro Jahr), bleibende Schäden und auch wenigstens eine dreistellige Zahl von (vermeidbaren) Todesfällen durch Pertussis gebracht.

Widerstand gegen Impfungen regt sich dort, wo man die „natürliche Krankheit“ einer Impfung vorzieht. Ist diese Präferenz weltanschaulich oder religiös bedingt, so kann und sollte man sie akzeptieren. Der Begriff „alternative Medizin“ suggeriert hingegen, man habe Alternativen zum Impfen. Verfügbare Zahlen aus praktisch allen Ländern der Erde belegen, daß es keine Alternative gibt, will man einen optimalen Gesundheitszustand für unsere Kinder erreichen. Zahlen aus der Vor-Impf-Ära in Deutschland können dies belegen (Tab. 9-1). Selbst wenn man für heute eine vergleichsweise niedrigere Letalität annimmt als die historischen Zahlen, die in Tabelle 9-2 angegeben sind, so wäre ein geordnetes gesellschaftliches Zusammenleben auf dem derzeitigen Niveau der Freizügigkeit und Mobilität bei mehr als 200 000 Diphtherie-Fällen pro Jahr nicht möglich. Schulen und Kindergärten wären häufiger geschlossen als geöffnet, Betriebe könnten weder eine geregelte Produktion noch verläßliche Serviceleistungen anbieten.

Tabelle 9-1: Inzidenz von Infektionskrankheiten im Gebiet des „Deutschen Reichs“ vor der Einführung von Routine-Impfungen (Kleinschmidt 1941).

Jahr	Diphtherie	Meningitis	Polio
1925	36 769	758	?
1929	50 536	959	1157
1938	148 676	1790	5363
1941	204 052	4767	5306

Tabelle 9-2: Letalität impfpräventabler Krankheiten im „Deutschen Reich“ vor Einführung von Impfungen (Kleinschmidt 1941).

Alter (Jahre)	Pertussis	Masern	Diphtherie
Bis 1	1827	512	353
1–5	655	863	2502
5–10	34	139	1585
10–15	6	25	1044
Zusammen	**2522**	**1569**	**6484**

Neuere Untersuchungen belegen, daß es in Deutschland weniger als 3 % echte Impfgegner gibt. Die weit überwiegende Mehrheit der Bevölkerung ist zum Impfen grundsätzlich positiv eingestellt, wenn auch häufig über ein Informationsdefizit geklagt wird (Kirschner et al. 1997). Insgesamt werden in Deutschland akzeptable Impfraten erzielt, allerdings kaum zeitgerecht (Kirschner et al. 1997). Der wichtigste Grund für die Defizite beim Impfen in Deutschland ist das Fehlen eines Impfprogrammes, wie es andere Länder erarbeitet haben.

9.1 Impfungen – ein Konzept

Ein Impfprogramm besteht aus **drei Elementen:**

1. Impfziel
2. Impfplan und seine Umsetzung
3. Erfolgskontrolle

9.1.1 Impfziele

Mögliche Impfziele sind

- Elimination oder Eradikation eines Erregers,
- Reduktion von Morbidität,
- Reduktion von krankheitsassoziierten Komplikationen,
- Reduktion von Kosten für das Gesundheitssystem (direkte Krankheitskosten) und die Gesellschaft (indirekte Krankheitskosten), sowie
- Schutz von Personen, die (ggf. zeitweise) nicht geimpft werden können wie Säuglinge, chronisch Kranke, Behinderte, Menschen in Entwicklungsländern.

Oft, aber nicht immer, werden mehrere Ziele erreicht. Das Fehlen eines klar definierten Impfzieles kann also dazu führen, daß eine Impfung mehr Schaden als Nutzen anrichtet.

Beispiel: Ziele einer Rötelnimpfung können die Verhinderung der Rötelnembryopathie (= Komplikation), Verhinderung der Erkrankung (= Infektionskontrolle) oder aber die Eradikation des Erregers sein. Besteht keine Einigkeit über das Ziel und wird nur ein bestimmter Anteil einer Population oder sogar selektiv ein Teil einer Zielgruppe geimpft, so kann es zur Verschiebung des Altersgipfels der Rötelninfektion hin zu älteren Jahrgängen kommen. Die Kinder geimpfter Schwangerer sind dann zwar geschützt, es werden aber mehr nicht-immune Schwangere häufiger als zuvor gegenüber dem Rötelnvirus exponiert – z.B. durch ihre ungeimpften Männer. Trotz Impfung treten daher insgesamt mehr Fälle an Rötelnembryopathie auf als zuvor (Dietz & Eichner, 1993).

Während es in der Bundesrepublik Deutschland eine kaum zu überschauende Zahl von Impfplänen gibt (Länderhoheit!), fehlen klar definierte Ziele, und es fehlt die Erfolgskontrolle. Es kann daher gar nicht verwundern, daß immer wieder Diskussionen über das Impfen generell aufkommen, weil man ja gar nicht weiß, was das Ziel ist, und weil man noch weniger weiß, ob und in welchem Ausmaß man das Ziel erreicht hat.

9.1.2 Impfplan

Ist das Ziel definiert, wird geprüft,

1. welche Impfstoffe zur Verfügung stehen,
2. welche Infrastrukturen für eine Impfempfehlung vorhanden sind oder geschaffen werden müssen und
3. welche Wege und Zeitpläne für die Applikation der Impfung praktikabel sind und zu einer hohen Akzeptanz führen.

Zu den beiden letztgenannten Punkten bietet es sich in Deutschland an, Impfungen für Kinder mit den Vorsorgeuntersuchungen beim Kinderarzt zu verbinden. Dies erspart den Eltern unnötige Wege, Zeit und damit Kosten. Da der Kinderarzt eine Vertrauensperson ist, ist die Akzeptanz seiner Empfehlung bei den Sorgeberechtigten sicher höher, als wenn eine anonyme Institution – oder gar der Staat – eine Impfempfehlung ausspricht und durchführt. Weiterhin werden bereits bestehende Infrastrukturen (kassenärztliche Versorgung) genutzt, was Kosten spart.

Zum erstgenannten Punkt ist es in Deutschland Aufgabe des **Paul-Ehrlich-Instituts** in Langen, die Sicherheit und Wirksamkeit von Impfstoffen zu prüfen und – sofern diese beiden Punkte zufriedenstellend ausfallen – für den Gebrauch zuzulassen. Alle in Deutschland zugelassenen Impfstoffe dürfen vom Arzt in eigener Verantwortung auch angewendet werden, unabhängig davon, ob eine Impfempfehlung – von wem auch immer – existiert oder nicht.

Das Expertengremium für Impfempfehlungen nach dem aktuellen Stand der Wissenschaft ist für Deutschland die **Ständige Impfkommission am Robert-Koch-Institut in Berlin (STIKO).** Diese legt nach den o.a. Kriterien den aktuellen Impfplan fest. Abweichungen davon sind in begründeten Fällen möglich. Klagt ein Patient, weil der Arzt vom empfohlenen STIKO-Plan abgewichen ist und weil dadurch ein Schaden durch eine impfpräventable Krankheit eingetreten ist, wird der Arzt haftbar gemacht werden können, sofern er keinen wissenschaftlich fundierten Grund für die Abweichung anführen kann.

Länderempfehlungen und „Länderimpfpläne" sind im Gegensatz zu den auf wissenschaftlichen Erkenntnissen fundierenden STIKO-Empfehlungen „Verwaltungsakte": Durch die Länderempfehlungen werden Impfungen „öffentlich empfohlen" und Patienten steht daraufhin im Schadensfall eine Versorgung zu. Weiterhin haben Länderempfehlungen eine Bedeutung für regionale Infektionsausbrüche.

9.1.3 Erfolgskontrolle

Dieses wesentliche Element eines Impfprogramms ist in Deutschland erst im Entstehen begriffen. Es war in der Vergangenheit ein extremes Problem, neue Impfungen zu empfehlen, wo es weder wissenschaftlich erarbeitete Zahlen zur Inzidenz gab noch Zahlen zum Rückgang der Inzidenz durch „alte" Impfstoffe. Um dennoch neue Impfstoffe auch deutschen Kindern zugute kommen zu lassen, versuchten Experten in der Vergangenheit immer wieder, Zahlen zu gewinnen, die auf mehr oder weniger guten Schätzungen beruhen. So wurde die Zahl der invasiven Haemophilus influenzae-b(Hib)-Erkrankungen auf 1600/Jahr geschätzt, die Zahl der Pertussis-Fälle in den alten Bundesländern auf etwa 100 000. Schätzungen sind natürlich für Wissenschaftler nicht akzeptabel und nur durch die Notlage des vollständigen Fehlens valider Zahlen zu rechtfertigen – dies muß im Sinne der Versachlichung der Impfdiskussion auch offen so gesagt werden.

Es sei auch ausdrücklich darauf hingewiesen, daß die Zahlen des öffentlichen Gesundheitsdienstes (ÖGD) zu einzelnen Infektionskrankheiten auf einem rein passiven Meldesystem beruhen, das kaum wissenschaftlich verwertbare Zahlen liefert (Schmitt 1991) und im wesentlichen nur Selbstzweck ist (Erfüllung eines Gesetzes). Das geplante neue Infektionsschutzgesetz wird hier hoffentlich bald eine Änderung bringen. Darüber hinaus sind die ÖGD-Zahlen nicht brauchbar, weil sie meist erst nach anderthalb Jahren zur Verfügung stehen.

Solange ein System der Erfolgskontrolle fehlt, kann man auch keine Erfolge verzeichnen. Damit fehlt ein wichtiges Instrument zur Motivation von Eltern und Politikern (Geldgeber!) für Impfungen. Weiterhin fehlt die Möglichkeit, kontinuierlich die Wirksamkeit von Impfstoffen zu überwachen.

9.2 Unerwünschte Ereignisse/ Nebenwirkungen

9.2.1 Reaktogenität

Nach heutigem Wissen führt keiner der derzeit in Deutschland von der Ständigen Impfkommission am Robert-Koch-Institut (STIKO) für die Routineimpfung von Kindern empfohlenen Impfstoffe zu bleibenden Schäden bei einem Impfling oder bei dessen Kontaktpersonen. Allerdings haben alle Impfstoffe Nebenwirkungen. Unter dem Begriff „Reaktogenität“ werden einerseits **lokale Reaktionen** (ausschließlich bei zu injizierenden Impfstoffen: Schmerz, Schwelllung oder Rötung am Ort der Injektion) und andererseits **allgemeine Reaktionen** wie Fieber und leichtes Unwohlsein zusammengefaßt. Je nach Impfstoff, Zahl der vorangegangenen Injektionen, Alter des Patienten und Art der Erfassung findet man lokale Reaktionen bei 1–2% (z.B. erste DTaP-Dosis beim Säugling) bis zu 70% (z.B. DTgP-Boosterdosis) der Patienten; schwere lokale Reaktionen (≥ 2 cm) kommen mit den modernen Impfstoffen nur noch in einer Größenordnung von < 2% vor. Hohes Fieber mit Temperaturen > 39,0 °C beobachtet man mit den heute empfohlenen Impfstoffen bei weniger als 2% aller Impflinge. Lokale und allgemeine Reaktionen treten praktisch ausschließlich innerhalb von 48 Stunden nach Impfstoffgabe auf. Eine Ausnahme ist der Masern-Impfstoff, der Fieber typischerweise zwischen dem 7. und dem 14. Tag p.v. induziert.

9.2.2 Allergie

Eine **Anaphylaxie** gegen Bestandteile von Impfstoffen kann grundsätzlich nach jeder Impfung sofort oder innerhalb von 60 Minuten auftreten. Dies ist aber insgesamt eine Rarität. Von der Anaphylaxie zu unterscheiden ist die sofort nach Injektion auftretende **anaphylaktoide Reaktion,** die möglicherweise Folge einer versehentlichen intravasalen Injektion ist, ferner die vasovagale Reaktion („Kollaps“). Ansonsten gibt es keine Belege dafür, daß Impfstoffe Allergien hervorrufen. Epidemiologische Vergleiche zwischen den neuen Bundesländern mit hoher Durchimpfungsrate und den alten Bundesländern mit niedrigeren Durchimpfungsraten lassen sogar eher den Schluß zu, daß gute Durchimpfungsraten vor Allergien schützen.

Von den o.a. „allgemeinen Nebenwirkungen“ abzugrenzen sind **impfstofftypische Ereignisse,** die aber ebenfalls insgesamt nur sehr selten sind. Hierzu zählt die transiente Thrombopenie nach Gabe von Mumps-Impfstoff (seltener als 1:30 000) und die akute transiente Röteln-Arthropathie vor allem bei erwachsenen, weiblichen Impflingen. Bis zu 6 Stunden nach Gabe von DTP-Impfstoffen tritt bei Säuglingen mit einer Häufigkeit von rund 4–16:100 000 Impflingen (jeweils × 3 Impf-Dosen) eine hypoton-hyporesponsive Episode auf mit plötzlich einsetzender Blässe, Muskelhypotonie und verminderter Ansprechbarkeit. Alle Kinder erholen sich ohne bleibende Schäden.

9.2.3 Mangelhafte Impftechnik

Abszeß, Blutung und Verletzung z.B. eines Nervs gehören nicht in die Kategorie „Nebenwirkungen“ sondern in den Bereich mangelhafter Impftechnik. Auch „sterile Abszesse, Granulome oder Zysten“ sind mit schlechter Technik assoziiert, wenn z.B. Adsorbat-Impfstoff außen an der Impfnadel haftet und den Stichkanal benetzt. Oft resultieren über Wochen bis Monate tastbare Knötchen an der Injektionsstelle.

9.2.4 Unerwünschte Ereignisse versus Nebenwirkungen

Seit es Impfungen gibt, tauchen immer wieder Berichte auf, in denen einzelne Impfstoffe mit gravierenden Nebenwirkungen bis hin zum schweren Hirnschaden und sogar bis zum Tod des Patienten in Zusammenhang gebracht werden. Dies erklärt sich daraus, daß eine Krankheit unbekannter Ätiologie bei einem einzelnen Patienten (Fallbericht) oder bei einigen wenigen Patienten (Fallserie) mit der zeitlich kurz vorangegangenen Applikation eines Impfstoffs in Zusammenhang gebracht wird. Erst größere Untersuchungen mit einer Kontrollgruppe zeigen, daß kein ursächlicher Zusammenhang zwischen Impfung und der betreffenden Krankheit besteht. Beispiele sind die Ganzkeim-Pertussis-Impfung (sie verursacht weder plötzlichen Kindstod noch Hirnschäden), die Hepatitis-B-Impfung (sie ist nicht Ursache der Multiplen Sklerose) oder die Masernimpfung (sie kann weder einen M. Crohn noch Autismus induzieren). Der Schaden, der durch solche Hypothesen angerichtet wird, ist jeweils erheblich.

Es ist daher von entscheidender Bedeutung, zwischen „Nebenwirkung" (Impfstoff ist Ursache eines Ereignisse) und „unerwünschtem Ereignis" in zeitlichem Zusammenhang nach Impfstoffgabe (Kausalität ist unbekannt) zu differenzieren. „Nebenwirkungen" oder „unerwünschte Wirkungen" sind tatsächlich auf die Applikation eines Impfstoffs zurückzuführen.

Alle unerwünschten Ereignisse nach Impfung sollten an das Gesundheitsamt, die Arzneimittelkommission der deutschen Ärzteschaft, die Zulassungsbehörde (Paul-Ehrlich-Institut in Langen) und/oder den Impfstoffhersteller gemeldet werden. Zu den Pflichten des Impfarztes zählt es dabei, andere Ursachen des beobachteten Ereignisses differentialdiagnostisch auszuschließen und hierzu ggf. adäquate Untersuchungsmaterialien zu asservieren.

Tabelle 9-3: Nutzen-Risiko-Analyse von Impfungen in den USA. Angeführt ist die maximale Anzahl der dokumentierten Fälle von Infektionskrankheiten vor Einführung eines Impfstoffes und die maximale Fallzahl derselben Krankheit im Jahr 1995. Beispiel: Die maximale jährliche Zahl der Fälle mit konnatalen Röteln wurde 1964 mit 20 000 Fällen erreicht. Nach Einführung der Impfung gab es 1995 nur noch 7 Fälle mit konnatalen Röteln. VAERS ist ein Erfassungssystem für unerwünschte Ereignisse nach Impfung. Die Gesamtzahl betrug im Jahr 1995 knapp 10 600 für alle Impfungen zusammen [nach CDC 1995]. Die Nutzen-Risiko-Analyse ist also positiv, selbst wenn man – von Tetanus abgesehen – nur eine einzige Krankheit betrachtet.

Krankheit	Maximale Fallzahl und Jahr, in dem diese erreicht wurde		Fallzahl 1995
konnatale Röteln	20 000	(1964)	7
Diphtherie	206 000	(1921)	0
Invasive Hib	20 000	(1984)	1164
Pertussis	265 000	(1934)	4315
Tetanus	601	(1948)	34
Poliomyelitis	21 000	(1952)	0
VAERS	**10 594**		

Es ist aus biologischen und epidemiologischen Gründen praktisch kaum möglich, extrem seltene Nebenwirkungen (< 1:500 000) von Impfstoffen zu erkennen. Daher ist für jeden Impfstoff eine Nutzen-Risiko-Analyse notwendig: Wie hoch ist das Ausmaß von Krankheit und deren Komplikationen im Vergleich zu allen unerwünschten Ereignissen nach einer Impfung? Ein solcher Vergleich findet sich für die USA in Tabelle 9-3.

9.2.5 Begutachtung von „Impfschäden"

Für die Begutachtung eines Kausalzusammenhanges haben nur kontrollierte Studien Beweiskraft. Die Häufigkeit eines unerwünschten Ereignisses wird in einer geimpften und einer demographisch gleichen, aber ungeimpften Population verglichen. Fallberichte oder Fallserien sind bestenfalls geeignet, einen Verdacht zu äußern. Tritt das beobachtete Ereignis nach Reexposition des Patienten in gleicher Weise erneut auf, ist ein Zusammenhang ebenfalls wahrscheinlich, sofern es sich nicht um eine Krankheit mit schubweisem Verlauf handelt. Der theoretische oder epidemiologische Nachweis („biologische Plausibilität") ist ein weiteres Argument dafür, daß ein Impfstoff ein unerwünschtes Ereignis verursacht hat.

Das amerikanische Institute of Medicine und die WHO haben Kriterien entwikkelt, anhand derer die Evidenz nach den Kriterien Plausibilität, Fallbericht/Fallserie, Reexposition und kontrollierten Studien bewertet wird (Edwards & Birriel 1994, Stratton et al. 1994, CDC 1996). Je nach Lage der Daten unterscheidet man dann zwischen folgenden **Kategorien:**

1. Kausalität nachgewiesen
2. Keine Kausalität
3. Fakten sprechen für Kausalität
4. Fakten sprechen gegen Kausalität
5. Fakten sind inadäquat für eine Bewertung

9.2.6 Anerkennung eines „Impfschadens"

Nach dem Bundesseuchengesetz genügt zur Anerkennung eines Gesundheitsschadens als Folge einer Impfung die Wahrscheinlichkeit eines ursächlichen Zusammenhanges. Wenn Ungewißheit besteht, etwa weil aus methodischen Gründen ein Zusammenhang wissenschaftlich nicht ermittelt werden kann oder weil die Fakten inadäquat sind, so kann der Gesundheitsschaden als Impffolge anerkannt werden. Diese großzügige Unterstützung selbst für geringste Verdachtsfälle dient dem Ziel, das Vertrauen der Bevölkerung in den Nutzen und die Sicherheit der hierzulande verfügbaren Impfstoffe zu stärken.

9.3 Biologische Grundlagen

9.3.1 Impfstofftypen

Impfstoffe sind Mikroorganismen oder Teile davon, die eine Abwehrantwort des Körpers auslösen, ohne Krankheit zu verursachen. Da Impfstoffe Schutz verleihen, ohne Krankheit zu verursachen, sind sie der „natürlichen Infektion" überlegen ohne selbst „unnatürlich" zu sein. Abbildung 9-1 zeigt ein Schema der verschiedenen Impfstofftypen. Stark vereinfacht kann man unterscheiden zwischen Vakzinen, die sich replizieren können („Lebendimpfstoffe") und solchen, die nicht zur Vermehrung fähig sind („Totimpfstoffe"). Tabelle 9-4 stellt Eigenschaften von Tot- und Lebendimpfstoffen gegenüber.

Zur ersten Gruppe gehören **Toxoide** (z. B. Diphtherietoxoid; Tetanustoxoid), **Subunit-Vakzinen** (z. B. Hepatitis B; besteht aus HBsAg, also nur einem kleinen Teil des Hepatitis-B-Virus) und **ganze, abgetötete Mikroorganismen** (z. B. Pertussis-Ganzkeimvakzine; inaktivierte Poliovakzine).

Eine ganze Reihe neuer Totimpfstoff-Typen befindet sich derzeit in Entwicklung. Ist ein Schutz auslösendes Epitop eines Mikroorganismus bekannt, so kann es ggf. als **synthetisches Peptid** hergestellt werden. **„Leere Kapside"** sind komplexer aufgebaut und bestehen lediglich aus den Hüllen von Viren. **„Nackte Nukleinsäure"** wird nach Impfung in der Muskelzelle des Impflings transkribiert, was eine langanhaltende Antigenfreisetzung und damit eine langandauernde Abwehrleistung auslöst. **Anti-Idiotyp-Vakzinen** stimulieren die Produktion desjenigen Antikörpers, welcher vom entsprechenden Antigen ausgelöst werden könnte. In biologisch abbaubaren Mikro-Kapseln „verpackte" Antigene werden im Körper nach einem bekannten „Zeitplan" langsam freigesetzt, wodurch die wiederholte Injektion von Antigenen simuliert wird.

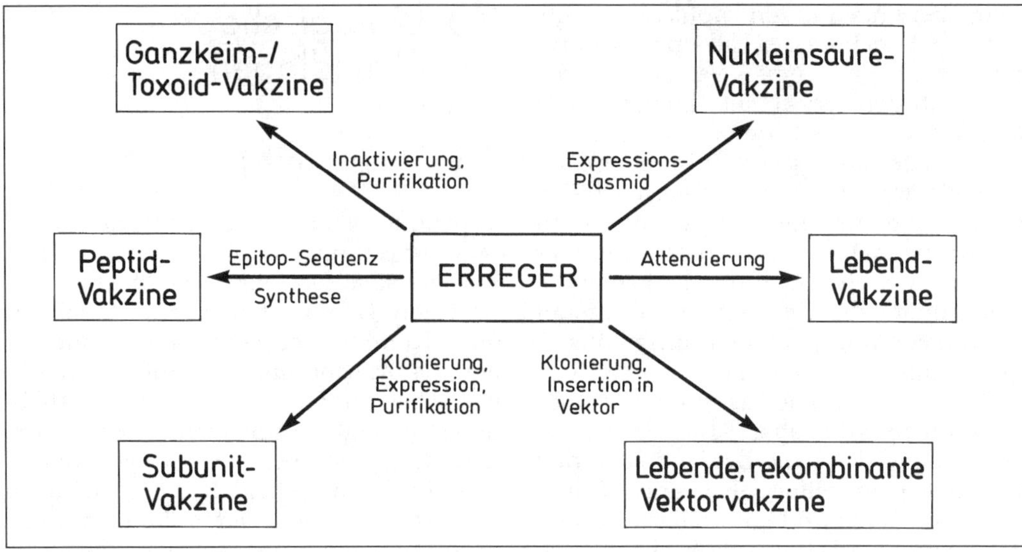

Abbildung 9-1: Schematische Darstellung der verschiedenen Impfstofftypen.

Tabelle 9-4: Eigenschaften von Tot- und von Lebendimpfstoffen.

	Totimpfstoffe	**Lebendimpfstoffe**
Immunologie	löst i.d.R. eine Antikörperantwort aus, die mit Protektion korreliert	löst i.d.R. eine zell-vermittelte Immunität aus, die Protektion verleiht
	Rolle der zellvermittelten Immunität wird derzeit untersucht	Antikörper vorhanden und korrelieren mit Protektion durch T-Zell-Immunität
Vorteile	kein Risiko bei abwehrgeschwächten Patienten	simuliert tatsächliche Infektion oft nur eine Dosis notwendig für eine (lebenslange?) Immunität
Nachteile	meist mehrere Injektionen notwendig große Mengen an Antigen notwendig (außer: Hepatitis A)	Kühlkette; Lagerungsprobleme u. U. gefährlich bei abwehrgeschwächten Patienten

Zur zweiten Gruppe, den Lebendimpfstoffen, zählen **attenuierte Mikroorganismen** (z. B. Polio-Schluckimpfung, Masern, Mumps, Röteln). In Entwicklung befinden sich auch Vakzinen, in denen Mikroorganismen **rekombinant** hergestellt bzw. verändert wurden, ferner solche, deren Erbsubstanz in **vermehrungsfähige Vektoren** („live recombinant vaccines") eingebaut wurde (Übersicht in Woodrow & Levine 1990; Spiess & Maass 1992).

9.3.2 Immunität und Protektion

Der menschliche Körper verfügt über angeborene Abwehrmechanismen (z. B. Phagozyten; Komplement). Die Abwehr gegen viele Mikroorganismen wird aber erst im Laufe des Lebens erlernt. Solche erworbenen Abwehrleistungen sind 1. spezifisch gegen einzelne Erreger oder Teile davon gerichtet und können 2. körpereigene Bestandteile von körperfremden unterscheiden („selbst" und „nicht-selbst") und 3. einmal erlernt bleiben sie „im Gedächtnis" des Immunsystemes und können so eine zweite Erkrankung durch den gleichen Erreger verhindern. Die Leistungen der erworbenen Abwehr werden von T-Zellen und von B-Lymphozyten erbracht.

Extrazelluläre Antigene – etwa ein Totimpfstoff – werden von Phagozyten aufgenommen und an zelleigene Strukturen (HLA-D oder MHC-Klasse-II-Moleküle) gebunden. An diese zelleigenen Strukturen kann sich eine Antigen-spezifische T-Zelle mittels eines Rezeptors anlagern (CD4+ Zelle oder T-Helferzelle). Je nach Antigen wird nach dieser Interaktion dann entweder eine TH1- oder eine TH2-Zellantwort induziert: TH1-Zellen produzieren vornehmlich Interleukin 2 und Gammainterferon, wodurch zytotoxische T-Zellen (s. u.) und Makrophagen aktiviert oder eine Hautreaktion vom verzögerten Typ (Prototyp: Tuberkulin-Hautreaktion) ausgelöst werden kann. TH2-Zellen induzieren dagegen vor allem die Bildung der Interleukine 4, 5, 6 und 10. Eine TH2-Zellantwort kontrolliert und reguliert über die Stimulation von B-Zellen (s. u.) auch die Produktion von Antikörpern.

Im Rahmen einer Virusinfektion oder nach einer Lebendimpfung werden in einer menschlichen Zelle körperfremde Proteine (intrazelluläre Antigene) synthetisiert. Diese werden wieder gespalten und über HLA A-, B-, C- (MHC-Klasse I-Moleküle) an der Zelloberfläche den CD8+ T-Zellen (zytotoxische T-Zellen) präsentiert. CD8+ T-Zellen können Virus-infizierte Zellen dann erkennen und abtöten.

B-Zellen können nach Stimulation durch ein Antigen unter Regulation von CD4+ T-Zellen zu Plasmazellen werden und dann Antigen-spezifische Antikörper produzieren. Diese Abwehrleistung heißt „T-zellabhängige Antikörperproduktion". Daneben können einzelne Antigene wie etwa Kapselpolysaccharide von Bakterien die B-Zellen direkt zur Antikörperproduktion stimulieren. Nachteile dieser „T-Zell-unabhängigen" B-Zellantwort sind 1., daß vornehmlich Immunglobuline der Klasse IgM gebildet werden und 2., daß keine Gedächtniszellen entstehen. Bei einer T-Zell-abhängigen Antikörperreaktion werden dagegen zunächst IgM, dann aber auch IgG und IgA gebildet, und es entstehen Gedächtniszellen („memory cells"). Aus bisher unbekannten Gründen ist die T-Zell-unabhängige Antikörperproduktion (Unreife?) bis zum 18. Lebensmonat nur schwach ausgeprägt (siehe auch Kap. 9.4.4).

Die wesentliche Bedeutung der spezifischen Immunantwort – und damit auch das Prinzip von Impfungen – beruht auf der Fähigkeit von Gedächtniszellen, im Rahmen einer zweiten Infektion wesentlich rascher als zuvor spezifische Abwehrleistungen bereitstellen und so eine zweite Erkrankung verhindern zu können. Dies betrifft sowohl Antikörper produzierende Zellen als auch T-Zellen.

Um eine langfristige Abwehrleistung durch Totimpfstoffe zu induzieren, sind i.d.R. wiederholte Applikationen des Impfstoffs notwendig, sogenannte „Boosterdosen". Dagegen genügt für Lebendimpfstoffe in der Regel nur eine einzige Gabe.

Durch Zugabe von **Verstärkerstoffen („Adjuvantien")** zum eigentlichen Antigen kann die Abwehrleistung des Immunsystems signifikant verstärkt werden. Die Mechanismen dieser Verstärkung sind im Detail noch nicht bekannt. Für die Anwendung am Menschen sind derzeit einzig Aluminiumsalze zugelassen.

Als **„passive Immunisierung"** bezeichnet man die Applikation von Antikörpern, die von anderen Menschen oder von Tieren stammen. Die entsprechenden Präparationen stellen i.d.R. ein Gemisch von Antikörpern unterschiedlicher Spezifität dar. Einzelne Produkte haben einen besonders hohen Gehalt an Antikörpern einer bestimmten Spezifität, man spricht von **„angereicherten Immunglobulinen"**.

Als **„Leihimmunität"** oder **„Nestschutz"** bezeichnet man die Tatsache, daß die Plazenta selektiv IgG in den Kreislauf des Foeten transportiert, wodurch der Säugling schon bei Geburt gegen viele Erreger über eine spezifische „erworbene" Immunität verfügt. Die Leihimmunität läßt mit dem Abbau der Antikörper im Lauf des ersten Lebensjahres allmählich nach.

Der Begriff **„Protektion"** bezieht sich auf eine in klinischen Untersuchungen gefundene Wirksamkeit eines Impfstoffes. **„Immunität"** meint dagegen diejenige Abwehrleistung, die zur Protektion vor Krankheit führt. Im Einzelfall ist der zugrundeliegende Mechanismus oft nicht bekannt und in diesen Fällen gibt es keinen meßbaren Parameter, der eine Vorhersage darüber erlaubt, ob ein Mensch „immun" ist oder nicht.

9.4 Einzelne Krankheiten und Impfungen

In diesem Abschnitt werden die wichtigsten impfpräventablen Krankheiten in der Pädiatrie kurz dargestellt, wobei Angaben insbesondere der Epidemiologie und der Zielvorgaben auf einer Publikation der International Task Force for Disease Eradication (1992) beruhen.

9.4.1 Diphtherie

Krankheit: Die Krankheit ist gekennzeichnet 1. durch die Bildung fibrinöser Pseudomembranen, die zur Verlegung der Atemwege führen; 2. durch eine toxisch bedingte Myokarditis und durch Nervenlähmungen und/oder 3. durch die vergleichsweise harmlose Hautinfektion (kutane Diphtherie).

Erreger und Pathogenese: Ursache der Diphtherie sind ektotoxinbildende Stämme von Corynebacterium diphtheriae.

Epidemiologie: Der Erreger kommt weltweit vor. Einziges Reservoir ist der Mensch (Nasopharynx). Die Übertragung erfolgt durch direkten Kontakt oder durch Tröpfcheninfektion. Vor Einführung der Impfung war die Diphtherie eine der wesentlichen Ursachen für eine hohe Mortalität im Kindesalter. Die Zahl der Fälle ist nach WHO-Angaben auf $<24\,000$ zurückgegangen, doch wird immer wieder über Epidemien in empfänglichen (= unzureichend geimpften) Populationen berichtet (aktuelles Beispiel: Rußland).

Impfstoffe: Die verfügbaren Impfstoffe sind Toxoide: Die durch sie induzierte Immunität beruht auf der neutralisierenden Wirkung von Antikörpern. Die Menge an Toxoid in einem Impfstoff wird chemisch in „Flockungseinheiten" (Lf) angegeben. Ein Maß für die biologische Aktivität ist die Mengenangabe in IU. Die Diphtherie-Impfung ist kontrollierbar: Schutz besteht ab einem Antikörpertiter $>0{,}01$ IU/ml, gemessen im Neutralisationstest. Andere kommerziell verfügbare Verfahren (z.B. ELISA) sind für eine Überprüfung der individuellen Immunität wenig geeignet. Regelmäßige Boosterimpfungen sind notwendig, um ausreichende Titer aufrecht zu erhalten.

Ziele: Ziel der Schutzimpfung ist die individuelle Verhinderung der Krankheit. Es ist unbekannt, ob mit dem derzeit verfügbaren Toxoidimpfstoff eine Erregereradikation erreicht werden kann.

9.4.2 Tetanus (Wundstarrkrampf)

Krankheit: Krampfanfälle, Muskelspasmen und die daraus folgenden Komplikationen führen zu einer hohen Letalität (30–85%), besonders bei Neugeborenen.

Erreger und Pathogenese: Clostridium tetani ist ein anaerober Sporenbildner. Er bildet ein Toxin (Tetanospasmin), das für alle Krankheitserscheinungen verantwortlich ist.

Epidemiologie: Der Erreger kommt weltweit im Erdreich und in Exkrementen vor. Die Übertragung erfolgt durch direkten Kontakt kontaminierter Materialien mit Wunden (z. B. Nabelstumpf des Neugeborenen). Vornehmlich in nicht-industrialisierten Ländern treten jedes Jahr mehr als 500 000 Todesfälle alleine bei Neugeborenen auf (ungeimpfte Mütter!).

Impfstoffe: Impfstoffe auf Toxoidbasis führen zu einer Immunität durch die Induktion neutralisierender Antikörper. Die in einer Impfdosis vorhandene Menge an Antigen wird wie bei der Diphtherie entweder in Lf oder in IU angegeben. Die Impfung ist kontrollierbar, eine Antikörperkonzentration von $>0{,}01$ IU/mL im Neutralisationstest gilt als protektiv. Boosterdosen sind notwendig, um diesen Titer aufrecht zu erhalten.

Ziele: Eine Erregereradikation ist wegen der ubiquitären Verbreitung von C. tetani nicht möglich. Ziele der Impfung sind die Prophylaxe des Neugeborenentetanus (Impfung empfänglicher Schwangerer z. B. in Entwicklungsländern) sowie der Individualschutz vor Tetanus nach Verletzung.

9.4.3 Pertussis

Krankheit: Typischer Keuchhusten ist gekennzeichnet durch über Wochen bis Monate anhaltenden, anfallsweise auftretenden, stakkatoförmigen Husten, gefolgt von einem juchzenden Inspirium. Atypische Krankheitsverläufe werden beobachtet bei Säuglingen (Apnoe; plötzlicher Kindstod) und bei Erwachsenen (chronischer Husten über mehrere Wochen, meist ohne juchzendes Inspirium).

Erreger und Pathogenese: Bordetella pertussis besitzt eine große Zahl von Pathogenitätsfaktoren, die als Adhäsine oder als Toxine bei der Entstehung der Erkrankung zusammenwirken.

Epidemiologie: Der Erreger kommt weltweit vor. Einziges Reservoir ist der Mensch (Nasopharynx). Die Übertragung erfolgt bei engem Kontakt durch Tröpfcheninfektion. Nach dem Aussetzen der allgemeinen Impfempfehlung im Jahre 1975 war Pertussis in Deutschland bis vor kurzem die häufigste impfpräventable Krankheit in Deutschland. Die Immunität nach „natürlicher Infektion" wie auch nach Impfung hält lediglich 10 bis maximal 20 Jahre an (Postels et al. 1995; He et al. 1994), weswegen die Erkrankung bei Erwachsenen genauso häufig vorkommen müßte wie bei Kindern. Ob dies zutrifft, wird derzeit geprüft. Weltweit kommt es jährlich zu 60 000 000 Erkrankungen und zu 600 000 Todesfällen.

Impfstoffe: Ganzkeim-Pertussis-Impfstoffe bestehen aus „ganzen" B.-pertussis-Zellen. Azelluläre Pertussis-Impfstoffe enthalten hingegen nur einzelne Komponenten des Erregers, wobei die optimale qualitative und quantitative Zusammensetzung nicht bekannt ist (Schmitt & Wirsing von König, 1997). Die Mehrzahl der Experten ist der Ansicht, daß mit der Zahl der Komponenten eines azellulären Pertussis-Impfstoffs auch die Wirksamkeit steigt.

Der Erfolg einer Pertussis-Impfung ist nicht kontrollierbar, d. h. es kann bis heute keine Korrelation zwischen einem beim Patienten meßbaren immunologischen Parameter und dem Schutz vor Infektion dokumentiert worden. Die Notwendigkeit der Impfung von Erwachsenen gegen Pertussis wird derzeit diskutiert.

Ziele: Verhinderung pertussisbedingter Komplikationen vor allem bei Säuglingen (Tod; Krampfanfälle; Enzephalopathie; andere) wie auch Prophylaxe der Erkrankung sind die wichtigsten Ziele. Es ist unklar, ob sich dadurch eine Erregereradikation erzielen läßt.

9.4.4 Invasive Infektionen durch Haemophilus influenzae b (Hib)

Krankheit: Meningitis, Epiglottitis oder Infektion anderer ansonsten steriler Gewebe (Knochen, Gelenke, Blut) mit den jeweils daraus resultierenden organtypischen Symptomen.

Erreger und Pathogenese: Haemophilus influenzae b (Hib) führt nach Kolonisation des Nasopharynx zur Bakteriämie vor allem bei Patienten, die in nicht ausreichender Weise opsonierende Antikörper bilden können (z.B. Alter unter 18 Monaten), bei Patienten mit Komplementmangel (reduzierte Bakterizidie) oder bei Patienten, die den Erreger nicht aus dem Blutstrom eliminieren können (tatsächliche oder funktionelle Splenektomie).

Epidemiologie: Hib läßt sich weltweit mit einer Rate von 2–4 % aus dem Nasopharynx des Menschen isolieren – bei Kindern noch wesentlich häufiger –; es gibt kein anderes Erregerreservoir. Die Übertragung erfolgt durch Tröpfcheninfektion oder durch direkten Kontakt. Zahlen der ESPED-Erhebung belegen, daß die Inzidenz der Erkrankung in Deutschland seit Einführung der entsprechenden Impfung Anfang der 90er Jahre von etwa 1600 auf unter 50 pro Jahr zurückging (Isenberg 1992; von Kries et al. 1994; Kremer et al. 1994).

Impfstoffe: Hib-Kapselpolysaccharid ist vor dem 18. Lebensmonat nicht ausreichend immunogen (s. Abschnitt 9.3.2.). Erst durch Konjugation mit einem Trägerprotein (T-Zell-Stimulation) induzieren Hib-Polysaccharid-Antigene auch bei Säuglingen eine spezifische Immunität. Lange wurde über „das beste" Präparat gestritten. Heute weiß man, daß in Deutschland alle auf dem Markt befindlichen Typen hier die gleiche Wirksamkeit (= Protektionsrate) aufweisen, auch wenn die Immunogenität unterschiedlich ist. Durch Kombination von Hib-Impfstoff mit DTaP-Impfstoff ist die Immunogenität des Hib-Antigens in der Kombination reduziert, aber da Gedächtniszellen induziert wurden (Zepp et al. 1997), ist die Protektion unverändert.

Ziele: Vorrangiges Ziel ist die Verhinderung invasiver Hib-Infektionen. Erste epidemiologische Daten belegen, daß via Herdimmunität auch nicht-geimpfte Kinder geschützt werden. Damit wäre eine Eradikation des Erregers prinzipiell möglich.

9.4.5 Poliomyelitis

Krankheit: Nach Infektion mit dem Poliovirus erkranken nur 0,1–1,0 % aller empfänglichen Menschen an aseptischer Meningitis (nicht-paralytische Polio) oder an schlaffen Lähmungen verschiedener Muskelgruppen (paralytische Polio).

Erreger und Pathogenese: Die drei Poliovirus-Typen gehören zum Genus Enterovirus, Familie der Picornaviridae. Nach lokaler Replikation im Darm und einer ersten Virämiephase verhindern spezifische Antikörper in den meisten Fällen die weitere Ausbreitung des Erregers. Bei einigen wenigen Patienten kommt es zu einer zweiten Virämiephase, in deren Rahmen Polioviren wahrscheinlich auf neuronalem Weg das ZNS erreichen können.

Epidemiologie: Der Mensch ist das einzige Reservoir für Polioviren. Die Übertragung erfolgt durch direkten Kontakt sowie aerogen über Tröpfchen. Die WHO hat das Ziel gesetzt, daß die Welt bis zum Jahre 2000 Poliovirus-frei ist. Dies trifft für Nord- und Südamerika seit 1991 bereits zu.

Impfstoffe: Der orale Polio-Virus-Impfstoff (OPV) nach Sabin ist wegen seines geringen Preises und seiner leichten Anwendbarkeit weltweit die Grundlage des Eradikationsprogrammes der WHO. Sein wichtigster Nachteil: Mit einer Häufigkeit von rund 1:5 Millionen Dosen kommt es beim Impfling selbst oder aber mit einer Wahrscheinlichkeit von 1:11 Millionen bei einer Kontaktperson zu bleibenden Lähmungen durch das Impfvirus.

Der inaktivierte Polio-Impfstoff nach Salk (IPV) schützt durch Induktion neutralisierender Antikörper vor paralytischer Poliomyelitis ohne das Risiko, daß der Impfling oder seine Kontaktpersonen an paralytischer Polio erkranken. Wichtigste Nachteile sind der vergleichsweise hohe Preis sowie die Notwendigkeit einer Injektion. Kombinations-Impfstoffe auf DTaP Basis haben diese beiden Nachteile beseitigt, und folgerichtig hat die STIKO 1998 empfohlen, daß in Deutschland IPV der Impfstoff der Wahl ist. OPV kann weiter für Abriegelungsimpfungen im Rahmen einer Epidemie verwendet werden.

Ziele: Eine weltweite Erregereradikation ist möglich, und die WHO möchte dieses Ziel bis zum Jahr 2000 erreichen.

9.4.6 Hepatitis B

Krankheit: Die Hepatitis B ist eine akute Infektionskrankheit der Leber, die – besonders bei Infektion in der Kindheit – fulminant bis hin zum Leberausfallkoma führen oder/und als chronische Infektion verlaufen kann. Mögliche Spätfolgen sind Leberzirrhose und Leberzellkarzinom.

Erreger und Pathogenese: Das Hepatitis B-Virus ist ein DNA-Virus aus der Familie der Hepadnaviridae.

Epidemiologie: Die in Deutschland offiziell registrierten 5–6000 Fälle pro Jahr sind nur die Spitze des Eisbergs: Mehrere Studien belegten, daß die Fallzahl tatsächlich bei rund 50 000 Neuerkrankungen pro Jahr liegt und daß 0,8 % aller Deutschen HbsAg positiv, also potentiell ansteckend, sind. Tatsächlich kann in rund einem Drittel der Fälle die Infektionsquelle nicht eruiert werden, so daß „enge alltägliche Kontakte" in Familien, Freizeitaktivitäten und Gemeinschaftseinrichtungen hierfür angenommen werden müssen. In Deutschland sind jährlich rund 5000 Todesfälle durch das Hepatitis-B-Virus bedingt.

Impfstoffe: Die beiden in Deutschland verfügbaren Präparate sind bezüglich ihrer klinischen Eigenschaften gleichwertig.

Ziele: Erstes Ziel ist der Individualschutz vor Hepatitis B und deren Komplikationen. Eine Erregereradikation ist prinzipiell möglich.

9.4.7 Tuberkulose

Krankheit: Die Tuberkulose manifestiert sich meist als Pneumonie, etwa jeder 7. Fall ist extrapulmonal, wobei jedes Organ erkranken kann.

Erreger und Pathogenese: Eine Infektion durch Mycobacterium tuberculosis wird oft in der Kindheit erworben. Die Erreger persistieren ohne jegliche Krankheitszeichen latent im Körper, können im Rahmen einer Abwehrschwäche später im Leben reaktiviert werden und rufen dann eine Tuberkulose hervor. Eine bei Erstinfektion progrediente Erkrankung (Pneumonie; Miliartuberkulose) wird vorwiegend bei Kindern beobachtet.

Epidemiologie: Der Mensch ist das einzige Reservoir: Der Erreger wird in Deutschland praktisch ausschließlich von unbehandelten Kranken aerogen über Tröpfchen übertragen. Während weltweit die Tuberkulose-Inzidenz steigt (Hunger, Krieg, HIV-Infektion), sinkt sie in Deutschland stetig weiter ab und liegt z.Zt. bei weniger als 12 000 Fällen pro Jahr mit weniger als 500 Fällen davon bei Kindern.

Impfstoffe: Es gibt mehr als ein Dutzend verschiedener Impfstämme, die sich alle vom ursprünglichen Stamm Bacille Calmette-Guérin (BCG) ableiten. Alle Impfstoffe sind wegen kontinuierlicher Passage und wegen des Fehlens eines Korrelats zwischen Immunantwort und Protektion unkontrollierbar. Auch der Tuberkulinhauttest beweist keinesfalls Immunität vor Tuberkulose. Für den lange Zeit einzigen in Deutschland verfügbaren Impfstamm gab es keine Studien, die, heutigen wissenschaftlichen Standards entsprechend, die Wirksamkeit der BCG-Impfung belegen könnten. Insbesondere für den in Deutschland verwendeten Impfstamm „Copenhagen 1331" wurde in einer großen Feldstudie eindrucksvoll die **Unwirksamkeit** belegt (WHO 1979).

Ziele: Die günstige epidemiologische Situation, die Verfügbarkeit wirksamer Medikamente zur Therapie, die Unwirksamkeit des BCG-Impfstoffs und die Möglichkeit gravierender Nebenwirkungen waren die wichtigsten Gründe für das Aussetzen der BCG-Impfung in Deutschland: Ziele ließen sich mit dem verfügbaren Stamm nicht erreichen.

9.4.8 Masern

Krankheit: Masern beginnen akut mit Fieber, Husten (Tracheobronchitis), Schnupfen, Konjunktivitis und Enanthem (Koplik-Flecken). Nach 1–5 Tagen folgt ein makulopapulöses Exanthem, das um die Ohren beginnt und sich distal ausbreitet. (Riesenzell-) Pneumonie, Diarrhoe, Otitis media, Thrombopenie, Enzephalitis und subakut sklerosierende Panenzephalitis (SSPE) zählen zu den Komplikationen. Die Letalität ist vor allem bei Unterernährten hoch.

Erreger und Pathogenese: Das Masernvirus gehört zur Familie der Paramyxoviridae. Die Infektion des Respirationstrakts wird gefolgt von einer ersten Phase der Virämie mit Verbreitung des Virus via Granulozyten zum RES. Durch Zerfall von RES-Zellen kommt es zu einer zweiten Virämie-Phase mit Infektion des gesamten Respirationstrakts.

Epidemiologie: Das Masernvirus hat eine weltweite Verbreitung. Der Mensch ist das einzige Reservoir. Infizierte sind 2 Tage vor bis etwa 4 Tage nach Exanthemausbruch infektiös. Die Übertragung erfolgt meist aerogen über Tröpfchen. Die Immunität nach Krankheit besteht lebenslang. In einer ungeimpften Population treten alle 2–5 Jahre Epidemien auf, die 3–5 Monate andauern. Weltweit werden jährlich 1 Million Todesfälle registriert; meist sind Kinder betroffen.

Impfstoffe: Eine Dosis des verfügbaren Lebendimpfstoffs ist wirksam und führt i.d.R. zu einer (lebenslangen?) Immunität. Dennoch traten immer wieder Epidemien auf. Dies hat mehrere Gründe:

- Ein Teil der Population wird vom Impfprogramm nicht erreicht. Erreicht die Zahl der Empfänglichen in einer Population eine berechenbare kritische Größe, so kommt es zur Epidemie.
- Ein Teil der Geimpften ist ggf. trotz Nachweis spezifischer Antikörper nicht vor Erkrankung geschützt. Die Gründen dafür sind nicht bekannt, wenn auch der Infektionsdruck (Zahl der infizierenden Viren) von Bedeutung sein könnte. Daher werden 2 Impfstoffdosen im Abstand von mindestens 4 Wochen (1. Dosis ab 12. Lebenmonat) empfohlen.

Ziele: Die Eradikation der Masern ist eines der wichtigsten Ziele der WHO wie auch der deutschen Impfpolitik.

9.4.9 Mumps

Krankheit: Schmerzhafte Schwellung der Parotis (60–70 %), geringfügige Einschränkung der Nierenfunktion (60 %), Liquor-Pleozytose (50 %), Epididymitis/Orchitis (postpuberal: 25 %) und Oophoritis (postpuberal: 5 %) sind die häufigsten Symptome und Befunde nach Mumpsinfektion.

Erreger und Pathogenese: Das Mumpsvirus ist ein Paramyxovirus. Nach Replikation im Epithel des Respirationstrakts kommt es im Rahmen einer Virämie zur Dissemination vor allem in Drüsen und in das zentrale Nervensystem.

Epidemiologie: Der Erreger kommt weltweit vor. Einziges Reservoir ist der erkrankte Mensch. Die Übertragung erfolgt aerogen über Tröpfchen oder durch direkten Kontakt. Die Krankheit hinterläßt eine lebenslange Immunität.

Impfstoffe: Derzeit verfügbar ist der Impfstamm Jeryl Lynn bzw. ein Abkömmling davon. Er ist gut verträglich, führt aber sehr selten zu einer Thrombopenie (1:30 000). Bleibende Schäden bei einem Impfling sind dadurch bisher nicht bekannt geworden.

Ziele: Derzeit steht der Individualschutz im Vordergrund. Langfristiges Ziel ist die Eradikation des Mumpsvirus.

9.4.10 Röteln

Krankheit: Die postnatale Infektion führt zu einer leicht verlaufenden febrilen Krankheit mit Exanthem, Lymphknotenschwellung und gelegentlich Arthropathie. Thrombozytopenie, Enzephalitis und Hepatitis sind selten. Eine Infektion während der Schwangerschaft kann zum Abort führen. Die wichtigsten bleibenden Symptome konnatal infizierter Kinder sind u.a. Taubheit, Katarakt/Glaukom, Vitium cordis, Mikrozephalie und mentale Retardierung (Gregg-Syndrom).

Erreger und Pathogenese: Wie bei Masern wird eine erste und eine zweite Virämie-Phase beobachtet.

Epidemiologie: Das Rötelnvirus kommt weltweit vor. Einziges Reservoir ist der erkrankte Mensch. Die Übertragung erfolgt aerogen über Tröpfchen oder durch direkten Kontakt. Kinder mit konnatalen Röteln scheiden große Mengen an Virus aus. Die Krankheit hinterläßt eine lebenslange Immunität.

Impfstoffe: Eine einzelne Dosis ist i.d.R. ausreichend für eine wahrscheinlich lebenslange Immunität.

Ziele: Soll nur die Röteln-Embryopathie durch Impfung verhindert werden und werden nur weibliche Personen geimpft, so wird der Altersgipfel der Erkrankung in spätere Lebensjahre verschoben. Dadurch werden vermehrt empfängliche Schwangere – z.B. durch ihre ungeimpften Ehemänner – gegenüber Röteln exponiert. Generell sollte man aus diesen Gründen – wie auch wegen der langfristigen Perspektiven – anstreben, das Rötelvirus zu eradizieren.

9.4.11 Weitere Impfungen

Windpocken und Zoster sind die volkswirtschaftlich teuersten Infektionskrankheiten weltweit (Halloran et al. 1994). Ein gut verträglicher und wirksamer Lebendimpfstoff ist in Deutschland zugelassen und kann mit dem Ziel der Verhinderung der Krankheit bei allen Kindern angewendet werden. Spezielle weitere Indikationen sind immunsupprimierte Patienten sowie seronegatives Personal medizinischer Einrichtungen.

Hepatitis A kann Epidemien in Gemeinschaftseinrichtungen hervorrufen. Eine Aktivimpfung ist jetzt auch für Kinder ab dem 2. Lebensjahr zugelassen und auch als Abriegelungsimpfung wirksam.

9.5 Der Impfplan der STIKO

Eine gute Akzeptanz erreicht ein Impfplan dann, wenn er von möglichst vielen getragen wird. Auch wenn man über einzelne Empfehlungen der STIKO diskutieren kann, so ist es nicht im Sinne des Impfgedankens, wenn verschiedene Fachgruppen jeweils eigene Empfehlungen aussprechen und so zur Verwirrung der Bevölkerung beitragen. Es bleibt auch ein deutsches Geheimnis, welche fachlichen Gründe einen jeweils landeseigenen Impfplan rechtfertigen. Tabelle 9-5 gibt den derzeit gültigen Impfplan der STIKO wieder. Die jeweils aktuellen Empfehlungen sind im Epidemiologischen Bulletin bzw. im Bundesgesundheitsblatt nachzulesen.

Es wird für die Pädiatrie in Zukunft ganz wesentlich darauf ankommen, daß gut **kontrollierbare Kombinationsimpfstoffe** entwickelt werden. Kombinationsimpfstoffe fördern die Akzeptanz von Impfungen, weil die notwendige Zahl der Injektionen kleiner wird. Die Kontrollierbarkeit ist wichtig, damit die Impfstoffe verschiedener Hersteller austauschbar werden. Solange dies nicht der Fall ist, sollte der Impfarzt nach Möglichkeit nur dann zwischen den Präparaten verschiedener Hersteller wechseln, wenn klinische Studien belegen, daß dies ohne Gefahr erhöhter Nebenwirkungen und ohne die Gefahr einer reduzierten Wirksamkeit möglich ist.

Tabelle 9-5: Impfkalender für Säuglinge, Kinder und Jugendliche.
Empfohlenes Impfalter und Mindestabstände zwischen den Impfungen.

Impfstoff/ Antigenkombinationen	Lebensmonat						Lebensjahr	
	Geburt	2	3	4	5	12–15	5–6	11–18
DtaP*			1.	2.	3.	4.		
aP								A
Hib			1.	siehe 1)	2.	3.		
IPV**			1.	siehe 1)	2.	3.		A
HB	siehe 2)		1.		2.	3.		G
MMR***						1.	2.	G
DT/Td****							A	A

Um die Zahl der Injektionen möglichst gering zu halten, sollten vorzugsweise Kombinationsimpfstoffe verwendet werden.
Impfstoffe mit unterschiedlichen Antigenkombinationen von D/d, T, aP, HB, Hib, IPV sind bereits verfügbar oder in Vorbereitung. Bei Verwendung von Kombinationsimpfstoffen sind die Angaben des Herstellers zu den Impfabständen zu beachten.

1) Antigenkombinationen, die eine Petussiskomponente enthalten, werden nach dem für DTaP angegebenen Schema benutzt.
2) Impfschema: 0, 1, 6 Monate; siehe auch Anmerkungen „Postexpositionelle Hepatitis-B-Immunprophylaxe bei Neugeborenen".
A Auffrischimpfung: Erfolgte die letzte Impfung mit entsprechenden Antigenen vor weniger als 12 Monaten, kann der Termin entfallen.
G Grundimmunisierung: Alle Kinder und Jugendliche, die bisher nicht geimpft wurden bzw. Komplettierung eines unvollständigen Impfschutzes.
* Abstände zwischen erster und zweiter sowie zweiter und dritter Impfung mindestens 4 Wochen; Abstand zwischen dritter und vierter Impfung mindestens 6 Monate.
** Bei Verwendung von IPV-Virelon® nur zweimalige Impfung. Siehe Beipackzettel.
*** Die zweite MMR-Impfung kann bereits vier Wochen nach der ersten MMR-Impfung erfolgen.
**** Ab Beginn des 6. Lebensjahres wird zur Auffrischimpfung ein Impfstoff mit reduziertem Diphtherietoxoid-Gehalt (d) verwendet.

9.6 Künftige Entwicklungen

In der Vergangenheit wurden Impfstoffe ausschließlich zur Prophylaxe entwickelt. Schon heute arbeitet man auch an **therapeutischen Vakzinen,** etwa gegen das Herpes-simplex-Virus, gegen das HIV oder gegen Krebserkrankungen. In absehbarer Zeit ist auch in Deutschland mit Impfstoffen gegen Borrelia burgdorferi (Lymekrankheit) und gegen Pneumokokkeninfektionen bei Kleinkindern (Otitis media; Pneumonie) zu rechnen. Die in den letzten Jahren zunehmende Antibiotika-Resistenz des letztgenannten Erregers ist Anlaß zu großer Sorge und macht die Entwicklung von Impfstoffen besonders dringlich. Impfstoffe gegen Rotaviren stehen kurz vor der Zulassung. Mittelfristig werden z. B. auch Impfstoffe gegen Hepatitis C und E, das RS-Virus, Influenza-Viren (verbesserte Immunogenität), Zytomegalieviren, Epstein-Barr-Viren, Toxoplasma gondii, Plasmodien (Malaria) und gegen Chlamydien zur Verfügung stehen.

Es wird ganz wesentlich darauf ankommen, von diesen Möglichkeiten den „rechten Gebrauch" zu machen. Dies ist nicht möglich, wenn wir in Deutschland so wie bisher alles auf uns zukommen lassen, statt aktiv Gesundheit zu berechnen und zu planen. Nach einer Aufstellung der Weltbank sind Impfungen in jedem Land die effizienteste Investition überhaupt. Wenn wir hierfür auch weiterhin keine Konzepte und keinen gesellschaftlichen Konsens haben, betrifft dies zuallererst die Gesundheit unserer Kinder – aber schließlich auch die Wettbewerbsfähigkeit des „Standortes Deutschland". Gut verträgliche, wirksame Impfstoffe nicht anzuwenden ist eine Kreditaufnahme zu Lasten der Gesundheit und des Wohlstandes unserer Kinder.

Literatur

Anderson, R.M., May, R.M. (1992): Infectious Diseases of Humans. Dynamics and Control. Oxford University Press, Oxford.

CDC: Human Rabies – Connecticut, 1995. MMWR 1996; 10: 207–209.

Dietz, K., Eichner, M. (1992): Infektionskrankheiten und deren Beeinflussung durch Schutzimpfungen. In: Spiess, H., Maass, G. (ed): Neue Schutzimpfungen – Impfempfehlungen, Aufklärung, Widerstände. Deutsches Grünes Kreuz, Marburg.

Edwards, R., Birriel, C. (1994): Harmonisation in Pharmacovigilance. Drug Saftey; 10: 93–102.

Halloran, M. E., Cochi, S. L., Lieu, T. A., Wharton, M., Fehrs, L. (1994): Theoretical epidemiologic and morbidity effects of routine varicella immunization of preschool children in the United States. Am. J. Epidemiol. 140:81–104.

Hardy, I. R. B., Dittmann, S., Sutter, R. W. (1996): Current situation and control strategies for resurgence of diphtheria in newly independent states of the former Soviet Union. The Lancet 347:1739–1744.

He, Q., Viljanen, M. K., Nikkari, S., Lyytikäinen, R., Mertsola, J. (1994): Outcomes of Bordetella pertussis infections in different age groups of an immunized population. J. Infect. Dis. 170:873–877.

Helwig, H. (1992): Haemophilus influenzae Typ b-Impfstoffe. Sozialpädiatrie 14:340–342.

International Task Force for Disease Eradication (1993): Recommendations of the International Task Force for Disease Eradication. Morbidity and Mortality Weekly Report 42 (Suppl.).

Isenberg, H. (1992): Impfung gegen Haemophilus influenzae b (Hib): Notwendigkeit, Nutzen und Kostenanalyse. In: Spiess, H., Maass, G. (ed): Neue Schutzimpfungen – Impfempfehlungen, Aufklärung, Widerstände. Deutsches Grünes Kreuz, Marburg.

Kleinschmidt, W. (1941) Infektionskrankheiten. In: Feer: Lehrbuch der Kinderkrankheiten. Fischer, Stuttgart 1941.

Kirschner, W., Kirschner, R., Koch, J. (1997): Impfaufklärung verbessert Durchimpfungsraten. Kinderärztliche Praxis 68:13–21.

Kremer, H. J., Giani, G., Helwig, H., Koletzko, B., von Kries, R., Pistor, K., Schöber, J. (1994): ESPED-Jahresbericht 1992/1993. Monatsschr. Kinderheilkd. 142:823–827.

Peltola, H., Heinonen, O. P., Valle, M., Paunio, M., Virtanen, M., Kranako, V. (1994): The elimination of endogenous measles, mumps and rubella from Finland by a 12-year, two-dose vaccination program. N. Engl. J. Med. 331:1397–1402.

Postels-Multani, S., Schmitt, H. J., Wirsing von König, C. H., Bock, H., Bogaerts, H. (1995): Symptoms and complications of pertussis in adults. Infection 1995; 23:139–142.

Schmitt, H. J. (1991): Epidemiologie von Infektionskrankheiten bei Kindern in den alten Ländern der Bundesrepublik Deutschland. Klin. Pädiatr. 203:433–438.

Schmitt, H. J., Wagner, S. (1993): Pertussis vaccines – 1993. European J. Pediatr. 152: 462–466.

Spiess, H. (1994): Impfkompendium. Thieme, Stuttgart.

Spiess, H., Maass, G. (1992): Neue Schutzimpfungen – Impfempfehlungen, Aufklärung, Widerstände. Deutsches Grünes Kreuz, Marburg.

STIKO: Impfempfehlungen der Ständigen Impfkommission am Robert-Koch-Institut / Stand März 1998. Epidemiologisches Bulletin 1998; 15: 101–112.

Stratton K. et al. (1994): Adverse Events Associated with childhood vaccines. Evidence Bearing on Causality. Institute of Medicine, National Academy Press, Washington.

von Kries, R., Windfuhr, A., Lücking A., Helwig, H. (1994): Preventing Haemophilus influenzae meningitis: Germany's experience. Lancet 344:469.

Woodrow, G. C., Levine, M. M. (1990): New Generation Vaccines. Marcel Dekker, New York.

World Health Organization (1979): Trial of BCG vaccines in South India for tuberculosis prevention: first report. Bull World Health Organization 57:819–827.

Zepp, F., Schmitt, H.-J., Kaufhold, A., Schuind, A., Knuf, M., Habermehl, P., Bogaerts, H., Slaoui, M., Clemens, R. (1997): Evidence for induction of polysaccharide-specific B-cell memory in the first year of life: plain Haemophilus influenzae type b-PRP as a booster in children primed with a tetanus conjugate Hib-vaccine mixed with a combined diphtheria-tetanus-acellular pertussis-hepatitis B vaccine. European Journal of Pediatrics 156:18–24.

10 Prävention durch richtige Ernährung

Gerhard Schöch und Mathilde Kersting

10.1 Der Einfluß der Ernährung auf die Gesundheit

10.1.1 Mangel an essentiellen Nährstoffen: ernährungsabhängige Krankheiten

Mangel an essentiellen Nährstoffen war früher eine häufige Ursache für Fehlernährung. Heute ist in Deutschland nur noch **Jodmangel** endemisch (Grad II nach WHO; s. 10.3). Dank des vielseitigen Angebots an hochwertigen Lebensmitteln kommen Krankheiten infolge von isoliertem Mangel an anderen Nährstoffen nur noch in Ausnahmefällen vor. So wird bei manchen Säuglingen auch bei normaler Ernährung der Mütter ein isolierter **Mangel an Vitamin K oder Vitamin D** beobachtet. Infolge von Vitamin-K-Mangel kann es in Einzelfällen (besonders bei ausschließlicher Ernährung mit Muttermilch) bei Neugeborenen und jungen Säuglingen zu schwerwiegenden Blutungen kommen, weswegen prophylaktisch perinatal Vitamin K verabreicht werden soll. Eine Rachitis infolge von Vitamin-D-Mangel kann bei Ablehnung von Vitamin-D-Supplementen (s. 10.3), insbesondere bei unzureichender Lichtexposition der Haut, im ganzen ersten Lebensjahr auch bei sonst gut ernährten Säuglingen auftreten.

Weitere Mangelzustände werden bei sehr seltenen spezifischen Resorptions- oder Verwertungsstörungen beobachtet (z.B. im Falle von Vitamin B_{12}, Zink, Jod).

Multipler Nährstoffmangel droht heute insbesondere bei extrem einseitigen Außenseiterdiäten, z.B. von Makrobioten und Veganern. Besonders gefährdet sind hierbei Säuglinge (insbesondere gestillte Säuglinge veganisch ernährter Mütter) sowie Kleinkinder wegen ihres relativ hohen Energie- und Nährstoffbedarfs und ihrer geringen Reserven. Vor allem kann es zu Mangel an Vitamin B_{12}, Vitamin D, Calcium, Eisen, Jod, Protein und Energie kommen (Schöch et al. 1996).

Weitere Ursachen für multiplen Nährstoffmangel sind Diätfehler, etwa bei Reduktions- oder Ausschlußdiäten (z.B. Mangel an Calcium und fettlöslichen Vitaminen bei milchfreier Ernährung ohne adäquaten Milchersatz) oder bei langfristiger parenteraler Ernährung mit versehentlich unvollständigen Infusionslösungen. Ferner droht multipler Nährstoffmangel bei generalisierten Digestions- und/oder Resorptionsstörungen (z.B. Zöliakie, Mukoviszidose, Kurzdarm).

Prävention ist bei den durch Nährstoffmangel bedingten „ernährungsabhängigen" Krankheiten durch richtige Ernährung einfach und wirkungsvoll möglich.

Die **Empfehlungen** für die wünschenswerte Zufuhr der essentiellen Nährstoffe (Protein, essentielle Fettsäuren, Mineralstoffe, Spurenelemente und Vitamine) entsprachen bisher im wesentlichen denjenigen Zufuhrmengen, die bei sonst adäquater Ernährung Mangelerscheinungen verhindern.

10.1.2 Chronische Fehlernährung: ernährungsmitbedingte multifaktorielle Krankheiten

Das einfache klassische Konzept der Vermeidung von offensichtlichen Mangelerscheinungen wird in den letzten Jahren weltweit zunehmend durch Bemühungen um die Prävention langfristiger Folgeerscheinungen von Überfluß und Fehlernährung mit essentiellen und nichtessentiellen Nährstoffen ergänzt (Deutsche Gesellschaft für Ernährung 2000).

Zu den nichtessentiellen Aspekten der Nährstoffzufuhr gehören z. B. Qualität und Quantität der Zufuhr von Proteinen, Fetten, Kohlenhydraten und Antioxidanzien sowie die Menge der Wasserzufuhr. Hinzu kommen Nahrungsinhaltsstoffe ohne Nährstoffwirkung, wie die große Gruppe der sekundären Pflanzenstoffe und Ballaststoffe verschiedener Art.

Die überreichliche, aber häufig ungünstig zusammengesetzte Ernährung in vielen hochentwickelten Ländern ist wahrscheinlich die wichtigste Ursache der multifaktoriellen sogenannten Zivilisationskrankheiten, weshalb diese am besten als „ernährungsmitbedingte" Krankheiten zu bezeichnen sind (Schöch und Kersting 1995). Als Mitverursacher der Zivilisationskrankheiten gilt der moderne Lebensstil mit Bewegungsmangel, Nikotin, Alkohol sowie weiteren schädigenden Umwelteinflüssen.

Zu den „ernährungsmitbedingten" **Zivilisationskrankheiten** gehören u. a. Atherosklerose und Folgekrankheiten (Herzinfarkt, Schlaganfall), Hochdruck, Adipositas und Anorexie, Typ-II-Diabetes, Gicht, Osteoporose und Karies, ferner verschiedene Darmkrankheiten und manche Krebsformen.

Besonders komplex ist die Genese von **Adipositas** und **Anorexie.** Vordergründig können sie als ernährungsabhängig aufgefaßt werden, da es sich hierbei scheinbar nur um ein Zuviel oder Zuwenig vor allem von Energie und in der Folge auch von verschiedenen Nährstoffen handelt. Hinzu kommen aber meist komplexe Störungen von Befindlichkeit und Stoffwechsel, die, wenn überhaupt, nur mühsam und langwierig durch kombinierte verhaltenstherapeutische und ernährungsmedizinische Maßnahmen zu korrigieren sind, deren Diskussion im hier gegebenen Rahmen nicht möglich ist. Um so wichtiger ist eine Ernährungsform und Lebensweise, die derartigen chronischen Entgleisungen von vornherein vorbeugt.

Die **Kosten** der (meist fälschlicherweise als „ernährungsabhängig" bezeichneten) chronischen ernährungsmitbedingten Krankheiten beliefen sich nach qualifizierten Schätzungen mit 83,5 Milliarden DM im Jahre 1990 auf nahezu ein Drittel aller Kosten im Gesundheitswesen in der alten Bundesrepublik (Kohlmeier et al. 1993). Prävention ist also nicht nur zur Vermeidung von individuellem Leid, sondern auch aus volkswirtschaftlichen Erwägungen dringend geboten.

Leider ist **Prävention** bei den ernährungsmitbedingten Krankheiten sehr viel schwerer zu realisieren als bei den ernährungsabhängigen Krankheiten, da die Kenntnisse von den Einflüssen der Ernährung wegen der komplexen Interaktionen der o.g. Lebensstilfaktoren noch sehr begrenzt sind und die langen Manifestationszeiten den Nachweis von Ursachen ebenso wie von Präventionswirkungen außerordentlich erschweren.

Dennoch besteht heute weitgehende Übereinstimmung über die Grundzüge eines Präventionskonzeptes durch Verbesserung der Ernährung.

Bei der Ableitung von Empfehlungen für die Nährstoffzufuhr werden neuerdings, ausgehend von Nordamerika, dessen Empfehlungen bisher weltweit als Orientierung für andere nationale Gremien dienten, auch von den deutschsprachigen Ernährungsgesellschaften präventionsorientierte Gesichtspunkte berücksichtigt.

Für die praktische Ernährungsberatung müssen die (nährstoffbezogenen) wissenschaftlichen Empfehlungen zur Vermeidung von Nährstoffmangel und zur Förderung der Prävention in einfache, lebensmittelbezogene Ratschläge umgesetzt werden, die bei Erwachsenen und Kindern mit nur einer Kostform realisierbar sein sollten.

10.1.3 Präventionsernährung in der Pädiatrie

Prävention hat um so bessere Erfolgsaussichten, je früher sie einsetzt. Dem steht entgegen, daß die Folgen langfristiger falscher Ernährungsgewohnheiten, und damit ggf. motivierender Leidensdruck, in der Regel erst nach Jahrzehnten auftreten und demgemäß vom Patienten meist nicht im richtigen Kausalzusammenhang gesehen werden können.

Eine Ausnahme bildet hier Karies, bei deren Vorsorge und Bekämpfung erhöhte Motivation und verstärkte Präventionsbemühungen von seiten aller Beteiligten bereits vielfach zu eindrucksvollen Erfolgen geführt haben (Kohlmeier et al. 1993, S. 178 ff).

Um bei anderen ernährungsmitbedingten Krankheiten erkennen zu können, ob eine Verbesserung der Ernährung von Kindheit an zu der erwarteten Verminderung der Inzidenz von Krankheiten im Erwachsenenalter führt, müßten bei definierten Bevölkerungsgruppen und geeigneten Kontrollgruppen Untersuchungen von Ernährung und Gesundheit über Jahrzehnte (im Idealfall lebenslang) durchgeführt werden. Verständlicherweise ist dies allenfalls ansatzweise erreichbar.

Einige bekannte **Effekte einer langfristigen gesundheitsfördernden Ernährungsweise** seien genannt. So ist bekannt, daß die durchschnittlichen Werte der Blutlipide stark von den allgemeinen Ernährungsgewohnheiten abhängen. In Ländern mit traditionell hohem Verzehr von tierischen Fetten (Nord- und Osteuropa, Nordamerika) finden sich bei Kindern und Erwachsenen hohe durchschnittliche Werte von Gesamt- und LDL-Cholesterin (ESPGAN 1994). Ferner wurde bei Obduktionen von tödlich verunglückten Kindern und Erwachsenen beobachtet, daß Vorkommen und Ausprägung von atherosklerotischen Veränderungen eng mit der Höhe von früher gemessenen individuellen Cholesterinwerten im Serum korrelierten (Newman et al. 1991). Bei familiärer Hypercholesterinämie kann auch bei Kindern und Jugendlichen durch entsprechende Ernährung, insbesondere durch Verminderung und Modifikation des Fettverzehrs, eine Verbesserung des Serumlipidprofils erreicht werden. Von erwachsenen Adventisten ist bekannt, daß das Ausmaß ihrer gesundheitlichen Vorteile gegenüber der Normalbevölkerung desselben Landes von der Dauer und Strenge der Einhaltung ihrer gesundheitsorientierten laktovegetarischen Ernährungsvorschriften abhängt (Phillips et al. 1980).

Insgesamt liegen genügend Beobachtungen aus verschiedenen Ländern vor, um die Forderung nach einer von Kindheit an präventionsorientierten Ernährungsweise zu begründen (Kersting und Schöch 1993, Kersting et al. 1993a,b, ESPGAN 1994, NCEP 1992).

Präventionsernährung sollte folgende **Kriterien** erfüllen:

- Die **Nährstoffzufuhr** sollte den wissenschaftlichen Kenntnissen vom Bedarf an essentiellen Nährstoffen entsprechen (Deutsche Gesellschaft für Ernährung 2000) und allen bekannten Erfordernissen der Prävention mit nur einer Kostform genügen (Kersting et al. 1993a).
- Die nährstoffbezogenen Empfehlungen müssen in **lebensmittelbezogene praktische Kostvorschläge** umgesetzt werden. Besonders zu berücksichtigen sind landestypische Ernährungsgewohnheiten, charakteristische Essensvorlieben und -abneigungen von Kindern und Jugendlichen sowie Preiswürdigkeit und Verfügbarkeit der empfohlenen Lebensmittel (Kersting et al. 1993a,b).

Eine Kost, die diesen Kriterien Rechnung trägt, bezeichnet das Forschungsinstitut für Kinderernährung Dortmund (FKE) als **optimierte Mischkost** (Kersting et al. 1993a,b). Sie eignet sich für alle Altersgruppen mit Ausnahme von Säuglingen.

10.1.4 Präventionsernährung von Säuglingen

Der Ernährungsplan des Forschungsinstituts für Kinderernährung (FKE), Dortmund

Die für Säuglinge geltenden wissenschaftlichen Empfehlungen für die Nährstoffzufuhr werden unter Berücksichtigung der Ernährungsgewohnheiten in Deutschland mit dem von FKE entwickelten **Ernährungsplan** für das erste Lebensjahr (Abb. 10-1) realisiert. Dieser Plan entspricht auch den Empfehlungen der Ernährungskommission der Deutschen Gesellschaft für Kinderheilkunde (1991).

Die Ernährung im Säuglingsalter läßt sich in **drei Abschnitte** einteilen: Milchernährung in den ersten 4–6 Lebensmonaten, zusätzliche Gabe von Beikost ab dem 5. bis 7. Monat und Übergang auf Familienkost ab dem 10. Monat.

Vorteile der Ernährung mit Muttermilch

Muttermilch ist die natürliche und beste Ernährung für den Säugling und bietet zahlreiche präventive Vorteile. Weltweit wird heute empfohlen, daß Mütter ihr Kind in den ersten 4–6 Lebensmonaten ausschließlich stillen und danach bei altersgemäßer Beikost solange weiter teilstillen, wie die Mutter noch ausreichend Milch hat und das Kind gut gedeiht.

Muttermilch ist immer verfügbar, richtig temperiert und keimarm. Die stillende Mutter bildet mit ihrem Kind eine treffend als **Mutter-Kind-Dyade** bezeichnete Einheit, bei der Muttermilch den Kompromiß der Natur zwischen den Bedürfnissen des Kindes und dem Schutz der Mutter gegen Überforderung darstellt.

Die Milchproduktion setzt bei den meisten Müttern erst 2–3 Tage nach der Geburt wirkungsvoll ein. Dennoch erhält das Kind in dieser Zeit in der Regel mit **Colostrum** ausreichend viel Wasser, Energie und Nährstoffe. Die Zusammensetzung der Muttermilch ändert sich besonders hinsichtlich der Proteine vom Immunglobulin-reichen Colostrum (1. Woche) über die transitorische Milch (2. Woche) bis hin zur reifen Muttermilch (ab 3. Woche).

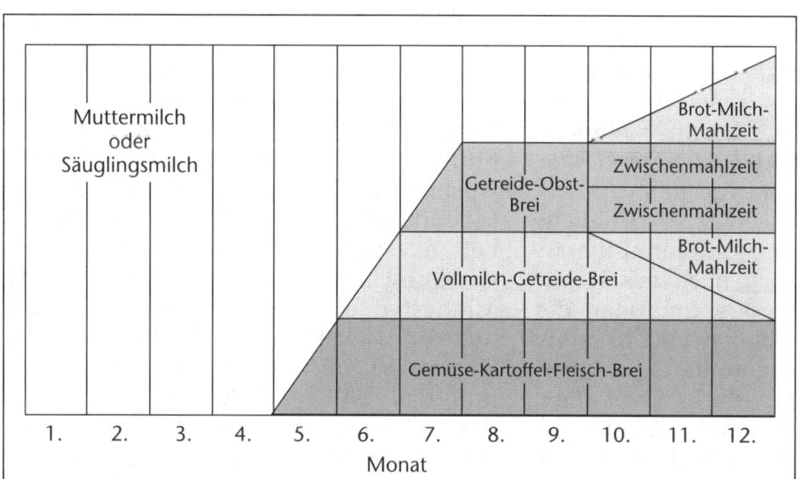

Abbildung 10-1: Ernährungsplan für das 1. Lebensjahr (Forschungsinstitut für Kinderernährung Dortmund).

Muttermilch deckt in den ersten 4–6 Monaten den Bedarf des Säuglings an fast allen **Nährstoffen.** Nur unter besonderen Bedingungen gelten Einschränkungen für Jod (s. 10.3) sowie die Vitamine K (Schöch und Kersting im Druck), B_{12} (Veganer) und D (s. 10.3).

Muttermilch bietet einen relativen **Schutz gegen zahlreiche infektionsbedingte Krankheiten.** Der Ersatz von Muttermilch führt unter schlechten hygienischen Bedingungen zu einem dramatischen Anstieg von Morbidität und Mortalität. Dabei können der Wegfall der schützenden Muttermilch einerseits und die Folgen einer falsch zusammengesetzten und/oder kontaminierten Nahrung andererseits als Ursache meist nicht auseinander gehalten werden. Unter guten hygienischen Bedingungen und bei Einsatz von modernen Muttermilchersatznahrungen sind die Morbiditätsunterschiede zwischen gestillten und nicht gestillten Säuglingen so gering, daß sie nur bei anspruchsvollen epidemiologischen Versuchsanordnungen erkannt werden können. Muttermilchernährung führt auch in entwickelten Ländern bei den folgenden infektiösen Krankheiten zu einer signifikanten Minderung des Risikos: Diarrhöe, bronchopulmonale Infektionen, Otitis media, Sepsis, bakterielle Meningitis, Botulismus, Harnwegsinfekte und nekrotisierende Enterokolitis. Schutzeffekte der Muttermilchernährung gegen nichtinfektiöse Krankheiten werden gleichfalls diskutiert, u.a. bei plötzlichem Kindstod, Diabetes mellitus Typ I, Morbus Crohn, Colitis ulcerosa, Lymphomen und Allergien (American Academy of Pediatrics (1997).

Laborchemisch lassen sich zahlreiche **unspezifische** Schutz- und Immunfaktoren in der Muttermilch nachweisen, die dem Schutz des Kindes und/oder der Brustdrüse dienen (Schöch und Kersting im Druck). **Spezifische** antiinfektiöse Faktoren sind die Immunglobuline, vor allem das sekretorische IgA (sIgA), das bei engem Kontakt von Mutter und Kind (u.a. bei Rooming-in) die immunologische Kompetenz der Mutter für das unreife Kind verfügbar macht. Antigene aus dem gemeinsamen Milieu von Mutter und Kind lösen im lymphatischen System von Magendarm- bzw. Bronchialtrakt der Mutter umgehend die Bildung spezifischer immunkompetenter Zellen aus. Diese wandern in alle Schleimhäute und in die Brustdrüse („enteromammäres" bzw. „bronchomammäres" System) und sorgen dort für die Synthese spezifischer Antikörper (sIgA), die gegen Verdauung geschützt sind und die Bindung von Bakterien, Viren und sonstigen Antigenen an die Schleimhäute hemmen.

Einen relativen **Schutz gegen die Entwicklung atopischer Symptome** (dermal, intestinal, bronchopulmonal) bietet ausschließliches Stillen in den ersten 6 Monaten, wahrscheinlich aber nur in Risikokollektiven (mindestens ein Elternteil oder ein Geschwister mit bekannter Allergie). Ein Verzicht der Stillenden auf stark allergene Lebensmittel (Kuhmilch, Ei, Zitrusfrüchte, Fisch, Tomaten, Nüsse und Schokolade) kann im Einzelfall diesen Schutzeffekt verstärken, erfordert aber Diätberatung zur Vermeidung von Fehlernährung (zur Prävention des atopischen Syndroms durch Muttermilchernährung s. 10.2).

Auch unter guten sozioökonomischen und hygienischen Verhältnissen in entwickelten Ländern wird dank verbesserter Untersuchungsmethoden immer deutlicher erkennbar, daß sowohl Muttermilch an sich als auch das Saugen an der Brust unnachahmliche gesundheitliche Vorteile bieten. So wurde z.B. beschrieben, daß Frühgeborene, die in den ersten 4 Lebenswochen randomisiert Muttermilch statt Formulanahrung mit der Sonde erhalten hatten, eine günstigere **kognitive Entwicklung** aufwiesen (Lucas et al. 1994). Mindestens 6 Monate voll gestillte Säuglinge entwickeln sehr viel seltener **Malocclusion** als nicht gestillte Kinder (Davis und Bell 1991). **Psychologische** Vorteile des Stillens werden besonders für die Förderung der elementar wichtigen Mutter-Kind-Bindung angenommen, die neuerdings auf die wechselseitige neuroendokrinologische Stimulation von Mutter und Kind zurückgeführt werden kann (Literatur bei Schöch et al. 1995).

Auch die **Gesundheit der Mutter** wird durch Muttermilchernährung gefördert, u.a. durch beschleunigte Rückbildung des Uterus, verminderten Blutverlust, raschere Rückbildung der schwangerschaftsbedingten Gewichtszunahme, zeitweiligen Konzeptionsschutz, verbesserte Remineralisierung des Skeletts sowie vermindertes Risiko für Ovarialkrebs und prämenopausalen Brustkrebs.

Endlich werden durch Stillen erhebliche Kosten für Säuglingsnahrung gespart.

Probleme bei Muttermilchernährung

Bei **Hyperbilirubinämie** des gesunden Neugeborenen (Anstieg nach dem 2. Tag, Maximum ca. 3.–5. Tag, meist < 12 mg/dl, Dauer 1–2 Wochen) wird heute anstelle des früher üblichen Abstillens empfohlen, den Säugling möglichst früh und häufig anzulegen (10- bis 12mal täglich). Dies stimuliert die Ausscheidung von Bilirubin mit dem Stuhl. Angestrebt werden ab 3. Tag mindestens 2 Stühle/Tag. Bei ungenügender Milchmenge wird Zufüttern empfohlen, Wasser oder Dextroselösung senkt den Bilirubinspiegel nicht. Mit 2–3 Wochen haben nicht gestillte Säuglinge Bilirubinwerte um 1,3–1,5 mg/dl, gestillte Kinder dagegen noch zu einem Drittel klinisch sichtbare Bilirubinerhöhungen über 5 mg/dl. Dieser Verlauf ist als physiologisch anzusehen. Die American Academy of Pediatrics (1994a) definierte kürzlich die Grenzwerte der Bilirubinkonzentration i.S. für Phototherapie bzw. Austauschtransfusion bei gesunden reifen Neugeborenen neu, z.B. nach 15–48 h: > 15 bzw. 25 mg/dl; nach 72 h: > 20 bzw. 30 mg/dl. Pathologische Hyperbilirubinämien haben vielfältige Ursachen, sind aber erheblich seltener als physiologische.

Genußmittel, Medikamente und Suchtgifte bilden heute die Hauptrisiken des Stillens in hochentwickelten Ländern.

Rauchen schädigt Mutter und Kind auf vielerlei Weise. Tabakinhaltsstoffe nimmt das Kind einer Raucherin sowohl mit der Muttermilch (Darm) als auch mit der Atemluft (Lunge) auf. Schon weniger als 10 Zigaretten täglich, von der Mutter oder von Dritten im Haushalt geraucht, führen zu einer signifikanten Verkürzung der Stilldauer (Horta et al. 1997). Ferner wurde ein Zusammenhang zwischen den Rauchgewohnheiten der Eltern und der Häufigkeit von Pneumonie, Bronchitis und plötzlichem Kindstod im ersten Lebensjahr beschrieben. Bei der Mutter hemmt Rauchen die Produktion und Ausstoßung von Milch. Das Kind wird durch das Rauchen dann am wenigsten belastet, wenn die Mutter unmittelbar nach einer Brustmahlzeit (in einem andern Raum) raucht, da dann die längste Abklingzeit bis zur nächsten Brustmahlzeit besteht. Am besten ist es, wenn beide Eltern das Rauchen schon am Anfang der Schwangerschaft einstellen.

Die Konzentration von **Alkohol** in der Milch liegt nur wenig unter der im Blut der stillenden Mutter. Für vereinbar mit dem Stillen wird 1 Portion eines alkoholischen Getränks pro Tag gehalten. Ausgeprägter Alkoholkonsum führt bei der Mutter zu Störungen des Milchausstoßungsreflexes. Das Kind trinkt anfangs rascher, insgesamt aber weniger, und es kommt zu Störungen des Gewichtszuwachses und der motorischen Entwicklung sowie zu Schläfrigkeit.

Medikamente gehen in sehr unterschiedlichem Umfang in die Muttermilch über. Das Kind wird in der Regel nur nach exzessiver Aufnahme geschädigt. Meist ist es möglich, für eine erforderliche Behandlung der Mutter ein Präparat zu wählen, das es gestattet, weiter zu stillen. Absolute Kontraindikationen bestehen für das Stillen u.a. bei Aminoglykosid-Antibiotika, Chloramphenicol, Zytostatika, Immunsuppressiva, radioaktiven Isotopen, Ergotaminpräparaten, Thyreostatika und Valproinsäurederivaten. Benzodiazepine akkumulieren beim Kind. Salicylate, Sulfonamide und Trimethoprim erhöhen das Risiko eines Kernikterus (Spielmann et al. 1997).

Suchtgifte beeinträchtigen häufig die Fürsorgefähigkeit der Mütter. Amphetamine verursachen Unruhe, Reizbarkeit und Schlaflosigkeit. Die aktive Komponente von Haschisch/Marihuana (Cannabis) ist Tetrahydrocannabinol (THC). Es kann die motorische Entwicklung des Kindes verzögern. Kokain führt beim gestillten Kind zu Reizbarkeit, Erbrechen, Pupillenerweiterung, Tremor und Anstieg von Herz- und Atemfrequenz. Bei allen „Straßen-Drogen" sind Verunreinigungen mit anderen Substanzen häufig. Heroin kann auch zur Abhängigkeit des Säuglings führen. Von Methadon, der Ersatzdroge zur Behandlung Heroinsüchtiger, gelten bis zu 20 mg/d als vereinbar mit dem Stillen.

Rückstände werden heute weltweit in Muttermilch gefunden. Es handelt sich vorwiegend um chlororganische Verbindungen aus Pflanzenschutzmitteln, polychlorierte Biphenyle (PCB) aus technischen Produkten und polychlorierte Dioxine und Dibenzofurane aus Verbrennungsprozessen. Diese fettlöslichen und äußerst langlebigen Verbindungen gelangen über die Nahrungskette in das Fettgewebe des Menschen und von da aus in das Muttermilchfett. In den vergangenen 20 Jahren gaben diese Verbindungen in Deutschland Anlaß zu gesundheitlichen Bedenken, allerdings ohne daß bei gestillten Säuglingen Schäden nachgewiesen worden wären. Das Verbot von Herstellung und Verwendung nahezu aller Vertreter dieser Stoffklassen im Bereich der EU führte inzwischen bei vielen Verbindungen zu einer so deutlichen Abnahme in der Muttermilch, daß die zuständigen wissenschaftlichen Gremien den Schluß zogen, keine Einschränkungen des Stillens mehr zu empfehlen (Akademie für Kinderheilkunde und Jugendmedizin et al. 1996; s. auch Kap. 16).

Bei **schweren Infektionskrankheiten** der Mutter wird das Kind teils durch Erregerübergang mit der Milch (z. B. Zytomegalie, Tuberkulose, Hepatitis B, AIDS), teils durch Tröpfcheninfektion gefährdet und muß in der Regel abgestillt werden. Abgestillt werden muß auch bei konsumierenden Erkrankungen der Mutter, schweren Erkrankungen der Luftwege oder des Herzens, Phenylketonurie und Galaktosämie.

Stillförderung

Seit einem Tiefpunkt des Stillens in Deutschland in den 70er Jahren stillen immer mehr Mütter ihr Kind. Aber immer noch wird die empfohlene Vollstilldauer von mindestens 4 Monaten nur von etwa der Hälfte der Mütter erreicht (Dulon et al., im Druck). Seit 1994 besteht in Deutschland als Umsetzung einer globalen Empfehlung der WHO eine interdisziplinäre **Nationale Stillkommission,** die Empfehlungen für die Stillförderung erarbeitet.

Die Entscheidung der Mutter über die Ernährung ihres Säuglings fällt in der Regel schon vor der Geburt. Deshalb gehört Aufklärung über Säuglingsernährung heute zwingend zur **Geburtsvorbereitung.** Wer dies tut (Frauenarzt oder Hebamme, Kinderarzt, Kinderschwester oder Lactationsberaterin), spielt keine Rolle, entscheidend sind umfassende Sachkenntnisse und eine einfühlsame Darstellung, die auch eine systematische **Weiterbildung des Klinikpersonals** und eine entsprechende Betreuung der Mütter einschließt. Keinesfalls dürfen Theorie und Praxis der Stillförderung auseinanderklaffen. Nur so lassen sich Ängste und Nervosität bei den Müttern, und damit Unruhe bei den Kindern, sicher vermeiden, die ein erfolgreiches Stillen gefährden.

Bei guter **Stilltechnik** paßt sich die Milchmenge in der Regel den Bedürfnissen des Kindes an. Das Stillen sollte nach Bedarf (individueller Mutter-Kind-Stillrhythmus) erfolgen. Empfohlen wird u. a., das Kind zum ersten Mal bereits im Kreißsaal anzulegen bzw. nach Kaiserschnitt das Kind anzulegen, sobald die Mutter ansprechbar ist, 24-Stunden-Rooming-in mit reichlich Hautkontakt zu praktizieren, das Pflegepersonal in der richtigen Technik des Anlegens zu unterrichten, die Brustwarzen durch Antrocknenlassen von etwas Muttermilch zu pflegen, Zufütterung in den ersten drei Tagen nur nach ärztlicher Anordnung mit Glukose/Polymerlösungen und danach nur bei einer Gewichtsabnahme von 10 % oder mehr vom Geburtsgewicht mit Säuglingsanfangsnahrung durchzuführen, Gewichtskontrollen nach der Neugeborenenperiode nur in größeren Abständen durchzuführen, bei kurzzeitiger Zufütterung bei gestillten Neugeborenen zur Vermeidung einer „Saugverwirrung" anstelle der Flasche ein Zufüttern mit Becher, Löffel oder Finger zu versuchen. Die Ernährung von untergewichtigen, kranken und frühgeborenen Kindern bedarf individueller ärztlicher Entscheidung.

Die häufigsten **Stillhindernisse** lassen sich überwinden. Von seiten des Kindes kommmen hier in Betracht: u.a. Saugschwäche, Infekte des Nasen-Rachenraumes, Lippen-Kiefer-Gaumen-Spalten. Von seiten der Mutter sind u.a. von Bedeutung: Flach- oder Hohlwarzen, wunde Brustwarzen, Milchstau, Rhagaden und Mastitis. Milchstau und beginnende Mastitis sind durch besonders häufiges Anlegen zu bekämpfen. Wichtig ist eine kompetente Nachsorge nach der Klinikentlassung. Der Mutter sollte eine 24h-Klinik-Hotline zur Verfügung stehen. Außerdem muß sie über den gesetzlichen Anspruch auf Hebammenhilfe im Wochenbett (10 Tage nach der Geburt, danach bei ärztlicher Indikation) und ggf. darüber hinaus informiert werden. Für die Fortsetzung der Stillberatung haben sich örtliche Stillgruppen und ggf. Stillambulanzen bewährt (Nationale Stillkommission 1997). Auch der Kinderarzt muß imstande sein, kompetente Stillberatung durchzuführen.

Muttermilchersatz

Bei Bedarf von Muttermilchersatz sollte **kommerzielle Säuglingsanfangsnahrung** verwendet werden. Sie ist wie Muttermilch als ausschließliche Nahrung in den ersten 4–6 Lebensmonaten sowie als Teil der zunehmend gemischten Kost bis zum Ende des ersten Lebensjahres geeignet. Die Nährstoffgehalte von Säuglingsanfangsnahrungen (Säuglingsmilchnahrungen, Sojanahrungen, Proteinhydrolysate = H.A.-Nahrungen) und Folgenahrungen (Folgemilch, nicht vor dem Alter von 4 Monaten) sind in Richtlinien der EG geregelt. Für die Gehalte an Rückständen in Säuglingsanfangsnahrungen, Folgenahrungen und kommerzieller Beikost gelten die besonders strengen Vorschriften der deutschen Diätverordnung (pro Einzelsubstanz nicht mehr als 0,01 mg/kg Nahrung). Diese wurden kürzlich auch von der EU übernommen.

Die Säuglingsmilchnahrungen der deutschen Hersteller lassen sich nach wie vor je nach dem Kohlenhydratanteil in zwei Gruppen unterteilen. Säuglingsmilchnahrungen mit **Laktose** als einzigem Kohlenhydrat (meist „Pre" im Produktnamen) sollen wie Muttermilch nach Bedarf gefüttert werden. Säuglingsmilchnahrungen, die zusätzlich **Stärke** (ca.2 %) und ggf. noch weitere Kohlenhydrate enthalten (meist „1" im Produktnamen), sind von höherer Konsistenz und sättigen nach Meinung mancher Mütter u. U. länger als Produkte, die ausschließlich Laktose enthalten.

Selbstzubereitung von Säuglingsmilch ist möglich, aber (wegen inkonstanter und z.T. unzulänglicher Nährstoffgehalte sowie erheblicher hygienischer Risiken) nicht empfehlenswert. Wenn Säuglingsmilch dennoch selbst zubereitet wird, sollte das Rezept von Droese und Stolley verwendet werden (Vollmilch-Wassermischung 1:1 mit Zusatz von 4 % Milch- oder Haushaltszucker, 2,5 % Stärke und 1,5 % Sojaöl). Nur bei Selbstzubereitung ist zusätzlich ab der 6. Lebenswoche die Gabe von Beikost (Vitamin-C-reicher Saft (mindestens 40 mg/100 ml) sowie Carotin- bzw. Vitamin-A-reicher Karottenbrei) erforderlich (Ernährungskommission der Deutschen Gesellschaft für Kinderheilkunde 1991).

Einführung von Beikost ab dem 5. bis 7. Monat

Der **Einführungszeitpunkt** von Beikost sollte bei Ernährung mit Muttermilch und/oder kommerzieller Säuglingsmilchnahrung nicht vor dem 5. bis 7. Monat (d. h., nach den ersten 4–6 Lebensmonaten) liegen. Verfrühte Beikostfütterung bringt keinen ernährungsphysiologischen Vorteil, erhöht aber das Allergierisiko.

Während Selbstzubereitung von Säuglingsmilchnahrung wegen der oben beschriebenen Probleme nach Möglichkeit unterbleiben sollte, ist Selbstzubereitung von Beikost in guter ernährungsphysiologischer und sensorischer Qualität aus wenigen, leicht verfügbaren nährstoffreichen Lebensmitteln nach einfachen Rezepten ohne Schwierigkeiten möglich (Ernährungsplan für das erste Lebensjahr, s. Abb. 10-1). Die als Rohstoffe verwendeten „Lebensmittel des allgemeinen Verzehrs" unterliegen der Rückstands-Höchstmengenverordnung und sind in der Regel sicher.

Für die Beikost sind nach dem Ernährungsplan des FKE nur **drei Breitypen** erforderlich. In monatlichen Abständen werden ein Gemüse-Kartoffel-Fleisch-Brei, ein Vollmilch-Getreide-Brei und ein milchfreier Getreide-Obst-Brei eingeführt (Kersting et al. 1994).

Kommerzielle Produkte, die diesen drei Typen der selbstzubereiteten Beikostbreie mehr oder weniger gut zugeordnet werden können (Kersting et al. 2000), sind in großer Vielfalt vorhanden. Ein unbestreitbarer Vorteil von kommerzieller Beikost ist ihr kontrolliert niedriger Gehalt an Rückständen (s.o.), der noch deutlich unter den Grenzen der Rückstands-Höchstmengenverordnung für Lebensmittel des allgemeinen Verzehrs liegt. Geschmackseinbußen gegenüber frisch hergestellter selbst zubereiteter Beikost sind bei der kommerziellen Beikost in Kauf zu nehmen.

Übergang auf Familienkost ab dem 10. Monat

Ab dem 10. Monat gehen die vier etwa gleichgroßen Milch- und Beikostmahlzeiten des 5. bis 9. Monats in die **drei Hauptmahlzeiten** und **zwei Zwischenmahlzeiten** der Familienkost über:

- Statt der (meist) zum **Frühstück** eingenommenen Milchmahlzeit aus Brust oder Flasche kann das Kind jetzt beginnen, Milch aus der Tasse zu trinken und dazu Brot zu essen. Derzeit wird empfohlen (Koletzko 1992), im ersten Lebensjahr auf Vollmilch als Getränk zu verzichten, da sie möglicherweise erhöhte okkulte Blutverluste im Stuhl verursacht. Stattdessen sollte weiterhin kommerzielle Säuglingsmilch (s.o.), die überdies mit essentiellen Nährstoffen angereichert ist, beibehalten werden.
- Der (meist) zu **Mittag** verzehrte Gemüse-Kartoffel-Fleisch-Brei sollte in diesem Alter nicht mehr püriert, sondern nur noch zerdrückt angeboten werden.
- Die beiden anderen Breimahlzeiten werden nach und nach durch ein Abendessen und zwei Zwischenmahlzeiten ersetzt.
- Das **Abendessen** besteht hauptsächlich aus Brot, Milch (s.o.) und Obst.
- Die zwei **Zwischenmahlzeiten** setzen sich aus Brot oder Getreideflocken und Obst, Obstsaft oder Gemüserohkost zusammen.

Am **Ende des 1. Lebensjahres** verträgt das Kind fast alle Lebensmittel. **Ungeeignet** sind vor allem stark blähende Lebensmittel und sehr kleine, harte Lebensmittel, die, wie Nüsse, beim Verschlucken leicht in die Luftröhre gelangen können. Auch schwer verdauliche fette Lebensmittel sind für Kleinkinder nicht geeignet. Wenn derartige ungeeignete Lebensmittel weggelassen werden und grundsätzlich auf Salzen und scharfes Würzen der Portionen für das Kind verzichtet wird, kann es problemlos am normalen Essen der Familie teilnehmen.

Zum Ernährungsplan für das **atopiegefährdete** Kind s. Kap. 10.2.

Supplemente für Säuglinge

Postnatal sollten alle gesunden Säuglinge zur Vorbeugung gegen Vitamin-K-Mangelblutungen **Vitamin K** oral erhalten (je 2 mg Vitamin K (z. B. 2 Tropfen Konakion®) anläßlich der Vorsorgeuntersuchungen U1–U3 am 1. und 2.–7. Tag sowie in der 4.–6. Woche). Bei Resorptionsrisiko ist die i.m.- oder s.c.-Gabe (0,1–0,2 mg am 1. Tag) vorzuziehen; weitere Vitamin-K-Gaben (parenteral oder oral) zur Prävention der späten Vitamin-K-Mangelblutungen müssen in Abhängigkeit vom klinischen Zustand erfolgen (Deutsche Gesellschaft für Kinderheilkunde, Ernährungskommission 1992 und 1995).

Während des ganzen 1. Lebensjahres ist bei jeder Form der Säuglingsernährung (auch beim Stillen) die zusätzliche Gabe von **Vitamin D** (400–500 I.E./Tag) zur Vorbeugung gegen Rachitis und von **Fluorid** (0,25 mg/Tag) zur Vorbeugung gegen Karies (z. B. 1 D-Fluorette® 500/Tag oder 1 Fluor-Vigantolette® 500/Tag) dringend empfehlenswert (Deutsche Gesellschaft für Kinderheilkunde, Ernährungskommission 1991; s. auch 10.3).

10.1.5 Präventionsernährung von Kindern und Jugendlichen

Die Optimierte Mischkost (Optimix)

Die Optimierte Mischkost wurde so konzipiert, daß nur eine Kostform für alle Altersgruppen ausreicht, um die aktuellen wissenschaftlichen Empfehlungen (10.1.2) zu verwirklichen.

Für die Realisierung der optimierten Mischkost sind nur **drei einfache Grundregeln** bei der Lebensmittelauswahl zu beachten: es sollten Getränke und pflanzliche Lebensmittel reichlich, tierische Lebensmittel mäßig und fettreiche Lebensmittel sparsam verwendet werden.

Ein praktisches **Zusatzkriterium** zu den Grundregeln für die richtige Lebensmittelauswahl im Rahmen der Optimierten Mischkost ist die Unterscheidung zwischen empfohlenen und geduldeten Lebensmitteln:

Empfohlene Lebensmittel enthalten im Verhältnis zum Energiegehalt hohe Mengen an Nährstoffen. Sie sollen mindestens 80 % der gesamten Energiezufuhr liefern (Tab. 10-1).

Geduldete Lebensmittel enthalten demgegenüber wenig Nährstoffe, aber viel Energie (z. B. Süßigkeiten, Fettgebakkenes). Die meisten Kinder und Jugendlichen möchten nicht auf derartige Lebensmittel verzichten. Mit den empfohlenen Lebensmitteln wird der Bedarf an allen wichtigen Nährstoffen gedeckt, nicht jedoch der gesamte Bedarf an Energie. Was über die empfohlenen Lebensmittel hinaus gegessen wird, um genügend Energie aufzunehmen, kann frei gewählt werden. In diesem Rahmen dürfen auch geduldete Lebensmittel (maximal 20 % der Energiezufuhr) gegessen werden.

In der Optimierten Mischkost (s. Tab. 10-1) sind Lebensmittelauswahl und Rezepte für alle Altersgruppen gleich. Nur die Lebensmittelmengen bzw. Portionsgrößen ändern sich in Abhängigkeit vom Alter bzw. vom Energiebedarf (Kersting et al. 1993a,b). Wird der individuelle Bedarf an Energie mit der optimierten Mischkost gedeckt, ergibt sich auch näherungsweise eine Deckung des Bedarfs an fast allen bekannten Nährstoffen (Ausnahme: Jod, s. u.). Nährstoffpräparate in Form von Tabletten oder Getränken und nährstoffangereicherte Lebensmittel sind somit überflüssig.

Der **Jodbedarf** kann in Deutschland in keiner Altersstufe mit natürlichen Lebens-

Tabelle 10-1: Altersgemäße Lebensmittelverzehrungen in der optimierten Mischkost.

Altersgruppe (Jahre)	**1**	**2–3**	**4–6**	**7–9**	**10–12**	**13–14**	**15–18**
Empfohlene Lebensmittel mit hoher Nährstoffdichte (> 80 % der Gesamtenergiezufuhr)							
Reichlich							
Getränke (ml/d)	600	700	800	900	1000	1200	1400
Brot, Getreide(flocken)(g/d)	80	120	170	200	250	280	300
Kartoffeln, Nudeln, Reis, Getreide (g/d)	80	100	120	140	180	200	250
Gemüse (g/d)	100	120	180	200	230	250	300
Obst (g/d)	100	120	180	200	230	250	300
Mäßig							
Milch[1], Milchprodukte (mg(g)/d)	300	330	350	400	420	450	500
Fleisch, Wurst (g/d)	40	50	60	70	80	90	90
Eier (pro Woche)	1–2	1–2	2	2	2–3	3	3
Fisch (g/d)	50	50	100	150	180	200	200
Sparsam							
Margarine, Öl, Butter (g/d)	10	15	20	25	30	30	35
Geduldete Lebensmittel mit niedriger Nährstoffdichte (< 20 % der Gesamtenergiezufuhr)							
Altersgruppe		**Kleinkinder, Schulkinder**			**Jugendliche**		
z. B.							
Kuchen, Süßigkeiten (g/d)		<80					
Marmelade, Zucker (g/d)		<10			<20		

[1] 100 ml Milch entsprechen im Kalziumgehalt ca. 15 g Schnittkäse oder 30 g Weichkäse

mitteln allein gedeckt werden. Die gesetzlichen Regelungen für den Jodzusatz zu Lebensmitteln (Säuglingsmilchnahrungen, Beikost, Speisesalz) sowie für die Verwendung von jodiertem Speisesalz bei der Lebensmittelherstellung (Lebensmittelindustrie, Bäcker, Metzger, Gemeinschaftsverpflegung) ermöglichen inzwischen bei ihrer vollen Ausnutzung die Vermeidung von Jodmangel. Leider ist aber ein Großteil der Maßnahmen freiwillig und noch bei weitem nicht im erforderlichen Umfang realisiert (s. Kap. 10.3).

Die **Zufuhr von Energie** stammt bei der Optimierten Mischkost zu etwa 50–55 % aus Kohlenhydraten (vorwiegend aus Getreide, Kartoffeln und Obst), zu maximal 35 % aus Fett (vorwiegend pflanzlicher Herkunft) sowie zu 10–15 % aus Eiweiß (etwa je zur Hälfte aus tierischen Lebensmitteln, insbesondere Milch, Fleisch und Fisch, und aus pflanzlichen Lebensmitteln, insbesondere Getreide und Kartoffeln).

Die gesundheitlichen Vorteile einer ausgewogenen **laktovegetarischen** Ernährung (Schöch et al. 1996) werden in der Optimierten Mischkost durch den Einschluß von magerem Fleisch in mäßigen Mengen erheblich vermehrt, da dies zu einer wesentlichen Minderung des mit laktovegetarischer Ernährung verbundenen Risikos einer unzureichenden Eisenversorgung führt.

Die **Risiken einseitiger Ernährungsformen,** z. B. einer rein vegetarischen („veganen") Ernährung ohne Milch und Eier, einer „üppigen" Kost mit besonders viel tierischem Protein und Fett oder einer Ernährung mit großen Mengen an Süßigkeiten und Backwaren aus wenig ausgemahlenem Mehl, bestehen in einer Mangelversorgung mit speziellen Nährstoffen,

z. B. Spurenelementen, Vitaminen und essentiellen Fettsäuren.

Eine **Reduktionsdiät** läßt sich bei Bedarf leicht auf der Basis der Optimierten Mischkost verwirklichen. Hierzu wird der Lebensmittelverzehr auf die empfohlenen Lebensmittel beschränkt, so daß der gesamte Nährstoffbedarf, aber noch nicht der gesamte Energiebedarf, gedeckt wird. Geduldete Lebensmittel sind in diesem Fall stark einzuschränken. Eine solche Diät ist langfristig schmackhaft, gesundheitlich unbedenklich und ohne besondere Maßnahmen im Rahmen der Familienernährung realisierbar.

Lebensmittel in der Optimierten Mischkost

- **Wasser** ist das wichtigste Lebensmittel. Je jünger ein Kind ist, desto empfindlicher reagiert es auf eine unzureichende Flüssigkeitszufuhr.
- **Pflanzliche Lebensmittel** werden vor allem empfohlen, weil sie hohe Nährstoffdichten an Vitaminen, Mineralstoffen und Spurenelementen aufweisen. Präventivmedizinisch sind außerdem die geringen Fettgehalte und die hohen Gehalte an komplexen Kohlenhydraten, Antioxidantien, Ballaststoffen und sekundären Pflanzenstoffen wichtig.
- **Brot und Getreideprodukte** sollen mindestens zur Hälfte in Form von Vollkornprodukten verwendet werden.
- **Kartoffeln, Vollkornnudeln, Naturreis und weitere Getreide** (z. B. Reis, Hirse, Buchweizen, Grünkern, Gerste) sowie **Hülsenfrüchte** sollen die Hauptbestandteile der warmen Mahlzeit bilden, und nicht, wie bisher üblich, nur als Beilage zu Fleisch und Gemüse dienen.
- **Gemüse** sollte zum Teil, **Obst** möglichst ausschließlich als Rohkost verzehrt werden, da Nährstoffverluste beim Garen unvermeidbar sind.
- **Tierische Lebensmittel** sind wichtige Quellen für bestimmte Nährstoffe (Milch: Calcium; Fleisch: gut ausnutzbares Eisen und Zink; Seefisch: Jod, langkettige mehrfach ungesättigte n-3-Fettsäuren). Andererseits enthalten Milch und Fleisch meist viel gesättigte Fettsäuren und Cholesterin, weswegen sie nur in mäßigen Mengen und in möglichst fettarmer Form verzehrt werden sollen.
- **Milch und Milchprodukte** sind für Kinder und Jugendliche als wichtigste Quelle von Calcium unentbehrlich. Sie sind auch Lieferanten weiterer wichtiger Nährstoffe, zu denen vor allem Eiweiß, Phosphor, Zink, Jod, Vitamin B_2 und Vitamin B_{12} zählen.
  Die geeignetste Milchsorte ist **pasteurisierte** Milch, auch Frischmilch genannt; **H-Milch** ist ultrahocherhitzt und ungekühlt lagerfähig; ihr Nährstoffgehalt ist nur geringfügig niedriger als der von pasteurisierter Milch. **Rohmilch** (Ab-Hof-Milch, Vorzugsmilch) sollte Kleinkindern nicht gegeben werden, da bei ihr ein Infektionsrisiko nie ganz ausgeschlossen werden kann. Empfehlenswert ist teilentrahmte Milch (1,5 % Fett). Der Calciumgehalt der Milch ist von ihrem Fettgehalt unabhängig. Wenn ein Kind **Vollmilch** (3,5 % Fett) bevorzugt, dann muß bei „versteckten Fetten" in anderen Lebensmitteln, z. B. in Fleisch, Wurst und Käse, verstärkt gespart werden. Wenn **teilentrahmte** Milch (1,5 % Fett) getrunken wird, darf auch fettreichere Wurst gegessen werden. In **entrahmter** Milch (Magermilch mit 0,3 % Fett) ist der Gehalt an den fettlöslichen Vitaminen A und D zu gering. Milchdesserts und Milchmischgetränke haben meist unerwünschte Zuckerzusätze.
- Als **alternative Calciumquellen** bei Ablehnung von Milch können Sauermilchprodukte wie Joghurt und Dickmilch (Calciumgehalt wie in Milch) oder Schnittkäse (Calciumgehalt etwa sechsmal höher als in Milch) dienen. Käuflicher Fruchtjoghurt sollte wegen seiner meist hohen Zuckerzusätze mit Naturjoghurt gemischt werden.
- Die Bedeutung von **Fleisch und Wurst** besteht vor allem in ihrem Gehalt an

gut ausnutzbarem (Häm-)Eisen (Resorptionsquote ca. 20 %). Pflanzliches (Nicht-Häm-)Eisen in Getreide und Gemüse ist bei weitem nicht so gut für den Körper verfügbar (Resorptionsquote ca. 2–5 %) wie das Eisen in Fleisch. Bei Mischung von eisenreichem Vollkorngetreide (z. B. Haferflocken) und Vitamin-C-haltigem Gemüse oder Obstsaft wird das Nicht-Hämeisen erheblich besser ausgenutzt.

- **Eier** sind reich an Vitaminen und Mineralstoffen, sollen aber wegen des hohen Cholesteringehalts von Eigelb nicht häufig gegessen werden.
- **Seefisch** ist die gehaltvollste Nahrungsquelle für die Jodzufuhr, reicht aber zur Bedarfsdeckung allein in der Regel nicht aus. Daher wird jodiertes Speisesalz (15–25 μg Jod/g Salz) empfohlen. Besonders empfehlenswert ist Jodsalz, dem zur Vorbeugung gegen Karies noch **Fluorid** (0,25 mg Fluorid/g Salz) zugesetzt ist.
- Der Verzehr von **Fetten** ist in Deutschland bei Kindern, Jugendlichen und Erwachsenen mit etwa 40 % der Nahrungsenergie derzeit viel zu hoch. Er soll zur Vorbeugung gegen Herz-Kreislauf-Krankheiten auf 35–30 % der Nahrungsenergie gesenkt werden. Das bedeutet, daß bei Streich- und Zubereitungsfetten und bei „versteckten" Fetten aus fettreichen Lebensmitteln konsequent gespart werden muß. Die Fettzufuhr soll hauptsächlich in Form von geeigneten Pflanzenfetten (Rapsöl, Sojaöl, Sonnenblumenöl, Maiskeimöl oder Olivenöl, vitaminierte Sonnenblumenmargarine) erfolgen. Diese enthalten wertvolle ungesättigte Fettsäuren und fettlösliche Vitamine. Gehärtete Pflanzenfette enthalten unerwünschte trans-Fettsäuren. Butter sollte wegen ihres hohen Gehalts an gesättigten Fettsäuren nur ab und zu gegessen werden. Unerwünschte versteckte Fette finden sich z. B. in Sahne, fettem Käse, fetter Wurst, in fritierten und gebratenen Produkten und in Gebäckarten wie Blätter- und Rührteig.
- **Zucker, Süßigkeiten, gesüßte Lebensmittel und Getränke** fördern einseitige Ernährung sowie, besonders bei Zwischendurchverzehr, Karies.
- **Süßstoffe und Zuckeraustauschstoffe** sind in üblichen Mengen nicht gesundheitsschädlich, fördern aber wie Zucker die problematische Vorliebe für Süßes.

Mahlzeiten bei der Optimierten Mischkost

Bei der Optimierten Mischkost werden **5 Mahlzeiten pro Tag** empfohlen, die jeweils eine spezielle Bedeutung für die Versorgung mit Nährstoffen haben (Abb. 10-2). Zusammen ergänzen sich die einzelnen Mahlzeiten wie ein „Baukasten" zu einer empfehlungsgerechten Tageszufuhr von Nährstoffen.

Als **warme Mahlzeit** wird in Deutschland üblicherweise das Mittagessen eingenommen. Es besteht im Rahmen der Optimierten Mischkost hauptsächlich aus Kartoffeln, Naturreis oder Vollkornnudeln und Gemüse, entweder gekocht oder als Salat. Dazu kommt an 2–3 Tagen in der Woche eine kleine Fleischbeilage und einbis zweimal in der Woche Fisch. Eine solche Mahlzeit liefert u. a. gut ausnutzbares Eisen und Zink aus Fleisch, Jod aus Fisch sowie Eiweiß und Vitamine. An den restlichen Tagen sollten vegetarische Mahlzeiten auf der Basis von Hülsenfrüchten oder Getreide auf dem Speiseplan stehen, z. B. als Eintopf oder Bratling.

Zwei Hauptmahlzeiten und die beiden Zwischenmahlzeiten am Tag sind **kalte Mahlzeiten.**

Kalte Hauptmahlzeiten sind üblicherweise das **Frühstück** sowie das **Abendessen.** Ihre Hauptbestandteile sind Brot bzw. Getreideflocken (als Müsli) und Milch. Dazu kommt Gemüserohkost und/oder Obst. Margarine oder Butter und magerer Käse oder magerer Wurstaufschnitt in kleinen Mengen runden die Brotmahlzeit ab. Derartige kalte Mahlzeiten sind wichtig für die Versorgung mit Eiweiß, Calcium, Vitaminen sowie Ballaststoffen.

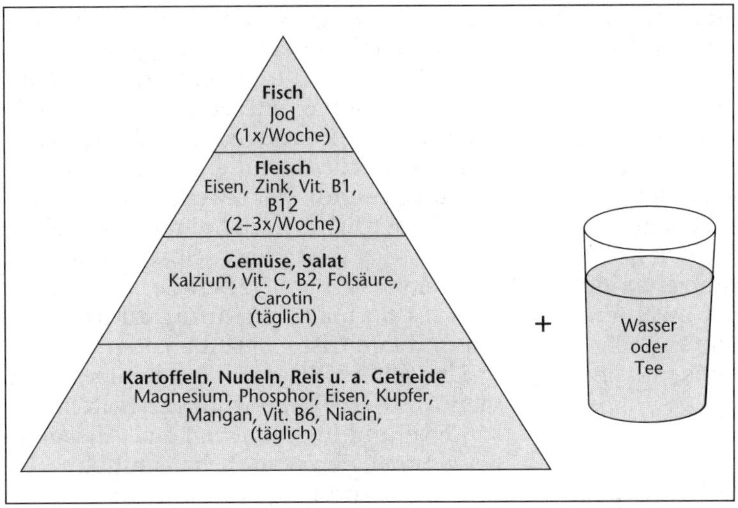

Abbildung 10-2a: Optimierte Mischkost. 1 warme Hauptmahlzeit pro Tag (Mittag- oder Abendessen): Lebensmittel und Nährstoffe.

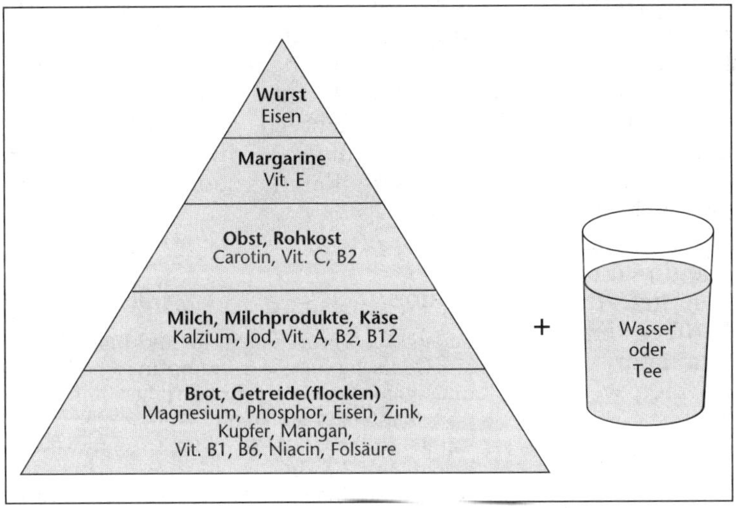

Abbildung 10-2b: Optimierte Mischkost. 2 kalte Hauptmahlzeiten pro Tag (Frühstück, Abend- oder Mittagessen): Lebensmittel und Nährstoffe.

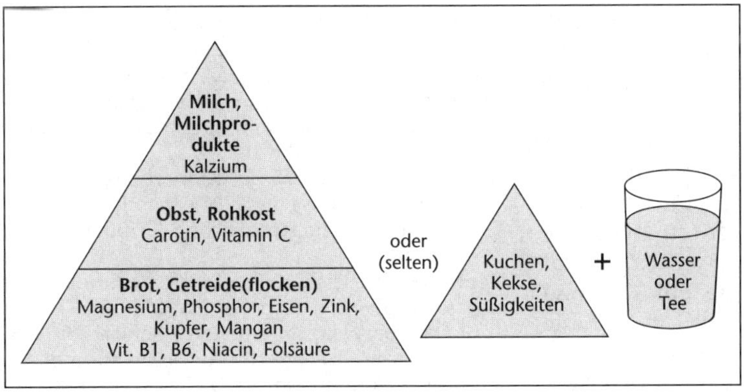

Abbildung 10-2c: Optimierte Mischkost. 2 Zwischenmahlzeiten pro Tag: Lebensmittel und Nährstoffe.

Zwei **Zwischenmahlzeiten** aus rohem Obst oder Gemüse sichern die Vitamin-Versorgung, z.B. mit Vitamin C, Folsäure und Vitamin A (β-Carotin). Dazu können Brot oder Müsli gegessen werden. Gelegentlicher Verzehr von Feingebäck, Kuchen oder Süßigkeiten ist duldbar, wenn die Möglichkeit zum anschließenden Zähneputzen besteht.

Die **Reihenfolge** der Mahlzeiten richtet sich nach den familiären Gewohnheiten bzw. Möglichkeiten. So kann z.B. die warme Mahlzeit abends gemeinsam verzehrt werden.

10.1.6 Ernährungsberatung

Die **Beurteilung des Ernährungszustands** ist besonders im Wachstumsalter eine verantwortungsvolle Aufgabe des Arztes. Wichtigste Indikatoren hierfür sind bekanntlich Längen- und Gewichtswachstum. Ihr zufriedenstellender Verlauf stellt das Minimalkriterium für eine adäquate Versorgung mit Energie und Nährstoffen dar. Fehler in der Zusammensetzung der Nahrung sind in erster Linie durch Befragen (Ernährungsanamnese), ggf. durch ein Ernährungsprotokoll (über mindestens 3, besser 7 Tage) zu ermitteln.

Besondere Ernährungsformen werden häufig aus weltanschaulichen Gründen gewählt. Dies muß bei der Ernährungsberatung respektiert werden. Außer in Fällen mit extrem einseitiger Ernährung gelingt es meistens, annehmbare Kompromisse zwischen den Wünschen von Kindern und Eltern einerseits und den wissenschaftlichen Empfehlungen andererseits zu erreichen.

Unter dem Aspekt der **Prävention** ist es besonders wichtig, daß schon Kinder lernen, Lebensmittel richtig auszuwählen. Denn im Kindesalter werden wichtige Weichen für Gesundheit oder Krankheit im Erwachsenenalter gestellt. Hinzu kommt, daß von Kindheit an geübte schlechte Gewohnheiten im Erwachsenenalter auch bei Einsicht nur noch sehr schwer abgelegt werden können. Kinder und Jugendliche sind demgegenüber wesentlich flexibler und lernfähiger. Diese Chancen sollten mit einer unaufdringlichen aber konsequenten **Ernährungserziehung** genutzt werden. Die größte Bedeutung hierfür hat zweifellos das gute Vorbild der Erwachsenen im Umfeld eines Kindes, das es diesem selbstverständlich erscheinen läßt, eine gesunde, vollwertige Kost als normale Ernährung zu akzeptieren und langfristig beizubehalten.

Umwelteinflüsse wirken heute zunehmend auf das Ernährungsverhalten von Kindern und Jugendlichen ein. Ausgeklügelte Strategien von Lebensmittelmarketing und -werbung, u.a. mit dem Ziel einer möglichst frühen Schaffung von Markenbindung und der Erzeugung von Gruppendruck durch Konsumkonformität schon bei Kindern, erschweren leider vielfach die ärztlichen Beratungsbemühungen außerordentlich, machen sie aber gerade darum um so wichtiger (Ministerium Ländlicher Raum Baden-Württemberg 1996).

Literatur

Akademie für Kinderheilkunde und Jugendmedizin, Deutsche Gesellschaft für Kinderheilkunde und Jugendmedizin, Ernährungskommission und Nationale Stillkommission (1996): Rückstände in Frauenmilch. Monatsschr. Kinderheilkd. 144: 315–316

American Academy of Pediatrics (1997) Breastfeeding and the use of human milk. Pediatrics 100: 1035–1039

Davis, D.W., P.A. Bell (1991): Infant feeding practices and occlusal outcomes: a longitudinal study. J. Can. Dent. Assoc. 57: 593–594

Deutsche Gesellschaft für Ernährung (2000): Referenzwerte für die Nährstoffzufuhr. Umschau-Braus-Verlag, Frankfurt

Deutsche Gesellschaft für Kinderheilkunde, Ernährungskommission (1991): Ratschläge für Eltern zur Säuglingsernährung. Kinderarzt 22: 1217–1220

Deutsche Gesellschaft für Kinderheilkunde, Ernährungskommission (1992): Vitamin-K-Prophylaxe bei Neugeborenen. Kinderarzt 23: 2093

Deutsche Gesellschaft für Kinderheilkunde, Ernährungskommission (1995): Vitamin-K-Pro-

phylaxe für Neugeborene. Monatsschr. Kinderheilkd. 143: 93
Dulon, M., M. Kersting (im Druck): Stillen und Säuglingsernährung in Deutschland – die SuSe-Studie. In: Deutsche Gesellschaft für Ernährung (Hrsg.): Ernährungsbericht 2000. Frankfurt/M.
ESPGAN Committee on Nutrition (1994): Childhood diet and prevention of coronary heart disease. J. Pediatr. Gastroenterol. Nutr. 19: 261–269
Kersting, M., G. Schöch (1993): Ernährungsprävention der koronaren Herzkrankheit schon bei Kindern? Ernährungs-Umschau 40: 112–117
Kersting, M., G. Schöch (1996): Ernährungsberatung für Kinder und Familien. G. Fischer, Jena
Kersting, M., C. Chahda, G. Schöch (1993a): Optimierte Mischkost als Präventionsernährung für Kinder und Jugendliche. Teil 1: Lebensmittelauswahl. Ernährungs-Umschau 40: 164–169
Kersting, M., S. Zempléni, G. Schöch (1993b): Optimierte Mischkost als Präventionsernährung für Kinder und Jugendliche. Teil 2: Nährstoffzufuhr. Ernährungs-Umschau 40: 204–209
Kersting, M., B. Ness, G. Schöch (1994): Das Baukastensystem der Beikost zur Realisierung der Empfehlungen für die Nährstoffzufuhr im 5.–12. Lebensmonat. Akt.Ernähr.-Med. 19: 160–169
Kersting, M., U. Alexy, B. Schultze (2000): Kommerzielle Säuglingsnahrung unter der Lupe. Produktangebot und Ernährungspraxis in der DONALD-Studie. Kinderärztl. Prax. 71: 80–93.
Kohlmeier, L., A. Kroke, J. Pötzsch, M. Kohlmeier, K. Martin (1993): Ernährungsabhängige Krankheiten und ihre Kosten. Nomos Verlagsgesellschaft, Baden-Baden
Koletzko, B. (1992): Milchnahrungen für gesunde, reifgeborene Säuglinge. Monatsschr. Kinderheilkd. 140: F 71–F 82
Koletzko, B. (Hrsg.)(1996):Alternative Ernährung bei Kindern in der Kontroverse. Springer, Berlin–Heidelberg–New York
Lucas, A., R. Morley, T. J. Cole, S.M. Gore (1994): A randomised multicentre study of human milk versus formula and later development in preterm infants. Arch. Dis. Child. 70: F141–146
Ministerium Ländlicher Raum Baden-Württemberg (Hrsg) (1996): Kinderernährung heute. Berichtsband „Ernährungserziehung bei Kindern". Schneider Hohengehren, Baltmannsweiler
Nationale Stillkommission Deutschlands (1997): Stillempfehlungen. Akt. Ernähr.-Med. 22: 112–113
NCEP Expert Panel on Blood Cholesterol Levels in Children and Adolescents (1992): National Cholesterol Education Program (NCEP): highlights of the report. Pediatrics 89: 495–501
Newman, W.P., W. Wattigney, G.S. Berenson (1991): Autopsy studies in the U.S. children and adolescents: relationship of risk factors to atherosclerotic lesions. Ann. N.Y. Acad. Sci. 623: 16–25
Phillips, R. L., J. W. Kuzma, L. W. Beeson, T. Lotz (1980): Influence of selection versus lifestyle on risk of fatal cancer and cardiovascular disease among Seventh-Day Adventists. Am. J. Epidemiol. 112: 296–314
Schöch, G., M. Kersting, (1995):Ansätze zur Prävention von Fehlernährung im Kindesalter. In: Kolip, P., K. Hurrelmann, P. E. Schnabel (Hrsg): Jugend und Gesundheit: Interventionsfelder und Präventionsbereiche. Juventa, Weinheim
Schöch, G., M. Kersting. (im Druck): Normale Ernährung von Neugeborenen, Kindern und Jugendlichen. In: Lentze, M. J., J. Schaub, J. Spranger (Hrsg.): Pädiatrie. Grundlagen und Praxis. Springer, Heidelberg
Schöch, G., U. Alexy, M. Kersting (1995): Advantages of breast-milk feeding and habits in different countries. In: Sutor, A. H., W. E. Hathaway WE (eds.): Vitamin K in infancy: physiology, pathophysiology, prophylaxis. Schattauer, New York
Schöch, G., B. Kaiser, M. Kersting (1996): Vor- und Nachteile des Vegetarismus. Monatsschr. Kinderheilkd 144: 232–238

10.2 Prophylaxe des atopischen Syndroms

Eberhard Schmidt und
Gerhard Schöch

Die **Häufigkeit** atopischer Erkrankungen bei Kindern und Jugendlichen scheint in den letzten Jahrzehnten zugenommen zu haben (Taylor et al. 1984; Varonier et al. 1984; Chandra 1995). Atopische Erkrankungen sind in hohem Maße **genetisch** verankert. Derzeit kann geschätzt werden, daß in Deutschland etwa 25 % der Eltern als Allergiker anzusehen sind (Bergmann et al. 1993). Nach den Befunden der multizentrischen Allergie-Studie MAS-90 (Bergmann et al. 1993) hatten 31 % der Neugeborenen einen atopischen Elternteil; von diesen Kindern erkrankten in den ersten beiden Lebensjahren 22 %. Zwei atopische Elternteile (bzw. unter Berücksichtigung der Geschwister mindestens 2 atopische Verwandte ersten Grades) fanden sich bei 5 % (bzw. 7 %) der Neugeborenen; davon erkrankten in den ersten beiden Lebensjahren im Durchschnitt rund 50 %. Bei rund 60 % aller Neugeborenen war anamnestisch kein Atopierisiko erkennbar. Dennoch erkrankten 16 % an atopischen Symptomen (Bergmann et al. 1997). Demnach hat etwa die Hälfte der in den ersten beiden Lebensjahren atopisch erkrankten Kinder Eltern ohne Atopieanamnese. Die Vorhersagemöglichkeit einer Atopie wird durch Mitberücksichtigung der Konzentration von IgE im Nabelschnurblut so wenig gebessert, daß eine routinemäßige Mitbestimmung dieses Parameters nicht vertretbar erscheint (Bergmann et al. 1993).

In Anbetracht der gesundheitlichen Beeinträchtigung durch die häufigen atopischen Syndrome (besonders Ekzem, gastrointestinale Beschwerden, Rhinokonjunktivitis, Asthma) ist die Frage einer **Prävention** atopischer Erkrankungen bei Kindern ein hochaktuelles Problem, an dem insbesondere atopische Eltern im Hinblick auf ihre Kinder brennend interessiert sind (Kjellman 1994). Die Diskussion darüber, welche Präventivmaßnahmen Erfolg versprechen und unter welchen Indikationen sie ggf. eingesetzt werden sollten, ist noch nicht abgeschlossen (Wüthrich 1994). In einer unausgewählten Population kann durch Ernährungsmaßnahmen kein klinisch erkennbarer atopiemindernder Effekt erzielt werden (Schmitz et al. 1992; Chandra 1995). Es erscheint damit nicht sinnvoll, bei anamnestisch nicht belasteten gesunden Säuglingen weitergehende Präventionsmaßnahmen als die immer empfehlenswerte Ernährung mit Muttermilch (Bergmann et al. 1997) durchzuführen.

Das wesentliche Kriterium für die **Abschätzung der Atopiegefährdung eines Neugeborenen** ist in der Praxis derzeit immer noch die Familienanamnese. Ihr prädiktiver Wert beträgt aber nur etwa 30 % (Bergmann et al. 1997). Für die Atopiegefährdung werden in verschiedenen Studien erheblich voneinander abweichende Daten angegeben (Bergmann et al. 1993; Kjellman 1994). Abgerundet beträgt die Einschätzung des Atopierisikos für genetisch unbelastete Kinder ca. 5–15 %, für einseitig belastete Kinder ca. 20–40 % und für doppelt belastete Kinder (beide Eltern oder ein Elternteil und ein Geschwister) ca. 50–80 %. Weitgehende Einigkeit besteht darüber, daß bei beiderseits atopisch belasteten Kindern eine allgemeine Indikation zum Versuch einer Prävention gegeben ist (Bergmann et al. 1997). Die Mehrzahl der Autoren sieht diese auch bei nur einseitiger atopischer Belastung gegeben (Businco et al. (ESPACI) 1993; Chandra 1995; Deutsche Gesellschaft für Kinderheilkunde, Ernährungskommission 1995).

10.2.1 In welcher Entwicklungsphase des Kindes sind prophylaktische Maßnahmen sinnvoll?

Vor der **Konzeption** sind die Möglichkeiten einer vorbeugenden Einflußnahme sind insofern begrenzt, als aktive Maßnahmen hier kaum greifen. Im Rahmen der Geburtenplanung könnten Eltern darauf hingewiesen werden, daß im Frühjahr geborene Kinder ein leicht erhöhtes Risiko für die Manifestation atopischer Symptome haben (Wjst et al. 1992) und daß **Rauchen** während Schwangerschaft und Säuglingszeit das Risiko der Manifestation einer Atopie erhöht (Tariq 1996).

Bis heute ist es nicht gelungen, durch Manipulation der **Diät** während der Schwangerschaft den IgE-Spiegel im Blut des Neugeborenen oder die Anfälligkeit für die Manifestation atopischer Erkrankungen in den ersten Lebensjahren zu verändern (Fälth-Magnusson und Kjellman 1992; Herrmann et al. 1996). Andererseits ist jede Manipulation der Diät der

Mutter in der Schwangerschaft mit dem Risiko einer Unter- oder Fehlversorgung des Kindes belastet und somit in der Regel kontraindiziert.

Lange Zeit bestand kein Zweifel daran, daß **Muttermilchernährung** einen sicheren Schutz gegen die Manifestation nutritionell vermittelter allergischer Erkrankungen, insbesondere Kuhmilchproteinintoleranz und atopisches Ekzem, bietet. Die Erklärung dafür wurde darin gesehen, daß Muttermilch ein arteigenes Produkt darstellt und daß sie fast vollständig frei von Beta-Laktoglobulin, dem am stärksten allergenen Bestandteil des Kuhmilchproteins, ist. Es wurde zunächst angenommen, daß künstlich ernährte Kinder etwa 7mal häufiger an einem atopischen Ekzem leiden als gestillte Kinder (Grulee und Sanford 1936). In den letzten Jahrzehnten hat sich jedoch einerseits gezeigt, daß sich die relative protektive Wirkung der Muttermilch mit Einbeziehung erweiterter Daten in die Studien, wie z. B. zum Rauchen in der Umgebung oder zu Besonderheiten der Diät der stillenden Mutter, verringerte (Schmitz und Bresson 1988). Andererseits konnte, ungeachtet der Probleme von möglicherweise mit der Zeit wechselnden Definitionen und unterschiedlichen Erhebungsverfahren, in Großbritannien, in andern englisch sprechenden Ländern und in Schweden festgestellt werden, daß die Häufigkeit der Beobachtung von atopischem Ekzem sowohl bei nicht gestillten als auch bei gestillten Kindern ab 1945 ständig zugenommen hat. Die Gründe hierfür sind unbekannt (Taylor et al. 1984).

Burr (1983) stellte in einer Übersicht fest, daß in immerhin 13 von 24 Veröffentlichungen eine Beziehung zwischen **früher Kuhmilchfütterung** und der Entstehung eines atopischen Ekzems beobachtet worden war. Inzwischen ist aus zahlreichen Einzelveröffentlichungen bekannt, daß Zufüttern von Kuhmilch in den ersten Lebenstagen, vor allem bei genetisch atopiebelasteten Kindern, Kuhmilchallergien auslösen kann (Høst 1991).

10.2.2 Prävention der Atopie durch ausschließliche Ernährung mit Muttermilch in den ersten 6 Monaten

Ungeachtet der wahrscheinlichen Zunahme atopischer Erkrankungen auch bei gestillten Kindern besteht heute kein Zweifel daran, daß die sinnvollste Präventionsmaßnahme gegen die Entwicklung atopischer Symptome in der ausschließlichen Ernährung mit Muttermilch während der ersten 4 bis 6 Monate besteht (Bergmann et al. 1997). Gegenüber einer Ernährung mit konventioneller Säuglingsmilchnahrung auf Kuhmilchbasis wird bei 6monatiger ausschließlicher Muttermilchernährung eine Verminderung der kumulativ gemessenen atopischen Symptome (Ekzem, Asthma) um über 50 % beschrieben, die noch nach 5 Jahren erkennbar ist und im wesentlichen durch die Verminderung in den ersten 6 Monaten zustandekommt (Chandra 1997).

Die derzeitigen **Empfehlungen** sprechen sich demgemäß für ein ausschließliches Stillen möglichst aller Säuglinge von mindestens 4, besser 6, Monaten Dauer aus (ESPGAN [European Society for Pediatric Gastroenterology and Nutrition] 1993; Deutsche Gesellschaft für Kinderheilkunde, Ernährungskommission 1995).

Die Atopieprävention von genetisch belasteten gestillten Säuglingen kann dadurch noch verbessert werden, daß in der Diät der stillenden Mutter starke Allergene, besonders Kuhmilch, Fisch, Ei, Soja und Nüsse, vermieden werden. Die Effekte sind aber nicht groß und Risiken durch Fehlernährung für Mutter und Kind sind nicht auszuschließen, weshalb heute von einer antigenreduzierten Diät der stillenden Mutter eher abgeraten wird (Zeiger et al. 1989; Fälth-Magnusson 1994; Bergmann et al. 1997). Bei Verzicht auf Milch und Milchprodukte muß eine Kalziumsubstitution bei der Mutter mit etwa 1000 mg/Tag erfolgen.

10.2.3 Prävention der Atopie durch ausschließliche Ernährung mit hydrolysierten Milchnahrungen in den ersten 6 Monaten

Hochgradig hydrolysierte Milchnahrungen stehen als bewährte Therapeutika bei manifester Kuhmilchproteinallergie oder schwerer Malabsorption (z. B. Realimentation bei Kurzdarmsyndromen) schon seit über 50 Jahren zur Verfügung (ESPGAN 1993). Diese therapeutischen Produkte können auch zur Prävention eingesetzt werden (Businco et al. (ESPACI [European Society for Pediatric Allergy and Clinical Immunology]) 1993; Deutsche Gesellschaft für Kinderheilkunde, Ernährungskommission 1995). Die hohen Kosten und der mit sehr kleinen Peptiden (Mol.Gew. je nach Produkt <1200 bis <6000 Dalton) verbundene ausgeprägt bittere Geschmack standen einer Verbreitung derartiger Produkte zum Zwecke der Prävention von Kuhmilchallergie bei atopischer Veranlagung lange Zeit entgegen. Der Begriff „hypoallergen" wurde ursprünglich zwar für ein hochgradig hydrolysiertes Produkt eingeführt, erlangte jedoch erst breitere Bedeutung, als er auf nur partiell hydrolysierte Säuglingsnahrungen mit mäßig reduziertem Antigengehalt angewandt wurde. Lebensmittelrechtlich gelten hochgradig hydrolysierte Milchnahrungen als „Bilanzierte Diäten" (Diätverordnung § 14b).

Partiell hydrolysierte Milchnahrungen werden inzwischen allgemein als „H.A.-Nahrungen" (von „hypoallergen") bezeichnet. Ihre Indikation ist streng auf die Verwendung als Muttermilchersatz für gesunde, nicht gestillte, aber erblich atopiebelastete Säuglinge beschränkt, bei denen aufgrund einer sorgfältigen Anamneseerhebung bei Eltern und Geschwistern das Risiko der Entwicklung von immunologischen Überempfindlichkeitsreaktionen gegeben ist (s.o.). Keinesfalls dürfen sie zur Therapie von manifesten Allergien gegen das Ausgangsprotein eingesetzt werden, weil sie bei sensibilisierten Kindern schwere allergische Reaktionen bis hin zum anaphylaktischen Schock auslösen können (Deutsche Gesellschaft für Kinderheilkunde, Ernährungskommission 1995). Lebensmittelrechtlich unterliegen partiell hydrolysierte Milchnahrungen den bereits in die Diätverordnung aufgenommen EU-Richtlinien für Säuglingsanfangsnahrung und Folgenahrung für gesunde Kinder; sie entsprechen im Nährstoffgehalt also konventioneller Säuglingsanfangsnahrung.

Das erste partiell hydrolysierte Produkt (aus Molke) wurde 1985 angeboten. Seine Allergenität erwies sich im Tierversuch als auf 1/100 der Ausgangsbasis reduziert. Wurde diese Nahrung bei unzureichendem Fluß der Muttermilch in den ersten Lebenstagen vorübergehend als Supplement an Neugeborene atopiebelasteter Mütter verfüttert, und erhielten diese Kinder anschließend zeitweise ausschließlich Muttermilch, so wurde bei späterer Wiedereinführung der partiell hydrolysierten Milchnahrung keine Sensibilisierung beobachtet, wohl aber gelegentlich beim Übergang auf ein konventionelles Kuhmilchpräparat (Gerke et al. 1988).

In den seither veröffentlichten Präventionsstudien mit partiell hydrolysierten Milchnahrungen wurde eine **Verringerung der kumulativen Häufigkeit des atopischen Ekzems** im ersten Lebensjahr um etwa 50 % gegenüber der Häufigkeit bei konventioneller Säuglingsmilchnahrung beobachtet (bis 1995 durchgeführte Studien bei Exl und Vandenplas 1995; Vandenplas et al. 1995; Marini et al. 1996; Chandra 1997). Damit entsprach der protektive Effekt der Fütterung von partiell hydrolysierten Milchnahrungen ab Geburt in den bisher vorliegenden Studien etwa dem Effekt einer reinen Muttermilchernährung. Es konnte darüber hinaus beobachtet werden, daß der kumulative Schutzeffekt über die 4- bis 6monatige Dauer der

Ernährung mit partiell hydrolysierten Milchnahrungen hinaus noch mindestens 5 weitere Jahre erkennbar blieb, wobei die eigentlichen Unterschiede im wesentlichen nur das 1. Lebensjahr betrafen, während später allergische Symptome etwa gleich häufig auftraten, einerlei ob die Kinder in den ersten 4–6 Monaten mit hydrolysierten oder konventionellen Milchnahrungen ernährt worden waren (Vandenplas et al. 1995; Chandra 1997). Die präventive Wirkung bezog sich insbesondere auf atopische Dermatitis, gastrointestinale Symptome sowie Heuschnupfen und Asthma (Chandra 1997). Als Ursache der präventiven Wirkung wird u. a. ein tolerogener Effekt vermutet (Matejek et al. 1998).

Die Untersuchungsergebnisse mit partiell hydrolysierten Milchnahrungen sind aus verschiedenen, u. a. methodischen, Gründen nicht unwidersprochen geblieben. Von Seiten der ESPACI (Businco et al. 1993) wird verlangt, auch zur Atopieprävention hochgradig hydrolysierte Milchnahrungen einzusetzen. Zwar konnte auch bei diesen ein präventiver Effekt nachgewiesen werden, es ist aber bisher nicht klar, ob er denjenigen der partiell hydrolysierten Milchnahrungen übertrifft (Halken et al. 1995; Kerner 1997; Oldaeus et al. 1997). Nachteilig ist ihr z. T. höherer Preis und ein z. T. ausgeprägter Bittergeschmack. Inzwischen gibt es auch hochgradig hydrolysierte und dennoch relativ wohlschmeckende Produkte, die wie die mäßiggradigen Hydrolysate, die EU-Kriterien für eine Säuglingsanfangsnahrung erfüllen. Sie eignen sich (auch preislich) zur Prävention. Die klinischen Prüfungen für einen therapeutischen Einsatz fehlen noch.

10.2.4 Prävention der Atopie durch späte Einführung von Beikost

Zur Frage einer **Atopieprävention im 2. Lebenshalbjahr** liegen bisher noch sehr wenige Studien vor. Übereinstimmend wird sowohl für Kinder, die im ersten Halbjahr gestillt wurden, als auch für Kinder, die in dieser Zeit eine hydrolysierte Milchnahrung erhielten, empfohlen, Beikost möglichst nicht vor dem 5. Monat und besser erst im 7. Monat anzubieten und dabei mindestens bis zum Ende des 1. Lebensjahres auf Kuhmilch, Ei, Fisch, Soja, Nüsse und Schokolade zu verzichten (Kajosaari und Saarinen 1983; Zeiger et al. 1989; Fergusson und Horwood 1994). Der **Verzicht auf Kuhmilch** und ihre Produkte dürfte bei einem symptomfreien Säugling im 2. Halbjahr aber nur schwer zu erreichen sein, und überzeugende Studien für den atopiepräventiven Effekt einer solchen Maßnahme fehlen bisher (Bergmann et al. 1997). Gegebenenfalls können partiell hydrolysierte Milchnahrungen anstelle von Kuhmilch weiterhin als Flaschennahrung und für den Milch-Getreide-Brei verwendet werden. Auch Fertigbreie auf der Basis von partiell hydrolysierter Milch werden inzwischen angeboten. Gegen **Fleisch** besteht in der Regel kein Einwand, von **Sojaprotein** wird wegen dessen ausgeprägter Allergenität abgeraten (Chandra 1995). Im Allgemeinen wird es auch für das atopiegefährdete Kind genügen, die Standard-Empfehlungen für die Ernährung im 2.Lebenshalbjahr einzuhalten (s. Kap. 10.1.4).

10.2.5 Prävention der Atopie durch Sanierung der Umgebung des Kindes

Neben der nutritiven Prophylaxe gelten verschiedene Maßnahmen in der Umgebung von Atopie-Risikokindern als hilfreich, so der **Verzicht auf Haustiere** in den ersten Lebensjahren (Ausnahme: Aquariumsfische), das Unterlassen von **Rauchen** in der Gegenwart des Kindes und die Bekämpfung von **Staub** und damit der **Milben** in der Wohnung.

Literatur

Bergmann, K. E., R. L. Bergmann, C. P. Bauer, W. Dorsch, J. Forster, E. Schmidt, J. Schulz, U. Wahn (1993): Atopie in Deutschland. Dtsch. Ärztebl. 90: A1341–A1347

Bergmann, R. L., B. Niggemann, K. E. Bergmann, U. Wahn (1997): Primäre Ernährungsprävention atopischer Erkrankungen. Monatsschr. Kinderheilkd. 145: 533–539

Burr, M. L. (1983): Does infant feeding affect the risk of allergy? Arch. Dis. Child. 58: 561–565

Businco, L., S. Dreborg, R. Einarsson, P. G. Giampietro, A. Høst, K. M. Keller, S. Strobel, U. Wahn, B. Björkstén, M. N.-I. Kjellman, H. A. Sampson, R. S. Zeiger (1993): Hydrolyzed cow's milk formulae. Allergenicity and use in treatment and prevention. An ESPACI position paper. Pediatr. Allergy Immunol. 4: 101–111

Chandra, R. K. (1995): Formulas in the prevention of allergic disease. In: de Weck, A. L., H. A. Sampson (eds): Intestinal immunology and food allergy. Nestlé Nutrition Workshop Series, Vol. 34. Raven Press, New York, S. 223–227

Chandra, R. K. (1997): Five-year follow-up of high-risk infants with family history of allergy who were exclusively breast-fed or fed partial whey hydrolysate, soy, and conventional cow's milk formulas. J. Pediatr. Gastroenterol. Nutr. 24: 380–388

Deutsche Gesellschaft für Kinderheilkunde, Ernährungskommission (1995): Säuglingsanfangsnahrungen auf der Grundlage von partiell hydrolysiertem Eiweiß, die für die Prävention atopischer Krankheiten bestimmt sind (sogenannte HA-Nahrungen). Monatsschr. Kinderheilkd. 143: 317–319

ESPGAN Committee on Nutrition (Aggett P. J., F. Haschke, W. Heine, O. Hernell, B. Koletzko, J. Rey, A. Rubino, G. Schöch, J. Senterre, S. Strobel, R. Tormo) (1993): Comment on antigen-reduced infant formulae. Acta Paediatr. 82: 314–319

Exl, B.-M., Y. Vandenplas (1995): Alimentäre Allergieprävention mit hypoallergenen Säuglingsnahrungen. Teil 1, 2, 3. hautnah päd. 7: 180–190, 260–274, 340–353

Fälth-Magnusson, K. (1994): Is maternal diet worthwhile? Pediatr. Allergy Immunol. 5, Suppl.: 29–32

Fälth-Magnusson, K., N. I. Kjellman (1992): Allergy prevention by maternal elimination diet during late pregnancy – a 5-year follow-up of a randomized study. J. Allergy Clin. Immunol. 89: 709–713

Fergusson, D. M., L. J. Horwood (1994): Early solid food diet and eczema in childhood: a 10-year longitudinal study. Pediatr. Allergy Immunol. 5, Suppl.: 44–47

Gerke, R., D. Reinhardt, E. Schmidt (1988): Hypoallergenic formula: a feeding trial in newborn infants from atopic families. In: Reinhardt, D., E. Schmidt (eds) Food allergy. Nestlé Nutrition Workshop Series, Vol. 17. Raven Press, New York, S. 209–213

Grulee, C. G., H. N. Sanford (1936): The influence of breast and artificial feeding on infantile eczema. J. Pediatr. 9: 223–225

Halken S., H. P. Jacobsen, A. Høst, D. Holmenlund (1995): The effect of hypo-allergenic formulas in infants at risk of allergic disease. Eur. J. Clin. Nutr. 49, Suppl. 1: S77–S83

Herrmann M. E., A. Dannemann, A. Gruters, B. Radisch, J. W. Dudenhausen, R. Bergmann, A. Coumbos, H. K. Weitzel, U. Wahn (1996): Prospective study of the atopy preventive effect of maternal avoidance of milk and eggs during pregnancy and lactation. Eur. J. Pediatr. 155: 770–774

Høst, A. (1991): Importance of the first meal on the development of cow's milk allergy and intolerance. Allergy Proc. 12: 227–232

Kajosaari, M., U. M. Saarinen (1983): Prophylaxis of atopic disease by six months' total solid food elimination. Acta Paediatr. Scand. 72: 411–414

Kerner, J. A. (1997): Use of infant formulas in preventing or postponing atopic manifestations. J. Pediatr. Gastroenterol. Nutr. 24: 442–446

Kjellman, M. (1994): Atopie-Früherkennung und -Prophylaxe. In: U. Wahn, R. Seger, V. Wahn (Hrsg.): Pädiatrische Allergologie und Immunologie in Klinik und Praxis, 2. Aufl. G. Fischer, Stuttgart–Jena–New York, S. 162–167

Marini, A., M. Agosti, G. Motta, F. Mosca (1996): Effects of a dietary and environmental prevention programme on the incidence of allergic symptoms in high atopic risk infants: three years follow-up. Acta Paediatr. Suppl. 414: 1–21

Matejek, N., H. Schwamberger, H. Böhles (1998): The influence of breast feeding on the development of atopic dermatitis. Exclusive breast feeding versus initial short term feeding of a partial hydrolysate followed by breast milk. Nutr. Res. 18: 1389–1393

Oldaeus G., K. Anjou, B. Björkstén, J. R. Moran, N.-I. M. Kjellman (1997) Extensively and partially hydrolysed infant formulas for allergy prophylaxis. Arch. Dis. Child. 77: 4–10

Schmitz J., J. L. Bresson (1988): Prevention of allergy through nutrition regimes in infancy. In: Reinhardt, D., E. Schmidt (eds) Food allergy. Nestlé Nutrition Workshop Series, Vol. 17. Raven Press, New York, S. 245–255

Schmitz, J., B. Digeon, C. Chastang, D. Dupouy, B. Leroux, P. Robillard, S. Strobel (1992): Effects of brief early exposure to partially hydrolyzed and whole cow milk proteins. J. Pediatr. 121: S85–S89

Tariq, S. M. (1996): Allergen avoidence in the primary prevention of atopy. Br. J. Clin. Pract. 50: 99–102

Taylor, B., M. Wadsworth, J. Wadsworth, C. Peckham (1984): Changes in the reported prevalence of childhood eczema since the 1939–45 war. Lancet II: 1255–1257

Vandenplas, Y., B. Hauser, C. van den Borre, C. Clybouw, T. Mahler, S. Hachimi-Idrissi, L. Deraeve, A. Malfroot, I. Dab (1995): The long-term effect of a partial whey hydrolysate formula on the prophylaxis of atopic disease. Eur. J. Pediatr. 154: 488–494

Varonier, H.S., J. de Haller, C. Schopfer (1984): Prévalence de l'allergie chez les enfants et les adolescents. Helv. Paediatr. Acta 39: 129–136

Wjst, M., S. Dold, P. Reitmeir, E. Stiepel, E. von Mutius (1992): Month of birth and allergic disease at the age of 10. Clin. Exp. Allergy 22: 1026–1031

Wüthrich, B. (1994): Atopische Dermatitis. Ther. Umsch. 51: 45–54

Zeiger, R. S., S. Heller, M. H. Mellon, A. B. Forsythe, R. D. O'Connor, R. N. Hamburger, M. Schatz (1989): Effect of combined maternal and infant food-allergen avoidance on development of atopy in early infancy: a randomized study. J. Allergy Clin. Immunol. 84: 72–89

10.3 Nahrungssupplementation mit Jodid, Fluorid und Vitamin D

Volker Hesse

10.3.1 Nahrungssupplementation mit Jodid (Jodprophylaxe)

Die Jodaufnahme der deutschen Bevölkerung ist derzeit noch unter dem erforderlichen Bedarf.

Ursachen hierfür sind u. a. eine während der Würmeiszeit, die große Teile Deutschlands betraf, eingetretene Auslaugung der Böden, ein zu geringer Jodgehalt pflanzlicher und tierischer Produkte und eine zu geringe Jodkonzentration des Trinkwassers.

Der **tägliche Jodbedarf** beträgt für:

- Neugeborene und Säuglinge bis 4 Monate: 50 μg
- Säuglinge 5.–12. Lebensmonat: 80 μg
- Kinder von 1–9 Jahre: 100–140 μg
- Ältere Kinder, Jugendliche und Erwachsene: 180–200 μg
- Schwangere und Stillende: 230–280 μg (Angaben Deutsche Gesellschaft für Ernährung und Bundesgesundheitsamt)

Es besteht derzeit noch in Deutschland ein tägliches Joddefizit. Die ausreichende Aufnahme von Jodid ist die Voraussetzung für eine normale Schilddrüsenhormonsynthese.

Die durch Jodmangel hervorgerufene Schilddrüsenvergrößerung (Struma) ist in Deutschland bei Erwachsenen und Kindern endemisch, das heißt, mehr als 10 % der Bevölkerung haben einen „Kropf", insgesamt weisen etwa 20 Millionen Deutschen durch Jodmangel bedingte Störungen der Schilddrüsenfunktion auf (AK Jodmangel 1994).

Von Hampel und Mitarbeiter, 1995, wird die Strumafrequenz erwachsener Frauen mit 49 % und die der Männer mit 51 % angegeben. Kinder im Alter von 3 bis zu 15 Jahren haben eine Häufigkeit von 23 % (Mädchen) bzw. 20 % (Knaben). Die Strumahäufigkeit in der Pubertät beträgt bei den Jungen etwa 48 % und bei den Mädchen 55 %. Etwa 50 % aller Jodmangelstrumen entwickeln sich bis zum 20. Lebensjahr.

Diese Daten stimmen mit systematischen Vergleichsuntersuchungen aus den alten und den jetzigen neuen Bundesländern, die bereits 1975–1978 publiziert wurden, und Daten von Gutekunst et al., 1986, überein. Letztere wiesen nach, daß das durchschnittliche Schilddrüsenvolumen bei dreizehnjährigen deutschen Kindern 9,3 ± 5,3 ml betrug, während gleichaltrige schwedische Kinder, die über eine ausreichende Jodzufuhr verfügen, ein Volumen von nur 4,2 ± 1,7 ml hatten.

Durch Verbesserung der Jodprophylaxe konnten in Deutschland in einzelnen Regionen mittlerweile ähnliche Werte (4,3 ml bei pubertären Schülern bzw. 2,4 ml bei praepubertären Schülern) gemessen werden (Liesenkötter et al., 1997). Diese Maße sind jedoch noch keineswegs bundesweit erreicht worden.

Neben dem Pubertätsgipfel findet sich in Strumaendemiegebieten bereits im Neugeborenenalter eine besonders hohe Kropffrequenz. Die Neugeborenenstruma ist der empfindlichste Indikator eines Jodmangels. Die Ursache ist ein Jodmangel der Mutter in der Schwangerschaft und nachfolgend während des Stillens.

Die Häufigkeit der **Neugeborenenstruma** betrug zu Beginn der 80er Jahre in Westdeutschland noch 3,1–8,5 % (Heidemann et al., 1984), in der ehemaligen DDR vor Einführung der Jodprophylaxe 2–12,4 % (Kellner et al. 1980, Hesse et al. 1988, Willgerodt 1991).

Insgesamt ist Deutschland ein Jodmangelgebiet I. und II. Grades, d.h. die durchschnittliche Jodausscheidung im Urin, die ein anerkanntes Maß der Jodaufnahme ist, befindet sich unter 75 bzw. 50 µg Jod/g Kreatinin (Jodmangel Grad I–II). Bei deutschen Neugeborenen und Kindern wurden zum Teil extrem niedrige Jodkonzentrationen im Urin gemessen (vgl. Delange et al. 1986, Hesse 1993, Hesse 1997).

Derzeit hat sich die Jodversorgung Neugeborener verbessert. 1996 betrug sie in einer bundesweiten Studie 56 µg/l (Manz 1998), in Berlin 1998 71,7 µg/l (vgl. Tab. 10-4). Soll = 100 µg/l.

Gefahren eines Jodmangels

Folgen eines Jodmangels können Fertilitätsstörungen sein, Aborte und Totgeburtraten steigen, die Mißbildungsrate ist erhöht. Die ausgeprägteste Form der fetalen Schädigung ist der endemische Kretinismus, der in Deutschland allerdings extrem selten ist.

Eine passagere Hypothyreose und als deren Ausdruck eine Knochenalterretardierung konnte bei 50 % der Patienten mit einer Struma connata nachgewiesen werden (Tab. 10-2).

Das postnatale hyaline Membransyndrom wird durch Jodmangel begünstigt, die Hirnreifung kann bei Patienten mit Struma connata verzögert sein (Stubbe et al. 1986). Hörverluste bei bestimmten Frequenzen konnten ebenso festgestellt werden wie in der Pubertät nachweisbare mentale, kognitive und koordinative Störungen unterschiedlichen Grades (vgl. Hesse 1994). Daneben sind lokalmechanische Störungen bei größeren Strumen sowie die Bildung von Knotenstrumen, die Entwicklung von manifesten und latenten Hypothyreosen sowie die vor allem im Erwachsenenalter auftretenden, durch Jodmangel hervorgerufenen dissiminier-

Tabelle 10-2: Jodmangelbedingte Struma connata. Häufigkeit von Zeichen der Schilddrüsenunterfunktion und Komplikationen während der Schwangerschaft.

	Zahl der Patienten	Prozent	Autoren
Komplikationen während Schwangerschaft und Geburt	59/200	29,5	Hierse, Hesse 1978
Subnormale BEI-Werte (< 4,0 µg/dl)	93/154	60,4	Hesse et al. 1978, 1988
Subnormale Thyroxin(T_4)-Werte	52/103	50,0	Kellner et al. 1987
Erhöhte TSH-Werte	143/333	43,0	Kellner et al. 1987
Knochenalterretardierung	58/118	49,0	Hesse et al. 1988

ten Autonomien von Schilddrüsenarealen, die zu Hyperthyreosen führen, zu erwähnen.

Prophylaxe der endemischen Struma

Nach Einführung einer Jodprophylaxe, die 1983 in den heutigen neuen Bundesländern erfolgte, verminderte sich die Strumahäufigkeit bei Neugeborenen innerhalb von 3 Jahren auf weniger als 1 % (Hesse 1988, Bauch et al. 1991; Tab. 10-3), auch das sonographisch gemessene Schilddrüsenvolumen der Neugeborenen war deutlich reduziert (Einenkel 1989, Hesse 1993).

Die Strumahäufigkeit in der Pubertät nahm in Thüringen um 23,5 % und in Sachsen um 35,2 % (Rönnefahrth et al. 1993, Hesse 1994) ab. Selbst bei Erwachsenen war z. B. in Sachsen eine Reduktion der Strumafrequenz festzustellen, und zwar um 11 % bei Frauen und 8 % bei Männern (Hesse et al., 1991).

Die Urinjodausscheidung stieg bei Neugeborenen (Tab. 10-4), Schulkindern und Erwachsenen an (Bauch et al. 1991, Hesse 1994), ebenso erhöhte sich der Jodgehalt der Kuhmilch um den Faktor 4, der Muttermilch um die Faktoren 2–3 und von Fleisch- und Wurstprodukten um das Doppelte (Anke et al., 1989).

Durch gesetzliche Änderungen, die die doppelte Deklarationspflicht für jodhaltige Produkte im Dezember 1993 außer Kraft setzten, ist es nunmehr möglich geworden, eine Verbesserung der Jodversorgung für die gesamte deutsche Bevölkerung zu erreichen. Erste positive Ergebnisse deuten sich bei Neugeborenen an. Bundesweit hat sich die Situation 1998 verbessert und in einzelnen Regionen, wie z. B. Berlin (s. Tab. 10-4) und Heidelberg (Ohlig et al., 1998), nahezu normalisiert.

Das Schilddrüsenvolumen reduzierte sich in Berlin von 1,6 ml 1991 auf 0,9 ml

Tabelle 10-4: Verbesserung der Urinjodausscheidung als Maß der Jodaufnahme bei Neugeborenen (5. Lebenstag) unter einer Jodsalzprophylaxe sowie Kontrolle (Monitoring) der Jodausscheidung nach 1990 in Berlin (Hesse 1997 und nichtpublizierte Daten von 1998).

Jahr	Ort	Jodausscheidung (µg/l)	n
1982*	Jena	10,6 ± 6,6	(54)
1987	Jena	38,9 ± 31,9	(44)
1991	Berlin (Ost)	38,8 ± 16,7	(123)
1992	Berlin (Ost)	30,3	(100)
	Berlin (West)	30,3	(115)
1993	Berlin (Ost)	44,0	(232)
	Berlin (West)	38,0	(228)
1994	Berlin (Ost)	62,3	(40)
1995	Berlin (Ost)	62,5	(42)
1997	Berlin (Ost)	95,1	(45)
1998	Berlin (Gesamt)	71,7	(348)

* Vor Einführung der Jodprophylaxe in den neuen Bundesländern 1983. Rückgang der Prophylaxe 1991/1992. Aktivierung der freiwilligen Jodsalzprophylaxe 1993/1994.
(Angaben $\bar{x} \pm s$, ab 1992 nur Medianwerte angegeben.)

Tabelle 10-3: Beispiele für die Wirksamkeit einer Jodsalzprophylaxe. Rückgang der Häufigkeit von Neugeborenenstrumen nach Einführung der Jodprophylaxe an der Universitäts-Kinderklinik Jena (Hesse et al 1988, 1994).

Jahr	Anzahl der Geburten	Struma connata	%
1978	2635	174	6,6
1981	2701	107	3,9
1983*	2762	77	2,7
1984	2728	16	0,6
1985**	2686	27	1,0
1986	2687	3	0,1
1988	2539	2	0,1

* Beginn der Einführung der Jodsalzprophylaxe mit 20 mg KJ/kg
** 1985 wurden 84 % des Paketsalzes mit 32 mg KJO_3/kg jodiert. Zusätzlich erfolgte die Jodierung von Mineralmischungen für Tierfutter (Schweine und Rinder) mit 18 mg KJO_3/kg.

1998 (Hesse und Mitarbeiter, unveröffentlicht).

Das derzeitige Konzept umfaßt die Verbesserung der Jodversorgung von Neugeborenen und Säuglingen sowie die optimierte Jodversorgung von Kindern und der erwachsenen Bevölkerung (vor allem von Schwangeren).

Die Nutzung von „Jodsalz" allein im Haushalt, das 20 µg Jod/d in Form vom KJO_3 pro 1 g Salz enthält, ist für die Prophylaxe nicht ausreichend, da nur etwa 2 g des täglichen Salzkonsums von 6–12 g vom Erwachsenen durch Zusätze im Haushalt aufgenommen werden. 40 % des Tagessalzkonsums werden dagegen mit Brot und Backwaren und 30 % mit Fleisch und Wurstwaren aufgenommen. 3 Scheiben Brot und 100 g Fleisch oder Wurstwaren, die mit Jodsalz hergestellt sind, enthalten je 40 µg Jod (entsprechen je 2 g Salz). Fleisch, Wurstwaren und Backwaren können seit Dezember 1993 mit Jodsalz hergestellt werden. Zusätzlich zu derartigen Jodidquellen sollten regelmäßig Milch und einmal Seefisch/Woche verzehrt werden.

Gesundheitsschäden werden durch die Substitution der fehlenden Menge des Nahrungsjods nicht hervorgerufen, dies gilt auch für das Auftreten einer sogenannten „Jodallergie" oder Jodakne sowie für Patienten mit einer Basedow-Hyperthyreose, Thyreoiditis, Hypothyreose oder Zustand nach Schilddrüsenunterfunktion. Mit der Jodsalzprophylaxe wird eine Jodidaufnahme von 300 µg/Tag nicht erreicht, sondern unterschritten.

Durch die 1994 stark angestiegene Nutzung von jodiertem Sacksalz in Gemeinschaftsverpflegungen, Restaurants und der Lebensmittelindustrie sowie durch gezielte Empfehlungen für Risikogruppen wie Schwangere (Merkblatt Nr. 58/1994 des Bundesgesundheitsamtes) und Kinder (Merkblatt des Arbeitskreises Jodmangel 1999) ist eine Verbesserung der Jodversorgung von Kindern und Erwachsenen in Deutschland eingetreten. Die erforderliche Normalisierung der Versorgung ist aber noch keineswegs erreicht.

Da derzeit eine ausreichende alimentäre Jodversorgung für Schwangere, die einen erhöhten Bedarf aufweisen, noch nicht gewährleistet ist, sollen Schwangere von Beginn der Schwangerschaft an bis zum Ende der Laktationsperiode 100–200 µg Jod als Jodtablette täglich zusätzlich erhalten (Manz 1995). Nur so ist eine ausreichende Jodzufuhr sowohl für den Feten als auch für den gestillten Säugling gesichert.

Künstlich ernährte Säuglinge erhalten heute weitgehend die notwendige Jodzufuhr von 50 µg/Tag, im 1.–4. Monat und bei Verwendung von jodangereicherter Beikost (vom 5.–7. Monat), z. B. Getreide-Obst-Brei, Gemüse-Kartoffel-Brei, von 80 µg/Tag im späteren Säuglingsalter.

Bereits seit 1990/91 sind alle Säuglingsmilchpräparate auf dem deutschen Markt mit durchschnittlich 60 µg Jod/l jodiert worden.

10.3.2 Fluoridprophylaxe der Karies

Karieshäufigkeit und Bedeutung von Fluor

In Deutschland haben bereits etwa 58 % der acht- bis neunjährigen und 87 % der 13- bis 14jährigen Kinder Karies (Institut der Deutschen Zahnärzte 1989). 20–30 % der Dreijährigen sind bereits an Karies erkrankt (Einwag 1997). Die Hauptursache hierfür ist heute die verlängerte Gabe von kohlenhydratreichen Lösungen an Säuglinge und Kleinstkinder mittels Plastiksaugflasche – das sogenannte „Nursing-Bottle-Syndrom". Die langanhaltende Umspülung der Zähne mit einer zuckerhaltigen Lösung führt zum pH-Abfall, zur vorzeitigen Besiedlung mit zahnschädigenden Bakterien (wie Streptococcus mutans) und so zur frühzeitigen Zahnkaries, besonders im Oberkieferbereich.

Die Verabreichung der Saugflasche jenseits des 1. Lebensjahres wird als zahnschädigend angesehen. Bei auffälligen

Zahnbefunden sollte bereits der Säugling beim Zahnarzt vorgestellt werden (Schilke und Mitarbeiter 1997).

Diese Befunde und die Bedeutung eines gesunden Gebisses für eine physiologische Nahrungszerkleinerung und -aufbereitung für die nachfolgenden Verdauungsvorgänge weisen auf die Notwendigkeit einer frühzeitig einsetzenden adäquaten Kariesprophylaxe hin.

Von Bedeutung ist vor allem eine Reduzierung des Zuckerkonsums (dieser führt zu Plaque und Säurebildung durch Mundbakterien), das adäquate Zähneputzen (möglichst nach jeder Mahlzeit) und die Prophylaxe mit Fluorid, das als Spurenelement für die Zahnstabilität, die Knochenbildung und auch das Wachstum von Bedeutung ist.

Fluorid wird während der Zahnentwicklung in den Zahnschmelz eingebaut und erhöht die Widerstandsfähigkeit des Zahnschmelzes gegenüber Säuren und hemmt zusätzlich die Entwicklung säurebildender Bakterien. Zusätzlich fördert Fluorid die Remineralisation des Zahnschmelzes.

Fluoride werden hauptsächlich über den Urin sowie in geringen Mengen auch über den Stuhl und Schweiß ausgeschieden.

Fluoride finden sich in geringen Konzentrationen in Nahrungsmitteln und im Trinkwasser (hier sind die Konzentrationen regional unterschiedlich), weiterhin in leicht erhöhter Konzentration in Getreideerzeugnissen, Seefischen, Sojabohnen, Rind- und Schweinefleisch, Innereien, verschiedenen Mineralwassern (z. T. Konzentrationen bis 1,5 mg/l!) und schwarzem Tee (Übersicht: Deutsche Forschunganstalt für Lebensmittelchemie, 1991).

Der Fluoridgehalt der Muttermilch ist mit 10 µg/l minimal und für den Knochen- und Zahnstoffwechsel des Säuglings unzureichend (Whitford 1990).

Üblicherweise weist die Fluoridkonzentration des Trinkwassers in Deutschlands meist weniger als 0,25 mg Fluorid/l auf, daneben gibt es Regionen mit einem höheren Trinkwasserfluoridgehalt, z. B. in der Eifel. Die Fluoridkonzentrationen des Trinkwassers können über die Wasserwerke erfragt werden.

Kinder unter 10 Jahren nehmen mit dem Trinkwasser durchschnittlich nur 0,1–0,4 mg Fluorid/Tag zu sich, Erwachsene etwa 0,3–0,6 mg. Bei einer Fluoridkonzentration von 0,5–0,75 mg sollen Kinder vom 1. bis 3. Lebensjahr keine zusätzliche Fluoridprophylaxe erhalten, oberhalb einer Konzentration von > 0,75 mg/l ist in keiner Altersgruppe eine zusätzliche Fluoridgabe erforderlich. Für die Kariesprophylaxe sind folgende Fluoridkonzentrationen in den unterschiedlichen Altersgruppen zu empfehlen (Tab. 10-5).

Die Prophylaxe sollte spätestens mit dem Durchbruch der ersten Zähne begin-

Tabelle 10-5: Empfehlungen der deutschen Gesellschaft für Ernährung und der Deutschen Gesellschaft für Zahn-, Mund- und Kieferheilkunde zur Fluoridprophylaxe der Karies.

Alter (Jahre)	**Trinkwassergehalt an Fluorid (mg/l)**			
	< 0,25	0,25–0,5	0,5–0,75	> 0,75
	Supplementierung (mg)			
1–2	0,25	keine	keine	–
ab 2–3	0,50	0,25	keine	–
ab 3–6	0,75	0,50	0,25	–
ab 6–18	1,00	0,75	0,50	–
Erwachsene	1,00	0,75	0,50	–

PS: Derzeit werden in der EG auch niedrigere Fluoriddosierungen diskutiert, z. B. ab Schulalter 0,45–0,9 mg täglich. Diese Dosierungen sind aber in Deutschland noch nicht akzeptiert.

nen und solange fortgeführt werden, solange noch 2. Zähne vorhanden sind (Vergl. auch American Dental Association Council 1994).

Vom 2. Lebenshalbjahr bis zum 2. Jahr sollten die Eltern die Zähne putzen und ab 2. bis 3. Jahr die Kinder mit dem Zähneputzen (zunächst die Kauflächen) beginnen. Sie verhindern beim Kind vor al lem die Fissurenkaries. Etwa 60 % des aufgenommenmen Fluorids werden resorbiert.

Formen der Prophylaxe

Fluorid kann sowohl als Tablette als auch in Form von fluoridiertem oder fluoridiertem und jodiertem Speisesalz (als Spurenelemententräger) zugeführt werden. Für das 1. und 2. Lebensjahr empfiehlt sich die Fortführung der kombinierten Gabe von Fluorid und Vitamin D in Tablettenform. Da die tägliche Gesamt-Vitamin-D-Dosis von künstlich ernährten Säuglingen reduziert werden sollte (s. u.), ist allerdings auch die getrennte Verabreichung von Vitamin-D_3-Tabletten à 400 IE und von 0,25 mg Fluoridtabletten möglich, anstelle der jetzt noch auf dem Markt befindlichen Kombinationspräparaten, die 500 IE oder 1000 IE Vitamin D_3 und 0,25 mg Fluorid enthalten.

Bei früh- und mangelgeborenen Säuglingen sollte die Fluoridprophylaxe erst nach Erreichen eines Körpergewichtes von 3000 g und anhaltend gutem Gedeihen einsetzen (Mitteilung der DGZMK, 1996). Wird fluoridiertes Speisesalz im Haushalt verwendet, kann nach dem 2. Geburtstag auf Fluoridtabletten verzichtet werden, da fluoridiertes Salz 250 mg Fluorid/kg enthält, das entspricht 0,25 mg/1 g Salz.

Die NaCl-Aufnahme von 2 bis 2,9 Jahre alten Kindern beträgt etwa 2,3–2,6 g, dies entspricht einer Kochsalzzufuhr von 2 g NaCl pro 1000 kcal. Im Haushalt werden etwa 30 % des Gesamtsalzkonsums aufgenommen. Überdosierungen sind bei Nutzung von fluoridiertem Salz nicht zu befürchten (Bergmann und Manz 1994, Deutscher Arbeitskreis für Zahnheilkunde, 1995).

Ab 2 1/2 Jahren bis zum 6. Lebensjahr sollen die Zähne zusätzlich mit einer fluoridhaltigen Kinderzahnpasta (Fluoridgehalt 0,025 %) geputzt werden, nach dem 6. Geburtstag bis zum Alter mit einer Zahnpasta für Erwachsene (Fluoridgehalt 0,15 %). Bis zum 6. Lebensjahr ist darauf zu achten, daß Kinder nach dem Zähneputzen die restliche Zahnpasta ausspukken.

Wird kein fluoridiertes Speisesalz genutzt, sind vom 2. bis 3. Lebensjahr Fluoridtabletten à 0,5 mg, vom 3. bis 6. Lebensjahr à 0,75 mg und ab 6. Lebensjahr bis zum Alter 1 mg/Tag zu verabreichen. Zusätzlich sind ab 2 1/2 Jahren fluoridhaltige Zahnpasten zu nutzen (s.o.). Eine Übersicht über die derzeitigen Empfehlungen gibt Tabelle 10-6.

Bei Kindern mit Zahnspangen sollte täglich mit einer Fluoridlösung (0,025–0,05 % Fluorid) gespült werden. Behinderte Kinder sollen bei einem Trinkwasserfluoridgehalt unter 0,3 mg/l die altersübliche Tablettenprophylaxe erhalten.

Zusätzlich sind zur Ergänzung ausschließlich Kinderzahnpasten zu verwenden (Fluoridgehalt 0,025 %), z. B. Elmex®-Kinderzahnpasta oder Blendi®-Gel (Wetzel 1993). Aminfluoride in Zahnpasten sind bei Kindern wahrscheinlich wirksamer als anorganische Fluoride (Einwag 1993).

Erfolge der Fluoridprophylaxe und Nebenwirkungen

Die Fluoridprophylaxe ist, wie international gezeigt wurde (z. B. Schweiz, Frankreich, Ungarn), sehr wirksam. Nachdem z. B. 85 % der Verbraucher in der Schweiz fluoridiertes Speisesalz nutzen, hatten 1989 nur noch 30 % der Fünfjährigen ein kariöses Gebiß (DAZ).

Die minimale toxische Dosis für Fluor beträgt 4 mg/kg, die wünschenswerte Fluoridzufuhr zur Kariesprävention zwi-

Tabelle 10-6: Empfehlung zum kombinierten Fluorideinsatz zur Kariesprophylaxe (bei einem Fluoridgehalt des Trinkwassers < 0,3 mg/l) (nach Angaben des Deutschen Arbeitskreises für Zahnheilkunde)

Alter in Jahren: 0	0,5 – 2	2 – 3	3 – 6	6 – 12 Jahre bis ins Alter
A: Fluoridprophylaxe ohne Verwendung von fluoridiertem Speisesalz				
Fluorid-tabletten (mg)	Fluorid-tabletten 0,25 mg →	Fluorid-tabletten 0,5 mg →	Fluoridtabletten 0,75 mg →	Fluoridtabletten 1,0 mg →
	komb. mit Vit. D-Präp.	ab 2 1/2 J.: + Kinderzahnpaste (Fluoridgehalt 0,025 % →		+ Erwachsenen-Zahnpaste (Fluoridgehalt bis 0,15 % →
B: Fluoridprophylaxe mit Verwendung von fluoridiertem Speisesalz				
Fluorid-tabl. bzw. Speisesalz	Fluorid-tabl. 0,25 mg →	Fluoridiertes Speisesalz (0,25 mg F / 1 g Salz) →		
Zahn-paste	bis Kinder an der Familien-ernährung teilnehmen (Komb. m. Vit. D Prophyl.)	+ Kinderzahnpaste (F-Gehalt 0,025 % ab 2 1/2 J. →		+ Erwachsenen-Zahnpaste (F-Gehalt bis 0,15 % →

Intern ist nur eine Fluorideinnahme zu nutzen – entweder Tabletten **oder** fluoridiertes Speisesalz

schen 0,02–0,1 mg/kg.d. Diese Dosis ist weit von der toxischen Dosis entfernt (Bergmann und Bergmann 1987). Die Zahnschmelzdefekte, die reversibel sind (!), treten nur bei zusätzlicher Fluoridgabe in Gebieten mit einem fluoridhaltigem Wasser > 0,7 mg/l auf, z. B. durch Nutzung von fluoridhaltiger Zahnpasta für Erwachsene durch Kinder und fluoridhaltige Kindergetränke, die in Gebieten mit hohem Trinkwasserfluoridgehalt produziert werden und zusätzlich zu einer anderen Prophylaxe eingenommen werden (entsprechende Beispiele liegen aus den USA vor).

In der Zukunft sollte vor allem, mit Ausnahme des Säuglingsalters (Tablettenverabreichung!), fluoridhaltiges Speisesalz in Kombination mit fluoridhaltiger Zahnpasta genutzt werden, da hiermit für die gesamte Familie ein Kariesschutz gegeben ist. Dieses Salz wird nur für den privaten Verbraucher in 500-g-Packungen abgegeben. Eine Gefährdung von Säuglingen im 2. Lebenshalbjahr, die zusätzlich zu den Fluoridtabletten Familienkost erhalten, besteht aufgrund der geringen Fluoridkonzentration nicht (Bergmann und Manz, 1994). Allerdings ist normales Trinkwasser und nicht fluoridhaltiges Mineralwasser bei der Herstellung von Säuglingsnahrungen zu nutzen. Die fluoridenthaltenden Tabletten sollten zerkleinert und mit Nahrung (Milch oder Breikost) verabreicht werden. Kinder mit Niereninsuffizienz sollen aufgrund der verminderten glomerulären Filtrationsrate kein Fluor erhalten.

10.3.3 Nahrungssupplementation mit Vitamin D (Vitamin-D-Prophylaxe)

Die Rachitis ist eine Vitamin-D-Mangelerkrankung des wachsenden Kindes, die erstmals von Hieronimus Reusner in Basel (1582) beschrieben wurde. Bekannt wurde die Erkrankung vor allem durch die Veröffentlichungen von Whistler (1645) und Glisson (1650), die im Rahmen der industriellen Revolution in England und Urbanisierung unter ungünstigen Umständen eine Häufung des Auftretens der Erkrankung beobachteten („Englische Krankheit"). Unter einer ausreichenden Sonnenexposition wird normalerweise in der Haut ausreichend Vitamin D aus Provitamin D gebildet, die orale Zufuhr spielt unter diesen Bedingungen nur eine untergeordnete Rolle.

Ein Mangel an antirachitisch wirksamer UV-Strahlung (Wellenlänge 290–315 nm, Ultraviolett B oder Dornostrahlung) führt zur Lichtmangelkrankheit Rachitis. Huldschinsky, Berlin, bewies 1919, daß durch UV-Behandlung (Höhensonne) Rachitis geheilt werden kann.

In Nord- und Mitteleuropa ist besonders in den Wintermonaten die UV-Strahlung für eine ausreichende Vitamin-D-Produktion in der Haut für Mütter und Säuglinge unzureichend. Andererseits enthält die Muttermilch nur geringe Mengen an Vitamin D (15–30 IE/l), die für die Versorgung des gestillten Säuglings (Bedarf 240–300 IE/Tag) unzureichend sind.

Aus diesem Grunde sind in Mittel- und Nordeuropa und zum Teil auch in Südeuropa eine Vitamin-D-Prophylaxe zumindest im Säuglingsalter und häufig auch im Winter des 2. Lebensjahres erforderlich. Hierfür sprechen auch unsere aktuellen Untersuchungen aus Deutschland, in denen gezeigt werden konnte, daß bei 58 von 100 untersuchten reifgeborenen Neugeborenen, d.h. bei 58 %, bereits subnormale 25-OH-Vitamin-D-Serumkonzentrationen nachweisbar waren (Hesse 1994). (Die 25-OHD-Serumkonzentration ist ein anerkanntes Kriterium für die Vitamin-D-Versorgung des Körpers.)

Nachdem schon frühzeitig die Rachitis heilende Wirkung des Lebertrans bekannt war (Persival 1782), fanden 1936 Windaus und Mitarbeiter die Konstitutionsformeln für das pflanzliche Ergosterol (Vitamin D_2) und das tierische Cholecalciferol (Vitamin D_3). Dies war die Voraussetzung für eine gezielte Rachitisprophylaxe mit Vitamin D, die in Deutschland am 19.11.1939 per Erlaß des Innenministeriums allgemein eingeführt wurde.

Die Vitamin-D-Prophylaxe wurde bei Säuglingen zunächst mittels täglicher Verabreichung von öligen Vitamin-D-Tropfen (Vigantol) durchgeführt. Nachdem die protektive Wirkung einer Vitamin-D-„Stoßprophylaxe" durch Harnapp (1938) nachgewiesen worden war, gewann in der Kriegs- und Nachkriegszeit die Prophylaxe mittels öliger Depot-Vitamin-D-Verabreichung (Vitamin-D-Stoß) zunehmende Bedeutung.

Die Schutzwirkung einer Stoßprophylaxe mit 7,5 bzw. 10 mg Vitamin D_2 wurde mit 4–6 Monaten angegeben. Die Rachitishäufigkeit, die vor Einführung der Prophylaxe nach Angaben einzelner Autoren 49–70 % (Degkwitz 1927) bzw. in stationärem Krankengut 70–80 % (de Rudder 1941) betragen haben soll, ging drastisch zurück. (Zweifel an den genannten Zahlen sind angebracht, da in dieser Zeit eine isolierte Craniotabes vielfach als Rachitis angesehen wurde!)

In den alten Bundesländern fand bereits zu Beginn der 70er Jahre eine allmähliche Ablösung der Stoßprophylaxe durch eine kontinuierliche Rachitisprophylaxe mit Vitamin-D-Tabletten à 500 IE bzw. 1000 E Vitamin D_3 (Wolf et al. 1972, 1974, Wolf 1994) statt.

In der ehemaligen DDR wurde die Stoßprophylaxe bis 1987 fortgeführt, und

Tabelle 10-7: Vergleich überhöhter Calciumwerte bei unterschiedlichen Dosierungen der Rachitisstoßprophylaxe und bei kontinuierlicher Rachitisprophylaxe mit Vitamin D_3-Tabletten a 400 IE bei reifgeborenen Säuglingen (Calciumwerte > 2,8 mmol/l, Nw = 2,25–2,75 mmol/l); Studien Hesse und Mitarbeiter 1985, 1987 und 1990).

	n		%	
15 mg Vitamin D_2	43	14/ 43	34 %	
5 mg Vitamin D_3	26	10/ 26	38,5 %	
2,5 mg Vitamin D_3	135	2/135	1,5 %	
(Teilstudie Jena)	40	2/ 40	5,0 %	
400 IE Vitamin D_3/tgl. *				
	> 2,8 mmol/l	612	35/612	5,7 %
	> 2,9 mmol/l	511	17/511	3,3 %

* Bei allen Studien wurden nur Vitamin-D-freie Säuglingsnahrungen bei nicht muttermilchernährten Säuglingen verwandt, so daß kein zusätzliches Vitamin D mit der Nahrung zugeführt wurde.
1 mg Vitamin D entspricht 40 000 IE (reifgeborene Säuglinge erhielten in den jetzigen neuen Bundesländern im 1., 4., 7., 11., 15. und 20. Monat je 15 mg Vitamin D_2, ab 1987 wurden 2,5 mg Vitamin D_3-Stöße in der 2. Lebenswoche sowie den 4., 7., 11. und 15. Lebensmonat oral verabreicht).

erst nachdem von unserer Arbeitsgruppe klare Beweise für biochemische Zeichen einer Vitamin-D-Überdosierung erbracht wurden (Hesse 1985, Markestad et al. 1987; Tab. 10-7) fand eine Umstellung von den 15 mg Vitamin-D_2-"Stößen" auf 2,5 mg Vitamin-D_3-Stöße (1987–1990) und nachfolgend ab 1.10.1990 auf eine kontinuierliche Rachitisprophylaxe mit Vitamin-D_3-Tabletten à 400 IE Vitamin D_3/täglich statt (Hesse 1986, 1987, Otto und Hesse 1990).

Derzeitig wird in der Bundesrepublik die kontinuierliche Rachitisprophylaxe entsprechend den Empfehlungen der Deutschen Gesellschaft für Sozialpädiatrie von 1982 und der Ernährungskommission der Deutschen Gesellschaft für Kinderheilkunde 1991 im allgemeinen wie folgt durchgeführt:

1. Lebensjahr:

- Reifgeborene:
  - Ab 1. Lebenswoche bis Ende des 1. Lebensjahres Tabl. à 400–500 IE/D_3 als Vitamin-D-Tablette oder in Kombination mit 0,25 mg Fluor.
  - Zwillinge und untergewichtig Geborene bis 1000 IE Vitamin D/Tag.
  - Zusätzlich erhalten formulaernährte Kinder gleichzeitig Säuglingsmilchen, die derzeit mit durchschnittlich 400 IE Vitamin D_3 angereichert sind.
- Frühgeborene:
  - Noch heute wird eine gewichtsunabhängige Vitamin-D-Dosierung von 1000 IE ab dem 10. Lebenstag bei einem Geburtsgewicht < 2500 g empfohlen (Obladen 1995) (Dauer der Verabreichung dieser Dosis = 2–3 Monate). Zusätzlich ist eine ausreichende Calciumzufuhr von 120–150 mg/kg (3,0–3,8 mmol/kg) und Phosphatzufuhr 60–90 mg/kg (1,9–2,9 mmol/kg) erforderlich.
    (40 mg Ca = 1 mmol = 4 ml Ca-Gluconat 10 %; 31 mg Phosphat = 1 mmol = 1 ml einer 1-ml-Na-Glycerophosphatlösung)

2. Lebensjahr:

- Fortsetzung der Prophylaxe in den Wintermonaten mit 400 IE Vitamin D_3.

Mit der derzeitig üblichen Rachitisprophylaxe erhalten mit Muttermilch ernährte Säuglinge etwa eine Gesamtdosis an Vitamin D_3 von 515–540 IE/Tag.

Mit Fertigmilchen ernährte Säuglinge dagegen 740–930 IE und früh- und untergewichtig Geborene sogar 1250–1430 IE. Diese Dosierungen sind unnötig hoch

Tabelle 10-8: Prozentuale Überschreitung der unteren und oberen Grenzwerte des Serumcalciums nach Applikation von 400 IE Vitamin D_3 als Tagesdosis in Abhängigkeit vom Alter (nach Hesse und Mitarbeiter 1989/90).

Alter	x (mmol/l)	n	< 2,0 (mmol/l)	> 2,8 (mmol/l)	> 2,9 (mmol/l)	> 3,0 (mmol/l)
< 2 Wo*	2,38	(36)	5,6 %	2,8 %	–	–
2 Wo–3 Mo	2,53	(212)	0,9 %	4,7 %	1,9 %	1,4 %
4 Mo–6 Mo	2,54	(235)	–	8,1 %	4,7 %	1,7 %
7 Mo–9 Mo	2,48	(115)	–	5,2 %	1,7 %	–
10–12 Mo	2,47	(55)	–	–	–	–
13–15 Mo	2,53	(29)	–	3,4 %	–	–
2 Wo–12 Mo	2,52	(617)	0,3 %	5,7 %	2,8 %	1,1 %

* vor Vitamin-D-Gabe.
Die Prophylaxe wurde mit Vitamin D_3-Tabletten durchgeführt. Überhöhte Calciumwerte wurden vor allem vom 2.–6. Lebensmonat festgestellt. Die bei nicht muttermilchernährten Säuglingen verwendeten Säuglingsmilchen waren alle Vitamin-D-frei. Die größte Anzahl von Ca-Werten > 2,9 mmol/l wurden bei den 2–3 Monate alten Säuglingen von Januar bis März und bei den 4–6 Monate alten Kindern von Oktober bis Dezember beobachtet.

und liegen zumindest bei kleinen Frühgeborenen zum Teil bei 1000 IE/kg KG oder darüber, d.h. in einem Bereich, in welchem im Primatenversuch nachweislich Schädigungen hervorgerufen werden können (Peng et al. 1978).

Von den Gesundheitsbehörden und Fachgremien wird in Europa heute überwiegend eine Gesamttagesdosis von 400 IE Vitamin D_3 für das Säuglingsalter empfohlen (Manz 1994, Hesse und Hoppe 1996/1, 1996/2).

In eigenen Untersuchungen konnten wir an 3481 mit Muttermilch bzw. Vitamin-D-freier Säuglingsmilchen ernährten Säuglingen nachweisen, daß eine **Gesamttagesdosis** von 400 IE Vitamin D_3 (in Tablettenform) für die Rachitisprophylaxe völlig ausreichend ist. Bei dieser Dosierung wurden noch bei 6,9 % von 338 Säuglingen 25-OHD-Werte oberhalb von + 2 SD und 2,9 % oberhalb von + 3 SD (> 173 nmol/l) und bei 3,8 % Calciumwerte von über 2,89 mmol/l (> 2 SD) nachgewiesen (Hesse 1994; Tab. 10-8).

Der notwendige Vitamin-D-Bedarf des Säuglings beträgt etwa 100–240 IE (Stearns 1968, Specker 1992). In den USA werden für Säuglinge im ersten Lebenshalbjahr 300 IE und im 2. Lebenshalbjahr 400 IE empfohlen (Food and Nutrition Board). Eine zukünftige Empfehlung für Deutschland hat eine adäquate zeitgemäße Dosierung zu berücksichtigen. Dabei wären z.B. folgende Möglichkeiten zu überdenken:

Ernährung mit Säuglingsmilch:
Bei Beibehaltung der Vitaminisierung der Säuglingsmilch mit 400 IE/l (die EG-Richtlinie gestattet den Einsatz von 1–2,5 μg = 40–100 IE –Vitamin D/100 kcal) ist eine zusätzliche Gabe von Vitamin-D-Tabletten für den Zeitraum der Ernährung mit Säuglingsmilchen nicht erforderlich. Ab dem 6. Monat sollten Vitamin-D-Tabletten à 400 IE zusätzlich verabreicht werden.

Muttermilchernährte Säuglinge sollten wie in Holland und Norwegen Vitamin-D-Tabletten à 400 IE/d ab der 1. Lebenswoche bis zum Ende des 1. Lebensjahres erhalten.

Im Winter des 2. Lebensjahres sind bei allen Kindern 400 IE Vitamin D_3 zu verabreichen.

Frühgeborene sollten nicht mehr als 500–800 IE Vitamin D_3/d im ersten Lebenshalbjahr erhalten, im 2. Lebenshalbjahr erfolgt die Fortführung der Prophylaxe mit 400 IE/d.

Zusätzlich ist bei allen Säuglingen und Kleinkindern eine ausreichende Sonnen- bzw. Lichtexposition zu gewährleisten (mindestens 15–30 Minuten/Tag). (In den Wintermonaten November bis Februar ist allerdings die UV-B-Strahlung im allgemeinen zu schwach, um eine ausreichende Vitamin-D-Produktion in der Haut hervorzurufen [Holick 1987]).

Die Einhaltung und Wirksamkeit der Prophylaxe ist im Rahmen der U2- bis U7-Untersuchungen zu kontrollieren.

Schwangere sollten zur Verbesserung der eigenen Vitamin-D_3-Versorgung und der des Feten während der gesamten Schwangerschaft (spätestens ab dem 6. Schwangerschaftsmonat) täglich 400 IE Vitamin D_3 zusätzlich (z. B. als Tablette) einnehmen.

In einer Übergangszeit sollte der Vitamin-D-Gehalt der Tabletten, die an Muttermilch- und mit Säuglingsmilchen ernährte Säuglinge verabreicht werden, von 500 auf 400 IE abgesenkt werden, zusätzlich wäre in diesem Fall die gleichzeitige Reduktion des Vitamin-D-Gehaltes der Formulamilchen von durchschnittlich 400 auf 280 IE/l zu empfehlen.

Bei dem genannten Vorgehen würden muttermilchernährte Säuglinge eine adäquate und formulaernährte Säuglinge nur eine mäßig überhöhte Vitamin-D-Prophylaxe erhalten.

Im 2. Lebenshalbjahr und später ist besondere Aufmerksamkeit bezüglich des Auftretens einer Rachitis bei alternativ (vegetarisch) ernährten Kindern und bei asiatischen Immigranten, die sich mit faserreichen Getreiden sowie fleisch- und fischarm ernähren, sowie bei bestimmten religiösen Gruppen und Glaubensgemeinschaften erforderlich.

Säuglinge mit pigmentierter Haut bilden unter Sonneneinstrahlung weniger 25 OHD als Säuglinge ohne vermehrte Hautpigmente und benötigen so besonders eine orale Rachitisprophylaxe unter den in Deutschland herrschenden klimatischen Bedingungen.

Literatur

Jodprophylaxe

AK Jodmangel (1994): Informationsschrift: „Backwaren mit jodiertem Speisesalz"

Anke, M., Wenk, G., Heinrich H., Groppel, B., Bauch, K. H. (1989): Die Wirkung jodierter Mineralstoffmischungen für Rind und Schwein auf die Jodversorgung und Strumaprophylaxe. Z. ges. Inn. Med. 44: 41–44.

Bauch, K. H., Seitz, W., Förster, S., Keil, U., Anke, M., Gürtler, H., Hesse, V., Hilscher, A., Knappe, G., Körber, R., Meng, W., Deckart, H., Thomas, G., Ulrich, F.E. (1991): Die interdisziplinäre Jodprophylaxe der ehemaligen DDR nach der deutschen Wiedervereinigung und der Stellenwert des jodierten Paketsalzes für die Verbesserung der alimentären Jodversorgung. Z. ges. Inn. Med. 46: 615–620.

Delange, F., Heidemann, P., Bourdoux, P., Larsson, A., Vigneri, R., Klett M., Beckers, C., Stubbe, P. (1986): Regional variations of iodine nutrition and thyroid function during the neonatal period in Europe. Biol. Neonate 49: 322–330.

Einenkel, D. (1989): Sonographische Volumenbestimmung der Schilddrüse bei Neugeborenen. Pädiatr. Grenzgeb. 28: 79

Gutekunst, R., Smolarek, H., Hasenpusch, U., Stubbe, P., Friedrich, H. J., Wood W. G., Scriba, P. C. (1986): Goitre epidemiology : thyroid volume, iodine excretion, thyroglobulin and thyrotropin in Germany and Sweden. Acta Endocrinol. (Kbh.) 112: 494–501.

Hampel, R., Kühlberg, T., Klein, K., Jerichow, J. W., Pichmann, E. G., Clausen, V., Schmidt, I. (1995): Strumaprävalenz in Deutschland größer als bisher angenommen. Med. Klinik 90: 324–329

Heidemann, P. H., Stubbe, P., v. Reuss, K., Schürnbrand, P., Larssen, A., v. Petrykowski, W., (1984): Jodausscheidung und alimentäre Jodversorgung bei Neugeborenen in Jodmangelgebieten der Bundesrepublik. Dtsch. med. Wschr. 109: 773–778.

Hesse, V., Rönnefarth, G., Sander, I., Groppel, B., Bauch, K-H. (1988): Erste Erfolge des Jodierungsprogrammes der DDR – Kropfhäufigkeit und Jodversorgung bei Kindern vor und nach Einführung der Jodprophylaxe. Kinderärztl. Praxis 56: 233–240

Hesse, V., Rönnefarth, G., Bauch, K.H. (1991): Wirksame Form der Jodprophylaxe der endemischen Struma. Med. Report 15, No. 16: 8

Hesse, V. (1993): National programme of iodine prophylaxis and neonatal thyroid function. In: Iodine Deficiency in Europe (F. Delange, J.T. Dunn, D. Glinoers Eds.). Plenum Press, New York : 219–224.

Hesse, V. (1994): Folgen des Jodmangels aus pädiatrischer Sicht. In: Notwendigkeit der Jodsalzprophylaxe (R. Großklaus, A. Somogyi (Hrsg.). bga Schriften. MMV Medizin Verlag München: 15–27.

Hesse, V. (1997): Jodprophylaxe bei Kindern. Blackwell Wissenschafts-Verlag Berlin Wien.

Hierse, M. (1978): Die Ergebnisse der Nachuntersuchung von Kindern mit connataler Struma. Diplomarbeit, Fr.-Schiller-Univ. Jena.

Horster, F. A. (1990): Zur Pathogenese und Häufigkeit einer Struma mit Euthyreose. In: Junginger, Th., Beyer, J (Hrsg.) Diagnostische und operative Strategien bei endokrinen Erkrankungen. PMI Verlag Frankfurt: 293–295

Jodmangel und Schwangerschaft. Ratschläge für Ärzte. Bundesgesundheitsamt, Merkblatt Nr. 58, 1994.

Kellner, R., Nagel, F., Schobess, R., Mertens, E., Siersleben, U. (1987): Untersuchungen zur Schilddrüsenunterfunktion von Neugeborenen mit endemischer Struma connata. Z. klin. Med. 42: 217–223.

Liesenkötter, K. P., Kiebler, A., Stück, B. Willgerodt, H., Grüters, A. (1997): Small thyroid volumes and normal iodine excretion in Berlin schoolchildren indicate full normalization of iodine supply. Exp. Clin. Endocrinol. Diabetes 105 (suppl. 4) 46–50.

Manz, F. (1995): Jodmangelprophylaxe des gestillten Kindes durch Verbesserung des Jodversorgungszustandes der Mutter. Sozialpäd. und kinderärztl. Praxis 17 (im Druck).

Manz, F. (1998): Jodmonitoring 1996. Schriftenreihe d. Bundesministeriums f. Gesundheit, Bd. 110. Nomos, Baden-Baden.

Moers, A., Großklaus, R., Hesse, V., Grüters, A. (1994): Jodversorgungsstatus von Neugeborenen in Berlin. Kinderarzt 25: 932–935.

Ohlig, M., Heinrich, U., Manz, F., Tröger, J., Klett, M. (1998): Neonatal thyroid volume depends from iodine supply and smoking habit. Exp. Clin. Endocrinol. Diabetes 106 (suppl. 1).

Rönnefarth, G., Kauf, E., Hesse, V., Deschner, F., Bauch, K.H. (1993): Einfluß der organisierten allgemeinen Jodsalzprophylaxe auf die Strumafrequenz und Iodurie bei 11- bis 16jährigen Kindern im Jenaer Endemiegebiet. Klin. Pädiatr. 205: 86–91.

Stubbe, P., Schulte, F.J., Heidemann, P. (1986): Iodine deficiency and brain development. Bibltca Nutr. Dieta 38: 206–208.

Willgerodt, H., Stach, B., Keller, E.(1991): Die Jodversorgung von Neugeborenen und Erwachsenen nach Einführung der Jodprophylaxe in der ehemaligen DDR. Zschr. Klin. Med. 46: 965–968.

Fluoridprophylaxe

American Dental Association Council on Dental Therapeutics. New fluoride schedule adopted (1994): ANA News, May 16: 12–14.

Bergmann, K. E., Bergmann, R. L. (1987): Die Fluoridprophylaxe aus der Sicht des Kinderarztes. Sozialpädiatrie in Praxis und Klinik 9: 845–851.

Bergmann, R. L., Bergmann, K. E. (1990): Die Flouridversorgung des Menschen. In: W. Kirch geßner (Hrsg.): Spurenelemente und Ernährung. Wissenschaftliche Verlagsgesellschaft Stuttgart, 47–66.

Bergmann, K. E., Manz F. (1994): Jodmangel- und Kariesprophylaxe bei Einführung von fluoridiertem und jodiertem Speisesalz. Kinderarzt 25: 1561–1563.

Deutscher Arbeitskreis für Zahnheilkunde (1995): Fluoride in der Kariesprophylaxe, Fakten und Argumente. Groß Gerau.

Deutsche Forschungsanstalt für Lebensmittelchemie (1991): Lebensmitteltabelle für die Praxis. Der kleine „Souci-Fachmann-Kraut". 2. Aufl. Wissensch. Verlagsgesellschaft Stuttgart.

Einwag, J. (1993): Zahnmedizinische Prophylaxe mit Fluorid bei Behinderten. In: Zahnmedizinische Prophylaxe mit Fluorid bei Behinderten (Tagungsbericht). Dt. Ausschuß für Jugendzahnpflege e. V. Greven und Bechtold, 43–51.

Einwag, J. (1997): Prophylaxe. In: Einwag, J., Pieper, K. (Hrsg.) Kinderzahnheilkunde. Praxis der Zahnheilkunde spezial. Urban und Schwarzenberg, München–Wien–Baltimore. 95–144.

Hetzer, G. (1994): Jodsalz mit Fluor – gleichzeitiger Schutz vor Karies und Schilddrüsenkrankheiten. Kinderarzt 25: 1512.

IDZ, Materialienreihe Band 11.1. (1991): Mundgesundheitszustand und -verhalten in der Bundesrepublik Deutschland. Ergebnisse des nationalen IDZ-Survey 1989 (W. Micheelis, J.), Bauch (Gesamtbearbeitung). Deutscher Ärzte-Verlag Köln.

Kariesprophylaxe mit fluoridiertem Speisesalz. Informationsschrift. Dt. Arbeitskreis für Zahnheilkunde 1993.

Marthaler, T. M. (1992): Möglichkeiten und Wirksamkeit der Kariesprophylaxe mit fluoridiertem Speisesalz. Zahnärztl. Praxis 43: 130–133.

Mitteilung der DGZMK/DGK/DGE (1996): Empfehlungen zur Kariesprophylaxe mit Fluoriden. Dtsch. Zahnärztl. Z. 51: 12

Schilke, R., Lisson, J. A., Rodeck, B., Tränkmann, J. (1997): Das Nursing-Bottle-Syndrom. Eine Herausforderung für den Kinderarzt. Monatsschr. Kinderheilkd. 145: 693–698

Strubelt, O. (1985): Die Toxizität der Fluoride. Dtsch. med. Wochenschr. 110: 730–736.

Wetzel, W. E. (1993): Oralhygiene bei Behinderten – eine Übersicht. In: Zahnmedizinische Prophylaxe bei Behinderten (Tagungsbericht). Dt. Ausschuß für Jugendzahnpflege e. V.. Greven und Bechtold: 52–61

Whitford, G. M. (1990): The physiological and toxicological characteristics of fluorides. J. Dent. Res. 69: 539–549

Vitamin D-Prophylaxe:

Degkwitz, R. (1927): Zum Kampf gegen die Rachitis. Dtsch. med. Wschr. 53: 1973–1976

De Rudder, B. (1941): Der Vitamin-D-Stoß. Ergebn. inn. Med. Kinderheilk. 60: 275–313

Deutsche Gesellschaft für Sozialpädiatrie (1983): Rachitisprophylaxe. Kinderarzt 14: 1432–1434

Deutsche Gesellschaft für Kinderheilkunde, Ernährungskommission (1991): Ratschläge für Eltern zur Säuglingsernährung. Kinderarzt 22: 1217–1220

Harnapp, G. O. (1938): Die Stoßprophylaxe der Rachitis. Dtsch. med. Wochenschr. 64: 1835–1837.

Hesse, V., Siebenhüner, M., Plenert, W., Markestad, T., Aksnes, L., Aarskog, D. (1985): Überprüfung der Vitamin-D-Stoßprophylaxe der Rachitis im Säuglingsalter. Kinderärztl. Praxis 53: 383–394

Hesse, V., Berger, G., Zepter, C., Otto, F. M. G., Deschner, F., Jahreis, G., Plenert, W. (1987): Zur Problematik der Vitamin-D-Stoßprophylaxe in der DDR. 2. Vitamin-D-Stoßprophylaxe mit 2,5 mg Vitamin D_3, Vergleich der metabolischen Wirkung von 2,5 bzw. 5 mg Vitamin D_3. Z. Klin. Med. 42: 1435–1438

Hesse, V. (1994): Rachitis-Prophylaxe im Kindesalter. Kinderarzt 25: 956–961

Hesse, V., Hoppe, S. (1996): Aktueller Stand der Rachititsprophylaxe im internationalen Vergleich – neue Trends bei der Vitamin-D-Dosierung. Kinderarzt 27: 1303–1313

Hesse, V., Hoppe, S. (1996): Neue Trends bei der Vitamin-D-Dosierung der Rachitisprophylaxe im Säuglingsalter. Sozialpädiatrie und Kinderärztl. Praxis 11: 625–629

Holick, M. F. (1987): Photosynthesis of vitamin D in the skin: effect of enviromental and life-style variables. Fed. Proc. 46: 1876–1882

Huldschinsky, K. (1919): Heilung von Rachitis durch künstliche Höhensonne. Dtsch. med. Wochenschr. 45: 45.

Manz, F. (1994): Empfehlungen zur Vitamin-D-Prophylaxe in Europa. Pädiat. prax. 47: 567–571

Markestad, T., Hesse, V., Siebenhüner, M., Jahreis, G., Aksnes, L., Plenert, W., Aarskog, D. (1987): Intermittent high-dose vitamin D prophylaxis during infancy: effect on vitamin D metabolites, calcium and phosphorus. Am. J. Clin. Nutr. 46: 652–658

Obladen, M. (1995): Neugeborenenintensivpflege – Grundlagen und Richtlinien. Springer Berlin, Heidelberg, New York, London. 5. Aufl., 62–63

Otto, F. M. G., Hesse, V. (1991): Aktuelles zur Rachitisprophylaxe. Medicamentum 32:2–3

Peng, S. K., Bruce, T. C., Philip, T., Belma, M. (1978): Rate of mild excesses of vitamin D_3 in arteriosclerosis. Paroi Arterielle/Arterial Wall 4: 229–234

Reusner, H. (1582): Decisiones praecipuorum aliquot de quibus, ad probande Amplissimo Medicorum Basileensium ordine, pro consequenda. Asclepiadea Laurea Basileae Rauricorum.

Specker, B. L., Ho, M. L., Oestreich, A., Gin, T., Shui, Q., Chen, X., Tsang, R. (1992): Prospective study of vitamin D supplementation and rickets in China. J. Ped. 120: 733–739

Stearns, G. (1968): Early studies of vitamin D requirement during growth. Amer. J. publ. Hlth. 58: 2027–2034

Windaus, A., Schenk, F., von Werder, F. (1936): Über das antirachitisch wirksame Bestrahlungsprodukt aus 7-Dehydrocholesterin. Z. Physiol. Chem. 241: 100.

Wolf, H., Kerstan, J., Kreutz, H. (1972): Kontinuierliche Rachitisprophylaxe schon beim Neugeborenen? Monatsschr. Kinderheilk. 120: 329–333

Wolf, H. Del Solar, B., Kerstan, B., Kersten, J. (1974): Rachitisprophylaxe. Hundt-Verlag.

Wolf, H. (1994): Kommentar zur Diskussion der Rachitisprophylaxe im Kindesalter. hautnah päd. 6: 383–384

11 Unfälle und Unfallprophylaxe im Kindesalter

Jörg Schriever

In den Industriestaaten sterben heute nach der Neugeborenenperiode mehr Kinder an Unfallfolgen als an allen Infektionskrankheiten und bösartigen Neubildungen zusammen. In manchen Altersstufen sind Unfälle die häufigste Todesursache überhaupt. Nach den Atemwegserkrankungen sind darüber hinaus Verletzungen der häufigste Grund, den Arzt aufzusuchen. Die WHO schätzt für Europa, daß auf 1 durch Unfall getötetes Kind 2 Kinder mit bleibenden Behinderungen kommen sowie 10 verletzte Kinder, die einer stationären Behandlung von durchschnittlich 30 Tagen bedürfen, und 1000 verletzte Kinder, die einer medizinischen Behandlung bedürfen.

In Deutschland erleiden knapp 2 Millionen Kinder bis zu 14 Jahren einen Unfall. Davon verletzen sich jede Minute 2 Kinder im Heim oder in der Freizeit, jedes 4. zu Hause. Alle 11 Minuten verunglückt ein Kind im Straßenverkehr. Für knapp 1000 Kinder verlaufen diese Unfälle jedes Jahr tödlich. Allein 44 % der Unfallverletzungen ziehen sich die Kinder in Heim und Freizeit, 43 % in der Schule und 13 % im Verkehr zu. Von den tödlichen Unfällen konzentrieren sich 36 % auf den Bereich Heim und Freizeit (Henter 1997)

Die Unfallstatistik ist eine Dokumentation vom körperlichen und seelischen Leid der Betroffenen, oft aber auch der gesamten Familie, wenn Unfälle in einer dauerhaften Invalidität enden. Dem Unfallschutz kommt somit eine große sozialmedizinische Rolle zu. Unfälle bedeuten eine erhebliche Belastung der Volksgesundheit, des Gesundheitswesens und des Gesundheitsbudgets. Nach einer amtlichen Mitteilung der Bundesanstalt für Arbeitsschutz verursachen alleine die Unfälle in Heim und Freizeit Kosten von über 8 Milliarden DM pro Jahr. Kinder sind daran mit schätzungsweise mehr als 2 Milliarden DM beteiligt.

Unfälle sind keine Zufälle, sie können durch Erziehung zu präventivem Gefahrenbewußtsein und einer technisch sicher gestalteten Umwelt zu ca. 60 % vermieden werden. Gerade in den skandinavischen Ländern hat die intensive koordinierte Prävention erhebliche Erfolge aufzuweisen. So lag die Unfalltodesrate 1994 bei Kindern in Schweden bei 4,1, in Deutschland dagegen bei 7,0 je 100 000 Kinder (Dörries et al. 1997).

Im Gegensatz zur Prophylaxe der Verkehrsunfälle, für die das Verkehrsministerium politisch zuständig ist und der Verkehrssicherheitsrat mit großem Erfolg alle Aktivitäten koordiniert, erfährt die Bekämpfung der Heim- und Freizeitunfälle im Vergleich zu anderen Industrienationen bisher in Deutschland eine stiefmütterliche Behandlung. In den folgenden Ausführungen wird deshalb auf diese im Vorschulalter wichtigste Unfallkategorie der Schwerpunkt gelegt.

11.1 Verkehrsunfälle

11.1.1 Epidemiologie

Entwicklung und Veränderungen

Für die polizeilich registrierten Verkehrsunfälle liegt seit 1953 statistisches Material vor. Nachdem in den 70er Jahren die Zahl dieser Unfälle mit 72 499 verletzten und mit 2167 verkehrstoten Kindern (1970) den Höchststand erreichten, wurden nach Bundestagesbeschluß umfangreiche Grundlagenforschungen und Präventionsmaßnahmen eingeleitet. Trotz des weiteren Anstiegs der Kfz-Zahlen von 17,8 Mio. (1970) auf über 50 Mio. (1997), wobei ca. 615 Milliarden km gefahren wurden, konnte erfreulicherweise die Zahl der Verkehrstoten bis zum Alter von 15 Jahren auf 304 im Jahre 1998 gesenkt werden. (Tab. 11-1). Davon waren Kinder aus den alten Bundesländern z. B. 1990 mit 326 Fällen in einem Verhältnis von 3,6 pro 100 000 Einwohnern beteiligt, die neuen Länder mit 196 Fällen in einem Verhältnis von 6,6 pro 100 000 Einwohner.

Der Unterschied ist wohl durch die plötzlich zunehmende Motorisierung in den neuen Bundesländern bei noch mangelnder technischer Verkehrssicherheit bedingt. Inzwischen hat sich der Abstand verringert. So starben 1996 bei einer Gesamtzahl von 358 tödlichen Unfällen 93 in den neuen Ländern, was 4,04 pro 100 000 Einwohnern entspricht, in den alten Bundesländern dagegen 265 entsprechend einem Verhältnis von 2,42 pro 100 000 Einwohner.

Erfreulicherweise sank 1993 erstmals auch die Zahl der getöteten Radfahrer um 9,4 % und bis zum Jahre 1996 um weitere 33,3 % auf 78 getötete Kinder, was unter anderem auf die zunehmende Akzeptanz des Radhelms zurückgeführt wird.

Insgesamt haben damit die gezielte Ursachenforschung, die Koordinierung durch den Verkehrssicherheitsrat und danach eingeleitete Präventionsmaßnahmen im Verkehrsbereich zu einem erfreulichen Rückgang der Unfälle mit Kindern geführt. Diese günstige Entwicklung scheint sich fortzusetzen. Für 1998 wird ein weiterer Rückgang der tödlichen Kinderunfälle im Verkehr auf eine Zahl von 304 gemeldet. Im Jahre 1998 starben erstmals mehr Kinder als Mitfahrer im Auto (127) als Fußgänger und Radfahrer zusammen (94). Die Zahl der verunglückten Kinder fiel 1998 nach einem vorübergehenden Anstieg 1997 auf insgesamt 46 508 (Tab. 11-1) (Stat. Bundesamt 1998).

Internationaler Vergleich

Trotzdem lag Deutschland im europäischen Vergleich 1995 bei den im Straßenverkehr verunglückten Kindern unter 15 Jahren mit einer Quote von 378 pro 100 000 Einwohner an letzter, 1996 knapp hinter Großbritannien an vorletzter Stelle (Abb. 11-1). Bei den tödlichen Unfällen konnte dagegen 1996 mit 3,1 pro 100 000 Einwohner die 7. Stelle erreicht werden (Abb. 11-2), 1997 mit einer Quote von 2,4 die 6. Stelle.

Geschlecht und Nationalität

Der geschlechtsspezifische Unterschied ist im Verkehrsbereich ähnlich groß wie bei anderen Unfallarten. So verunglückten 1998 zu 58 % Jungen im Verhältnis zu den

Tabelle 11-1: Verunglückte Kinder im Straßenverkehr unter 15 Jahre in Deutschland.

Jahr	1970	1980	1990	1993	1996	1997	1998
verunglückte Kinder	72 499	64 453	50 577	51 075	48 567	49 811	46 508
Todesfälle	2 167	1 159	554	445	356	311	304

Mädchen mit 42%, was deutlicher wird bei einem direkten Vergleich von 402 pro 100000 Einwohnern bei den Jungen zu 305 pro 100000 Einwohner bei den Mädchen. Während die Mädchen mehr als PKW-Insassen beteiligt sind, dominieren die Jungen als Radfahrer mit 69% der verunglückten Fahrradbenutzer.

Warum als einzige Ausländergruppe türkische Jungen 6mal häufiger und schwerer an Verkehrsunfällen beteiligt sind, während es bei den türkischen Mädchen weniger Fahrradunfälle gibt, läßt sich nur im Zusammenhang mit kulturellen und familienstrukturellen Faktoren diskutieren (Hohenadel 1992).

Kinder als Mitfahrer, Rückhaltesysteme

Nachdem die Zahl der als Insassen tödlich verunglückten Kinder 1992 einen Anteil von 44% erreichte, wurde mit Wirkung von April 1993 die Sicherung von Kindern im PKW bis zum vollendeten 12. Lebensjahr, die kleiner als 150 cm sind, durch spezielle Rückhaltesysteme zur gesetzlichen Pflicht. Die ECE-Regelung 44-03 führt eine neue Gruppe 0 + ein, die rückwärtsgerichtete Kindersitze bis 13 kg anbietet (Tab. 11-2).

Aus Sicht der Unfallforschung sollten Kleinkinder möglichst lange, mindestens aber bis zum 18. Lebensmonat, in rückwärtsgerichteten Kindersitzen befördert werden. Das Verletzungsrisiko ist deshalb wesentlich geringer, da der muskulär noch sehr labile Kopf-Hals-Rückenbereich dadurch großflächig bei Frontalaufprall abgestützt wird. Reboardsysteme dürfen nicht auf Beifahrersitzen verwendet werden, die mit einem Airbag ausgerüstet sind (Warnaufkleber Türinnenseite Pflicht). Die Zahl der getöteten Kinder sank 1993 daraufhin um 14,5% auf 155 und betrug aber 1996 noch 149. Demgegenüber verminderte sich die Häufigkeit der Verunglückten als Mitfahrer von Personenwagen lediglich um 3,6% auf 16483 und bis zum Jahre 1996 um den gleichen Prozentsatz auf 15859. Bedauerlicherweise sind nach wie vor 42% der kindlichen Verkehrsopfer, in der Altersgruppe der 6- bis 12jährigen sogar 70%, nicht oder nur mangelhaft gesichert, weshalb das Bußgeld von 40 auf 80 DM erhöht wurde. Zu 50–60% sind die Kindersitze im Auto falsch befestigt. Insgesamt geht man davon aus, daß 90% der als Mitfahrer getöteten Kinder bei richtiger Sicherung noch leben könnten und 70% der Verletzten keine oder nur leichte Schäden hätten. Durch die Einführung einer genormten Steckverbindung (Isofix), welche schnellstmöglich die Iso-Norm erhalten soll, werden nach bisherigen Studien Bedienungsfehler zu 99% technisch ausgeschlossen. Isofix ist für einzelne Automarken bereits erhältlich.

Radfahrer und Fußgänger

Um Schwerpunkte von Präventionsmaßnahmen richtig zu setzen, ist es wichtig zu wissen, daß 78% der Kinder innerhalb von Ortschaften als Fußgänger (38%) oder als Radfahrer (40%) verunglücken. Dabei gibt es ab 9 Jahren bei den Jungen und ab 10 Jahren bei den Mädchen mehr verunglückte Fahrradfahrer als Fußgänger.

Ein Trend, der sich durch die Rückbesinnung auf das Fahrrad als Transport- und Freizeitgerät erstmals seit 1983 abzeichnet. Forschungsarbeiten von Haut-

Tabelle 11-2: Kinderrückhaltesysteme nach ECE-Norm 44–03.

Gruppe 0	Gruppe 0 + (Reboard)	Gruppe I	Gruppe II	Gruppe III
bis 10 kg	bis 13 kg	9–18 kg	12–25 kg	22–36 kg

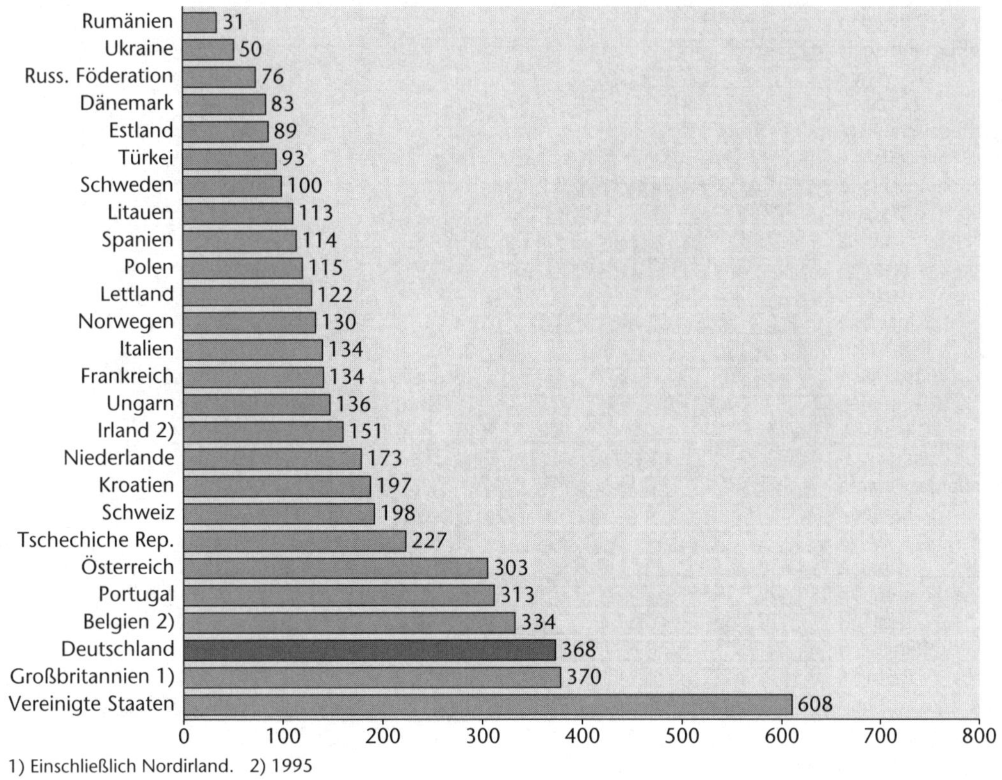

Abbildung 11-1: Zahl der im Straßenverkehr verunglückten Kinder pro 100 000 Einwohner im internationalen Vergleich (1996).

zinger (1993) und Zippel (1990) zeigten, daß 9 von 10 kindlichen Radfahrunfällen und jeder 2. Fußgängerunfall polizeilich nicht erfaßt wird. In einer Untersuchung von Flade und Limbourg (1997) wurden die Schulwege nur von 37–59 % der Schüler der Sekundarstufe I als ungefährlich eingestuft. Durchschnittlich 26 % der befragten Schüler hatten bereits einen Verkehrsunfall erlitten, ein deutlicher Hinweis auf die hohe Dunkelziffer bei kindlichen Unfällen. Die häufigste Unfallart war der Zusammenstoß eines Fahrrads mit einem Auto. Dabei war das Fahren auf der falschen Seite, entgegen der Einbahnstraße und Vorfahrtfehler, die häufigste Ursache. Während PKWs bei Unfällen mit Radfahrern in 2/3 der Fälle die Hauptschuld tragen, trifft dies für letztere gegenüber Fußgängern zu 68 % zu. Ein weiterer Gipfel bei den Fahrradunfällen besteht zwischen dem 6. bis 8. Lebensjahr, der mehr entwicklungsphysiologisch durch noch mangelnde kognitive, affektive und motorische Problemlösung bedingt ist – treten, lenken, Balance halten, auf Fußgänger und Verkehr achten.

Obwohl Kinder bis zum 8. bzw. 10. Lebensjahr als Teilnehmer im Straßenverkehr noch ungeeignet sind, verläuft der Alterstrend der Radfahrer zur Zeit gegensinnig. Man geht davon aus, daß 96 % der 4jährigen heute ein Fahrrad besitzen. Die Unfälle von kindlichen Fahrradfahrern und Fußgängern in Abhängigkeit von Alter, Tages- und Jahreszeit belegen ein-

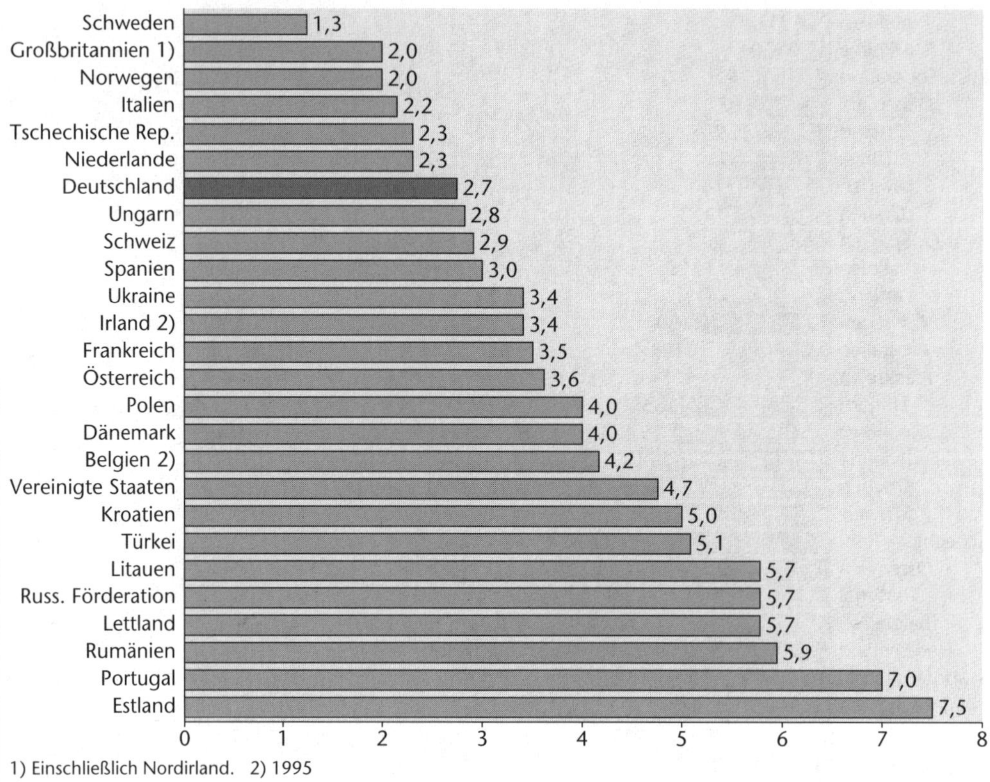

Abbildung 11-2: Zahl der bei Verkehrsunfällen getöteten Kinder pro 100 000 Einwohner im internationalen Vergleich (1996).

drucksvoll Profilkarten der Bundesanstalt für Straßenwesen (Hohenadel 1992)

Nord-Süd-Gefälle, Stadt-Staaten und neue Bundesländer

Daß ein höherer Anteil der Fahrradbenutzer auch der Grund für das eindeutige Nord-Süd-Gefälle der Unfälle ist, wird vermutet. So verunglückten 1996 bezogen auf je 100 000 Einwohner in Bremen 191, Schleswig-Holstein 162, in Nordrhein-Westfalen 134, im Saarland 93, Hessen 83 und Baden-Württemberg 88 Fahrradfahrer.

Bei den insgesamt verunglückten Kindern je 100 000 Einwohner unter 15 Jahren lagen 1996 die Großstädte Berlin mit 433, Bremen mit 442 und Hamburg mit 450 im vorderen Bereich, nur übertroffen von den neuen Bundesländern Mecklenburg-Vorpommern mit 490, Sachsen-Anhalt mit 491 und Brandenburg mit 533/100 000 Einwohner. Das niedrigste Unfallrisiko für Kinder hatte 1998 Baden-Württemberg mit 286/100 000 Einwohner.

Verhütung von Fahrradunfällen

- **„Die rechtlichen Bestimmungen"** nach § 2 Abs. 5 der Straßenverkehrsordnung regeln klar, daß Kinder bis zum vollendeten 8. Lebensjahr Gehwege benutzen und beim Überqueren einer Fahrbahn absteigen **müssen.** Das gilt nicht, wenn Radwege vorhanden sind. Auf Fußgänger ist besondere Rücksicht zu nehmen. Kinder bis 10 Jahre **dürfen** den Gehweg benutzen.

- **„Erst Roller, dann Rad". Auf Stützräder verzichten.** Das Fahren mit dem Roller ist das ideale Gleichgewichtstraining für das spätere Radfahren. Er fährt nicht so schnell, hält leicht an und man hat sofort beide Füße auf dem Boden. Der Roller ist ein Spielzeug, mit dem man nicht auf die Fahrbahn darf (Jackel 1996).
- **„Anschaffung des Fahrrads so spät wie möglich"**, erst, wenn das Kind von sich aus den Wunsch äußert. Spielfahrräder, später Kinderfahrräder sollen intakt und sicher sein. Zum Beispiel GS-Zeichen „Geprüfte Sicherheit" mit DIN-Aufkleber 79 100, Lenker gepolstert und mit Sicherheitsgriffen, richtige Sitz- und Lenkerhöhe, breite Pedale, geschlossener Kettenschutz, nach dem 8. Lebensjahr, Beleuchtung entsprechend der Straßenverkehrszulassungsordnung (StVZO), keine Gangschaltung. Ein neues verkehrssicheres Rad ist nicht billig, ein gutes gebrauchtes tut es auch.
- **„Nie ohne Helm".** Der Helm vermeidet 85 % der tödlichen Fahrradunfälle durch Kopfverletzungen. Er sollte gut passen, versehen sein mit Kinnriemen, seitlichem Schloß, einer 2 cm dicken Schale, in auffälliger, evtl. reflektierender Farbe und nicht mehr als 300 g wiegen. Auch begleitende Erwachsene müssen entsprechend ihrer Vorbildfunktion stets einen Helm tragen.
- **„Radfahren wo?"** Vor Schuleintritt nicht bei Dunkelheit und nicht alleine auf öffentlichen Straßen, ausgenommen der Spielstraße, sondern besser auf Höfen, Spielplätzen, Parks, etc. da, wo wenig oder kaum Verkehr ist (Schonraum).
- **„Radfahren will geübt sein"**. Bevor das Kind allein fährt, sollte es enge Kreise, Bögen, eine Acht, exakt geradeaus, kurz mit einer Hand, kurz nach hinten schauend ohne Schlenker fahren können.
- **„Das Absteigen nach rechts"** muß so früh wie möglich geübt werden. Es bietet den lebensrettenden Fluchtweg auf den sicheren Gehweg und läßt das Fahrrad als Knautschzone zurück.
- **„Die radfahrfreundliche Verkehrsgestaltung"** mit einem guten Radwegnetz und einer Stadtgeschwindigkeit von Tempo 30 sind die beste Voraussetzung für die Sicherheit von Kindern auf dem Fahrrad.

Sicherheit für Kinder als Fußgänger
Kinder verhalten sich aufgrund ihrer entwicklungsphysiologischen Defizite bis ca. zum 8. Lebensjahr im Verkehr sehr riskant und unzuverlässig. Auch danach lassen sie sich noch leicht ablenken. Eltern überschätzen das Verkehrsverhalten ihrer Kinder. Die wichtigste unfallreduzierende Maßnahme ist eine kindersichere Verkehrsplanung und -regelung (Limbourg 1997). Dazu gehören: genügend Straßenüberquerungshilfen mit ausreichend langer Grünphase, Schulwegplanung und -sicherung. Parkverbot auf der Straße mit ausreichender Parkgelegenheit außerhalb. In der Nähe von Wohngebieten sollten genügend verkehrsberuhigte Zonen, Spielstraßen ausgewiesen werden. Nach Einführung von Tempo 30 gingen z. B. in Graz die Unfälle mit Kindern um bis zu 70 % zurück. Allein diese Regelung war effektiver als alle bisherigen Verkehrserziehungsmaßnahmen zusammen.

11.2 Unfälle in Heim und Freizeit

11.2.1 Epidemiologie

Früher lagen für den Bereich Heim und Freizeit nur kleinere Einzeluntersuchungen, aber in den meisten Ländern keine ausreichenden repräsentativen statistischen Grundlagen vor. In der Europäischen Gemeinschaft wurde daher das „European Home and Leisure Accidents Surveillance System" (EHLASS) etabliert. Vor diesem Hintergrund führte

- in Deutschland die Bundesanstalt für Arbeitsschutz in den Jahren 1988/89 (alte Bundesländer) bzw. 1990/92 (neue Bundesländer) eine Haushaltsbefragung durch. Für die Gruppe der unter 15jährigen konnten insgesamt etwa 1900 Kinderunfälle protokolliert werden (Zeitfang/Pfleiderer 1990). Diese Untersuchungen wurden in den folgenden Jahren aktuell fortgeschrieben.
- In Österreich wurden 1991 durch das Institut „Sicher Leben" in 21 unterschiedlich strukturierten Krankenhäusern Daten von mehr als 48 000 Kinderunfällen erhoben, davon mehr als 1/3 durch persönliche Interviews (Schintl/Goethals 1992).
- In der Schweiz wurde ebenfalls 1991 ein fast identischer Fragebogen in 9 Spittälern und bei 40 frei praktizierenden Kinderärzten eingesetzt. Die Schweizer Beratungsstelle für Unfallverhütung (bfu) konnte so ca. 7000 Fälle auswerten (Hubacher 1994).

Mittels Hochrechnungen und Verknüpfung der vorhandenen Statistiken, auch der Verkehrs- und Schulunfälle, liegen für den deutschsprachigen Raum somit erstmals Basisdaten vor. Der Bevölkerungsanteil der bis 15jährigen in Österreich und der Schweiz beträgt ca. 10 % der in Deutschland ermittelten Kinderzahl. Diese betrug 1993 in Deutschland 13 241 919. Absolute Unfallzahlen dieser Nachbarländer müssen deshalb für Deutschland mit dem Faktor 10 hochgerechnet werden.

Nach diesen Untersuchungen erlitt pro Jahr in Deutschland jedes 13., in Österreich bei ca. 200 000 Unfällen jedes 7. und in der Schweiz bei ca. 360 000 Unfällen jedes 10. Kind eine Verletzung, die so schwer war, daß sie einer ärztlichen Versorgung bedurfte. Durch die unterschiedliche Erhebungsart ist ein exakter Vergleich kaum möglich. Die in Deutschland gefundenen Werte liegen aber in Wirklichkeit eher höher. Zusätzliche Daten liefert die Literaturübersicht von Gruber (1992).

Unfälle im Straßenverkehr machen bei uns nur ca.18 % aller Verletzungen aus, was die Wertigkeit der bisher so vernachlässigten Heim- und Freizeitunfälle unterstreicht.

Für den speziellen Bereich der Schülerunfälle gibt der Bundesverband der Unfallversicherungsträger der öffentlichen Hand (BAGUV) jährlich eine detaillierte Statistik heraus. Im Jahre 1996 wurden insgesamt 1 511 109 Unfälle angezeigt; entsprechend einer Quote von 89,5/1000 Schüler. Verstorben sind 133 Schüler.

Unfallarten und Unfallbedingungen

Altersquote

Nach der Untersuchungen der bfu liegt die Unfallquote für Säuglinge bei 2–3 % und steigt danach auf ca. 6 % bis zum 9. Lebensjahr und etwa 8 % bis zum 14. Lebensjahr an. In Deutschland lag die Gesamtquote für Kinder bei 6,6 %, gegenüber dem Gesamtdurchschnitt aller Einwohner, der 5,9 % betrug. Es starben 1995 durschnittlich 6,3 von 100 000 Kindern, dabei lag die Unfallsterbeziffer für Kleinkinder um ca. 1/3 über dem Durchschnitt. Nur jedes 6. Kind verunfallt allein, der Rest zur Hälfte in Gegenwart Erwachsener bzw. anderer Kinder.

Unfallort

Im Bereich des Hauses verunfallen über 50 % der Kinder unter 6 Jahren. In den meisten Untersuchungen scheinen Spielzimmer und Hobbyräume gefährlicher als die Küche zu sein, die nur bei Köhler mit 38 % im Vordergrund steht. Parallel zum zunehmenden Alter verlagert sich das Freizeitverhalten und damit auch der Unfallort bei Schulkindern in über 60 % außerhalb des Wohnbereiches. Auf dem Spielplatz passieren bei Kleinkindern mehr als 14 % der Unfälle, bei Schulkindern 19,3 % in Sportstätten und 21 % auf öffentlichen Verkehrswegen, wobei dies in der Regel keine Verkehrsunfälle, sondern Sturz- und Stolperunfälle sowie Alleinunfälle mit dem Fahrrad sind (AGUV).

Kleinkinder verunfallten 1995 fast doppelt so häufig tödlich zu Hause wie im Straßenverkehr.

Geschlecht

Knaben sind bereits ab der 2. Hälfte des 1. Lebensjahrs häufiger in Unfälle verwickelt als Mädchen. Die Ursache ist unklar, ein konstitutioneller Faktor nicht endgültig ausgeschlossen. Ab dem 3. Lebensjahr ist das Verhältnis relativ konstant 3:2 (60 % Knaben, 40 % Mädchen). Dies wird u.a. mit der unterschiedlichen Erziehung und der Rollenerwartung erklärt. Verschiedene Freizeitgewohnheiten bedingen darüber hinaus natürlich auch verschiedene Unfallbelastungen. Während sich beim Fußball fast ausschließlich Jungen verletzten, dominieren die Mädchen bei den Reitunfällen.

Unfalltätigkeit

Spiel, Sport und Fortbewegung sind die häufigsten Tätigkeiten, bei denen sich Unfälle ereignen. Während naturgemäß bei den Kleinkindern die Unfallhäufigkeit beim Spielen und Toben mit 62 % weitaus am höchsten ist (Schulkinder 38,5 %), mehren sich bei den Schulkindern die Unfälle durch Sport bis auf 23,3 %. In den alpinen Ländern steigt dieser Anteil bis 38 % insbesondere im Winter durch Schlitten- und Skifahren, neben den anderen Fortbewegungen mit Rad- und Skateboardfahren, Rollschuhlaufen, Inlineskaten. In Österreich passieren mehr als 10 % aller Unfälle mit dem Fahrrad, nicht nur im Verkehr, sondern häufiger bei Spiel und Sport.

Unfallarten

Hier steht der Sturz mit insgesamt etwa 51 %, insbesondere aus der Höhe, bei allen Altersstufen an vorderster Stelle. Säuglinge und Kleinkinder fallen vom Wickeltisch, aus dem Hochstuhl (unbedingt mit Sicherheitsgurt vor Umkippen schützen!), aus der Tragetasche, aus dem Kinderwagen, mit dem Gehfrei und ziehen sich dabei häufig Frakturen, insbesondere des Schädels zu. Kleinkinder fallen aus dem Hochbett (auf Europäische Sicherheitsnorm DIN EN 716 achten!), die Treppe hinunter, später beim Klettern sowohl in der Wohnung als auch draußen, beim Toben, beim Rennen, auf dem Spielplatz, von der Rutsche oder aus der Schaukel. Schulkinder stürzen vorwiegend beim Sport, besonders mit Geräten wie Rollschuhen, Schlitten, Ski, Inlineskatern etc. und bereits ab dem 2. Lebensjahr alle Altersstufen mit dem Fahrrad. Der hohe Anteil von Zusammenstößen mit 29 % bei Schulkindern geschieht insbesondere beim Mannschaftssport (Fußball, Handball, Volleyball etc.).

Tabelle 11-3: Todesfälle Altersstufe 0–15 Jahre 1989–1998 u. 1979

Unfallart	1998	1997	1996	1995	1994	1993	1992	1991	1989*	1979*
Vergiftung E 850–869	52	11	6	10	16	9	22	20	5	32
Sturz E 880–888	31	44	55	36	65	42	67	60	39	87
Feuer E 890–899	27	55	62	68	63	73	102	106	64	83
Ertrinken E 910	146	125	110	132	183	165	166	207	134	269
Ersticken E 911–913	94	85	87	101	103	129	123	171	138	470

(* Alte Bundesländer einschl. Berlin-West) Quelle: Stat. Bundesamt Wiesbaden

Tabelle 11-4: Todesfälle 1998, Heim und Freizeit 0–15 Jahre

Unfallart	0–1 Jahr	1–5 Jahre	5–15 Jahre	Gesamt
Ersticken T71	22	14	58	94
Ertrinken T75.1	5	61	50	146
Verbrennung T20-T32	4	10	13	27
Stürze W00-W19	4	11	16	31
Vergiftung T36-65	5	22	25	52
Summe	40	118	162	350

stat. Bundesamt

Die Unfälle durch Verbrennungen betrifft mit einer Rate von 6,3% insbesondere die Kleinkinder. Es folgen Einwirkungen durch Gegenstände wie Scherben, Messer, Bälle, Türklemmen und Prellungen, mit Quetsch-, Schnitt- und Rißwunden, Tritte, Schläge, Stiche und Bisse von Mensch und Tier. Neben den Tierbissen (ca. 1%) machen weitere Unfallarten wie Vergiftung, Verätzung, Ertrinken und Ersticken zwar insgesamt nur 3% des Unfallgeschehens auf, führen aber insbesondere im Kleinkindesalter zu sehr häufigen oder schweren Verletzungen (Tab. 11-3), evtl. auch zu mehr Todesfällen, wie das Ertrinken speziell im Kleinkindesalter (Tab. 11-4).

Verletzungsort
Jede 2. Verletzung (51%) erfolgt am Kopf (Abb. 11-3), Der Commotioanteil, von dem Mädchen überdurchschnittlich stark betroffen sind, liegt bei 6%.

11.2.2 Spezielle Unfälle und Prävention

Sturz mit dem Gehfrei

Der Gehfrei ist das gefährlichste Verwahrgerät im Säuglings- und Kleinkindesalter. In den USA geht man von knapp 24 000 „baby-walker"-Unfällen jährlich aus, wobei innerhalb von 4 Jahren 11 Todesfälle

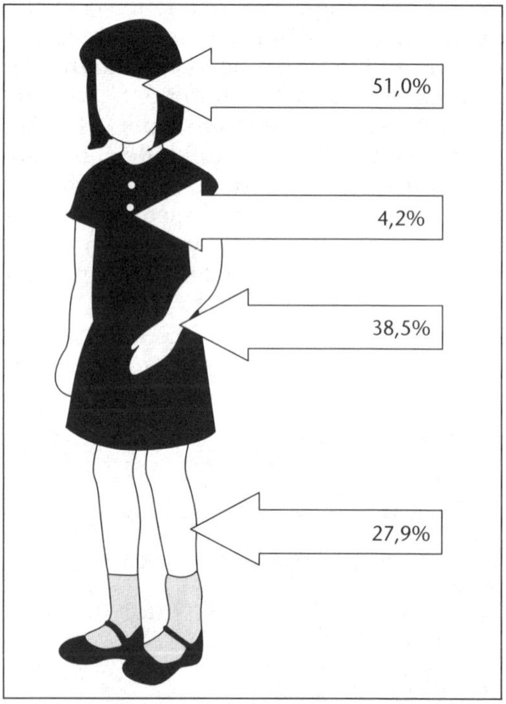

Abbildung 11-3: Verletzungshäufigkeit der einzelnen Körperteile bei Kinderunfällen in Heim und Freizeit. Quelle: bfu; n = 950 000.

auftraten. Eine Untersuchung in Griechenland (Petridou et al. 1995) ergab eine Inzidenz von 3,5 Gehfrei-Unfällen/1000, was bezogen auf Deutschland etwa 7500 solcher Unfälle/Jahr ergeben würde.

Hochrechnungen für Deutschland lagen bei 5000 Fällen pro Jahr (Bier 1996), die Dunkelziffer ist sicherlich deutlich höher. Durch Strampeln und Laufbewegungen erreichen die Kinder eine für sie nicht kontrollierbare beachtliche Geschwindigkeit und eine dem Alter nicht entsprechende Mobilität und Greifhöhe. So können sie bereits vor dem Laufen Tischdekken herunterreißen, an heiße Abdeckungen von Herdplatten und Backöfen fassen und sich verbrennen. Das typische Unfallalter liegt zwischen dem 7. und 14. Lebensmonat (Mayr et al.1993).

Das Kippen über Kanten ist nach Absenken des Schwerpunktes und Einführung von 5 Laufrollen seltener geworden. Dagegen ist die häufigste Unfallart mit dem Gehfrei bei einem Anteil von 83 % der Sturz von der Treppe. Dabei kommt es durch Überschlagen um die Längsachse in 82 % zu Schädelhirntraumen und davon wiederum in 11 % zu einer Schädelfraktur.

Es ist ein Irrtum, daß durch den Lauflernwagen (oder auch Gehschule genannt) die Kinder früher laufen lernen. Aufgrund der hohen Unfallquote müßte der Gehfrei wie ein Medikament mit gefährlicher Nebenwirkung konsequent aus dem Handel gezogen werden. Dafür sprachen sich in einer Umfrage 102 von 113 Befragten aus (Bier und Palitzsch 1994). Solange er aber ein beliebtes Geschenk von Paten und Großeltern bleibt, sind die Umsatzzahlen und das Firmeninteresse an der Produktion mit einem vielfältigen Angebot geblieben.

In Schweden ist es dennoch gelungen, durch eine intensive Aufklärungskampagne mit besonderer Unterstützung der Kinderärzte den Gehfrei vom Markt fast völlig verschwinden zu lassen. In Deutschland hat die Stiftung Warentest im Novemberheft 1997 alle auf dem Markt befindlichen Gehfreimodelle aus den o.g. Sicherheitsgründen als mangelhaft bezeichnet.

Alle Ärzte sollten den Eltern spätestens im Rahmen der U4 und U5 vom Kauf eines Gehfreis konsequent abraten!

Ersticken

Nach dem plötzlichen Kindstod ist Erstikken im 1. Lebensjahr die häufigste tödliche Unfallursache jenseits der Neugeborenenperiode. Neben Erbrochenem wird auch die Aspiration von kleinen Spielzeugteilen, Knöpfen, Geldstücken, Schrauben, Heftklammern, Nüssen etc. häufig beobachtet.

Das Verlegen der äußeren Atemwege durch Kopfkissen, Decken, Matratzen ist eher seltener geworden. Plastiktüten, die über den Kopf gestülpt werden, nicht aufgeblasene, in den Mund gesteckte Luftballons oder etwa Gummihandschuhe aus der Arztpraxis sind eine stets lauernde Aspirationsgefahr.

Eine Strangulierung durch Schlingenbildung von Bändchen an Jäckchen, Strampeldecken, Schnullern und Spielzeugketten ist durch Sicherheitsbestimmungen, Änderung der Kleidermode mit Druck- und Klettverschlüssen und entsprechende Information der Eltern rückläufig, kommt aber immer noch zu häufig vor. Eine weitere Unfallursache ist das Hängenbleiben des Kopfes zwischen Gitterstäben, Möbeln und Matratzen. Gerade für Erstickungsunfälle im Säuglingsalter gilt: Unfälle sind keine Zufälle.

Präventionsmaßnahmen:

- Bei Säuglingen keine dicken Kissen, besser anfangs eine zusammengelegte Windel, später ein flaches, hartes Kopfkissen verwenden. Strampelsack mit Sicherheitsbefestigung benutzen, Kinderbett und Laufstall GS-geprüft, Gitterstäbe maximal 7 cm Abstand. Keine Kleinteile im Bett belassen, die in den Mund passen, z.B. Knöpfe, Münzen, Würfel, Kugeln. Keine Erdnüsse geben.
- Schnuller nur mit Plastikkettenband verwenden, das deutlich kürzer als der

Halsumfang ist und mit Sicherheitsklemme versehen ist.
- Keine Kinderjäckchen mit Bändchen am Hals benutzen, besser Body mit Druckknöpfen. Alle Bänder, Kordeln, Elektrokabel und Krawatten für Kinder unerreichbar wegschließen.
- Plastiktüten kindersicher aufbewahren.
- Kühlschränke ohne Magnetschloß nicht mehr verwenden, Kühltruhen kindersicher abschließen.
- Keine nicht aufgeblasenen Luftballons oder Gummihandschuhe zum Spielen geben.

Ertrinken

Nach den tödlichen Verkehrsunfällen stellt das Ertrinken die zweithäufigste Einzeltodesursache im Kindesalter dar. Es ertrinken in der Bundesrepublik bis zu 200 Kinder im Alter bis zu 15 Jahren, davon allein 100 zwischen dem 1. und 5. Lebensjahr.

Dies entspricht etwa 20 % aller Ertrunkenen, wobei man weltweit von einer Inzidenz von 5 bis 6 Ertrunkenen/100 000 Einwohnern ausgeht. Die Zahl der Beinahe-Ertrinkungsunfälle liegt nach einer Erhebung in der Schweiz bei Kindern etwa 3 bis 4 mal so hoch (Wopmann 1994).

Der **Unfallort** ist in einzelnen Ländern sehr unterschiedlich. Bei kleineren Kindern steht der Swimmingpool mit 52–89 % an erster Stelle (Albermann 1994). Betroffen sind je zu Hälfte eigene bzw. fremde Kinder. Davon passieren 77 % der Unfälle in den ersten 6 Monaten nach Anschaffung des Pools. Das Unfallrisiko war bei den frei zugänglichen Schwimmbecken etwa 3,76 mal höher als bei eingezäunten Pools.

In der Schweiz passieren 7 % der Todesfälle in der Badewanne, 11 % in Biotopen und Teichen, 60 % in Badeanstalten.

In Holland ertrinken mehr Kinder in Gräben, Kanälen und Seen, Kleinkinder häufiger in Binnengewässern, 6- bis 12jährige Kinder mehr an Meeresküsten.

Zu Unfällen in der Badewanne, Eimern und in Flachwasser kommt es besonders zwischen dem 7. und dem 15. Lebensmonat. Außerhalb dieser Altersgrenze sollte in solchen Fällen auch an Kindstötung durch Ertränken gedacht werden.

Die kurzfristige Unterbrechung der Beaufsichtigung ist auch beim Ertrinken der häufigste soziale Faktor. Ältere Kinder stürzen steile Böschungen in Flüsse und Seen hinab, rutschen auf glitschigen Steinen oder Teichfolien aus, brechen ins Eis ein oder haben optisch Land und Wasser durch Bewuchs mit Wasserpflanzen nicht unterschieden.

Eine **physiologische Besonderheit** des Kleinkindes ist die Schwere des Kopfes im Vergleich zum Körper. Es ist deshalb etwa bis zum 3. Lebensjahr nicht in der Lage, das Gesicht durch Schwimmbewegungen dauernd über Wasser zu halten. Der hohe Körperschwerpunkt begünstigt auch den Fall über Schwimmbadgeländer, in Tonnen, Eimern und Becken. Das plötzliche Untertauchen führt zu einer initialen Apnoe, gefolgt von einem reflektorischen Glottisverschluß. Kleinkinder können so bei Fall in Wassertiefen von weniger als 10 cm ertrinken.

Prognose: In der Schweizer Erhebung zu Ertrinkungsunfällen sind bei den primär nicht tödlichen Unfällen 1/3 der stationär aufgenommenen Kinder gestorben oder waren später behindert. Entsprechend konnten 2/3 gesund entlassen werden.

Mehr als 80 % der kindlichen Ertrinkungsopfer machen ihren ersten Atemzug innerhalb von 5 min und sind spätestens nach 20 min bei Bewußtsein, was als günstige Prognose gilt (Hammerle et al. 1992).

Bei Wassertemperaturen von mehr als 5 °C gilt eine Submersionsdauer von mehr als 25 min und eine erfolglose Reanimation über 40 min ebenso wie eine lichtstarre Pupille bei stationärer Aufnahme als prognostisch ungünstig. Apallische Kinder zeigen nach Ertrinken eine wesentlich schlechtere Rückbildungstendenz als nach mechanisch verursachten Schädelhirntraumen.

Präventionsmaßnahmen:

- Kleinkinder nie alleine lassen, kontinuierliche Beaufsichtigung aus nächster Nähe erforderlich.
- Auf Teiche und Biotope im Garten möglichst verzichten.
- Nach dem 3. Lebensjahr sollen Kinder schwimmen lernen. Aber auch Kleinkinder, die schwimmen können, gelten nicht als ertrinkungssicher. Sie ermüden schnell. Bei ungewolltem Untertauchen kann es nach wie vor zu reflektorischen Apnoen kommen.
- Schwimmflügel gewähren keine ausreichende Sicherheit im Wasser, deshalb Benutzung nur unter Aufsicht.
- Schwimmreifen sind wegen der Gefahr des Durchgleitens obsolet.
- Swimmingpools benötigen eine durchsichtige Umzäunung ohne Spitzen (z.B. Jägerzaun) von mind. 140 cm Höhe mit abschließbarem Tor.
- Sprossen von Badeleitern müssen rutschfest und mind. 7–8 cm tief sein. Sonst ist eine Flachwasserzone von mind. 1 m oder Sicherung durch nicht rostendes, engmaschiges Gitter erforderlich. Keine Betoneisenmatte!
- Keine Dreiräder, Tretroller oder Fahrräder am Teich- oder Schwimmbeckenrand benutzen.
- Auf Booten und in Wassernähe allen Kindern stets Schwimmwesten anlegen. Jeder Erwachsene ist für die Beaufsichtigung eines bestimmten Kindes verantwortlich.
- Bade-und Bootssicherheitsregeln beachten.
- Ertrunkene nicht alleine lassen, sofort mit der Wiederbelebung beginnen.

Vergiftungen

Die Vergiftungen im Kindesalter machen ca. 1 % der Gesamtunfälle aus, und 90 % aller Ingestionsunfälle betreffen Kleinkinder im Alter zwischen 10 Monaten und 4,5 Jahren mit einem deutlichen Altersgipfel zwischen 1 bis 2,5 Jahre. Die Letalität bis zum 15. Lebensjahr schwankt in den einzelnen Jahren stark und betrug laut Angaben des Statistischen Bundesamtes Wiesbaden 63 Fälle im Jahre 1991 bzw. 6 Fälle 1996. Allgemein gilt für die jährliche **Inzidenz** in Deutschland folgende Faustregel (Hess et al. 1997):

- ca. 200 000 akzidentelle Ingestionen
- ca. 20 000 Vergiftungen
- ca. 1000 lebensbedrohliche Vergiftungen
- ca. 20 Todesfälle.

Im internationalen Mittel schlüsselten sich die beteiligten Substanzen bisher noch wie folgt auf: Arzneimittel 30–40 %, Haushaltsmittel 30–40 %, Pflanzen 10 %.

Nach den jährlichen Statistiken der Beratungsstelle für Vergiftungserscheinungen und Embryonaltoxikologie Berlin überwiegen seit 1993 erstmals die Zahl der Anfragen nach Haushaltsmitteln und Chemikalien (Publikumsmittel) die nach der Toxizität von Medikamenten (Abb. 11-4).

Im Haus finden ca. 80 % der Vergiftungen statt, hiervon fielen 1996 auf die sog. Publikumsmittel mit 63 % (Spülmittel ca. 25 %, Kosmetika 9,2 %, Schreib- und Malutensilien 3,1 %, ätherische Öle, Petroleum 3,0 %).

Die Beratungsfrequenz ist bei Kindern im Sommer höher als im Winter, vorwiegend bedingt durch Ingestion von Pflanzenteilen und Beeren.

Bei den Anfragen zu möglichen Vergiftungen im Kindesalter handelt es sich zu 91 % der Fälle um akzidentelle Ingestionen, um suizidale Ursachen bei 1,4 %, insbes. in der Altersklasse der 10- bis 15jährigen.

Von den Beratungsfällen bedurften 1996 ca. 86 % keiner weiteren ärztlichen Kontrolle oder Behandlung. Von den bereits in die Klinik eingewiesenen Fällen konnten etwa 40 % nach Abklärung des Vergiftungsrisikos wieder nach Hause entlassen werden.

Medikamente wurden von Kindern hauptsächlich in Schubladen, Handtaschen und Tablettenpackungen gefunden, aber auch achtlos auf den Müll geworfene

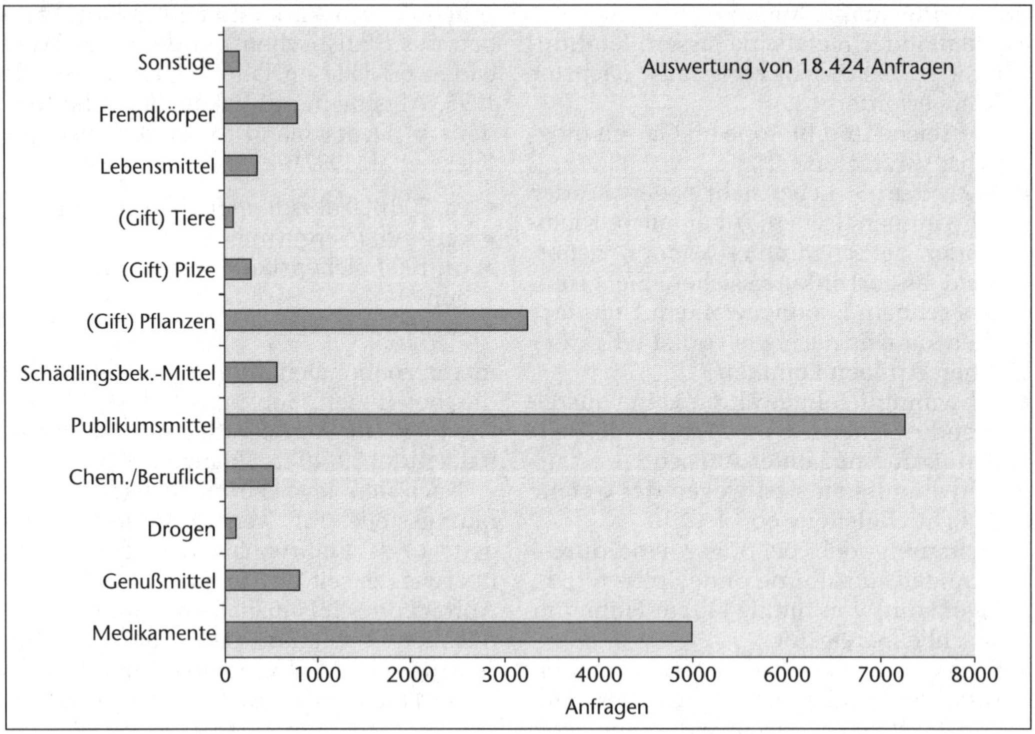

Abbildung 11-4: Substanzen bei Ingestionsunfällen im Kindesalter. Quelle: Beratungsstelle Berlin 1997.

Arzneimittel waren für die Vergiftungsfälle verantwortlich. In besonderen Fällen ist die schnelle Erkennung der Arzneimittel nach Farbe, Form und Größe anhand eines Bestimmungsatlasses bei Apothekern möglich. Bei den Substanzen handelt es sich hauptsächlich um Antipyretika, Sekretolytika, Fluoride, Ovulationshemmer und Benzodiazepine.

In der **Küche** sind besonders gefährlich die alkalischen Rohrreiniger, bei den stark sauren Entkalkern fällt der zunehmende Verbrauch von ökologisch empfohlener 25%iger Essigesszenz negativ auf. Erfreulich rückläufig sind die Verätzungen durch Geschirrspülmaschinenreiniger, seitdem die Disilikate Verwendung finden. Beim einem Anteil von weniger als 20% dieser Substanzgruppe wurden Schädigungen nicht mehr beobachtet.

Im **Badezimmer** sind gefährlich: Medikamente, Pudersprays, Nagellack, Rasierwasser, Parfums, WC-Reiniger, im **Wohnzimmer** eher alkoholische Getränke, Tabak, Zigaretten, giftige Zimmerpflanzen, Lampenöle und Batterien, in **Garagen** und **Abstellräumen** Insektensprays, Unkrautvertilgungsmittel, Motoröle, Terpentinersatz, Lacke und Farben.

Ätherische Öle werden zunehmend alternativ bei der Erkältungsbehandlung eingesetzt. Bei versehentlicher Einnahme können sie zu reflektorischem Atemstillstand, Bewußtlosigkeit und Krämpfen führen. Kampher, Eukalyptus, Pfefferminze wirken etwa 4mal stärker als Lavendel, Nelken und Anisöl. Duftpetroleum und Lampenöle sind aliphatische Kohlenwasserstoffe und führen zu Schleimhautreizungen, Erbrechen und Aspirationsgefahr. Dadurch ist es in den letzten Jahren zu Todes- und Beatmungsfällen gekommen. Der Kindersicherheitsverschluß ist zwar inzwischen für diese Produkte

Pflicht, nach dem Umfüllen kam es jedoch weiterhin häufig zu Ingestionen.

Das Bundesinstitut für gesundheitlichen Verbraucherschutz hat eine europaweite Verbotsverordnung für gefärbtes Lampenöl durchgesetzt. Diese sieht vor, daß Lampenöle nicht mehr in die Hände von Endverbrauchern gelangen. Eine Beschränkung auf Verkaufsgebinde von mindestens 15 Liter soll sicherstellen, daß sie nur noch dem Gewerbe, wie Gaststätten und Restaurants, vorbehalten bleiben.

Sehr **giftige Pflanzen** sind Eisenhut, Schierlingsarten und Bilsenkraut, Engelstrompete, Herbstzeitlose und Seidelbastarten. Bei Goldregen sind Schoten und Samen giftig, bei der Eibe die Nadel und der zerbissene Samen, nicht aber das rote Fruchtfleisch. Hautreizungen machen z. B. Wiesenbärenklau, Philodendron und im Haus Dieffenbachia und Zimmercalla.

Prävention und Sofortmaßnahmen: Für die Prophylaxe gilt, daß alle toxischen Substanzen immer wieder nach dem Motto „Ordnung macht sicher“ für Kinder unerreichbar aufbewahrt werden. Neben jedem Telefon sollte zusätzlich die Nummer einer Vergiftungsnotrufzentrale liegen, der man die Fragen „Wer, womit, wieviel, wann und wo“ beantworten sollte. Die fragliche Substanz sollte möglichst in der Originalpackung sichergestellt werden.

In der Therapie ist nach wie vor Giftentfernung oberstes Gebot. Reichlich Tee oder Fruchtsaft trinken lassen, keine Kochsalzlösung, keine Milch geben, kein Erbrechen erzwingen. Augen- und Hautverätzungen sofort unter fließendem Wasser auswaschen, bei Mund-zu-Mund-Beatmung nach Gasvergiftung die Ausatemluft des Patienten nicht selbst einatmen.

Verbrühung/Verbrennung

Thermische Unfälle machen in einzelnen Studien etwa 1–3 % des Unfallgeschehens aus. Starben Ende der 80er Jahre noch ca. 100 Kinder an Hitzeeinwirkung, so ist in den letzten Jahren auch diese Zahl rückläufig und betrug 1998 noch 27. In Deutschland verbrennen sich etwa 3000 Kinder pro Jahr so schwer, daß sie lebenslange Narben davontragen. Die durchschnittliche Krankenhausverweildauer beträgt 10 bis 11 Tage. Kleinkinder bis zum 3. Lebensjahr sind mit einem Anteil von über 70 % besonders häufig betroffen und erleiden hauptsächlich Verbrühungen. Diese Unfälle passieren vorwiegend während der Zubereitung von Mahlzeiten oder beim Essen durch Herunterziehen von Tellern, Tassen, Kannen, Töpfen vom Tisch, z. T. gemeinsam mit der Tischdecke, oder von Pfannen und Töpfen vom Herd. Unfallort ist dementsprechend meistens die Küche, der Essensplatz, aber auch das Bad, wenn Heißwasserhähne ohne Temperaturbegrenzer zuerst geöffnet werden.

Der Kontakt mit heißem Wasser von 60 Grad führt bereits innerhalb von 3 Sekunden zur Verbrühung II. Grades. Der Inhalt einer Tasse kann bis zu 30 % der Körperoberfläche eines Säuglings oder Kleinkindes verbrühen. Die Zahl und Schwere dieser Unfälle ist in den letzten Jahren allerdings durch technische Verbesserungen deutlich rückläufig, z. B. durch die Verwendung von Kaffeemaschinen statt Litermaß und Tauchsieder, Thermoskannen mit festen Deckeln, geschlossenen Überdrucktöpfen etc. Demgegenüber blieben die Verbrennungen an „kontrollierten Hitzekörpern“ wie Herdplatten, Heizluftöfen, Toastern und insbes. dem Bügeleisen ziemlich konstant.

Im Schulalter verlagert sich der Unfallort außerhalb des Hauses durch das Spiel mit Feuer, Kerzen und Feuerwerkskörpern. Das Grillen auf Holzkohle ist immer beliebter geworden, die Zahl der dadurch erlittenen Verbrennungen hat zugenommen. Neben Stichflammenverletzungen durch Gießen von Spiritus oder Benzin auf zu langsam brennende Kohle und Verbrennungen an den heißen Ofenteilen sind tagsüber von Kindern oft die kleinen blaßblauen Flammen und Glutreste nicht zu erkennen.

Prävention und Sofortmaßnahmen: Aus Sicherheitsgründen sollte ein GS-geprüfter Grillofen nach DIN 66077 benutzt werden, die Holzkohle möglichst der Qualität DIN-Norm 51749 entsprechen und ein GS-geprüfter Anzünder nach DIN 66358 verwendet werden. Die wichtigste Sofortmaßnahme nach Verbrühung oder Verbrennung ist gründliche Abkühlung durch kaltes Wasser, welches auch nach 10 bis 20 Minuten noch wirksam ist. Bei Kleiderbrand Kind nicht weglaufen lassen, sondern Flamme durch Wälzen bzw. Abdecken mit Mantel, Jackett oder Decke ersticken. Rauch ist genauso gefährlich wie Feuer. Am Boden kriechend kann man besser atmen als aufrecht gehend. In Holland sind Brandmelder auch in Privatwohnungen bereits Pflicht geworden.

Die Aktion „Paulinchen" der Elterninitiative brandverletzter Kinder e.V. empfiehlt folgende Prävention.

- Keine Tischdecke zum Essen im Haushalt mit Kleinkindern benutzen.
- Nichts Heißes auf den Tisch stellen, wenn Kinder auf dem Schoß sitzen.
- Herdplatten durch Gitter schützen, Töpfe und Pfannen immer mit Griff nach hinten auf den Herd stellen.
- Wenn Fett in der Pfanne zu brennen beginnt, ersticken durch Abdecken mit Deckel, niemals mit Wasser löschen, sonst kommt es zu einer Fettexplosion.
- Getränke und Nahrungsmittel aus der Mikrowelle stets gut umrühren und Temperatur vor dem Füttern selbst kontrollieren.
- Im Bad nur feststellbare Heißwasserregler benutzen. Maximaltemperatur auf 38 Grad einstellen. Keine Eimer oder Wanne mit heißer Flüssigkeit auf den Boden stellen.
- Inhalieren von Kochsalz und ätherischen Ölen mit Verdampfern nur unter persönlicher Anleitung in Anwesenheit von Erwachsenen.
- Bügeleisen stets abschalten, Stecker herausziehen vor Verlassen des Raumes.
- Streichhölzer, Feuerzeuge konsequent wegschließen, Kindern keine Wunderkerzen oder Feuerwerkskörper in die Hand geben.

Tierunfälle

An etwa 1–2 % aller Unfälle in Heim- und Freizeitbereich sind Tiere beteiligt. Im Vordergrund stehen dabei mit über 90 % die Bißverletzungen, die wiederum in der Mehrheit von Hunden verursacht werden. Für Deutschland rechnet man mit mehr als 10 000 behandlungspflichtigen Hundebißverletzungen pro Jahr, wobei sicherlich noch eine erhebliche Dunkelziffer besteht. Es sollte allerdings auch die Zahl der Pferdebisse nicht unterschätzt werden.

Die Vergiftungszentrale Berlin erhielt allein 1993 insgesamt 31 Anfragen bezüglich Schlangenbissen, 25 nach Bissen von Giftspinnen, davon 12mal von Vogelspinnen, die bei bestimmten Jugendgruppen in Mode gekommen sind.

Kratzwunden, insbesondere von Katzen, spielen in 3 % eine Rolle.

Trittverletzungen, speziell von Pferden, aber auch von Rindern, kommen etwa in 6 % vor.

Reitunfälle

Über 40 % aller Reitsportunfälle entfallen auf Kinder bis zu 14 Jahren. Das Verhältnis von Jungen zu Mädchen beträgt hier 1:4. Reitunfälle sind in der Regel schwerwiegend. 40 % bedürfen der stationären Behandlung. Unerfahrenheit, falsches Verhalten und mangelnde Ausbildung sind dafür wesentliche Gründe. Von den Betroffenen wird in 85 % aller Reitsportunfälle unberechenbares Verhalten des Pferdes angegeben, wobei vergessen wird, daß das Pferd kein Kuscheltier, sondern ein Herden- und Fluchttier ist.

Prävention:

- Die Reitkappe mit 3- oder 4-Punktsicherung bei jedem Ritt aufsetzen.

- Pferde sind schreckhaft. Bei Annäherung stets ansprechen, immer mit Fluchtreaktionen durch plötzliche Geräusche und Bewegungen rechnen.
- In der Box, bei der Pflege, beim Hufeauskratzen, beim Loslassen auf die Weide nie hinter das Pferd kommen. Wenn möglich, immer vorne um das Pferd herumgehen.
- Führstricke nie um die Hand wickeln. Fremde Pferde auf Trense führen. Beim Verladen Handschuhe anziehen.
- Möglichst nicht alleine ausreiten, sonst genauen Weg angeben, Handy mitnehmen.

Hundebisse

An der Gesamtzahl der Hundebißverletzungen sind Kinder unter 15 Jahren zu 40% betroffen, davon der Großteil bis zum 5. Lebensjahr. Provokantes Verhalten der Kinder spielt in 20% der Fälle eine Rolle. Zu 80% erfolgt der Biß unvermutet, davon wiederum die Hälfte ohne vorherigen Kontakt, z.B. plötzlich beim Radfahren oder Spazierengehen.

Der Hund wird aggressiv und damit gefährlich, weil er sich fürchtet (Angstbeißer), sich überlegen fühlt, insbes. gegenüber Krabbel- und Kleinkindern (Rudelverhalten), sein Futter, Spielzeug oder Terrain verteidigt, seinen Herrn beschützt, Beute jagt, oder durch Verletzung, Bestrafung, unsachgemäße Pflege gereizt wird.

Kleinkinder erleiden besonders Kopf- und Halsverletzungen, Jugendliche und Erwachsene eher Bisse in die Arme und Beine. Wachhunde wie Rottweiler, Doggen, Schäferhunde und Jagdhundrassen sind naturgemäß häufiger an Bißverletzungen beteiligt als sog. Hirten- und Familienhunde. Im Einzelfalle können jedoch alle Hunde beißen. Auslöser ist dann oft ein falsches Verhalten gegenüber den Tieren. Das österreichische Komitee für Unfallverhütung hat folgende Sicherheits- und Verhaltensregeln gegenüber Hunden aufgestellt:

Präventionsmaßnahmen:

- Säuglinge und Kleinkinder nie mit dem Hund zu Hause alleine lassen oder durch jüngere Kinder ohne Erwachsenenbegleitung ausführen.
- Bei plötzlichem Zusammentreffen mit einem fremden Hund sofort stehenbleiben, in beruhigendem Ton ansprechen.
- Drehe einem Hund, der sich auf dich zubewegt, niemals den Rücken zu, schau ihn stets an und wende dich langsam um, wenn er versucht, hinter dich zu gelangen.
- Berühre keinen fremden Hund.
- Laß den Hund die erste freundliche Annäherung an dich machen, er wird das nicht tun, bevor er dich beschnuppert hat.
- Greife dem Hund nie von oben auf den Kopf, sondern erst an den gesenkten und geöffneten Händen schnuppern lassen.
- Streicheln, wenn überhaupt, nur seitlich am Hals, wenn der Hund dich ruhig anschaut und freundlich mit dem Schwanz wedelt.
- Hunde niemals schlagen oder treten, beim Fressen oder Schlafen stören.
- Nicht in unmittelbarer Nähe an Hunden vorbeirennen oder radfahren.

11.3 Entwicklungsphysiologische, psychische und soziale Aspekte

11.3.1 Gefahrenbewußtsein

Ein sicherheitsorientiertes Verhalten bei Kindern ist abhängig von vielen physiologischen und psychologischen Fähigkeiten, die erst im Laufe der Kindheit zunehmend erworben werden.

Das Gefahren- und Sicherheitsbewußtsein entwickelt sich nach Limbourg (1997,

1998) in 3 Phasen. Die Kenntnisse dieser Entwicklung und weiterer motorischer, kognitiver und sozialer Fähigkeiten ist Voraussetzung für die Toleranz und das richtige Verhalten der Erwachsenen gegenüber der eigenen Welt der Kinder (Dörner 1990, Pieper 1990). Sie hat dazu geführt, daß nicht mehr die Erziehung zu einem „sicheren Kind", sondern die Gestaltung einer „kindersicheren Umwelt" in den Vordergrund der Unfallprävention zu stellen ist. Die meisten Risikofaktoren kindlichen Verhaltens wurden im Rahmen der Verkehrssicherheitsforschung beobachtet (vergl. Übersichten bei Dreher und Dreher 1997, Ellinghausen u. Steinbrechen 1996, Limbourg 1994, 1998). Die wichtigsten Aspekte seien im folgenden kurz zusammengestellt.

- **1. Stufe: akutes Gefahrenbewußtsein**
  Während Säuglinge und Kleinkinder bis zum 2. Lebensjahr noch kaum ein Gefahrenbewußtsein haben, entwickelt sich dieses zunehmend bis zum 5.oder 6. Lebensjahr durch eigene Erfahrung, aber auch durch Anwesenheit bei Unfällen und Verletzungen von anderen, sowie aufklärende Hinweise durch die Eltern, z.B. Feuer, die Herdplatte ist heiß, Dornen und Stecknadeln sind spitz, sie stechen. Der Ast, auf den ich geklettert bin, knackt, weil zu dünn, der Sturz läßt sich jetzt nicht mehr verhindern.
- **2. Stufe: Vorausschauendes Gefahrenbewußtsein**
  Diese Stufe wird mit ca. 8 Jahren erreicht. Die Kinder haben durch Erfahrung gelernt, z.B. heißes Wasser kann man nicht trinken, trockene Äste brechen schnell, nicht darauf klettern. Auf stark abschüssigem Weg wird das Rad schnell, es kommt es leicht zum Sturz.
- **3. Stufe: Präventionsbewußtsein**
  Diese Stufe wird erst mit 9 bis 12 Jahren erreicht.Die Kinder sind in der Lage, vorbeugende Verhaltensweisen zu entwickeln und anzuwenden: z.B. ich benutze eine Thermoskanne mit fest zuschraubbarem Deckel, damit ich mich nicht verbrühe. Zum Klettern auf den Baum nehme ich besser eine Leiter. Der Weg ist zu abschüssig, ich fahre einen Umweg.

Die vorausschauende 2. Stufe des Gefahrenbewußtseins erhöht zwar schon die Sicherheit der Kinder beträchtlich, eine erwachsenenähnliche Teilnahme im Straßenverkehr ist allerdings erst mit der 3. Stufe möglich.

11.3.2 Körperbeherrschung

- Bis zum 18. Lebensmonat werden die Grundfunktionen der motorischen Entwicklung wie Körperhaltung, Greifen und Laufen erlernt.
- Im zweiten Lebensjahr erfolgt die Verbesserung der Feinmotorik und Schnelligkeit bei starker motorischer Unruhe. Das Kleinkind hüpft, rennt, springt, klettert, fährt Roller, fährt Dreirad, Fahrrad, andauernd und immer schneller, aber unkontrolliert, ohne Gefahrenbewußtsein. Seine Aufmerksamkeit gilt der Koordination verschiedener Bewegungsmuster. Der starke Bewegungsdrang muß nach erzwungener Ruhepause im Kindergarten und in der Grundschule abreagiert werden. Durch Austoben auf dem Heimweg mit geringer oder fehlender Aufmerksamkeit gegenüber den Gefahren steigt die Unfallrate.
- Emotionen wie Freude und Ärger werden in plötzliche Bewegungen umgesetzt, ohne äußeren regulierenden Einflüssen noch zugänglich zu sein.
- Die Fähigkeit zum plötzlichen Abbruch einer begonnenen Bewegung ist stark verzögert. Auf Zurufe kann nicht plötzlich gestoppt werden, das Rad bleibt in statt vor der Kreuzung stehen.
- Die Koordination von Sehen und Motorik entwickelt sich nur langsam. Ein Kleinkind rennt und guckt gleichzeitig nur nach vorne. Gefahren von rechts und links werden nicht registriert.

- Der Körperschwerpunkt liegt bei Kindern deutlich höher als bei Erwachsenen. Sie verlieren so schneller die Balance, schwanken, stolpern und stürzen.
- Beim Radfahren im Vorschulalter erfordert das Vorwärtstreten zusammen mit dem Gleichgewichthalten und Lenken die ganze Konzentration und Aufmerksamkeit. Die Kinder können sich während der Fahrt nicht umschauen, keine engen Achten fahren, nicht blitzschnell bremsen oder einem Fußgänger plötzlich ausweichen. Für die Teilnahme am Straßenverkehr sind sie deshalb in diesem Alter nicht geeignet.

11.3.3 Wahrnehmung

- Das Sehen von Hell/Dunkel ist ab Geburt möglich.
- Farbunterscheidungen werden bis zum fünften Lebensjahr gelernt, die Deutung von Rot-Gelb-Grün der Ampelanlagen ist für Kleinkinder in der Regel kein Problem.
- Stereoskopisches Tiefensehen beginnt mit 4 Monaten, es ist aber erst mit 9 Jahren voll ausgebildet und bedeutet eine Einschränkung des Entfernungschätzens. Große Autos (Lkws) werden näher gesehen als kleine, wenn sie sich auf gleicher Höhe befinden.
- Die Vorstellung vom Raum kommt im Krabbelalter hinzu, jedoch stets egozentrisch bezogen auf den eigenen Körper. Sie führt zu dem gefährlichen Trugschluß: „Was ich sehe, sieht auch der andere". Kinder glauben z. B., daß Autofahrer sie hinter einem Blumenkübel erkennen, wenn sie selbst das Auto sehen, und dies auch oder besonders bei Dunkelheit, weil ja das Auto die Scheinwerfer-Augen hat (Limbourg und Günther 1977).
- Geschwindigkeitsschätzung ist eine sehr komplizierte Form des Sehens von Form und Größe in der Bewegung für eine bestimmte Zeit. Drei- bis vierjährige Kinder können nicht einmal ein stehendes von einem fahrenden Auto unterscheiden. Ein gleichschneller lauter Sportwagen wird stets schneller als ein leiser Kombi geschätzt. Diese Fehler verringern sich erst nach dem 7. Lebensjahr.
- Das Gesichtsfeld ist in der Peripherie bis zu 30 % eingeschränkt, was die Erfahrung und Wahrnehmung von hinten bis zum 10. bis 12. Jahr erheblich verzögert.
- Die Sichtperspektive des Kindes ist durch seine geringe Höhe nicht identisch mit des Erwachsenen, was letzterem meist nicht bewußt ist. Die Riesenküche des Institutes „Sicher leben" in Österreich bzw. das Hinsetzen oder besser Legen auf den Küchenboden macht die Kinderperspektive für Erwachsene in beeindruckender Weise deutlich. Hier wird der Herd zum Turm und damit verständlich, daß man ihn erklettern muß um endlich zu sehen, was darauf steht und so gut duftet. Erst mit 8 Jahren sind die Kinder so groß, daß sie über einen Pkw hinwegschauen können.
- Die Akkomodation ist langsam. Bei der plötzlichem Umstellung von Nah- auf Fernsehen schauen Kinder häufig einen Moment ins Leere.
- Die Hörfähigkeit ist anfangs um etwa 10 dB vermindert. Die Geräuschlokalisation von vorne gelingt nur in einem Winkel bis zu 30 Grad und wird von der Seite und hinten überhört oder fehlgedeutet. Das Gehör wird erst ab acht Jahren zur Gefahrenwahrnehmung mitbenutzt. Auch dann wird Hupen oder Zuruf oft überhört, weil die Aufmerksamkeit intensiv auf andere Dinge gerichtet ist.
- Die Reaktionszeit ist bei Mädchen länger als bei Jungen. Sie ist mit fünf Jahren noch doppelt so lang wie bei Erwachsenen (Klimt 1969). Das erklärt, warum Kinder oft erst verzögert starten, wenn plötzlich ein Ball auf die Straße rollt. So kann für den Autofahrer der

falsche Eindruck entstehen, das Kind habe das herankommende Fahrzeug gesehen.

- Links und rechts können schulreife Kinder bei sich unterscheiden, aber erst nach dem 10. Lebensjahr spiegelbildlich auf den Raum übertragen. Fährt das entgegenkommende Fahrzeug auf meiner oder der Gegenseite?
- Linkshändigkeit hat in der Bevölkerung einen Anteil von 7%, deren Unfallhäufigkeit liegt bei fast 20%. Der Grund ist wahrscheinlich, daß die Umwelt primär für Rechtshänder ausgelegt ist, was ein ständiges Umdenken bei allen Wahrnehmungen und Tätigkeiten erfordert. Dies vermehrt die Ablenkbarkeit der Linkshänder und mindert die Aufmerksamkeit gegenüber Gefahren.
- Die Integration all der genannten verschiedenen Wahrnehmungsformen gelingt zwar mit zunehmendem Alter immer besser, im Zweifelsfall aber folgen Kinder dem dominierenden visuellen Eindruck.

11.3.4 Aufmerksamkeit, Gedanken und Interessen

- In den ersten 2 Lebensjahren führt Neugier zu ständigen Entdeckungsreisen, um all das Interessante zu sehen, hören, fühlen und zu schmecken, was zu den typischen Haushaltsunfällen wie Vergiftungen, Verbrühungen, Verätzungen und Stürzen führt. Ein Gefahrenbewußtsein ist noch nicht vorhanden.
- Von zwei bis sechs Jahren ist das Denken egozentrisch und magisch. Jetzt wird das Kind von all seinen Eindrükken, Wahrnehmungen und Gefühlen dominierend beeinflußt. Es geht davon aus, daß alle anderen im gleichen Moment, auf gleiche Art und Weise hören, fühlen, empfinden und auch handeln werden wie es selbst: „Was ich kann, kann der andere auch". Gegenstände sind interessant, weil man mit dem Roller fahren, in das Heu springen, auf den Baum klettern kann. Das Spielen wird phantasievoll und magisch. Das Dreirad wird zum Rennwagen, sich persönlich überschätzend, ist man selbst der Supermann. Der Stuhl ist böse, wenn man ihn umfährt, eine Hexe hat ihn in den Weg gestellt.

Die Aufmerksamkeit läßt sich nicht teilen, sie folgt immer dem stärksten Reiz ohne Wichtiges oder Gefährliches von Unwichtigem zu unterscheiden. Diese Vermischung von Realität und Phantasie, hohe Ablenkbarkeit durch die wechselnde Aufmerksamkeit sind die wichtigsten Gründe für die erhöhte Unfallquote dieser Alterstufe.

Im 7. bis 10. Lebensjahr werden die Phantasiespiele abgelöst durch sportliche und soziale Aktivitäten. Allerdings entspricht auch in diesem Alter das Übertreten von Verboten, Handeln wider besseres Wissen, unbedacht aus dem Augenblick heraus etwas Verrücktes zu tun, dem typisch kindlichen Verhalten. So wird das Fahrradfahren jetzt zunehmend schneller, z.T. mit akrobatischen Einlagen, und die Unfallhäufigkeit steigt. Ein vorausschauendes Gefahrenbewußtsein ist vorhanden. Trotz der Kenntnis, daß der Helm 85% der tödlichen Schädelverletzungen von Radfahrern verhindert, wird dieser nicht aufgesetzt, wenn die Eltern und Erwachsenen der Umgebung keinen Helm tragen. Das Allgemeinverhalten der Erwachsenen hat in diesem Alter eine wichtige Vorbildfunktion.

Zwischen dem 10. und 15. Lebensjahr gleichen sich logisches Denken, Wahrnehmung, Konzentration, präventives Gefahrenbewußtsein den Erwachsenen an. Allerdings kann richtiges Sicherheitsverhalten wider besseres Wissen durchbrochen werden infolge Imponiergehabe vor der Gruppe, wo risikoreiches Verhalten als Mut fehlgedeutet und die Abgrenzung von der Erwachsenenwelt bewundert wird, z.B. beim Bahnsurfen.

11.3.5 Unfallneigung und psychosoziale Faktoren

- Wenn Konzentrationsschwäche, motorische Unruhe, Ungeschicklichkeit und Impulsivität unfallfördernde Faktoren sind, so trifft dies insbesondere für die hyperkinetischen, hyperaktiven Kinder (Zappelphilipp) zu. Häufig betroffen sind auch ungelenke Kinder mit einer motorischen Komponente der MCD allein oder in Kombination mit anderen Verhaltens- und Wahrnehmungsstörungen.
- Den **Unfalltyp I** definiert Köhler 1977 als ein starkes außenweltzugewandtes, kontaktfreudiges, dynamisches, angstfreies, erlebnisorientiertes und sich selbst überschätzendes Kind und grenzt davon den mit 20 % wesentlich seltener vorkommenden seelisch belasteten **Typ II** ab. Diese Kinder sind häufig empfindlich, seelisch leicht verletzliche Tagträumer, abgespannt, lustlos, machen sich ständig Sorgen, blicken ängstlich in die Zukunft, klagen über Kopfschmerzen und andere Unpäßlichkeiten. Familiäre Probleme und soziale Defizite erhöhen ihr negatives seelisches Grundempfinden. Die inneren Spannungen und affektiven Belastungen (Neurotizismus) absorbieren die Aufmerksamkeit, beeinträchtigen und verkürzen die Wahrnehmung. Gefahrensignale oder Hindernisse werden nicht oder nicht rechtzeitig erkannt. Zu spät oder zu langsam reagierend, gedankenverloren und introvertiert rennen die Kinder in ihr Unglück (Hans guck in die Luft). Auch Gredler et al. 1998 unterscheiden einen „aktiv-dynamischen, quirligen Draufgänger", welcher Gefahren unterschätzt, besonders wenn er sportlich geübt ist, von weniger dynamischen Kindern, die zu Stürzen neigen und durch praktische Übungen mehr Selbstsicherheit erreichen müssen. Jeder kennt kindliche Unglücksraben, welche die genannten Faktoren zeigen. In der Gesamtbetrachtung des Unfallgeschehens machen sie nur eine kleine Gruppe aus, die allerdings gezielt gefördert werden kann.
- Angst ist nicht gleichzusetzen mit Vorsicht. Sie führt oft zu zögerndem, unkonzentriertem und zu unsicherem Verhalten (Berger und Rollet 1993).
- Soziale Faktoren sind vielfältig und beispielsweise von Matheny 1987 untersucht worden. Kleinkinder verunfallen vermehrt in engen, unaufgeräumten Wohnungen mit hohem Lärmpegel, bei unregelmäßigen Essens- und Schlafenszeiten, einkommensschwachen Familien, bei labilen Eltern und in zerrütteten Ehen. Das trifft häufiger für die unteren sozialen kinderreichen Schichten zu. Die Unfallhäufigkeit von Ausländern läßt sich aufgrund ihrer Lebensumstände auf einen Teil dieser Faktoren zurückführen. Die deutsche Haushaltsbefragung ergab im Heim- und Freizeitbereich eine vermehrte Gefährdung der ausländischen Familien mit größerer Kinderzahl.
- Ökologische Faktoren, wie unsichere Wohnungseinrichtung mit veralteten Elektrogeräten, fehlenden Kinderschutzsicherungen, enge Straßenverhältnisse und Sicherheitsmängel auf Spielplätzen, Schulhöfen und in Turnhallen sind weitere Gründe.

11.4 Allgemeine Grundsätze der Unfallprävention

In der UN-Konvention zum Kinderschutz, die seit April 1992 auch in Deutschland in Kraft ist, wird das Recht der Kinder auf Sicherheit und Schutz als vorrangiges Rechtsgut bezeichnet.

Insbesondere im Bereich der Sicherheit und Gesundheit haben die dafür verantwortlichen Institutionen, Dienste und

Einrichtungen den festgelegten staatlichen Normenvorschriften bei der Durchsetzung des Kinderrechts auf Gewährung von Schutz und Fürsorge zu entsprechen (Art. 3).

Der Staat hat nach Art. 19 geeignete Gesetzgebungs-, Verwaltungs-, Sozial- und Bildungsmaßnahmen zu treffen, um Schutzmaßnahmen einzuleiten, die das Kind vor jeder Form der körperlichen und seelischen Schadenszufügung und Gewaltanwendung schützt (Art. 2).

Ein umfassender, gesetzlich vorgeschriebener Unfallschutz für Kinder ist in Deutschland insbesondere für den Bereich Heim- und Freizeit- Unfälle nur mangelhaft verwirklicht (s. Aktionsprogramm Prävention von Kinderunfällen). Die Frage, ob Unfälle schicksalshaft auftreten und unabwendbare Folge der zunehmenden technischen Entwicklung und veränderten Umwelt sind, muß klar mit „Nein" beantwortet werden. Unfälle sind keine Zufälle, sie werden verursacht und sind bei Kenntnis bzw. Vermittlung eines entsprechenden Gefahrenbewußtseins sowie einer technisch sicheren Umwelt zu 60 % vermeidbar.

Die ungesicherte Kellertreppe, eine hohe Teppichkante, der steil abfallende Gartenteich, aber auch ein für das Alter nicht beherrschbares Fahrzeug, wie der Gehfrei im Säuglingsalter, oder ein Fahrrad mit 3 Jahren sind typische Beispiele, die ein voraussehbares Unfallrisiko darstellen und mit Wahrscheinlichkeit zu einem Unfall führen, wenn die Gefahrenquelle nicht beseitigt oder vermieden wird.

Die meisten Unfälle sind auf menschliches Versagen zurückzuführen. Dies gilt insbesondere für das Kindesalter aufgrund der vorgenannten entwicklungsphysiologischen Besonderheiten, wie Konzentrationsschwäche, erhöhte Ablenkbarkeit etc. Der Faktor „Mensch" ist insgesamt das unzuverlässigste Element im Sicherheitssystem. Deshalb ist es ganz besonders wichtig, ihn als Ursache möglichst auszuschließen, und dies kann nur durch technische Ansätze zumindest teilweise erreicht werden. Technische Sicherheitsmaßnahmen haben eine zuverlässige, hohe, dauerhafte Wirksamkeit auf die Erhöhung der Kindersicherheit (Hugi 1994).

Eine wirksame und erfolgreiche Unfallprophylaxe im Kindesalter basiert auf den folgenden Punkten, nämlich den international bekannten „drei E".

- **Engineering** = technische Sicherheitsmaßnahmen
- **Enforcement** = Sicherheitsgesetze, Verordnungen und Normen
- **Education** = Sicherheitserziehung.

Hinzu kommt das Setzen von **Prioritäten** nach epidemiologischen Daten, die Häufigkeit und Schwere der Verletzungen berücksichtigen. Wichtig ist die Bündelung aller Aktivitäten der in der Unfallprophylaxe tätigen Verbände, Organisationen und Interessierten zu einer **zentralen Präventionsgemeinschaft,** wie sie beispielhaft der Deutsche Verkehrssicherheitsrat darstellt, unter dessen Dach 270 Organisationen zusammengefaßt sind.

11.4.1 Sicherheit durch Technik (Engineering)

Zum Teil lassen sich Gefahrenpunkte planerisch einfach eliminieren, wenn man z. B. auf giftige Sträucher und Pflanzen in Gärten, auf Schulhöfen und Spielplätzen ebenso verzichtet wie auf eine Umzäunung mit Spitzen, Stacheldraht oder Jägerzaun, einen Gartenteich nicht anlegt oder ein Gehfrei gar nicht erst anschafft. Die Überforderung menschlicher Fähigkeiten läßt sich vermeiden z. B. durch Geschwindigkeitsbegrenzung, hydraulische Bremsen oder ein hochreflektierendes und damit früh sichtbares Material.

Im Vordergrund stehen aber bauliche und produktbezogene Maßnahmen. Für die Einrichtung einer sicheren Wohnung gibt es **Checklisten** (Abb. 11-5), zahlreiche Sicherheitsartikel wie Herdschutzgitter,

Bitte testen Sie selbst, wie sicher Ihre Kinder aufwachsen.
IM HAUS

Schnüre und Kabel stets aus dem Bereich der Kinder entfernt? Schnuller niemals um den Hals.	JA	NEIN
Treppe durch Gitter gesichert?	JA	NEIN
Treppenstufen mit Rutschleiste versehen?	JA	NEIN
Geländer (Treppen, Balkon) und Laufstall: größter Gitterabstand 10 cm	JA	NEIN
Stolperfallen (Kabel, Läufer) entfernt?	JA	NEIN
Schutz an scharfen Kanten und Ecken angebracht?	JA	NEIN
Scharfe Gegenstände stets weggeräumt? **(Nadeln, Schere, Messer)**	JA	NEIN
Kind erst ins **Badewasser** setzen, wenn richtige Temperatur erreicht **ist**.	JA	NEIN
In der Badewanne und Dusche rutschfeste Unterlage?	JA	NEIN
Alle **Steckdosen** mit Kindersicherung versehen?	JA	NEIN
Kontrolle aller **Elektrokabel** auf schadhafte Stellen regelmäßig durchgeführt?	JA	NEIN
Stecker von elektrischen Geräten in Küche, Keller, Werkstatt stets gezogen?	JA	NEIN
Herd durch Schutzgitter gesichert?	JA	NEIN
Haushalts-Chemikalien (Wasch- und Spülmittel) stets im Schrank verschlossen?	JA	NEIN
Medikamente stets im Arzneischrank verschlossen aufbewahrt? (Mindesthöhe 1,60 m)	JA	NEIN
Alkohol stets für Kinder unerreichbar aufbewahrt? Hausbar stets verschlossen?	JA	NEIN
Aschenbecher stets geschlossen und regelmäßig geleert?	JA	NEIN
Rauchwaren, Streichhölzer und **Feuerzeug** stets kindersicher aufbewahrt?	JA	NEIN
Plastiksäcke und -taschen stets für Kinder unzugänglich aufbewahrt? (Erstickungsgefahr)	JA	NEIN
Bücherwände, Regale, Fernseher gegen Umstürzen gesichert?	JA	NEIN
Fenster mit kindersicheren Sperren versehen?	JA	NEIN
Hochbett mit Seitenschutz gesichert?	JA	NEIN
Arbeits- und Hobbyräume bei Nichtbenutzung stets verschlossen?	JA	NEIN
Türen mit bruchsicheren Glasscheiben versehen?	JA	NEIN
Auf Gehfrei/Türhopser verzichtet? (Höchste Sturzgefahr!)	JA	NEIN

Abbildung 11-5: Checkliste für den kindersicheren Haushalt – Grundlage für die präventive Beratung der Eltern.

IM GARTEN

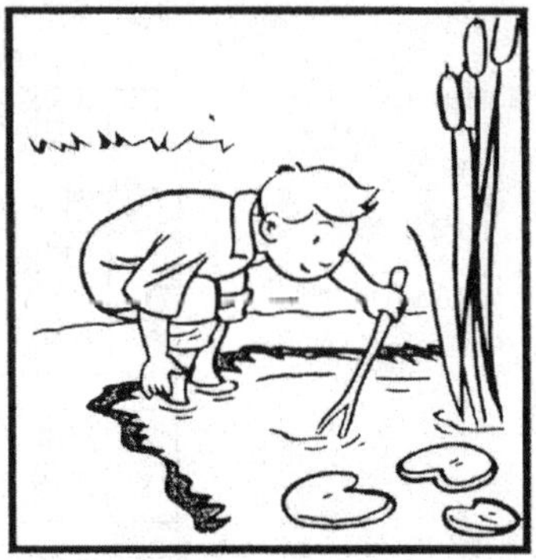

Teich, Pool, Regentonne, Bach durch Abdeckung oder Schutzgeländer gesichert?	JA	NEIN
Giftpflanzen/-sträucher entfernt?	JA	NEIN
Pflanzenschutz- und Düngemittel stets verschlossen aufbewahrt?	JA	NEIN
Stützen für Blumen und Sträucher stets gut befestigt?	JA	NEIN
Rasenmäher und alle **Gartengeräte** stets verschlossen aufbewahrt?	JA	NEIN
Alle **Außensteckdosen** mit Kindersicherung versehen?	JA	NEIN
Haustür und Gartenausgang stets geschlossen?	JA	NEIN
Kellertreppe durch Gitter gesichert?	JA	NEIN
Keine **spitzen Zäune**, da Verletzungsgefahr (Jägerzäune)!	JA	NEIN

SPORT UND SPIEL

Gefährliche Spiele stets nur in Gegenwart eines Erwachsenen? (z.B. Wurfpfeile, Pfeil und Bogen)	JA	NEIN
Auf dem Spielplatz Kleinkinder stets beaufsichtigt? (Schaukel, Rutsche)	JA	NEIN
Spielzeug altersgerecht ausgesucht?	JA	NEIN
Sicherheitsmaßnahmen beim Sport stets beachtet? (z.B. Knie- und Ellenbogenschoner, Schwimmweste, Reitkappe)	JA	NEIN

IM STRASSENVERKEHR

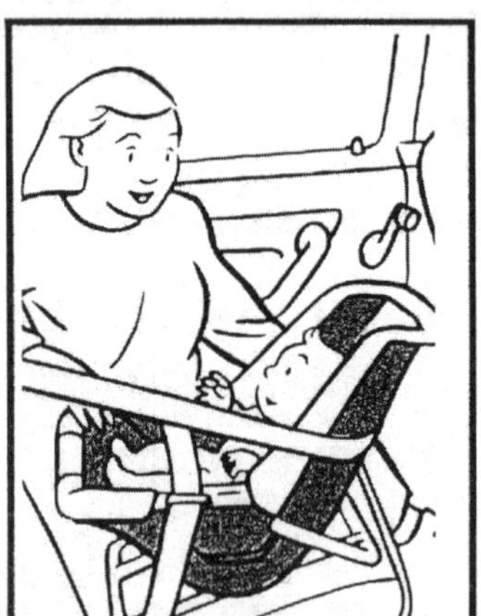

Im Auto stets Benutzung von Babyschalen und Kindersitzen? (TÜV-geprüft, ECE-Norm)	JA	NEIN
Fahrradhelm stets aufgesetzt? (Auch Erwachsene!)	JA	NEIN
Betriebssicherheit des Fahrrades regelmäßig überprüft?	JA	NEIN
Fahrrad mit Kindersitz und Speichenabdeckung versehen?	JA	NEIN
Am **Kinderwagen** Bremse regelmäßig überprüft?	JA	NEIN
Auto bei Nichtgebrauch stets verschlossen?	JA	NEIN

Abbildung 11-5 (Fortsetzung)

Kühlschrankriegel, Kantenschutz, Sicherheitssteckdosen, Fenster-, Tür- und Schubladensicherungen, die in Baby- und Kinderfachgeschäften, aber auch in Fachmärkten, Kauf- und Bauhäusern zu erhalten sind. Alle diese Anregungen sind z. B. zusammengefaßt in einem Sonderheft des österreichischen Vereins für Konsumenteninformation bzw. der Deutschen Stiftung Warentest mit dem Titel „Wohnen mit Kindern – sicher groß werden".

In der **Schule** sollten Türen bruchsicheres Glas und durchgehende Griffbalken haben. Die Fenster sind kippgesichert, Treppenstufen mit Gleitschutzstreifen, die Geländer haben eine Höhe von 1 Meter und einen zweiten Handlauf von 70 cm, der Pausenhof muß sicher sein. Ausführliche Informationen dazu veröffentlicht der Bundesverband der Unfallversicherungsträger der öffentlichen Hand (BAGUV) in seiner Schriftenreihe oder die Berufsgenossenschaft für Gesundheitsdienst und Wohlfahrtspflege.

Der **Spielplatz** liegt in ausreichender Entfernung von der Straße, die Eingänge sind mit versetzten Schranken versehen. Es gibt genügend Bewegungsraum zwischen den einzelnen Spielgeräten, bei Klettergerüsten sind die Fallhöhen nicht über zwei Meter mit entsprechendem Dämpfungsboden.

Schaukeln haben mindestens 40 cm Bodenfreiheit und 60 cm Abstand zu den Seitenstreben, Sitz mit Gummi gepolstert. Rutschen sollten das Gelände ausnutzend an Hänge gebaut werden mit großem Einstiegspodest sowie horizontalem Auslauf mit einer Ausstiegshöhe von maximal 30 cm. Karussels haben eine Umlaufgeschwindigkeit von nicht mehr als 5 m/Sekunde, der Boden ist kreisförmig mitdrehend und bodenbündig. Sand ist als allgemeiner Bodenbelag ungeeignet und sollte nur für eingefaßte Sandkästen benutzt werden.

Eine sichere Umwelt darf aber keine langweilige Umwelt bedeuten. Gerade der Spielplatz muß seine abenteuerliche Anziehungskraft behalten, will er sich nicht selbst in Frage stellen. Für alle technischen Sicherheitsmaßnahmen gilt, daß sie einer ständigen Kontrolle und Wartung bedürfen, wenn sie auf Dauer ihre Funktion behalten sollen.

11.4.2 Normen, Verordnungen, Gesetze (Enforcement)

Viele Gebrauchsgegenstände müssen bereits bei der Herstellung festgelegten technischen Sicherheitsanforderungen entsprechen. Diese **Normen,** z. B. nach DIN, entstehen primär auf freiwilliger Basis zwischen den Vertragspartnern. Sie gelten zunehmend im gesamten europäischen Wirtschaftsraum (EURO-Norm – EN) und werden durch verpflichtende **Produktsicherheitsrichtlinien** ergänzt. Diese definieren den Sicherheitszustand eines Produktes, sollten den Mißbrauch durch Kinder ausschließen, mögliche Gefahren deklarieren und vor allem flexibel reagieren, wenn Mängel erst durch vermehrten Gebrauch auffallen. Nach der Produkthaftungsregel klagt der Geschädigte sein Recht ein, und dem Verursacher obliegt die Beweislast. Dies gilt für Hersteller wie für Händler, zwingt diese zu vorsichtigem Verhalten und benötigt kein behördliches Überwachungssystem.

Die **Spielzeugrichtlinie** für Kinder unter 3 Jahre beinhaltet z. B. die Grenzwerte für lösbare Schwermetalle, legt fest, daß sich keine kleinen Teilchen lösen und aspiriert werden können. Spielzeuge sollen schwer entflammbar sein und keine scharfen Kanten und Spitzen enthalten. Nach amtlicher Überprüfung der normgerechten Herstellung kann das Spielzeug mit dem „CE"-Zeichen versehen werden. Die im Juni 1992 in Kraft getretene EG-Richtlinie über die „allgemeine Produktsicherheit" ist erst im April 1997 in nationales deutsches Recht umgesetzt worden.

Entgegen der EG-Richtlinie sind im deutschen Produktsicherheitsgesetz die Gruppe von Verbrauchern, die bei Verwendung des Produkts einem erhöhten Sicherheitsrisiko ausgesetzt sind, vor allem also Kinder, nicht namentlich berücksichtigt worden.

Gesetze haben erst dort ihr Recht, wo Freiwilligkeit nicht zum Erfolg führt, sie sollen gesicherten Maßnahmen zur Akzeptanz und Beachtung verhelfen. Gesetze sind zwangsweise durchsetzbar, ihre Nichtbefolgung löst Sanktionen aus (Remund 1995). Die Minderung der tödlichen Unfälle von Kindern als Pkw-Insassen durch die gesetzliche Pflicht zur Benutzung amtlich zugelassener Rückhalteeinrichtungen bis zum vollendeten 12. Lebensjahr ist hierfür ein positives Beispiel.

Die Erhöhung der derzeitigen zivilrechtlichen Haftungsgrenze von 7 Jahre auf mindestens 10 Jahre wäre ein weiterer Beitrag zur Unfallprävention bei Kindern. Der Abschluß einer Haftpflichtversicherung, welche die Kinder miteinbezieht, ist allen Eltern dringlich zu empfehlen.

11.4.3 Sicherheitsaufklärung, Erziehung, Organisation (Education)

Für Kinder steht nicht mehr die Anpassung und Erziehung des Menschen an das System im Vordergrund, sondern die Anpassung und Gestaltung einer sicheren Umwelt an die Menschen. Gleichwohl können durch technische und gesetzliche Maßnahmen nicht alle Unfälle vermieden werden, weshalb reduzierende und sicherheitsorientierende Verhaltensweisen weiter erlernt werden müssen. Sie sind nur sinnvoll und effektiv, wenn sie im Kindesalter die entwicklungsphysiologischen Besonderheiten berücksichtigen.

Vorschulkinder sind durch die Vermischung von Realität und Phantasie für eine aktive Bewältigung von Gefahren nur schlecht gerüstet. So hat sich der Verkehrskasper als theoretischer Unterricht im Kindergarten nicht bewährt. Man kann aber mit ihnen den sicheren Gebrauch von Messer, Gabel und Schere üben oder ihre Motorik durch Bewegungsübungen verbessern bis hin zum richtigen Fallen als Sturzprophylaxe. Unter diesem Aspekt hat der Deutsche Turner-Bund die Aktion „Das bewegte Kinderzimmer" gestartet. Ansonsten steht für diese Altersgruppe die Kenntnis eines präventiven Gefahrenbewußtseins der Eltern im Vordergrund der Unfallprophylaxe.

Auch für die **Grundschule** hat die Kultusministerkonferenz 1994 Empfehlungen zur Verkehrserziehung herausgebracht, in denen es heißt: „Die Grundlage der Verkehrserziehung im Pausenbereich ist eine umfassende psychomotorische Erziehung, die das Bewegungs-, Wahrnehmungs-, Anpassungs- und Reaktionsvermögen fordert". Entsprechende Programme wurden erarbeitet (Landau 1995, Burchgardt 1995).

Schulkinder sind frühestens mit acht Jahren zu einem sicherheitsorientierten Verhalten in der Lage. Verkehrserziehung muß bis zum 12. Lebensjahr realistisch vor Ort demonstriert und erlernt werden, z.B. Spielplatz, Straße, Sportstätte. Erst nach diesem Alter kann ein Sicherheitsverhalten durch theoretischen Unterricht vermittelt werden.

Eltern haben die **Aufsichtspflicht** für ihre Kinder und sind zuständig für ihre Erziehung. Sie bedürfen weiter der intensiven Gefahrenaufklärung. Ihre primäre Bereitschaft, etwas für die Gesundheit der Kinder zu tun, ist groß. Sie selbst würden dabei sicheres Verhalten erlernen, und Kinder, die in einer sicherheitsorientierten Umwelt aufwachsen, behalten diesen Anspruch auch als Erwachsene (Kisser 1995).

Andererseits ist es allzu menschlich, Gefahren im Alltag zu verdrängen, wohl deshalb ist die aktive Mitarbeit der Erwachsenen primär nur gering. Es bedarf deshalb der persönlichen Ansprache z.B. durch Gesundheitsberater oder durch Sicherheitsbeauftragte und einer umfassenden begleitenden Meinungsbildung in Politik und Medien. Im Fernsehen werden

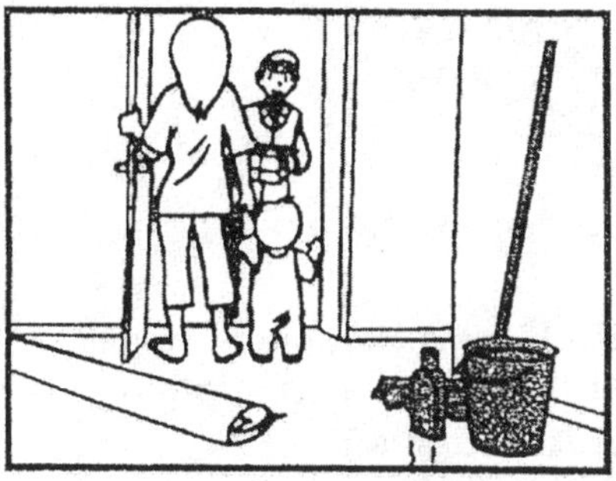

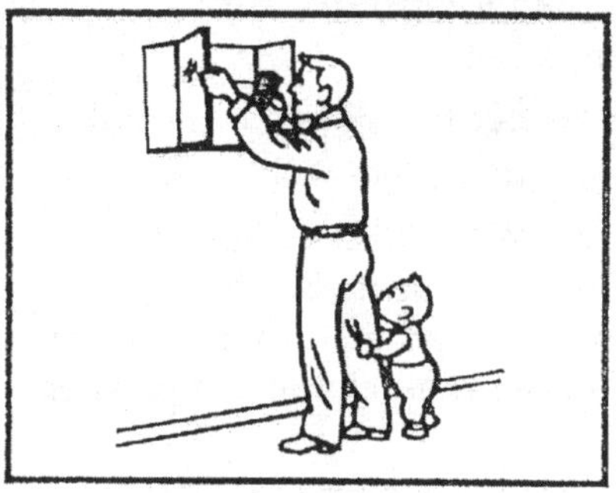

VERGIFTUNGEN/ VERÄTZUNGEN

VORBEUGUNG:

- Auf kindersichere Verschlüsse achten! Reinigungsmittel nie unter dem Waschbecken in Küche/Bad aufbewahren!
- Medikamente stets in der verschlossenen Hausapotheke aufbewahren!
- Gefährliche Substanzen immer in Originalbehältnissen aufbewahren, nicht umfüllen!

Gefahr durch

- ätzende Putzmittel in Küche, Bad/WC, Hobby-/Handwerksräumen (Entkalker, Rohr- und WC-Reiniger)
- Reiniger in der Spülmaschinenklappe
- Duftöle und Duftpetroleum für Lampen!!

1. Hilfe: Bei Verätzungen sofort Wasser, Tee oder Saft anbieten; Kein Erbrechen auslösen!

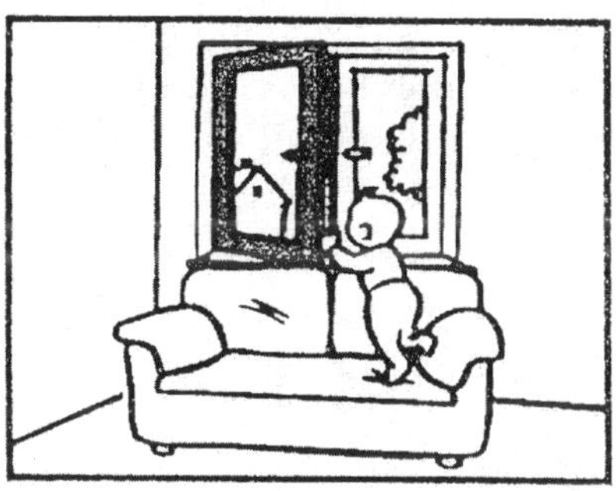

STURZ AUS DEM FENSTER

VORBEUGUNG:

- Absicherung aller Fenster durch kindersichere Verschlüsse!

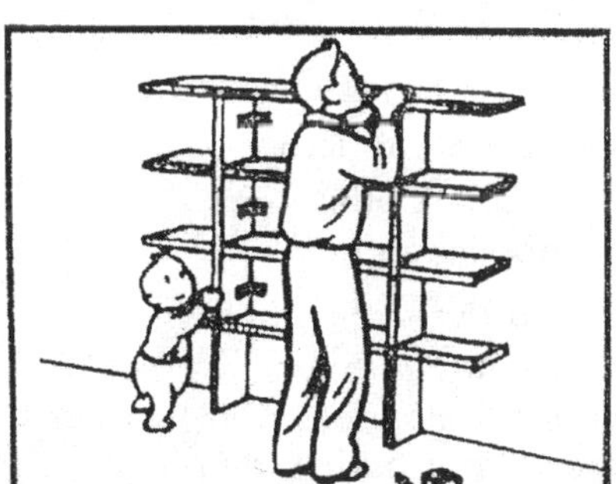

UMSTÜRZEN VON GEGENSTÄNDEN

VORBEUGUNG:

- Regale/Schränke mit schmaler Standfläche an der Wand mit Metallwinkeln befestigen!
- Fernsehapparate kippsicher aufstellen

Abbildung 11-6: Merkblatt „Kinderunfälle" zur Weitergabe an die Eltern bei der Früherkennungsuntersuchung U6. Die Informationen konzentrieren sich auf die häufigsten Unfallgefahren bei Kindern im Alter von 1 Jahr (Zeitpunkt der U6). Entsprechende Merkblätter gibt es auch für die anderen Früherkennungsuntersuchungen.

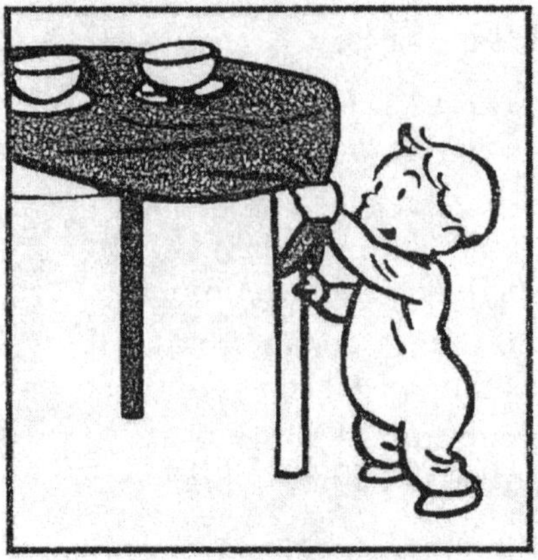

VERBRENNUNGEN/ VERBRÜHUNGEN

VORBEUGUNG:

- Kinder am gedeckten Tisch nie allein lassen!
- Töpfe auf die hintere Herdplatte stellen und Pfannenstiel nach hinten drehen (besser: Herdschutzgitter)!
- Gefäße mit heißer Flüssigkeit von Kindern fernhalten!
- Gefäße mit heißer Flüssigkeit nicht auf der Tischdecke abstellen!
- In Badewanne/Waschbecken zuerst kaltes Wasser, niemals heißes Wasser einlaufen lassen! Kind erst ins Bad setzen, wenn das Wasser die richtige Temperatur hat

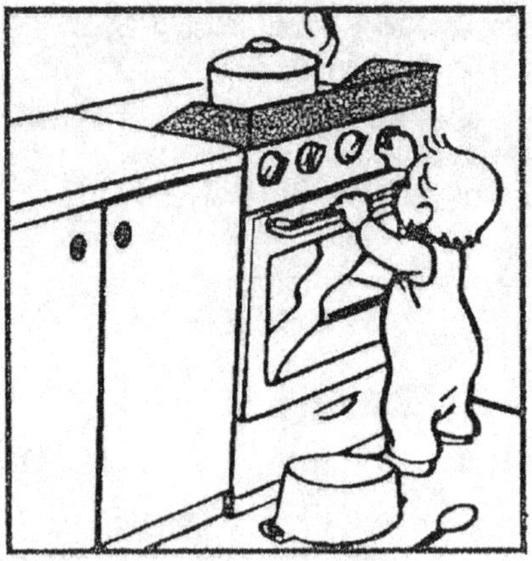

1. Hilfe:
Verbrühte Körperstelle sofort und mindestens 10 Minuten unter kaltes Wasser halten (auch mit Verzögerung von 5 bis 10 Minuten noch wirksam)!

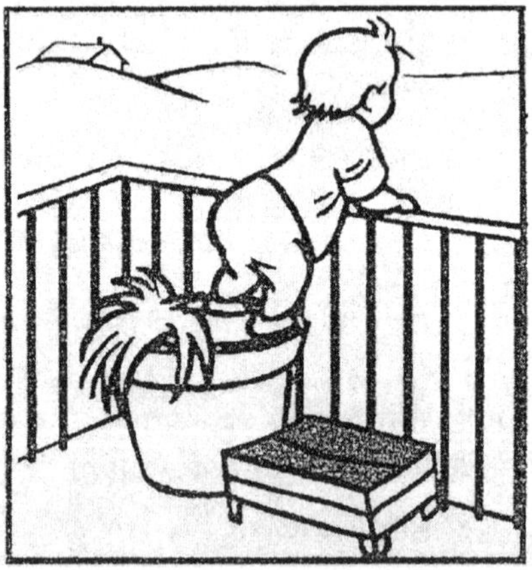

STURZ VOM BALKON

VORBEUGUNG:

- Kind auf dem Balkon nie allein lassen!
- Keine Gegenstände auf dem Balkon, die ein Überklettern des Geländers ermöglichen

Größter Abstand der Gitterstäbe an Balkon/Treppe 10 cm! (Wenn der Kopf eines Kindes durch ein Geländer paßt, kann es auch mit dem Körper durchschlüpfen.)

Abbildung 11-6 (Fortsetzung)

z. B. Reality-Shows wie „Pleiten, Pech und Pannen" als Sensations- und Lachsendungen inszeniert, wobei in der Regel typische Beispiele für eine lauernde Gefahr bzw. die Entstehung von Unfallsituationen gezeigt werden. Die gleichen Sendungen ließen sich wie „Der 7. Sinn" ebenso spannend als Beitrag zur Unfallprophylaxe darstellen.

Institutionen, welche Sicherheitsprogramme umsetzen und in die Bevölkerung bringen, sind im Bereich Verkehr in den meisten Ländern vorhanden. In Deutschland ist der Verkehrssicherheitsrat als zentrale Präventionsgemeinschaft beispielhaft. Sein seit 1980 bestehendes Programm „Kind und Verkehr" ist bundesweit wirksam, wird zentral koordiniert und wissenschaftlich begleitet (Berg 1997). Eine vergleichbare Institution für den Bereich Heim und Freizeit gibt es bisher nicht. Die Bundesvereinigung für Gesundheit hat 1997 eine Bestandsaufnahme der in diesem Bereich tätigen Organisationen und Institutionen durchgeführt und eine Arbeitsgemeinschaft Kindersicherheit gegründet. Darüber hinaus hat das Grüne Kreuz das „Forum Unfallprävention" gegründet und ein Aktionsprogramm zur Prävention von Kinderunfällen vorgelegt.

Im Ausland gibt es bereits beispielhaft erfolgreiche Sicherheitskampagnen, so z. B. in Österreich die Einrichtung eines nationalen Unfalltags, bei dem schwerpunktmäßig ein Unfallthema in allen Medien und bei allen Veranstaltungen in Ländern, Städten und Gemeinden herausgestellt wird. In der Schweiz läuft die Aktion „Keiner zu klein um sicher zu sein"; Holland hatte die „No-Show-bow"-Aktion, bei der ein Zug mit einer spannenden, den Besucher aktiv einbeziehenden Sicherheitsausstellung von Ort zu Ort fuhr. In England gibt es Gesundheitsberater, die zu Hause bei der sicheren Gestaltung der Wohnung behilflich sind, in Schweden und der Schweiz kommunale Sicherheitsbeauftragte. In Amerika wird die nationale Kampagne „Safe Kids America" vorbildlich von der Industrie und Politik unterstützt. In Schweden wurde das primär von Kinderärzten gegründete Komitee 1980 in eine staatliche Institution mit dem Namen „Child evironment council" übergeführt, das international gesehen bisher die erfolgreichste Arbeit geleistet hat.

Deutschland ist in diesem Sinne für den Bereich Heim und Freizeit noch ein Entwicklungsland. Da Unfälle zu den häufigsten Todesursachen im Kindesalter und den bedeutsamsten Gesundheitsrisiken gehören, ist es nicht einzusehen, daß ihnen in Politik, den Medien und im Gesundheitswesen nicht die gleiche Aufmerksamkeit zuteil wird wie der Bekämpfung von Krebs und Aids.

Auch die **Ärzte** sollten in Zukunft der Prävention von Unfällen die gleiche Aufmerksamkeit schenken wie bisher der Behandlung. Die von der „Kommission Unfälle im Kindesalter" fachlich begleiteten und mit der organisatorischen Hilfe des Berufsverbandes der Ärzte für Kinderheilkunde und Jugendmedizin erstellten Merkblätter zu den Vorsorgeuntersuchungen sind ein erster erfolgreicher Schritt in diese Richtung (Abb. 11-6).

Finanzierungspartner sind jedoch für eine dauerhafte und breitenwirksame Durchführung solcher Maßnahmen unbedingt notwendig. Primär kommen hierfür die Träger der bisherigen Unfallkosten, also die Krankenkassen, Versicherungen und die Kommunen infrage. Die Krankenkassen haben endlich Diskussionsbereitschaft signalisiert und z.B. die Druckkosten für die Merkblätter übernommen.

Auch die Industrie muß sich beteiligen und Sicherheit als Verkaufsargument entdecken, wie man es gerade in der Autobranche erlebt.

Das Gesundheitsstrukturgesetz von 1993 erlaubt nach § 20 SGB V eine finanzielle Beteiligung der Krankenkassen bei der Aufklärung und Verhütung von Krankheiten. Diese gesetzliche Möglichkeit war vorübergehend ausgesetzt und wird z.Zt. in noch sehr restriktiver Form wiederbelebt. Aus dem insgesamt 400 Milliarden großen Gesundheitsbudget fließt bisher nur ein geringer Anteil in die Prävention, die in Deutschland damit ein Schattendasein fristet. Dies bedarf dringend einer gesundheitspolitischen Revision.

Unfälle sind, wie dargestellt, zu 60 % vermeidbar. Kinder haben ein im Grundgesetz verankertes Recht auf körperliche Unversehrtheit. Es besteht damit die Pflicht, auch für den Bereich Heim und Freizeit in der Unfallprävention den gleichen Standard zu erreichen wie in den übrigen Industrienationen. Bei all dem darf man jedoch die natürlichen Bedürfnisse des Kindes nach Bewegung, der Freude am Entdecken und dem Erwerb von neuen Erfahrungen nicht vergessen. Oberstes Ziel jeder Unfallprophylaxe im Kindesalter ist nicht das „sichere Kind", sondern bleibt die Gestaltung einer sicheren Umwelt im Rahmen eines kindgerechten Alltags.

Literatur

Albermann, K. 1996:Ertrinkungsunfälle im Kindesalter. In: Sicher Leben: Bericht über die 2. Tagung „Kindersicherheit: Was wirkt?" in Essen, Wien 1997, 347–351.

Benz, G.,Kallieris, D. und McIntosh, A. 1996: Spezielle unfallmedizinische Gesichtspunkte bei experimentellen Untersuchungen kindlicher Reiter- und Radfahrschutzhelme. In: Sicher Leben: Bericht über die 2. Tagung: „Kindersicherheit: Was wirkt?" in Essen, Wien 1997, 294–403.

Beratungsstelle für Vergiftungserscheinungen und Embryonaltoxikologie Berlin (1998): Jahresbericht 1997.

Berg, B. (1996): Elternarbeit im Wandel. In: Sicher Leben: Bericht über die 2. Tagung „Kindersicherheit: Was wirkt?" in Essen, Wien, 1997, 122–127.

Berger, U. und B. Rollet (1993): Aufgabenfremde Kognitionen bei Schülern der 4. Schulstufe: 36–41. Angst-Streß-Unfall. Psychologie der Belastung, Berufsverband Österreichischer Psychologen, Wien.

Bier, N. (1996): Gehfrei-Unfälle. Ergebnisse einer Umfrage an deutschen Kinderkliniken. In: Sicher Leben: Bericht über die 2. Tagung, „Kindersicherheit: Was wirkt?" in Essen, Wien 1997, 104–108.

Bundesverband der Unfallversicherungsträger der öffentlichen Hand (BAGuV) (1997): Statistik-Info zum Schülerunfallgeschehen 1996.

Burchgardt, W. (1996): Unfallprävention und Sicherheitsförderung durch mehr Bewegung in der Schule. In: Sicher Leben: Bericht über die 2. Tagung „Kindersicherheit: Was wirkt?" in Essen, Wien, 1997, S. 421–425.

Culp, W., M. Heß (1993): Kinder sehen und verstehen. 11. Aufl. Deutscher Verkehrssicherheitsrat Bonn.

Deutsches Grünes Kreuz und Komitee zur Prävention von Kinderunfällen (1997): Aktionsprogramm: „Prävention von Kinderunfällen". Verlag im Kilian, Marburg.

Dörner, D. (1990): Entwicklung des Denkens. In: Hetzer, H. Todt, E., Seittke-Kzenke, I. und Azbinger, R.: Angewandte Entwicklungsphysiologie des Kinder- und Jugendalters. Quelle und Meyer, Heidelberg, 104–121.

Dörries, A., Bergmann, R. L. und Bergmann, K. E.(1997): Unfälle und Vergiftungen im Kindesalter – eine Übersicht und Vorschläge zur Prävention. Kinderärztliche Praxis, 1997, 2, 22–27.

Dreher, E. und Dreher, M.(1996): „Zu Risiken und Nebenwirkungen..." – ein entwicklungspsychologischer Beitrag zur Identifikation von Gefährdungs- und Schutzfaktoren im Kindes – und Jugendalter. In: Sicher Leben: Bericht über die 2. Tagung, „Kindersicherheit: Was wirkt?" in Essen, Wien 1997, 35–45.

Ellinghaus, D. und Steinbrecher, J. (1996): Kinder in Gefahr. Uniroyal Verkehrsuntersuchung, Nr. 21, Hannover–Köln.

Ellsäßer, G (1998): Daten für Taten, Fakten zur Prävention von Kinderunfällen. Verlag im Kilian, Marburg.

Flade, A. und Limbourg, M. (1997): Das Hineinwachsen in die motorisierte Gesellschaft, Bericht der Universität Essen und des Instituts Wohnen und Umwelt, Essen/Darmstadt.

Graham, C. J., D. Rhonda, V. Rickert, und R.Glenn (1993): Lefthandness as a risk factor for unintentional injury in children. Pediatrics, 92:823–826.

Gredler, B., Schoberger, R, Kunze U. und Mitsche N.(1998): Unfallverhütung im Vorschulalter, Beziehung zwischen Unfallhergang und Persönlichkeit, Sozialpädiatrie 1998, 20, 5–6, 172–175.

Gruber, M. (1992): Stichwort: Kinderunfälle – Eine Literaturanalyse, Literas, Wien.

Gruber, M. (1994): Haushalts- und Freizeitunfälle von Kindern in Österreich – ein Überblick. In: Sicher Leben: Bericht über die 1. Tagung „Kindersicherheit: Was wirkt?" in Wien, Wien 1995, 193–196.

Günther, R. und M. Limbourg (1977): Dimensionen der Verkehrswelt von Kindern. Bericht der Bundesanstalt für Straßenwesen: Erlebnis – und Verhaltensformen von Kindern im Straßenverkehr: Reihe Unfälle und Sicherheitsforschung. Straßenverkehr Heft 4, Köln: 7–80.

Hammerle, A. F., W. Klimscha, K. Paul, B. Schoor (1992): Schwimmunfälle. In: Schütze. U. Freizeitunfälle im Kindes- und Jugendalter. Thieme, Stuttgart.

Hautzinger, H. (1993): Dunkelziffer bei Unfällen mit Personenschaden. Bericht der Bundesanstalt für Straßenwesen, Bergisch Gladbach.

Henter, A. (1996): Kinder in Heim und Freizeit stark unfallgefährdet. In: Sicher Leben: Bericht über die 2. Tagung: „Kindersicherheit: Was Wirkt?" in Essen, Wien 1997, 17–27.

Hohenadel, D. (1992): Verkehrsteilnahme und Unfallbeteiligung von Kindern in der Bundesrepublik Deutschland. In: Schütze, U.: Freizeitunfälle im Kindes- und Jugendalter, Thieme, Stuttgart.

Hubacher, M. (1994): Das Unfallgeschehen bei Kindern im Alter von 0 bis 16 Jahren, bfu-Report 24, Schweizer Beratungsstelle für Unfallverhütung, Bern.

Hugi, M.(1994): Mehr Sicherheit durch Technik. I: Sicher Leben: Bericht über die 1. Tagung: „Kindersicherheit: Was wirkt?" in Wien, Wien 1995, 101–109.

Klimt, F.(1969): Die Reaktionszeit auf optische Signale bei 4- bis 9jährigen Kindern. Arch. Kinderheilkunde. 179:27–45.

Köhler, G. (1996): „Unfall ist kein Zufall" – Psychologische Hintergründe der besonderen Unfallgefährdung des Kindes. In: Sicher Leben: Bericht über die 2. Tagung: „Kindersicherheit: Was wirkt?" in Essen, Wien 1997, 291–300.

Köhler, G. (1983): Vergiftungen im Kindesalter, Deutscher Lloyd Versicherungen, München.

Köhler, G. (1985): Der häusliche Kinderunfall, Deutscher Lloyd Versicherungen, München.

Köhler, G. (1990): Kinderunfälle bei Spiel und Sport, Deutscher Lloyd Versicherungen, München.

Landau, G. (1996): Sich seiner sicher werden durch Bauen und Bewegen. In: Sicher Leben: Bericht über die 2. Tagung „Kindersicherheit: Was wirkt?" in Essen. Wien, 1997, S. 413–420.

Landesberatungsstelle für Vergiftungserscheinungen und Embryonaltoxikologie: Jahresbericht 1993, Senatsverwaltung für Gesundheit, Berlin.

Limbourg, M. (1994): Kinder im Straßenverkehr. GUVV-Westfalen-Lippe, Münster, 1995.

Limbourg, M. (1997):Gefahrenkognition und Präventionsverständnis von 3- bis 15jährigen Kindern. In: Sicher Leben, Bericht über die 2. Internationale Tagung „Kindersicherheit: Was wirkt?" Essen 1996, Wien, 313–326.

Limbourg, M. (1997): Kinder unterwegs im Verkehr. Deutsche Verkehrswacht, Meckenheim, 1997.

Matheny. A.-P. (1987): Psychological characteristics of childhood accidents. Special Issue childens's injuries. Prevention and public policy. Journal of Social Issues, 43, 45–60.

Mayr, J. Gaust, M. Partschez, K. Sauer, H. (1993): Gefrei-System, eine unterschätzte Gefahr für unsere Kinder, Paed. Praxis 46, 221–227.

Otte, D. (1997): Verletzungssituation von Kindern im Straßenverkehr und Maßnahmen der Unfallprophylaxe. In: Sicher Leben: Bericht über die 2. Internationale Tagung „Kindersicherheit: Was wirkt?" in Essen, 1996, Wien, 179–190.

Papalia, D. F. (1989): Human Development (4th Ed.). Mc Grow-Hill Book Company, New York.

Petridou E., Simon, E., Skoudras, C. Pistevos, G., Lagos, P., Papoutsakis, G. (1996): Hazards of babywalkers in a European context. Injury Prevention; 2:118–120.

Piaget, H. (1994): Understanding consality, Norton, New York.

Remund, P.(1994): Aufgabe des Rechts im Dienste der Sicherheit. In: Sicher Leben: Bericht über die 1. Internationale Tagung „Kindersicherheit: Was wirkt?" in Wien, Wien 1995, 89–98.

Remund, P. (1997): Vom Unfall zum Rechtsfall – Zur rechtlichen Verantwortung von Kindern und Jugendlichen. In: Sicher Leben: Bericht über die 2. Tagung „Kindersicherheit: Was wirkt?" in Essen, 1997, S. 49–55.

Schintel, E.und B. Goethals (1992): Kinderunfälle in Haushalt, Freizeit und Sport. Ergebnisse einer österreichweiten Studie, Literas, Wien.

Schütze, U. (1992): Freizeitunfälle im Kindes- und Jugendalter. Thieme, Stuttgart.

Schriever, J.(1997):Unfälle sind keine Zufälle. Kinderärztliche Praxis, 1997, 68:34–41.

Statistisches Bundesamt (1998): Straßenverkehrsunfälle 1997, Reihe 7, Verkehrsunfälle, Fachserie 8, Wiesbaden.

Wopmann, M. (1994): Ertrinkungsunfälle in der Schweiz 1992 und 1993: Paediatrica, Vol. 5,5:40–42.

Zeitfang, K. und Pfeiderer (1990). Unfallgeschehen in Heim und Freizeit, Repräsentativbefragung für die Bundesrepublik Deutschland, Schriftenreihe der Bundesanstalt für Arbeitsschutz S. 30, Dortmund.

Zeitfang, K. und B. Hötzel (1993): Unfallgeschehen in Heim und Freizeit. Repräsentativbefragung für die neuen Bundesländer, Schriftenreihe der Bundesanstalt für Arbeitsschutz, S. 33, Dortmund.

Zippel, K. (1990): Verkehrs – und Unfallbeteiligung von Schülern der Sekundarstufe I. Bericht der Bundesanstalt für Straßenwesen, Bergisch Gladbach.

12 Mißhandlung, Vernachlässigung und sexueller Mißbrauch von Kindern

Werner Andler

12.1 Einleitung, Definitionen, Epidemiologie

Mißhandlung, Vernachlässigung und sexueller Mißbrauch sind Formen von schädigendem Verhalten gegenüber Kindern. Obwohl sie verschiedene Aspekte aufweisen, sind sie nicht immer scharf zu trennen. Im folgenden werden die verschiedenen Arten von kinderschädigendem Verhalten dennoch gesondert dargestellt.

Emotionale Mißhandlung wird von körperlicher Mißhandlung unterschieden. Der in der angelsächsischen Literatur verwendete Begriff „failure to thrive" (FTT) wird nicht gesondert abgehandelt. Seine physischen und psychischen Aspekte werden unter den Begriffen Mißhandlung und Vernachlässigung dargestellt.

12.1.1 Definitionen

Schon mit der Definition beginnen die Schwierigkeiten. Versteht man unter Kindsmißhandlung die Gesamtheit der Lebensbedingungen, der Handlungen und Unterlassungen, die das Recht des Kindes auf Leben, Entwicklung und Förderung beschneiden, so hat man eine sehr allgemeine Fassung des Mißhandlungsbegriffes, der sich auf alle Lebenssituationen eines Kindes bezieht und sowohl auf den Einzelfall als auch auf Kinderfeindlichkeit im gesellschaftlichen Sinne anwendbar ist.

Medizinische Mißhandlungsbegriffe sind präziser. Trotzdem können schwerwiegende Mängel der Erfassung auftreten, wenn die Definition so eng gefaßt ist, daß der Mißhandlungsverdacht erkennbare körperliche Schädigungen voraussetzt und vorwiegend psychische Folgen von Mißhandlungen nicht erfaßt werden.

12.1.2 Epidemiologie

Was für Definitionen gilt, trifft auch auf epidemiologische Angaben zu. Je weiter der Mißhandlungsbegriff gefaßt ist, um so mehr Mißhandlungen werden registriert. Darüber hinaus beruhen die meisten Angaben zur Inzidenz und Prävalenz auf Schätzungen, regelmäßig durch den Hinweis auf die hohe Dunkelziffer ergänzt.

Veränderungen der Definition können leicht Änderungen der Mißhandlungshäufigkeit vortäuschen. Einzig gesicherte Zahlen sind der kriminalpolizeilichen Statistik zu entnehmen, die aber das Spektrum auf die besonderen schwerwiegenden Fälle einengt.

Trotz aller Einschränkungen in der Bewertung von Statistiken besteht kein Zweifel, daß wir es bei der Mißhandlungsproblematik mit einem Phänomen zu tun haben, das größter Aufmerksamkeit aller bedarf, die mit Kindern zu tun haben: Ärzte, Pädagogen, Sozialarbeiter, Psychologen, Kriminalbeamte, Juristen und Politiker. Ein Vergleich mit anderen Zahlenangaben (Tab. 12-1) mag die Bedeutung der Kindesmißhandlung verdeutlichen.

Tabelle 12-1: Geschätzte Häufigkeit von Kindesmißhandlung im Vergleich mit anderen Häufigkeitsangaben in Deutschland.

Ereignis	Erwartete Anzahl pro Jahr
Schwerste körperliche Mißhandlung	4 000
Tödlich endende Fälle	200
Neue Fälle von Mucoviszidose	350
Maligne Neuerkrankungen	2 000
Davon tödlich	800
Plötzlicher Kindstod	700

12.2 Körperliche Mißhandlung

Körperlich mißhandelt ist ein Kind, dem Verletzungen durch aktive Handlungen oder deren Unterlassung zugefügt werden. Damit ist das Schlagen von Kindern als Akt der Bestrafung nicht gemeint, sofern es keine körperlichen Folgen hat. Schlagen kann jedoch unabhängig davon eine emotionale Mißhandlung darstellen.

12.2.1 Erkennung

Nur wer bereit ist, die Herausforderung der Mißhandlungsproblematik anzunehmen, wird in der Lage sein, aufgrund objektiver Kriterien die Mißhandlung zu diagnostizieren, und nur dann werden ihm die Regeln zur Erkennung helfen, die ursprünglich vor allem von Radiologen und Gerichtsmedizinern aufgestellt wurden. Er muß dann anamnestischen Angaben zum Verletzungsmechanismus nicht kritiklos gegenüberstehen, auch nicht den Angaben des Kindes, das Angst vor weiteren Mißhandlungen hat oder sich für seine Eltern schämt.

Die Diagnose der Mißhandlung stützt sich neben den Widersprüchen in der Beschreibung des Unfallhergangs auf Besonderheiten der Lokalisation, der Formung der Verletzungen, ihrer Gruppierung und besonders ihrer Mehrzeitigkeit (Ollenschläger 1993, Bundesärztekammer 1993). Letzteres Merkmal ist von großer Bedeutung, ist doch die Kindsmißhandlung in der Regel ein sich ständig wiederholender Vorgang. Die Anamnese läßt häufig im Stich. Wegen mißhandlungsbedingter Verletzungen wird jedes Mal ein anderer Arzt oder ein anderes Krankenhaus aufgesucht. Wegen des Nebeneinanders frischer und alter Verletzungen ist die Inspektion des Kindes nach völliger Entkleidung vorzunehmen, ohne sein Schamgefühl zu verletzen. Wichtig ist eine detaillierte Dokumentation, am besten auch eine Fotodokumentation. Pauschalbeschreibungen sind keine Grundlage für eine Diagnose, die möglicherweise vor Gericht vertreten werden muß.

Bezüglich der Verletzungsarten, insbesondere von Frakturen (Creighton and Noyes 1989) und intracraniellen Verletzungen, die die häufigste Todesursache infolge körperlicher Mißhandlung darstellen (Billimire and Myers 1985, Hobbs 1989) muß auf entsprechende Kapitel klinischer Lehrbücher und Monografien verwiesen werden (Hobbs et al. 1993, Kempe und Kempe 1980).

12.2.2 Shaken Baby Syndrom

Diese Verletzungsart ist erst in letzter Zeit stärker in unser Bewußtsein gerückt (Alexander et al. 1990; Becker et al. 1998). Erwachsene nehmen einen schreienden Säugling in großer Erregung hoch, fassen ihn mit beiden Händen an den Schultern oder unter den Achselhöhlen am Brustkorb und schütteln den kindlichen Körper mit großer Energie. Je nach Heftigkeit des Schüttelns kann es zur Bewußtseinsstörung bis zur Bewußtlosigkeit kommen.

Der Säugling wird dann hingelegt und schläft oder ist bewußtlos. Nur wenn er innerhalb einer adäquaten Zeitspanne nicht wieder aufwacht – damit rechnet der Schädiger – oder wenn ein Krampfanfall eintritt oder das Kind massiv zu erbrechen beginnt, wird es dem Arzt vorgestellt. In Unkenntnis der Vorgeschichte wird in der Klinik eine Diagnostik zum Ausschluß einer Encephalitis, einer Meningitis oder einer anderen cerebralen Erkrankung eingeleitet. Die bildgebenden Verfahren zeigen im akuten Zustand ein Hirnödem oder Blutungen.

In Fällen, in denen das Schütteln schon seit längerer Zeit erfolgt, findet man häufig subdurale Hämatome oder bereits eine Hirnatrophie. Sieht man dazu noch – möglicherweise auch unterschiedlich alte – Retinablutungen, ist die Diagnose zu stellen. Gelegentlich findet man am seitlichen Thorax in der Achselhöhle frische oder ältere Hämatome vom Halten des Kindes.

Ein nicht bekannter Anteil der Kinder, die später als cerebral geschädigt oder behindert auffallen, ist im Säuglingsalter so mißhandelt worden. Unklar ist im Einzelfall, wieweit der Schädiger, der einmal die Erfahrung gemacht hat, wie in dieser Weise ein schreiender Säugling zu beruhigen war, sein Kind bewußt mißhandelt, wenn er es immer wieder in den „Schlaf" schüttelt.

Obwohl die meisten Opfer dieser Schädigungsart jünger als 1 Jahr sind, wird sie auch noch bei Kleinkindern beobachtet. Insofern ist der Begriff „shaken baby" nicht ganz zutreffend. Die Kräfte, die auf das Gehirn einwirken, müssen von erheblicher Intensität sein. Die häufigen Einlassungen des Schädigers, er habe das Opfer nur vorsichtig hin und hergewiegt, sind mit Sicherheit unzutreffend. Das Geschehen ist als unbeherrschte Reaktion aus großer Emotion heraus zu verstehen und stellt meistens das Resultat einer akuten momentanen Überforderung von Eltern dar. Aus diesem Grunde können Zwillinge besonders gefährdet sein, wie von Bekker et al. (1998) an eindrucksvollen Beispielen dargestellt wird.

Fallbeispiel: Es handelte sich um Zwillinge unverheirateter Eltern mit Geburtsgewichten von 1920 bzw. 1860 g, die im Alter von 7 Wochen nach Hause entlassen wurden. Der Vater war selten zu Hause. Die Mutter war emotional und wirtschaftlich von ihm abhängig.

Im Alter von 12 Wochen wurde Zwilling 1 in komatösem Zustand auf die Intensivstation der Kinderklinik aufgenommen. Nach 4tägiger Beatmung und Hirnödembehandlung stabilisierte sich der Zustand allmählich. Den besorgten Eltern, die darauf beharrten, das Kind sei beim Füttern aus dem Arm gefallen, wurde zunächst geglaubt. 4 Wochen später wurde das Kind in einem ähnlichen Zustand erneut stationär aufgenommen.

An beiden Oberarmen fanden sich frische Hämatome. Die augenärztliche Untersuchung ergaben ausgedehnte Netzhautblutungen verschiedenen Alters. Die bildgebenden Verfahren zeigten ein diskretes Hirnödem, keine Blutungen.

Daraufhin wurde der 2. Zwilling untersucht. Es fanden sich Hämatome an beiden Schultern und am linken Rippenbogen, ausgedehnte Netzhautblutungen und bifrontal schmale subdurale Hämatome mit einer beginnenden Hirnatrophie.

Die Eltern, die nun die Mißhandlungen einräumten, wurden zu Bewährungsstrafen verurteilt und trennten sich. Die Kinder wurden bei der Mutter belassen, die aber unter die Obhut der Großmutter gestellt wurde. Später kam es zu keinen weiteren Mißhandlungen mehr.

12.2.3 Münchhausen Stellvertreter (by proxy) Syndrom

In Analogie zum Münchhausen-Syndrom, bei dem der Erwachsene durch Manipulationen organische Störungen bei sich hervorruft oder vortäuscht, kommt es beim Stellvertreter-Syndrom zu organischen Störungen oder deren Vortäuschung beim Kind durch Eingreifen von Erwachsenen. Die beigebrachten Verletzungen und Vergiftungen können durchaus tödlich enden (Meadow 1990, Marcus et al. 1994). Vereinzelt sterben Kinder dadurch, daß der Schädiger, der das Kind nur krank machen, aber nicht töten will, zu weit geht. In einem nicht unbeträchtlichen Anteil resultieren bei überlebenden Opfern aus der Schädigung dauerhafte körperliche Gesundheitsstörungen, von psychischen Folgen ganz zu schweigen.

Durch Vortäuschen von Symptomen werden beim Kind schmerzhafte und gefährliche Untersuchungen und Eingriffe initiiert. Besondere Vorsicht ist bei Kindern geboten, die in ein aufwendiges Überwachungskonzept bezüglich SIDS-Gefährdung (plötzlicher Kindstod) gebracht werden und dann doch auf unerklärliche Weise plötzlich versterben.

Typischerweise kommt es zum häufigen Arzt- und Klinikwechsel, bis der Erwachsene die Klinik gefunden hat, die das von ihm gewünschte und erwartete Untersuchungsprogramm zur Anwendung bringt, bzw. diese oder jene therapeutische, oft operative Maßnahme ergreift. Der Erwachsene leidet in vielen Fällen selbst an einem Münchhausen-Syndrom.

Aus eigener Erfahrung sei ergänzend darauf hingewiesen, daß es bei älteren Kindern zu einem symbiotischen Verhältnis im Sinne eines gemeinsamen Münchhausen-Syndroms kommen kann. Verdeutlicht wird dies durch den Fall einer 14jährigen Diabetikerin, die mit Unterstützung ihres Vaters eine Pankreatektomie anstrebte. Dazu wurden schwere Unterzuckerungen trotz angeblichen Einstellens der Insulinbehandlung vorgetäuscht und tatsächlich bis zum schweren hypoglykämischen Coma demonstriert.

12.2.4 Verhaltensauffälligkeiten mißhandelter Kinder

Mißhandelte Kinder sind zweifellos psychisch auffällig. Die Art der Auffälligkeit umfaßt das gesamte denkbare Spektrum von kindlichem Verhalten und Fehlverhalten. Es reicht vom aggressiven bis zum völlig in sich zurückgezogenen passiven Kind, vom distanzlosen bis zum extrem ängstlichen Kind, so daß ein bestimmtes Muster nicht beschrieben werden kann.

Vielfach ist auch nicht klar zwischen Ursache und Folge zu unterscheiden, wenn z. B. ein Kind einnäßt. Tut es dies, weil es mißhandelt wird, oder wird es deshalb der Mißhandlung ausgesetzt? Dennoch gilt als sicher, daß das Mißhandlungssyndrom eine Reihe von körperlich-psychischen Störungen verursacht, die allerdings ebenso Folge von emotionaler Mißhandlung oder sexuellem Mißbrauch sein können (Tab. 12-2).

Tabelle 12-2: Körperliche und psychische Entwicklungsstörungen bei mißhandelten Kindern

Enuresis, Enkopresis
Stottern, Sprachentwicklungsverzögerung
Schulversagen
Weglaufen
Anorexie
Psychomotorische Unruhe

12.2.5 Risikofaktoren aus Sicht des Kindes

Betrachten wir zunächst das Alter der mißhandelten Kinder, so scheint die gefährlichste Periode zwischen dem 2. Lebenshalbjahr und dem 3. Lebensjahr zu liegen. Jungen und Mädchen sind nach eigenen Beobachtungen in einer ärztlichen Beratungsstelle etwa gleich häufig betroffen.

Frühgeborene sind Risikokinder auch für Mißhandlung und Vernachlässigung. Ältere Untersuchungen weisen auf ein mehrfach erhöhtes Risiko hin. Es kann sein, daß die Lockerung der Besuchszeiten auf Frühgeborenenstationen und die möglichst frühe Einbeziehung der Eltern in die Pflege eine Besserung bewirken. Auch Mehrlingsgeborene sind gefährdet, was mit der größeren Belastung der Mütter zu tun haben mag.

Ohne Zweifel stehen gerade solche Kinder unter einem erhöhten Risiko, die in ihrem Verhalten von der Norm abweichen. Dazu zählen besonders häufige Schreiattacken, Unruhezustände, Schwierigkeiten bei der Nahrungsaufnahme sowie Schlafstörungen bei Säuglingen und Kleinkindern, später sind es Enuresis, Enkopresis und Lernbehinderungen.

12.2.6 Risikofaktoren aus Sicht der Eltern

Betrachtet man die Eigenschaften der Schädiger und ihre sozialen Verhältnisse, so muß man sich vor Klischeevorstellungen hüten (Engfer 1986, Schneewind et al. 1983).

Kindesmißhandlung spielt sich in der Regel vor dem Hintergrund einer Überforderung von Eltern ab, die in sozial benachteiligten Familien verständlicherweise eher gegeben ist. Jedoch ist keine soziale Schicht gegen dieses Phänomen gefeit. Die Erfahrung lehrt, daß gerade dieses Vorurteil oft genug dazu führt, daß ganz offensichtliche Mißhandlungen erst nach dem fatalen Ausgang erkannt wurden, weil man sie Eltern aus höheren sozialen Schichten nicht zutrauen wollte. Tab. 12-3 zeigt wesentliche familienanamnestische Merkmale aus einer katamestischen Untersuchung in einer ärztlichen Beratungsstelle.

Tabelle 12-3: Anamnestische Merkmale der schädigenden Eltern

Merkmal:	%
Eigene Mißhandlungserfahrung	70
Alkoholabhängigkeit	60
Herkunft aus geschiedenen Ehen	50

12.3 Emotionale Mißhandlung

12.3.1 Definition

Fehlt schon eine einheitliche Definition der körperlichen Mißhandlung, scheint die Aufgabe, zwischen dem zu unterscheiden, was auf emotionalem Sektor noch akzeptabel ist und was nicht, unlösbar. Das Spektrum der emotionalen Mißhandlung ist außerordentlich breit, wenn man alle Aktionen und Handlungen einbezieht, die die vertrauensvolle Beziehung zwischen Eltern und Kind beeinträchtigen und das Kind in seiner Entwicklung zu einer lebensbejahenden Persönlichkeit behindern.

12.3.2 Formen der emotionalen Mißhandlung

Die emotionale Mißhandlung spielt sich sehr subtil und schwer erkennbar in der Familie ab. Wir können sie an den klinischen Manifestationen erkennen, die in besonderer Weise vom Lebens- oder Entwicklungsalter eines Kindes abhängen.

Schon im Säuglingsalter können sich schwere Folgen entwickeln, die im Nichtgedeihen (failure to thrive) eines Kindes gipfeln, bei dem keinerlei organische Ursache zu finden ist. Bis ins Erwachsenenalter hinein reichen die Selbstmordphantasien und ihre Durchführung als Folge des zerstörten Selbstwertgefühls und der Störung der zwischenmenschlichen Beziehung.

Die wesentlichen Merkmale der emotionalen Mißhandlung werden von Garbarino et al. (1988) ausführlich beschrieben: Dem Kind wird seine eigene Wertlosigkeit vermittelt (Ablehnung). Der Erwachsene schneidet es von allen normalen Kontakten und Erfahrungsmöglichkeiten ab und gibt ihm das Gefühl von Einsamkeit und Verlassenheit (Isolierung). Das Kind wird beschimpft und mit Drohungen eingeschüchtert (Terrorisierung) und zu antisozialem Verhalten gedrängt (Korruption).

12.3.3 Störungen des Längenwachstums und der Entwicklung

Besonders schwere emotionale Mißhandlung hat psychosozialen Minderwuchs und Entwicklungsstillstand zur Folge (Doeker et al. 1999). Die seelische Notsituation führt zu einer Funktionsstörung des Hypothalamus. Beim psychosozialen Minderwuchs ist die Wachstumshormonproduktion vermindert. Abb. 12-1 zeigt die Wachstumscharakteristik eines Jungen, der von seinen Adoptiveltern emotional mißhandelt wurde. Nach einer Heimunterbringung kam es zu einem ra-

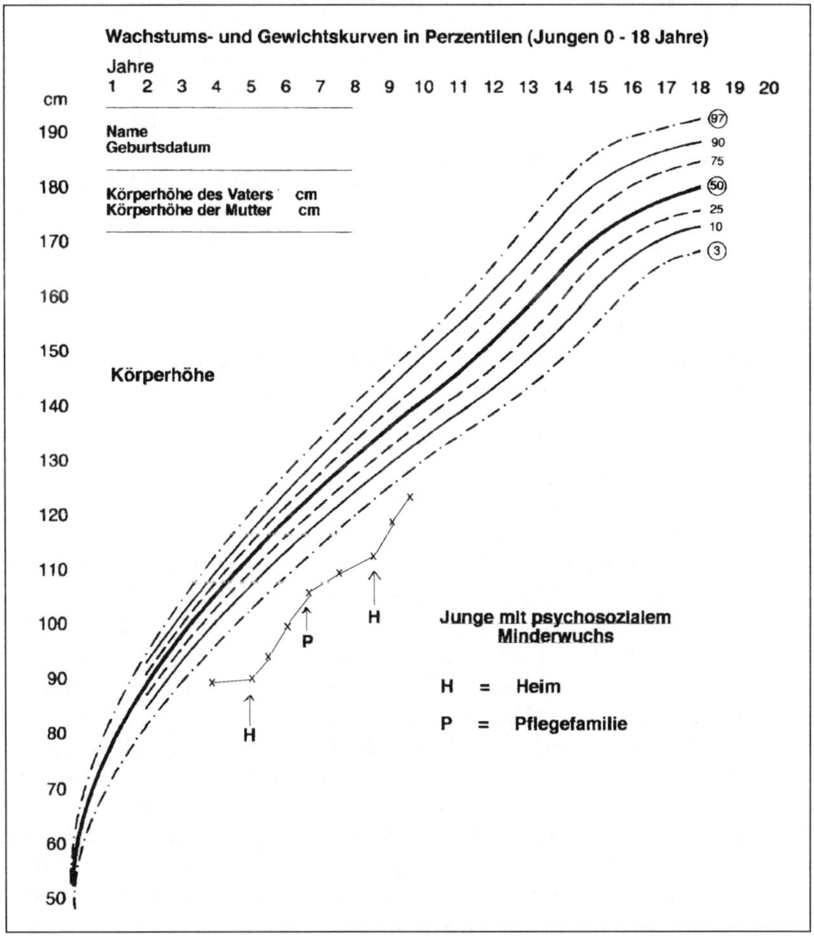

Abbildung 12-1: Verlauf des Längenwachstums bei einem Jungen mit psychosozialem Minderwuchs

schen Aufholwachstum. Nach einem Jahr wurde er in eine neue Pflegefamilie aufgenommen, wo ihn sein Schicksal wieder einholte. So spiegelt die Wachstumskurve die Leidensgeschichte in ihren verschiedenen Etappen wider.

Diese Geschichte soll kein Plädoyer für eine Heimunterbringung sein, sie zeigt nur, daß die Unterbringung in einer Pflegefamilie nicht immer einer Heimunterbringung überlegen ist.

Die Diagnose eines psychosozialen Minderwuchses wird trotz verdächtiger Begleitsymptome sicherlich häufig verkannt und erst nach jahrlangen erfolglosen Wachstumshormonbehandlungen in Erwägung gezogen. Das spontane Aufholwachstum nach einem Milieuwechsel unterscheidet diese Form des Kleinwuchses von anderen Wachstumsstörungen.

12.4 Vernachlässigung

12.4.1 Definition

Vernachlässigung (neglect) ist mehr als Ungewaschensein, Unterlassung von Rachitisprophylaxe und mehr als Versäumen von Vorsorgeuntersuchungen.

Vernachlässigung eines Kindes oder Jugendlichen ist die Unterlassung des Schutzes vor jeder Art von Gefahr und das Unterlassen fördernder Maßnahmen, insbesondere von behinderten oder anderweitig benachteiligten Kindern. Vernachlässigung ist die Mißachtung elementarer Bedürfnisse von Kindern (Tab. 12-4).

Vernachlässigung ist aber auch der Ersatz elterlicher Zuwendung durch ein übermäßiges Taschengeld, das am Kiosk gegen Süßigkeiten und fast food eingetauscht wird und Karies und Adipositas erzeugt, oder gegen elektronische Unterhaltungsmittel, die den Erwachsenen ihre Kinder vom Halse halten sollen, deren sie längst überdrüssig geworden sind. Vernachlässigung hat zwar mit Armut zu tun, kommt aber auch in reichen Familien vor; nur die Auswirkungen sind unterschiedlich.

Tabelle 12-4: Bedürfnisse von Kindern

Essen
Wärme
Kleidung
Schutz vor Unfall
Frische Luft
Sonnenlicht
Aktivität/Ruhe
Vorbeugen gegen Krankheiten
Liebe
Gelegenheit zu normaler Entwicklung

Vernachlässigung beginnt schon intrauterin und ist verantwortlich für eine höhere Rate an Frühgeburten und eine erhöhte perinatale Sterblichkeit. Wenn eine Mutter Schwangerschaftsvorsorgeuntersuchungen nicht in Anspruch nimmt, wenn sie während der Schwangerschaft nicht mindestens versucht, von Alkohol, Nikotin und Drogen loszukommen, so ist das – bewußt oder unbewußt – Vernachlässigung ihres ungeborenen Kindes. Wenn Eltern in Anwesenheit ihres Neugeborenen und Kleinkindes rauchen, ist das eine Vernachlässigung der Bedürfnisse ihres Kindes, weil sie zumindest wissen können, daß ihr Handeln ihren Kindern schadet.

12.4.2 Auswirkungen

Die in Tab. 12-5 aufgezählten Mängel stellen einen Ausschnitt aus dem großen Spektrum der Vernachlässigung dar. Ebenso breit ist das Spektrum der Folgen, das vom plötzlichen Kindstod bis zur geistigen Retardierung reicht. Darüber hinaus wirkt sich die seelische Not von Heranwachsenden auch auf die sexuelle Entwicklung aus. Die Pubertät kommt im entsprechenden Alter nicht in Gang oder schreitet extrem langsam fort. Anstatt die Ausbildung der sekundären Geschlechtsmerkmale großzügig durch hor-

Tabelle 12-5: Folgen von Vernachlässigungen

Mangel:	Folge:	Langzeiteffekt:
Aufsicht	Unfälle (Verkehr, Verbrennungen, Wohnungsbrand usw.)	Körperbehinderung Geistige Behinderung
Präventionsmaßnahmen (z. B. Impfungen)	Infektionskrankheiten Rachitis	Defektheilungen Gefahr von Rötelnembryopathie in Folgegeneration, Hirnschädigung
Verspätete Inanspruchnahme ärztlicher Hilfe	verspätete Diagnose und Therapie, schwere Erkrankung vermeidbare Todesfälle	Dauerschäden, z. B. Hörstörung, Krampfanfälle körperliche und geistige Behinderungen
Elterliche Indolenz gegenüber Störungen der kindlichen Entwicklung	Nichterkennen von drohenden Behinderungen, Augenstörungen, Sprachentwicklungsverzögerung	Amblyopie Taubheit Lernschwierigkeiten
Versorgung	Hunger Fehlernährung	Gedeihstörungen
Liebe und Zuwendung	„failure to thrive" fehlende Kommunikation auch mit Jugendlichen	Minderwuchs Schulversagen Abgleiten in Depression, Drogenszene, Alkoholismus, Prostitution, Kriminalität

monelle Behandlung in Gang zu bringen oder zu beschleunigen, sollte man sich diese Überlegungen häufiger vor Augen halten. Schließlich werden auch diese Kinder häufig Eltern, die wiederum ihre Kinder vernachlässigen.

12.5 Sexueller Mißbrauch

12.5.1 Bedeutung

Sexueller Mißbrauch (sexual abuse) kommt gegenüber Kindern jeglichen Alters, Jungen wie Mädchen und in allen gesellschaftlichen Schichten vor und vor allem innerhalb der Familie (Fürniss 1991, Martinius 1990).

Dieser inzestuöse Mißbrauch, ausgedehnt auf Personen, zu denen das Kind in irgendeiner Beziehung steht (Beziehungsinzest), ist besonders kinderschädigend. Galt der Inzest noch vor einem halben Jahrhundert als extrem selten, hat man in den letzten Jahrzehnten zuerst in den Vereinigten Staaten, später in Großbritannien und den Niederlanden gelernt, daß es sich um ein äußerst schwerwiegendes Phänomen handelt. In Deutschland ist der sexuelle Mißbrauch erst ab der 2. Hälfte der achtziger Jahre ins öffentliche Bewußtsein getreten.

So sehr die Medien zur Enttabuisierung des Themas beigetragen haben, so sehr können sie der Kinderschutzarbeit schaden, wenn sie Fehler, die zweifellos bei der Bearbeitung auftreten, verallgemeinern und in den Mittelpunkt des Interesses rücken.

12.5.2 Definition und Epidemiologie

Die Frage nach der Inzidenz des sexuellen Mißbrauchs ist nur sehr ungenau zu beantworten. Das Phänomen ist zweifellos so häufig, daß es eine große Herausforderung an die Menschen darstellt, die von Berufs wegen damit zu tun haben. Die Folgen sind so schwerwiegend, daß sich die Ärzte des Problems in gleicher Weise annehmen müssen wie der geläufigen chronischen Erkrankungen im Kindesalter.

In ärztlichen Beratungsstellen spielte der sexuelle Mißbrauch bis zur Mitte der achtziger Jahre keine Rolle. Heute steht der Mißbrauch zahlenmäßig vielfach weit voran.

Dabei tritt sexueller Mißbrauch sehr oft in Assoziation mit anderen Formen kindesschädigenden Verhaltens auf. Die Verbindung mit körperlicher Mißhandlung, mit oder ohne direkten Zusammenhang mit Vernachlässigung und emotionaler Mißhandlung, ist durchaus geläufig. Manche Autoren sprechen vom sexuellen Mißbrauch als von einer besonders bösen Form der seelischen Mißhandlung eines Kindes.

Die Zahlen für die Prävalenz hängen von der Art der Eruierung ab, wobei es sich meist um Resultate aus Interviews mit Erwachsenen über eigenen Mißbrauchserfahrungen handelt (Raupp und Eggers 1993), und von der Definition des sexuellen Mißbrauchs.

Wenn wir zugrunde legen, daß sexueller Mißbrauch den Mißbrauch eines Kindes durch einen Erwachsenen zu dessen sexueller Erregung oder Befriedigung bedeutet, und uns auf den intrafamiliären Mißbrauch und Beziehungsinzest konzentrieren, kommen wir auf eine Prävalenz in der Größenordnung von mindestens 1–2 % unserer Kinder.

12.5.3 Geschlechtsverhältnis und Alter der Kinder

Die Opfer (victims) sind zwar häufiger Mädchen, aber auch Jungen sind viel öfter betroffen, als anfänglich angenommen. Moderne statistische Erhebungen kommen etwa auf ein Verhältnis von 2 : 3 für Jungen : Mädchen. Unter den Opfern befinden sich genauso besonders attraktiv wirkende wie benachteiligte Kinder. Der Anteil mißbrauchter Kinder ist unter behinderten Kindern höher als in der Normalpopulation. Diese Gruppe von Kindern ist dem Mißbrauch besonders ausgesetzt, weil er sich dann nicht nur im Verborgenen abspielt, sondern weil hier die Inkompetenz des Kindes die Offenbarung vollends unmöglich macht.

Während man eine Generation früher den sexuellen Mißbrauch als Problem von Mädchen in der Pubertät angesehen hatte und geneigt war, noch einen Teil der Verantwortung auf die Opfer zu übertragen, ist heute nicht nur klar, daß die Verantwortung ganz allein beim Erwachsenen, beim Schädiger (victimizer) liegt, sondern auch, daß der Mißbrauch sehr häufig im frühen Kindesalter beginnt. Damit handelt es sich um Kinder, die nie etwas anderes kennengelernt haben, bis sie im späten Kindesalter mit großer Irritation das Inzesttabu erfahren.

12.5.4 Geheimhaltung

Sexueller Mißbrauch ist ein Syndrom der Geheimhaltung. Wenn das Opfer in einem Alter ist, in dem es über den Mißbrauch aussagen könnte, verbietet ihm der Schädiger, womöglich unter Androhung schwerster Sanktionen, darüber zu sprechen. Das Gebot absoluter Geheimhaltung bringt das Kind oder den Jugendlichen in schwere Loyalitätskonflikte, weil ihm auch noch die Verantwortung für den Bestand der Familie aufgebürdet wird. Dem Kind wird klar, welche Konsequenzen die Verletzung des Geheimhaltegebots für seine Lebenswelt bedeuten würde. Möglicherweise droht der Schädiger auch damit, im Falle der Verweigerung seiner Wünsche oder bei Gegenwehr für seine Bedürfnisse ein anderes Opfer in der Familie zu wählen, etwa ein jüngeres Geschwisterkind. Versucht das Kind dennoch, beispielsweise in Richtung Mutter Signale zu geben, muß es vielfach erfahren, daß diese Signale mißdeutet oder ignoriert werden, so daß es sich völlig alleingelassen fühlt. Manchmal wird es sogar noch bestraft.

Vielfach wissen die Mütter in diesen Fällen tatsächlich früher oder später vom Mißbrauch. Aus verschiedenen Gründen nehmen sie jedoch das Geschehen stillschweigend hin, lassen sich nahtlos in die Geheimhaltung einbinden und sind somit nicht in der Lage, ihr Kind vor dem Mißbrauch zu schützen. Oft weigern sie sich, das Unfaßbare zu glauben, und verdrängen den Verdacht. Aber auch wenn der Verdacht zur Gewißheit wird und sie zunächst spontan wirkungsvolle Schritte planen, überwiegen schließlich Angst und Scham. Es wird ihnen klar, wie sehr die Aufdeckung des Geschehens ihre gesamte Lebenswelt verändern würde, welche sozialen Folgen für die Familie zu erwarten wären.

12.5.5 Schädiger

Als Schädiger kommen Männer und Frauen in Frage. Es handelt sich um leibliche Eltern, Stiefeltern, Großeltern, ältere Geschwister und andere Verwandte oder Erzieher. Lebenspartner oder Freunde der Mutter sind genauso beteiligt. Für sie entfällt das Inzesttabu als Hemmschwelle.

Viele Schädiger waren selbst Opfer von Mißbrauch. Erstaunlich häufig geraten ehemals mißbrauchte Frauen auch in die Rolle der Mutter, die nicht in der Lage ist, ihr Kind vor sexuellem Mißbrauch zu schützen.

12.5.6 Folgen des Mißbrauchs

Die Opfer des Mißbrauchs zeigen, abgesehen von Zeichen direkter Gewaltanwendung, ein breites Spektrum von Reaktionen (Vizard und Tranter, 1988) als unmittelbare Folgen der Not, die sie niemandem mitteilen können (Tab. 12-6).

Ebenso breit und verhängnisvoll ist das Spektrum der Langzeitfolgen (Tab. 12-7). Daraus ist zu ermessen, welch enormen Schaden sexueller Mißbrauch anrichten kann und welchen unheilvollen Einfluß er auf die Karriere dieser Kinder ausübt. Eine gestörte Partnerbeziehung ist vielleicht

Tabelle 12-6: Unmittelbare Folgen des sexuellen Mißbrauchs

Scham
Angst
Schlafstörungen
Depressionen
Minderwertigkeitsgefühl
Stottern
Einnässen
Einkoten
Schulversagen
Bauchschmerzen
Kopfschmerzen
Weglaufen
Unfähigkeit zu Freundschaften
Sexualisiertes Verhalten
Eßstörungen
Schwangerschaften

Tabelle 12-7: Langzeiteffekte des sexuellen Mißbrauchs

Partnerprobleme
Gestörtes Selbstwertgefühl
Depressionen
Suizid
Drogenmißbrauch
Prostitution
Kriminalität
Verwahrlosung
Beibehaltung der Opferrolle
Schädigerrolle

noch der geringste Preis, den die Opfer zu entrichten haben. Auch für den sexuellen Mißbrauch gilt, daß ein erheblicher Teil der Opfer wieder zu Tätern wird, so daß sich der Zyklus wiederholt.

12.5.7 Formen des sexuellen Mißbrauchs

Die Formen und Techniken des sexuellen Mißbrauchs sind vielfältig (Tab. 12-8). Mit fortschreitender Enttabuisierung des Themas kommt das gesamte Spektrum zu Tage. Bis heute ist nicht wissenschaftlich geklärt, ob die eine oder die andere Form traumatischer ist, ob es eine eindeutige Hierarchie gibt. Dennoch scheint unser Gefühl nicht zu trügen, daß die anale oder vaginale Penetration vom Opfer als besonders gravierend empfunden wird, und daß es im Laufe der Mißbrauchsgeschichte eine Eskalation gibt, die z. B. mit der Einbeziehung in die Masturbation beginnt und mit dem Geschlechtsverkehr endet.

Tabelle 12-8: Formen des sexuellen Mißbrauchs

1. **mit Körperkontakt**
   - Berühren oder oraler Kontakt mit Brust/Genitale
   - Eindringen mit Finger in Vagina und Anus
   - Einbeziehung in masturbatorische Handlungen
   - vaginale/anale Penetration
   - Penetration unter Anwendung von Gewalt
   - Prostitution
2. **ohne Körperkontakt**
   - Exhibitionismus
   - Zeigen von Pornographie
   - erotische Gespräche

12.5.8 Klinische Aspekte des sexuellen Mißbrauchs

Gelegentlich offenbaren sexuell mißbrauchte Kinder ihr Problem spontan einer Person ihres Vertrauens. Das können Verwandte, Bekannte, Erzieher oder Lehrer sein. Dann kommt es darauf an, was diese Vertrauensperson mit dieser Information anfängt. Sie kann die notwendigen Schritte einleiten oder die Mitteilung des Kindes ignorieren. Dieses Kind wird sich vermutlich kein zweites Mal spontan offenbaren.

Wenn sich das Kind nicht spontan offenbart, können zahlreiche, mehr oder weniger spezifische oder auch sehr unspezifische Merkmale auf den Mißbrauch hinweisen (Tab. 12-9), wenn ein Arzt an Mißbrauch denkt und bereit ist, die Herausforderung anzunehmen.

Was körperliche Merkmale betrifft, ist allerdings zu beachten, daß bei mehr als einem Drittel der mißbrauchten Kinder kein krankhafter Befund im Anal- oder Genitalbereich zu erheben ist. Wunden im Schleimhautbereich des Genitale heilen schnell, und Narbenbildung ist ungewöhnlich.

Eine genitale Blutung, die die Penetration der Vagina normalerweise begleitet,

Tabelle 12-9: Indikatoren, die auf sexuellen Mißbrauch hinweisen können:

1. **Körperliche Merkmale**
   genitale Blutung
   rectale Blutung
   Schmerzen bei Defäkation
   Dysurie
   Vulvovaginitis
   Zeichen körperlicher Mißhandlung
   Schwangerschaft
2. **Psychosomatische Merkmale**
   Bauchschmerzen
   Kopfschmerzen
   Eßstörungen
   Enkopresis

muß gegen eine unfallbedingte oder eine hormonelle Blutung abgegrenzt werden. Letztere ist in Abwesenheit einer Brustdrüsenentwicklung nahezu undenkbar. Die Menarche tritt nach der Thelarche auf. Dies gilt auch für die Pubertas praecox. Die sorgfältige Untersuchung, die unter kinderfreundlichen Bedingungen stattfinden muß, hat sich sehr genau mit der Beschaffenheit der kleinen Labien und des Hymens zu befassen. Die Untersuchung muß ohne Hast und Eile durchgeführt werden. Sie kann terminiert werden. Wenn allerdings der Verdacht auf einen sexuellen Mißbrauch zu einem bestimmten Zeitpunkt besteht, sollte aus forensischen Gründen eine baldige Untersuchung stattfinden. Spermatozoen sind in der Scheide maximal bis zu 6 Tagen, im Analbereich bis zu 3 Tagen und im Mund bis zu 14 Stunden nachweisbar, an Kleidern und Bettwäsche, bis diese gewaschen werden (Jenkins and Lewington 1991).

Beim Vorliegen einer rektalen Blutung bedürfen Analfissuren, vor allem wenn sie multipel vorhanden sind, dringend einer Erklärung. Eine Obstipation oder eine entzündliche Darmerkrankung müssen ausgeschlossen werden. Zusammen mit multiplen Fissuren ist die klaffende Afteröffnung für sexuellen Mißbrauch charakteristisch.

12.6 Interventionen und Hilfen

An der Prävention und der Erkennung von Mißhandlungen in jeder Form müssen sich alle beteiligen, die beruflich mit Kindern zu tun haben. Sie müssen aber Rat und Hilfe bei Einrichtungen suchen, die sich speziell mit dem Problem befassen.

12.6.1 Rolle der Ärzte

Die heutige Generation der Ärzte ist mit der Problematik der Mißhandlung und des Mißbrauchs vergleichsweise wenig vertraut. In ihrem Studium sind sie nur unvollkommen oder überhaupt nicht mit diesem Phänomen vertraut gemacht worden. Lehrbücher der Kinderheilkunde gehen nur andeutungsweise auf das Mißhandlungssyndrom ein. In der Kassenarztpraxis ist die Beschäftigung mit Mißhandlungen noch wenig etabliert. Kinderkliniken machen erste zaghafte Versuche, sich mit dem Problem auseinanderzusetzen.

Es kann aber nicht nur mangelhafte Erfahrung in der Diagnostik sein, daß Kindesmißhandlung so häufig übersehen und so spät erkannt wird. Es kann auch nicht damit getan sein, eindrucksvolle und schreckliche Bilder von mißhandelten Kindern zu zeigen, um die diagnostischen Kenntnisse zu verbessern. Dies geht an dem eigentlichen Problem vorbei und konzentriert sich nur auf ein extremes Spektrum des Mißhandlungssyndroms, das nur einen sehr kleinen Ausschnitt darstellt.

Im Mittelpunkt steht vielmehr die Kardinalfrage: „Will ich den Verdacht aufgreifen?" Ärzte reagieren auf die Konfrontation mit der Mißhandlungsproblematik vielfach mit Hilflosigkeit. Sie lassen sich allzu leicht selbst unbewußt in die Geheimhaltung einbeziehen und nehmen so an der Verleugnung teil. Sie verschanzen sich gelegentlich hinter dem hippokratischen Eid. Dabei kann die ärztliche Schweigepflicht keinesfalls ein Hindernis darstellen.

Unsere Aufgabe ist, das Kind zu schützen (Olbing et al. 1989, Jungjohann 1993), das heißt die Verhinderung weiterer Mißhandlung, weiterer Vernachlässigung, weiteren sexuellen Mißbrauchs. Wenn wir dieses Ziel nicht ohne Mitteilung an staatliche oder juristische Institutionen erreichen, hindert uns die Schweigepflicht daran nicht. Niemand wird dem Arzt einen Vorwurf machen, wenn er das Leben oder die Gesundheit eines Kindes höher einschätzt als den Anspruch der Eltern – vielfach der Schädiger – auf Diskretion. Bevor er aber solche Schritte unternimmt, muß er sich an eine Institution wenden, die große Erfahrung mit der Mißhandlungssymptomatik hat. Am besten arbeitet er in einer solchen Institution mit.

Über allen Diskussionen über Mißhandlung und Mißbrauch darf nicht verschwiegen werden, daß es immer wieder zu fatalen Fehlern und Irrtümern kommt. Besonders im Bereich des Mißbrauchs bedarf die Diagnostik und Intervention einer großen Professionalität. Eine Reihe von Prozessen zeigt deutlich, wie schwierig diese Arbeit ist. Nicht die Glaubwürdigkeit der kindlichen Aussagen ist das Problem, sondern mangelnde Sorgfalt der Helfer bei ihren Bemühungen um eine eindeutige Diagnose.

Keinesfalls darf eine screeningartige Untersuchung durch oberflächlich geschultes Personal, z. B. in Kindergärten, stattfinden. Für ein Kind und seine Familie ist eine irrtümliche Annahme des Mißbrauchs, womöglich verbunden mit der Trennung des Kindes von den Eltern, genauso schädigend wie das Unterlassen einer gerechtfertigten Intervention und ungerechter dazu.

12.6.2 Helfende Institutionen

Der einzelne Arzt kann bei allem guten Willen das Problem nicht immer alleine lösen. In den letzten Jahren hat der Kinderschutz auch in Deutschland enormen Aufschwung genommen. Jugendämter haben neue, wirkungsvollere Konzepte entwikkelt. Erziehungsberatungsstellen haben sich vielfach auf das Problem der Mißhandlung und des Mißbrauchs eingestellt und eine steigende Professionalität hervorgebracht. Kinderschutzzentren und Kinderschutzambulanzen haben sich speziell des Problems angenommen. Ärztliche Beratungsstellen – initiiert von engagierten Kinderärzten, Kinderchirurgen, Kinderpsychiatern nach holländischem Vorbild (Koers 1985) – leisten vorbildliche Arbeit auf dem Gebiet der Prävention und der Intervention. Interdisziplinäre Foren befassen sich unter Beteiligung von Ärzten, Sozialarbeitern, Psychologen, Kriminalbeamten und Juristen mit dem Problem der Gewalt gegen Kinder in der Familie.

Allen diesen Institutionen gemeinsam ist das Motto „Hilfe statt Strafe". Sie haben Abschied genommen vom Prinzip, mißhandelte Kinder grundsätzlich aus ihren Familien herauszunehmen und sie somit gleich zweimal zu bestrafen. Diese Institutionen wenden sich an potentielle Selbstmelder, denen sie Anonymität zusichern. Nur wenn das Ziel, die Beendigung der Mißhandlung, nicht erreicht wird, wenn alle Hilfsangebote nicht zum Erfolg führen, wenn es zu keiner konstruktiven Zusammenarbei mit der Familie kommt, werden juristische Schritte eingeleitet.

Wesentliches Merkmal aller helfenden Institutionen ist die interdisziplinäre Zusammenarbeit der Berufsgruppen, die mit dem Problem befaßt sind. Voraussetzung ist, daß die Hemmschwelle der Beteiligten abgebaut wird, daß sich der einzelne an die Institutionen wendet und mit ihnen zusammenarbeitet.

Literatur

Alexander, R., L. Crabbe, Y. Sato, W. Smith, T. Bennett (1990): Serial abuse in children who are shaken. Am. J. Dis. Childh. 144: 58–60

Becker, J. C., R. Liersch, C. Tautz, B. Schlüter, W. Andler (1998): Shaken Baby Syndrome. Child Abuse & Neglect. 22: 931–937

Billimire, M.E., P.A. Myers (1985): Serious head injury in infants: accident or abuse? Pediatrics 75: 340–342

Bundesärztekammer (1993): Fortschritt und Fortbildung in der Medizin. 18: 137–193

Creighton, S.J., P. Noyes (1989): Child abuse trends in England and Wales in 1983–1987. NSPCC, London

Doeker, B., R. Simic-Schleicher, B. P. Hauffa, W. Andler (1999): Psychosozialer Kleinwuchs maskiert als Wachstumshormonmangel. Klin. Pädiatr. 211: 394–398.

Engfer, A. 1986: Kindsmißhandlung. Enke, Stuttgart

Fürniss, T. (1991): The multiprofessional handbook on child sexual abuse. Routledge, London

Garbarino, J., E. Guttmann, J.W. Seeley (1988): The psychologically battered child. Jossey-Bass Publishers, San Francisco

Hobbs, C.J. (1989): Head injuries. In Meadow, S.R. (ed.) ABC of child abuse. Brit. Med. J. 12–14

Hobbs, Ch.J., H.G.I. Hanks, J.M. Wynne (1993): Child abuse and neglect. Churchill Livingstone, Edingburgh

Jenkins, A. and B. Lewington (1991). In: Forensic evidence in physical signs of sexual abuse in children. Ch. 9. Royal College of Physicians.

Jungjohann, E.E. (1993): Hilfen für mißhandelte Kinder. Peters und Partner, Ratingen

Kempe, R.S., C.H. Kempe (1980): Kindesmißhandlung. Klett-Cotta, Stuttgart

Koers, A.J. (1985): Kindsmißhandlung. Hintergründe und Praxis der Bekämpfung. Der Kinderarzt 16.: 1361–1366

Marcus, A., C. Ammermann, U. Bock, M.H. Schmidt (1994): Münchhausen Stellvertreter-Syndrom. Päd. Praxis 47: 425–431

Martinius, J., R. Frank (1990): Vernachlässigung, Mißbrauch und Mißhandlung von Kindern. Hans Huber, Bern, Stuttgart, Toronto

Meadow, R. (1990): Suffocation, recurrent apnoea, and sudden infant death. J. Ped. 117: 351–357

Olbing, K., K.D. Bachmann, R. Gross (1989): Kindesmißhandlung. Eine Orientierung für Ärzte, Juristen, Sozial- und Erziehungsberufe. Deutscher Ärzteverlag.

Ollenschläger, G. (1993): Zum Problem der Mißhandlung aus ärztlicher Sicht. Der Kinderarzt 6: 687–692, Der Kinderarzt 7: 807–811, Der Kinderarzt 8: 909–914

Raupp, U., Ch. Eggers (1993): Sexueller Mißbrauch von Kindern. Msch. Kinderheilk. 141: 316–322

Schneewind, K.A., M. Beckmann, A. Engfer (1983): Eltern und Kinder. Kohlhammer, Stuttgart

Vizard, E., M. Tranter (1980): Recognition and assessment of sexual abuse. In: Bentovim, A., A. Elton, J. Hildebrand, M. Tranter, E. Vizard (eds.) Child sexual abuse with the family. John Wright, Bristol

13 Entwicklungsstörungen und Behinderungen

Hans G. Schlack

13.1 Begriffsbestimmungen

Nach der Terminologie der Weltgesundheitsorganisation ist Behinderung (disability) der Ausdruck einer nicht nur vorübergehenden funktionellen Beeinträchtigung, die auf einem regelwidrigen körperlichen, geistigen oder seelischen Zustand (impairment) beruht (vgl. Kap. 4.3).

Diese scheinbar einfache und klare Definition wird unscharf, sobald man nachfragt, wie erheblich (quantitativ und qualitativ) eine solche Funktionseinschränkung sein und wie lange sie andauern muß, um als Behinderung zu gelten. Im Kindesalter kommt der Entwicklungsaspekt und der damit verbundene Symptomwandel als zusätzlicher Unschärfe-Faktor bei der Abgrenzung des Behinderungsbegriffs hinzu.

Zuverlässige statistische Daten zur Prävalenz setzen voraus, daß eine bestimmte Behinderungsform genau definiert ist, objektiv diagnostiziert werden kann und zumindest längerfristig (häufig lebenslang) bestehen bleibt. Das trifft z. B. für Zerebralparesen, geistige Behinderung oder Seh- und Hörstörungen zu, und hier findet man im internationalen Vergleich eine hohe Übereinstimmung (vgl. Kap. 13.2). Bei weniger persistenten oder umschriebenen Entwicklungsstörungen müssen bei den Prävalenzangaben Unterschiede je nach Erhebungsweise, Lebensalter der Kinder und Eingrenzung der Störungen berücksichtigt werden.

Sozialrechtlich gesehen ergibt sich der Begriff der Behinderung im Kindesalter aus dem Vergleich mit der Entwicklung eines gesunden Kindes. Als behindert ist danach ein Kind zu bezeichnen, wenn es in einer oder mehreren Entwicklungsfunktionen wesentlich und nicht nur vorübergehend beeinträchtigt ist. Als „nicht nur vorübergehend" gilt ein Zeitraum von mindestens 6 Monaten. Der Begriff ist somit recht weit gefaßt und schließt viele chronische Krankheiten bzw. deren Folgen ein.

Das deutsche Sozialrecht setzt Menschen, die von einer Behinderung bedroht sind, den Behinderten gleich. Das ist einerseits als Ausdruck einer staatlich intendierten Chancengerechtigkeit zu begrüßen, erfordert aber eine Eingrenzung und kritische Handhabung, um die möglichen und notwendigen Hilfen bedarfsgerecht zu steuern. Der pauschale Begriff „Risiko-Kind" ist nicht hilfreich, soweit er sich lediglich auf anamnestische Risikofaktoren bezieht. Er ist gerechtfertigt (auch im Sinne einer „drohenden Behinderung") z. B. bei neurologisch und labordiagnostisch nachgewiesener Hirnschädigung, aber noch nicht absehbarer Folgesymptomatik.

Jede im weiteren Verlauf eindeutige Behinderung äußert sich im Kindesalter als Störung der Entwicklung, aber nicht jede Entwicklungsstörung (auch wenn sie länger als 6 Monate nachweisbar ist) ist im medizinischen Sinne eine Behinderung. Besonders häufig sind neurologische Entwicklungsstörungen im ersten Lebensjahr zu beobachten; ihre Prognose ist überwiegend günstig, aber in einem kleineren Teil der Fälle handelt es sich um Frühsymptome einer bleibenden Behinderung, ohne daß sich die anfänglichen Leitsymptome bei den günstigen und ungünstigen Verläufen in jedem Fall zuverlässig unterscheiden lassen (Michaelis et al. 1993).

Auch bestimmte Formen von Verhaltensstörungen werden – z. B. nach der Internationalen Klassifikation der Krankheiten (ICD) – zu den Krankheiten gerechnet, etwa das Hyperkinetische Syndrom und Störungen des Sozialverhaltens. Je nach Dauer und Ausmaß der damit verbundenen Entwicklungsstörung können auch dabei die genannten Kriterien einer Behinderung erfüllt sein.

13.2 Epidemiologie und Ätiologie

Im Rahmen einer repräsentativen Erhebung (National Health Interview Survey – Child Health Supplement) wurden in den USA Eltern oder andere Bezugspersonen von 17110 Kindern mittels eines standardisierten Interviews zu Auftreten bzw. Vorhandensein folgender Entwicklungsstörungen befragt: Taubheit oder erhebliche Hörstörungen, Blindheit, Epilepsie, Stammeln und Stottern, andere Sprachentwicklungsstörungen, Zerebralparese, Lernschwächen, Störungen der Emotionalität und des Verhaltens sowie „Verzögerungen in Wachstum und Entwicklung". Die letztgenannte Kategorie wurde anstelle einer Frage nach geistiger Behinderung gewählt, weil diese bei einer früheren Befragung bei den Eltern offenbar auf Widerstand gestoßen war.

Nach dem Ergebnis dieser Erhebung sind insgesamt16,8 % der Kinder in den USA im Alter von 0–17 Jahren zumindest zeitweise von einer dieser Entwicklungsstörungen (oder auch von mehreren) betroffen. Die Prävalenz der einzelnen Behinderungen lag zwischen 0,2 % für Zerebralparesen und 6,5 % für Lernstörungen (Boyle et al. 1994; Tab. 13-1). Diese Häufigkeiten stimmen gut mit anderen epidemiologischen Untersuchungen überein; sie dürften auch für mitteleuropäische Verhältnisse als Anhalt für den Bedarf an therapeutischen bzw. rehabilitativen Angeboten gelten. Im folgenden sollen einige praktisch wichtige Formen von Entwicklungsstörungen bzw. Behinderungen gesondert besprochen werden.

13.2.1 Zerebralparesen

Zerebralparesen sind Beeinträchtigungen der Körperbeherrschung und Bewegung, die durch eine nicht progrediente Schädigung des unreifen Gehirns bedingt sind. Das Krankheitsbild der Zerebralparese stellt keine geschlossene nosologische

Tabelle 13-1: Prävalenz verschiedener Entwicklungsstörungen bei Kindern von 0–17 Jahren in den USA (nach Boyle et al. 1994).

Taubheit oder Schwerhörigkeit (beide Ohren)	1,98 %
Blindheit (beide Augen)	0,61 %
Epilepsie oder wiederholte afebrile Anfälle	0,89 %
Zerebralparese	0,23 %
Stammeln oder Stottern	1,89 %
andere Sprachentwicklungsstörungen	2,65 %
Verzögerung in Wachstum und Entwicklung	4,01 %
Lernbehinderung (learning disability)	6,52 %
Störungen der Emotionalität oder des Verhaltens, länger als 3 Monate andauernd	6,13 %
Entwicklungsstörungen insgesamt bei	**16,8 % aller Kinder**

Einheit dar, jedoch lassen sich typische phänomenologische Gruppen als nosologische Entitäten abgrenzen (Michaelis u. Niemann 1995). Einheitliche Klassifikationen auf der Basis solcher nosologischer Entitäten sind die Voraussetzung für eine sinnvolle Epidemiologie, ihre Anwendung zeigt beim internationalen Vergleich eine hohe Übereinstimmung der Prävalenzraten (Krägeloh-Mann et al. 1993).

Die Prävalenz der Zerebralparese (mittlere und schwere Ausprägungsgrade, alle Formen zusammengefaßt) liegt in Europa und USA zwischen 1,5 und 2,5 auf 1000 Lebendgeborene (Largo 1991, Kuban u. Leviton 1994). **Frühgeburtlichkeit** ist ein bedeutsamer Faktor, da die Häufigkeit der Zerebralparese mit abnehmendem Gestationsalter bzw. Geburtsgewicht stark zunimmt: Während bei Kindern mit einem Geburtsgewicht über 2500 g die Häufigkeit der Zerebralparese etwa 0,1 % beträgt, steigt sie bei Kindern mit Geburtsgewichten zwischen 2500 und 1500 g auf 2,5–4 %, zwischen 1500 und 1000 g Geburtsgewicht auf 4–9 % und unter 1000 g Geburtsgewicht auf 10–30 % (Largo 1991). Kinder unter 1000 g Geburtsgewicht (bzw. einer Gestationsdauer von 29 Wochen und weniger) haben somit gegenüber Reifgeborenen ein 100- bis 300fach erhöhtes Risiko einer Zerebralparese. Allerdings werden nur etwa 0,5 % aller Kinder vor der 30. Schwangerschaftswoche geboren.

Bei den **Reifgeborenen** sind spastische Hemiplegien und Tetraplegien die häufigsten Formen; sie sind überwiegend pränataler Genese (Stanley 1993, Kuban u. Leviton 1994, Michaelis u. Niemann 1995). Dyston-dyskinetische Tetraplegien mit oder ohne spastische Komponente sind eher perinatal verursacht (Kuban u. Leviton 1994). Sorgfältige epidemiologische Erhebungen und der Einsatz der Kernspintomographie haben zur Revision der früheren Annahme geführt, daß Zerebralparesen bei reifgeborenen Kindern hauptsächlich durch perinatal einwirkende Schäden verursacht seien Krägeloh-Mann et al. 1995, Michaelis u. Niemann 1995).

Bei **Frühgeborenen** sind Zerebralparesen dagegen vorzugsweise perinataler Genese, der Prädilektionstyp ist die spastische Diplegie (Krägeloh-Mann et al. 1994, Kuban u. Leviton 1994). Bei den sehr unreifen Frühgeborenen sind Knaben davon dreimal häufiger als Mädchen betroffen (Verloove Vanhorick et al. 1994). Offenbar in Zusammenhang mit der steigenden Überlebensrate sehr unreifer Frühgeborener hat in mehreren Ländern zwischen 1970 und 1980 die Inzidenz der Zerebralparese zugenommen (Krägeloh-Mann et al. 1994, Kuban u. Leviton 1994).

Inzwischen sinkt nicht nur die Mortalität der sehr unreifen Kinder weiter, sondern auch ihre Morbidität bezüglich Schädigung des ZNS. Robertson et al. (1992) verglichen je eine Kohorte von Kindern mit Geburtsgewichten unter 1250 g von 1978/79 bzw. 1988/89. Die Überlebensrate verbesserte sich von 36 auf 67 %, die Rate der behinderten Kinder insgesamt (Zerebralparese, geistige Behinderung, Epilepsie, Hörverlust, Blindheit) sank im gleichen Zeitraum von 21 auf 15 %. Die Fortschritte der Perinatalmedizin erhöhen also offenbar die Überlebensrate nicht um den Preis einer erhöhten Inzidenz von ZNS-Schäden und dadurch bedingten Behinderungen.

13.2.2 Geistige Behinderung

Die Bezeichnungen für verschiedene Ausprägungsgrade intellektueller Leistungsminderung werden unterschiedlich gehandhabt, sie orientieren sich entweder an den Ergebnissen psychometrischer Verfahren (Intelligenz-Quotient, IQ) oder an Bildungsgängen bzw. Schulformen. Der Begriff „geistige Behinderung" soll hier für die ausgeprägteren Schweregrade der Intelligenzminderung stehen, die IQ-Werten entsprechen, die um mehr als die doppelte Standardabweichung unter dem Durchschnitt liegen (IQ < 70).

Der Bereich zwischen einer und zwei Standardabweichungen unter dem Durchschnitt (IQ-Bereich 85–70) entspricht mehr oder weniger dem im Schulwesen gebräuchlichen Begriff „Lernbehinderung", wobei betont werden muß, daß eine Lernbehinderung (learning disability) auch bei höherem IQ durch ausgeprägte Teilleistungsschwächen (vgl. 13.2.3) resultieren kann.

Wenn man berücksichtigt, daß ein IQ in nicht unerheblichem Ausmaß von der Konstruktion und Ausrichtung des verwendeten Tests sowie von der Testsituation abhängt, also keine konstante Größe ist, und daß darüber hinaus emotionale und soziale Kompetenzen im IQ nicht berücksichtigt werden, so wird deutlich, daß der IQ ein sehr reduktionistisches Kriterium für die Definition geistiger Behinderung ist. Er kann den individuellen Fähigkeiten nur bedingt gerecht werden, wird aber dennoch aus Gründen der Praktikabilität hauptsächlich für die Definition verwendet.

Die Prävalenz schwerer geistiger Behinderung im oben definierten Sinne (IQ < 50) liegt – im internationalen Vergleich weitgehend konstant – bei 0,4 %, während die Häufigkeitsangaben milderer Formen geistiger Behinderung (IQ 70–50) erheblich schwanken. Vermutlich werden bei vielen empirischen Erhebungen Menschen mit leichter geistiger Behinderung nicht vollständig erfaßt. Nach einer Metaananlyse von Roeleveld et al. (1997) ist von einer Prävalenz um 3 % auszugehen. Das entspricht weitgehend auch der theoretischen Annahme, denn unterhalb der doppelten Standardabweichung (3. Perzentile) sind noch 2,3 % der Normvariation zu erwarten. Zusätzlich müßten sich in diesem Bereich Individuen finden, die durch eine Schädigung eine Population (bzw. mehrere Populationen) mit wesentlich niedrigerem IQ als die Normalpopulation bilden.

Ein großer Teil der Fälle bleibt derzeit noch ätiologisch ungeklärt, bei den bekannten Ursachen überwiegen pränatale Faktoren bei weitem. Besonders die schweren Formen sind hauptsächlich pränatal verursacht, während die leichteren Formen einen hohen Anteil familiärer Häufung aufweisen (multifaktorielle Genese mit genetischen und peristatischen Anteilen) (Largo 1987/88; Tab. 13-2).

Tabelle 13-2: Ursachen geistiger Behinderung (GB) (modifiziert nach Largo 1987/88).

	Schwere GB (IQ < 50)	**Leichtere GB** (IQ 50–70)
pränatal	**67 %**	**25 %**
(< 28 Schwangerschaftswochen)		
– genetisch	48 %	5 %
– erworben (toxisch, infektiös)	6 %	8 %
– Mißbildungssyndrome	13 %	12 %
perinatal	**15 %**	**15 %**
(28. Schwangerschaftswoche bis 4 Wochen nach Termin)		
– Plazentarinsuffizienz	5 %	5 %
– neonatale Komplikationen	10 %	10 %
postnatal	**3 %**	**2 %**
(später als 4 Wochen nach Geburtstermin)		
– infektiös, toxisch, traumatisch		
unbekannt	**15 %**	**58 %**
– familiär	3 %	33 %
– nicht familiär	12 %	25 %

13.2.3 Umschriebene Entwicklungsrückstände, Teilleistungsschwächen

Unter diese Begriffe werden verschiedene Entwicklungsstörungen subsumiert, die dadurch charakterisiert sind, daß bei einem Kind mit sonst altergemäßem Entwicklungsniveau einzelne oder auch mehrere Funktionen bzw. Fähigkeiten deutlich unter der Altersnorm liegen. Die daraus hervorgehenden Probleme werden unter bestimmten Leistungsanforderungen manifest, insbesondere in der Schule. Einige solcher Teilleistungsschwächen haben Syndromcharakter (z. B. Legasthenie), sie werden auch als spezifische Lernstörungen bezeichnet. Angaben zur Prävalenz hängen von Definition, Klassifikation und Diagnostik ab. Schmidt (1985) veranschlagt die Prävalenz von verbalen Teilleistungsschwächen auf 7% und von nonverbalen auf 5%.

Der „Krankheitswert" umschriebener Entwicklungsrückstände bzw. Teilleistungsschwächen liegt vor allem im Erlebnis des Versagens mit vielfältigen psychischen und psychosomatischen Konsequenzen und im schulischen Scheitern mit negativen sozialen und beruflichen Perspektiven. Kinder und Jugendliche mit Teilleistungsschwächen werden wesentlich häufiger als ihre Altersgenossen psychiatrisch auffällig (Schmidt 1985).

Teilleistungsschwächen werden vorzugsweise als Ausdruck einer (oft nur vorübergehenden) Reifungsstörung zerebraler Funktionen angesehen. Unreife als Differenz zur Altersnorm ist im Verlauf der Entwicklung Schwankungen unterworfen, so daß sowohl eine relativ späte Manifestation (z. B. erst in der Pubertät) als auch eine spontane Kompensation im Verlauf der Kindheit möglich sind (Esser u. Schmidt 1990). Die Symptome sind im Einzelfall variabel kombiniert, die Ätiologie ist heterogen und die Verhaltensproblematik wird entscheidend von Bedingungen der sozialen Umwelt geprägt. Deshalb wird empfohlen, den früher gängigen Begriff der „minimalen zerebralen Dysfunktion" (MCD) aufzugeben, weil dieser ein definierbares, einheitliches Syndrom suggeriert (Esser u. Schmidt 1987).

Frühkindliche Hirnschädigungen spielen als Ursache von Teilleistungsschwächen offenbar eine eher untergeordnete Rolle. Da Reifungsstörungen auch die Grob- und Feinmotorik betreffen können, ergeben sich neurologische Auffälligkeiten, die manchmal unzutreffenderweise als Beleg für eine frühkindliche Hirnschädigung angesehen werden (Esser u. Schmidt 1990). Grundsätzlich müssen aber exogene Schädigungen als Ursachen von Hirnfunktionsstörungen in Betracht gezogen werden, worauf z. B. die erhöhte Rate solcher Störungen bei ehemaligen sehr unreifen Frühgeborenen hinweist (Ross et al. 1991, Saigal et al. 1991, Hack et al. 1994).

13.2.4 Entwicklungsbeeinträchtigende Verhaltensstörungen

„Verhaltensstörungen" stellen eine hinsichtlich Symptomatik und Ätiologie sehr heterogene Gruppe dar, darüber hinaus ist die Grenze zur Variation „normalen" Verhaltens unscharf und stark von subjektiven Wertungen bestimmt. Die Frage, ob durch eine Verhaltensstörung die soziale Anpassungsfähigkeit eines Kindes oder Jugendlichen und die Erfüllung der anstehenden Entwicklungsaufgaben gefährdet werden, ist ein wesentliches Kriterium für die Einschätzung des Schweregrades bzw. des Krankheitswerts.

Grundsätzlich wird zwischen **expansiven Verhaltensstörungen** (z. B. Hyperaktivität, Aggressivität, Destruktivität) und **regressiven Störungen** (z. B. Rückzug, Passivität, Verweigerung) unterschieden. Soziale Konflikte lösen eher die Kinder mit expansiven Störungen aus. Für die individuelle Entwicklung sind aber die regressiven Störungen nicht weniger nachteilig; sie werden allerdings leichter übersehen oder oft nicht so wichtig genommen. Ursächlich spielen ungünstige psychosoziale Bedingungen und belastende Lebensereignisse (vgl. Kap. 6.3) einerseits und Teilleistungsschwächen (s. 13.2.3) andererseits eine wichtige Rolle, sehr oft miteinander kombiniert und mit wechselseitiger Verstärkung.

Die Häufigkeitsangaben hängen von der Definition und den Untersuchungsmethoden ab. Lehmkuhl et al. (1998) befragten 1030 Eltern mit Hilfe der Child Behavior Check List (CBCL) über Verhaltensstörungen und psychosomatische Beschwerden bei 4- bis 10jährigen Kindern. Die Auswertung ergab – abhängig vom Berechnungsmodell und der Definition von Grenzwerten – eine Gesamtprävalenz zwischen 13 und 28 %.

Ein Störungsbild von besonderer Häufigkeit und Relevanz ist das **Hyperkinetische Syndrom.** Lauth u. Lamberti (1997) fanden in einer unausgelesenen Population von 484 Schülern (7–11 Jahre alt, Grundschule) bei 9,3 % eine Hyperaktivität, entsprechend den Kriterien des DSM III-R; 7,2 % zeigten Minderleistungen in Aufmerksamkeitstests, 2,1 % normale Testleistungen. Weitere 3,7 % der Schüler wurden nach ihrem Verhalten als „problembelastet" eingestuft, so daß insgesamt 13 % als gravierend verhaltensauffällig beurteilt wurden.

Mit dem hyperkinetischen Syndrom sind häufig Aggressivität und Dissozialität korreliert, und es besteht eine stark erhöhte Disposition zum Drogenkonsum (vgl. Kap. 5.6). Solche ungünstigen Entwicklungsverläufe sind keine direkte Folge der Hyperaktivität, vielmehr sind sie multifaktoriell bedingt und hängen z. B. mit dem Scheitern in der Schule, häufigen sozialen Konflikten und Frustrationen und einer zunehmenden Außenseiterposition vieler hyperaktiver Kinder und Jugendlicher zusammen. Frühzeitige, konsequente und mehrschichtige Behandlung ist deswegen eine wichtige Aufgabe für Pädiater und Kinder- und Jugendpsychiater (Döpfner u. Lehmkuhl 1998).

Ein weiterer, praktisch wichtiger Problembereich sind die verschiedenartigen **Verhaltensstörungen behinderter Kinder.** Auch dabei spielt Hyperaktivität (u. U. in Form erethischen Verhaltens) eine Rolle, ferner Fremd- und Autoaggressivität, Kontaktstörung (autistisches Verhalten), Schlaf- und Eßstörungen sowie andere Formen von Verweigerungsverhalten, um nur die gravierendsten Formen zu nennen. Oft sind es in erster Linie solche Verhaltensprobleme und nicht die Behinderung als solche, welche die Familie des behinderten Kindes an den Rand der Dekompensation bringen. Auch hier gilt, daß die Verhaltensstörungen von vielen Umgebungsfaktoren mitbestimmt werden und nicht ursächlich eine direkte Folge der bestehenden Behinderung sind. Belastungen der Interaktion mit den Bezugspersonen wirken sich häufig im Sinne eines Circulus vitiosus aus. Als Arbeitshypothese bewährt hat sich die Annahme, daß jedes abnorme Verhalten für das behinderte Kind einen subjektiven Sinn hat und möglicherweise einem biologischen Bedürfnis gerecht wird (z. B. autistischer Rückzug als Schutz gegen ein subjektiv nicht zu verarbeitendes Reizangebot). Der Versuch, ein Problemverhalten unter solchen Gesichtspunkten zu verstehen oder jedenfalls zu deuten, kann zu differenzierten Therapieansätzen verhelfen. Umgekehrt ist es nicht sinnvoll, ein bestimmtes Verhalten ohne Berücksichtigung des subjektiven Kontexts etwa mit verhaltenstherapeutischem Vorgehen „löschen" zu wollen.

13.3 Behandlungskonzepte für behinderte Kinder

13.3.1 Vielfalt des Angebots, Probleme der Evaluation

Die gestörte Entwicklung eines Kindes stellt eine Herausforderung an die Eltern und an die Fachleute dar. Als Antwort auf diese Herausforderung wurden und werden zahlreiche Therapiekonzepte entwikkelt. Wegen ihrer Vielfalt und ihrer unterschiedlichen Begründungen ist es nicht nur für Eltern, sondern oft auch für Fachleute schwierig, sich über Sinn und Nutzen der einzelnen Methoden ein schlüssiges Bild zu machen. Da jede mit guter Absicht durchgeführte therapeutische Intervention personelle Zuwendung und ein zusätzliches Angebot an Reizen enthält, ist es naheliegend, daß vielen Maßnahmen – unbeschadet ihrer unterschiedlichen Ausrichtung – ein grundsätzliches Anregungspotential zukommt. Dadurch ist es wahrscheinlich, daß sowohl von den Anwendern als auch von den Empfängern bestimmter Maßnahmen positive Erfahrungen gemacht werden können. Jede neue oder überzeugend begründete Methode hat darüber hinaus die Chance, eine positive Erwartungshaltung und eine besondere Motivation der darin Engagierten auszulösen.

Entwicklungsfördernde Therapieangebote lassen nur bei langfristiger Anwendung Effekte erwarten, und über diese langfristige Zeitspanne hinweg wirken außer der Therapiemethode noch viele andere Faktoren auf die Entwicklung ein. Dadurch ist es äußerst schwierig zu belegen, ob einem speziellen Verfahren über das allgemeine Anregungspotential hinaus ein methodenspezifischer Effekt zukommt. Aus dieser Situation ergibt sich das Bedürfnis nach wissenschaftlicher Legitimation. Diese Legitimation wird meist auf medizinisch-naturwissenschaftlichem Gebiet gesucht (wie z.B. bei den Methoden nach Bobath oder Vojta, die danach als „neurophysiologisch begründet" gelten), teilweise aber auch auf geisteswissenschaftlichem Gebiet (wie z.B. die anthroposophischen Ansätze). Eine wissenschaftstheoretische Begründung einer Therapiemethode schafft darüber hinaus auch die Voraussetzung dafür, die ursprünglich eher erfahrungsabhängig entwickelte Verfahrensweise zu systematisieren und eine therapeutische Schule zu gründen.

13.3.2 Paradigmatische Grundlagen

Alle verbreiteten Therapieverfahren fußen auf bestimmten **Grundannahmen,** die von den Vertretern der einzelnen Methoden nicht selten als so selbstverständlich und plausibel angesehen werden, daß sie nicht mehr nur als Arbeitshypothese, sondern als Gewißheit gelten. Danach haben diese Grundannahmen nicht nur auf die propagierte Methode weitreichende Auswirkungen, sondern können unter Umständen über Jahrzehnte hinweg Sichtweisen, Handlungsempfehlungen und Erfolgserwartungen prägen. Vor allem Michaelis et al. (1989,1993b,1995) haben darauf aufmerksam gemacht, wie entscheidend die diagnostische Einschätzung von Kindern mit Entwicklungsauffälligkeiten und die Indikation therapeutischer Interventionen davon bestimmt werden, welches Entwicklungsmodell zugrunde gelegt wird (s. Tab. 13-3).

In einer gewissen Parallelität zu diesen beiden Entwicklungsmodellen stehen **zwei Grundeinstellungen zur Therapie,** nach welchen sich die angebotenen Behandlungskonzepte grundsätzlich zuordnen lassen:

Nach der ersten Vorstellung hängt der Erfolg der therapeutischen Intervention in erster Linie von der Therapiemethode als dem spezifischen, gewissermaßen **kurativen** Faktor ab; diese Vorstellung impliziert

Tabelle 13-3: Entwicklungskonzepte und ihre Konsequenzen für Diagnostik und Therapie (nach Michaelis).

Deterministisches Konzept	**Adaptatives Konzept**
Paradigmatische Annahmen	
Die Entwicklung verläuft in strenger zeitlicher und funktioneller Ordnung, weitgehend genetisch determiniert	Die Entwicklung ist nicht streng determiniert, sondern wird von individuellen Anlagen und Umweltbedingungen beeinflußt
Folgerungen für die Diagnostik	
Die Untersuchung einiger weniger Reaktionen reicht aus, weil man damit die Basis der gesamten Entwicklungspotenzen des ZNS erfaßt	Zur Beurteilung der wichtigsten Funktionen des ZNS ist ein breites Spektrum von Kriterien erforderlich. Die Beobachtung spontaner Aktivität ist wichtiger als Reflexe und Reaktionen
Folgerungen für die Therapie	
Abweichungen von der Norm sind zu einem möglichst frühen Zeitpunkt behandlungsbedürftig. Dabei ist die hierarchische Abfolge der Entwicklungsschritte einzuhalten	In Anbetracht der Breite der Normvariation ist Zurückhaltung bei der Therapieindikation geboten; Individualisierung, Motivierung und Anregung zu Eigenaktivität sind wichtige Therapiekriterien

die Annahme einer **direkten Wirkung** der therapeutischen Intervention auf die beeinträchtigte Funktion.

Nach der anderen Vorstellung sind die Eigenaktivität und Motivation des Kindes und die individuellen Entwicklungspotenzen die entscheidenden Faktoren der Entwicklung, zu welchem die therapeutische Intervention Impulse und begünstigende Bedingungen beisteuern kann; nach dieser Vorstellung können therapeutische Maßnahmen eine Wirkung nur **indirekt,** d.h. über das aktive Zutun des Kindes, entfalten.

Auf die paradigmatischen Unterschiede zwischen diesen beiden Modellen soll im folgenden eingegangen werden. Die Berücksichtigung dieser grundsätzlich unterschiedlichen Positionen berührt den Kern der Diskussion darüber, was man von therapeutischen Interventionen bei Entwicklungsstörungen und Behinderungen überhaupt an Effekten erwarten kann (Tab. 13-4).

Tabelle 13-4: Paradigmatische Grundvorstellungen in der Behandlung entwicklungsgestörter und behinderter Kinder.

I. „Kuratives Paradigma"
- Die Therapie hat eine direkte Wirkung auf das ZNS des Kindes
- Diese Wirkung ist ein Spezifikum der Therapiemethode
- Die Korrektur basaler Funktionen ermöglicht eine normale Entwicklung höherer Funktionen

II. „Systemisch-ökologisches Paradigma"
- Die Intervention wirkt nur indirekt (durch Stimulation der Eigenaktivität des Kindes)
- Emotionale Befindlichkeit und soziale Interaktion des Kindes sind von zentraler Bedeutung für seine Motivation und Eigenaktivität
- Das spezielle methodische Vorgehen bei der Behandlung ist nur eine Variable von mehreren Wirkfaktoren

Das „kurative" Paradigma

Diese Bezeichnung für die erstgenannte Gruppe von Therapiekonzepten wurde gewählt, weil wesentliche Vorstellungen und Grundannahmen aus der kurativen Medizin auf die Intervention bei Entwicklungsstörungen übertragen wurden.

Ausgangspunkt dieser Konzepte ist die Annahme einer sehr weitgehenden Formbarkeit (Plastizität) des kindlichen Nervensystems durch geeignete, d.h. „therapeutische" Reize; dadurch sollte eine funktionelle Kompensation auch nach erheblicher organischer Schädigung des ZNS möglich sein. Dabei spielt die Vorstellung mit, daß die Neuronen des Gehirns zum Zeitpunkt der Geburt und in den ersten Lebensjahren nur teilweise in ihrer Funktion festgelegt seien und deswegen durch geeignete Methoden als Ersatz für geschädigte Neurone aktiviert werden könnten. Für das Postulat einer möglichst frühen, an die unmittelbare postnatale Entwicklung gebundene Intervention wurde u.a. das Konzept der „sensiblen Phasen" aus der Verhaltensforschung herangezogen.

Eine wichtige Rolle spielt in vielen Therapiekonzepten die Annahme, daß die Entwicklung des Kindes sich in hierarchisch gegliederten Stufen vollziehe, so daß die nächsthöhere Stufe erst nach Beherrschung der vorigen erreichbar sei. Im Umkehrschluß wird postuliert, daß man mit einem Training und der damit erreichbaren Normalisierung bestimmter Basisfunktionen die Entwicklung auch im Falle einer Schädigung des ZNS wieder in normale Bahnen lenken könne. Solche suggestiv eingängigen, aber nie bewiesenen Vorstellungen haben eine zentrale Bedeutung z.B. in den Konzepten von Doman und Delacato sowie in der Vojta-Therapie und in der „Sensorischen Integrationstherapie" nach Ayres.

„Kurative" Konzepte in verbreiteten Methoden

Ayres (1984) nimmt an, daß das vestibuläre System das „alles vereinende Bezugssystem" für die korrekte Verarbeitung aller anderen Wahrnehmungsmodalitäten sei und deshalb als der zentrale Ansatzpunkt der Therapie bei allen Formen von „Wahrnehmungsstörungen" angesehen werden müsse.

Vojta formuliert es so: „Ausgehend von bestimmten Körperhaltungen werden durch gezielte Reize reflektorisch Muskelaktivitäten erzeugt, wie sie in der normalen motorischen Entwicklung von selbst auftreten. Damit kann anstelle der pathologischen Bewegungs- und Körperhaltungsmuster wieder ein richtiges Zusammenspiel der Muskeln entstehen" (Vojta u. Peters 1992).

Es geht somit nicht um die Anbahnung komplexer Funktionen, sondern um die Normalisierung der Voraussetzungen, auf deren Basis das Kind danach diese komplexen Funktionen selbst erwerben soll. Vojtas Konzept beruht also auf zwei zentralen Postulaten: Zum einen soll das Übungsprogramm in der Lage sein, auch im Falle einer Schädigung „normale" Bewegungsmuster anzubahnen, zum andern sollen sich danach die höheren Funktionen der Körperbeherrschung mehr oder weniger von selbst entwickeln können. Ähnliche Positionen vertreten im Grundsatz auch Doman und Delacato (Karch et al. 1998).

Verhaltenstherapie in der funktionellen Entwicklungsförderung

Unter den Konzepten des „kurativen Paradigma" ist auch noch die Verhaltenstherapie zu erwähnen, die in der Anwendung bei Entwicklungsstörungen vor allem von Brack (1986, 1996) vertreten wird. Im Gegensatz zu den bisher genannten Verfahren bietet die Verhaltenstherapie die Möglichkeit, gewissermaßen mit einem experimentellen Design zu arbeiten und kurzfristig erreichbare Effekte ursächlich auf die durchgeführte Intervention zu beziehen. Dieses Design macht es aber erforderlich, die angestrebten Funktionsverbesserungen genau zu operationalisieren und den Weg zu komplexeren Fähigkeiten in viele kleine Einzelschritte zu unterteilen. Dabei bleibt es oft fraglich, ob der erzielte Effekt für das betreffende Kind von Relevanz ist – ob also z.B. eine durch operantes Konditionieren verdreifachte Vokalisation eines autistischen Kindes wirklich seine kommunikative Kompetenz verbessert und als neue, sinnvolle Fähigkeit auch ohne fortlaufende äußere Verstärkung erhalten bleibt und genutzt wird.

Das Ziel wird jedenfalls vom Therapeuten vorgegeben. Für die Auswahl der Übungsschritte wird empfohlen, „möglichst genau die Fertigkeiten zu üben, die das Defizit darstellen" (Brack 1996) – also Funktionen zu trainieren, die das Kind bisher nicht erreicht hat, die es aber unter Berücksichtigung seines aktuellen „Entwicklungsprofils" und eines zugrunde gelegten Konzepts der „Normalentwicklung" als nächstes erreichen sollte. Es ist sicher nicht einfach, mit diesem Prinzip die Eigenmotivation des Kindes zu wekken, da das Kind auf diese Weise in der Therapiesituation systematisch mit der Diskrepanz zwischen Anforderung und eigenem Vermögen konfrontiert wird. Je geringer aber die Eigenmotivation ist, desto mehr bleibt die Notwendigkeit externer Verstärker bestehen. Das ist besonders dann problematisch, wenn ein Kind durch den Schweregrad seiner Behinderung sehr weit von der Normalentwicklung entfernt ist und in der vom Therapeuten zum Therapieziel erklärten Funktion oder Fertigkeit subjektiv keinen Sinn oder Nutzen entdecken kann. Es mag mit diesen Einschränkungen zusammenhängen, daß sich die Verhaltenstherapie im strengen Sinne in Deutschland für die Behandlung von funktionellen Entwicklungsstörungen nicht durchgesetzt hat, wogegen sie in der Behandlung von Verhaltensstörungen einen festen Platz hat.

Das „systemisch-ökologische" Paradigma

Neuere Konzepte relativieren demgegenüber die Bedeutung der Übungsbehandlung. Sie beziehen sich auf die Grundlagen der Systemtheorie und Humanökologie (Bronfenbrenner 1981, Speck 1989). Danach ist die Eigenaktivität des Kindes der entscheidende Faktor für seine Entwicklung, auch im Falle einer Schädigung des ZNS. Diese Eigenaktivität steht in enger Wechselbeziehung zur subjektiven Befindlichkeit des Kindes und zur Interaktion mit seinen Bezugspersonen. Therapeutische Stimulation wirkt nach dieser Vorstellung nicht ohne Zutun des Kindes (etwa wie ein eingeflößtes Medikament), sondern nur mittelbar, indem sie das Kind zu eigenen Aktivitäten und Lernschritten anregt. Aufgabe der Intervention ist es also, in der sozialen Ökologie des Kindes günstige Voraussetzungen dafür zu schaffen (Largo 1997).

Was spricht für dieses Konzept, welches in seinen Erfolgserwartungen viel bescheidener ist? Zunächst ist festzuhalten, daß die „kurativen" Konzepte bis heute nicht nur den Beleg für ihre theoretische Stimmigkeit, sondern auch den Nachweis ihrer Effektivität schuldig geblieben sind (Schlack 1994), von der Verhaltenstherapie – mit den erwähnten Einschränkungen – einmal abgesehen. Es ist also Zeit für eine Revision.

In der bisher umfangreichsten Metaanalyse von 105 Studien zu Frühbehandlung und Frühförderung (Dunst et al. 1989) ergab sich wenig Evidenz für die Effektivität medizinisch orientierter Therapieformen (also der „Lerntherapie" im oben genannten Sinne); im gleichen Sinne fielen auch Metaanalysen zur krankengymnastischen Behandlung von Kindern mit Zerebralparese aus (Tirosh u. Rabino 1989, Turnbull 1993).

Damit stimmen die Untersuchungsergebnisse überein, wonach bei hirnorganisch geschädigten Kindern das mentale Leistungsniveau im wesentlichen konstant bleibt (Largo et al. 1990, Largo u. v. Siebenthal 1997); je schwerer die Behinderung und die zugrundeliegende Schädigung ist, desto kleiner ist der Spielraum für Veränderungen. Bei hirngesunden Kindern wirken sich demgegenüber stimulierende Entwicklungsbedingungen eindrucksvoll aus; die guten Effekte der Frühförderung deprivierter Kinder können jedoch nicht in gleicher Weise bei organisch behinderten Kindern erwartet werden (s. auch Kap. 2).

Der Regenerationsfähigkeit und Plastizität des geschädigten kindlichen ZNS sind also offenbar sehr viel engere Grenzen gezogen, als man lange Zeit gehofft hat (Neuhäuser 1997). Auch sind die Entwicklungsmodelle, die einen hierarchisch strukturierten und genetisch weitgehend vorgegebenen Entwicklungsverlauf postulieren, mit dem heutigen Wissen nicht mehr kongruent (Michaelis u. Niemann 1995). Therapiekonzepte, die auf solchen Vorstellungen aufbauen, sind deshalb zumindest in ihren „neurophysiologischen Begründungen" überholungsbedürftig.

Bedeutung der Eltern-Kind-Interaktion
Nicht nur die Kritik an den Grundannahmen der „kurativen" Konzepte sprechen für das systemisch-ökologische Paradigma, sondern auch die Ergebnisse vieler Entwicklungsstudien, welche die Bedeutung der Eigenaktivität des Kindes belegen. Die Auswertung von 20 Studien an gesunden, risikobelasteten und verschiedenartig behinderten Kindern zeigte übereinstimmend, daß die funktionelle Entwicklung der Kinder, gemessen am Entwicklungsquotienten, von der Interaktion mit den Bezugspersonen abhing (Schlack 1989a). Positiv wirken alle Interaktionsformen, welche die Eigenaktivität des Kindes verstärken: insbesondere Responsivität, kontingente verbale Verstärkung, emotionale Zuwendung und das Angebot altersangemessenen Spielzeugs. Negativ wirken demgegenüber alle Verhaltensweisen der Erwachsenen, welche das Kind in eine passive Rolle bringen, selbst wenn dies durch ein besonders intensives Stimulationsangebot geschieht (Tab. 13-5, Schlack 1989b).

Tabelle 13-5: Auswirkung mütterlicher Verhaltensmuster auf die Entwicklung der Kinder. Auswertung von 20 Studien, davon je 6 Studien über gesunde Kinder und Risiko-Kinder (insbes. Frühgeborene), 8 Studien über Kinder mit verschiedenartigen Behinderungen (nach Schlack 1989b).

Positiv	Negativ
• Responsivität	• Direktivität
• kontingente verbale Reaktionen	• autoritäre Kontrolle
• emotionales Interesse	• Überstimulation
• Angebot adäquaten Spielzeugs	

Es besteht also keineswegs eine lineare Beziehung zwischen Stimulation und Effekt in dem Sinne, daß das Kind umso bessere Fortschritte macht, je intensiver die Angebote und Anforderungen sind (was von manchen Methoden, z.B. dem Doman-Programm, postuliert wird). Im Gegenteil kann eine Überstimulation die Entwicklung nachweislich behindern. Entscheidende Voraussetzung für einen positiven Effekt therapeutischer Interventionen ist offenbar, daß das Kind, trotz seiner eingeschränkten Möglichkeiten, die Anregungen aktiv aufgreifen und in sein Handlungsrepertoire integrieren kann.

Es liegt auf der Hand, daß die Eltern-Kind-Interaktion stark von **emotionalen** Faktoren beeinflußt wird. Bei den systemisch-ökologisch orientierten Konzepten richtet sich daher ein wesentlicher Teil der Interventionen an die Bezugspersonen. Dieses Vorgehen wird durch die Evaluation der Ergebnisse gestützt: Interventionen, die auch die Familie einbeziehen, sind grundsätzlich wirksamer als solche, die sich nur an das behinderte Kind richten (Dunst et al. 1989, Dunst 1996). Die Einbeziehung der Familie darf sich jedoch nicht darauf beschränken, die Eltern mit Aufträgen zur Übungsbehandlung zu versehen (herkömmliches Co-Therapeuten-Modell). Eine sinnvolle und effektive Mitwirkung der Eltern an der Übungsbehandlung setzt eine günstige Interaktion und eine positive Beziehungshaltung voraus, die ihrerseits sehr wesentlich vom Coping-Prozeß (dem Prozeß der psychischen Auseinandersetzung mit der Behinderung) abhängen.

Systemisches Konzept und Übungsbehandlung sind vereinbar
Funktionelles Lernen des Kindes wird in erster Linie durch eigene Aktivität und

Motivation bewirkt, nicht durch passiv erfahrene Stimulation (Largo 1997). In einigen Therapieverfahren ist die Motivierung der Kinder zu eigener Aktivität ausdrücklich ein Teil des Konzepts, z. B. bei den Methoden nach Petö, Bobath, Castillo Morales und Montessori (Leitsatz: „Hilf mir, es selbst zu tun"). Ein „systemisch-ökologisches" Konzept zu vertreten bedeutet nicht, auf Übungsbehandlung und auf den Versuch einer naturwissenschaftlichen Erklärung beobachteter Effekte zu verzichten.

Unter Umständen kann auch „passive" Stimulation dazu beitragen, behinderte Kinder zur Aktivität anzuregen. Als Beispiel für ein verbreitetes Behandlungsprinzip und ein plausibles, dem heutigen Wissensstand nicht widersprechendes Erklärungsmodell soll hier die Stimulation der Körperwahrnehmung durch taktile und kinaesthetische Reize erwähnt werden. Dieses Prinzip wird in verschiedenen Methoden in vielgestaltiger Form und mit ganz unterschiedlichen theoretischen Begründungen eingesetzt, z. B. bei der Basalen Stimulation, der Sensorischen Integration, der Integrativen Körpertherapie und in den Behandlungskonzepten nach Bobath und nach Castillo Morales. Möglicherweise liegt allen diesen Ansätzen ein gemeinsames Wirkprinzip zugrunde, nämlich das der **zentralen Aktivierung** (Schlack 1996):

Insbesondere bei schwer bewegungseingeschränkten Kindern mit Zerebralparese, aber auch bei inaktiven und hypotonen Kindern, entsteht durch die Bewegungsarmut ein Defizit an Afferenzen aus den verschiedenen Bereichen der Körperwahrnehmung, die normalerweise einen ganz wesentlichen Beitrag zu Vigilanz, bewußter Wahrnehmung, Aufmerksamkeit und Aktivität leisten. Schwer körperbehinderte Kinder haben somit nur sehr eingeschränkte Möglichkeiten, über die Motorik zu ihrer Aktivierung selbst beizutragen; es besteht vielmehr die Gefahr, daß ein Circulus vitiosus aus absinkender Vigilanz und zusätzlich verminderter Bewegungsaktivität entsteht. In dieser Situation können auch „passive" taktile und kinästhetische Reize dazu beitragen, bis zu einem gewissen Grade das Defizit der Afferenzen aus spontaner Motorik zu kompensieren.

Es ist gut vorstellbar und sogar naheliegend, daß eine Methode wie die „Sensorische Integration" Effekte auf diesem Wege entfaltet und nicht nach der von Ayres postulierten „kurativen" Wirkungsweise. Diese Überlegung, daß nämlich Effekte auch auf ganz andere Weise als nach den zugrundegelegten theoretischen Vorstellungen zustandekommen könnten, mag analog auch auf andere Verfahren zutreffen.

13.3.3 Therapeutische Beziehung und Behandlungseffekt

Auch unabhängig von der Plausibilität der einen oder anderen „neurophysiologischen" Begründung haben monokausale Erklärungsversuche von Effekten therapeutischer Interventionen wenig Wahrscheinlichkeit zuzutreffen. Subjektive Faktoren, d. h. Variablen der „Subjekte" des therapeutischen Dreiecks aus Kind, Eltern und Therapeuten, spielen eine ganz entscheidende Rolle. Es ist ein wichtiger Beitrag eines systemischen Ansatzes, diese subjektiven Faktoren angemessen zu beachten und bewußt zu machen.

Aspekte der „therapeutischen Beziehung" und der Emotionalität sind zweifellos von großer Bedeutung. Diese Begriffe umfassen sehr komplexe Phänomene, die methodisch nicht leicht zu fassen sind. Es wäre jedenfalls äußerst unwahrscheinlich anzunehmen, daß ein Kind eine therapeutische Anregung völlig unabhängig davon aufgreift, von wem und unter welchen äußeren und inneren Bedingungen sie ihm angeboten wird. Der Therapeut bzw. die Therapeutin wird unvermeidlich bei jeder Intervention mit vielen (oft unbewußten)

Teilaspekten ein Faktor des therapeutischen Beziehungssystems – mit positiven oder auch negativen Auswirkungen (Sorrentino 1988).

Nicht zu vernachlässigen sind auch die Überzeugungen der Bezugspersonen, vor allem ihre Überzeugung von der Richtigkeit bestimmter Maßnahmen. Diese Überzeugungen spielen oft eine wichtige Rolle im Sinne eines motivierenden Faktors, der unter günstigen Bedingungen vom betroffenen Kind übernommen und in eigene Aktivität umgesetzt werden kann. Auf diese Weise kann daraus eine suggestiv wirksame Kraft hervorgehen. Diese hat für Eltern und Kind eine reale Bedeutung, die zu respektieren ist, auch wenn sie noch nicht als Beweis für eine spezifische Wirksamkeit der durchgeführten Maßnahme gelten kann.

13.3.4 Qualitätssicherung

Qualitätssicherung in der Medizin dient – nach einer Definition des Bundesministers für Arbeit und Sozialordnung (1990) – der Gewährleistung einer humanen, zeitgemäßen und wirksamen Behandlung. Für die Interventionen bei Entwicklungsstörungen und Behinderungen bedeutet das insbesondere:

- Achtung vor der Menschenwürde des behinderten Kindes, Empathie für die Situation der Eltern, Entwicklung der therapeutischen Beziehung nach psychotherapeutischen Gütekriterien („humane Behandlung"),
- Überprüfung der Stichhaltigkeit überkommener Therapiekonzepte („zeitgemäße Behandlung"),
- Evaluation der Behandlung mit dem Ziel, die wirksamen Elemente des therapeutischen Angebots zu eruieren und zu objektivieren („wirksame Behandlung").

Eine Therapieevaluation sollte sich auf das gesamte Spektrum der Interventionen erstrecken und als Zielkriterien sowohl funktionelle Verbesserungen als auch die Auswirkungen auf die familiäre Interaktion, die psychosoziale Situation der Familie und die therapeutische Beziehung berücksichtigen (Bode u. Storck 1997). In Deutschland ist die Evaluation von Behandlungsmaßnahmen für behinderte Kinder bisher noch keine Selbstverständlichkeit, im Gegensatz etwa zu den Gegebenheiten in den USA (vgl. Bricker 1996, Sheehan 1996)

13.4 Prognose, Lebenserwartung und Lebensqualität

Der Entwicklungsverlauf eines behinderten oder entwicklungsgestörten Kindes wird maßgeblich von dem Ausmaß und den Ursachen einer Schädigung und von den psychosozialen Lebensbedingungen bestimmt. Je weniger hirnorganische Ursachen an einer Entwicklungsstörung beteiligt sind, desto größer sind die Aussichten einer Kompensation durch günstige psychosoziale Bedingungen und therapeutische Interventionen (s. Kap. 2).

Wie bereits oben (s. 13.3) erwähnt und in Kap. 2 näher ausgeführt, lassen entwicklungsdiagnostische Untersuchungen schon im 1. Lebensjahr recht zuverlässige prognostische Aussagen über die weitere geistige Entwicklung zu, jedenfalls im Sinne einer Differenzierung zwischen normaler und subnormaler Entwicklung. Eine kompetente und methodisch sorgfältige Entwicklungsbeurteilung, die auch die jeweiligen psychosozialen Lebensbedingungen berücksichtigt, kann also nicht nur aktuelle Entwicklungsdefizite beschreiben, sondern auch Aussagen über das vorhandene Entwicklungspotential und das Entwicklungstempo machen.

Eine wichtige Dimension der Prognose behinderter Kinder ist die **Lebenserwartung.** Auch sie hängt entscheidend vom

Grad der Schädigung und von den äußeren Lebensumständen ab. Empirisch können schwer und mehrfach (körperlich und geistig) Behinderte in 3 Gruppen unterteilt werden, die sich in der durchschnittlichen Lebenserwartung deutlich unterscheiden:

- Immobile (meist tetraplegische) Personen, die künstlich (mit der Sonde) ernährt werden müssen;
- immobile Personen, die mit Hilfe selbst Nahrung aufnehmen können;
- Personen, die zwar nicht laufen, sich aber doch in begrenztem Umfang selbst fortbewegen können.

Die Analyse der Mortalität in Abhängigkeit von den genannten Behinderungsgraden, die in den USA bei fast 100 000 Personen erhoben wurden, erlaubt eine statistische Aussage zur durchschnittlichen Lebenserwartung bzw. zu den „verbleibenden Lebensjahren" (Eyman et al. 1990). Obwohl diese Daten, welche die Gegebenheiten in den USA in den Jahren 1984–1987 reflektieren, sich nicht ohne weiteres auf Deutschland übertragen lassen, können sie dennoch (mangels entsprechender deutscher Daten) Anhaltspunkte für die Beratung der Eltern und auch in forensischen Fragestellungen geben.

In einer britischen Nachuntersuchung von über 1500 zerebralparetischen Kindern, die in den Jahren 1966–1984 geboren waren, wurde bei den Schwerbehinderten (nicht gehfähig, IQ < 50) eine 20-Jahres-Überlebensrate von 50 % gefunden, bei den leichter Behinderten von 99 % (Hutton et al. 1994). Kinder mit leichteren Formen von Zerebralparese und mit geringerer Einschränkung der mentalen Entwicklung haben demnach keine wesentlich niedrigere Lebenserwartung als nichtbehinderte Kinder. Dieser Befund weicht von früheren Annahmen ab; eine zunehmende Lebenserwartung als Folge besserer Gesundheitsfürsorge, Akzeptanz und Integration dürfte auch für andere Behinderungsformen zutreffen. Damit ist tendenziell eine höhere Prävalenz von Behinderungen verbunden, trotz einer wahrscheinlich abnehmenden Inzidenz (wegen rückläufiger Geburtenzahlen und bedeutsamen Fortschritten in der Perinatalmedizin).

Da das Idealziel der Heilung bei Behinderungen nicht erreichbar ist und funktionelle Verbesserungen oft nur in engen Grenzen möglich sind, spielt die **Lebensqualität** behinderter Kinder als Zielkriterium für die Beurteilung therapeutischer Maßnahmen eine besonders wichtige Rolle. Nach Lindström und Eriksson (1993) wird die Lebensqualität behinderter Kinder durch Faktoren in 3 Bereichen bestimmt:

- **Äußere** Bedingungen: Ökonomische Situation, sozialer Status der Familie, Wohnsituation.
- **Interpersonelle** Bedingungen: Interaktion zwischen dem Kind und seinen Bezugspersonen, Funktion und Struktur des sozialen Netzwerks der Familie.
- **Persönliche** Bedingungen: Eigenaktivität, Selbstwert und emotionale Verfassung des betroffenen Kindes.

Diese Faktoren müssen bei Planung und Durchführung therapeutischer Interventionen berücksichtigt werden. Behandlungs- und Rehabilitationsmaßnahmen, die auf das emotionale Gleichgewicht der Familie nicht besondere Rücksicht nehmen oder es sogar ungewollt stören, laufen Gefahr, gegen ihre eigenen Ziele zu arbeiten (Sorrentino 1988). Die Anregung der Eigenaktivität und die Stabilisierung des Selbstwerts des Kindes müssen zentrale Anliegen jeglicher Förderungsaktivitäten sein (Largo 1997). Auch unter diesem Aspekt haben Behandlungskonzepte, die dem systemisch-ökologischen Paradigma folgen (s. 13.3.4), einen klaren Vorteil. Von den Kriterien der Lebensqualität wird die tatsächliche Integration behinderter Kinder (und damit der Rehabilitationserfolg auf der Ebene des handicap, vgl. Kap. 4.3) entscheidend bestimmt.

13.5 Praktische Konsequenzen. Umgang mit Außenseitermethoden

Die zitierten Befunde unterstreichen die Bedeutung der Eigeninitiative und Motivation des Kindes und relativieren die Vorstellung, daß eine Übungsbehandlung wie ein verabreichtes Medikament mehr oder weniger aus sich allein wirke. Eine therapeutische Intervention auf der funktionellen Ebene (z.B. Krankengymnastik, Ergotherapie, Logopädie) ist immer zugleich auch ein Medium komplexer Hilfeleistung mit Auswirkungen auf die subjektive Befindlichkeit und Aktivität des Kindes. Sie trägt dazu bei, den im Falle einer Behinderung enger gezogenen Rahmen funktioneller Fähigkeiten bestmöglich auszuschöpfen.

Subjektive Befindlichkeit und Eigenaktivität des Kindes hängen sehr wesentlich auch von der Situation der Familie ab. Typische Belastungsfaktoren der Eltern behinderter Kinder wie emotionaler und sozialer Stress, Depressivität, Überforderung und Hilflosigkeit beeinträchtigen die Interaktion und damit die Entwicklungschancen des Kindes. Familienzentrierte Interventionen haben das Ziel, in diesen Situationen gezielte Hilfe zu leisten. Diese sog. psychosozialen Maßnahmen sind somit kein schmückendes Beiwerk der kindzentrierten Therapie, sondern schaffen vielmehr die Voraussetzung dafür, daß das Kind die Angebote der funktionellen Entwicklungsförderung optimal umsetzen kann.

Je schwerer ein Kind behindert ist, desto kleiner ist in der Regel der Spielraum für funktionelle Verbesserungen. Für die Eltern ist diese Einengung der Entwicklungsperspektive ihres Kindes schwer erträglich, und verständlicherweise suchen viele von ihnen nach Alternativen zum konventionellen Behandlungsangebot.

Kennzeichen solcher **Außenseitermethoden** sind vor allem:

- Großzügige Selbstdarstellung bezüglich der Erfolgsmöglichkeiten der Methode, aber ohne Garantie für den konkreten Einzelfall;
- umfangreiche, aber meist nicht stringente wissenschaftliche Begründung;
- universelles (nicht durch spezielle Indikationsstellung abgegrenztes) Anwendungsgebiet;
- Propagierung durch charismatische Personen;
- Angebot vorzugsweise im Ausland mit beträchtlichem Kostenaufwand.

Der ausgeprägte suggestive Charakter solcher Methoden liegt auf der Hand, und in manchen Fällen muß man von Geschäftemacherei und Ausbeutung der Not der Eltern sprechen. Damit kann man aber das Problem nicht abtun, denn offenbar erfüllen solche Außenseitermethoden wichtige Bedürfnisse, denen die konventionellen Angebote nicht gerecht werden, und in manchen Fällen geht davon ein Motivationsschub auf das Kind und die Eltern aus. Dieser hat seinen „therapeutischen" Wert, selbst wenn man ihn bei kritischer Betrachtung als suggestiv bedingt ansehen muß (ein Phänomen, das schließlich auch in der kurativen Medizin als Placebo-Effekt akzeptiert wird). Oft erleben Eltern bei den Vertretern unkonventioneller Methoden ein Maß von Engagement und Anteilnahme, das sie bei Anbietern konventioneller Methoden vermißt haben.

Aus sozialmedizinischer Sicht liegt ein besonderes Problem in der Frage, ob die Inanspruchnahme von Außenseitermethoden durch gesetzliche Kosten- und Leistungsträger (Krankenkassen, Sozialhilfe, Beihilfe) zu bezahlen ist. Die Leistungspflicht dieser Kostenträger ist an rechtliche Vorgaben gebunden. Für Leistungen aus der gesetzlichen Krankenversicherung ist Bedingung, daß eine Behandlungsmethode durch den Bundesausschuß der Ärzte und Krankenkassen anerkannt ist. Eine solche Anerkennung setzt ihrerseits voraus, daß bei einem neuen Verfahren ausreichende Erprobung, Wirksamkeitsnachweise und eine wirtschaftliche Kosten-Nutzen-Relation gegeben sind (Haas 1997); der allgemein anerkannte Stand medizinischer Erkenntnisse und der medizinische Fortschritt sind dabei zu berücksichtigen. Ein Behandlungserfolg in Einzelfällen reicht für die Anerkennung einer neuen Methode nicht aus.

Grundsätzlich besteht daher keine Leistungspflicht der gesetzlichen Krankenkassen für nicht anerkannte Methoden. Ausnahmeregelungen sind möglich, wenn im konkreten Einzelfall eine nicht anerkannte Behandlungsform zweckmäßig ist und das Maß des Notwendigen nicht überschreitet. Das könnte z. B. für Hippotherapie zutreffen, wenn ein behindertes Kind für andere krankengymnastische Methoden nicht mehr zu motivieren ist oder mit diesen Methoden keine vergleichbar gute Wirkung zu erzielen ist. In solchen Fällen ist eine individuelle und kritische ärztliche Begründung erforderlich.

Da immer wieder neue Behandlungsverfahren angeboten werden, deren Wertigkeit oder deren Zuordnung zur Krankenbehandlung bzw. Eingliederungshilfe für Behinderte noch nicht abschließend beurteilt werden kann, ergeben sich zusätzliche Probleme bei der sozialmedizinischen Begutachtung. Konflikte sind vorprogrammiert: Wenn die Kostenübernahme für eine Maßnahme, auf welche die Eltern große Hoffnungen setzen, durch Krankenkasse oder Sozialhilfe abgelehnt wird, bedeutet das in jedem Fall eine Härte. Wer nicht die Mittel hat, die gewünschte Behandlung aus eigener Tasche zu bezahlen, fühlt sich – da bereits durch die Behinderung des Kindes betroffen – doppelt benachteiligt.

Zur Entschärfung dieser Konfliktlage sind Anstrengungen auf mehreren Ebenen erforderlich (Haas 1997): Die Beratung durch Kinderärzte in Praxis, Kliniken und sozialpädiatrischen Zentren muß der besonderen Situation der Eltern mit ihren Ängsten und Hoffnungen gerecht werden. Eltern haben Anspruch auf eine gleichermaßen ehrliche wie einfühlsame Information zu Befund und Prognose, zu den therapeutischen Möglichkeiten und den Grenzen des Erreichbaren. Gefälligkeitsatteste zur Befürwortung bestimmter unkonventioneller Verfahren sind dabei ebenso wenig hilfreich wie andererseits eine Einstellung, daß es aus Sicht der Schulmedizin nicht notwendig sei, sich mit Außenseitermethoden und ihren Grundgedanken abzugeben. Eine sachliche, vorurteilslose und zeitnahe, aber auch kritische Auseinandersetzung mit neuen Methoden ist die Aufgabe wissenschaftlicher Fachgesellschaften. Den Anbietern schließlich kommt es zu, ihre Seriosität durch Transparenz, stichhaltige Wirksamkeitsnachweise und Verzicht auf monopolistische Vermarktung zu belegen.

13.6 Auswirkungen auf die Familie

13.6.1 Belastungen für Eltern und Geschwister

Die Behinderung eines Kindes verändert die Lebensperspektive einer Familie grundlegend. Die normalen elterlichen Erwartungen und Projektionen werden gegenstands- und zukunftslos; die Betreuung, Pflege und Erziehung eines behinderten Kindes bedeutet dadurch eine schwere emotionale Belastung, darüber hinaus eine große und chronische zeitliche und kräftemäßige Beanspruchung. In der Regel wird diese Aufgabe von der Familie übernommen, zumindest in den ersten Lebensjahren. Von den psychischen und physischen Belastungen der Eltern und von den häufig hinzukommenden ökonomischen Nachteilen (z. B. wenn die Mutter ihre Berufstätigkeit aufgibt) sind auch die Geschwisterkinder wesentlich betroffen.

Die Familien, die ein behindertes Kind betreuen, erbringen eine bedeutsame gesellschaftliche Leistung, die von der Gesellschaft mehr oder weniger stillschweigend erwartet und gelegentlich gelobt, aber in ihrer Bedeutung kaum angemessen gewürdigt wird; zumindest der materielle Nachteilsausgleich ist ungenügend. Dennoch stellen sich die meisten Familien dieser Aufgabe. Wie gut sie ihr gewachsen sind, hängt von vielen persönlichen, sozialen, materiellen Faktoren ab, die den Coping-Prozeß (den Prozeß der Auseinandersetzung und Bewältigung) bestimmen.

Die **Unterstützung des Coping-Prozesses** ist eine wichtige sozialpädiatrische Aufgabe. Die Mitverantwortlichkeit der Fachkräfte für den Coping-Prozeß der Eltern darf aber nicht in dem Sinne mißverstanden werden, daß die Eltern grundsätzlich therapiebedürftig wären. Im Gegenteil kommt es im Sinne des „Empowerment"-Ansatzes darauf an, die Vorstellung von der Hilflosigkeit und Versorgungsbedürftigkeit der Eltern zu überwinden, ihre Kompetenzen zu respektieren und ihre psychischen Ressourcen zu aktivieren (Weiß 1992). Damit ist auch die Notwendigkeit verbunden, die traditionelle Rollenverteilung zwischen Fachleuten und Laien und das damit verbundene Autoritätsgefälle zu verändern. Eine große Bedeutung haben dabei das soziale Netzwerk (vgl. Kap. 6.3.) und die Selbsthilfegruppen (vgl. Kap. 8.5.). Das schließt die Notwendigkeit spezieller (psycho)therapeutischer Hilfestellung für besonders belastete Eltern im Einzelfall nicht aus.

Die Geschwister behinderter Kinder sind in besonderem Maße abhängig vom Coping-Prozeß ihrer Eltern. Schwerwiegende psychische Entwicklungsstörungen im Zusammenhang mit der Behinderung sind eher selten und treten im Zusammenhang mit zusätzlichen Belastungsfaktoren auf (niederer Bildungsgrad der Eltern, ungünstige materielle Umstände, Überforderungssituation der Mutter, besonderer Schweregrad der Behinderung); im Kindesalter sind unter diesen Umständen besonders die Schwestern behinderter Kinder belastet, während in der Adoleszenz eher die Brüder Probleme mit der Durchsetzungsfähigkeit und der Ablösung von zuhause haben (Hackenberg 1983, 1992). Bei Vorliegen solcher Risiko-Konstellationen ist eine besondere Aufmerksamkeit auf die psychische Situation der Geschwisterkinder geboten. Im übrigen sind bei ihnen positiv bewertete Entwicklungen häufig (soziales Engagement, mehr Selbstkritik, besondere emotionale Ansprechbarkeit) als Ausdruck einer konstruktiven Reaktion auf die besondere Situation der Familie (Hackenberg 1983)

13.6.2 Familienergänzende und familienentlastende Dienste

Als familienergänzende Einrichtungen für Kinder mit und ohne Entwicklungsprobleme sind in erster Linie die **Kindergärten** zu nennen (vgl. auch Kap. 7). Für Kinder mit Entwicklungsstörungen und Behinderungen stehen sowohl integrative Kindergärten als auch Sonder- bzw. heilpädagogische Kindergärten zur Verfügung. Der Gedanke gemeinsamer Erziehung behinderter und nicht behinderter Kinder in integrativen Einrichtungen hat sich zunehmend verbreitet und praktisch bewährt; jedoch haben sich heilpädagogische Sonderkindergärten deswegen nicht grundsätzlich überlebt, denn sie bieten für manche Kinder günstigere Bedingungen (z. B. kleine Gruppen, spezielle Förderung).

Kontrovers diskutiert wird die Frage einer außerfamiliären Tagesbetreuung entwicklungsgestörter Kleinstkinder in den ersten 3 Lebensjahren. Solche **„heilpädagogischen Krippen"** stehen im Widerspruch zu dem Postulat, daß entwicklungsgestörte Kinder in den ersten Jahren in besonderem Maße auf die individuelle

Zuwendung der familiären Bezugspersonen angewiesen sind. Auf der anderen Seite ist nicht zu übersehen, daß viele Eltern diesem Ideal nicht entsprechen und daß vor allem Eltern aus sozial unterprivilegierten Schichten unzureichend von ambulanten Behandlungsangeboten Gebrauch machen. In den USA sind für diese Zielgruppe „heilpädagogische" Tageseinrichtungen (für Kinder ab 3 Monaten) schon lange etabliert, und sie haben sich gegenüber ambulanten und aufsuchenden Diensten als eindeutig effektiver erwiesen (Ramey u. Campbell 1984).

Weiß (1994) sieht im Kontext zunehmender Armutsproblematik einen Handlungsbedarf auch in Deutschland; würden sozial benachteiligte Kinder besser und intensiver an der Frühförderung beteiligt, könnte in bedeutsamem Umfang späterer Lernbehinderung vorgebeugt werden. Neben einem bedarfsgerechten Angebot von Förderkrippen oder „Kleinstgruppen für Problemkinder" in Kindergärten wird die Reaktivierung des Tagesmütterprojekts und der Ausbau der sozialpädagogischen Familienhilfe (vgl. Kap. 17) angeregt.

Familienentlastende Dienste werden vor allem für schwer mehrfach behinderte Kinder benötigt, von denen die meisten zu Hause betreut werden. Eine Vorstellung vom erforderlichen Pflegeaufwand von Kindern mit spastischer Tetraplegie geben detaillierte Erhebungen, die in Schweden durchgeführt wurden (Edebol-Tysk 1989). Danach beträgt der durchschnittliche Zeitbedarf rund 35 Stunden pro Woche, davon 28,5 Stunden für die Basis-Pflege und 6,6 Stunden für Therapie und andere Aktivitäten; das pädagogische Angebot in Kindergarten oder Schule ist darin nicht enthalten. Für diese Aufgaben werden ambulante Pflegedienste sowie Möglichkeiten zu stationärer Kurzzeitunterbringung benötigt. Daneben besteht auch Bedarf an Einrichtungen für stationäre Dauerbetreuung, wenn der Schweregrad der Behinderung und die damit verbundenen Probleme die Familie überfordern. Langfristig wird dieser Bedarf möglicherweise wachsen durch die offenbar zunehmende Lebenserwartung schwer mehrfachbehinderter Menschen.

Weitere Ausführungen zu den erforderlichen Strukturen der Gesundheitsversorgung von behinderten Kindern sind in Kap. 8 gegeben.

Literatur

Ayres, A. J. (1984): Bausteine der kindlichen Entwicklung. Springer, Berlin–Heidelberg–New York.

Bode, H., Storck,M. (1997): Evaluation von Therapieverfahren. Kinderärztl. Prax. 68: 215–219.

Boyle, C. A., Decouflé, P., Yeargin-Allsopp, M. (1994): Prevalence and health impact of developmental disabilities in US children. Pediatrics 93: 399–403.

Brack, U. (1986): Frühdiagnostik und Frühtherapie. Psychologische Behandlung von entwicklungs- und verhaltensgestörten Kindern. Psychologie Verlags-Union, Urban & Schwarzenberg, München–Weinheim.

Brack, U. B. (1996): Entwicklungsstörungen. Kindheit u. Entwicklung 5, 3–11.

Bricker, D. D. (1995): Using assessment outcomes for intervention planning: A necessary relationship. In Brambring, M., Rauh, H., Beelmann, A. (Eds.): Early childhood intervention: Theory, evaluation, and practice. De Gruyter, Berlin–New York.

Bronfenbrenner, U. (1981): Die Ökologie der menschlichen Entwicklung. Klett-Cotta, Stuttgart.

Bundesminister für Arbeit und Sozialordnung (1990): Symposion zur Qualitätssicherung, Teil 1. Bonn.

Döpfner, M., Lehmkuhl, G. (1998): Die multimodale Therapie von Kindern mit hyperkinetischen Störungen. Kinderarzt 29: 171–181 u. 331–335.

Dunst, C. J. (1996): Early intervention in the USA. In: Brambring, M., Rauh, H., Beelmann, A. (Eds.): Early childhood intervention: Theory, evaluation, and practice. De Gruyter, Berlin–New York.

Dunst, C. J., Snyder, S. W., Mankinen, M. (1989): Efficacy of early intervention. In Wang, M. C., Reynolds, M. C., Walberg, H. J. (Eds.): Handbook of special education, vol. 3. Pergamon, Oxford.

Edebol-Tysk, K. (1989): Evaluation of care load for individuals with spastic tetraplegia. Dev. Med. Child Neurol. 31: 737–745.

Esser, G., Schmidt, M. H. (1987): Minimale zerebrale Dysfunktion – Leerformel oder Syndrom? Enke, Stuttgart.

Esser, G., Schmidt, M. H. (1990): Der Verlauf psychiatrischer Störungen und Minimaler Cerebraler Dysfunktion im Längsschnitt bei Kindern von acht bis dreizehn Jahren. In Schmidt, M. H. (Hrsg.): Fortschritte in der Psychiatrischen Epidemiologie. Deutsche Forschungsgemeinschaft. VCH, Weinheim.

Haas, G. (1997): Unkonventionelle und alternative Behandlungsmethoden. Zwischen Hoffnung und wissenschaftlicher Realität. Kinderärztl. Prax. 68: 158–161.

Hack, M., Taylor, G., Klein, N., Eiben, R., Schatschneider, C., Mercuri-Minich, N. (1994): School-age outcomes in children with birth weights under 750 g. N. Eng. J. Med. 331: 753–759.

Hackenberg, W. (1983): Die psycho-soziale Situation von Geschwistern behinderter Kinder. Schindele, Heidelberg.

Hackenberg, W. (1992): Geschwister behinderter Kinder im Jugendalter – Probleme und Verarbeitungsformen. Edition Marhold, Berlin.

Hutton, J. L., Cooke, T, Pharoah., P. O. D. (1994). Life expectancy in children with cerebral palsy. Brit. med. J. 309: 431–435.

Karch, D., Groß-Selbeck, G., Schlack, H. G., Ritz, A., Hanefeld, F. (1997): Behandlung von Entwicklungs- und Bewegungsstörungen nach der Methode von Doman und Delacato. In Boltshauser, E., Schmitt, B., Steinlin, M. (Hrsg.): Aktuelle Neuropädiatrie 1996. Novartis, Nürnberg.

Krägeloh-Mann, I., Hagberg, G., Meisner, C., Schelp, B., Haas, G., Edebol Eeg-Olofson, K., Selbmann, H.K., Hagberg, B., Michaelis, R. (1993). : Bilateral spastic cerebral palsy – a comparative study between South-west Germany and Western Sweden. I: Clinical patterns and disabilities. Dev. Med. Child Neurol. 35: 1037–1047.

Krägeloh-Mann, I., Hagberg, G., Meisner, C., Schelp, B., Haas, G., Edebol Eeg-Olofson, K., Selbmann, H.K., Hagberg, B., Michaelis, R. (1994): Bilateral spastic cerebral palsy – a comparative study between South-west Germany and Western Sweden. II: Epidemiology. Dev. Med. Child Neurol. 36: 473–483.

Krägeloh-Mann, I., Petersen, D., Hagberg, G., Vollmer, B., Hagberg, G., Michaelis, R. (1995): Bilateral spastic cerebral palsy – MRI pathology and origin. Analysis from a representative series of 56 cases. Dev. Med. Child Neurol. 37: 379–397.

Kuban, K. C. K., Leviton, A. (1994): Cerebral palsy. N. Engl. J. Med. 330: 188–195.

Largo, R. H. (1987/88): Kinder mit Entwicklungsrückstand. pädiat. prax. 36: 227–236.

Largo, R. H. (1991): Frühkindliche Zerebralparese: Epidemiologische und klinische Aspekte. Dt. Ärztebl. 88, A-2061–2071.

Largo, R. H. (1997): Wie entwickeln sich behinderte Kinder? Kinderärztl. Prax. 68: 140–147.

Largo, R. H., Graf, S., Kundu, S., Hunziker, U., Molinari, L (1990): Predicting developmental outcome at school age from infant tests of normal, at-risk and retarded infants. Dev. Med. Child Neurol. 32: 30–45.

Largo, R. H., v. Siebenthal, K. (1997): Prognostische Aussagekraft von Entwicklungsuntersuchungen im 1. Lebensjahr. Kinderärztl. Prax. 68: 201–207

Lehmkuhl, G., Döpfner, M., Plück, J., Berner, W., Fegert, J.M., Huss, M., Lenz, K., Schmeck, K., Lehmkuhl, U., Poustka, F. (1998): Häufigkeit psychischer Auffälligkeiten und somatischer Beschwerden bei 4- bis 10-Jährigen Kindern in Deutschland im Urteil der Eltern – ein Vergleich normorientierter und kriterienorientierter Modelle. Z. Kinder-Jugendpsychiat. 26: 83–96.

Lindström, B., Eriksson, B. (1993): Quality of life for children with disabilities. SozPräventivmed 38: 83–89.

Michaelis, R., Krägeloh-Mann, I., Haas, G. (1989): Beurteilung der motorischen Entwicklung im frühen Kindesalter. In Karch, D., Michaelis, R., Rennen-Allhoff, B., Schlack, H.G. (Hrsg.): Normale und gestörte Entwicklung. Springer, Berlin–Heidelberg–New York.

Michaelis, R., Asenbauer, C., Buchwald-Saal, M., Haas, G., Krägeloh-Mann,I. (1993a): Transitory neurological findings in a population of at risk infants. Early Hum Dev. 34: 143–153.

Michaelis, R., Kahle, H., Michaelis, U. S. (1993b): Variabilität in der frühen motorischen Entwicklung. Kindheit u. Entwicklung 2: 215–221.

Michaelis, R., Niemann, G. (1995): Entwicklungsneurologie und Neuropädiatrie. Hippokrates, Suttgart.

Neuhäuser, G. (1997): Welchen Beitrag können die Neurowissenschaften zur Begründung von Therapiemethoden leisten? Kinderärztl. Prax. 68, 208–212.

Ramey, C. T., Campbell, F. A. (1984): Preventive education for high-risk children: Cognitive consequences of the Carolina abecedarian project. Amer. J. Ment. Defic. 88: 515–523.

Robertson, C. M. T., Hrynchyshyn, G. J., Etches, P. C., Pain, K. S. (1992): Population-based study of the incidence, complexity, and severity of neurologic disability among survivors 500 through 1250 grams at birth: a comparison of two birth cohorts. Pediatrics 90: 750–755.

Roeleveld, N., Zielhuis, G. A., Gabreels, F. (1997): The prevalence of mental retardation: a critical review of recent literature. Dev. Med. Child Neurol. 39: 125–132.

Ross, G., Lipper, E. G., Auld, P. A. M. (1991): Educational status and school-related abilities of very low birth weight premature children. Pediatrics 88: 1125–1134.

Saigal, S., Szatamari, P., Rosenbaum, P., Campbell, D., King, S. (1991): Cognitive abilities and school performance of extremely low birth weight children and matched control children at age 8 years: A regional study. J. Pediatr. 118: 751–760.

Schlack, H. G. (1989 a): Psychosoziale Einflüsse auf die Entwicklung. In Karch, D., Michaelis, R., Rennen-Allhoff, B., Schlack, H. G. (Hrsg.): Normale und gestörte Entwicklung. Springer, Berlin–Heidelberg–New York.

Schlack, H. G. (1989 b): Wie spezifisch wirken „Therapie" und „Milieu" auf die Entwicklung behinderter Kinder? Konsequenzen für die Praxis. In Karch, D., Michaelis, R., Rennen-Allhoff, B., Schlack, H. G. (Hrsg.): Normale und gestörte Entwicklung. Springer, Berlin–Heidelberg–New York.

Schlack, H. G. (1994): Interventionen bei Entwicklungsstörungen. Bewertende Übersicht. Monatsschr. Kinderheildkd. 142: 180–184.

Schlack, H. G. (1996): Stimulation der Körperwahrnehmung – ein wichtiges Konzept in der Behandlung zerebralparetischer Kinder. Sozialpädiatrie u. Kinderärztl. Prax. 18: 274–276.

Schmidt, M. H. (1985): Umschriebene Entwicklungsrückstände und Teilleistungsschwächen. In Remschmidt, H., Schmidt, M. H. (Hrsg.): Kinder- und Jugendpsychiatrie in Klinik und Praxis, Band II. Thieme, Stuttgart–New York.

Sheehan, R. (1995) : Recent trends and issues in the evaluation of early intervention. In Brambring, M., Rauh, H., Beelmann, A. (eds): Early childhood intervention: Theory, evaluation, and practice. De Gruyter, Berlin–New York.

Sorrentino, A. M (1988): Behinderung und Rehabilitation. Ein systemischer Ansatz. Verlag modernes lernen, Dortmund.

Speck, O. (1989): Entwicklungen im System der Frühförderung. In Speck, O., Thurmair, M. (Hrsg.): Fortschritte der Frühförderung entwicklungsgefährdeter Kinder. Reinhardt, München–Basel.

Stanley, F. (1993): Der epidemiologische Zugang zur Langzeitprognose von Risikokindern. In Lischka, A., Bernert, G. (Hrsg.): Aktuelle Neuropädiatrie 1992. Ciba-Geigy, Wehr.

Tirosh, E., Rabino, S. (1989): Physiotherapy for children with cerebral palsy. AJDC 143,: 552–555.

Turnbull, J. D. (1993): Early intervention for children with or at risk of cerebral palsy. AJDC 147: 54–59.

Verloove-Vanhorick, S. P., Veen, S., Ens-Dokkum, M. H., Schreuder, A. M., Brand, R., Ruys, J. H. (1994): Sex difference in disability and handicap at five years of age in children born at very short gestation. Pediatrics 93: 576–579.

Vojta, V., Peters, A. (1992): Das Vojta-Prinzip. Springer, Berlin–Heidelberg–New York.

Weiß, H. (1992): Annäherungen an den Empowerment-Ansatz als handlungsorientierendes Modell in der Frühförderung. Frühförd. interdisz. 11: 157–169.

Weiß, H. (1994): Armut, Entwicklungsgefährdung und „frühe Hilfen". Frühförd. interdisz. 13: 145–165.

14 Sozialpädiatrische Aspekte chronischer Krankheiten

Hans G. Schlack

14.1 Bedeutung chronischer Krankheiten im Kindes- und Jugendalter

Hans G. Schlack

14.1.1 Definition, Prävalenz

Chronische Krankheiten sind gekennzeichnet durch lange Dauer der Krankheitssymptome (mindestens 3 Monate, meist über Jahre, nicht selten lebenslang) und einen besonderen medizinischen Betreuungsbedarf mit ambulanten und stationären Behandlungsnotwendigkeiten (American Academy of Pediatrics 1993, Blanz 1994). Die in der Literatur angegebenen Prävalenzraten für chronische Krankheiten im Kindes- und Jugendalter insgesamt bewegen sich zwischen 5 und 18 % (Blanz 1994), abhängig davon, ob auch Entwicklungsauffälligkeiten, Verhaltensprobleme und leichtgradige Gesundheitsstörungen berücksichtigt wurden.

Für chronische Krankheiten im engeren Sinne wird eine Prävalenz von 7–10 % angegeben (Gortmaker et al. 1990, Blanz 1994). In einer großen britischen Kohortenstudie (über 12 537 Kinder, die innerhalb einer Woche des Jahres 1958 geboren wurden) fand sich bis zum vollendeten 16. Lebensjahr eine kumulative Inzidenz von 10,95 % für alle chronischen Krankheiten zusammen (Pless et al. 1993). Rund 2 % aller Kinder und Jugendlichen sind durch ihre chronische Krankheit in ihrem täglichen Leben wesentlich beeinträchtigt (American Academy of Pediatrics 1993).

Diese hohe Prävalenz ist zu einem nicht unerheblichen Teil der „Preis" für eine erheblich verbesserte Lebenserwartung bei Krankheiten, die noch vor wenigen Jahrzehnten in mehr oder weniger kurzer Frist tödlich verliefen (z. B. onkologische Erkrankungen, zystische Fibrose, Diabetes mellitus). Darüber hinaus müssen Umweltfaktoren als Ursachen in Betracht gezogen werden: Nach britischen Erhebungen (Woodroffe et al. 1993) ist die Prävalenz chronischer Erkankungen (verschiedener Art) bei Kindern der untersten Sozialschichten gegenüber sozial besser gestellten Kindern deutlich erhöht. Pless et al. (1993) fanden allerdings keine soziodemographischen Unterschiede zwischen Kindern mit und ohne chronische Krankheiten.

14.1.2 Psychosoziale Auswirkungen

Kinder mit chronischen Erkrankungen sind vielfältigen Belastungen ausgesetzt: Einschränkungen in der Lebensführung und im täglichen Ablauf (Einhaltung von Diäten, Reglementierung des Tagesablaufs, Limitierung alterstypischer Aktivitäten), Schmerzen, Nebenwirkungen von Behandlungsmaßnahmen, Krankenhausaufenthalte, Sonderrolle in der Peer-Group, Verletzung des Selbstbildes (z. B. durch äußerlich sichtbare Symptome, Verzögerung von Wachstum und Sexualentwicklung). Langfristige negative Auswirkungen chronischer Krankheiten im Kindesalter sind gravierend in Form von eingeschränkten sozialen Kontakten, schlechterer beruflicher Qualifikation und einer höheren Rate von Arbeitslosigkeit; männliche Patienten sind subjektiv stärker betroffen (Pless et al. 1993).

Belastungen ergeben sich auch für die Eltern. In einer kanadischen Feldstudie (Ontario Child Health Study) wurde bei den Eltern chronisch kranker Kinder eine erhöhte Rate emotionaler Belastung und Inanspruchnahme psychiatrischer Behandlung gefunden, allerdings keine erhöhte Rate von Scheidungen, Alkoholismus oder sozialer Isolation (Cadman et al. 1991). Chronisches Kranksein ist für die Eltern verbunden mit der Vorstellung, daß das betroffene Kind nie ganz gesund sein wird, immer oder zumindest langfristig von medizinischen Hilfen abhängig bleibt und sich körperlich und seelisch nicht wie seine Altersgenossen entwickelt. Auch in Fällen mit einem letztlich günstigen Verlauf müssen sich die Eltern mit Ängsten, Enttäuschungen und ganz konkreten zusätzlichen Aufgaben auseinandersetzen, die sich unvermeidlich auf die Beziehung und die Erziehungshaltung auswirken.

Es ist danach verständlich, daß die Häufigkeit von Verhaltensproblemen bzw. emotionalen Störungen bei chronisch kranken Kindern und Jugendlichen im Vergleich zu Altersgenossen ohne chronische Krankheit um mindestens das Doppelte erhöht ist (Cadman et al. 1987, American Academy of Pediatrics 1993, Blanz 1994), und zwar vor allem in Form von Kontaktstörungen, Schulschwierigkeiten, Hyperaktivität, neurotischen Störungen und Störungen des Sozialverhaltens.

Überproportional häufig sind psychische Störungen bei einer Beteiligung des zentralen Nervensystems im Rahmen der chronischen Erkrankung, während andere Faktoren wie Schweregrad, Verlaufstyp, äußerliche Sichtbarkeit von Krankheitszeichen und Erkrankungsdauer von eher nachgeordneter Bedeutung zu sein scheinen. Trotz der Häufigkeit psychischer Störungen darf aber nicht übersehen werden, daß die Mehrzahl chronisch kranker Kinder *keine* derartigen Symptome entwickelt. Protektive Faktoren sind neben günstigen Intelligenz- und Temperamentsmerkmalen der Kinder vor allem die emotionale Stabilität der Familie, Selbstwert der Eltern und ihr Vertrauen in die Adaptationsfähigkeit des Kindes sowie eine geeignete medizinische und soziale Betreuung (American Academy of Pediatrics 1993). Steinhausen (1990) hat die Wechselwirkungen von belastenden und protektiven Faktoren in einem Modell der psychosozialen Adaptation bei chronischer Krankheit und Behinderung im Kindes- und Jugendalter veranschaulicht (Abb. 14-1).

Die Chronizität einer Erkrankung wirkt sich auch auf die Beziehung zwischen Arzt, Patient und Familie aus. Mit dem Begriff **Compliance** („Therapietreue") verbindet sich die Vorstellung, daß nur derjenige Patient optimal mit seiner Erkrankung umgeht, der sich genau und stetig an die ärztlichen Vorschriften hält. Mangelnde Compliance ist aber eher selten die Folge ungenügender Information und deshalb durch „Aufklärung" nur unzureichend zu verbessern. Die Ursache liegt vielmehr darin, daß beim Arzt und beim Patienten viele Begriffe eine unterschiedliche Bedeutung haben und viele Symptome und Erfahrungen in einem unterschiedlichen Sinnzusammenhang erlebt werden (v. Schlippe u. Lob-Corzilius 1993). Je intensiver und erfolgreicher sich der Arzt für diese Krankheitskonzepte in der Familie interessiert, desto eher kann er Widerstände und Gründe für Non-Compliance verstehen und beeinflussen.

14.1.3 Sozialpädiatrische Aufgaben

Als „sozialpädiatrisch" könnte man in diesem Kontext ein ärztliches Aufgabenverständnis definieren, das über einen auf

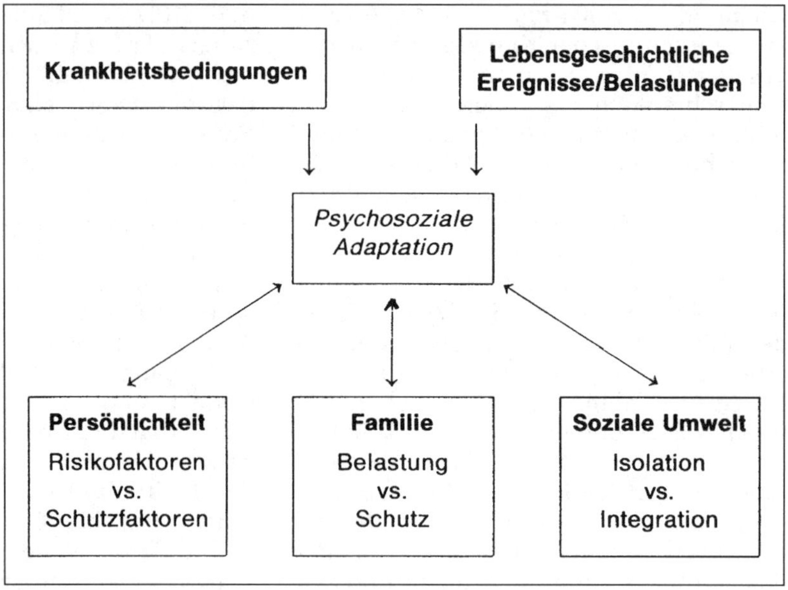

Abbildung 14-1: Modell der psychosozialen Adaptation bei chronischer Krankheit und Behinderung im Kindes- und Jugendalter (aus Steinhausen 1990).

die rein somatische Betrachtungsweise reduzierten Krankheitsbegriff hinausgeht und die Wechselwirkungen zwischen Krankheit, alltäglicher Lebenswelt und Identitätsentwicklung des Kindes bzw. Jugendlichen berücksichtigt. Es versteht sich von selbst, daß eine optimale Therapie auf somatischer Ebene dadurch nicht ersetzt wird, sondern daß sie vielmehr in ein solches „sozialpädiatrisches" Konzept integriert werden muß.

Konkret legt die American Academy of Pediatrics (1993) dem Kinderarzt nahe, sich bei der Betreuung von chronisch kranken Kindern folgenden **Aufgaben** zu stellen:

- Umfassende Betrachtung der Lebenssituation des Kindes unter besonderer Berücksichtigung der familiären Bedingungen,
- präventive Beratung in Fragen vorhersehbarer Probleme und Komplikationen,
- frühe Identifikation von Kindern bzw. Familien, die mit der Situation und den Belastungen durch die Krankheit überfordert sind und die eine besondere (ggf. institutionelle) Hilfe benötigen,
- Koordination und Vernetzung der notwendigen Maßnahmen, vor allem auch Kontaktnahme zur Schule und Hinweis auf andere nicht-medizinische Angebote (z. B. Eltern-Selbsthilfegruppen).

Die psychosozialen Folgen chronischer Krankheiten im Kindes- und Jugendalter und die Wechselwirkungen zwischen Krankheitsverlauf und psychischer Verfassung und Einstellung des Patienten verlangen ein interdisziplinäres Arbeitskonzept unter Mitwirkung nicht-medizinischer Fachkräfte. Um einen Mindeststandard psychosozialer Betreuung bei der Behandlung chronisch kranker Kinder und seine Finanzierung durch die Krankenversicherung zu gewährleisten, bedarf es nicht nur der ethischen, sondern auch der wissenschaftlichen Legitimation. Dazu gehört der Nachweis, daß die psychosoziale Versorgung einen wirksamen Beitrag zum Behandlungserfolg leistet und sich dabei auch den zeitgemäßen Anforderungen der Qualitätssicherung stellt (Kusch et al. 1996).

In den folgenden Abschnitten dieses Kapitels wird der Akzent auf die psychosozialen Aspekte gesetzt; es geht hier nicht um eine systematische Darstellung von Symptomatik und Therapie. In den verschiedenen Krankheitsgruppen gibt es neben den grundsätzlichen Gemeinsamkeiten auch besondere Aufgabenschwerpunkte und Problemfelder, die für einige der häufigsten chronischen Krankheiten des Kindes- und Jugendalters exemplarisch dargestellt werden. (Hinweise zu den notwendigen Versorgungsstrukturen werden auch in Kap. 8 gegeben.)

Literatur

American Academy of Pediatrics, Committee on Children With Disabilities and Committee on Psychosocial Aspects of Child and Family Health (1993): Psychosocial risks of chronic health conditions in childhood and adolescence. Pediatrics 92: 876–877.

Blanz, B. (1994): Die psychischen Folgen chronischer Krankheiten im Kindes- und Jugendalter. Kindheit und Entwicklung 3: 6–15.

Cadman, D., Boyle, M., Szatmari, P., Offord, D. R. (1987): Chronic illness, disability, and mental and social well-being – findigs of the Ontario child health study. Pediatrics 79: 805–813.

Cadman, D., Rosenbaum, P., Boyle, M., Offord, D. R. (1991): Children with chronic illness: Family and parent demographic characteristics and psychosocial adjustment. Pediatrics 87: 884–889.

Gortmaker, S. L., Walker, D. B., Weitzmann, M., Sobol, A. M. (1990): Chronic conditions, socio-economic risks, and behavioral problems in children and adolescents. Pediatrics 85: 267–276.

Kusch, M., Labouvie H., Fleischhack, G., Bode, U. (1996): Stationäre psychologische Betreuung in der Pädiatrie. Beltz, Psychologie Verlagsunion, Weinheim.

Pless, I. B., Power, C., Peckham, C. S. (1993): Long-term psychosocial sequelae of chronic physical disorders in childhood. Pediatrics 91: 1131–1136.

v. Schlippe, A., Lob-Corzilius, T. (1993): Chronische Krankheit im Kontext der Familie. Familiendynamik 18: 37–55.

Steinhausen, H. C. (1990): Die psychische Entwicklung bei chronischer Krankheit und Behinderung. Monatsschr. Kinderheilkd. 138: 646–650.

Woodroffe, C., Glickman, M., Barker, M., Power, C. (1993): Children, teenagers and health. Open University Press, Buckingham–Philadelphia.

14.2 Das Atopiesyndrom, Asthma bronchiale

Ulrich Wahn

14.2.1 Definition, Prävalenz, Inzidenz

Als Allergie bezeichnet man eine spezifische Änderung der Immunitätslage des Organismus im Sinne einer krankmachenden Überempfindlichkeit.

Mit dem **Atopie-Begriff** verbindet sich seit seiner Einführung durch von Pirquet im Jahre 1906 ein Krankeitssyndrom, in dessen Rahmen der Organismus auf der Grundlage einer genetischen Prädisposition über die Eigenschaft verfügt, auf natürliche Allergene seiner Umwelt durch das Immunoglobin E vermittelte Überempfindlichkeitsreaktionen zu entwickeln. Diese Reaktionen sind im allgemeinen mit Krankheitssymptomen der Haut (Urtikaria, atopisches Ekzem), des Magen-Darm-Trakts (Erbrechen, Kolik, Enteritis) sowie der Atemwege (Rhinokonjunktivitis, Asthma bronchiale) verbunden. In westlichen Industrienationen gehören atopische Krankheiten zu den häufigsten Gesundheitsproblemen. Da sich Krankheitssymptome in den ersten zwei Lebensjahrzehnten weitgehend oder vollständig zurückbilden können, finden sich bei Kindern und Jugendlichen meist höhere Angaben zur Lebenszeitprävalenz als bei Erwachsenen („recall bias") (Tab. 14-1).

- Unter dem **atopischen Ekzem** (Neurodermitis atopica, atopische Dermatitis) versteht man eine chronisch-rezidivierende, stark juckende Hauterkrankung, die sich je nach Dauer und Intensität unterschiedlich darstellen kann.
- Das **Asthma bronchiale,** die im Kindesalter häufigste chronische Erkrankung, wird als eine vorwiegend anfallsweise auftretende, in seltenen Fällen auch chronische, partiell oder vollständig re-

Tabelle 14-1: Lebenszeitprävalenz (%) von Asthma, Heuschnupfen und Neurodermitis bei Erwachsenen (Müttern und Vätern von Neugeborenen des Jahrgangs 1990) und 9- bis 11jährigen Schulkindern (1989/90). (Bergmann et al. 1993, v. Mutius et al. 1991)

	Mütter (MAS-Studie) (n = 6019)	Väter (MAS-Studie) (n = 5819)	Schulkinder (9- bis 11jährig, München) (n = 9403)
Asthma	4,1	3,6	8
Heuschnupfen	15,5	16,0	18
Neurodermitis	3,5	1,7	20

versible Atemwegsobstruktion verstanden, die von einer Hyperreagibilität des Bronchialsystems begleitet wird. Obwohl im Kindesalter die exogen-allergische Genese des Asthma am häufigsten ist, kommt es auf dem Boden der Atopie und der durch sie bedingten Hyperreagibilität (Abb. 14-2) auch zu Bronchokonstriktionen, die durch nicht allergische Faktoren (Infekte, körperliche Belastungen) ausgelöst werden können.

- Eine **allergische Rhinitis** oder **Rhinokonjunktivitis** kann ganzjährig oder saisonal auftreten und wird durch eine Sensibilisierung gegen Inhalationsallergene ausgelöst.

Daß die genetische Prädisposition eine entscheidende Grundlage für das Auftreten allergischer Krankheitssymptome darstellt, ist seit vielen Jahrzehnten bekannt. Offensichtlich stellt die Atopie eine polygene Erkrankung dar, weshalb das Ver-

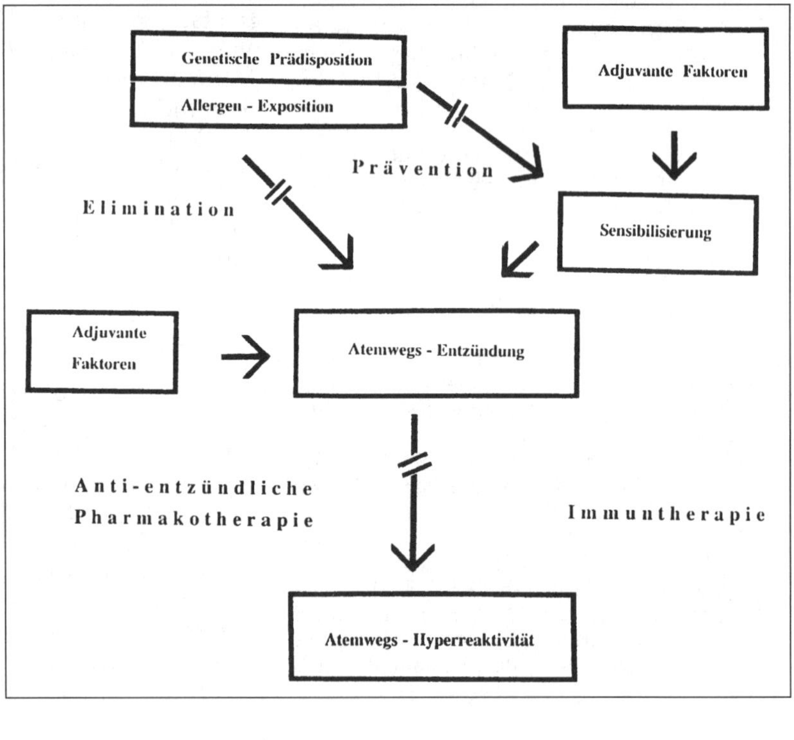

Abbildung 14-2: Konzept zur Entstehung der bronchialen Hyperreagibilität.

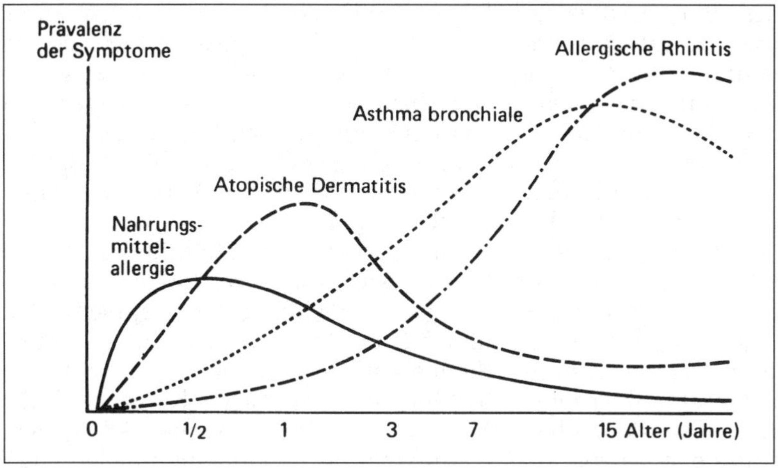

Abbildung 14-3: Der natürliche Krankheitsverlauf der Atopie-Erkrankung im Kindesalter.

ständnis der molekulargenetischen Grundlagen aufgrund der Komplexität der Regulation erst in letzter Zeit zugenommen hat. Verschiedene Genmarker konnten inzwischen identifiziert werden, die mit den einzelnen atopischen Phänotypen eng assoziiert vorkommen (Marsh et al. 1994, Nickel et al. 1997).

Der natürliche Krankheitsverlauf des Atopiesyndroms ist dadurch gekennzeichnet, daß sich Krankheitssymptome fast nie bei Geburt manifestieren. Klinische Krankheitssymptome manifestieren sich in bestimmten Entwicklungsphasen, persistieren eine Zeitlang und zeigen dann oft eine Tendenz zur Remission (Abb. 14-3). Gleiches gilt auch für spezifische Sensibilisierungen, insbesondere die sich früh manifestierenden, durch Nahrungsmittelallergene ausgelösten, deren Spontanverlauf sich von dem des Erwachsenenalters unterscheidet.

In der Regel steht am Anfang einer „Atopikerkarriere" die Entwicklung eines atopischen Ekzems, welches mit oder ohne gleichzeitiges Auftreten einer Nahrungsmittelallergie manifest werden kann. Die Prävalenz des atopischen Ekzems ist am höchsten während des ersten bis vierten Lebensjahres, während mit zunehmendem Alter das allergisch geprägte Asthma bronchiale sowie zwischen dem fünften und zwanzigsten Lebensjahr die allergische Rhinitis ihr Prävalenzmaximum erreicht (Bergmann et al. 1994).

Im allgemeinen gehen Sensibilisierungen gegen Nahrungsmittel- oder Inhalationsallergene, nachweisbar im Hauttest oder durch die Erhöhung des spezifischen Serum-IgE, der Entwicklung von Krankheitssymptomen voraus. Das Risiko einer Sensibilisierung hängt für den atopisch prädisponierten Patienten von der Intensität und Dauer eines Allergenkontakts ab. Einzelne Sensibilisierungen wie die gegen bestimmte Allergene aus Innenräumen (Hausstaubmilben, Katzen etc.) prädisponieren zur Entwicklung eines Asthma bronchiale.

Immunglobulin E (IgE) wird in der Fetalperiode bereits von der 11. Schwangerschaftswoche an gebildet. Bei etwa der Hälfte der Neugeborenen kann IgE im Blut der Nabelschnur nachgewiesen werden. Hierbei handelt es sich um vom Kind selbst produziertes Immunglobulin E, da das mütterliche IgE die Plazenta nicht passieren kann. Diejenigen Neugeborenen, die bereits während der Fetalperiode große Mengen an IgE produzieren, müssen wahrscheinlich als Risikokinder angesehen werden. Die Sensitivität und Spezifität dieses Parameters erfüllt z.Z. jedoch nicht die Kriterien, die an Screening-Tests gestellt werden müssen. Eine positive Familienanamnese sowie die erhöhte Immunglobulin-E-Konzentration im Blut der Nabelschnur scheinen unterschiedliche Risikogruppen für eine atopische Krankheitsentwicklung zu definieren.

Bis heute ist nicht klar, warum in den vergangenen Jahrzehnten atopische Erkrankungen in fast allen westlichen Industrienationen so deutlich zugenommen haben. Eine grundsätzliche Veränderung von Umweltbedingungen im Sinne einer veränderten Schadstoffbelastung konnte bisher nicht überzeugend als Erklärungsmodell plausibel gemacht werden. Eher scheint eine Veränderung des Lebensstils für die Zunahme allergischer Erkrankungen verantwortlich zu sein: veränderte Ernährungsbedingungen, eine Verminderung der Exposition gegenüber Infektionserregern, möglicherweise auch ein verstärkter Einsatz von Antibiotika werden derzeit als relevante Faktoren diskutiert.

14.2.2 Sozialmedizinische Bedeutung

Nur in Einzelfällen sind atopische Krankheitserscheinungen durch Elimination der auslösenden Allergene vollständig heilbar. Im allgemeinen wird es das Ziel ärztlicher Intervention sein, mit dem Handicap der atopischen Prädisposition leben zu lernen und Krankheitssymptome durch eine episodisch oder über lange Zeit durchgeführte medikamentöse Therapie zu kontrollieren und dadurch einen so wenig wie möglich eingeschränkten Aktivitätsspielraum in Familie, Schule und Freizeit zu gewährleisten.

Möglichkeiten der Allergenelimination

Bereits im Säuglingsalter stellt sich oft die Frage einer Indikation für eine längerfristge Diät. Gezielte Eliminations- und Provokationsmaßnahmen führen zur Identifikation von Subgruppen von Säuglingen und Kleinkindern, deren atopisches Ekzem durch gezielte Vermeidung bestimmter Grundnahrungsmittel gemildert bzw. komplikationsärmer gestaltet werden kann (s. auch Kap. 10.2). In aller Regel ist die einzuhaltende Diät (z. B. hühnerei- bzw. kuhmilchfrei) auf einige Jahre limitiert.

Die Allergenelimination im häuslichen Bereich betrifft in erster Linie Hausstaubmilben (Vermeidung von Teppichböden und Polstermöbeln, Verwendung polyurethanbeschichteter Matratzen- bzw. Federbettüberzüge), in vielen Fällen auch die Elimination von tierischen Allergenen. Die Reduktion der Innenraumallergenexposition führt vielfach zu einer spürbaren Verminderung der bronchialen Hyperreagibilität (Lau-Schadendorf und Wahn 1994). Hierbei ist zu bedenken, daß eine Allergenexposition gegenüber Tierallergenen nicht unbedingt die Anwesenheit eines Haustieres erfordert. Vielmehr werden Tierallergene indirekt über die menschliche Kleidung und Schuhe auch in primär allergenfreie Räume gebracht. Der Nachweis einer tierallergiebezogenen atopischen Erkrankung erfordert in jedem Fall die Empfehlung zur weitestmöglichen Meidung von Tierkontakten. Dabei sollten nicht nur einzelne Tiere gemieden werden, vielmehr rechtfertigt das hohe Risiko von Kreuzallergien eine prophylaktische Meidung sämtlicher Haustiere. Dies kann in Einzelfällen zu traumatischen Einschränkungen sozialer Kontakte gerade für Kinder führen, da derzeit 25 % der deutschen Familien Haustiere halten.

Ziel therapeutischer Intervention

Therapeutisches Ziel beim atopischen Ekzem ist die Milderung des quälenden Juckreizes und die Vermeidung von Kratzwunden der Haut, die immer wieder als Eintrittspforte für Erreger (Staphylokokken) Superinfektionen begünstigen. Durch eine Lokaltherapie mit antiinflammatorischen Substanzen (Harnstoff, Teer, Corticosteroide) sollte möglichst ein einigermaßen ungestörter Nachtschlaf gewährleistet werden.

Bei der allergischen Rhinitis oder Rhinokonjunktivitis ist Ziel der Therapie die Minimierung der durch Allergenexpostion ausgelösten Lokalsymptome wie der Vermeidung der Nasenblockade, einer stärkeren Konjunktivitis bis hin zur Chemosis der Augenlider. Ein regelmäßiger Schulbesuch sollte ermöglicht werden.

Das wichtigste Therapieziel des Asthma bronchiale ist die Gewährleistung einer ungestörten Nachtruhe sowie einer weitestmöglich erhaltenen körperlichen Belastbarkeit bei Spiel und Sport während des Tages. Dies ist bei chronischen Krankheitsverläufen nur mit einer regelmäßigen medikamentösen Langzeittherapie möglich, in deren Rahmen antiinflammatorische Substanzen (Dinatriumcromoglykat, topische Corticosteroide) heute an erster Stelle stehen (Warner et al. 1992).

Für besondere Fälle allergischer Atemwegserkrankungen hat sich die spezifische Immuntherapie (Hyposensibilisierung) als bisher einziges kausales Verfahren bewährt. Unter dieser Behandlung versteht man die subkutane Applikation der die Krankheitssymptome auslösenden Allergene in unterschwelliger, allmählich ansteigender Dosis. Eine derartige Langzeit-Injektionsbehandlung über drei Jahre führt zu einer spezifischen Toleranz gegenüber den applizierten Allergenen.

Wohnortnahe Rehabilitation

Die Langzeitbehandlung atopischer und asthmatischer Kinder erfolgt in erster Linie wohnortnah. Eine besondere Aufklärung von Betreuungspersonal in Kindergärten und Schulen ist dabei durchaus erforderlich. Im Kindergarten sollte das Mitbringen felltragender Tiere vermieden werden, im Einzelfall sind diätetische Rücksichtnahmen zu beachten. In der Schule ist eine langfristige Befreiung vom Sportunterricht nicht sinnvoll, vielmehr sollte bei guter antiasthmatisch-medikamentöser Einstellung eine Teilnahme am Schwimm- und Sportunterricht angestrebt werden, wobei die betroffenen Kinder jedoch dort das Maß ihrer Belastbarkeit selbst bestimmen sollten. Bei asthmakranken Kindern ist ein stufenweises Heranführen an körperliche Belastbarkeit über das Schwimmen, vorzugsweise in beheizten Hallenbädern mit höherer Wassertemperatur, besonders sinnvoll. Bewährt haben sich hier strukturierte spezifische Traniningsprogramme im Sinne eines dosiert zu steigernden Intervalltrainings. Stärkere Dauerbelastungen (Langstreckenlauf, Fahrradfahren sind besonders asthmatogen!) sollten eher unterlassen werden (Konsensuspapier der Arbeitsgemeinschaft Asthmaschulung 1993).

In besonders problematischen Einzelfällen schwer betroffener Patienten mag die Eingliederung in klimatisch günstig gelegene Asthma-Internate bzw. Institutionen der Langzeitbetreuung sinnvoll sein. Nach eigenen Erfahrungen ist dies jedoch seltenen Ausnahmefällen vorbehalten.

Die Beratung zur Berufsfindung bei allergischen und asthmatischen Jugendlichen erfordert besondere Expertise. Nicht für alle Berufe ist derzeit eine wissenschaftlich fundierte Risikoabschätzung für das spätere Risiko einer Berufsunfähigkeit möglich. Ganz sicher sollten asthmakranke Kinder jeglichen Beruf mit kontinuierlicher Exposition (Veterinär, Laborant) und den Bäckerberuf (Mehl-, Staubasthma) meiden. Jugendliche mit atopischem Ekzem sind für den Beruf der Friseure wegen des dort drohenden zusatzlichen Sensibilisierungsrisikos nicht geeignet. Prospektive Kohortenstudien zur Quantifizierung eines berufsbezogenen Erkrankungsrisikos stehen bis heute aus.

14.2.3 Psychosoziale Implikationen

Die Auswirkungen einer chronischen Erkrankung des atopischen Formenkreises sind insbesondere für den Patienten selbst beträchtlich. Kosmetisch beeinträchtigende Hautveränderungen, die über Monate und Jahre persistieren und mit quälendem Juckreiz einhergehen können, sind die Grundlage für ein „sich nicht Wohlfühlen in seiner Haut". Jedes Auskleiden bei Spiel und Sport kann zu einer besonderen Belastung werden. Kommen diätische Restriktionen hinzu, führt dies zu einer weitgehenden Einschränkung der individuellen Lebensqualität.

Auch das Asthma bronchiale mit rezidivierenden Episoden von mehr oder weniger bedrohlicher Luftnot, gestörter Nachtruhe und Einschränkung der körperlichen Leistungsfähigkeit wird insbesondere von Schulkindern (teilweise erhebliche Schulfehlzeiten!) als besondere Einschränkung erlebt. Gerade in einer Zeit, in der die Teilnahme an körperlichen Aktivitäten das Selbstwertgefühl wesentlich mitbestimmt, kann das Abseitsstehen bei Spiel und Sport nachhaltige Auswirkungen auf die Persönlichkeitsentwicklung zeitigen.

Auch die Rhinoconjunctivitis allergica, gelegentlich als „Befindlichkeitsstörung" abgetan, ist aus Sicht der Betroffenen mit einer deutlichen Einschränkung der Lebensqualität verbunden.

Der chronische Krankheitsverlauf eines allergischen oder asthmakranken Kindes hat nachhaltige Auswirkungen auf die Eltern und die innerfamiliäre Dynamik. Besonders die schweren Ekzemverläufe in den ersten zwei bis vier Lebensjahren führen in der Regel zu häufigem Arztwechsel, zu Aufsuchen von Heilpraktikern, Alternativangeboten bis hin zu Wunderheilern. Die über Wochen und Monate gestörte Nachtruhe des Kindes führt dazu, daß Ekzemkinder häufiger als andere altersgleiche Kinder im elterlichen Schlafzimmer oder im elterlichen Bett die Nacht verbringen, und bedingen, daß vor allem der gestörte Schlaf der Mutter über längere Zeit zur völligen körperlichen Erschöpfung führt.

Asthma-Schulung

Episoden von Asthma führen zu Angst und Überprotektion der Eltern und verhindern auch bei suffizienter medikamentöser Langzeittherapie den Ablösungsprozeß der betroffenen Kinder mit der Möglichkeit, eigene Verantwortung für die Krankheit zu übernehmen. Als besonders hilfreich haben sich in diesem Zusammenhang strukturierte Asthmatikerschulungen mit dem Ziel eines „Self"- bzw. „Co-Managements" erwiesen, wie sie für Kinder vom 6. Lebensjahr an in Deutschland entwickelt wurden. Ziel dieser Schulungsinterventionen ist nicht nur eine Verbesserung der Compliance, sondern die Eröffnung der Möglichkeit, über eine verbesserte Perzeption von Krankheitssymptomen („Peak-flow-Meter") eine eigene Überwachung des Krankheitsverlaufs zu ermöglichen und Grundlagen für eine gezielte Therapieentscheidung des Kindes selbst zu legen bis hin zur Möglichkeit der eigenen Notfallintervention. Die Evaluation derartiger Interventionen hat zeigen können, daß die Sicherheit therapeutischer Entscheidungen der betroffenen Kinder selbst verbessert werden, gleichzeitig die Compliance deutlich erhöht werden kann und Ängste auf seiten des Kindes und der Familie nachhaltig abgebaut werden können (Schmidt und Könning et al. 1993; Schmidt und Gebert 1994). Im gleichen Sinne sind Asthmatiker-Sportgruppen, in der Regel wohnortnah in Hallenbädern etabliert, geeignet, Defizite im Schulsport mittelfristig abzubauen und eine Eingliederung in sportliche Aktivitäten wieder zu ermöglichen.

Neurodermitis-Schulung

In den letzten Jahren wurden strukturierte Schulungscurricula für die Eltern neurodermitiskranker Kinder sowie für unterschiedliche Altersgruppen der betroffenen Patienten selbst entwickelt und auch ansatzweise evaluiert. Sie verfolgen das Ziel, den betroffenen Familien Hintergrundwissen zu vermitteln, sie in die Lage zu versetzen, Auslösefaktoren für Krankheitsschübe zu erkennen, die Rolle von Ernährungsfaktoren kritisch abzuschätzen und über ein gewisses Self-Management bei Hautpflege und Hautbehandlung bei der Bewältigung der chronischen Erkrankung durch die Familie zu helfen. Erste Evaluationen der Schulungsergebnisse zeigen, daß über eine größere Selbständigkeit im Umgang mit der Krankheit auch eine Verbesserung der emotionalen Krankheitsbewältigung und eine Vermeidung psychischer Fehlhaltungen vermittelt werden kann.

Um eine Implementierung strukturierter und altersspezifisch zugeschnittener Neurodermitis-Schulungsprogramme in die Versorung vorzubereiten, wurde die Arbeitsgemeinschaft Neurodermitisschulung e.V. durch Pädiater und Dermatologen gegründet. Sie verfolgt das Ziel, in Neurodermitis-Akademien Train-the-Trainer-Seminare anzubieten und die Qualität der Schulung über die Fachgruppen hinweg zu sichern.

14.2.4 Notwendige Strukturen des Gesundheitswesens

Der Schwerpunkt der Versorgung allergie- und asthmakranker Kinder liegt bei der Betreuung durch wohnortnahe Spezialambulanzen, in denen eine interdisziplinäre Betreuung durch verschiedene Spezialisten (Pädiater mit allergologischer Zusatzqualifikation, Psychologen, Diätassistentinnen, Physiotherapeuten bzw. Sporttherapeuten) gewährleistet ist. Derartige Spezialambulanzen oder wohnortnahe Zentren sollten die Möglichkeit der strukturierten Patientenschulung nutzen. Zu diesem Zweck wurden Curricula im Rahmen der Arbeitsgemeinschaft Asthmaschulung im Kindesalter etabliert. Die Qualifikation zum „Asthmatrainer" wird derzeit im Rahmen dreier deutscher „Asthmaakademien" (Berlin, Osnabrück, Berchtesgaden) vermittelt. Wünschenswert ist die baldige Übernahme der Kosten von strukturierten Asthmatikerschulungen im stationären und ambulanten Bereich durch die Krankenkassen.

Für wohnortnahe Asthmatikersportgruppen sollten Übungsleiter über eigens eingerichtete Kurse qualifiziert werden. Die besten Voraussetzungen dafür bringen Sportlehrer oder Physiotherapeuten mit. An einzelnen Orten sind bereits Modelle einer wohnortnahen Rehabilitation asthmakranker Kinder über Sportgruppen etabliert worden. Hier wurden inzwischen tragfähige Abrechnungsmodalitäten mit den Krankenkassen über Sportvereine oder Behinderten-Sportgruppen etabliert. Zu fordern ist, daß aus den regionalen Einzelinitiativen in den nächsten Jahren ein flächendeckendes Netz von Asthmasportgruppen etabliert wird.

Im Rahmen einer Modellaktion des Bundesministeriums für Gesundheit konnte vor kurzem in Berlin eine eigens etablierte Telefonauskunftszentrale („Allergie-Hotline") eingerichtet werden, die in Kooperation zwischen Selbsthilfegruppe und Kinderallergologischem Zentrum inauguriert wurde. Ein ähnliches Modell wurde kürzlich in Düsseldorf unter Trägerschaft des Deutschen Allergie- und Asthmabundes institutionalisiert. Die starke Nutzung derartiger regionaler Hotlines unterstreicht den Bedarf an Information auch außerhalb des ärztlichen Sprechzimmers. Die Akzeptanz der Nutzer ist außerordentlich hoch (Schmidt et al. 1995).

Eine ganz wichtige Rolle bei der Krankheitsbewältigung allergischer Erkrankungen im Kindesalter spielen Selbsthilfegruppen, die durch Informationsaustausch Ermutigung vermitteln können. Es erscheint dringend wünschenswert, lokale Aktivitäten von Selbsthilfegruppen weitestmöglich mit Initiativen allergologischer Zentren vor Ort zu koordinieren und zu vernetzen.

Verschiedene Rehabilitationseinrichtungen in Deutschland, die zum großen

Teil klimatisch günstig angesiedelt sind (Seeklima, Hochgebirge), können einen Beitrag zur Schulung und Krankheitsbewältigung leisten, wenngleich die notwendigen diagnostischen und therapeutischen Entscheidungen in aller Regel wohnortnah getroffen werden müssen. Leider wird bis heute in einzelnen Kurkliniken noch nach althergebrachten Konzepten gearbeitet (Senkung der Infektanfälligkeit, „Roborierung"). Demgegenüber hat eine zunehmende Zahl von Reha-Fachkliniken in letzter Zeit Konzepte einer strukturierten Asthmaschulung, die interdisziplinär von Kinder-Allergologen/Pneumologen, Psychologen, Sporttherapeuten und Pflegepersonal angeboten wird, übernommen und weiterentwickelt. Das Problem, wie mit durch Krankheit und Kuren erzwungenen Schulfehlzeiten besonders schwer betroffener Kinder umzugehen ist, ist bis heute noch nicht überall befriedigend gelöst. Spezialeinrichtungen zur Langzeitbetreuung mit angeschlossenen Schulen sind besonders schweren Fällen derjenigen Patienten vorbehalten, die wohnortnah nicht einstellbar bzw. in den Schulalltag einzugliedern sind.

14.2.5 Kooperation zwischen Klinik und Praxis

Eine sinnvolle und aufeinander abgestimmte Vernetzung zwischen hausärztlicher Versorgung, wohnortnaher Rehabilitation und stationären wohnortfernen Reha-Maßnahmen ist bisher nur unvollständig gelungen. Es wird die Aufgabe der nächsten Jahre sein sicherzustellen, daß über die grundlegende hausärztliche Versorgung bei Kindern mit Asthma und Neurodermitis die Idee der strukturierten Gruppenschulung zumindest in kinderärztlichen Schwerpunktpraxen umgesetzt werden kann. Es ist zu erwarten, daß einer wohnortnahen Rehabilitation auch auf dem Feld der pädiatrischen Allergologie und Pneumologie immer größere Bedeutung zukommt. Für den Fall stationärer wohnortferner Reha-Maßnahmen sollte nach verbesserten Möglichkeiten einer sinnvollen Vernetzung (Vermeidung von Fehlbelegungen bei Reha-Maßnahmen, wohnortnahe Vorbereitung sowie möglichst strukturierte Nachschulung in Gruppen etc.) gemeinsam mit den verantwortlichen Versicherungsträgern gesucht werden.

Literatur

Bergmann R. L., K. E. Bergmann, J. Forster, C. P Bauer, E. Schmidt, S. Lau-Schadendorf, U. Wahn (1994): Atopische Erkrankungen im Kindesalter. Allergo J., 8: 437–441

Dorsch, J. Forster, E. Schmidt, J. Schulz, U. Wahn (1993): Atopie in Deutschland – Untersuchungen zur Vorhersagemöglichkeit einer Atopie bei Geburt. Erste Ergebnisse der multizentrischen Allergie-Studie. Deutsches Ärzteblatt, 18: 1341–1317

Gebert N., U. Wahn (1994): Patiententraining bei asthmakranken Kindern und Jugendlichen. In Petro (Hrsg.) Pneumologische Prävention und Rehabilitation, Springer, Berlin.

Gebert N., R. Hümmelink, J. Könning, D. Staab, S. Schmidt, R. Szczepanski, B. Runde, U. Wahn (1998): Efficacy of a self-menagement program for childhood asthma – a prospective controlled study. Patient Education and Counselling, 35: 213–220.

Könning J., N. Gebert, B. Niggemann, U. Wahn (1993): Asthma. In: Steinhausen/von Aster (Hrsg.) Handbuch der Verhaltenstherapie und Verhaltensmedizin bei Kindern und Jugendlichen, PVU München.

Konsenspapier der Arbeitsgemeinschaft Asthmaschulung (1993): Präv. Rehab.; *5:* 47–69

Lau-Schadendorf S., U. Wahn (1994): Expositionsprophylaxe bei Respirationsallergien. Ther. Umschau 51, 1994, 61–66

Marsh D., J. D. Neely, D. R. Breazeate, B. Ghosh, L. R. Freidhoff, E. Ehrlich-Kautzky, C. Schou, G. Krishnaswamy, T. H. Beaty (1994): Linkage analysis of IL4 and other chromosome 5q31.1 markers and total serum Immunoglobulin E concentrations. Science 264, 1152–56

v. Mutius E., S. Dold, M. Wjst, E. Stiepel, P. Reitmeir, R. Frentzel-Beyme-Bauer, K. Beck, A. Hillebrecht, T. Nicolai, W. Lehmacher, E. v. Lottelholz-Colberg, D. Adam (1991): Münchener Asthma- und Allergiestudie. Prävalenzen atopischer und asthmatischer Erkrankungen im Kin-

desalter in Bayern. Münch. med. Wschr., 133: 51–59
Schmidt S., J. Könning, R. Szczepanski, N. Gebert, R. Hümmelink, U. Wahn (1993): Asthmaschulung in der Praxis. Pädiat. Prax. 1993, 45: 635–6:11
Schmidt S., J. Könning, R. Szczepanski, R. Hümmelink, N. Gebert, U. Wahn (1994): Kostenrelevanz einer Asthmaschulung in der Klinik und bei den Hausärzten. Präv. Rehab., 6: 27–32
Schmidt Chr., B. Deicke, H. Descher, R. Hümmelink, U. Wahn (1995): Die Allergie-Hotline in Berlin-Brandenburg. Erfahrungen mit Informations-Telephonen für Familien mit asthma- und allergiekranken Kindern. Sozialpädiatrie 17: 580–582.
Warner J. O. and consensus commitee (1992): Asthma: A follow up statement form an international paediatric asthma consensus group. Arch. Dis. Child., 67: 240–248

Weiterführende Literatur

Könning J. (Hrsg.). Betreuung asthmakranker Kinder im sozialen Kontext. Enke, Stuttgart 1994
Wahn U., R. Seger, V. Wahn (Hrsg.): Pädiatrische Allergologie und Immunologie, 3. Auflage, G. Fischer, Stuttgart 1999
Wahn U. (Hrsg.): International Symposium of and Asthma Prevention. Pediatr. Allergy Immunol., 5, Supplement, 1994

Literatur für Eltern

Paul K.: Asthma bei Kindern. Springer, Berlin 1991

14.3 Diabetes mellitus

Helfried Gröbe

14.3.1 Definition, Prävalenz, Inzidenz

Diabetes mellitus ist eine klinisch und genetisch heterogene Gruppe von Erkrankungen mit einer gestörten Glukosetoleranz. Bei Kindern und Jugendlichen tritt fast ausnahmslos der insulinabhängige Typ-I-Diabetes (IDDM: Insulin-dependend Diabetes mellitus) auf. Nach unserem heutigen Wissensstand wird er durch eine Zerstörung der β-Zellen in der Bauchspeicheldrüse auf dem Boden eines Autoimmunprozesses hervorgerufen. Dieser Prozeß wird bei genetisch prädisponierten Personen, gekoppelt an bestimmte Konstellationen im HLA-System, durch verschiedene Faktoren, z.B. Viren, möglicherweise auch durch toxische Substanzen aus der Umgebung und der Nahrung (Kuhmilch!) und durch Umgebungstemperatur ausgelöst bzw. getriggert (Szopa et al. 1993, Bingley et al. 1994, Dahlquist 1998, Drash 1989, Gerstein 1994).

Die Diagnose Diabetes mellitus wird bei Kindern und Jugendlichen gestellt, wenn die Symptome Polyurie, Polydipsie, Glukosurie, Ketonurie auftreten und der Nüchternblutzucker kapillär oder venös über 140 mg/dl liegt.

Der Insulinmangeldiabetes ist die häufigste endokrinologische Erkrankung im Kindes- und Jugendalter. Die Prävalenz unterliegt einem bisher nicht erklärten Nord-Süd-Gefälle mit der höchsten Erkrankungsrate in den nord- und deutlich geringeren in den südeuropäischen Ländern mit Ausnahme von Sardinien. Die mitteleuropäischen Länder nehmen einen mittleren Rang ein. In Deutschland muß bei Kindern und Jugendlichen unter 20 Jahren mit einer Erkrankungsrate von 1:1500 gerechnet werden (Hürter 1992). In der ehemaligen DDR lag die Inzidenz bei Kindern und Jugendlichen unter 14 Jahren bei 7,4 pro 100 000 (Michaelis et al., 1993), eine Zahl, die nach neueren Untersuchungen zu niedrig liegen dürfte; so betrug sie im süddeutschen Raum 11,6:100 000 (Neu et al., 1997). (Im Vergleich Finnland: 28,6:100 000, Frankreich: 3,7:100 000).

Mädchen und Jungen sind gleich häufig betroffen. Die Erstmanifestation ist im frühen Kleinkindalter seltener, häufiger dagegen im Alter von 5–7 Jahren und zur Zeit der Pubertät. In den westlichen Industrienationen ist in den letzten Jahrzehnten eine Zunahme des Insulinmangeldiabetes zu beobachten. Epidemiologische

Untersuchungen tragen dazu bei, Risikofaktoren für diese Zunahme zu identifizieren und daraus evtl. Vermeidungsstrategien zu entwickeln (Dahlquist, 1998).

14.3.2 Prognose, sozialmedizinische Bedeutung

Die Kurzzeitprognose hat sich mit Einführung des Insulins in die Therapie eindeutig gebessert, die ein- bis zweimalige Insulinsubstitution pro Tag bewahrt vor akuten Stoffwechselentgleisungen bzw. bringt diese zusammen mit einer adäquaten Flüssigkeitszufuhr zur Rückbildung. Eine Stoffwechselnormalisierung, gemessen am glykosylierten Hämoglobin, dem HbA1c, wird aber über die Remissionsphase hinaus, die sich mit einer teilweisen Erholung der Inselzellen an die Initialphase anschließt und Wochen bis Monate anhalten kann, im Kindes- und Jugendalter praktisch nicht erreicht. Selbst eine Intensivierung der Insulintherapie einschließlich der Insulindosisanpassung kann lediglich zu einer Verbesserung der Stoffwechsellage beitragen.

Die Konsequenzen der Stoffwechselveränderungen, wobei der Hyperglykämie die pathogenetisch größte Bedeutung zuzukommen scheint, sind Spätkomplikationen, die im wesentlichen das Gefäßsystem im Sinne einer Mikroangiopathie mit Manifestation im Bereich der Niere (Nephropathie), des Auges (Retinopathie) sowie das periphere Nervensystem (Neuropathie) und die großen Gefäße (Makroangiopathie) betreffen. Diese Folgeerkrankungen bedeuten eine schwere Beeinträchtigung der Gesundheit, vorzeitige Invalidität und eine deutlich verkürzte Lebenserwartung. Die diabetesbedingte Retinopathie ist in den Industrieländern die häufigste Erblindungsursache, es muß mit einer Erblindungsinzidenz von 44:10 000 Patienten gerechnet werden (Will u. Geiß, 1990). Die Nephropathie ist bei ca. 25 % aller dialysepflichtigen Patienten Ursache für das Nierenversagen (Rosenstock u. Rashin, 1986). Bei Patienten mit über 40jähriger Diabetesdauer fand sich eine um das vier- bis fünffach erhöhte Mortalität (Deckert et al., 1978). In Israel konnte an Hand einer epidemiologischen Untersuchung gezeigt werden, daß bereits 15 Jahre nach Diabetesbeginn im Kindesalter eine rasch ansteigende Sterblichkeitsrate festzustellen ist (Modan et al., 1991).

Viele retro- und neuerdings auch prospektive Studien haben zeigen können, daß eine der Norm angenäherte Stoffwechselführung (Normoglykämie) die Ausbildung der Folgeschäden vermindern kann, in der richtungsweisenden amerikanischen DCCT-Studie (Diabetes Complication and Control Trial) um ca. 60 % (DCCT 1993, Drash, 1993, Reichard et al. 1993, Santiago 1993, DCCT 1994, Geffner 1994). Neuere Erhebungen haben außerdem deutlich gemacht, daß die Güte der Blutzuckerkontrolle bereits vor und während der Pubertät einen Einfluß auf die Entwicklung von Spätkomplikationen im jungen Erwachsenenalter hat (Rydal et al. 1997).

Die notwendige Intensivierung der Therapie hat aber das Problem der Hypoglykämie als häufigste Akutkomplikation des Diabetes hervorgehoben. Kognitive Defekte, Lernstörungen und zerebrale Anfälle können die Folge sein. Bis zu 50% der Hypoglykämien treten nachts auf.

14.3.3 Psychosoziale Aspekte

Auf die Diagnose Diabetes reagieren die Familien mit Schock und Verleugnung der Realität, Angst und Schuldgefühlen. Die Bedrohung durch die Lebenslänglichkeit der Erkrankung und die Suche nach „Heilmitteln" stehen im Vordergrund. Nach Phasen tiefer Depressionen, des Ärgers und Protests auch gegenüber Therapiemaßnahmen folgen die des Verhandelns und des langsamen Akzeptierens, in der es allmählich möglich wird, mit dem Diabetes zu leben. Akzeptanz kann hierbei nur als lebenslanger Prozeß einer Annäherung an das Annehmen der Krankheit gesehen werden.

Viele Kinder und Jugendliche erleben ihren Diabetes in der Hauptsache als soziale, nicht so sehr als medizinische Belastung. Trotz aller Unterstützungsmaßnahmen und weniger restriktiven Therapieinhalte im Verlauf des vergangenen Jahrzehntes, das betrifft insbesondere die „Diät", sind die Einschränkungen durch den Diabetes groß.

Kindern und Jugendlichen fällt es in der Regel schwer, sich „therapiegerecht" zu verhalten und die gegenwärtigen real erlebten Unannehmlichkeiten der täglich wiederkehrenden Prozeduren wie Blutzuckerkontrollen, Insulininjektionen, Mahlzeiten in Abstimmung auf das jeweilige Insulinregime auf sich zu nehmen, um in einer für sie kaum vorstellbaren Zukunft relativ abstrakte Spätschäden zu vermeiden. Das Rebellieren gegen diesen täglichen Zwang wird von ihnen häufig als ein Mittel zur Erlangung von Selbstbestimmung und als Steigerung der Lebensqualität empfunden.

Ziele im Kindes- und Jugendalter wie körperliche und sexuelle Reifung, Entwicklung der Autonomie, eine gelungene Eingliederung in die Peer-Gruppe, ein gutes Selbstverständnis, Selbstbewußtsein und dafür erforderlich ein gutes Selbst- und Körperbild werden durch eine chronische Krankheit wie den Diabetes mellitus grundsätzlich gefährdet (Petermann, 1991).

Die Probleme der Eltern werden vornehmlich durch die Notwendigkeit der ständigen Aufsicht, das Verletzenmüssen ihrer Kinder, Schuldgefühle bei Stoffwechselschwankungen, Angst vor Hypoglykämie und die Sorge um die Zukunft ihrer Kinder bestimmt. Eigene Bedürfnisse werden bzw. müssen zurückgestellt werden und führen langfristig zu Überlastungssymptomen (Hauenstein et al., 1989). Geschwister diabetischer Kinder geraten in die Gefahr, weniger beachtet zu werden („Schattenkinder"), woraus ebenfalls Verhaltensstörungen resultieren können.

14.3.4 Therapie unter besonderer Berücksichtigung psychosozialer Faktoren

Die enge Beziehung zwischen der Güte der Stoffwechselkontrolle und den Spätfolgen, auch wenn hierbei andere, bisher schlecht definierte somatische, genetische und psychosoziale Faktoren eine Rolle spielen mögen, lassen es geraten erscheinen, für jeden Patienten individuell die bestmögliche Stoffwechselkontrolle zu erreichen, unter Beachtung des Risikos schwerer Hypoglykämien, insbesondere beim Kleinkind und jüngeren Schulkind, und der Sorgfalt, Familien nicht durch das Formulieren unrealistischer Therapieziele zu überfordern und damit langfristig zu entmutigen.

In allen Phasen der Behandlung sind vielfältige Unterstützungsangebote erforderlich, am besten durch ein multidisziplinäres Team unter Mitwirkung von Psychologen, Sozialpädagogen, Ernährungsberatern, Diabetesschwestern zu realisieren, die vielleicht wichtigste Schlußfolgerung und Forderung der DCCT-Studie in der Umsetzung für das Kindes- und Jugendalter (Drash 1993). Vordringliche Aufgaben der Diabetologie der kommenden Jahre wird es sein, diese umfassende Behandlungsform zu standardisieren und flächendeckend zu etablieren. Für diese präventiven Maßnahmen müssen im Gesundheitssystem eindeutig Prioritäten geschaffen werden.

Die Intensivierung der Therapie hat eine verstärkte Mitarbeit des Patienten bzw. seiner Eltern und die Etablierung sozialer Unterstützungssysteme zur Voraussetzung (Golden 1998). Es ist das Forschungsverdienst der vergangenen Jahre, die Beurteilung bzw. Verbesserung der Lebensqualität neben der Güte der Stoffwechselkontrolle in die Behandlungsziele integriert zu haben (Fallowfield 1996, Guttmann-Bauman et al. 1998). Es gibt deutliche Hinweise darauf, daß eine gute

Blutzuckerkontrolle und eine Verbesserung der Lebensqualität positiv miteinander korrelieren.

Die Aufgaben des Behandlungsteams bestehen darin, das Kind, den Jugendlichen und ihre Familien dahingehend zu unterstützen, daß es gelingt, den Diabetes als chronische Krankheit so in die Entwicklung zu integrieren, daß ein kompetenter und eigenverantwortlicher Umgang erlernt wird; in der Kindheit werden die Voraussetzungen für internale Kontrollüberzeugungen als wichtiger Prädiktor einer guten Selbsttherapie geschaffen. Eine intensive psychosoziale Betreuung muß mit Beginn der Erkrankung erfolgen, andernfalls haben Kinder und Jugendliche mit ihren Eltern zu viele Mißerfolge erfahren müssen, ihre Hilflosigkeit quasi erlernt bzw. akzeptiert, ein Prozeß, der nur mühsam wieder rückgängig gemacht werden kann.

Die Konzepte einer umfassenden multidisziplinären Betreuung umfassen Einzelgespräche, bevorzugt zum Zeitpunkt der Erstmanifestation, Gruppengespräche mit Eltern und ihren Kindern sowohl gemeinsam als auch getrennt, wobei unter den Kindern eine weitgehende Altershomogenität wichtig ist. Die Gruppenarbeit hat sich als außerordentlich wirkungsvoll erwiesen, die Teilnehmer können miteinander und voneinander lernen, tauschen ihre Erfahrungen und Problemlösungen aus, die Relativierung der Bedeutsamkeit eigener Erlebnisse wird im Vergleich mit anderen wichtig. Prozesse wie die Ablösung und Verselbständigung von den Eltern, die Übernahme von Verantwortung werden gruppendynamisch in Gang gesetzt. Die Patienten erleben in der Gruppe eine Verständnistiefe, die nur von jemandem kommen kann, der aufgrund seiner ähnlichen Erfahrungen mit- und nachfühlt.

Zu den Aufgaben des Betreuungsteams gehören ferner gemeinsame Wochenendausflüge, Freizeiten, Besuch von Veranstaltungen, diese dienen ebenfalls der Erprobung und Verwirklichung der Eigen- und Selbständigkeit.

Nützlich sind Nachbetreuungen im häuslichen Milieu, besonders bei problematischen Kindern und Familien, da die Betroffenen in diesen Situationen nicht nur als „Diabetiker" oder „Angehöriger eines Diabetikers" erlebt werden. Kontakte zu öffentlichen Einrichtungen wie Kindergärten und Schulen helfen, Verunsicherungen und Vorurteilen entgegenzuwirken und beugen Ausgrenzungen des diabetischen Kindes/Jugendlichen vor.

Problematisch hinsichtlich der Betreuung sind insbesondere Jugendliche ab etwa dem 13. Lebensjahr, also ab einem Alter, in dem eine der Norm angenäherte Stoffwechselkontrolle zunehmend wichtiger wird (Holl et al., 1998). Neben physiologischen Prozessen sind es die Bemühungen um Ablösung und das Bestreben, die Diabetesbehandlung nach selbstbestimmten Zielen und Bedürfnissen zu gestalten, die zu einer Verminderung der Compliance, zur Verschlechterung der Stoffwechselkontrolle und zu Entmutigungen führen (Danger, 1992). In diese Lebensphase fällt die Ablösung von den Eltern, die durch den Diabetes gestört sein kann, so daß Hilfen von seiten des Betreuungsteams nötig werden. In dieser kritischen Altersphase mit den vielen Anforderungen und Umbrüchen ist oft ein Wechsel der Betreuungsperson enthalten, da Adoleszenten spätestens mit Abschluß der Pubertät vom Pädiater zum Internisten wechseln. Ein Neuaufbau von Vertrauen ist bei problematischen Jugendlichen oft sehr schwierig. Kontinuierliche Betreuungskonzepte bzw. überlappende Betreuungsmodelle wären sinnvoll, sind aber real selten vorhanden. Vielleicht bieten hier die z.Zt. entstehenden Schwerpunktpraxen eine langfristig gute Betreuung an (Hasche et al., 1997), wenn sie personell entsprechend multidisziplinär ausgestattet sind. In der ambulanten Versorgung von Kindern und Jugendlichen sind noch erhebliche Defizite vorhanden.

Bei vielen Jugendlichen und jungen Erwachsenen treten teilweise massive Eßstörungen auf (Jacobson, 1993). Die Gründe hierfür sind vielfältig, aber in Zusammenhang mit dem Diabetes mußten die diabetischen Kinder/Jugendlichen oft einen streng nach Zeit und Menge geregelten Essensplan einhalten, so daß sie nicht gelernt haben, nach ihrem Hunger oder dem Gefühl des Sattseins zu essen; der Wunsch, frei essen zu können, blieb ihnen verwehrt. Das Essen bzw. der Diätplan hatten eine solche Überwertigkeit, daß die Blutzuckerkontrolle vorrangig damit gesteuert wurde. Der Begriff des „Sündigens" im Zusammenhang mit dem Essen ist sowohl bei Eltern als auch bei den Kindern/Jugendlichen ein stets wiederkehrendes Phänomen. Es bleibt zu hoffen, daß mit der Neubewertung des Stellenwerts der Ernährung ein Rückgang dieser Eßstörungen zu verzeichnen sein wird. Eine Vielzahl von Betreuungskonzepten bzw. Therapieverfahren (Einzel-, Gruppen-, Familien-, Entspannungstherapie) bei jugendlichen Diabetikern wird angeboten (Rubin u. Peyrot, 1992).

Um einem Kind oder Jugendlichen und seiner Familie mit Diabetes mellitus gerecht zu werden, ist es notwendig, eine gute therapeutische Beziehung aufzubauen, eine von beiden Seiten ausgehende offene Interaktion, um auf dieser Basis zu einem immer wieder neu ausgehandelten Bemühen um eine gute Stoffwechseleinstellung zu kommen. In diesem Bemühen müssen Kompromisse möglich sein; der Respekt vor einem Kind, einem Jugendlichen mit ihren Familien bedeutet das Anerkennen der Selbstbestimmung und der Verweigerung (Amir et al., 1991). Vielleicht hat diese Einstellung V. Frankl, Psychotherapeut und Begründer der Logotherapie, am besten ausgedrückt: „Vieles kann einem Menschen genommen werden, bis auf eines, die letzte der menschlichen Freiheiten: Er kann wählen, welche Einstellung er gegenüber irgendwelchen Lebensumständen einnimmt, er kann seinen eigenen Weg wählen".

Literatur

Amir, S., Rabin, C., Galatzer, A., Laron, Z. (1991): Interaktionen zwischen medizinischem Team und Patienten bei Diabetikern und ihre Compliance. In: Roth, R., Borkenstein, M. (Hrsg.): Psychosoziale Aspekte in der Betreuung von Kindern und Jugendlichen mit Diabetes. Karger, Basel–München–Paris–London–New York–New Delhi–Bangkok–Singapore–Tokyo–Sydney.

Bingley, P. J., Christie, M. R., Bonifacio, E., Bonfanti, R., Shattock, M., Fonte, M. T., Bottazzo, G. F., Gale E. A. M. (1994): Combined analysis of autoantibodies improves prediction of IDDM in islet cell antibody – positive relatives. Diabetes 43: 1304–1310.

Dahlquist, G. (1998): The aetiology of type 1 diabetes: an epidemiological perspective. Acta Paediatr Suppl 425: 5–10.

Danger, D. B. (1992): Diabetes in puberty. Arch Dis Childh 67: 569–573.

Deckert, T., Poulsen, J. E., Larsen, M. (1978): Prognosis of diabetes with diabetes onset before the age of thirtyone. I. Survival causes of death, and complications. Diabetologia 14, 363–370.

Diabetes control and Complication Trial Research Group (1993): The effect of intensive treatment of diabetes on the development and progression of long-term complications in insulin-dependent diabetes mellitus. N Engl J Med 319: 977–986.

Diabetes Control and Complication Trial Research Group (1994): Effect of intensive diabetes treatment on the development and progression of long-term complications in adolescents with insulin-dependent diabetes mellitus. Diabetes Control and Complication Trial. J Pediatr 125: 177–188.

Drash, A. L. (1989): Insulin-dependent diabetes mellitus in children and adolescents: genetics and etiology. Current Opinion in Pediatrics 1: 61–73.

Drash, A. L. (1993): The child, the adolescent, and the Diabetes Control and Complication Trial. Diabetes Care 11: 1515–1516.

Fallowfield, L. (1996): Quality of quality of life data. Lancet 348: 421.

Geffner, M. E. (1994): Reviewing the diabetes control and complication trial: One member of the „control panel" speaks. J Pediatr 125: 228–229.

Gerstein, H. C. (1994): Cow's milk exposure and type I diabetes mellitus: A critical overview of the clinical literature. Diabetes Care 17: 13–19.

Golden, M. P. (1998): Incorporation of Quality-of-Life. Considerations into intensive diabetes management protocols in adolescents. Diabetes Care 21: 885–886.

Guttmann-Bauman, I., Flaherty, B. P., Strugger, M., Mc Eroy, R. C. (1998): Metabolic control and quality-of-life self-assessment in adolescents with IDDM. Diabetes Care 21: 915–918.
Hasche, H., Flinker, K., Herbold, M., Lembcke, H. J., Ley, H. G., Schwinn, G. J., Spork, G., Janka, H. U. (1997): Multizentrische Studie zur Effektivität der diabetologischen Schwerpunktpraxis. Dt Ärztebl 94: A 2990–2995.
Hauenstein, E. J., Marvin, R. S., Snyder, A. L., Clarke, W. L. (1989): Stress in parents of children with diabetes mellitus. Diabetes Care 12: 18–23.
Holl, R. W., Grabert, M., Heinze, E., Thon, A., Henrichs, J., Vetter, U., Teller, W. (1998): „Trakking" der Stoffwechselkontrolle über die Pubertät bei Typ-1-Diabetes. Mschr Kinderheilk Suppl 2, 146: 116.
Hürter, P. (1992): Diabetes bei Kindern und Jugendlichen. 4. Aufl. Springer. Berlin.
Jacobson, A. M. (1993): The psychological care of patients with IDDM. N Engl J Med 329: 977–986.
Michaelis, D., Jutzi, E., Heinke, P. (1993): 30-jähriger Inzidenz- und Prävalenztrend des juvenilen Typ-I-Diabetes in der ostdeutschen Bevölkerung. Diabetes und Stoffwechsel 2: 245–250.
Modan, M., Karp, M., Baumann, B., Gordon, O., Danon, Y. L., Laron, Z. (1991): Mortality in Israeli Jewish patients with type 1 (insulin-dependent) diabetes mellitus diagnosed prior to 18 years of age: a population based study. Diabetologia 34: 515–528.
Neu, A., Kehrer, M., Hub, R., Ranke, M. B. (1997): Incidence of IDDM in German Children aged 0–14 years. Diabetes Care 20: 530–533.
Petermann, F. (1991): Psychosoziale Faktoren des Diabetes im Kindes- und Jugendalter – eine Übersicht. In: Roth, R., Borkenstein, M. (Hrsg.): Psychosoziale Aspekte in der Betreuung von Kindern und Jugendlichen mit Diabetes. Karger, Basel–München–Paris–London–New York–New Delhi–Bangkok–Singapore–Tokyo–Sydney.
Rydal, A. C., Rodin, G. M., Olmsted, M. P., Devenyi, R. G., Daneman, D. (1997): Disordered eating behavior and microvascular complications in young women with insulin-dependent diabetes mellitus. N Engl J Med 26: 1849–1854.
Rubin, R. R., Peyrot, M. (1992): Psychosocial problems and intervention in diabetes. A review of the literature. Diabetes Care 11: 1640–1657.
Reichard, P., Nilsson, B. Y., Rosenquist, U. (1993): The effect of long-term intensified insulin treatment on the development of microvascular complications of diabetes mellitus. N Engl J Med 329: 304–309
Rosenstock, J., Rashin, P. (1986): Early diabetic nephropathy: Assessment and potential therapeutic interventions. Diabetes Care 9: 529–545.
Santiago, J. V. (1993): Perspectives in diabetes. Lessons from the Diabetes Control and Complication Trial. Diabetes 42: 1549–1554.
Szopa, T. M., Titchener, P. A., Portwood, N. D., Taylor, K. W. (1993): Diabetes mellitus due to viruses – some recent developments. Diabetologia 36: 687–695.
Will, J. C., Geiss, L. S. (1990): Diabetic retinopathy. N Engl J Med 323: 613

14.4 Onkologische Erkrankungen

Udo Bode, Michael Kusch und Hildegard Labouvie

14.4.1 Inzidenz, Verteilung

Zu den onkologischen Erkrankungen werden bösartige Tumore, Hämoblastosen sowie eine kleine Anzahl histologisch nicht maligner, aber systemisch ungeordnet proliferierender Erkrankungen wie die Langerhanszell-Histiozytose gezählt. 2000 neue derartige Erkrankungen werden unter den bis zu 15jährigen Kindern in Deutschland jährlich diagnostiziert. Dies entspricht einer Inzidenz von 14 pro 100 000 oder 0,14‰, die seit Jahrzehnten gleichbleibend ist. Die Inzidenz nimmt mit zunehmendem Alter ab, das Geschlechtsverhältnis ist 1:1,2 zu Lasten der Jungen (Kaatsch et al. 1994).

Krebserkrankungen im Kindesalter unterscheiden sich in Biologie und Therapie erheblich von Erkrankungen im Erwachsenenalter. 50 % der Malignome sind Systemerkrankungen (Leukämien und Lymphome), 20 % Tumore des zentralen Nervensystems und 30 % solide, meistens embryonale Tumore. Alle Erkrankungen haben eine hohe Wachstumsgeschwindigkeit und sind zum Zeitpunkt der Diagnosestellung fast immer mikroskopisch schon metastasiert und folgerichtig Systemerkrankungen.

14.4.2 Medizinische Behandlung

Systemerkrankungen müssen medikamentös, also chemotherapeutisch, behandelt werden, wobei die spezifische medikamentöse Therapie heute über das kurative Potential entscheidet, während die Chirurgie und Radiotherapie im Behandlungskonzept an Bedeutung verloren haben. Nicht neue Medikamente, sondern Dosisintensivierung und bessere Supportivmaßnahmen sowie der Aufbau regionaler Behandlungsabteilungen mit angemessener Fachkompetenz haben in den letzten 20 Jahren dazu geführt, daß heute die Mehrzahl der jugendlichen Patienten mit malignen Erkrankungen geheilt werden kann. Auf wissenschaftlicher Grundlage erarbeitete Therapierichtlinien und Therapieprotokolle waren und sind die Basis dieser medizinischen Erfolge, so daß heute akzeptiert ist, daß krebskranke Kinder und Jugendliche an einem Zentrum mit einem kompetenten Team und mit der notwendigen interdisziplinären Fachkompetenz behandelt werden.

14.4.3 Sozialmedizinische Bedeutung

Aufgrund der Erfahrungen von erwachsenen Krebspatienten wird auch im Kindes- und Jugendalter die Diagnose und die geplante Chemotherapie, trotz ausgedehnter Aufklärung, von den meisten Patienten und ihren Familien als eine Art „Todesurteil" des bisher gesunden und zum Diagnosezeitpunkt häufig auch nicht wesentlich beeinträchtigten Kindes und Jugendlichen gesehen. Die Reaktionen der Personen innerhalb und außerhalb des familiären Umfeldes weisen häufig ein ausgeprägtes Gefühl der Hilflosigkeit auf und führen deshalb oft auch zu sozialer Isolierung der Betroffenen.

Intensivtherapie, mögliche lebensbedrohliche Situationen, häufige stationäre Aufenthalte und die jahrelange Ungewißheit über den Behandlungserfolg können bei betroffenen Familien einen Zustand des sozialen und psychologischen „Chaos" aufrechterhalten. Auf Seiten der erkrankten Kinder können ein unangemessener Krankheitsgewinn, die nicht altersentsprechende Abhängigkeit von der Hilfe anderer sowie die Auseinandersetzung mit der aggressiven Therapie und mit den resultierenden körperlichen und seelischen Belastungen die Gefahr von Verhaltensproblemen und verzögerter sozial-emotionaler Entwicklung mit sich bringen. Selbst bei langfristig erfolgreicher Therapie können bereits während der Intensivtherapie gravierende psychische Probleme entstehen, die dauerhaft aufrecht erhalten werden.

14.4.4 Ganzheitliche Versorgungskonzeption

Retrospektive Studien und eigene Erfahrungen haben gezeigt, daß viele Patienten und ihre Familien trotz erfolgreicher medizinisch-pflegerischer Betreuung zwar von der Krebserkrankung befreit werden konnten, doch durch psychische und soziale Belastungen erheblich beeinträchtigt waren (Petermann et al. 1987). Derartige Belastungen können noch Jahre später bestehen und andere Folgeerscheinungen nach sich ziehen. Psychometrische Studien zu den psychosozialen Folgen von Krebs im Kindes- und Jugendalter weisen auch auf länger bestehende Probleme hin. Diese treten im Bereich der Lebenszufriedenheit auf, wie etwa im Beruf, in der Freizeit oder in zwischenmenschlichen Beziehungen, im Bereich der Funktionalität, wie etwa im Hinblick auf Selbständigkeit, Intelligenz, motorische und sprachliche Fertigkeiten, und im Bereich der Morbidität, etwa dem Auftreten von Verhaltensstörungen, Depression oder traumatischen Störungen (Eiser und Havermans 1994, Van Dongen-Melman 1995).

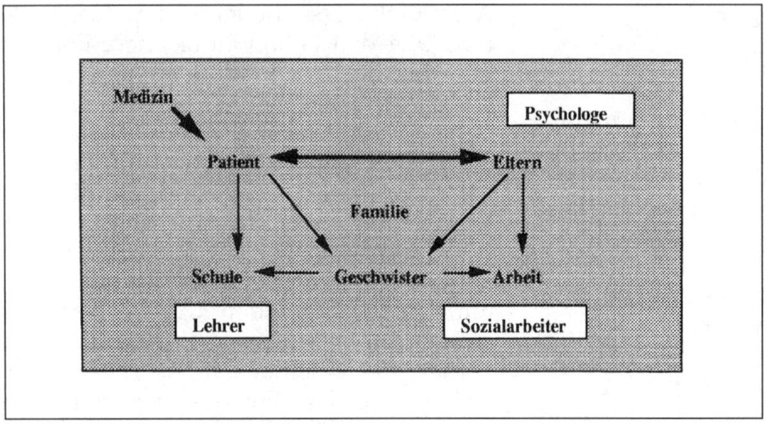

Abbildung 14-4: Integration von medizinischer und psychosozialer Versorgung (Bode 1990).

Deshalb wurde in den letzten 10 Jahren ein ganzheitlich orientiertes Betreuungskonzept entwickelt, das mit Hilfe eines in die stationäre Grundversorgung integrierten psychosozialen Dienstes zu einer besseren Krankheitsbewältigung und damit zu einem positiven Gesundheitsverhalten auf der Basis der Selbsthilfe von Patient und Familie führt bzw. führen kann (Kusch et al. 1993). Um eine krankheits- und phasenspezifische Betreuung zu gewährleisten, müssen neben den ärztlichen und pflegerischen Fachkräften auch die psychosozialen Mitarbeiter kontinuierlich und „vor Ort" in die Versorgung dieser Patienten und ihrer Familien eingebunden werden (Abb.14-4) und integrierter Teil eines interdisziplinären Teams sein.

14.4.5 Grundlagen psychosozialer Versorgung

Die Krankheitsbewältigung wird situations- und phasenspezifisch während des gesamten Behandlungsablaufs gesehen. Zu Behandlungsbeginn dominieren Angst, Schuldgefühle, erlebte Handlungsunfähigkeit und neben schmerzhaften Prozeduren und kleineren operativen Eingriffen auch erste Nebenwirkungen der Therapie. Gewöhnung an die neue Lebenssituation, an den Klinikalltag oder die Umstellungen der Familie sind Belastungen, die im Hintergrund permanent bestehen. Derartige Belastungen in sogenannte Makro- und Mikrostressoren zu unterteilen, ist daher sinnvoll. Makrostressoren sind dadurch gekennzeichnet, daß die Belastungssituation herausragend, ihre Relevanz deutlich und ihr zeitlicher Verlauf meist klar umschrieben ist. So kann sich eine Person auf Makrostressoren einstellen. Mikrostressoren treten häufig nicht deutlich hervor und sind zeitlich nicht klar eingrenzbar. Demnach kann sich eine Person auf Mikrostressoren meist nur schwer einstellen, weshalb auch diese einen hohen Belastungswert haben können. Aus Mikrostressoren können allerdings manchmal Makrostressoren werden, sowie auch Makrostressoren an Relevanz verlieren und im Laufe der Zeit zu Mikrostressoren werden können.

In der eigentlichen Therapiephase wirken als Makrostressoren die unterschiedlichen diagnostischen und therapeutischen Maßnahmen, wie etwa Chemotherapie, Punktionen, Operationen, Blutentnahmen oder bildgebende Diagnostik. Belastend für Eltern kann auch die Anwesenheit bei der Durchführung dieser Maßnahmen sein, sowie die Mitteilung diagnostischer Befunde. Mikrostressoren sind stationäre Konflikte, Langeweile oder Stimmungsschwankungen des Kindes.

Das Therapieende ist durch die Angst vor einem möglichen Rezidiv sowie der damit verbundenen Ungewißheit charakterisiert. Dagegen stellen die erneuten Umstellungen in der Familie vergleichsweise geringere Belastungen dar. Die Gewichtung dieser Belastungen ist stets situationsabhängig und erfordert in jedem Fall die Mobilisierung der Ressourcen des Patienten und seiner Familie, damit es zu einer günstigen Krankheitsbewältigung kommen kann (Hersh und Wiener 1989).

In der Regel führt eine günstige Krankheitsverarbeitung initial zu dem Versuch, die Bedeutung der Belastungen zu verstehen **(Informationssuche)** und sich zunächst an diese zu gewöhnen. Während der Therapie entwickelt sich dann das Bestreben, die Belastungen zu verändern oder zu beseitigen **(aktive Mitarbeit),** und am Therapieende steht meist das Bemühen, die Gefühle im Rückblick neu zu ordnen und so das psychische Gleichgewicht wiederherzustellen oder aufrechtzuerhalten **(Neubewertung).** Diese phasenspezifischen Formen des Gesundheitsverhaltens kann man auch während einzelner Situationen wiederfinden, etwa während der Diagnosestellung oder schmerzhafter Prozeduren.

Wie in Abbildung 14-5 dargestellt, ist das Bewältigungsverhalten der betroffenen Familien von den obligaten Belastungen, von familiären Risikofaktoren und der Mobilisierung von Ressourcen (protektiven Faktoren) abhängig. Zu Behandlungsbeginn versuchen die meisten Eltern und Kinder, die Bedeutung der vielen Informationen und Behandlungsanforderungen zu verstehen und in konkrete Mitarbeit an der Therapie umzusetzen. Die krankheitsbedingten Belastungen sind das Motiv zur Informationssuche. Dem wünschenswerten Gesundheitsverhalten stehen oftmals familiäre Risiken entgegen, wie etwa familiäre Konflikte, Ehescheidung, Alleinerziehung, psychische Probleme, Drogenmißbrauch, finanzielle Probleme, sprachliche Barrieren und negative Krankheitserfahrungen. Protektiv wirken sich dagegen familiärer Zusammenhalt, soziale Einbindung, optimistische Grundeinstellung, gute familiäre Kommunikation und Erziehungskompetenz aus. Die Krankheitsverarbeitung ist von dem Verhältnis zwischen krankheitsbedingten Belastungen und Risiko- und Protektivfaktoren abhängig (Adams und Deveau 1993, Kusch et al. 1994), doch existieren auch individuelle Kompensationsmuster (Cioffi 1991), die hieraus nicht unmittelbar ableitbar sind.

Im Rahmen eines Informationsvermittlungsmodells (Kusch et al. 1993) haben wir ein Vorgehen erarbeitet, um Probleme bei der Krankheitsbewältigung zu beheben. In der täglichen Praxis spricht der Psychologe die Eltern und Kinder regelmäßig auf ihr Krankheitsverständnis und Informationsverhalten an. Bei entsprechendem Bedarf führt er ein ausführliches Gespräch, um die drängenden Fragen der

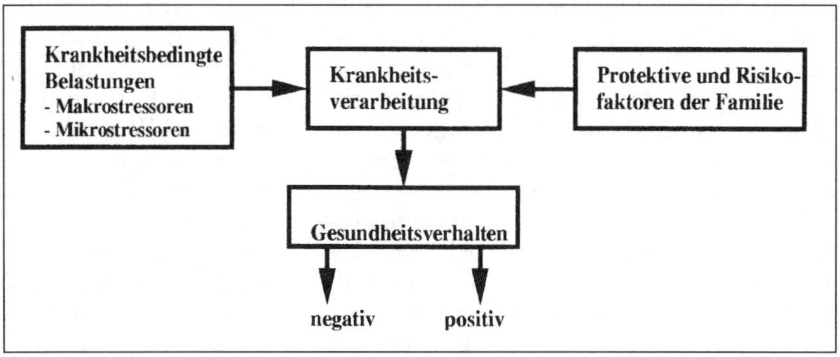

Abbildung 14-5: Modell der Krankheitsbewältigung (modifiziert, Kusch und Bode 1992).

Betroffenen herauszuarbeiten. Danach schließt sich das Gespräch mit dem Arzt an, in dem die als besonders wichtig erlebten Aspekte angesprochen werden. Nach dem Arztgespräch versucht der Psychologe, gemeinsam mit den Betroffenen Möglichkeiten einer aktiven Mitarbeit zu finden oder aber die Bedeutung bestimmter Informationen nachzuvollziehen, um sich beispielsweise auf einen mißlungenen ersten Therapieversuch emotional einstellen zu können.

Weitere Unterstützungsangebote erfolgen von psychologischer Seite bei schmerzhaften oder unangenehmen Prozeduren. Diese gehen mit verschiedensten Belastungen einher, die vom Gefühl der Hilflosigkeit bis zur massiven körperlichen Verweigerung führen können. Als Risikofaktoren werden oft angstauslösende Vorstellungen oder grundlegender Zweifel an der Notwendigkeit solcher Maßnahmen beobachtet. Eine ungünstige Verarbeitung kann dazu führen, daß sich ein junger Patient bestraft fühlt, oder aber die Eltern glauben, die Maßnahme werde zu unrecht durchgeführt. Schritte zur Förderung günstigen Gesundheitsverhaltens verlaufen in solchen Fällen in zwei Schritten der psychologischen Vorbereitung (Kusch und Bode 1994). Im ersten Schritt werden den Betroffenen Hintergrundinformationen vermittelt (Warum muß die Maßnahme sein?), sie werden über die konkrete Durchführung der Maßnahme informiert (Wie wird die Maßnahme durchgeführt?), und es wird informiert, wie andere Kinder und Eltern entsprechende Maßnahmen empfinden. Im zweiten Schritt wird die konkrete Durchführung der Maßnahme als „Trockenübung" durchgespielt. Dem Kind wird dabei die Möglichkeit gegeben, sich konkret mit der Maßnahme auseinanderzusetzen, Ängste abzubauen und günstige Bewältigungsstrategien zu erarbeiten. Die psychologische Vorbereitung verfolgt dabei nicht das Ziel, einen stets angstfreien oder „gefügigen" Patienten zu schaffen, sondern wird als Angebot verstanden, die Betroffenen an den medizinisch notwendigen Maßnahmen aktiv teilhaben zu lassen.

14.4.6 Standardisiertes Versorgungskonzept

Psychosoziale Versorgung mit dem Ziel einer günstigen Krankheitsverarbeitung und positiven Gesundheitsverhaltens setzt nicht nur die langjährige Erfahrung psychosozialer Versorgungstätigkeit voraus, sondern ebenso die Integration der Erkenntnisse aus der wissenschaftlichen Literatur in ein empirisch gesichertes Versorgungskonzept, wenn sie zu einem integrierten Bestandteil ganzheitlicher Versorgungspolitik (Kusch und Bode 1992) werden soll. Die psychosoziale Arbeitsgruppe der Abteilung für Hämatologie/Onkologie am Zentrum für Kinderheilkunde der Universität Bonn beschäftigt sich seit 1991 mit der konzeptionellen Entwicklung und seit 1994 mit der klinischen Erprobung eines standardisierten psychosozialen Versorgungskonzepts für die behandlungsbegleitende Betreuung krebskranker Kinder und ihrer Familien. Das psychosoziale Versorgungskonzept (Kusch et al. 1996) berücksichtigt in seiner praktischen Umsetzung, basierend auf den oben beschriebenen Grundlagen, drei wesentliche Aspekte.

Im „Manual der Stationären Psychosozialen Betreuung: Pädiatrische Onkologie" sind dabei folgende inhaltliche und formale Aspekte schriftlich formuliert:

- **psychosoziale Leitlinien** und ein Protokoll der Diagnostik und Indikation zur Intensität psychosozialer Betreuung,
- ein **psychologisches Behandlungsmanual:** „Hilfe zur Selbsthilfe", das als Patientenschulungsprogramm als konkrete Anleitung für Kinder und Eltern dient,
- **Behandlungsleitlinien** und **-protokoll** zu psychologischen und sozialarbeiterischen Maßnahmen, wobei die Versorgungsinhalte bedarfsorientiert auf Pro-

bleme in der Auseinandersetzung mit medizinisch-pflegerischen Anforderungen (primäre Maßnahmen der Aufklärung, Anleitung, Aufarbeitung) oder auf psychosoziale Probleme im Umfeld der Krebstherapie (sekundäre Maßnahmen zu persönlichen, familiären, sozialen Problemen) ausgerichtet sind, sowie Maßnahmen zur positiven Gestaltung des stationären Klimas und Zusammenlebens von Betroffenen und Behandlungsteam,
- ein **Leitfaden zur Organisation, Durchführung und Protokollierung der Teambesprechungen.**

Im Rahmen der Therapiebezogenen Diagnostik wurden Leitlinien zur Datenerhebung und Dokumentation festgelegt. In Berücksichtigung der Psychologischen Praxiskontrolle wurden Leitlinien zum Umgang mit Patienteninformationen, zur Aufarbeitung erhobener Daten und zur Soll-Ist-Analyse der Angemessenheit der Leistungserbringung festgelegt.

Gemäß den medizinischen Behandlungsprotokollen will ein derart strukturiertes psychosoziales Versorgungskonzept dem ethischen und gesellschaftlichen Anspruch einer qualitativ hochstehenden Gesundheitsversorgung genügen und verfolgt dabei folgende **Ziele:**

- einen Standard psychosozialer Gesundheitsversorgung zu erarbeiten,
- Transparenz und Nachvollziehbarkeit zu ermöglichen, um die psychosoziale Versorgung gegenüber Dritten (Patient, Krankenhauspersonal, Kostenträger) zu legitimieren,
- die Effektivität geleisteter Versorgungstätigkeit und ihren Nutzen im konkreten Einzelfall zu belegen, um die Qualität psychosozialer Versorgung zu sichern und fortlaufend zu optimieren, und
- die psychosoziale Versorgung als Dienstleistung zu etablieren.

Psychosoziale Versorgung nach standardisierten Vorgaben bei gleichzeitiger Berücksichtigung der individuellen Bedürfnisse des kranken Kindes und der Eltern ist nicht nur zur therapeutischen Handlungsanleitung geeignet, sondern stellt auch eine behandlungsbegleitende Effektivitätskontrolle der geleisteten Versorgung dar (Kusch et al. 1993).

14.4.7 Kooperation und Aufgabenverteilung zwischen Klinik und Praxis

Die Behandlung onkologischer Erkrankungen im Kindesalter wird meist in pädiatrischen Zentren mit einer onkologischen Fachabteilung durchgeführt. Die intensive Phase der Chemotherapie findet im stationären Rahmen und über die Kliniksambulanzen statt. Der niedergelassene Kinderarzt sieht die erkrankten Kinder im Vorfeld der Erkrankung und ist häufig derjenige, der die Überweisung an die Klinik bei bestehendem Verdacht auf eine onkologische Erkrankung tätigt. Während der Behandlung in der Klinik sollten Krankenhaus und Kinderarzt regelmäßigen Kontakt halten. Der Kinderarzt sollte über den Behandlungsverlauf stets informiert sein, damit er auch die Möglichkeit hat, bei Bedarf oder Notwendigkeit kompetent mitwirken zu können, zum Beispiel durch Blutwertebestimmungen bei weiten Entfernungen zum Krankenhaus. Der Kinderarzt bleibt in der Regel nach Ende der Behandlung mit Ausnahme der regelmäßigen onkologischen Nachuntersuchungen der weiterbehandelnde Arzt. Umso wichtiger ist es auch, daß er neben den medizinischen Informationen um die persönliche Bedeutung der Erkrankung für Patient und Familie und das Ausmaß der Belastungen und Folgen durch die Behandlung weiß. Nach Therapieende zunehmende Ängste der Patienten und Eltern vor einem Rezidiv führen zu starker Verunsicherung und häufigeren Konsultationen des Arztes, wenn körperliche Symptome einer in der Regel nicht schwerwiegenden Erkrankung wie zum Beispiel bei einer Erkältung auftreten. Funktionelle Beeinträchtigungen, etwa durch Operation oder Bestrahlung am Kopf bedingt, sollten ebenfalls beobachtet und durch Einleitung rehabilitativer Maßnahmen gemildert werden.

Mit Ausnahme der regelmäßigen onkologischen Kontrolluntersuchungen nach Ende der intensiven Behandlung sind für eine übergreifende ganzheitliche Nachsorge bisher nur stationäre rehabilitative Programme in entsprechenden Zentren entwickelt worden (Häberle et al. 1991, Lawrenz-Wolf 1995), aber kaum ambulante Rehabilitationskonzepte, die in umfassender Weise den medizinischen und den psychosozialen Bedarf nach einer onkologischen Erkrankung erfassen und zufriedenstellend decken. Daß ein solcher Bedarf besteht, belegen Studien, die deutliche körperliche (Beck 1997, Beck et al. 1995) und psychosoziale Spätfolgen (Van Dongen-Melman 1995) nachweisen konnten. Frühzeitige Identifikation, Prävention und Intervention der Spätfolgen werden zukünftig eine immer größere Aufgabe der pädiatrischen Zentren und niedergelassenen Kinderärzte darstellen, zumal die onkologischen Therapien intensiver werden, die körperlichen und psychischen Folgeerscheinungen zunehmen und die Zahl der Langzeitüberlebenden stetig wachsen werden. Ambulante Versorgungskonzepte müssen den aktuellen Stand des Wissens über Spätfolgen sowie eine qualitativ gesicherte Umsetzung in die Versorgungspraxis leisten, will man auch hier den Anforderungen einer qualitativ hochstehenden Gesundheitsversorgung Rechnung tragen. Für die psychosoziale ambulante Nachsorge haben Kusch und Mitarbeiter (1998) ein bedarfsorientiertes evidenzbezogenes Versorgungskonzept entwickelt, das Leitlinien der Diagnostik, Indikation und Intervention ambulanter Maßnahmen bereitstellt, anhand derer auch Effizienz und Nutzen im Einzelfall nachgewiesen werden kann. Trotz begrenzter finanzieller Ressourcen sollten derartige Konzeptionen künftig in die Versorgungspraxis implementiert und klinisch erprobt werden, da eine angemessene Nachsorge und Rehabilitation auch eine gesellschaftliche Forderung an die Gesundheitsversorgung darstellt.

Literatur

Adams, D. W., Deveau, E. J. (1993): Coping with childhood cancer. Kindbridge Publications, Hamilton.

Beck, J. D. (1997). ZNS-Toxizität bei ALL-Behandlung im Kindesalter: Eine multizentrische, prospektive Studie. Studienprotokoll. Erlangen.

Beck, J. D., Winkler, K., Niethammer, D., Brandis, M. Hertzberg, H., von der Hardt, K., Greil, J., Überall, M. A., Rossi, R., Lamprecht-Dinnesen, A., Brämswig, J., Kaatsch, P., Michaelis, J., Meier, W., Hausdorf, G., Bielack, C. & Dörr, H. G. (1995): Die Nachsorge der von einer Krebserkrankung geheilten Kinder und jungen Erwachsenen. Erste Empfehlungen der Arbeitsgemeinschaft Spätfolgen. Klinische Pädiatrie, 207, 186–192.

Bode, U. (1990). Psychosoziale Versorgung chronischer Krankheiten im Kindes- und Jugendalter. In: Petermann, F., Bode, U., Schlack, H. G. (Hrsg): Chronisch kranke Kinder und Jugendliche. Eine interdisziplinäre Aufgabe. Deutscher Ärzte Verlag, Köln.

Eiser, C. & Havermans, T. (1994): Long term social adjustment after treatment for childhood cancer. Archives of Disease in Childhood, 70, 66–70

Cioffi, D. (1991): Beyond attentional strategies: A cognitive-perceptual model of somatic interpretation. Psychol. Bul. 109, 25–41

Häberle, H., Weiss, H., Fellhauer, S. & Schwarz, R. (1991): Familienorientierte Nachsorge als Maßnahme der Rehabilitation und sekundären Prävention für krebskranke Kinder und ihre Familien. Ergebnisse der pädiatrischen Onkologie, Bd. 15, Stuttgart, Enke

Hersh, S. P. & Wiener, L. S. (1993): Psychosocial support for the family of the child with cancer. In: Pizzo, P. A., Poplack, D. G. (eds.): Principles and practice of pediatric oncology. J.B. Lippincott, Philadelphia

Kaatsch, P., Haaf, H. G., Michaelis, J. (1994): Jahresbericht 1993 des Deutschen Kinderkrebsregisters, Institut für medizinische Statistik und Dokumentation der Universität Mainz

Kusch, M., Bode, U. (1992): Der Psycho-Soziale Fragebogen für die Pädiatrische Onkologie. Prax Kinderpsychol. Kinderpsychiat. 41: 240–276

Kusch, M., Bode, U. (1994): Vorbereitung auf schmerzhafte Prozeduren: Psychologische Grundlagen. In: Petermann, F., Wiedebusch, S., Kroll, T. (Hrsg.): Schmerz in Kindesalter. Hogrefe, Göttingen

Kusch, M., Labouvie, H., Bode, U. (1994): Unterschiede im aktuellen Befinden zu Beginn der Krebstherapie und mögliche Folgen: Eine Pilotstudie in der pädiatrischen Onkologie. Prax Kinderpsychol. Kinderpsychiat. 43: 98–106

Kusch, M., Labouvie, H., Fleischhack, G., Bode, U. (1996): Stationäre psychologische Betreuung in der Pädiatrie. Weinheim: Psychologie Verlags Union

Kusch, M., Vetter, C., Bode, U. (1993): Stationäre psychologische Betreuung in der pädiatrischen Onkologie: Konzept einer behandlungsbegleitenden Versorgung. Prax Kinderpsychol. Kinderpsychiat. 42: 316–325

Kusch, M., Labouvie, H., Langer, T., Winkler von Mohrenfels, U., Topf, R., Feldner-Puig, R Beck, J. D., Gadner, H. & Bode, U. (1998): Psychosoziale Folgen von Krebs im Kindes- und Jugendalter: Empirisch fundierte Erkenntnisse und begründbarer rehabilitativer Bedarf. (Versorgungsmanagement in Theorie und Praxis, Bd. 4). Landau: Verlag Empirische Pädagogik

Lawrenz-Wolf (1995): Das Rehabilitationskonzept des Kinderhauses Bad Oexen. Kinderonkologische Rehabilitation: Standortbestimmung und Perspektiven. Schriftband zum Medizinischen Symposium zum 10-jährigen Bestehen des Kinderhauses der Klinik Bad Oexen, 38–44

Petermann, F., Noeker, M, Bochmann, F., Bode, U. (1987): Beratung von Familien mit krebskranken Kindern: Konzeption und empirische Ergebnisse. Lang, Frankfurt

Van Dongen-Melman, J. E. W. M. (1995): On surviving childhood cancer. Late psychosocial consequences for patient, parents and siblings. Alblasserdam, Haveka BV

14.5 Rheumatische Erkrankungen

Joachim Oppermann

14.5.1 Definition, Prävalenzen, Inzidenzen

Als rheumatische Erkrankungen bezeichnet die Schulmedizin eine Gruppe nosologisch differenter Krankheitsbilder, die klinisch durch ziehende und reißende Schmerzen am Stütz- und Bewegungsapparat charakterisiert sind und denen pathomorphologisch ein entzündlich-immunologisches Geschehen oder degenerative Knorpel- und Knochenveränderungen zugrundeliegen.

Im Kindes- und Jugendalter sind rheumatische Erkrankungen nahezu ausschließlich entzündlicher Natur. Sie manifestieren sich klinisch als differente Krankheitsbilder und werden vor allem durch reaktive Arthritiden, chronisch-destruierende Gelenkerkrankungen, klassische Kollagenosen und nicht klassifizierbare entzündlich-immunologische Bindegewebserkrankungen (Tab. 14-2) repräsentiert.

Noch immer ist die Ätiologie rheumatischer Erkrankungen letztlich unklar. Eine

Tabelle 14-2: Rheumatische Erkrankungen im Kindes- und Jugendalter.

1. **Reaktive Arthritiden**
2. **Übergangsformen**
3. **Chronisch persistierende/rezidivierende Arthritiden**
   - juvenile chronische Arthritis (JCA) (Synonyma: juvenile rheumatoide Arthritis, juvenile Rheumatoid-Arthritis)
     Subgruppen:
     - • Oligoarthritis-Typ I (EOPA-Typ)
     - • Oligoarthritis-Typ II (Sakroileitis-Typ)
     - • Polyarthritis-Typ (RF-negativ)
     - • Polyarthritis-Typ (RF-positiv)
     - • Systemische JCA (SJCA)
   - juvenile Spondylarthritis/ Spondylarthropathie
   - Psoriasisarthritis
   - Arthritiden bei IgA-Mangel, chron. Haut-, Darm-, Augen- und Lungenerkrankungen)
4. **„Klassische" Kollagenosen**
   - systemischer Lupus Erythematodes (SLE)
   - Sharp-Syndrome (MCTD)
   - Dermatomyositis (DM)
   - Vaskulitissyndrome
   - Sklerodermie (vorwiegend zirkumskripte Formen)
5. **Unklassifizierbare Kollagenosen (Übergangsformen)**

Vielzahl von Triggermechanismen (Invasion mikrobieller Antigene, Strukturveränderungen körpereigener Proteine u. a.) scheint bei Vorliegen einer genetischen Disposition durch Aktivierung immunkompetenter Zellen eine unkontrollierte Bildung von Antikörpern auslösen zu können, die letztlich auch gegen körpereigene Strukturen gerichtet sind und die über Immunkomplexbildungen zur immunologischen Entzündung sowie zu Zell- und Gewebsläsionen führen können.

Aktionsterrain der immunologischen Entzündung ist bei den rheumatischen Erkrankungen das Bindegewebe des Stütz- und Bewegungsapparates, der Gefäße und der inneren Organe. Lokalisation, Intensität und Generalisationsgrad der Bindegewebsentzündung bestimmen die differente klinische Symptomatik, die Aktivität des rheumatischen Prozesses, die Progressivität des Geschehens und auch die Schädigungsmuster.

Für die Sozialpädiatrie sind vor allem die chronisch verlaufenden Gelenkerkrankungen mit hoher Entzündungsaktivität und Progressionstendenz von Bedeutung. Es sind dies die polyartikulären Formen (PJCA) und die Systemformen (SJCA) der juvenilen chronischen Arthritis (JCA) sowie die systemischen Bindegewebserkrankungen „systemischer Lupus erythematodes" (SLE), „Dermatomyositis" (DM) und die Vaskulitissyndrome. Der immunulogisch bedingte chronische Entzündungsprozeß im Bindegewebe führt bei den Kindern und Jugendlichen zu über Monate bis Jahre persistierenden Gelenkbeschwerden mit Schmerzen und Verschwellungen, zu Funktionseinschränkungen, zum morphologischen Gelenkumbau und Synostosierungen, Immobilität, schweren Organläsionen und zu chronischem Siechtum. Komplexe Interventionen zur Krankheitsbewältigung haben sich an einer Vielzahl von Problemen zu orientieren, die nicht nur patientenadaptiert sind, sondern letztlich die gesamte Familie, Eltern und Geschwister eingeschlossen, belasten. Eine umfassende und über Jahre notwendige Komplexbehandlung hat deshalb nicht nur medikamentöse Behandlungen, Ergo- und Physiotherapie für den Patienten zu koordinieren, sondern muß auch die psychologische Führung und die krankheitsbezogene Vermittlung von Schulungsprogrammen für die gesamte betroffene Familie garantieren. Dazu bedarf es einer straffen Leitung und Führung, die in enger Kooperation zwischen sozialpädiatrischen und kinderrheumatologischen Zentren organisiert werden sollte.

Angaben zur Inzidenz und Prävalenz rheumatischer Erkrankungen im Kindesalter weisen im internationalen Schrifttum erhebliche Streubreiten auf (Tab. 14-3). Bezogen auf die JCA wurden in Deutschland von Köhler und Mitarb. (1985) Inzidenzen zwischen 0,67 und 3,1/100 00 und Prävalenzwerte von 0,1 bis 1,1/10 000 ermittelt.

Tabelle 14-3: Literaturangaben zur Inzidenz und Prävalenz der juvenilen chronischen Arthritis.

Land/Jahr/Autor	Inzidenz Neuerkrank./100 000	Prävalenz Fälle/10 000
Belgien/1993 – De Clercg et al.	0,5–2,8	2,0
Deutschland/1988 – Truckenbrodt	2–3	1–2
Finnland/1986 – Kunnamo et al.	19,6	keine Angabe
Frankreich/1987 – Prieur et al.	1,3–1,9	0,7–1,0
Schottland/1992 – Steven	keine Angabe	20
Schweden/1992 – Gäre et al.	19,6	6,4
USA/1973 – Sullivan et al.	9,2	keine Angabe

Andere Autoren (Gare und Mitarb., 1987, John und Mitarb., 1988) registrierten in den 80er Jahren einen Inzidenzanstieg, der für differente europäische Regionen eine Neuerkrankungsrate von 4/100 000 bis 12/100 000 aufwies. Die umfangreichste und aussagekräftigste epidemiologische Studie stammt aus Berlin. Kießling und Mitarb. (1998) fanden für den Zeitraum von 1985 bis 1988 eine durchschnittliche jährliche Inzidenz von 2,98 auf 100 000 Kinder und eine durchschnittliche jährliche Prävalenz von 2,06 auf 10 000 Kinder.

Geht man von den durch John und Mitarb. (1988) ermittelten Daten aus, dann dürften in der Bundesrepublik Deutschland etwa 10 bis 15 000 Kinder an einer JCA erkrankt sein. Nach Literaturrecherchen von Jacobs (1982) sowie Lorenz und Oppermann (1993) entfallen von diesen JCA-Patienten etwa 45 % auf die oligoartikulären Subgruppen, 33 % auf polyartikuläre Verlaufsformen und 22 % auf die Systemformen. Abgrenzungen der Spondylarthropathien entsprechend den heutigen Klassifikationskriterien fanden bei den Differenzierungen keine Beachtung.

Polyartikuläre und systemische Verläufe sind in der Regel prognostisch ungünstiger, insbesondere wenn sie sich bereits im Kleinkind- oder frühen Schulalter manifestieren. Verspätet einer komplexen medikamentösen Behandlung zugeführt oder insuffizient behandelt, können sie Gelenkfehlstellungen und Destruktionen, Synostosierungen und Wachstumsstörungen auslösen und auch zu Organschäden (Herz, Lungen, Darm, Nieren, zentrales Nervensystem) bei über Jahre persistierender hoher Entzündungsaktivität mit begleitenden Amyloidablagerungen führen.

Im Vergleich zur JCA sind Angaben zur Inzidenz und Prävalenz der systemischen Bindegewebserkrankungen (klassische Kollagenosen im engeren Sinne) im Schrifttum noch seltener. Anerkannt sind die Schätzwerte aus großen kinderrheumatologischen Zentren, nach denen etwa 10–20 % aller Erkrankungen an SLE, DM und zirkumskripter Sklerodermie im Kindesalter beginnen sollen.

Allen klassischen Kollagenosen ist eine Chronizität des Krankheitsgeschehens, die sich über ein Jahrzehnt hinaus erstrekken kann, gemeinsam. Im Ergebnis der persistierenden oder rezidivierenden immunologisch-entzündlichen Prozesse können beim SLE Panzytopenien, schwere Nephrosen, Polyserositiden und zerebrale Schädigungen, die sich als Epilepsien oder Psychosen klinisch manifestieren können, auftreten. Ausmaß und Massivität des Organbefalls bestimmen die Prognose und die Überlebensrate.

Auch bei der Dermatomyositis muß mit einer Erkrankungsdauer bis zu über 10 Jahren gerechnet werden. Die Prognose ist zweifelhaft und wird im wesentlichen durch die Schwere vaskulitischer Veränderungen und durch das Ausmaß muskulärer Schädigungen bestimmt. Weniger bekannt sind die Augen- und die ZNS-Beteiligung. Beschrieben werden EEG-Veränderungen, Verhaltensstörungen, Lernschwierigkeiten und periphere neurologische Symptome (Lorenz und Oppermann, 1993).

Bei der Sklerodermie, die im Kindesalter vor allem in zirkumskripter Form auftritt, führt die chronische Gefäß-Bindegewebserkrankung zur lokalen oder auch generalisierten Sklerose der Haut sowie innerer Organe. Extremitätenverkürzungen, Körperasymmetrien und entstellende sklerosierende Gesichtsveränderungen können die Betroffenen zu schweren Handicap-Patienten werden lassen.

14.5.2 Sozialmedizinische Aspekte

Obwohl moderne Behandlungsmöglichkeiten die Prognose rheumatischer Erkrankungen des Kindesalters in den letzten Jahren deutlich verbessern konnten, bedeutet die Diagnose für zahlreiche Betroffene noch immer chronisches Kranksein über Jahre oder sogar Jahrzehnte,

Wachstumsstillstand, Ruhe- und Bewegungsschmerzen, Mobilitätseinschränkungen bis hin zum Mobilitätsverlust sowie die Gefahr dauerhafter Schädigungen der Augen (Komplikationen der rheumatischen Iridozyklitis), des ZNS und multipler viszeraler Organe.

Aus der Spezifik der Krankheitsbilder sowie der persistierenden und rezidivierenden Entzündungsaktivität rheumatischer Prozesse erwächst der Zwang zu häufigen stationären Aufenthalten in dafür geeigneten Zentren. Dort muß die heute vorwiegend aggressive Komplexbehandlung (Immunsuppression und Immunmodulation) durchgeführt und überwacht werden, und eine intensive Krankengymnastik über Wochen und Monate hat bereits entstandene Fehlhaltungen und Fehlstellungen zu lösen bzw. muß den Mobilitätsgrad der Betroffenen verbessern. Darüber hinaus sind alle Möglichkeiten des Gelenkschutzes und der Ergotherapie zu nutzen sowie eine intensive Beschulung durchzuführen. Letztere ist für die spätere soziale Integration eines dann vielleicht mobilitäts- bzw. bewegungsbehinderten Kindes oder Jugendlichen von besonderer Bedeutung und muß mit aller Konsequenz auch nach der Entlassung aus einer stationären Behandlung vollwertig weitergeführt und überwacht werden. Dabei bereitet es oft große Mühe, der Gesellschaft die besonderen Belange des rheumakranken Kindes bewußt zu machen. Wer versteht schon auf Anhieb, daß rheumakranke Kinder wegen der Morgensteifigkeit nur mit Mühe einen sehr zeitig beginnenden Schulunterricht besuchen können, daß ein langer Schulweg nicht ohne Hilfsmittel bewältigt werden kann, daß ein zweiter Schulbuchsatz in der Schule benötigt wird, Treppen nicht mehr gestiegen werden können, in den Morgenstunden keine schriftlichen Arbeiten unter Zeitdruck zu bewältigen sind, Gelenkschutz benötigt wird und kein gelenkbelastender Schulsport absolviert werden kann, auch wenn Gelenkfunktionen scheinbar unbeeinträchtigt sind.

Glücklicherweise sind bei den meisten rheumakranken Kindern die intellektuellen Fähigkeiten nicht eingeschränkt, und bei gezielter Förderung können Mobilitäts- und Wachstumsverluste bei der späteren sozialen Integration durch gute intellektuelle Leistungen wenigstens teilweise kompensiert werden.

14.5.3 Psychosoziale Aspekte

Die Diagnose „rheumatische Erkrankung" verändert das Leben der Betroffenen und deren Familien abrupt. Trennungen über längere Zeiträume zur Durchführung stationärer Behandlungen müssen verkraftet werden, Mobilitätseinschränkungen verändern die gewohnte Spiel- und Erlebniswelt und führen nicht selten zum Verlust des Freundeskreises. Neue Hobbys müssen gesucht und gefunden werden.

Als besonders gravierend werden Bewegungsbehinderungen bei Gelenkdeformitäten und zunehmenden Gelenkkontrakturen mit weitgehendem Mobilitätsverlust bzw. sogar Gehunfähigkeit empfunden. Die Ergebnisse zahlreicher Erhebungen belegen, daß die Betroffenen bestenfalls Mitleid, jedoch kaum Zuwendungen im Klassenverband erfahren und daß sich sogar die Beziehungen zu den eigenen Geschwistern verändern. Mit zunehmendem Alter scheinen diese Probleme noch zu wachsen, und erste Partnerschaftsbeziehungen gestalten sich nicht selten dramatisch.

Bewegungsbehinderte Kinder sind auf die Hilfe der Familie angewiesen. Vordergründig müssen eine Vielzahl von Fahrten zu Arztvorstellungen, permanenten physiotherapeutischen Behandlungen und Ergotherapien, zum Heilschwimmen und zum täglichen Schulbesuch organisiert werden. Sind beide Elternteile berufstätig, dann lassen sich allein diese Aufgaben kaum bewältigen. In der Regel ist es die Mutter, die sich dem behinderten Kind zuwendet, oft zu Lasten der übrigen Familienmitglieder und damit auch der Geschwister.

Häufig bereitet den Eltern die Akzeptanz der Erkrankung und die Compliance in Bezug auf eine langfristig angelegte aggressive medikamentöse Therapie erhebliche Probleme. Es wird nach Alternativen gesucht, und nicht selten werden dabei die Pfade der Schulmedizin verlassen. Hinzu kommen Selbstvorwürfe, Zweifel an der Durchsetzbarkeit der später notwendig werdenden sozialen Integration in die Gesellschaft, Angst vor einer ungewissen Zukunft und sogar Verzweiflung, wenn trotz intensiver Bemühungen die erwünschten oder erwarteten Erfolge nicht eintreten (Schwind 1992).

14.5.4 Anforderungen an eine umfassende Betreuung rheumakranker Kinder und deren Familien

Entzündlich-rheumatische Erkrankungen des Kindesalters können wegen ihrer Chronizität und ihrer vor allem die Gelenke schädigenden und zerstörenden Potenz zu erheblichen psychosozialen Veränderungen führen. Das Ausmaß der Schädigungen kann jedoch durch komplexe Behandlungsstrategien, in die sowohl eine qualifizierte Krankengymnastik als auch eine psychologische Langzeitbetreuung integriert sein müssen, günstig beeinflußt werden. Voraussetzung dazu ist, daß die Kinder bereits zu Erkrankungsbeginn entsprechenden qualifizierten Fachkliniken oder Abteilungen zugeführt werden und dort über Jahre interdisziplinär stationär und ambulant betreut werden können. Diese Forderung impliziert jedoch die Präsenz hochspezialisierter Fachambulanzen.

Die Betreuung rheumakranker Kinder erfolgt heute in Deutschland sowohl in wenigen Fachkliniken als auch in universitären Einrichtungen. Diesen Zentren sollten ohne Einschränkungen entsprechend erkrankte Kinder durch Kinderärzte oder durch Hausärzte frühzeitig zu einer umfassenden Diagnostik- und Therapieeinleitung zugewiesen werden. Optimal wäre das Verbleiben besonders gefährdeter Kinder in einer sich daran anschließenden Langzeitbehandlung. Bei der praktischen Durchführung treten jedoch oft erhebliche Schwierigkeiten auf.

Diese begründen sich vor allem auf dem Fehlen geeigneter Zentren in Wohnortnähe der Patienten und auf der Limitierung der Möglichkeiten einer qualifizierten ambulanten Nachbetreuung. Vor allem Kassenärztliche Vereinigungen verhalten sich oft sehr restriktiv, wenn es darum geht, einem fachlich ausgewiesenen und interdisziplinär arbeitenden Team von Ärzten, Psychologen und Krankengymnasten die Ermächtigung zur ambulanten Langzeitbetreuung zu erteilen. Für die neuen Bundesländer ist diese neue Erfahrung besonders schmerzhaft, denn solche Strukturen waren einmal, wenn auch nur in einigen Zentren, Standard der Langzeitbetreuung rheumakranker Kinder. Als Alternative bietet sich deshalb heute die Weiterbehandlung erkrankter Kinder in entsprechend profilierten sozialpädiatrischen Zentren an. Dort könnte eine qualifizierte Langzeitbetreuung wohnortnah angesiedelt sein.

Für die Einrichtung und Anerkennung von Zentren zur Behandlung und langzeitigen Führung haben die Eltern rheumakranker Kinder, die als „Elternkreise" in der Deutschen Rheuma-Liga organisiert sind, Qualitätskriterien erstellt. Diese beinhalten u. a. die Forderung nach der Einheit von stationärer Behandlung und ambulanter Nachsorge, integrierter psychologischer Betreuung und einer qualifizierten Krankengymnastik.

Als Selbsthilfeorganisation besitzen die Elternkreise bei der Bewältigung der ambulanten Aufgaben große Bedeutung. Dementsprechend ist auch ihr Programm gestaltet (Schwind 1993).

Der Arbeitsgemeinschaft Kinder- und Jugendrheumatologie der Deutschen Gesellschaft für Kinderheilkunde und der Deutschen Gesellschaft für Rheumatologie obliegt es, den Elternverbänden entsprechende Unterstützung zu gewähren. In diesem Sinn ist auch der Abschluß der Entwicklung bundesweiter Schulungsprogramme für rheumakranke Kinder und deren Eltern zu werten. Diese Programme vermitteln Kenntnisse und Verhaltensstrategien zur umfassenden Krankheitsbewältigung, fordern die aktive Mitgestaltung und geben der komplexen Versorgung rheumakranker Kinder in Deutschland eine höhere Qualität.

Literatur

Gäre, B. A., A. Fasth, J. Andersson et al. (1987): Incidence and Prevalence of Juvenile Chronic Arthritis. Population Survey. Ann. Rheum. Dis. 46: 277–281

Jacobs, J. C. (1982): Pediatric Rheumatology for the Practitioner. Springer, New York–Heidelberg–Berlin

John, M., V. John and J. Oppermann (1988): Zur Prävalenz der juvenilen chronischen Arthritis (jcA) – eine 16-Jahres-Studie an 1,8 Millionen Einwohnern des Bezirkes Halle. Akt. Rheumatol. 13: 252–255

Kießling, U. et al. (1998): Inzidenz und Prävalenz der juvenilen chronischen Arthritis. J. Rheumatology 25, 1837–1843

Köhler, W., G. Kreutzer, E. Zabel et al. (1985): Die juvenile chronische Arthritis – Krankheit im Kommen? Z. Klin. Med. 40: 2001–2004

Lorenz, K. und J. Oppermann (1985): Die juvenile rheumatoide Arthritis. Enke, Stuttgart

Lorenz, K. und J. Oppermann (1993): Kinderrheumatologie. Enke, Stuttgart

Schwind, H. (1992): Psychosoziale Aspekte der juvenilen chronischen Arthritis. Sozialpädiatrie 14: 291–295

Schwind, H. (1993): Mein Kind hat Rheuma – was kann ich tun? Weyler, Bonn

14.6 Chronische Nierenerkrankungen, Dialyse und Nierentransplantation

Jochen H. H. Ehrich und Georg Wolff

14.6.1 Prognose chronischer Nierenerkrankungen unter Nierenersatztherapie

Zahlreiche Erkrankungen der Nieren und ableitenden Harnwege haben einen chronischen Verlauf und eine ungünstige Prognose hinsichtlich der therapeutischen Beeinflußbarkeit und der Progredienz des Krankheitsverlaufes (Tab. 14-4). Auch nach terminalem Nierenversagen ist ein Überleben der Kinder durch die Behandlung mittels Dialyse und Nierentransplantation möglich (Loirat et al. 1994). Peritonealdialyseverfahren (CAPD, CCPD) erlauben eine Therapie der Patienten zu Hause und tragen zum Erhalt der sozialen Integration bei. Mit der Heimdialyse ist aber eine erhöhte Belastung der gesamten Familie verbunden, die einen großen Teil der Behandlungsverantwortung selber übernehmen muß. Während die Dialyse im Kindesalter nur als eine Übergangstherapie angesehen werden kann, ist die Nierentransplantation die Therapie der Wahl bei terminaler Niereninsuffizienz des Kindes und Jugendlichen.

Nach erfolgreicher Nierentransplantation lag die Patientenüberlebensrate zwischen 1986 und 1991 nach drei Jahren bei 95 % und die Transplantatüberlebensrate bei 70–75 % (Nieren von Verstorbenen) bzw. 80–85 Prozent (Lebendspendernieren) (Loirat et al. 1994). Die Transplantatüberlebensraten haben sich in den letzten Jahren weiter verbessert und belaufen sich gegenwärtig nach 5 Jahren auf 80 % und

Tabelle 14-4: Prognose der nephrologischen und urologischen Erkrankungen des Kindes und Jugendlichen.

I. Störungen ohne wesentliche Folgen für die Gesamtnierenfunktion und ableitenden Harnwege und für den Gesamtorganismus (d.h. keine somatische Morbidität. Die psychischen Belastungen und der Leidensdruck können jedoch hoch sein)

1. Schlafenuresis
2. unkomplizierte Harnwegsinfekte
3. orthostatische Proteinurie
4. familiäre Hämaturie
5. solitäre Nierencyste
6. einseitige Nierenagenesie
7. einseitige Nierenerkrankungen (Ureterabgangsstenose, VUR I.–III. Grades, Megaureter, Uretermündungsstenose) bei intakter kontralateraler Niere
8. Doppelanlage ohne vesico-ureteralen Reflux

II. Störungen mit „sekundären" Folgen, d.h. Komplikationen der Grundkrankheit oder der Therapie sind möglich. Es gibt aber keine oder nur eine sehr seltene Progredienz der renalen Grundkrankheit.

1. Lipoidnephrose
2. Poststreptokokken-Glomerulonephritis
3. Nierenarterienstenose

IIIa. Störungen mit potentiellen primären Schäden, d.h. 5 bis 25 % der Patienten können bereits im **Kindesalter** eine chronische Niereninsuffizienz entwickeln.

1. Schönlein-Henoch-Nephritis
2. obstruktive Uropathien } mit und ohne rezidivierende Harnwegsinfekte
3. Vesico-ureteraler Reflux Grad IV–V } mit und ohne rezidivierende Harnwegsinfekte
4. hämolytisch-urämisches Syndrom

IIIb. Störungen, die bei ca. 5–25 % der Patienten erst im Erwachsenenalter zur chronischen Niereninsuffizienz führen.

1. IgA-Nephropathie
2. dominante polycystische Nierendegeneration
3. Diabetes mellitus
4. neurogene Blasenentleerungsstörung (Myelomeningozele)

IV. Störungen, die in mehr als 50 % bereits im Kindesalter zur terminalen Niereninsuffizienz führen können.

1. Nierenhypoplasie, Nierendysplasie
2. Alport-Syndrom
3. fokal-segmental sklerosierende Glomerulonephritis
4. rapid progressive Glomerulonephritis

V. Obligat zur terminalen Niereninsuffizienz führende renale Krankheiten und die Nieren und ableitenden Harnwege mitbetreffende Erkrankungen.

1. Zystinose
2. Oxalose
3. Nephronophthise
4. rezessive polycystische Nierendegeration

nach 10 Jahren auf 65 % (Bökenkamp und Offner 1997). Schon frühzeitig müssen die Patienten bzw. ihre Familien auf eine lebenslange Immunsuppression nach Nierentransplantation und auf ständige ärztliche Kontrolle vorbereitet werden, wobei letztere nach der Adoleszenz in nephrologischen Zentren für Erwachsene erfolgt (Offner et al. 1999). Die kontinuierlich verbesserte Patientenüberlebensrate erfordert

Tabelle 14-5: Spätfolgen im Erwachsenenalter nach Beginn der Nierenersatztherapie im Kindesalter.

- Kleinwuchs
- Osteopenie, Osteoporose
- Kardiologische Folgen des Hypertonus und der Hypercholestrinämie (z. B. Herzinfarkt und Schlaganfall)
- Gonadentoxizität (Cyclophosphamid)
- Nephrotoxizität (Cyclosporin-A und Tacrolimus)
- Tumoren der Haut und des lymphatischen Systems durch Immunsuppression (bei 1–2 % aller Transplantierten)
- Kosmetische und sozial relevante Hautveränderungen wie z. B. Warzen, Akne, Steroidhaut
- Adipositas

schon während der pädiatrischen Behandlung, daß deren mögliche Spätfolgen rechtzeitig mitberücksichtigt werden (Tab. 14-5).

Psychisch gesehen bleiben Patienten und Familien begleitet von der oft anhaltenden Sorge vor einem Transplantatversagen durch Abstoßung, Infektion oder Wiederauftreten der Grundkrankheit im Transplantat. Die immer einmal wieder erlebte (Lebens-)Gefährdung kann jedoch auch dazu beitragen, daß das gewonnene Leben als ein ganz besonderes erlebt wird.

In Europa wurden von 1965 bis 1994 mehr als 10 000 Kinder unter 15 Jahren mit einer chronischen Nierenersatztherapie behandelt. Die zugrundeliegenden nephrologisch-urologischen Krankheiten werden in Tabelle 14-6 aufgeführt. In den letzten Jahren hat die Zahl der Säuglinge und Kleinkinder, die der Nierenersatztherapie zugeführt wurden, weiter deutlich zugenommen (Ehrich et al. 1992a). Aktuell hat auch die offene Diskussion über die Nierenersatztherapie bei schwer mehrfach behinderten Kindern und Jugendlichen einen besonderen Stellenwert bekommen (Reichwald-Klugger et al. 1998; Ehrich und Wolff 1998).

Tabelle 14-6: Primäre Nierenerkrankungen bei 2735 Kindern mit Beginn der Nierenersatztherapie vor dem 15. Lebensjahr (Loirat et al. 1994).

Primäre Nierenerkrankungen	**Prozent Patienten**
Obstruktive Uropathien, Nierenhypo- oder Dysplasien und/oder Pyelonephritis	36,3
Glomerulonephritiden (GN)	26,3
fokale Sklerose	(9,4)
IgA-Nephropathie	(0,5)
Schönlein-Henoch GN	(1,7)
membranoproliferative GN	(2,7)
membranöse GN	(0,5)
rapid progressive GN	(0,7)
Lupus erythematodes	(0,7)
Goodpasture-Syndrom	(0,4)
Sonstige	(9,7)
Zystische Nierenerkrankungen	7,8
dominante polyzystische N.	(0,6)
rezessive polyzystische N.	(1,5)
Nephronophthise	(4,7)
Sonstige	(1,0)
Andere hereditäre Krankheiten	9,5
Alport-Syndrom	(1,5)
Cystinose	(3,5)
Oxalose	(1,6)
Sonstige	(2,9)
Hämolytisch-urämisches Syndrom	4,5
Andere	7,8
Diabetes mellitus	(0,3)
Nierentumoren	(0,9)
Amyloidose	(0,6)
Sonstige	(6,0)
Nierenerkrankung ungeklärt	5,5
Fehlende Informationen	2,3
Total	**100,0**

14.6.2 Versorgungsstrukturen bei der Behandlung chronisch nierenkranker Kinder

Chronisch nierenkranke Kinder mit Übergang der Erkrankung in eine progrediente Niereninsuffizienz wurden 1998 in Deutschland in 20 pädiatrisch-nephrologischen Zentren versorgt, von denen 12 Zentren ein Nierentransplantationsprogramm aufwiesen. Die meisten großen Zentren in Europa verfügen über ein psychosoziales Team aus KinderpsychologInnen, LehrerInnen, SozialarbeiterInnen, DiätassistentInnen und speziell geschulten ÄrztInnen und Krankenschwestern (Loirat et al. 1994), um neben der medizinischen Rehabilitation auch die schulische, berufliche und soziale Rehabilitation zu fördern (Wolff, Offner und Brodehl 1997).

14.6.3 Behinderungen (disabilities) bei dialysierten und nierentransplantierten Kindern

Ein Drittel der terminal nierenkranken Kinder weist eine mentale, motorische Behinderung und/oder ein vermindertes Seh- oder Hörvermögen auf. Ursachen sind die Grundkrankheit, Auswirkungen der Nierenkrankheit oder therapiebedingte Komplikationen (Rizzoni et al. 1992). Kinder unter Dialysetherapie weisen einen höheren Behinderungsgrad als nierentransplantierte Kinder auf. Von der Behinderung sind insbesondere nierenkranke Säuglinge und Kleinkinder betroffen, bei denen eine verzögerte motorische und intellektuelle Entwicklung gehäuft vorkommt (Hulstijn-Dirkmaat 1995). Ursächlich sind dafür die mangelnde Nahrungsaufnahme, wiederholte stationäre Behandlungen und metabolische Faktoren verantwortlich. Bei Adoleszenten stellen der renale Kleinwuchs und die verzögerte Pubertät bedeutsame Faktoren dar, die die soziale Integration erschweren.

14.6.4 Psychosoziale Implikationen bei chronischem Nierenversagen

Die Art der emotionalen und psychosozialen Auswirkungen der chronischen Niereninsuffizienz (CNI) und deren Behandlung auf Kind und Familie sind abhängig von sehr vielen Faktoren (s. Tab. 14-4, III-V, und 14.6.7) sowie von den Bewältigungsmöglichkeiten des Kindes und der Familie.

Je jünger das Kind mit CNI, um so stärker werden sich die elterlichen Ängste und Belastungen auf dessen Befinden, sein Verhalten und seine weitere emotionale Entwicklung auswirken. Besonders bei vererbten Formen der Nierenkrankheit können wie bei anderen chronischen Krankheiten Schuldgefühle und -vorwürfe auftauchen (Riedesser und Wolff 1985). Der Zusammenhalt der Familie, insbesondere die Beziehung der Eltern, kann erheblichen Bewährungsproben ausgesetzt sein (Reynolds et al. 1988), wobei allerdings Scheidungen nicht vergleichsweise häufiger zu beobachten sind. Finanzielle und zeitliche Engpässe entstehen, und nicht selten müssen die erhofften Lebensperspektiven und -pläne „umgeschrieben" werden.

Die Geschwister des CNI-Kindes laufen Gefahr, sich unter der familiären Belastung übersehen zu fühlen oder gar Zeichen der Überforderung zu entwickeln (Drotar und Crawford 1985). Auch ergeben sich Belastungen für die elterliche Erziehungshaltung, da die behandlungsbedingten Einschränkungen (z.B. Diät, Trinkmengeneinschränkung, Medikamenteneinnahme) unter Umständen mit dem elterlichen Erziehungsstil kollidieren.

Durch mögliche Behinderungen, durch Behandlungsnotwendigkeiten und die veränderte Erziehungshaltung kann besonders für kleinere Kinder die Entwicklung eines stabilen, autonomen Selbstgefühls beeinträchtigt werden. Entsprechend der elterlichen Angst und Abhängigkeit gerät das kranke Kind im Gegensatz zum gesunden Kind in eine stärkere Spannung zwischen seinen Autonomie- und Durchsetzungsbedürfnissen einerseits und dem Abhängigkeits- und Unterwerfungsdruck andererseits. Regressive Tendenzen, verbunden mit Trotz, Scham und Selbstzweifel können verstärkt werden. Bei kleineren und auch noch bei Schulkindern kann dies zu einer psychologisch fragwürdigen Angepaßtheit führen. Der Zeitaufwand für ambulante, stationäre oder häusliche Behandlungen kann die Möglichkeit für soziale Kontakte erheblich einschränken. Körperliche Stigmata wie z.B. Blässe, Kleinwuchs, Narben, implantierte CAPD-Katheter, die Pubertätsverzögerung, aber auch ihre verringerte körperliche Belastbarkeit sind aus Sicht vieler CNI-Patienten Ursache für Verunsicherungen und das Gefühl, keinen hinreichenden Anschluß an die gesunden Altersgefährten finden zu können (Henning et al. 1988).

Das belastet vor allem viele Jugendliche, zumal deren Autonomiebedürfnisse immer wieder mit der verständlichen und angstgetönten elterlichen Überprotektivität in Konflikt geraten. Ihre existentiellen Erfahrungen und Bewältigungsleistungen sowie die daraus resultierende seelische Reife müssen von vielen Jugendlichen mit CNI vor ihren Altersgenossen unter dem (Anpassungs-)Druck zu größtmöglicher Normalität quasi „versteckt" werden. Ihre Bemühungen um soziale und schulische Integration fordern einen hohen, manchmal sogar erschöpfenden emotionalen Einsatz, und sie müssen die schwierige Aufgabe leisten, trotz der lebenslangen Behandlungsbedürftigkeit eine halbwegs tragfähige Identität zu entwickeln. Die Anerkennung derartiger Bewältigungsleistungen kommt nicht selten zu kurz.

14.6.5 Rehabilitation von Adoleszenten und jungen Erwachsenen mit Nierenersatztherapie

In der Wachstums- und Entwicklungsstudie der European Dialysis and Transplant Association mit 1500 europäischen Kindern und jungen Erwachsenen wurde gezeigt, daß ca. 85% der dialysierten und nierentransplantierten Kinder regelmäßig die Schule besuchten (Ehrich et al. 1992b). Ein Viertel der Patienten verließ die Schule jedoch ohne Abschluß. 16% aller Patienten besuchten eine spezielle Schule für behinderte Kinder. 5% schlossen eine Universitätsausbildung ab. In der 1986 beendeten Studie wies lediglich ein Drittel der Patienten eine ausreichende Berufsausbildung (Lehre o. ä.) auf. Als eine der Hauptursachen für spätere Arbeitslosigkeit der dialysierten und transplantierten jungen Erwachsenen wurde eine unzureichende Berufsausbildung diskutiert (Ehrich 1992). Der Anteil arbeitsloser junger Erwachsener war in Deutschland 1986 in der Gruppe der dialysierten oder transplantierten Patienten deutlich höher als in der Normalbevölkerung (Abb. 14-6). Die europaweite Studie (Ehrich et al. 1992b) ergab, daß ca. 5% der Patienten in geschützten Einrichtungen für Behinderte arbeiteten. Der Anteil arbeitsloser Patienten war besonders groß in der Patientengruppe, die zusätzlich zur Nierenersatztherapie noch Behinderungen aufwies. Wie zu erwarten, lag der Anteil arbeitsloser Patienten unter Dialysetherapie deutlich höher als nach erfolgreicher Nierentransplantation. Zusätzlich waren Faktoren wie die wirtschaftliche Situation in Ländern mit allgemein hoher Arbeitslosigkeit ein negativer Faktor für die Berufstätigkeit, andererseits spielten aber auch gesundheitspolitische Faktoren der jeweiligen Länder eine besondere Rolle. So fand sich in den südeuropäischen Ländern ein besonders hoher Anteil von Patienten, die eine soziale Unterstützung erhielten und gar nicht den

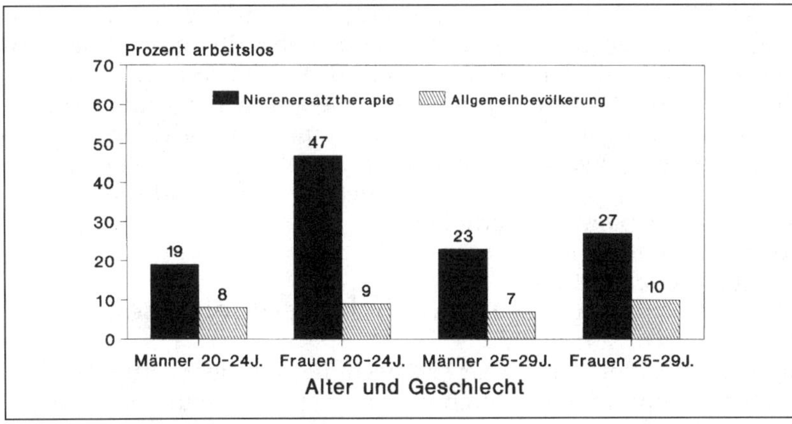

Abbildung 14-6: Anteil arbeitsloser Patienten mit Nierenersatztherapie im Vergleich zur Allgemeinbevölkerung in Deutschland 1986.

Wunsch nach einer Berufstätigkeit äußerten.

Im Vergleich zu der europaweiten Studie ergab ein von 1987 bis 1990 mit Hilfe des Bundesministeriums für Arbeit und Sozialordnung in den alten Ländern der Bundesrepublik Deutschland gefördertes Modellprogramm zum Aufbau psychosozialer Dienste in fünf kindernephrologischen Zentren, daß sich die Ausbildungssituation der niereninsuffizienten Patienten Anfang der 90er Jahre verbessert hatte (Rosenkranz und Schärer 1994). Ein hoher Anteil von 71 % Kindern mit CNI besuchte einen Kindergarten, und alle schulpflichtigen Kinder besuchten eine Schule. Im Vergleich zur Normalbevölkerung waren unter den CNI-Patienten jedoch weniger Realschüler und Gymnasiasten. Die Berufsausbildung von Adoleszenten mit CNI war weiterhin erschwert: 20 % der Patienten befanden sich in keiner Berufsausbildung, und 30 % waren nicht berufstätig. Während aber 1990 noch 60 % der Adoleszenten die Berufsausbildung nicht abgeschlossen hatten, ging dieser Anteil 1993 auf 41 % zurück. Die Daten geben einen Hinweis darauf, daß sich die psychosozialen Dienste etabliert haben und in verschiedenster Weise zur Verbesserung der Rehabilitation chronisch nierenkranker Kinder beigetragen haben.

Nur 34 % der in der Europastudie untersuchten Patienten im Alter von 20–34 Jahren hatten einen eigenen Hausstand; 3 % lebten in Heimen. Nahezu zwei Drittel aller jungen Erwachsenen mit Nierenersatztherapie lebten weiterhin bei ihren Eltern. Nur 13,5 % aller jungen Erwachsenen mit Nierenersatztherapie waren verheiratet. Der Anteil verheirateter Patienten war höher in nordischen Ländern als in südeuropäischen Ländern. 8 % aller Patienten hatten eigene Kinder.

Die Nierenersatztherapie hat also tiefgreifende Auswirkungen auf das familiäre Leben. Entsprechend belegen klinische Beobachtungen und empirische Untersuchungen auch, daß psychosoziale Faktoren wie z. B. biographisch determinierte Haltungen zu den Behandlungsnotwendigkeiten, Krankheitswissen und -verständnis, aber auch die Beziehung zu den Behandlern wesentliche Einflüsse auf die notwendige Compliance haben (Brownbridge und Fielding 1994; Reichwald-Klugger 1993; Wolff, Egel und Ehrich 1996).

Im Vergleich zur Dialysebehandlung hat sich nach medizinischen und psychosozialen Kriterien die erfolgreiche Nierentransplantation als günstigste Rehabilitationsform erwiesen (Brownbridge und Fielding 1991; Fine et al. 1987). Bei anhaltendem Organmangel wird der elterlichen Nieren-Lebendspende an das Kind eine größere Bedeutung zukommen. Neben den medizinischen und organisatorischen

Vorteilen (Ehrich et al. 1997) sind mit der Nierenlebendspende auch vielfältige ethisch-psychologische Konfliktkonstellationen verbunden, die einer sorgfältigen Vorabklärung und ggf. einer nachgehenden Bearbeitung und Bewältigung bedürfen (Wolff 1997).

Nahezu 15 % aller nierentransplantierter Kinder und Jugendlichen stammen mit ihren Familien aus anderen als den mitteleuropäischen Kulturkreisen (Migranten, Aussiedler). Sie haben teilweise abweichende Vorstellungen über Krankheitsentstehung und -behandlung und andere Vorerfahrungen mit medizinischen Versorgungsmöglichkeiten, und sie stellen deshalb u. U. eine besondere Herausforderung für das gesamte multidisziplinäre Behandlungsteam dar (Hirte et al. 1998).

14.6.6 Kooperation und Aufgabenverteilung zwischen Klinik und Praxis

Angesichts der Seltenheit von Kindern und Jugendlichen mit terminaler Niereninsuffizienz einerseits und ihrer komplexen metabolischen Situation andererseits bedürfen diese Patienten einer engmaschigen gemeinsamen Überwachung durch ein pädiatrisch-nephrologisches Zentrum und den Kinderarzt. Bökenkamp und Offner (1997) haben kürzlich detailliert die Kooperationserfordernisse vor und nach der Nierentransplantation beschrieben. Dabei betonten die Autoren die Bedeutung des Impfstatus und die Überwachung der Kinder bzgl. interkurrenter Erkrankungen vor und nach Transplantation. Vor der Transplantation sollte ein kompletter Impfstatus erzielt werden. Jenseits des Säuglingsalters können alle Totimpfungen verabreicht werden. Es empfiehlt sich jedoch eine Kontrolle des Impferfolgs durch Antikörperbestimmung. Lebendvakzine sind kontraindiziert. Bei Infektionen (erhöhtes Risiko gegenüber Harnwegsinfektion, Zytomegalie, Epstein-Barr-Virus, Herpes etc.) und deren Behandlung sollte der Kinderarzt mit dem Zentrum Rücksprache halten. Vor operativen Eingriffen (Appendizitis, Adenotomie, Tonsillektomie, Frakturbehandlung) ist u. U. die Steroiddosis zur Verhinderung einer Addisonkrise zu erhöhen.

14.6.7 Schlußfolgerungen

Dieser Abschnitt faßt die wichtigsten Faktoren zusammen, die zur physischen, mentalen, sozialen und beruflichen Rehabilitation von Patienten mit chronischen Nierenerkrankungen und mit Nierenersatztherapie beitragen. Dieses sind

1. die zugrundeliegende primäre Nierenerkrankung,
2. der kindliche Entwicklungsstand bei Eintreten der Niereninsuffizienz,
3. die Anwesenheit von Behinderungen,
4. die Art der Nierenersatztherapie,
5. die Dauer der Niereninsuffizienz und der Nierenersatztherapie und
6. der dynamische, zielorientierte Interventionsprozeß, der von Klinik- und niedergelassenen Kinderärzten in Zusammenarbeit mit Psychologen, Pädagogen und anderen psychosozialen Berufsgruppen unternommen werden muß.

Die ärztliche und vor allem die spezialisierte psychosoziale Betreuung muß sich der beschriebenen Auswirkungen der Krankheit auf die Familie und ihr Erziehungsverhalten ebenso umfänglich wie behutsam annehmen. Sie muß Risiken für eine behandlungsadäquate Bewältigung erkunden und möglichst verringern, und sie muß zugleich die Verletzbarkeit und den Wunsch der Familie berücksichtigen, als psychisch belastbar und „normal" zu gelten. Die „Verschreibung" psychologisch-psychosozialer Betreuung kann mit den Autonomiebedürfnissen der Patienten kollidieren. Praktische Ansätze sind oft hilfreicher, wie z. B. aktive, auf Patient und Familie zugehende, rechtzeitige und wiederholte Erläuterungen über die notwendigen Untersuchungen und Behandlungsanforderungen, Anerkennung der familiären Bewältigungsleistung und Ermutigung zu Selbständigkeit. Hilfreich sind weiterhin Übersetzungshilfen für ausländische Kinder und ihre Familien, sozialrechtliche Beratungen sowie Kontaktvermittlung zu anderen Familien und Selbsthilfegruppen, um den Austausch über eigene Erlebnisse und Handlungsmöglichkeiten zu gewährleisten.

Literatur

Bökenkamp, A., G. Offner (1997): Die Betreuung nierentransplantierter Kinder und Jugendlicher durch das Transplantationszentrum und den niedergelassenen Kinderarzt. Kinderärztliche Praxis 68:229–235

Brownbridge, G., D. M. Fielding (1991): Psychosocial adjustment to end-stage renal failure: comparing haemodialysis, continuous ambulatory peritoneal dialysis and transplantation. Pediatr. Nephrol. 5: 612–616

Brownbridge, G., D. M. Fielding (1994): Psychosocial adjustment and adherence to dialysis treatment regimes. Pediatr. Nephrol. 8: 744–749

Drotar, D., P. Crawford (1985): Psychological adaptation of siblings of chronically ill children: research and practical implications. Develop. Behav. Pediatr. 6: 355–362

Ehrich, J. H. H. (1992): Rehabilitation nach Nierenersatztherapie bei Jugendlichen und jungen Erwachsenen in Europa. Sozialpädiatrie in Praxis und Klinik 14: 9–13

Ehrich, J. H. H., G. Filler, J. Strehlau (1997): Lebendspende-Nierentransplantation bei Kindern. In: D. Fahlenkamp, B. Schönberger, G. Tuveson, S.A. Loening (Hrsg.) Lebendspende-Nierentransplantation. Blackwell Wissenschafts-Verlag, Berlin–Wien, S. 97–114

Ehrich, J. H. H., G. Rizzoni, F. P. Brunner et al. (1992a): Renal replacement therapy for end-stage renal failure before 2 years of age. Nephrol. Dial. Transplant. 7:1171–1177

Ehrich, J. H. H., G. Rizzoni, M. Broyer et al. (1992b): Rehabilitation of young adults during renal replacement therapy in Europe: 2. Schooling, employment and social situation. Nephrol. Dial. Transplant 7: 579–586

Ehrich, J. H. H., G. Wolff (1998): Renal transplantation in children with Down Syndrome (Editorial). Pediatric Transplantation 2:182–184

Fine, R. N., I. B. Salusky, R. B. Ettenger (1987): The therapeutic approach to the infant, child, and adolescent with end-stage renal disease. Pediatr. Clin. N. Amer. 34: 789–801

Henning, P., L. Tomlinson, S. P. A. Rigden et al.(1988): Long term outcome of treatment of end stage renal failure. Arch. Dis. Childh. 1: 35–40

Hirte, I., J. Gellermann, G. Filler, M. Zimmering, J. H. H. Ehrich (1998) Nierenersatztherapie von osteuropäischen Kindern und Jugendlichen in Westeuropa. Monatsschr. Kinderheilk. 146: 133–138

Hulstijn-Dirkmaat, I. (1995): Chronic renal failure in children – Psychological implications for development and family. Drukkerij Quickprint, Nijmegen, Holland

Loirat, C., J. H. H. Ehrich, W. Geerlings et al. (1994): Report on management of renal failure in children Europe, XXIII, 1992. Nephrol. Dial. Transplant Suppl. 1: 26–40

Offner, G., K. Latta, P. F. Hoyer et al. (1999): Kidney transplanted children come of age. Kidney International 55:1509–1517

Reichwald-Klugger, E. (1993): Aspekte psychosozialer Versorgung von niereninsuffizienten Kindern und deren Angehörigen. Monatsschr. Kinderheilk. 141: 277–284

Reichwald-Klugger, E., J. Rosenkranz, O. Mehls (1998): Terminale Niereninsuffizienz und geistige Behinderung (Abstrakt), Monatsschr. Kinderheilk. 2:193

Reynolds, J. M., M. E. Garralda, R. A. Jameson, R. J. Postlethwaite (1988): How parents and families cope with chronic renal failure. Arch. Dis. Childh. 7: 821–826

Riedesser, P., G. Wolff (1985): Elterliches Schulderleben bei Erkrankungen ihrer Kinder. Monatsschr. Kinderheilk. 133: 657–662

Rizzoni, G., J. H. H. Ehrich, M. Broyer et al. (1992): Rehabilitation of young adults during RRT in Europe. Nephrol. Dial. Transplant 7: 573–578

Rosenkranz, J., K. Schärer (1994): Schulische und berufliche Rehabilitation chronisch nierenkranker Kinder und Jugendlicher. Der Kinderarzt, 10: 1201–1207

Wolff, G. (1997): Zur Klärung der psychologischen und ethischen Konflikte vor der Nieren-Lebendspende im Kindes- und Jugendalter. In: D. Fahlenkamp, B. Schönberger, G. Tuveson, S. A. Loening (Hrsg.) Lebendspende-Nierentransplantation. Blackwell Wissenschafts-Verlag, Berlin–Wien, S. 33–43

Wolff, G., Egel, A., Ehrich, J. H. H. (1996): Das Problem der Non-Compliance bei Kindern und Jugendlichen unter Nierenersatztherapie. Dialyse-Journal 54; 39–48

Wolff, G., Offner, G., Brodehl (1997): Expertise zur medizinischen und psychosozialen Versorgung bei Jugendlichen und jungen Erwachsenen mit terminaler Niereninsuffizienz. In: Hardt, v.d., H. et al. (Hrsg.) Versorgungssituation chronisch kranker Jugendlicher beim Übergang in das Erwachsenenalter. Expertise für das Bundesministerium für Gesundheit 313–1722003/10, VAS – Verlag für Akademische Schriften, Frankfurt

14.7 Epilepsie

Hans G. Schlack

14.7.1 Definition, Prävalenz, Inzidenz

Epilepsie ist eine Krankheit des zentralen Nervensystems, die durch das chronisch-rezidivierende Auftreten zerebraler Anfälle gekennzeichnet ist. Nicht jeder zerebrale Anfall ist Ausdruck einer Epilepsie: Meistens treten Anfälle sporadisch im Zusammenhang mit akuten Erkrankungen oder Störungen auf (Gelegenheitsanfälle); eine Sonderform der Gelegenheitsanfälle sind die benignen Fieberkrämpfe des Kindesalters. Insgesamt erleiden 4–10 % aller Kinder und Jugendlichen bis zum Alter von 20 Jahren wenigstens einen zerebralen Anfall (alle Anfallsformen zusammengefaßt); nur ein Zehntel von ihnen hat eine Epilepsie (Hauser 1994).

Die Prävalenz der Epilepsie (chronisch-rezidivierende Anfälle) liegt demnach zwischen 0,5 und 1 %. Erhebungen in Nord-Deutschland (Doose u. Sitepu 1983) kamen bei 0 bis 9 Jahre alten Kindern auf 0,45 %, in Finnland (Sillanpää 1992) bei 4–15 Jahre alten Kindern auf 0,68 %, in Spanien (Sangrador u. Luaces 1992) bei 6–14 Jahre alten Kindern auf 0,57 %. Eine große prospektive Studie in Großbritannien (bei Kindern und Jugendlichen, n = 17 414) ergab im Alter von 23 Jahren eine Prävalenz von 0,63 % und in den ersten 23 Lebensjahren eine kumulative Inzidenz von 0,84 % (Kurtz et al 1998).

Die Inzidenz (Rate der Neuerkrankungen) ist im 1. Lebensjahr am höchsten und nimmt vom 3. Lebensjahr an deutlich ab (Hauser und Kurland 1975, Hauser 1994). Doose und Sitepu (1983) geben für das 1. Lebensjahr eine Inzidenz von rund 200/100 000 an. Nach ihren Erhebungen beträgt die kumulative Inzidenz in den ersten 9 Lebensjahren 0,62 %, d. h. bei rund 6 von 1000 Kindern hat sich bis zum Ende des 9. Lebensjahres eine Epilepsie manifestiert.

14.7.2 Sozialmedizinische Bedeutung, Co-Morbidität

Bei der Mehrzahl der Epilepsiekranken können die Anfälle durch eine adäquate medikamentöse Behandlung unter Kontrolle gebracht werden. Nach einer Erhebung in der ehemaligen DDR wurde bei 58 % der behandelten Patienten eine vollständige Anfallfreiheit erzielt, bei weiteren 30,4 % eine wesentliche Reduktion der Anfälle; bei 11,6 % lag eine therapieresistente Verlaufsform vor (Bundesminister für Gesundheit 1993). Therapieresistenz bzw. mangelhafte Anfallskontrolle bedeuten schon für sich allein, ungeachtet der häufig begleitenden Störungen und Behinderungen, eine Erschwerung der schulischen und ein Hindernis für die berufliche Bildung.

Bei rund der Hälfte der anfallskranken Kinder und Jugendlichen wird eine so weitgehende Remission erzielt, daß ein Absetzen der Medikation nach längerem anfallfreiem Intervall möglich ist (Camfield et al. 1993a). Unter sozialmedizinischem Gesichtspunkt liegt bei dieser Gruppe mit günstigem Verlauf der Epilepsie das Hauptproblem in der hohen Co-Morbidität mit neurologischen und psychiatrischen Störungen, welche die Schullaufbahn gefährden und zu einem beträchtlichen Anteil die Remission der Epilepsie überdauern (Scheffner 1991).

In einer finnischen Feldstudie (Sillanpää 1992) wurde bei rund 40 % der 4- bis 15jährigen Kinder mit Epilepsie eine Co-Morbidität mit neurologischen bzw. neuropsychiatrischen Störungen festgestellt. An der Spitze der Häufigkeit stand dabei eine geistige Retardierung unterschiedlichen Schweregrades mit 31,4 %, gefolgt von Sprachstörungen und spezifischen Lernstörungen. Aber auch von den anfallskranken Kindern ohne zusätzliche neurologische Störung zeigte mehr als ein Fünftel eine Beeinträchtigung der sozialen Anpassung und der Kommunikation – 20mal häufiger als die Kinder einer Kontrollgruppe.

34 % der anfallskranken Kinder einer kanadischen Studie (Camfield et al. 1993 b) versagten in der Regelschule. Scheffner (1991) kam bei Nachuntersuchungen an Jugendlichen und jungen Erwachsenen zu ähnlichen Ergebnissen: 36 % der Kinder mit herdbetontem Grand mal, 23 % der Kinder mit Grand mal ohne Herdbetonung und immerhin 13 % der Kinder mit reiner Absence-Epilepsie (einer als besonders gutartig geltenden Anfallsform) besuchten eine Sonderschule. Positiv betrachtet sagen diese Zahlen auch, daß zumindest zwei Drittel der anfallskranken Kinder und Jugendlichen ihre Schullaufbahn im Rahmen der Regelschule absolvieren. Weitere Fortschritte in der schulischen Integration dürfen von Verbesserungen der Epilepsiebehandlung und dem Abbau von Vorurteilen erwartet werden.

Für den Schulerfolg, die soziale Integration und die späteren Aussichten in der Berufsausbildung und auf dem Arbeitsmarkt spielen nicht nur die intellektuellen Fähigkeiten, sondern auch allfällige Störungen des Antriebs, der Emotionalität und des Sozialverhaltens eine bedeutsame Rolle. In der Isle-of-Wight-Studie fanden Rutter et al. (1970), daß die Prävalenz psychischer Störungen (vor allem neurotischer und dissozialer Art) bei chronisch kranken Kindern fast dreimal höher war als in der Kontrollgruppe (17,2 vs. 6,6 %); den mit Abstand höchsten Anteil daran hatten epileptische Kinder mit 28,6 %. Die Sonderstellung der Epilepsie unter den chronischen Krankheiten im Hinblick auf die Häufigkeit psychischer Störungen wurde auch durch die Untersuchung von Haore (1984a) bestätigt.

14.7.3 Psychosoziale Implikationen

Ängste, Vorurteile und davon geprägte Einstellungen in der Gesellschaft und innerhalb der Familie beeinflussen den Umgang mit dem anfallskranken Kind und wirken sich dadurch – z. B. über psychische Auffälligkeiten des Kindes oder die Compliance bei der medikamentösen Behandlung – auch auf den Krankheitsverlauf aus.

In der Untersuchung von Ward und Bower (1978) äußerten mehr als die Hälfte der befragten Eltern anfallskranker Kinder Ängste und Befürchtungen bezüglich psychischer Störungen und sozialer Benachteiligung durch die Epilepsie; jeweils ein Viertel hatte Angst vor den Nebenwirkungen der antiepileptischen Medikamente sowie Schuldgefühle wegen vermeintlicher oder tatsächlicher Mitverursachung (z. B. über Erbfaktoren).

Marteau und Johnston (1986) befragten Eltern epileptischer, diabetischer, asthmakranker und gesunder Kinder über ihre Einstellung zur Krankheit ihres Kindes sowie zu den anderen genannten Krankheiten. In allen Gruppen wurde die Epilepsie als am stärksten bedrohlich empfunden.

Hoare (1984c) fand bei anfallskranken Kindern signifikant mehr Abhängigkeit und Unselbständigkeit als bei Kindern mit Diabetes. Als wesentliche ursächliche Faktoren wurden ungünstige elterliche Erziehungshaltungen aus Angst vor weiteren Anfällen, Unsicherheit auf dem Boden von Informationsdefiziten und Sorge vor dem Scheitern in der Schule ermittelt.

In der Literatur wird immer wieder auf einen Prädilektionstyp elterlicher (insbesondere mütterlicher) Fehlhaltung dem anfallskranken Kind gegenüber berichtet, den man kurzgefaßt als überprotektiv, verwöhnend und einengend bezeichnen kann. Obwohl solche Beobachtungen jedem Erfahrenen geläufig sind, wird eine Verallgemeinerung den tatsächlichen Gegebenheiten nicht gerecht. Es liegt nahe und ist auch durch empirische Untersuchungen belegt, daß durch Angst und Unsicherheit eine restriktive, überbehütende Erziehungshaltung begünstigt wird, und daß diese wiederum dazu führt, die Entwicklung von Autonomie und Selbstwert beim Kind zu beeinträchtigen (Düchting-Röth u. Petermann 1990). Der Krankheitsverlauf spielt darin eine wichtige Rolle: Mütter, deren Kinder nicht anfallfrei sind, sind verständlicherweise ängstlicher und stärker belastet, und damit korreliert eine verminderte Selbständigkeit und eine verstärkte emotionale Labilität bei den Kindern (Reus u. Neuhäuser 1991).

Auch das Gegenteil einer symbiotisch-überprotektiven Erziehungshaltung (die nicht selten der Abwehr ambivalenter oder aversiver Gefühle dient) kann beobachtet werden, nämlich Überforderung des Kindes mit Verleugnung seiner Krankheit und der damit verbundenen Störung der Entwicklung. Solche elterlichen Verarbeitungsprobleme können psychotherapeutische Interventionen als Teil der Behandlung des anfallskranken Kindes notwendig machen. Eine weitere Indikation für psychotherapeutische Maßnahmen können die häufigen psychischen Auffälligkeiten bei den Geschwistern nach längerem Krankheitsverlauf sein (Hoare 1984b).

Eng mit dieser Thematik verbunden ist das Problem der Compliance. Sie ist einerseits eine Funktion sachlicher Information, andererseits aber auch der therapeutischen Beziehung. Ängste bezüglich der Nebenwirkungen antiepileptischer Medikamente, magische Vorstellungen und irrationale Krankheitskonzepte spielen bei anfallskranken Patienten bzw. ihren Eltern eine besonders große Rolle. Sie zu verstehen ist oft erst die Voraussetzung für eine Veränderung im Sinne rationaler Behandlungskonzepte. Eine weitere Vorbedingung für Compliance ist die Kenntnis der Nebenwirkungen antiepileptischer Medikamente und ihre Berücksichtigung im Behandlungskonzept.

14.7.4 Notwendige und nicht sinnvolle Verbote

Compliance geht über die regelmäßige Einnahme der verordneten Medikation hinaus, sie erstreckt sich auch auf die Einhaltung von Empfehlungen und Verboten in der täglichen Lebensführung. Diese Verbote und Auflagen sind bei kaum einer anderen chronischen Erkrankung so vielfältig wie bei der Epilepsie; sie reichen von der Beschränkung sportlicher Betätigung über den Verzicht auf Fernsehen, abendliches Aufbleiben, Alkoholgenuß, Disco- und Partybesuche bis hin zum Verbot des Führens von Kraftfahrzeugen. Diese Einschränkungen werden vor allem von Jugendlichen als massive Benachteiligung gegenüber den Altersgenossen und als Beschneidung ihrer Perspektiven erlebt, so daß oft eine heimliche oder offene Aufkündigung der Compliance resultiert.

Deshalb sollen Verbote auf das unbedingt notwendige Maß begrenzt werden. Verbote werden nicht nur von Ärzten, sondern auch von Familienangehörigen und Bekannten ausgesprochen und entbehren oft einer empirischen Begründung. Solche „magischen" Vorstellungen erfährt man meist nicht durch spontane Aussage, sondern oft nur bei gezielter Befragung, durch die man auch Aufschluß über die familiären Krankheitskonzepte erhält. Aber auch ärztliche Anweisungen und Verbote sind häufig zu pauschal, um angemessen zu sein. Sinnvollerweise sind individuelle Entscheidungen zu treffen unter Berücksichtigung der Art der Epilepsie, des Standes der Anfallskontrolle und der Erfahrung über anamnestische Anfallsauslösung im konkreten Fall (Thorbecke 1988).

Drei **Problembereiche** haben besondere praktische Relevanz:

- Sport und Freizeitaktivitäten,
- Schlafentzug und Alkoholkonsum,
- Führen von Kraftfahrzeugen.

Sport und Freizeitaktivitäten

Ein generelles Sportverbot für anfallskranke Kinder und Jugendliche oder eine grundsätzliche Befreiung vom Schulsport sind nicht notwendig. Solche Verbote stehen vielmehr dem Ziel der Integration und einer weitestgehend „normalen" Lebensführung entgegen (Lipinski 1990). Abgesehen von speziellen Risiko-Sportarten wie Klettern oder Drachenfliegen sind grundsätzlich alle Sportarten möglich, wobei – wie oben erwähnt – die individuellen Gegebenheiten zu berücksichtigen sind. Eine Beaufsichtigung (etwa durch Sportlehrer, Trainer, Eltern) ist je nach Stand der Behandlung und Sportart erforderlich. Besondere Vorsicht ist beim Geräteturnen und beim Schwimmen geboten. Die Risiken beim Schwimmen werden durch die Betroffenen oft unterschätzt (Thorbecke 1988), hierbei besteht zusätzlich bei fotosensiblen Patienten die Möglichkeit einer Anfallsauslösung durch Lichtreflexe. Demgegenüber wird die Anfallsgefahr durch Fernsehen und Videospiele eher überschätzt; sie betrifft nur besonders disponierte Personen und kann außerdem erheblich reduziert werden durch genügenden Abstand vom Bildschirm, Verwendung von Farbmonitoren und Fernsehen in beleuchteten Räumen, um die Helligkeitskontraste zu vermindern.

Vom Leistungssport wird anfallskranken Kindern meist abgeraten; dieser Rat ist allerdings empirisch nur unzureichend begründet (Lipinski 1990). Im allgemeinen (d.h. wenn nicht spezielle Beobachtungen im Einzelfall dagegensprechen) kann nach über 2jährigem anfallsfreiem Intervall und bei saniertem EEG von einer normalen Belastbarkeit ausgegangen werden.

Schlafentzug und Alkoholkonsum

Diese beiden Risiken werden hier gemeinsam aufgeführt, weil sie besonders in der Pubertät und Adoleszenz bei der Teilnahme an Aktivitäten der Peer Group gegeben sind. Jedes Risiko für sich, vor allem aber beide in Kombination, sind „klassische" Anfallsauslöser vorzugsweise (aber nicht ausschließlich) bei Epilepsien mit Grand-mal-Anfällen nach dem Aufwachen. Die Einsicht in die notwendige Disziplin in der Lebensführung stellt sich oft erst nach wiederholten Anfallsrezidiven und in Verbindung mit dem Wunsch nach Erwerb des Führersscheins (s. u.) ein.

Epilepsie und Führerschein

Für Jugendliche steht bereits mit 16 Jahren der Erwerb des Moped-Führerscheins zur Diskussion, mit 18 Jahren dann die Fahrerlaubnis in den anderen Klassen. Wegen der Gefahr der Selbst- und Fremdgefährdung sind strenge Kriterien als Voraussetzung für den Führerscheinerwerb zu beachten. Auch seltene Anfälle sind ein Grund, „fehlende Eignung zum Führen von Kraftfahrzeugen" anzunehmen; entscheidend dabei ist, daß Anfälle grundsätzlich jederzeit, unvorhersehbar und für den Betroffenen unabwendbar auftreten können. Nach Lewrenz (1997) müssen folgende **Voraussetzungen** für den Erwerb der Fahrerlaubnis gegeben sein:

- mindestens 2jährige Anfallfreiheit (auch unter Medikation, sofern diese keine Einschränkung der Reaktionsfähigkeit bedingt);
- saniertes EEG (Ausnahmen bedürfen besonderer Begründung);
- keine sonstigen Begleiterscheinungen der Epilepsie (z.B. organische Wesensveränderung, kognitive Beeinträchtigung), welche die Fähigkeit zur Führung eines Kraftfahrzeugs in Frage stellen.

14.7.5 Erforderliche Strukturen des Gesundheitswesens und Kooperation

Die angemessene Berücksichtigung der therapeutischen Bedürfnisse von Kindern und Jugendlichen mit Epilepsie erfordert ein Konzept, das über die konventionelle Denk- und Arbeitsweisen der kurativen Medizin hinausgeht und die Mitwirkung nicht-ärztlicher Berufsgruppen erfordert. Essentielle Bestandteile dieses Konzepts sind die Optimierung der kurativen Möglichkeiten, die Berücksichtigung psychotherapeutischer Erfordernisse, bei entwicklungsverzögerten Kindern die Vermittlung funktionstherapeutischer Angebote (Heilpädagogik, Logopädie, Krankengymnastik), die Begleitung der Schullaufbahn in Kooperation mit der Schule und schließlich die Beratung und Hilfestellung bei der sozialen und beruflichen Eingliederung.

Zur Gewährleistung entsprechender Standards hat die Deutsche Sektion der Internationalen Liga gegen Epilepsie Kriterien für die Anerkennung von Einrichtungen als „Epilepsie-Ambulanzen" aufgestellt. Diese Kriterien erstrecken sich auf die epileptologische Qualifikation der ärztlichen Leiter, die Mitwirkung von Psychologen und Sozialarbeitern, die apparative Ausstattung einschließlich des Zugangs zu bildgebenden Verfahren sowie die Verfügbarkeit notwendiger Laboruntersuchungen (drug monitoring). Derzeit gibt es in Deutschland rund 90 anerkannte Epilepsie-Ambulanzen für Kinder und Jugendliche, die meist in Universitätskinderkliniken, Sozialpädiatrischen Zentren und speziellen Epilepsie-Zentren angesiedelt sind.

Der Begriff „Epilepsie-Ambulanz" macht deutlich, daß der Schwerpunkt der Behandlung sowohl initial als auch vor allem in der Langzeitbetreuung im ambulanten Bereich liegt. Neben den institutionellen Ambulanzen spielen niedergelassene Kinderärzte mit epileptologischer Qualifikation eine wichtige Rolle in der Versorgung. Stationäre Behandlung bei Therapieresistenz sollte sich auf spezialisierte klinische Einrichtungen konzentrieren. Die Epilepsie-Chirurgie spielt auch im Kindesalter eine zunehmend wichtige Rolle.

Kooperation und Informationsfluß sind wichtige Bedingungen für eine gute Langzeitbetreuung. Uneinheitliche oder gar diskrepante Empfehlungen oder Anordnungen von Hausarzt und Spezialambulanz gefährden die Compliance. Deshalb ist es wichtig, daß die Hausärzte (bzw. die hausärztlich tätigen Kinderärzte) von den Spezialambulanzen und Kliniken detailliert und zeitnah über das geplante Therapieregime informiert werden. Das gilt insbesondere für die Interpretation der Ergebnisse von Laboruntersuchungen, die im Zuge der Aufgabenteilung oft in den hausärztlichen Praxen erfolgen. Wenn z.B. die Blutspiegel antiepileptischer Medikamente unter oder über dem sog. „therapeutischen Bereich" liegen oder andere Laborparameter auffällig sind, werden von hausärztlicher Seite nicht selten Dosisänderungen vorgeschlagen oder angeordnet, die nicht notwendig sind und im Einzelfall sehr nachteilig sein können.

Nicht nur die Anordnungen über die Medikation, sondern auch die sonstigen Empfehlungen und Verbote (siehe oben) sollten unter den beteiligten Ärzten abgestimmt sein, damit sich das betroffene Kind und seine Eltern nicht zum eigenen Nachteil die vermeintlich günstigste Version heraussuchen können. Abstimmung und Einvernehmen müssen auch zwischen Spezialeinrichtung und Schulärzten hergestellt werden (z.B. über die Frage der Teilnahme am Schwimmen und anderen Formen des Schulsports).

Wie bei anderen chronischen Krankheiten haben auch bei der Epilepsie die **Selbsthilfegruppen** bzw. Elterngruppen eine bedeutsame Funktion, komplementär zu den professionellen Angeboten. Die **Liga gegen Epilepsie,** deren Arbeit zwar vorrangig ärztlich orientiert ist, die aber auch anderen Berufsgruppen offen steht, leistet auf diesem Gebiet eine vorbildliche Arbeit, indem sie neben der Verbesserung der medizinischen Behandlung der Epilepsie auch den Ausbau der sozialen Betreuung der Anfallskranken und eine verbesserte Information von weiten Kreisen der Öffentlichkeit zu ihren satzungsmäßigen Zielen zählt.

Die Notwendigkeit zur außerfamiliären Dauerbetreuung anfallskranker Kinder kann sich sowohl aus der Therapieresistenz der Anfälle als auch aus dem Schweregrad begleitender neuropsychiatrischer Störungen bzw. Behinderungen ergeben. Pflegeeinrichtungen, in denen eine qualifizierte und kontinuierliche epileptologische Behandlung gewährleistet ist, stehen nicht in ausreichendem Maße zur Verfügung.

Literatur

Bundesminister für Gesundheit (1993): Indikatoren zum Gesundheitszustand der Bevölkerung in der ehemaligen DDR. Nomos, Baden-Baden.

Camfield, C., Camfield, P., Gordon, K., Smith, B., Dooley, J. (1993a): Outcome of childhood epilepsy: A population-based study with a simple predictive scoring system for those treated with medication. J. Pediatr. 122: 861–868.

Camfield, C., Camfield, P., Smith, B., Gordon, K., Dooley, J. (1993b): Biologic factors as predictors of social outcome of epilepsy in intellectually normal children: A population-based study. J. Pediatr. 122: 869–873.

Doose, H. Sitepu, B.(1983): Childhood epilepsy in a German city. Neuropediatrics 14: 220–224.

Düchting-Röth, A., Petermann, F. (1990): Psychosoziale Belastungen bei epileptischen Kindern und deren Familien. In: Petermann, F., Bode, U., Schlack, H. G. (Hrsg.): Chronisch kranke Kinder und Jugendliche. Dt. Ärzte-Verlag, Köln.

Hauser, W. A. (1994): The prevalence and incidence of convulsive disorders in children. Epilepsia 35, Suppl. 2: 1–6.

Hauser, W. A., Kurland, L. T. (1975): The epidemiology of epilepsy in Rochester, Minnesota, 1935 through 1967. Epilepsia 16: 1–66.

Hoare, P. (1984a): The development of psychiatric disorders among school-children with epilepsy. Dev. Med. Child. Neurol. 26: 3–13.

Hoare, P. (1984b): Psychiatric disturbance in the families of epileptic children. Dev. Med. Child Neurol. 26: 14–19.

Hoare, P. (1984c): Does illness foster dependency? A study of epileptic and diabetic children. Dev. Med. Child Neurol. 26: 20–24.

Kurtz, Z., Tookey, P., Ross, E. (1998): Epilepsy in young people: 23 year follow up of the British national child developmental study. BMJ 316: 339–342.

Lewrenz, H. (1997): Eignung zur Führung eines Kraftfahrzeugs. In Rauschelbach, H. H., Jochheim K. A. (Hrsg.): Das neurologische Gutachten, 3. Aufl. Thieme, Stuttgart–New York.

Lipinski, C. G. (1990): Welcher Sport bei welcher Anfallsart? Anregungen zur sportlichen Betätigung von anfallskranken Kindern. Epilepsie-Blätter 3: 41–46.

Marteau, T. M., Johnston, M. (1986): Determinants of beliefs about illness: A study of parents of children with diabetes, asthma, epilepsy and no chronic illness. J. Psychosom. Res. 30: 673–683.

Reus, S., Neuhäuser, G. (1991): Familienstruktur und Verhalten anfallskranker Kinder in Abhängigkeit vom Therapieerfolg. Sozialpädiatrie 13: 872–873.

Rutter, M., Tizard, J., Whitmore, K. (1970): Education, health and behaviour. Longman, London.

Sangrador, C. O., Luaces, R. P. (1992): Study of the prevalence of epilepsy among schoolchildren in Valladolid, Spain. Epilepsia 32: 791–797.

Scheffner, D. (1991): Schulische und berufliche Entwicklung von Patienten mit epileptischen Anfällen im Kindesalter. In: Jacobi, G., Meier-Ewert, K. (Hrsg.): Epilepsien des Kindesalters. G. Fischer, Stuttgart–Jena–New York.

Sillanpää, M. (1992): Epilepsy in children: Prevalence, disability, and handicap. Epilepsia 33: 444–449.

Thorbecke, R. (1988): Verbote bei Epilepsie. Epilepsie-Blätter 1: 83–86.

Ward, F., Bower, B. D. (1978): A study of certain social aspects of epilepsy in childhood. Dev. Med. Child Neurol., Suppl. 39, 1–50.

15 Kind und Schule

Hartmut Schirm

15.1 Schulstruktur, Schüler und Lehrer

Die gesundheitliche Situation einer Bevölkerung, Maßnahmen zur Bekämpfung, aber vor allem zur Prävention von Erkrankungen hängen nicht nur von ökonomischen Ressourcen, sondern in hohem Maße von sozialen Faktoren ab und spielen für die gesundheitspolitische Planung eine wichtige Rolle. Unter den wichtigsten Parametern, die den sozialen Status beschreiben (Einkommen, Bildung und Beruf), ist die Bildung eine entscheidende Einflußgröße für das Gesundheitsverhalten von Bevölkerungsgruppen.

Bildung wird nicht allein in Schulen und Hochschulen, sondern auch in der Familie, im Freundeskreis und im Beruf erworben. Quantitativ faßbar sind nur Ausschnitte der Bildung wie Schulmöglichkeiten, Schulabschlüsse, Hochschulbildung oder berufliche Bildung. Diese Daten können jedoch einen Orientierungsrahmen für Schwerpunkte und Prioritätensetzungen innerhalb der sozialpädiatrischen Aufgaben (vgl. Kap. 1) geben. Als Quellen für die folgenden Angaben wurden das Statistische Jahrbuch 1998 und die Internetseiten der Kultusministerkonferenz 1999 verwendet.

Die verschiedenen schulischen Bildungsmöglichkeiten in der Bundesrepublik Deutschland sind in der Abbildung 15-1 sehr verkürzt dargestellt, da das föderale System sich besonders ausgeprägt in Schulstrukturen zeigt. Die Abbildung gibt auch die im Kultusbereich üblichen Fachtermini der verschiedenen Ausbildungsabschnitte wieder. Aufgeführt ist weiterhin die Schülerverteilung innerhalb der allgemeinbildenden Schulen aus dem Jahr 1996. Die Dauer der allgemeinen Schulpflicht beträgt 9 Jahre, in vier Bundesländern 10 Jahre; anschließend besteht eine Teilzeitschulpflicht (Berufschulpflicht) von 3 Jahren. Die Struktur beruht auf einem in der Regel dreigeteilten System (Grundschule, Haupt- oder Realschule, Gymnasium) mit zahlreichen Ausnahmen bzw. Sonderregelungen und einem Sonderschulbereich.

Der Primarbereich ist derzeit in einem umfassenden konzeptionell-pädagogischen Umschwung begriffen. Es konnten diese Veränderungen, größtenteils Folge des Beschlusses der Ständigen Kultusministerkonferenz der Länder in der Bundesrepublik Deutschland 1997 (KMK 1997), nicht aufgenommen werden, da sie noch nicht aus dem Versuchstadium herausgekommen sind und noch keine statistischen Daten dazu vorliegen (s. dazu Kap. 15.2).

Innerhalb der letzen drei Jahrzehnte hat sich die Bildungslandschaft in Deutschland deutlich verschoben. Hatten noch 1970 13,6 % der 18- bis 21jährigen die Hochschulreife erreicht, so waren es 1997 bereits mehr als ein Drittel (36,5 %) dieser Alterskohorte. Diese Verschiebung zu einem höherwertigem Schulabschluß führt zu der besonderen Problematik derjenigen Schülergruppen, die aufgrund sozialer oder ethnischer Gruppenzugehörigkeit oder auch aufgrund von Sonderschulbesuch geringere Chancen auf eine Integration in das Erwerbsleben haben.

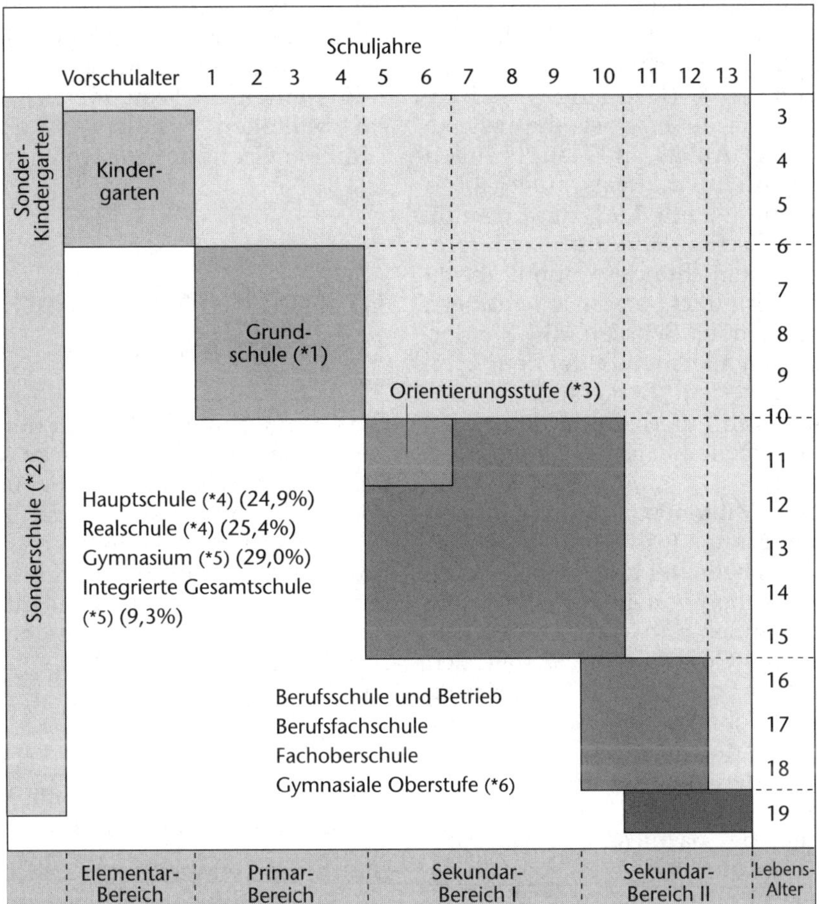

(*1) In Berlin und Brandenburg 6 Jahrgangsstufen; besondere Formen des Übergangs in einigen Bundesländern

(*2) Beschulung von Behinderten in Sonderformen der allgemeinbildenden und beruflichen Schulen, z.T. integrativ. Schulbezeichnungen: Sonderschule, Schule für Behinderte, Förderschule

(*3) Phase besonderer Förderung, Beobachtung und Orientierung über den weiteren Bildungsgang; in einigen Bundesländern als eigenständige Schulart eingerichtet

(*4) Bildungsgänge Haupt- und Realschule auch an Schularten mit mehreren Bildungsgängen (Mittelschule, Regelschule, Sekundarschule, erweiterte Realschule, integrierte oder verbundene Haupt- und Realschule, regionale Schule, Gesamtschule)

(*5) Bildungsgang des Gymnasiums auch an Gesamtschulen, in kooperativen Gesamtschulen und Schulzentren (Bremen)

(*6) Hochschulreife nach 13, in Sachsen, Sachsen-Anhalt, Thüringen und Mecklenburg-Vorpommern nach 12 Schuljahren

Abbildung 15-1: Schulstruktur in der Bundesrepublik Deutschland (Quelle: www.kmk.org./).

Der Ausländeranteil an den Grundschülern schwankt in den Ländern erheblich: in allen neuen Bundesländern lag er 1995 noch deutlich unter 1 %, in den Altbundesländern zwischen 8 % (Niedersachsen) und 21 % (Hamburg), im Bundesdurchschnitt 10 %. Fast doppelt so hoch ist der Anteil in Hauptschulen (18,8 %), während in Realschulen 6,6 % und in Gymnasien nur 3,9 % der Jugendlichen ausländischer Herkunft sind (s. a. Kap. 6.7). In der Bundesrepublik besuchen durchschnittlich 4 von 100 Kindern allgemeinbildender Schulen die Sonderschule (die den allgemeinbildenden Schulen zugeordnet ist). Bemerkenswert erscheint, daß sich innerhalb der letzten 10 Jahre diese Anteile nur unwesentlich verändert haben.

Den 12,7 Millionen Schülern stehen 720 300 Lehrerinnen (61 %) und Lehrer gegenüber. Dies bedeutet eine globale Schüler-Lehrer-Relation von 16,5 in allgemeinbildenden Schulen und von 24 in beruflichen Schulen. Gegenüber 1993 hat sich das Verhältnis Schüler und Lehrer trotz gestiegener Lehrerzahlen zuungunsten der Schüler deutlich verändert.

Von besonderem Interesse ist schließlich ein Blick auf die zukünftige Schülerzahlentwicklung, da diese eine wesentliche Rolle nicht nur bei der Ausgestaltung der Kinder- und Jugendgesundheitsdienste spielen wird. Folgt man den Berechnungen der Kultusministerkonferenz, so steigt bis zum Jahr 2000 die Gesamtzahl der Schüler noch leicht an, während die Anzahl der Grundschulkinder bereits im Sinken begriffen ist (Abb. 15-2). Im Jahr 2015 werden im Primarbereich nur noch 2,8 Millionen Schüler erwartet, etwa 1 Million Grundschüler weniger als 1995.

15.2 Schulpflicht und Grundschule

Die Grundschule findet sich derzeit in einem pädagogischen Umwandlungsprozeß, dessen Folgen für die Schulanfänger noch nicht abgeschätzt werden können.

Im Oktober 1997 hatte die Ständige Konferenz der Kultusminister der Länder „Empfehlungen zum Schulanfang" beschlossen, die zwei **Ziele** beinhalten:

1. Eine Reduktion der teilweise hohen Rückstellungsquoten bei der Einschulung und
2. eine bedeutende Senkung des Einschulungsalters, falls bestimmte Voraussetzungen vorhanden sind.

Die bisher einheitliche „Stichtagsregelung" (Schulpflicht nach Vollendung des 6. Lebensjahrs am 30. Juni) soll im Laufe

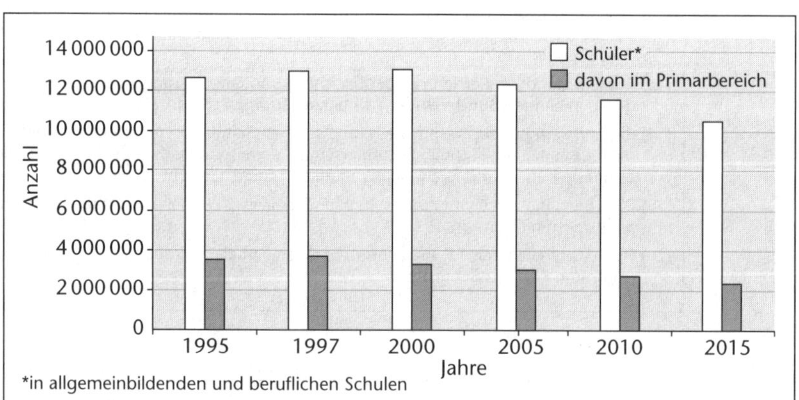

Abbildung 15-2: Schülerzahlen bis zum Jahr 2015 (Quelle: www.kmk.org./).

der kommenden Jahre durch einen ländereigenen Stichtag zwischen dem 30.6. und 30.9. abgelöst werden. Darüber hinaus sind zusätzliche Einschulungsmöglichkeiten während des Schuljahrs möglich.

Kinder, die zum Stichtag noch nicht das sechste Lebensjahr vollendet haben, können auf Antrag vorzeitig aufgenommen werden, selbst wenn sie nach dem 31. Dezember geboren sind. Eine Zurückstellung vom Schulbesuch soll nur noch im Ausnahmefall möglich sein.

Dieser Stichtagsregelung ging eine zweijährige Bestandsaufnahme der bisherigen Einschulungspraxis und der Auftrag zur Optimierung des Eintritts in die Schule voraus (Schattner 1997). Es sollte nicht nur das Alter beim Schuleintritt gesenkt werden, es sollten weiterhin allen Kindern, unabhängig von ihren entwicklungsmäßigen und sozialen Voraussetzungen der Zugang zu einer gemeinsamen Grundschule ermöglicht werden. Bisher war es (und ist es immer noch) möglich, Kinder mit nicht ausreichender körperlicher und geistiger Entwicklung vom Schulbesuch für ein Jahr zurückzustellen und die Aufnahme in einen Schulkindergarten oder eine Vorklasse zu empfehlen. Die Entscheidung für eine Zurückstellung trifft die Schulbehörde aufgrund einer pädagogisch-psychologischen Bewertung und dem Gutachten des Kinder- und jugendärztlichen Dienstes.

Mit der neuen Konzeption haben sich die Verhältnisse entscheidend geändert: war das bisherige Vorgehen bei der Schulaufnahme eher individuenzentriert und auf die Möglichkeiten der Schule eingegrenzt, nimmt die neue Konzeption vor allem die Schule und die schulische Umwelt mit in die Pflicht. Dies erscheint zunächst als ein deutlicher Fortschritt gegenüber dem bisherigen System von Regelschulen und Sonderschulen mit unterschiedlicher Differenzierung. Das vorgesehene, bisher erst in wenigen Ländern umgesetzte Konzept verlangt jedoch etwas grundsätzlich Neues: Die Schule muß sich auf den Schüler einstellen, nicht umgekehrt wie bisher. Von der Schule wird ein Eingehen auf den Entwicklungsstand, die sozialen Umweltbedingungen und die Entwicklungsdynamik des einzelnen Schülers erwartet. Sie bekommt nicht mehr den individuell ausgelesenen (Einschulungsuntersuchung), nach seinem pädagogischen oder sonderpädagogischen Förderbedarf beurteilten Schüler, sondern alle Kinder, die in die Schule wollen oder müssen.

In der Praxis bedeutet dies, daß neben den pädagogischen die strukturellen Voraussetzungen, unter denen bisher die Lehrerinnen und Lehrer arbeiteten, sich erheblich ändern müßten (z.B. Klassenstärke, Stundentafel, Unterrichtsmaterial, schulische Curricula, Flexibilisierung der Primarstufe u.a.). Die Persönlichkeit und die Fähigkeiten des Lehrers, auch mit anderen Kindern als den bisher gewohnten umzugehen, werden in einem stärkeren Maß als bisher gefordert. Die für den individuellen Unterricht notwendige Binnendifferenzierung innerhalb einer Schulklasse erfordert nicht nur langjährige Erfahrung, sondern auch bessere Kenntnisse der Entwicklungsphysiologie und Entwicklungspsychologie des Schulkindes und ihrer Variationsbreiten.

Eine wissenschaftlich begleitete umfassende Erprobung mit verschiedenen Modellen an 169 Grundschulen plant Baden-Württemberg seit dem Schuljahr 1997/98. So kann die Eingangsstufe auf drei Jahre verlängert werden, es sollen jahrgangsgemischte Lerngruppen oder Klassen entstehen, individualisierende und differenzierende Unterrichtsverfahren werden bevorzugt eingesetzt (Kultusministerium Baden-Württemberg 1997). Schleswig-Holstein plant eine zweijährige Eingangsphase, durch die ein Leistungsversagen bereits in der ersten Klasse vermieden werden soll (MBWFK Schleswig-Holstein 1996). Erfahrungsberichte liegen derzeit noch nicht vor.

Von Untersuchungen aus Nordrhein-Westfalen liegen Daten vor, daß vorzeitig eingeschulte Kinder ein höheres Risiko haben, bis zum Abschluß der zehnten Klasse elf oder mehr Schuljahre zu benötigen (Bellenberg 1996). Auch amerikanische Untersuchungen zeigten, daß sehr junge Schulanfänger immer mit Schulschwierigkeiten zu kämpfen hatten (Black 1991).

Aus sozialpädiatrischer Sicht ist diese neue Denkweise grundsätzlich zu begrüßen, da die statische Betrachtung der Anforderung an Regelschüler einer dynamisch-funktionellen Sichtweise gewichen ist: auch das Kind mit Reifungs- oder Entwicklungsverzögerung soll zumindest die ersten beiden oder sogar drei Jahre in der Primarstufe gemeinsam mit den „lernwilligen" Kindern zusammen unterrichtet und gefördert werden. Dies erfordert eine Binnendifferenzierung des Unterrichts, die in der Regelschule weitgehend vernachlässigt war. Ein Blick auf die bestehenden Schülerzahlen, die Klassenstärken, die Schüler-Lehrer-Relation zeigt jedoch, daß die Differenz zwischen den neuen Anforderungen an die Schule und den bestehenden Schulstrukturen zu groß ist, daß die Wahrscheinlichkeit einer reibungslosen Umsetzung des Konzepts eher gering einzuschätzen ist. Eine weitere „Empfehlung zum Förderschwerpunkt Lernen" der Kultusministerkonferenz vom 1. 10. 1999 zielt darauf ab, lernbehinderte und lerngefährdete Kinder soweit als möglich in den allgemeinen Schulen unterzubringen (Schirm 2000).

Die früher heftig geführten Diskussionen um „Schulreife" oder „Schulfähigkeit" haben unter diesen neuen Rahmenbedingungen an Bedeutung verloren. Die Fragen, was die Schule im Schulsprengel leisten kann, zu der das Kind hingehen muß, werden an Bedeutung gewinnen. So wird ein neuer Beratungsbedarf für alle Berufsgruppen entstehen, die sich mit der Entwicklungsfähigkeit und Entwicklungsförderung von Kindern befassen.

15.2.1 Schuleingangsuntersuchungen

Die Schuleingangsuntersuchung hat einen ihrer Ursprünge in einem Untersuchungsbericht von Rudolf Virchow, der in einem Gutachten im Auftrag des Preußischen Unterrichtsministeriums „Über gewisse die Gesundheit beeinträchtigenden Einflüsse der Schulen" zum Schluß kam, daß die damals vorhandenen Verhältnisse in der Schule wie Mobiliar, dunkle und enge Räume, Ofenheizung, enges Beieinandersitzen zu Schädigungen der Augen, der Wirbelsäule, der Brustorgane, der Unterleibsorgane und zu Infektionskrankheiten führen könnte. Er kam zum Schluß, daß „in correcter Weise ein großer Theil auch dieser Fragen nur gelöst werden könne, wenn auch die Controle des Arztes mit eintritt" (1869). Bereits wenige Jahre später finden sich Virchows Forderungen in den ersten schulischen Erlassen zur Einschulungsuntersuchung wieder.

Die Rolle der Schuleingangsuntersuchung hat sich in den fast 100 Jahren seit ihrer Einführung deutlich verändert. Auch wenn nach wie vor die Haftung des Staates für mögliche gesundheitliche Schädigungen durch den gesetzlich vorgeschriebenen Schulbesuch eine (in den Schulgesetzen der Bundesrepublik ungenannte) Begründung für die Untersuchung einer ganzen Jahrgangskohorte darstellt, so stehen in der Praxis neben dem individualmedizinischen Charakter der Untersuchung (Früherkennung von Krankheiten, die die Schulfähigkeit beeinträchtigen können) primärpräventive Aspekte und weiterhin sozialepidemiologische Befunderhebungen im Vordergrund (vgl. Kap. 8).

Die medizinisch-sozialpädiatrische Schuleingangsuntersuchung ist von ihrer Anlage her keine Schulreife- oder Schulfähigkeitsbestimmung. Sie hat im wesentlichen drei Aufgaben: **Diagnostik, Bilanzierung** und **Gesundheitsberichterstattung.**

1. Sie soll feststellen, ob das neu aufzunehmende Kind der physiologischen Belastung, den grob- und feinmotorischen Anforderungen, den visuellen und auditiven perzeptorischen Anforderungen zum Erlernen der Kulturtechniken wie Schreiben und Lesen, der sprachlichen Interaktionsfähigkeit und den kommunikativen Grundstrukturen in einer Peer-Gemeinschaft aller Voraussicht nachkommen kann. Sie kann keine pädagogische Aussage treffen, ob das Kind in seiner Schullaufbahn oder in Einzelfächern versagen wird. Sie ersetzt nicht die Prozeßdiagnostik, die nur im Zeitverlauf in der Schulgemeinschaft möglich ist, liefert aber wesentliche Grunddaten für die Belastbarkeit des Schülers am Arbeitsplatz Schule.
2. Die Schuleingangsuntersuchung ist daher eine Beratungsgrundlage und eine Förderempfehlung für das individuelle Kind im Hinblick auf die schulische Umwelt und kein Selektionsinstrument für Regel- oder Sonderschulen. Sie stellt eine bilanzierende Betrachtung der Wirkung von Störungen auch geringerer Art auf die schulische Entwicklung dar und liefert die Ausgangsdaten für eine weitergehende pädagogisch-psychologische Diagnostik und Therapie, ggf. für medizinische und heilpädagogische Maßnahmen. Sie muß abschätzen, welche Möglichkeiten im Elternhaus und in der Schule zur Förderung notwendig sind und inwieweit Unterstützung von außen eingeholt werden muß. Sie ist von ihrer Anlage her deshalb grundsätzlich keine Krankheitsfrüherkennungsuntersuchung, auch wenn Teile des Untersuchungsgangs sich gleichen können. Sie zeigt weiterhin auf, welche pädagogischen Angebote der Schule für den Einzelfall und für die Klassengemeinschaft notwendig werden (z.B. zusätzlicher Sprachunterricht, kompensatorischer Sportunterricht) und welche betriebsärztlichen Maßnahmen notwendig werden (z.B. entwicklungsgerechte Schulmöbel). Sie hat außerdem den nicht zu unterschätzenden Vorteil, unabhängig von Eltern-, Schul- oder ärztlichen Interessen zu sein.
3. Bei entsprechendem Aufbau liefert die Schuleingangsuntersuchung Daten für prioritäre oder besonders interessierende Gesundheitsprobleme der Gemeinde, des Kreises oder des Bundeslandes. Der Durchimpfungsgrad und die Teilnahmefrequenz an den Krankheitsfrüherkennungsuntersuchungen einer gesamten Alterskohorte stellen Gesundheitsindikatoren von hoher Relevanz dar. Schwerpunkte können aber auch regionale Sprach- oder Bewegungsdefizite, allergische Erkrankungen und Neurodermitis, die Adipositas, die Folgen von Frühgeburtlichkeit, die Validierung von Frühfördermaßnahmen, das Freizeitverhalten oder die Unfallhäufigkeit in bestimmten Stadtvierteln sein. Im Vordergrund sollten Gesundheitsprobleme stehen, die gemeindebezogen sind, zu Maßnahmen führen und organisatorisch lösbar sind.

Die Ergebnisse der Einschulungsuntersuchungen sollen auf **drei Ebenen zu Konsequenzen** führen können:

- auf der Ebene der Eltern durch die Mitteilung von Befunden, Nachholmaßnahmen, Fördermöglichkeiten außerhalb der Schule
- auf der Ebene der Schule (und der Schulbehörden) zur Einleitung entsprechender individueller oder allgemeiner Fördermaßnahmen innerhalb der Schulgemeinschaft
- auf der gemeindebezogenen Ebene, d.h. bei allen Gremien und Institutionen sowie Berufsgruppen, die an der Gesundheitsversorgung der Kinder beteiligt sind.

Zur Erfüllung der Aufgaben der Diagnostik, der Bilanzierung und der Gesundheitsberichterstattung ist eine Standardisierung der Untersuchungen (Alters-,

Anweisungs- und Durchführungsstandardisierung) notwendig. Weiterhin gehört eine kontinuierliche Qualitätssicherung des Untersuchungsprozesses und der Ergebnisse zu den Anforderungen an eine zeitgemäße Einschulungsuntersuchung. Ein wesentliches Element ist die Ergebnisberichterstellung und die Präsentation der Ergebnisse in den Medien oder in den entsprechenden Gremien. Dies scheint derzeit noch die Achillesferse vieler kinder- und jugendärztlicher Dienste zu sein.

15.2.2 Standardisierte Modelle der Schuluntersuchungen

Die Entwicklung der elektronischen Datenverarbeitung und die dadurch eröffneten Möglichkeiten einer einheitlichen regionalen Datenerfassung und Datenauswertung haben seit Mitte der 60er Jahre zur Einführung von sog. Modellen geführt, die derzeit in fast jedem Bundesland (mit nur wenigen Ausnahmen) die Schuleingangsuntersuchung inhaltlich und organisatorisch bestimmen. Alle sind anweisungsstandardisiert, d.h. es liegen ausgearbeitete Untersuchungsvorschriften mit Klassifizierung der Befunde vor. Die hochgesteckten Erwartungen hinsichtlich der epidemiologischen Verwertbarkeit dieser Daten haben sich nur teilweise rechtfertigen können, da die fehlende Durchführungsstandardisierung die Validität der Ergebnisse erheblich beeinträchtigt. Im Folgenden wird auf einige Modelle eingegangen, die besondere Kennzeichen beinhalten und die Vielfalt der nicht erwähnten weiteren Untersuchungsschemata erahnen lassen.

Die **Berliner Funktionsdiagnostischen Tabellen,** bereits 1960 eingeführt, werten alle erhobenen Befunde nach vier Kategorien aus, bei denen die voraussichtliche Leistung in der Schule, im Sport und auch im Beruf klassifiziert werden. Standardisiert ist weniger die Untersuchungsdurchführung als vielmehr in erster Linie das Ergebnis der Untersuchung und die daraus resultierende Befundung. Die zweijährliche Auswertung in kommentierter Form hat, ungeachtet aller Fehlermöglichkeiten, wertvolle Ergebnisse sowohl zur Problematik der Grundschulfähigkeit (soziale Risikofaktoren, vorzeitige Einschulung u.a.) als auch der Berufsberatung bei Adoleszenten (Untersuchungen nach dem Jugendarbeitsschutzgesetz) hervorgebracht. Das Berliner Modell ist überarbeitet und um einen sozialanamnestischen Untersuchungskatalog erweitert worden und in seinen wesentlichen Elementen von Brandenburg übernommen worden.

Das **Bielefelder Modell** stellt einen Katalog von anweisungsstandardisierten Untersuchungsmerkmalen dar, deren Anzahl vom regionalen Gesundheitsamt bestimmt werden kann. In den Definitionen ist festgelegt, was als ein medizinischer Befund, als behandlungsbedürftiger Befund und als Leistungsbeeinträchtigung angesehen und dokumentiert werden soll. Dieses seit 1965 eingeführte Modell ist im Untersuchungs-, nicht aber im Auswertungskonzept Vorbild für eine Reihe von schulärztlichen Untersuchungsmodellen geworden, die den jeweiligen Ländernamen im Vorspann tragen: Hessisches Modell, Saarländisches Modell, Baden-Württembergisches Modell, Schleswig-Holsteiner Modell. Außer einem variablen Untersuchungsitems-Katalog können zusätzliche Erhebungen (z.B. zu Teilleistungsstörungen oder Schwerpunkten der regionalen Gesundeitsberichterstattung) aufgenommen werden. Anamnestische Daten, die den medizinischen und psychosozialen Hintergrund von Befunden erklären könnten, sind aus datenschutzrechtlichen Gründen leider nicht in die Auswertung mitaufgenommen. Die Daten der dem Bielefelder Modell angeschlossenen Gesundheitsämter werden zentral ausgewertet; angekündigt sind moderne Formen der Ergebnispräsentation (Tabellen, Grafiken, Plots). Programme für die Auswertung vor Ort stehen neuerdings zur Verfügung.

Bremer Modell: Das konzeptionell geschlossenste jugendärztliche Untersuchungssystem, das die oben aufgeführten Anforderungen an eine zeitgemäße Einschulungsuntersuchung weitgehend erfüllt, findet sich in Bremen. Die Untersuchung ist zweiphasig und beinhaltet eine ärztliche Untersuchung vor der Einschulung sowie schulärztliche Hospitationen während des Anfangunterrichtes. Alle Untersuchungen sind standardisiert, die Befunde werden vor Ort durch EDV (Laptop) dokumentiert und ausgewertet; notwendige Maßnahmen in der Schule eines Schulsprengels werden so den Lehrern bereits vor dem ersten Unterricht bekannt. Ein Merkmal des Modells ist die hohe Flexibilität sowohl bei der Befundung als auch den Empfehlungen. Die Qualitätssicherung der Erhebung und Befundung sowie der Ausbau der Aus- und Verwertung der Daten spielen zunehmend eine Rolle (Zimmermann 1997).

Das **SOPHIA-Modell** (Sozialpädiatrisches Programm Hannover, Jugendärztliche Aufgaben) war 1984 als praktikable Alternative zum Bielefelder Modell entstanden und wurde zwischenzeitlich mehrfach revidiert. Kennzeichen des Modells ist der hohe Anteil nicht nur standardisierter, sondern auch validierter Untersuchungsverfahren sowie die Aufnahme von sozialen Daten. Die Qualitätssicherung auf verschiedenen Ebenen wird durch interdisziplinäre Arbeitsgruppen gewährleistet. Durch den Einsatz eigener Erhebungs- und Auswertungsprogramme ist eine aktuelle Gesundheitsberichterstattung sowie die Bearbeitung von sozialmedizinischen Fragestellungen möglich.

Weitere Untersuchungen finden vor dem Ende der Primarstufe oder zu Beginn der Sekundarstufe statt (vierte oder fünfte Klasse). Die Schulabschlußuntersuchung in Haupt- und Realschulen, die für die Berufsfindung und Berufsberatung eine wichtige Rolle spielen könnte, wird nur noch in wenigen Bundesländern systematisch (z. B. Berlin und Brandenburg) und nur noch in einigen Gemeinden in anderen Bundesländern vom Jugendgesundheitsdienst durchgeführt.

Bei einem Vergleich von schulärztlichen Aktivitäten mit denen in europäischen Nachbarländern (Frankreich, Belgien, Niederlande, Luxemburg, Dänemark, Schweiz und Österreich) fällt besonders auf, daß innerhalb der Schule ein Leistungsangebot des Öffentlichen Gesundheitsdienstes in Deutschland zwar vorhanden ist, aber noch eher eine nachgeordnete Rolle spielt. Die Zuordnung des Kinder- und Jugendärztlichen Dienstes zu den Gesundheits- und Sozialministerien spielt dabei eine wichtige Rolle bei den Zugangsmöglichkeiten zu den schulischen Einrichtungen, die den Kultusbehörden unterstehen.

15.3 Sonderschulen, Förderschulen

Seit Erscheinen der Empfehlungen der Bildungskommission des Deutschen Bildungsrates „Zur pädagogischen Förderung behinderter und von Behinderung bedrohter Kinder und Jugendlicher" (1973) sind die Diskussionen um Aus-, Um- oder sogar völligen Abbau von Sonderschulen nicht abgerissen. Den Argumenten „Individuelle Förderung und Resozialisation" wurden von Sonderschulgegnern „Aussonderung und Segregation" entgegengesetzt, wobei beide Seiten das Ziel einer optimalen Förderung jeweils für sich in Anspruch nahmen. Integrative Schulformen wurden über Jahrzehnte in der Bildungspolitik kaum gefördert; zumindest in der Primarstufe scheinen sich aber in letzter Zeit neue Konzepte durchzusetzen (vgl. 15.2).

Die Argumente für besondere Schulen für behinderte Kinder orientieren sich an einem Anforderungsprofil, von dem die

Regelschule sich weit entfernt hatte: Akzeptanz von unterschiedlichen Lernvoraussetzungen für die aufgenommenen Kinder; Einstellung des Unterrichts auf spezielle Entwicklungdefizite des Klassenverbandes und des Schülers (Sprache, Motorik, Hör- oder Sehfähigkeit, Sozialisation); spezialisierte Ausbildung der Lehrer für die Entwicklungsförderung, differenziert nach den individuellen Defiziten des Kindes, angepaßte Ausstattung sowohl des Schulgebäudes als auch des Lehrmaterials an die Entwicklungs- und Förderbedürfnisse der Kinder; Sicherung des Schulwegs durch Transport in die Schule; Fortführung oder Einleitung von medizinischen, heilpädagogischen und sozialpädagogischen Zusatzmaßnahmen zum Lernangebot.

15.3.1 Sonderschulformen

In den Sonderschulgesetzen der Bundesländer sind, unabhängig von Einzelformulierungen in den Schulgesetzen , folgende 10 Sonderschulformen einheitlich vorgesehen:

1. Schulen für Blinde
2. Schulen für Sehbehinderte
3. Schulen für Gehörlose
4. Schulen für Schwerhörige
5. Schulen für Körperbehinderte
6. Schulen für Geistigbehinderte (Schule für Wahrnehmungs- und Entwicklungsförderung und Bildungsgang für Geistigbehinderte)
7. Schulen für Lernbehinderte
8. Schulen für Sprachbehinderte (Sprachheilschule)
9. Schulen für Erziehungshilfe (Erziehungsschwierige, Verhaltensgestörte, Entwicklungsgestörte)
10. Schule für Kranke (Krankenhaus- und Hausunterricht)

Sonderschulpflichtig wird ein Kind erst dann, wenn eine Teilnahme am allgemeinen Unterricht nicht mehr möglich ist und wenn in der Regelschule keine ausreichende Förderung gewährleistet ist; dies ist von der „abgebenden" Regel- oder Sonderschule durch entsprechende pädagogische und medizinische Gutachten zu belegen, bevor eine Sonderschulaufnahme oder ein Sonderschulwechsel stattfinden kann. Das Auftreten einer Behinderung hat nicht ohne weiteres eine Sonderschulbedürftigkeit zur Folge, entscheidend ist der individuell zu bestimmende Förderbedarf, der über die Aufnahme in die Sonderschule entscheidet.

Tabelle 15-1: Sonderschulen 1995.

Sonderschulen für	Anzahl Schulen	Anzahl Schüler	Anteil an allen Schülern in %
Lernbehinderte	1712	220540	2,42
Geistigbehinderte	749	56157	0,62
Sprachbehinderte	314	31393	0,34
Verhaltensgestörte	348	21762	0,24
andere Einrichtungen	263	19528	0,21
Körperbehinderte	183	19401	0,21
Kranke	152	7760	0,09
Schwerhörige	53	5950	0,07
Gehörlose	43	3992	0,04
Sehbehinderte	32	2241	0,03
Blinde	25	1720	0,02
alle Behinderungsarten	**3874**	**390444**	**4,28**

(Quelle: Stat. Veröffentlichungen der KMK, 1997)

1995/1996 waren in 3900 Sonderschulen 390 400 Schüler untergebracht, was einem Anteil von 4,28 % aller schulpflichtigen Kinder und Jugendlichen entspricht. Die Verteilung auf die einzelnen Sonderschulformen ist der Tabelle 15-1 zu entnehmen.

Es bedarf einer profunden Kenntnis der Möglichkeiten innerhalb der (regionalen) Regelschule und der (regionalen) Sonderschulen, um in Zweifelsfällen eine Entscheidung für oder gegen einen Sonderschulbesuch zu fällen. Zusätzlich sind die in einigen Ländern geschaffenen Möglichkeiten einer längerdauernden Grundschulpflicht (5 statt 4 Jahre Primarstufe), die Aufnahme in eine Integrationsklasse oder andere Formen innerhalb der Regelschule (z. B. zusätzlicher Förderunterricht) in Betracht zu ziehen. Die in Gang befindliche Grundschulreform wird das bisherige Bild der Sonderschulen, zumindest in den Eingangsklassen, deutlich verändern.

Nach den Empfehlungen der KMK von 1994 haben sich in vielen Bundesländern die Sonderschulgesetze geändert. In Nordrhein-Westfalen trat 1995 ein neues Sonderschulgesetz in Kraft, das zwischen sonderpädagogischem Förderbedarf und sonderpädagogischem Förderort unterscheidet. Aus diesem Gesetz sind die einzelnen Bestimmungen entnommen, die einen Förderbedarf begründen (Tab. 15-2).

Die Gesetzesänderungen sind Folge von „Empfehlungen zur sonderpädagogischen Förderung in den Schulen der Bundesrepublik Deutschland" der Ständigen Konferenz der Kultusminister der Länder aus dem Jahr 1994; in diesem Papier sind die notwendigen Informationen aus den Bereichen zusammengestellt, die Grundlage der Ermittlung des sonderpädagogischen Förderbedarfs sein sollen:

- Erleben und Verhalten, Handlungskompetenz und Handlungsweisen
- Wahrnehmung und Wahrnehmungsverarbeitung
- Entwicklungs- und Leistungsstand
- soziale Einbindung
- Kommunikations- und Interaktionsfähigkeit
- individuelle Erziehungs- und Lebensumstände
- das schulische Umfeld und die Möglichkeiten seiner Veränderung
- das berufliche Umfeld und die erforderlichen Fördermöglichkeiten.

Schulen für Kranke sind rechtlich Sonderschulen, die in der Praxis Lehrer aller Schularten miteinbeziehen. Ziel ist die möglichst komplikationsfreie Wiederaufnahme des Kindes in die vorher besuchte Klasse und eine Verbesserung der Bewältigung des Krankheitsschicksals vor allem bei chronisch erkrankten Kindern und Jugendlichen. Bei längerdauernden Erkrankungen oder krankheitsbedingtem Fehlen von mindestens einem Tag in der Woche besteht Anspruch auf Hausunterricht.

Die Konzepte der Sonderschulen stehen weiterhin in bildungspolitischer Diskussion; durch die Einführung der integrativ orientierten Primarstufe sollen die Schulen für Sprachbehinderte, Verhaltensgestörte und Lernbehinderte in Frage gestellt werden (Schlack 2000). Inwieweit diese Vorstellungen realistisch sind, wird von den Bedingungen der Regelschulen abhängig sein (siehe dazu 15.3.3).

15.3.2 Feststellungsverfahren des sonderpädagogischen Förderbedarfs

Gegenüber den früheren Gesetzestexten haben sich die Aufnahmeverfahren in sonderschulische Bildungsgänge deutlich geändert. Wesentliches Element ist nicht mehr die Behinderung per se, sondern der daraus entstehende Förderbedarf, der für die vielfältigen Förderformen entscheidend ist. Die Beteiligung der Eltern an der Entscheidung über Förderort und Förderart ist stärker geworden, überall besteht

Tabelle 15-2: Definitionen von Behinderungen mit sonderpädagogischem Förderbedarf.

Blindheit
Auch mit optischen Korrekturen kein Verhalten eines Sehenden möglich

Sehbehinderung
Zentrale Sehschärfe auf dem besseren Auge mit Korrektur 1/3 bis 1/25 der Norm
erhebliche Einschränkung des Gesichtsfeldes
Progressive Myopie >7 dptr
erhebliche Störung der zentralen Verarbeitung von Seheindrücken

Gehörlosigkeit
Keine Wahrnehmung von lautsprachlichen Informationen der Umwelt über das Gehör

Schwerhörigkeit
Begrenzte Aufnahme lautsprachlicher Informationen trotz apparativer Versorgung
erhebliche Beeinträchtigung in der Entwicklung des Sprechens oder der Sprache mit Beeinträchtigungen der des kommunikativen und/oder Lernverhaltens
erhebliche Störung der zentralen Verarbeitung der Höreindrücke

Lernbehinderung
Lern- und Leistungsausfälle schwerwiegender, umfänglicher und langdauernder Art mit Rückstand der kognitiven oder sprachliche Funktionen oder des Sozialverhaltens

Sprachbehinderung
Nachhaltige Störung des Sprachgebrauchs in Verbindung mit erheblichem subjektiven Störungsbewußtsein sowie Beeinträchtigungen in der Kommunikation, die durch schulbegleitende oder zeitlich begrenzte stationäre Maßnahmen nicht zu beheben ist

Erziehungsschwierigkeiten
Widerstand oder Verschließung eins Schülers gegen Erziehungsmaßnahmen, so daß keine oder keine hinreichende Förderung im Unterricht möglich ist und die eigene oder die der Mitschüler erheblich gestört oder gefährdet ist

Geistige Behinderung
Hochgradige Beeinträchtigungen im Bereich der intellektuellen Funktionen und in der Entwicklung der Gesamtpersönlichkeit mit der Folge, daß zur selbständigen Lebensführung aller Voraussicht nach lebenslange Hilfe benötigt wird

Körperbehinderung
Erhebliche Funktionsstörungen des Stütz- und Bewegungssystems, Schädigung von Gehirn, Rückenmark, Muskulatur und Knochengerüst, Fehlfunktionen von Organen oder schwerwiegende psychische Belastungen infolge andersartigen Aussehens

Schwerstbehinderungen
Schülerinnen und Schüler mit Behinderungen über die üblichen Erscheinungsformen hinaus
Vorliegen von zwei oder mehr Behinderungsformen der Blindheit, Gehörlosigkeit, anhaltende Erziehungsschwierigkeiten, geistige Behinderung und hochgradige Körperbehinderung

(Quelle: BASS 1997/98)

zumindest ein Einspruchsrecht. Auf integrative Beschulung besteht jedoch nach dem Urteil des Bundesverfassungsgerichts vom Oktober 1997 kein Rechtsanspruch.

Das Entscheidungsverfahren über den sonderschulischen Bildungsgang und den Förderort ist in seinen Prinzipien in den oben erwähnten Empfehlungen der Kultusministerkonferenz von 1994 festgelegt worden. Einschränkungen entstehen durch die Verfügbarkeit des erforderlichen sonderpädagogischen Personals und die Ausstattung der Schulen mit technisch-apparativen Hilfsmittel sowie spezieller Lehr- und Lernmittel.

In der Regel wird von den Eltern oder der allgemeinen Schule die Einleitung des

Verfahrens zur Feststellung sonderpädagogischen Förderbedarfs beantragt. Je nach Bundesland wird eine Sonderschule allein oder in Zusammenarbeit mit der allgemeinen Schule mit der Erstellung eines Gutachtens zum Förderbedarf des Schülers beauftragt. Ein medizinisches Gutachten durch das Gesundheitsamt wird nicht mehr in allen Bundesländern als Regelleistung eingefordert. Die Empfehlung zur sonderschulischen Förderung wird von den Schulen selbst (Bremen) oder der Schulaufsichtsbehörde (in den Bezirksregierungen) getroffen. Vorgeschaltet ist in allen Fällen ein Gesprächsforum mit den Eltern (in Niedersachsen bspw. in Form einer Förderkommission), zu der auch weitere Berater und Vertrauenspersonen der Eltern mit hinzugezogen werden können.

Die Notwendigkeit des sonderpädagogischen Förderbedarfs ist in der Regel jährlich durch die Sonderschule zu überprüfen und zu begründen. Bei der Entscheidung über die Rückkehr des Schülers in die Regelschule wird eine Art „umgekehrtes" Aufnahmeverfahren eingeleitet und ebenfalls von den zuständigen Schulbehörden, in Bremen von den Schulen selbst, entschieden.

Der Ablauf des Verfahrens ist in der Tabelle 15-3 für das Land Nordrhein-Westfalen vereinfacht dargestellt.

Angaben über die soziale Situation der Kinder in Sonderschulen sind schwer zu

Tabelle 15-3: Feststellung des sonderpädagogischen Förderberdarfs und Förderortes in Nordrhein-Westfalen.

Eltern/Schule	**Schulaufsichtsbehörde**	**Gutachterliche Ebene**
Eltern oder allgemeine Schule beantragen Verfahren zur Feststellung des sonderpädagogischen Förderbedarfs		
Aussprachemöglichkeit während der Erstellungsphase	Gutachtenauftrag an.................	Sonderpädagogen und Lehrkraft der allgemeinen Schule
	vor Abschluß des pädagogischen Gutachtens Einholung eines	schulärztlichen Gutachtens
	bei Notwendigkeit	weitere Fachgutachten
Vor Entscheidung	Gespräch mit Eltern über Schwerpunkte und Möglichkeiten sonderpädagogischer Förderung	
Eltern erhalten schriftliche Mitteilung und Begründung	Entscheidung über schulischen Förderbedarf und Förderort: • Sonderschule • allgem. Schule mit Fördermöglichkeiten • gemeinsamer Unterricht • Sonderschulklasse an allg. Schule • Entscheidungen auch probeweise bis zu 1 Jahr möglich	Jährliche Überprüfung des Förderbedarfs und des Förderorts durch die Schule
Eltern melden Kind an entsprechender Schule an	Bei Nichtanmeldung Einweisung durch Schulbehörde	Akten kommen zur aufnehmenden Schule

(Quelle: BASS 1997/98)

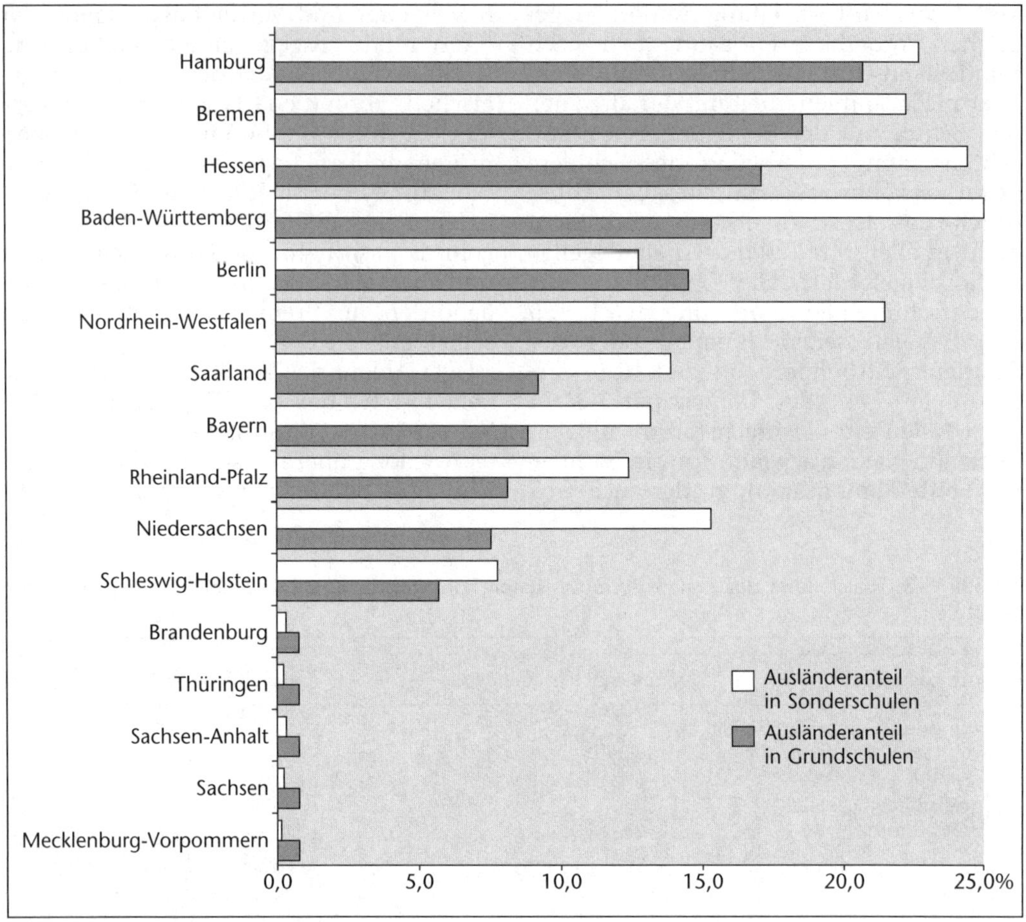

Abbildung 15-3: Ausländeranteil in Grund- und Sonderschulen.

erhalten. Der Anteil der Ausländerkinder in Sonderschulen ist im Vergleich zu den ausländischen Kindern an Regelschulen in den Altbundesländern überproportional ausgeprägt (Abb. 15-3).

15.3.3 Integrative Schulversuche

Der durch die Kultusministerkonferenz von 1972 (Empfehlungen zur Ordnung des Sonderschulwesens) eingeleitete Aufbau eines behinderungsdifferenzierten Sonderschulsystems hat bis heute empfindliche Folgen für die ebenfalls in den 70er Jahren entstandenen Bemühungen um integrative Schulformen. Das eigenständige und von Kultusbehörden gepflegte, personell und finanziell gut ausgestattete System erlaubte den Ländern bisher nur eingegrenzte alternative Schulmodelle.

Gesetzliche Regelungen, d.h. ein grundsätzlicher Anspruch auf gemeinsamen Unterricht behinderter und nichtbehinderter Kinder, finden sich bereits seit 1985 in den entsprechenden Schulgesetzen. In der Folge der Empfehlungen der Kultusministerkonferenz zur sonderpädagogischen Förderung in der Bundesrepublik Deutschland (KMK 1994) sind seit 1995 in allen Bundesländern integrative

Tabelle 15-4: Gesetzeslage zur Integration in den deutschen Bundesländern (Stand 1998).

Baden-Württemberg (1997)
Integrierter Unterricht in allgemeinen Schulen möglich, wenn behinderte Schüler „aufgrund der gegebenen Verhältnisse dem jeweiligen gemeinsamen Bildungsgang folgen können"

Bayern (1995)
Integrierter Unterricht möglich, wenn Lernziele der allgemeinen Schulen erreicht werden können und wenn sonderpädagogischer Förderbedarf mit mobilen sonderpädagogichen Diensten erfüllt werden kann

Berlin (1996)
Eltern können zwischen allgemeiner Schule und Sonderschule wählen, Ausnahme bei geistig und schwer mehrfach behinderten Kindern. Wenn die Schulaufsicht nach Beratung mit dem Förderausschuß die Förderung in der allgemeinen Schule gefährdet sieht, darf sie der Wahl nicht entsprechen

Brandenburg (1996, 1997)
Vorrang der gemeinsamen Erziehung an allgemeinen Schulen gesetzlich verankert. Förderschule nur, wenn angemessene personelle und sachliche Ausstattung nicht gewährleistet werden kann

Bremen (1998)
Entscheidung über den Förderort im Einzelfall; sie soll sich an den vorhandenen und bereitstellbaren persönlichen und sächlichen Möglichkeiten orientieren. Verbleib oder Zuweisung in allgemeine Schule hat Vorrang

Hamburg (1997, 1998)
Auf Antrag der Schulkonferenz einer Grundschule werden Integrationsklassen eingerichtet, wenn dafür örtlich die räumlichen, organisatorischen und personellen Möglichkeiten existieren. Integrationsklasse sollen 20 Schüler haben, davon 4 behinderte

Hessen (1992)
Eltern haben Antragsrecht; Widerspruch des Schulamtes möglich, wenn Voraussetzungen nicht vorhanden sind oder erhebliche Zweifel an den Förderungsmöglichkeiten in der allgemeinen Schule bestehen

Mecklenburg-Vorpommern (1996)
Gemeinsamer Unterricht unter Vorbehalt der Gewährleistung der räumlichen, sächlichen und personellen Voraussetzungen. Bei Integration Zusammenarbeit mit den Förderschulen und den örtlichen Trägern der Jugendhilfe

Niedersachsen (1998)
„Schülerinnen und Schüler, die einer sonderpädagogischen Förderung bedürfen, sollen an allen Schulen gemeinsam mit anderen Schülerinnen und Schülern erzogen und unterrichtet werden, wenn auf diese Weise dem individuellen Förderbedarf der Schülerinnen und Schüler entsprochen werden kann und soweit es die organisatorischen, personellen und sächlichen Gegebenheiten erlauben"

Nordrhein-Westfalen (1995)
In der Grundschule gemeinsame Erziehung nach dem Schulpflichtgesetz möglich, sofern die erforderliche Ausstattung vorhanden ist; über den Förderort entscheidet die Schulaufsichtsbehörde

Rheinland-Pfalz (1996)
Im Schulgesetz gemeinsame Erziehung nicht vorgesehen; Schulversuche zur zieldifferenten Integration an ca. 20 Grundschulen

Saarland (1996)
Integrative Klassen sind für alle Behinderungsarten Regelform. Eltern haben Antragsrecht

Tabelle 15-4: (Fortsetzung).

Sachsen (1996) Gemeinsamer Unterricht nur, wenn dies aus pädagogischer Sicht gerechtfertigt ist und die notwendigen Hilfen bereitgestellt werden können
Sachsen-Anhalt (1997) „Die Sonderschule kann mit den anderen allgemeinbildenden Schulen zusammenarbeiten. Dies gilt insbesondere für die Unterstützung von integrativen Beschulungsvarianten"
Schleswig-Holstein (1994) Behinderte und nichtbehinderte Schüler sollen laut Schulgesetz gemeinsam unterrichtet werden, soweit es die Möglichkeiten erlauben
Thüringen (1993) „Schüler mit sonderpädagogischem Förderbedarf werden soweit möglich in der Grundschule, in den zum Hauptschul- und Realschulabschluß, zum Abitur oder zum allgemeinen Berufsschulabschluß führenden Schularten integriert unterrichtet." Eltern nichtbehinderter Kinder können integrative Erziehung an einer Förderschule beantragen.

(Quellen: Sörensen 1997, Gesetzessammlung im Internet: www.behinderung.org/intgestz.htm)

Schulformen vorgesehen. Der in der Regel in den Gesetzen enthaltene Vorbehalt der Einrichtung nur bei Vorliegen ausreichender örtlicher, sächlicher und personeller Voraussetzungen ist bis heute ein wesentlicher Begrenzungsfaktor bei der Weiterentwicklung integrativer Beschulung. In der Tabelle 15-4 sind für alle deutschen Bundesländer die gesetzlichen Rahmenbedingungen skizziert, soweit sie bis zur Drucklegung dieses Buches bekannt waren.

In einer Zwischenbilanz führte Schlack (1986) **fünf Faktoren für eine optimale Integration** auf, die ein Bedingungsmodell darstellen, dessen Einflußgrößen untereinander Gegenstand künftiger pädagogischer und sozialpädiatrischer Forschung sein müssen (Tab. 15-5). Die Ergebnisse der Integrationsversuche in Grundschulen in Nordrhein-Westfalen bestätigten diese Arbeitshypothesen eindrucksvoll; bereits der Zwischenbericht der seit 1986 systematisch durchgeführten und wissenschaftlich begleiteten Schulversuche zum gemeinsamen Unterricht von behinderten und nichtbehinderten Kindern in der Grundschule kam zu Bewertungen, die sich auch sechs Jahre später nicht änderten (Kultusministerium NRW 1992):

- Alle Kinder, die behinderten und nichtbehinderten, bekommen durch das Miteinanderlernen im Klassen- und Schulleben für ihre Persönlichkeitsentwicklung wichtige Anreize.
- Die Bedenken, Nichtbehinderte könnten durch den gemeinsamen Unterricht weniger lernen, sind nicht gerechtfertigt.
- Behinderte Kinder können auch im gemeinsamen Unterricht die Ziele der entsprechenden Sonderschule erreichen, wenn die hierfür erforderlichen Rahmenbedingungen gegeben sind.
- Gemeinsamer Unterricht kann nur gelingen, wenn zwischen Lehrerinnen und Lehrern der Sonderschulen und der allgemeinen Schulen besondere Verfahren der Zusammenarbeit entwickelt werden.
- Die Zustimmung zum Integrationsgedanken wächst mit der Zunahme an Erfahrungen, die mit dem gemeinsamen Unterricht gemacht werden.

Die Etablierung des Sonderschulwesens spiegelt zwei Seiten der kultuspolitischen Entwicklung wieder: einerseits wurde allen Kindern – selbst schwerstbehinderten Kindern – die Chance einer öffentlich ge-

Tabelle 15-5: Optimale Voraussetzungen für eine erfolgreiche schulische Integration behinderter und nicht behinderter Kinder (nach Schlack 1984).

A Schule
Individualisierung und Differenzierung der Unterrichtsmethodik, der Zielsetzung und des Leistungstempos
Günstige Relation Lehrer-Schüler
Einbeziehung von Sonderschullehrern in die Regelschule
Geeignete Infrastruktur (Lehr- und Lernmittel, Raumverhältnisse)
B Lehrerinnen/Lehrer
Fachliche Zusatzausbildung (z. B. Montessori-Pädagogik)
Aufgeklärtsein über Behinderungen und Ursachen von Verhaltensstörungen
Flexibilität und Bereitschaft zu unkonventionellem Vorgehen
Kenntnisse in Lerntheorie und Gruppendynamik
Bereitschaft für Teamarbeit
Entkoppelung von Schulerfolg und sozialer Anerkennung
Persönliches Interesse am einzelnen Kind
C Eltern nichtbehinderter Kinder
Aufgeklärtsein über Behinderungen und Ursachen von Verhaltensauffälligkeit
Relativierte Leistungseinstellung (Leistung nicht höchster Wertmaßstab)
Entkoppelung von Schulerfolg und sozialer Anerkennung
D Eltern behinderter Kinder
Förderung des Kindes ohne Leistungsdruck
Gewährleistung begleitender Therapien
Bereitschaft, aktiv für das Kind einzutreten
Soziale Kompetenz
Konstruktive Verarbeitung der Behinderung (gehobener Bildungsstand)
E Behindertes Kind
Emotionale Stabilität
Selbstvertrauen
Eigeninitiative
Reiztoleranz
(nicht zu schwere Behinderung)

förderten Bildung ermöglicht; andererseits steht das Sonderschulsystem dem Integrationsgedanken selbst im Wege. Viele unserer europäischen Nachbarländer begannen mit Integrationsschulen früher als Deutschland (Österreich, Schweiz, Italien, Frankreich, Großbritannien, Skandinavische Länder), weil ihre Sonderschulsysteme den Ausbaugrad des deutschen Systems noch nicht erreicht hatten oder vielleicht auch nie einen derartigen Perfektionierungsgrad beabsichtigten.

Integrationsschulformen können, und auch dies scheint nach den bisherigen Kenntnissen gesichert (Muuss 1994), niemals alle Sonderschulen ersetzen, sollen wie bisher allen behinderten Kindern Schulen zur Verfügung stehen. Eine deutliche Reduzierung der Sonderschulzahl und damit der Sonderschüler erscheint als ein realistisches naheliegendes Ziel, zumal die Einstellung der Bevölkerung gegenüber dem gemeinsamen Unterricht deutlich positiver geworden ist.

15.4 Gesundheitsförderung in der Schule

15.4.1 Begriffsbestimmungen

Es ist unstrittig, daß der Begriff „Gesundheit" und die daraus abgeleiteten Termini „Gesundheitsförderung" und „Gesundheitserziehung" keine rein ärztliche Domäne mehr darstellen können. Die wachsende Einsicht über die Polydimensionalität des Gesundheitsbegriffes, gestützt durch zahlreiche Untersuchungen aus dem sozialmedizinischen Bereich, erfordert auch von der Pädiatrie, insbesondere von der Sozialpädiatrie, eine stärkere Beachtung gesundheitsfördernder oder gesundheitsschädlicher Bedingungen, die nicht mehr durch das Kind und seine Familie allein bestimmt werden.

Gesundheitsförderung ist ein Prozeß, der allen Menschen ein höheres Maß an Selbstbestimmung über ihre Gesundheit ermöglichen und sie damit zur Stärkung der Gesundheit befähigen soll. Gesundheitsförderung beinhaltet sowohl eine

Veränderung des individuellen Gesundheitsverhaltens (Verhaltensprävention) als auch eine Änderung gesundheitsgefährdender Lebens-, Arbeits- und Umweltverhältnisse (Verhältnisprävention) (vgl. Kap 4.). „Gesundheit steht für ein positives Konzept, das in gleicher Weise die Bedeutung sozialer und individueller Ressourcen für die Gesundheit ebenso betont wie die körperlichen Fähigkeiten. Die Verantwortung liegt deshalb nicht bei dem Gesundheitssektor, sondern bei allen Politikbereichen und zielt über die Entwicklung gesünderer Lebensweisen hinaus auf die Forderung von umfassendem Wohlbefinden" (Ottawa-Charta, WHO 1986).

Gesundheitsförderung ist der Hauptbestandteil der weltweiten Gesundheitsstrategie der WHO, die im Programm „Health for All" (ins Deutsche übersetzt mit „Gesundheit 2000") vorgestellt wurde und seither die Gesundheitspolitik der europäischen Länder deutlich beeinflußt (WHO 1985).

Gesundheitsförderung im schulischen Bereich umfaßt sowohl die Gesundheitserziehung des individuellen Schülers oder seines Klassenverbandes als auch die Einbeziehung sozialer (Freunde, Freizeit, Lehrer), ökologischer (Schulgebäude, Klassenräume) und kommunaler Gesundheitsdimensionen (Hurrelmann et al. 1994). Mit anderen Worten: Nicht nur der Schüler, die Eltern oder die Lehrer, sondern auch die politische Gemeinschaft muß sich den Ideen der Gesundheitsbildung und Gesundheitserhaltung öffnen. Gesundheitsförderung beinhaltet weiterhin nicht nur die Prävention oder Abwehr von Krankheiten, sondern bedeutet die Bereitstellung gesundheitserhaltender und gesundheitsfördernder materieller und ideeller, von der Gemeinschaft getragener Unterstützungsmaßnahmen, in der die Unterstützenden selbst Teil der Profitierenden werden.

Eine Expertenkommission, zusammengerufen von der Bundeszentrale für Gesundheitliche Aufklärung (1997), formulierte folgende **Leitlinien zur Gesundheitsförderung im Kindesalter:**

Maßnahmen und Initiativen der Gesundheitsförderung im Kindesalter mit dem Ziel der Vermittlung gesundheitsbezogenen Wissens und der Motivation zu gesundheitsförderlichem Verhalten

- erfolgen unter Zielgruppenbezug und Lebensweltorientierung;
- knüpfen an spezifische Entwicklungsphasen an;
- beziehen – neben problemorientierten Ansätzen – Ansätze der Kompetenzförderung ein; Kompetenzförderung richtet sich nicht nur an Kinder, sondern ebenso an Eltern oder Professionelle;
- legen – unter Berücksichtigung der Verschränkung der einzelnen Aspekte von Entwicklungs- und Gesundheitsstörungen – Strategien zugrunde, die miteinander zusammenhängende Probleme bündeln und gleichzeitig angehen;
- berücksichtigen die Geschlechterdifferenzen und binden geschlechtsspezifische Ansätze ein;
- richten besonderes Augenmerk auf sozial benachteiligte Familien sowie andere schwer erreichbare, aber hoch belastete soziale Gruppen; hierbei sind lebensweltorientierte Ansätze besonders wichtig;
- bemühen sich mit Blick auf die schwierige Erreichbarkeit gerader wichtiger Zielgruppen um die Nutzung vorhandener vielfältiger Zugangswege:
- legen Wert auf langfristige Strategien und frühzeitig ansetzende primärpräventive Maßnahmen.

Gesundheitsförderung beruht danach auf **zwei Grundprinzipien:** Abbau von Risiken und Stärkung der Bewältigungskompetenz des Einzelnen oder der Gruppe.

Gesundheitsförderung kann nach Siegrist (1996) auf drei Ebenen wirksam eingesetzt werden: auf einer personalen, interaktiven Ebene durch individuelle Beratung oder Beratung der Familie; durch Gruppenprogramme in Schulen und Freizeiteinrichtungen unter Einbeziehung der Peer-Group-Effekte und auf einer strukturellen Ebene durch Regelungen oder gesetzliche Vorgaben wie beispielsweise Werbeverbote oder schul- und arbeitsrechtliche Bestimmungen.

Angesichts der Breite der möglichen gesundheitsfördernden Aufgabenstellungen sind Versuche, dieses Arbeitsfeld in einen institutionellen oder curriculären Rahmen einzuordnen, nur dann erfolgversprechend, wenn aus dem möglichen Themenkatalog einzelne Schwerpunkte bestimmt werden. Die in allen Bundesländern entstehenden „Schulprogramme" ermöglichen den Schulen, unabhängig von den übergeordneten Schulbehörden, eigene Aktionsprogramme auch zur Gesundheitsförderung zu definieren und mit vorhandenen Mitteln umzusetzen.

Im Handbuch zur „Gesundheitsförderung für junge Menschen in Europa" (Netzwerk Gesundheitsfördernde Schulen 1995) werden als Themen zur Gesundheitsförderung in Schulen folgende **Schwerpunktbereiche** aufgelistet:

- Drogen, Rauchen, Alkohol
- mentale Gesundheit, Umwelt und Gesundheit, Zwischenmenschliche Beziehungen
- gesundheitsbewußtes Verbraucherverhalten, Nutzung von Gesundheitsdiensten
- Vorsorge, persönliche Hygiene, Sicherheitserziehung, gesunde Ernährung
- Nahrung, Körperfunktionen, Wachstum und Entwicklung, Sexualerziehung
- Stress, Durchsetzungsvermögen, Freundschaften
- verbreitete Krankheiten, Erste Hilfe.

Für alle Themenbereiche liegen inzwischen ausgearbeitete Curricula, altersangepaßte Unterrichtsmaterialien, Schüler- und Lehreranleitungen, Hinweise zur wissenschaftlichen Begleitung und Auswertung sowie Erfahrungsberichte vor, die bei den Krankenkassen, den Ärztekammern, den Landesarbeitsgemeinschaften für Gesundheitserziehung oder bei der Bundeszentrale für gesundheitliche Aufklärung abgerufen werden können. Eine Koordinierung der unterschiedlichen Gesundheitsförderungsprojekte und eine leicht erreichbare zentrale Informations- und Verteilerstelle für alle an der Gesundheitsförderung und Gesundheitserziehung beteiligten Berufsgruppen ist bisher weder auf Landes- noch auf Bundesebene in Planung oder eingerichtet.

15.4.2 Effektivität von Gesundheitserziehungsprogrammen

Als Effektivität wird der Grad der objektiv erfaßbaren Zielerreichung, unabhängig von Aufwand, Methoden und Kosten eines Programms, bezeichnet. Sie ist ein wesentlicher Bestandteil der Evaluation, jedoch aufgrund der anvisierten Fernziele in Gesundheitsförderungs- und Gesundheitserziehungsprogrammen nur schwer faßbar.

In einer Übersicht über „hunderte" von Gesundheitserziehungsprogrammen aus Europa und den USA kam Bremberg (1991) zu **vier Voraussetzungen,** die für eine erfolgreiche Gesundheitserziehung notwendig erscheinen:

1. Dauer der Erziehungsprogramme mindestens 1 Stunde/Woche, mindestens 40 Stunden im Schuljahr,
2. Integration des schulischen Gesundheitsprogramms in lokale, gemeindenahe Aktivitäten („mehrkanalige Aktivitäten"),
3. Einsatz von verhaltenswissenschaftlichen Methoden, da übliche pädagogische Unterrichtsmethoden sich als nicht ausreichend herausstellten,
4. Kombination von Gruppenunterricht mit individuell ausgerichteten Aktivitäten.

Auf der kognitiven Ebene werden nach wenigen Stunden rasche, aber nur wenig anhaltende Fortschritte erreicht; für eine Änderung des Gesundheitsverhaltens ist bereits der fünffache Zeitbedarf notwendig; das entscheidende Ziel, eine neue, stabile Einstellung zur eigenen Gesundheit zu entwickeln, kann allein durch schulische Maßnahmen nicht erreicht werden. Unter diesem Blickwinkel sind Gesundheitstage, Präventionstage, Gesundheitsausstellungen, Blutdruck- oder Visus-Messungen in Fußgängerzonen und andere einmalige Aktionen durchaus kritisch zu betrachten.

Zur Effektivität von Gesundheitserziehungs- und Gesundheitsförderungsprogrammen bei Jugendlichen liegt eine systematische Sichtung von Studien zwischen 1992 und 1997 und eine Wirksamkeitsbewertung nach den Standards der U.S. Preventive Task Force vor (Lehmann 1999).

- **Umgang mit Alkohol, Nikotin, Drogen und anderen Suchtmitteln:** Erfolge stellten sich nur ein bei langfristiger Förderung von Lebens- und Gesundheitskompetenzen, beginnend bereits im Kindesalter. Effektive Programme setzten sich aus einem suchtmittelspezifischen Teil (Standfestigkeitstraining) und einem suchtmittelunspezifischen Teil (Förderung von Problemlösungsfähigkeit, Selbstsicherheit und Durchsetzungsvermögen) zusammen. Die Förderungsstrategien sollen Schule, Freizeit und die Familie umfassen und Peer-Gruppen-Effekte sowie massenmediale Zugangswege zu den Jugendlichen nutzen.
- **Freizeitverhalten und Sport:** Erfolgreich, allerdings auf einem relativ geringen Evidenz-Level, erwiesen sich Förderprogramme, die sich auf gemeindespezifische Bedürfnisse der Jugendlichen konzentrierten.
- Eine hohe Evidenz für gesundheitserzieherische Maßnahmen lag beim **Ernährungsverhalten** nur für psychopathologisch definierte Eßstörungen vor sowie bei jugendlichen Patienten mit Adipositas, arterieller Hypertonie und Hyperlipidämie. Für Kinder und Jugendliche ohne Normabweichung im Gewicht und Kreislaufsystem zeigten sich Gesundheitsförderungsprogramme als effektiv, wenn sie im Schul- und Familienkreis gemeinsam angeboten wurden.
- Die **Prävention von Unfällen** (Haus- und Verkehrsunfälle) führte zu guten Ergebnissen, wenn die Gesundheitserziehung bereits im Kindesalter begonnen wurde und die Präventionsmaßnahmen in gemeindeorientierte Programme eingebunden wurden. Für Jugendliche erwiesen sich ärztliche Beratungsangebote als wenig erfolgversprechend. Den höchsten Wirkungsgrad erreichten in den vorliegenden Studien die Folgen von gesetzlich gestützten Sicherheitsmaßnahmen wie beispielsweise die Anschnallpflicht, Tragepflicht von Fahrrad- oder Motorradhelmen oder technische Unfallsicherungsmaßnahmen im Haushalt.

Insgesamt zeigte sich, daß ein hoher Wirkungsgrad von primärpräventiven Programmen entstehen kann, wenn auf den drei oben genannten Ebenen der Gesundheitsförderung die Schule, das Freizeitverhalten und gezielte Medienunterstützung mit einbezogen wurden.

15.5 Schule als Arbeitsplatz – sozialpädiatrische Aufgaben

Nach wie vor ist die Schule der vom Staat verordnete „Arbeitsplatz" von Kindern und Jugendlichen. Die Sorge für Sicherheit, hygienische Grundvoraussetzungen, entwicklungsgerechte Räume, Mobiliar und Arbeitsmaterialien, Arbeitszeitgestaltung entsprechend der physiologischen Leistungsfähigkeit, Verpflegung, Pausengestaltung oder Schulwegsicherung gehören zu den traditionellen Aufgaben des

Schularztes seit über 100 Jahren (Burgerstein und Netolitzky 1885, Meireis 1999).

Zu den klassischen, auch heute noch aktuellen betriebsärztlichen Aufgabenbereichen haben sich einige neue arbeitsmedizinische Herausforderungen hinzugesellt:

- Betriebshygienische Anforderungen an Arbeitsplätze durch die Aufnahme des PCs, von TV und Video als pädagogische Hilfsmittel in der Schule,
- Infektionsgefährdung durch zentrale Klimaanlagen, durch Küchen- oder Cafeteria-Betriebe,
- Unfallgefahren in Foto-, Labor- und Filmräumen,
- Infektionsgefährdung v.a. in Schul-Schwimmbädern, Duschanlagen und Therapieräumen,
- Unfallgefährdung durch besondere Einrichtungen für Behinderte, wie Aufzüge oder Rampen für Rollstuhlfahrer
- Ausstattung für Erste-Hilfe-Maßnahmen, Feuerschutz, Behandlungsräume
- Pflegerische Betreuung für schwerbehinderte Kinder, medizinische Versorgung von chronisch kranken Kindern, Organisation des Transportes in die Schule und nach Schulende,
- Organisation von gesundheitsfördernden Maßnahmen wie Schulfrühstück, Bewegung und Spiel in den Pausen, Mittagessengestaltung, Betreuung außerhalb der Schulstunden innerhalb der Schule,
- Beratung von Eltern, Lehrern und Schülern bei Umweltbelastungen innerhalb und außerhalb der Schule (z.B. Sportunterricht bei Ozon-Wetterlagen, Asbest- oder PCB-Belastung der Schulräume),
- Prävention von Gewalt und Vandalismus, Drogenkonsum, sexuellen Belästigungen, Bedrohung von Mitschülern und Lehrern,
- Beratung bei Integrationsproblemen behinderter und nicht behinderter Kinder, bei extremen Leistungsversagen, sozialen Problemfällen, bei psychischen oder systemischen Erkrankungen der Eltern und bei Kindern alleinstehender Mütter.

Der Kinder- und Jugendärztliche Dienst und auch die Pädiatrie in Deutschland hat diese Aufgaben weitgehend an andere Dienstleistungsanbieter wie Gesundheitsaufseher, Umweltämter, schulpsychologische Beratungsstellen, kinder- und jugendpsychiatrische Dienste, arbeits- und gewerbemedizinische Institutionen abgegeben. Es fehlt an Fortbildung, Literatur und vor allem an betriebsmedizinischen Forschungsvorhaben innerhalb des Schulsystems. Für die Lehrer- und Elternschaft in den Schulen ist es bei auftretenden Problemen oft schwierig, einen sachkompetenten Partner für diese Fragestellungen zu finden. Die in der Bildungs- und Gesundheitspolitik häufig formulierte Forderung nach dem Schularzt als „Betriebsarzt für die Schule" bleibt vorerst eine fiktive Vorstellung: es fehlt an Fortbildung, Forschung und entsprechender Literatur.

Mit dem Umbau des Schulsystems und dem (Wieder-)Einzug des Kinder- und Jugendgesundheitsdienstes in die Schulen hinein lassen sich künftige Aufgaben nicht nur für den öffentlichen Gesundheitsdienst, sondern auch für die niedergelassenen Kinderärzte bereits jetzt absehen. Die offene, selbstverantwortliche und in der Binnenorganisation weitgehend selbständige Schule ist Gegenstand der Bildungsdiskussion für die nächsten Jahre. Sie bietet die Gelegenheit, sozialpädiatrische Belange im Sinne einer gemeindeorientierten Gesundheitspolitik („community health policy") in die Bereiche hineinzutragen, die bisher in unserem Bildungs- und Gesundheitssystem verschlossene Räume waren.

Literatur

(Aufgenommen wurden auch die im Text zitierten Internet-Seiten)

BASS (1997/98): Bereinigte Amtliche Sammlung der Schulvorschriften, herausgegeben vom Ministerium für Schule und Weiterbildung und

Ministerium für Wissenschaft und Forschung des Landes Nordrhein-Westfalen. Ritterbach, Frechen
Bellenberg, G. (1996): Früheinschulung. Ein Beitrag zur Senkung des Schulaustrittsalters? Pädagogik 10, 56–57
Black, J.L. (1991): School Readiness. School Health Newsletter 2, No 2. Internet-Seite www.schoolhealth.org/noready.htm
Bremberg, S. (1991): Does school health education affect the health of students?. Forbes, London
Burgerstein, L., A. Netolitzky (1885): Handbuch der Schulhygiene. Fischer, Jena
Bundesverfassungsgericht (1997): Integration behinderter Kinder im schulischen Bereich. AZ 1 BvR 9/97. Urteil im Wortlaut Internet-Seite www.kidweb.de/bvg.htm
Bundeszentrale für gesundheitliche Aufklärung (Hrsg.) (1997): Gesundheit von Kindern – Epidemiologische Grundlagen. Forschung und Praxis der Gesundheitsförderung, Band 3
Deutscher Bildungsrat (Hrsg.) (1973): Zur pädagogischen Förderung behinderter und von Behinderung bedrohter Kinder und Jugendlicher. Empfehlungen der Bildungskommission. Klett, Stuttgart
Hurrelmann, K.; A. Leppin, A. Nordlohne (1994): Prävention und Gesundheitsförderung in der Schule. In: Rosenbrock, R.: Präventionspolitik. Gesellschaftliche Strategien der Gesundheitssicherung. Bohn, Berlin
Kultusministerium NRW (Hrsg.) (1992): Gemeinsamer Unterricht von Behinderten und Nichtbehinderten in der Grundschule und in der Sekundarstufe I. Abschlußbericht der wissenschaftlichen Begleitung des Bonner Schulversuchs zum Integrationsklassen-Modell. Strukturförderung im Bildungswesen, Heft 50. Ritterbach, Frechen
Lehmann, F.(1999): Wirkungen von Interventionen mit dem Ziel der Gesundheitsförderung bei Jugendlichen – Wissenschaftliche Evidenz und Realisierung im ambulanten Bereich von vier europäischen Ländern. Magisterarbeit Zusatzstudiengang Gesundheitswissenschaften und Sozialmedizin der Universität Düsseldorf
Meireis, H. (1999): Versorgungsauftrag des öffentlichen Kinder- und Jugendgesundheitsdienstes. Kinder- und Jugendarzt 30: 1216–1225
Ministerium für Bildung, Wissenschaft, Forschung und Kultur des Landes Schleswig-Holstein (Hrsg.) (1996): Orientierungsrahmen. Zweijährige Eingangsphase in der Grundschule. Nachrichtenblatt des MBWFK Schleswig-Holstein Nr. 13, 499–500
Ministerium für Kultus, Jugend und Sport Baden-Württemberg (1997): Schulanfang auf neuen Wegen. Internet-Seiten www.baden-wuerttemberg.de/kumi
Muuss, R. E. (1994): Forschung und Praxis zur Integration behinderter Kinder. Sozialpädiatrie 16, 185–188
Netzwerk Gesundheitsfördernde Schulen (1995): Handbuch für Lehrerinnen, Lehrer u. a., die mit jungen Menschen arbeiten. Hrsg. der deutschen Übersetzung: Barmer Ersatzkasse. Echo, Köln
Schattner, J. (1997): Gemeinsamer Schulanfang – Gestaltung des Schulanfangs. VBE rheinland-pfälzische Schule Nr. 5, 97–102
Schirm, H. (2000): Eine Grundschule für alle Kinder? Kinderärztl. Prax. 71 (im Druck).
Schlack, H. G. (1986): Bedingungen für eine erfolgreiche schulische Integration behinderter und nichtbehinderter Kinder – Realitäten und Perspektiven. Öff. Gesundh.-Wes. 48, 520–524
Schlack, H. G. (2000): Kinderärztliche Aufgaben im Kontext der Schule. In: Lenze, M., J. Schaub, J. Spranger, F. J. Schulte (Hrsg.): Pädiatrie – Grundlagen und Praxis. Springer, Berlin (im Druck)
Siegrist, J. (1996): Soziale Krisen und Gesundheit. Eine Theorie der Gesundheitsförderung am Beispiel von Herz-Kreislauf-Risiken im Erwerbsleben. Hogrefe, Göttingen
Sörensen, B. (Hrsg.) (1997): Bevor Kinder zu „Fällen werden". Kooperationspartner für die Grundschule, Informationen, Fallbeispiele. Kallmeyer, Seelze-Velber
Ständige Kultusministerkonferenz der Länder in der Bundesrepublik Deutschland (1999): Internet-Seiten www.kmk.org
Ständige Kultusministerkonferenz der Länder in der Bundesrepublik Deutschland (1972): Empfehlungen zur Ordnung des Sonderschulwesens. Sekretariat der KMK, Bonn
Ständige Kultusministerkonferenz der Länder in der Bundesrepublik Deutschland (1994): Empfehlungen zur Sonderpädagogischen Förderung in den Schulen der Bundesrepublik Deutschland. Beschluß der KMK vom 5./6. Mai 1994. Sekretariat der KMK, Bonn
Ständige Kultusministerkonferenz der Länder in der Bundesrepublik Deutschland (1997): Empfehlungen zum Schulanfang. Beschluß der KMK vom 24.10.1997. Sekretariat der KMK, Bonn
Ständige Kultusministerkonferenz der Länder in der Bundesrepublik Deutschland (1999): Empfehlungen zum Förderschwerpunkt Lernen. Beschluß der KMK vom 1. 10. 1999. Sekretariat der KMK, Bonn
Statistisches Bundesamt (Hrsg.) (1998): Statistisches Jahrbuch für die Bundesrepublik Deutschland 1998. Metzler und Poeschel, Stuttgart

Virchow, R. (1869): Ueber gewisse die Gesundheit benachtheiligende Einflüsse der Schulen. Centralblatt, 343–362
World Health Organisation (Hrsg.) (1986): Ottawa-Charta zur Gesundheitsförderung. Charta der 1. Internationalen Konferenz zur Gesundheitsförderung, Ottawa
World Health Organisation, Regionalbüro für Europa (Hrsg.) (1985): Einzelziele für Gesundheit 2000. Deutsche Fassung: Deutsche Zentrale für Volksgesundheitspflege , Frankfurt/Main
Zimmermann, E. (1997): Den schulärztlichen Beitrag zur schulischen Förderung qualifizieren. Gesundheitswesen 59, 598–603

15.6 Bestimmungen in der Schweiz

Daniel Frey und
Jean-Claude Vuille

15.6.1 Der Föderalismus im Erziehungswesen

In kaum einem anderen Bereich wird das föderalistische Prinzip des Schweizerischen Staates so konsequent verteidigt wie im Erziehungswesen. Die «Schulhoheit» ermöglicht es den Kantonen, die jungen Generationen in einem Geist zu erziehen, der den lokalen kulturellen (religiösen) und gesellschaftlichen Gegebenheiten entspricht. Die Nachteile eines pluralistischen Bildungssystems mit seiner Vielzahl von Lehrplänen und Schulstrukturen in einer stets mobiler werdenden Gesellschaft brauchen nicht speziell hervorgehoben zu werden. Einer seiner gröbsten Auswüchse – die Uneinheitlichkeit des Schuljahresbeginns – konnte nach langen politischen Kämpfen erst auf das Schuljahr 1989/90 hin ausgemerzt werden: das Schuljahr beginnt seitdem in der ganzen Schweiz im Spätsommer. Das Berufsbildungsgesetz und die Maturitäts-Anerkennungs-Verordnung geben dem Bund die Kompetenz, Richtlinien für die Berufsausbildung und die Mittelschulbildung zu erlassen, damit wenigstens die Abschlüsse auf der Sekundarstufe II im ganzen Land vergleichbare Qualität aufweisen.

Eine weitere einheitliche Bestimmung auf Bundesebene findet sich im Bundesgesetz über die Förderung von Turnen und Sport, das in der zugehörigen Verordnung von 1987 die Kantone verpflichtet, in den Volks- und Mittelschulen wöchentlich drei Stunden Turn- und Sportunterricht erteilen zu lassen. Diese klare Bestimmung wird aber von den einzelnen Kantonen sehr unterschiedlich gehandhabt, und es sind starke Kräfte am Werk, die zugunsten anderen Unterrichts am Turnen «sparen» möchten.

Schulstufen

Mit Ausnahme des Kantons Genf, der sich stark am französischen Schulsystem orientiert, ist der **Kindergartenbesuch** freiwillig. In den meisten Kantonen sind die Gemeinden aber verpflichtet, allen Kindern vor dem Schuleintritt mindestens 1 Jahr Kindergartenbesuch zu ermöglichen. Die **obligatorische Schulzeit** beginnt im Alter von 6 oder 7 Jahren und dauert in der ganzen Schweiz neun Jahre. Bestrebungen sind im Gange, das **Schuleintrittsalter** einheitlich auf 6 Jahre festzulegen. Eine Rückstellung vom Schulbesuch um ein Jahr wegen mangelnder körperlicher, geistiger oder seelischer Reife ist auf Antrag der Eltern und einer «Fachinstanz» (schulpsychologischer Dienst oder Schularzt) möglich.

Wie die **Aufteilung in Primar- und Sekundarstufe I** vorgenommen wird, ist den Kantonen überlassen. Das Spektrum reichte bis vor kurzem vom «Modell 4/5» (4 Jahre Primarschule und 5 Jahre Sekundarstufe mit prüfungsbedingter Aufteilung in Primaroberschule und eigentliche Sekundarschule), über verschiedene «Modelle 6/3» bis zur neunjährigen Einheitsschule. Die Tendenz der letzten Jahre weist eindeutig weg von der sehr frühen Selektion aufgrund von Prüfungen zugunsten einer Selektion nach dem

6. Schuljahr auf der Basis einer zweijährigen Beobachtungsphase. Auf der Sekundarstufe I gibt es verschiedene Ausprägungen von Separation-Integration von leistungsstärkeren und schwächeren Schülern. Als Beispiel sei der Kanton Bern genannt, der es den Gemeinden – und in größeren Gemeinden gar den einzelnen Schulkreisen – überläßt, ob sie Real- und Sekundarschüler in denselben Klassen mit Niveau-Unterricht in den sogenannten Kernfächern, in getrennten Klassen im selben Schulhaus oder in separaten Schulen fördern wollen.

Schulbehörden

In allen Kantonen stellen Erziehungs- oder Bildungsdirektionen die obersten Schulbehörden dar. Sie erlassen Lehrpläne und Lektionentafeln, bestimmen die zulässigen Unterrichtsmittel, genehmigen die Eröffnung und Schließung von Schulen und Klassen, sind zuständig für die Lehrerbildung, legen die Lehrerbesoldungen fest, überwachen den Lehrbetrieb durch ihre Schulinspektoren und unterhalten ein Netz von Beratungsdiensten (siehe unten). Den Bezirken oder Gemeinden obliegen die lokale Organisation, die Bereitstellung der Infrastruktur, die Lehrerwahlen, Beschlüsse über Aufnahme und Ausschluß von Schülern, besondere Angebote wie Ferienlager, Kultur- und Gesundheitspädagogik, freiwilliger Schulsport etc. Die zentrale Administration wird von Schulsekretariaten oder Schulämtern übernommen. Die Aufsicht über den Schulalltag und die Wahl der Lehrkräfte und Schulvorsteher liegen aber in der Kompetenz der nach politischen Gesichtspunkten zusammengesetzten Laienbehörden (Schulkommissionen, Schulpflegen). Lokale Schulreglemente werden von den politischen Gemeindebehörden erlassen. In der Ausübung der Unterrichtstätigkeit im Rahmen der gesetzlichen Bestimmungen genießen die Lehrkräfte in der Schweiz ein hohes Maß an Gestaltungsfreiheit. Wo dieser Freiraum in kreativem Sinne und verantwortungsvoll ausgenützt wird, können Wohlbefinden und Leistungsmotivation der Schüler damit erheblich gefördert werden. Der Mißbrauch der Freiheit durch weniger engagierte und «ausgebrannte» Lehrkräfte gehört aber leider auch zum Bild der Wirklichkeit.

Die recht komplizierte Kompetenzverteilung und Kompetenzdelegation gegen die Basis hin bringt es mit sich, daß die Schweizer Schule im guten wie im schlechten Sinne «nahe bei der Politik» ist. Als Positivum darf dazu vermerkt werden, daß sich das Volk um seine Schule kümmert und an ihrem Schicksal teilnimmt, was die Schule daran hindert, zum Elfenbeinturm für weltfremde Geistesübungen zu werden. Auf der negativen Seite steht die Versuchung der politisch Interessierten, sich in alles und jedes einzumischen. Bei vielen Lehrkräften erzeugt dies eine generelle Abwehrhaltung, der allzu oft auch durchaus positive Angebote von außen zum Opfer fallen.

Privatschulen und Privatunterricht

Im Prinzip ist jedermann berechtigt, Unterricht gegen Bezahlung auf privater Basis anzubieten. Damit solcher Unterricht aber als Erfüllung der Schulpflicht gelten darf, müssen bestimmte Anforderungen erfüllt sein, u.a. muß sich der Unterricht im Inhalt und Aufbau an die offiziellen Lehrpläne halten. Er untersteht wie der Unterricht in der öffentlichen Schule der Kontrolle durch die Schulinspektoren oder Schulpfleger. Naturgemäß finden Privatschulen vor allem in den Städten eine gute Entwicklungsmöglichkeit. Sie bieten hier unter Umständen positive Alternativen für Kinder, die sich aus dem einen oder andern Grund in der öffentlichen Schule nicht wohlfühlen. Daß begüterte Eltern versuchen, einem weniger begabten Kind auf dem freien Schulmarkt einen höheren Schulabschluß zu kaufen, kommt zwar vor, ist aber doch eher als Randphänomen zu bezeichnen. Die meisten Privatschüler stammen aus Mittelstandsfamilien, für die das Schulgeld ein echtes Opfer bedeutet. Es ist aber nicht zu leugnen, daß die Lösung «Privatschule» bei konflikthaften Situationen für Familien aus der Unterschicht nicht zur Verfügung steht.

Manche kantonalen Schulgesetze sehen auch die Möglichkeit vor, daß Kinder zu Hause von den eigenen Eltern unterrichtet werden können. In diesen Fällen hat das Schulinspektorat das Recht, die Kinder zu prüfen. Erweist sich der Unterricht auch nach erfolgloser Mahnung als ungenügend, werden die Eltern bestraft.

Eltern- und Schülermitarbeit

Die Zusammenarbeit mit den Eltern weist getreu dem föderalistischen Prinzip ein weites Spektrum auf. In Kantonen mit sehr traditionellen Schulsystemen beschränkt sich die «Zusammenarbeit» auf periodische Informationen der Eltern über die schulischen Fortschritte ihres Kindes, meistens in Form eines schriftlichen Zeugnisses. Lediglich bei disziplinarischen Problemen werden die Eltern in die Schule zitiert. Fortschrittlichere Schulgesetze verpflichten die Schulen, die Eltern nicht nur zu informieren, sondern «in geeigneter Form anzuhören» und zu beraten. Das 1992 in Kraft getretene Volksschulgesetz des Kantons Bern ermächtigt die Gemeinden, weitergehende Zusammenarbeitsformen (Elternrat, Vertretung der Eltern in den Schulkommissionen etc.) zu beschließen. Eine formelle Schülermitsprache ist in einzelnen Gemeinden realisiert, befindet sich aber noch in der Versuchsphase.

15.6.2 Angebote für Kinder mit besonderen Bedürfnissen

Spezialunterricht

Kinder mit Sprachstörungen, Legasthenie, Dyskalkulie oder Störungen der motorischen Koordination können im Rahmen der öffentlichen Schule durch entsprechende ambulante Therapien kostenlos gefördert werden. In schweren Fällen, die klar umschriebene Kriterien erfüllen, werden die Kosten von der Eidgenössischen Invalidenversicherung an die Gemeinden zurückerstattet. Anstelle der – oder als Ergänzung zur – psychomotorischen Therapie gibt es in einzelnen Kantonen noch das Sonderturnen, wo Kinder mit Haltungs- oder Bewegungsproblemen in Gruppen ein besonderes Übungsprogramm absolvieren können. Im Gegensatz zur psychomotorischen Therapie, die von speziell ausgebildeten Fachkräften ausschließlich aufgrund einer eingehenden individuellen Diagnose durchgeführt wird, handelt es sich beim Sonderturnen eher um ein programm- als um ein problemgesteuertes Angebot.

In den letzten Jahren sind Kinder mit hyperaktiven und/oder aggressiven Verhaltensstörungen und entsprechender Einschränkung der Lernbereitschaft zu einem zunehmenden Problem geworden. Die Erfahrung, daß psychotherapeutische Maßnahmen oder Erziehungsberatung in diesen Fällen selten die erwartete Hilfe brachten, hat dazu geführt, daß die Lösung immer mehr in heilpädagogischen Maßnahmen im normalen Schulalltag gesucht wird. Zu diesem Zweck können die Kindergärten und Schulen heilpädagogisch ausgebildete Lehrkräfte verpflichten, welche die entsprechenden Kinder in ihrem normalen Umfeld beobachten und falls nötig im Einzelunterricht betreuen. Manchmal genügt auch die Beratung und praktische Unterstützung des Klassenlehrers. Von den meisten Lehrkräften werden diese «ambulanten Heilpädagogen» als echte Hilfe erlebt.

Sonderklassen

Trotz der verschiedenen ambulanten Therapien konnte man bisher nicht auf die Einrichtung von Sonderklassen verzichten, die in den meisten Fällen einen kleinen Schülerbestand aufweisen, deshalb auch «Kleinklassen» genannt und von speziell ausgebildeten Lehrkräften geführt werden. Für die Bezeichnung der verschiedenen Typen von Sonderklassen hat jeder Kanton seine eigene Lösung gewählt. Als Beispiel seien die im Kanton Bern angebotenen Typen dargestellt:

In die **Kleinklasse A (KKA)** werden lernbehinderte Schüler eingewiesen, die dem Unterricht in der Regelklasse nicht zu folgen vermögen, aber auch nicht eine Sonderschulung im Sinne des Invalidenversicherungsgesetzes benötigen.

Die **KKB** soll Schülern einen Schonraum bieten, deren Lernfähigkeit aus gesundheitlichen, sozialen oder psychischen Gründen vorübergehend beeinträchtigt ist. Sofern solche Schüler nicht durch massive Verhaltensstörungen auffallen, werden sie aber meistens in den Regelklassen behalten. Dafür dienen die KKB oft als Auffangbecken und Therapiestelle für Kinder mit organisch oder sozial bedingten Verhaltensauffälligkeiten, mit Wahrnehmungsstörungen oder Teilleistungsschwächen.

Das Gesetz sieht die Einrichtung der **KKC** für normalbegabte körperlich behinderte Kinder vor. In Wirklichkeit sind auch diese Kinder meistens in den Regelklassen integriert, und die Zahl der nicht Integrierbaren ist zu klein, als daß in den einzelnen Gemeinden für sie spezielle Kleinklassen geführt werden könnten. Dafür gibt es aber spezielle KKC's für schwer Sprachbehinderte, die neben der Sprachheilbehandlung auch eine spezielle pädagogische Förderung benötigen. Kinder mit einem unausgeglichenen Entwicklungsprofil zur Zeit der Einschulung können in eine **KKD** aufgenommen werden. Hier wird das Pensum des ersten Schuljahres im Verlauf von zwei Jahren erarbeitet, und der Übergang vom Kindergarten in die Volksschule geschieht spielerischer und allmählicher als in den Regelklassen.

15.6.3 Gesundheits- und Beratungsdienste

Alle Kantone haben spezielle Gesundheits- und Beratungsdienste für die Schule bereitgestellt.

Erziehungsberatung und schulpsychologischer Dienst

Entsprechend den in der Schule vorherrschenden Problemen stellen die psychologischen Dienste heute die wichtigsten externen Partner für die Lehrkräfte dar. Es handelt sich um rein staatliche Einrichtungen, deren Dienstleistungen für die Benützer kostenlos sind. Die meisten Anmeldungen erfolgen über Kindergärtnerinnen und Lehrkräfte der Volksschulen, aber in zunehmenden Maße nehmen Eltern auch von sich aus die Dienstleistungen in Anspruch. Teilweise stehen die Stellen auch Eltern von Kleinkindern offen. Der Schwerpunkt der Tätigkeit besteht in psychologischen Abklärungen und Beratungen der Bezugspersonen bei Lern- und Erziehungs- und Verhaltensproblemen aller Art. Einzelne Stellen führen auch Therapien durch, meistens in Form von Spielgruppen. Für langdauernde Einzeltherapien sind die Kapazitäten im allgemeinen aber zu gering. Verschiedene Kantone streben eine enge Zusammenarbeit oder gar Symbiose mit öffentlichen kinder- und jugendpsychiatrischen Diensten an, damit auch die medizinischen Aspekte ohne Umwege berücksichtigt werden können.

Schulärztlicher Dienst

Siehe hierzu Kapitel «Sozialpädiatrische Strukturen des Gesundheitswesens – Besonderheiten in der Schweiz» (Kap. 8.7).

Schulzahnärztlicher Dienst

Wie die schulärztlichen Untersuchungen, so hat der Gesetzgeber auch die regelmäßigen zahnärztlichen Kontrollen bei Schulkindern für obligatorisch erklärt. Für die Behandlungen besteht freie Arztwahl, und nur die größten Städte kennen die Einrichtung der Schulzahnklinik, die auch Behandlungen durchführt. Neben der Untersuchung und Behandlung obliegt dem schulzahnärztlichen Dienst die odontologische Prophylaxe in den Schulen. Sie wird durch Schulzahnpflegehelferinnen durchgeführt, die regelmäßig in den Kindergärten und Schulklassen auftauchen, Informationen über Zahnhygiene vermitteln und die richtige Handhabung der Zahnbürste mit den Kindern üben.

15.6.4 Gesundheitsförderung in der Schule

Gesundheitserziehung stellt – implizit oder explizit – einen Bestandteil aller Lehrpläne dar, aber nur im Kanton Genf ist Gesundheitserziehung ein eigenes Schulfach, das von speziell dafür angestellten Fachkräften erteilt wird. In den übrigen Kantonen herrscht die Meinung vor, daß die Sorge um die Gesundheit nicht an Spezialisten delegiert, sondern als integraler Bestandteil in den dafür geeigneten Fächern (Naturkunde, Menschenkunde, Turnen und Sport, Hauswirtschaftsunterricht, Religion und Lebenskunde, aber auch Muttersprache und Mathematik) berücksichtigt werden sollte. In diesem System hängt das Ausmaß und die Qualität der Gesundheitserziehung aber vom persönlichen Interesse und Engagement der Lehrkräfte ab und ist dementsprechend sehr großen Schwankungen unterworfen. Mehrere Kantone haben aus den Mitteln des „Alkoholzehntels" (ein Zehntel der Steuereinnahmen aus dem Alkoholverkauf muß für die Suchtprophylaxe verwendet werden; die Hälfte davon wird den Kantonen zur Verfügung gestellt) spezielle Suchtpräventionsstellen eingerichtet, die u.a. auch den Schulen Unterrichtsmaterial zur Verfügung stellen, Elternabende bestreiten, oder mit der Lehrerschaft zusammen Gesundheitsförderungsprojekte durchführen. Auch diese Lösung setzt aber ein entsprechendes Interesse und die Initiative der Lehrkräfte voraus. Vor einigen Jahren wurde das nationale Programm „Schulen und Gesundheit" lanciert, welches eng zusammenarbeitet mit dem „Europäischen Netzwerk gesundheitsfördernder Schulen" sowie „Radix", dem nationalen Netzwerk gesundheitsfördernder Schulen. Das Programm unterstützt finanziell und konzeptionell Projekte der Gesundheitsförderung an Schulen, die interdisziplinär und interkantonal angelegt sind und von einem prozesshaften, umfassenden Verständnis der Gesundheit ausgehen (gemäß der Charta von Ottawa von 1986).

Die französischsprachigen Kantone kennen seit vielen Jahren die Einrichtung der „animateurs de santé scolaire" und der „médiateurs de santé scolaire". In beiden Fällen handelt es sich um Lehrkräfte, die neben ihrer Aufgabe im Gesundheitsbereich auch gewöhnlichen Schulunterricht erteilen. Der „animateur" hat die Aufgabe, der Gesundheitsförderung in seiner Schule mehr Nachachtung zu verschaffen, während der „médiateur" als eine Art Hauspsychologe Schülern und Schülerinnen mit Problemen für eine erste Beratung zur Verfügung steht.

In verschiedenen Städten und Gemeinden haben die schulärztlichen Dienste in den letzten Jahren begonnen, in der Gesundheitsförderung eine aktivere Rolle zu übernehmen. Dadurch, daß sie regelmäßig alle Kinder sehen, gewinnen sie einen Überblick über die gesundheitliche Situation in einer Schule, wie sie sonst niemand hat. Aufbauend auf ihren Beobachtungen und kraft ihrer fachlichen Kompetenz können sie konkrete, problemgerechte Lösungen anbieten. Diese Unterstützung darf aber nicht in der Übernahme der Verantwortung für die Gesundheitsförderung in der Schule bestehen, sondern sollte Hilfe zur Selbsthilfe sein. Die Verantwortung muß bei der Schule selber bleiben. In den Städten Bern, Basel und Zürich wird dieses Ziel mit der Bildung von „Gesundheitsteams" an Schulen verfolgt. Zentrale Person ist der Koordinator für „Gesundheitsfragen", eine vom schulärztlichen Dienst speziell ausgebildete und begleitete Lehrkraft, welche zusammen mit anderen interessierten Kollegen, Vertretungen der Eltern (ev. auch der Schüler), der Schulkommission und wichtiger Organisationen im Quartier eine Gruppe bildet, welche das Leben in der Schule unter dem Aspekt des Wohlbefindens und der Gesundheit der darin Arbeitenden beobachtet und Förderungsmaßnahmen vorschlägt.

15.7 Bestimmungen in Österreich

Walter Stögmann

15.7.1 Einleitung

Die Bestimmungen und rechtlichen Grundlagen des Pflichtschul- und Sonderschulwesens in Österreich sind im Pflichtschulerhaltungsgrundsatzgesetz 1955, im Schulorganisationsgesetz 1962, im Schulpflichtgesetz 1985 und im Schulunterrichtsgesetz 1986 festgelegt. Diese vier Bundesgesetze wurden 1993 novelliert. Kernthema der Novellierung war die Überführung der bisherigen Schulversuche zum gemeinsamen Unterricht von behinderten und nicht behinderten Kindern (integrative Klassen) (zunächst) im Volksschulbereich in das Regelschulwesen. Diese novellierten Gesetze sind mit Beginn des Unterrichtsjahres 1993/94 in Kraft getreten. Somit haben seit 1. 9. 1993 in Österreich behinderte Kinder (auf Wunsch der Eltern) das gesetzlich verankerte Recht, gemeinsam mit nicht behinderten Kindern geschult und unterrichtet zu werden.

15.7.2 Schulpflicht, Schulreife, Schulfähigkeit

Für alle Kinder (egal ob Österreich oder Ausländer, und egal ob behindert oder nicht behindert) die sich in Österreich dauernd aufhalten, besteht allgemeine **Schulpflicht**. Diese beginnt mit dem auf die Vollendung des 6. Lebensjahres folgenden 1. September und dauert 9 Schuljahre (7. bis 15. Lebensjahr). Die ersten vier Schulstufen sind in der Volksschule (Grundschule) zu absolvieren, die 5. bis 8. Schulstufe in der Oberstufe einer Volksschule oder in der 1. bis 4. Klasse einer Hauptschule oder einer Allgemeinbildenden höheren Schule (AHS). Die 9. Schulstufe wird im Polytechnischen Lehrgang bzw. in der 5. Klasse einer AHS bzw. in der 1. Klasse einer berufsbildenden Schule absolviert.

Schulpflicht, Schulart und Schuldauer gelten sinngemäß auch für Sonderschulen bzw. für behinderte Kinder.

Nach österreichischem Gesetz (Schulpflichtgesetz) ist ein Kind dann **schulreif**, wenn begründete Aussicht besteht, daß es dem Unterricht in der ersten Schulstufe zu folgen vermag, ohne körperlich oder geistig überfordert zu werden. Besteht daran Zweifel, hat der Schulleiter bzw. die zentrale Schulbehörde die Vorstellung des Kindes zu verlangen und ein schul- oder amtsärztliches Gutachten einzuholen. Ferner ist ein zusätzliches schulpsychologisches Gutachten dann einzuholen, wenn die Eltern dies verlangen oder dies zur Feststellung der Schulreife erforderlich erscheint, sofern die Eltern dem zustimmen. Schulpflichtige Kinder, die noch nicht schulreif sind und für die die Bestimmungen eines sonderpädagogischen Förderbedarfes nicht zutreffen, haben das erste Jahr ihrer Schulpflicht in der Vorschule (Vorschulstufe einer Volksschule) zu erfüllen.

Schulunfähig ist ein Kind dann, wenn medizinische Gründe (physische oder psychische Behinderung) einen Schulbesuch (auch den einer Sonderschule) a priori ausschließen bzw. nach einem angemessenen Beobachtungszeitraum (5 Monate) mit besonderer Förderung (an einer Sonderschule) kein Entwicklungsfortschritt feststellbar ist bzw. der Schulbesuch eine unzumutbare Belastung für das Kind darstellen würde. Hierfür sind ein amts- oder schulärztliches Gutachten, ein Gutachten des Leiters der Sonderschule, gegebenenfalls ein sonderpädagogisches Gutachten und mit Zustimmung der Eltern ein schulpsychologisches Gutachten einzuholen. Anläßlich der Feststellung der Schulunfähigkeit hat der Bezirksschulrat die Eltern des betroffenen Kindes darüber zu beraten, welche sonderpädagogischen Förderungsmöglichkeiten außerhalb des Schulwesens bestehen.

Die Rückstellquoten wegen mangelnder Schulreife betragen im österreichischen Bundesdurchschnitt 3 bis 5%. Die Quote der in Österreich von der Schulpflicht befreiten Kinder ist in den letzten Jahren kontinuierlich abgesunken: betraf diese im Schuljahr 1978/79 noch 850 Kinder (etwa 1% aller schulpflichtigen Kinder), waren dies 1986/87 nur 510 und 1993/94 nurmehr 309 Kinder. Hiefür ist neben dem Ausbau entsprechender medizinischer und schulischer Förderungsmöglichkeiten auch die positivere Einstellung der Bevölkerung zu behinderten Kindern ein gewichtiger Erklärungsgrund.

15.7.3 Sonderschulwesen und Integrationsklassen

Historisches

In Österreich entwickelte sich aufgrund einer langen humanistischen Tradition ein Sonderschulwesen, das sich, wie in den meisten westeuropäischen Ländern auch in behinderungsspezifische Sonderschularten ausdifferenzierte. Die ältesten Schulen sind das 1779 gegründete Taubstummeninstitut und das 1804 gegründete Blindeninstitut in Wien. Um die Jahrhundertwende wurden dann auch Schulen errichtet. Mit der grundlegenden Schulreform 1982 wurden die behinderungsspezifisch orientierten Sonderschulen gesetzlich verankert.

Sonderschulwesen

Schulpflichtige Kinder, die infolge physischer und psychischer Behinderung dem Unterricht in einer Regelschule nicht zu folgen vermögen, aber schulfähig sind, haben ihre Schulpflicht in einer ihrer Behinderung entsprechenden Sonderschule bzw. Sonderschulklasse zu erfüllen, soweit solche Schulen (Klassen) vorhanden sind und der Schulweg dem Kind zumutbar ist. Die Aufnahme eines Kindes in einer Sonderschule (Sonderschulklasse) ist auf Antrag der Eltern, auf Antrag des Leiters der Schule oder von Amts wegen vorzunehmen. Hierfür sind die Gutachten des Leiters der vorgesehenen Sonderschule, des Schul- oder Amtsarztes, eventuell sonderpädagogische und schulpsychologische Gutachten einzuholen.

Die gesetzlich definierte Aufgabe der Sonderschule besteht darin, physisch oder psychisch behinderte Kinder in einer ihrer Behinderungsart entsprechenden Weise zu fördern, ihnen nach Möglichkeit eine der Volks- und Hauptschule entsprechende Bildung zu vermitteln und ihre Eingliederung in das Arbeits- und Berufsleben vorzubereiten. Die Lehrpläne der Sonderschulen haben sinngemäß dem der Volks- und Hauptschule zu entsprechen. Zusätzlich sind der Behinderung der Schüler entsprechende Unterrichtsgegenstände sowie therapeutische und funktionelle Übungen vorzusehen.

Es bestehen folgende Arten von Sonderschulen:

1. Allgemeine Sonderschule (für leistungsbehinderte und lernschwache Kinder)
2. Sonderschule für körperbehinderte Kinder
3. Sonderschule für sprachgestörte Kinder

4. Sonderschule für schwerhörige Kinder
5. Sonderschule für Gehörlose
6. Sonderschule für sehbehinderte Kinder
7. Sonderschule für blinde Kinder
8. Sondererziehungsschule (für erziehungsschwierige Kinder)
9. Sonderschule für schwerstbehinderte Kinder
10. In Krankenanstalten und ähnlichen Einrichtungen können für schulpflichtige Kinder nach Maßgabe der gesundheitlichen Voraussetzungen Klassen geführt werden. Unter der Voraussetzung einer entsprechenden Anzahl solcher Klassen können sie als Heilstättenschulen eingerichtet werden.

Die Klassenschülerzahl ist je nach Art und Sonderschule mit 8 (z. B. für Blinde und Gehörlose) bis 15 beschränkt.

Integrationsklassen

Während im bisherigen österreichischen Sonderschulwesen die Kinder nach Altersstufen und Behinderungsarten gruppiert und in eine der Behinderung entsprechende Sonderschule aufgenommen werden mußten bzw. zugewiesen wurden, zeichnete sich im letzten Jahrzehnt ein Paradigmenwechsel ab (Gruber 1993). Man rückte von der medizinisch orientierten Einstufung von behinderten Kindern für entsprechende Sonderschulen ab und stellte immer stärker die soziale Integration in den Vordergrund mit dem Ziel, Prozesse zu bahnen, die für eine spätere gegenseitige gesellschaftliche Bewertung behinderter und nicht behinderter Menschen günstig sind. So wurde zunächst 1986 ein Grundsatzerlaß ausgearbeitet, der klar legte, daß ein Kind nicht allein wegen einer Sinnes- oder Körperbehinderung automatisch sonderschulbedürftig ist, sondern daß auch sinnes- und körperbehinderte Kinder allgemeine Schulen (Regelschulen) besuchen können, wenn eine entsprechende Schulfähigkeit für diese Schulart vorliegt. Aus den seit 1984 in Österreich laufenden Schulversuchen (integrative Klassen, kooperative Klassen, Förderklassen), in denen behinderte Kinder in integrativen Beschulungsformen gemeinsam mit nicht behinderten Kindern unterrichtet wurden (Holzinger 1993), wurden schließlich 1993, wie schon in der Einleitung angesprochen, Integrationsklassen in das Regelschulwesen übernommen und gesetzlich verankert (15. Novelle des Schulorganisationsgesetzes vom 30. Juli 1993, in Kraft seit 1. September 1993).

Die wesentlichsten Kernsätze der nunmehr in Österreich geltenden, für behinderte Kinder relevanten Gesetze lauten (Zangerl 1993):

1. „Der Bezirksschulrat hat den sonderpädagogischen Förderbedarf für ein Kind auf Antrag der Eltern oder auf Antrag des Schulleiters oder von Amts wegen festzustellen." Das besagt, daß anstelle des Verfahrens zur Feststellung der Sonderschulbedürftigkeit ein Verfahren zur Feststellung des sonderpädagogischen Förderbedarfes getreten ist. Zur Feststellung, ob ein sonderpädagogischer Förderbedarf besteht, ist ein sonderpädagogisches Gutachten sowie erforderlichenfalls ein amts- oder schulärztliches Gutachten und mit Zustimmung der Eltern ein schulpsychologisches Gutachten einzuholen.
2. „Schulpflichtige Kinder mit sonderpädagogischem Förderbedarf sind berechtigt (deutlicher: haben das Recht), ihre Schulpflicht entweder in einer für sie geeigneten Sonderschule bzw. Sonderschulklasse oder in einer den sonderpädagogischen Förderbedarf erfüllenden Volksschule zu erfüllen." Das bedeutet, daß die Eltern zwischen einer Betreuung ihres behinderten Kindes in einer Volksschule mit entsprechenden Fördermöglichkeiten oder einer Sonderschule wählen können. Die Schulbehörde hat dabei den Wünschen der Eltern zu entsprechen und sich aktiv um die bestmögliche Lösung zu be-

mühen. Wenn keine den sonderpädagogischen Förderbedarf erfüllende Volksschule vorhanden ist oder eingerichtet werden kann, besteht weiter Sonderschulpflicht.

Die Schülerhöchstzahl in Integrationsklassen wurde gesetzlich nicht festgelegt. Die diesbezüglichen Schulversuche gingen von dem Modell 16 (nicht behinderte) + (maximal) 4 (behinderte) Kinder aus. Für 4 und mehr behinderte Kinder in einer Klasse soll, für 1 bis 3 behinderte Kinder kann ein Zweitlehrer mit Sonderschulausbildung angestellt werden (2-Lehrersystem).

Um dieses Angebotsystem der Integration in den Schulen gewährleisten zu können, ist eine regionale Koordination der sonderpädagogischen Maßnahmen erforderlich. Diese Funktion wurde sogenannten **Sonderpädagogischen Zentren** übertragen, das sind Sonderschulen, die unter anderem den sonderpädagogischen Kompetenztransfer, die Sicherstellung sonderpädagogischer Betreuungsqualität und die Beratung und Unterstützung von Lehrern und Eltern zur Aufgabe gestellt bekommen haben.

Diese 15. Schulorganisationsgesetz-Novelle, die den gemeinsamen Unterricht behinderter und nicht behinderter Kinder auf eine gesetzliche Basis gestellt hat, wird als Meilenstein in der Geschichte der österreichischen Schulpolitik angesehen. Er ist naturgemäß noch mit Anfangsproblemen und Realisierungsmängeln behaftet, zumal auch die notwendigen Rahmenbedingungen Ländersache sind und durch Länderausführungsgesetze geregelt werden. Neben der nicht geregelten Klassenschülerzahl, dem Mangel behinderter Kinder und entsprechend ausgebildeter Sonderschullehrer vor allem in ländlichen Gebieten gibt es Probleme auch bei Schulbauten (z.B. viele nicht rollstuhlgerecht) und bei der Bereitstellung von Hilfspersonal (z.B. zur Körperpflege behinderter Kinder). Die Akzeptanz des gemeinsamen Unterrichtes von behinderten und nicht behinderten Kindern in der Bevölkerung ist erfreulich hoch, und zwar nach einer Meinungsumfrage doppelt so hoch wie die Ablehnung. Viele Lehrer und einige in der Behindertenbetreuung tätige Ärzte stehen allerdings der integrativen Betreuung geistig behinderter Kinder, vor allem in den höheren Schulstufen, sehr skeptisch gegenüber.

Nach der österreichischen Schulstatistik gab es 1993/94 in Österreich in 525 Sonderschulen bzw. Sonderschulklassen 18.953 Schüler (das sind 2,5% der Pflichtschüler); integrative Klassen mit 2-Lehrersystem gab es in diesem ersten Schuljahr des gesetzlich verankerten Integrationsschulwesens 444 mit 1.776 Kindern. 1994/95 existierten bereits 632 Integrationsklassen.

15.7.4 Schulärzte, Gesundheitsförderung, Schulhygiene

Es besteht kein Zweifel daran, daß Gesundheit und Hygiene (im weitesten Sinne) betreffende Fragen in Schulen eine wesentliche Bedeutung haben müssen. Dem wird in den österreichischen Schulgesetzen auch Rechnung getragen, indem ein gut funktionierendes Schularztsystem aufgebaut ist, und Fragen der Gesundheit, der Gesundheitsförderung und Gesundheitserziehung, sowie der Schulhygiene auch in den Schulplänen berücksichtigt werden.

Schulärzte

Nach österreichischem Schulgesetz sind in allen Schulen Schulärzte anzustellen. Diesen kommen folgende Aufgaben zu:

1. Ein mindestens 1 × jährliche Untersuchung aller Schüler auf ihren Gesundheitszustand, speziell im Hinblick auf ihre körperliche (Teilnahme am Turnunterricht) und geistige (Sehen, Hören, usw.) Schulfähigkeit (Weißenbacher 1990).

2. Eintragen der erhobenen Untersuchungsergebnisse in ein Gesundheitsblatt, von dem ein Durchschlag an das österreichische statistische Zentralamt zu schicken ist, wodurch eine statistische Auswertung und eine regelmäßige Beurteilung des Gesundheitszustandes der österreichischen Schuljugend ermöglicht wird.
3. Erstellung von Gutachten zur Feststellung der Schulfähigkeit und zur Feststellung eines sonderpädagogischen Förderbedarfes.
4. Mitwirkung bei allen Maßnahmen zur Förderung und Erhaltung der Gesundheit der Schuljugend (Gesundheitserziehung, Gesundheitsvorsorge) und bei der Bekämpfung von Krankheiten.
5. Beratung des Lehrkörpers in allen Fragen des Schulgesundheitswesens.
6. Überwachung der Hygiene in der Schule und des hygienischen Zustandes des Schulgebäudes und seiner Anlagen.
7. Überwachung aller Einrichtungen der Ersten Hilfe-Leistung.

Gesundheitsvorsorge, Gesundheitserziehung, Sicherheitserziehung und Schülerunfallverhütung

Seit 1977 sind alle Schüler an österreichischen Schulen in die soziale Unfallversicherung einbezogen und bei der Allgemeinen Unfallversicherungsanstalt (AUVA) beitragsfrei versichert. Deren gesetzlichen Aufgaben beinhalten alle Leistungen, die nach einem Schulunfall (beim Unterricht, in den Pausen, auf dem Weg von und zur Schule, bei Exkursionen, Schulschikursen und Schullandwochen) erbracht werden müssen. Die AUVA kommt aber auch die Aufgabe der Schulung in Unfallverhütung und in Sicherheitserziehung zu, z. B. Sicherheit im Straßenverkehr, Sicherheit beim Schulsport und beim Schifahren, Eintreten für sichere und körpergerechte Schulmöbel usw. (Rotter 1990).

Gesundheitserziehung und Gesundheitsvorsorge sind in österreichischen Schulen zwar keine eigenen Lerngegenstände im Rahmen der Lernpläne der Pflichtschulen, doch sind die Lehrpersonen angehalten, alle Möglichkeiten und Gegebenheiten zu nützen, darauf Bezug zu nehmen. Das gilt insbesondere für die Lehre in Umweltkunde, Biologie, Sozialkunde und im Turnunterricht.

In diesem Zusammenhang ist zu erwähnen, daß es Verordnungen des zuständigen Bundesministeriums für Unterricht gibt, wonach Rauchen den Schülern von Pflichtschulen in der Schule und bei Schulveranstaltungen untersagt ist. Es gibt weiters Empfehlungen zur Vorbeugung gegen Suchtmittelmißbrauch für Schüler und Erlässe zur schulischen Sexualerziehung. Diese letztere darf nicht allein auf die Anatomie und Physiologie der Fortpflanzungsorgane und auf Empfängnisverhütungsmethoden, besonders auch im Bezug auf AIDS-Ansteckungsgefahren, also auf sexualkundliche Informationen beschränkt gesehen werden, sondern das Ziel der schulischen Sexualerziehung wird in der Erziehung zu einer echten Lebenshilfe und Wertordnung gesehen. Es gilt also, von einer Faktenmoral zu einer Haltungsethik zu kommen derart, daß ein verantwortungsvoller Umfang mit Sexualität und Partnerschaft ohne sittliche Normen nicht möglich ist. In diesem Verständnis ist Sexualerziehung als Teil der Gesamterziehung anzusehen (Loewit 1990).

15.7.5 Ausländische Kinder in österreichischen Schulen

In Österreich leben viele Ausländer, und zwar als Gastarbeiter (überwiegend aus der Türkei und den Ländern des ehemaligen Jugoslawiens) oder als Flüchtlinge aus den ehemaligen Ostblockstaaten. Entsprechend ist auch die Zahl der in Österreich lebenden schulpflichtigen ausländischen

Kinder hoch. An den Pflichtschulen betrug im Schuljahr 1993/94 der Ausländeranteil im österreichischen Bundesdurchschnitt 11,2% (in Volksschulen 11,3%, in Hauptschulen 10,2%, in Sonderschulen 18,4% [!] [sichtlich werden viele Ausländerkinder mangels ausreichender Beherrschung der Deutschen Unterrichtssprache in Sonderschulen abgeschoben). In Wien ist der Ausländeranteil an schulpflichtigen Kindern besonders hoch: er betrug 1993/94 30,9% (27,7% in Volksschulen, 35,9% in Hauptschulen und 34,2% in Sonderschulen) (Statistik 1994). In manchen Wiener Volks- und Hauptschulen machen ausländische Kinder sogar 70 bis 90% aus, weshalb hier die meisten österreichischen Eltern ihre Kinder von diesen Schulen abmelden und sich gezwungen sehen, sie in Privatschulen unterzubringen. Deshalb wird in Österreich immer wieder die Forderung erhoben, den Ausländeranteil an österreichischen Pflichtschulen (z.B. mit 30%) zu beschränken. Dabei sind in den Wiener Hauptschulen nach Aussage vieler Lehrer die ausländischen Schüler in der Regel fleißig, interessiert und brav, während die österreichischen Kinder meist aus sozial desinteressierten, wenn schon nicht sozial verwahrlosten Familien stammen, da die Mehrzahl der österreichischen Kinder in Wien und in den anderen österreichischen Großstädten, wenn irgend möglich, in eine AHS geschickt werden.

Nach österreichischem Schulgesetz kann für Kinder mit nicht deutscher Muttersprache, welche die Unterrichtssprache nicht ausreichend beherrschen, ein entsprechend ausgebildeter Lehrer zusätzlich eingesetzt werden. Außerdem wird als unverbindliche Übung in allen Schulstufen ein muttersprachlicher Unterricht im Ausmaß von 3 bis 6 Wochenstunden angeboten.

Für Mädchen aus islamischen Ländern (Türkei und Bosnien) entstehen zusätzliche und oft kaum bewältigbare Probleme nicht so sehr im schulischen Bereich, sondern aus der großen Diskrepanz zwischen dem liberalen westlichen Lebensstil in der Schule bzw. in der Freizeit und der strengen islamischen, eventuell sogar fundamentalistischen Lebensweise zu Hause. Viele dieser Mädchen werden daher psychisch bzw. psychosomatisch auffällig und behandlungsbedürftig.

Literatur

Gruber, H. (1993): Schulische Integration – eine Weichenstellung im österreichischen Schulwesen. Paediat. Paedol. 28, 117

Holzinger, A. (1993): Schulversuchsmodelle zum gemeinsamen Unterricht behinderter und nicht behinderter Kinder. Integration in der Praxis. Heft 1, 15

Loewit, K. (1990): Schulische Sexualerziehung. In: Kompendium für den Schularzt (S. 291). ÖAK-Verlag, Wien.

Österreichische Schulstatistik (1994). Hrsg. Bd. Min. f. Unterricht und Kunst.

Rotter, M. (1990): Schülerunfallverhütung und Sicherheitserziehung. In: Kompendium für den Schularzt (S. 263). ÖAK-Verlag, Wien.

Weißenbacher, C. (1990): Pädiatrische Aspekte der Schulärztlichen Tätigkeit. In: Kompendium für den Schularzt (S. 25). ÖAK-Verlag, Wien.

Zangerl, L. (1993): Information über die Gesetzesnovellen. Integration in der Praxis. Heft 2, 5.

16 Kind und Umweltbelastung

Manfred Teufel

16.1 Einleitung – Risiken durch Schadstoffe?

Seit Anfang der siebziger Jahre wird in der Bevölkerung ein wachsendes Umweltbewußtsein beobachtet. Neben Rückständen und Verunreinigungen in Nahrungsmitteln sowie Schadstoffen in Luft, Boden und Wasser, gilt das Interesse allen modernen Umweltnoxen, wie beispielsweise dem Kraftfahrzeugverkehr und der radioaktiven Strahlung. Verbunden ist damit die Sorge, daß unser hoher Lebensstandard durch das Eingehen gesundheitlicher Risiken erkauft werde. Kinder scheinen aufgrund vulnerabler Entwicklungsphasen und wegen der noch längeren Expositionszeit besonders gefährdet zu sein. In Tabelle 16-1 sind einige relevante Umweltschadstoffe und ihre Zielorgane zusammengestellt.

Unter einem Schadstoff versteht man eine Substanz, die nachweislich oder mit hoher Wahrscheinlichkeit eine gesundheitsschädigende Wirkung hat. Schadstoffe in Nahrungsmitteln werden oft auch als Rückstände oder Verunreinigungen bezeichnet. Die derzeit in den verschiedenen Medien nachweisbaren Schadstoffkonzentrationen stellen meist kein konkretes, sondern nur ein potentielles Risiko dar. Gründe für die Unsicherheit über das Risiko sind unzureichendes Datenmaterial, unklare Aufnahmemengen, zu geringer Abstand zwischen Exposition und toxischer Dosis sowie die Aufnahme von Stoffen mit mutagenen, teratogenen und karzinogenen Eigenschaften.

Abkürzungen:
CKW = Chlorkohlenwasserstoffe
DDT = Dichlordiphenyltrichloräthan
DTA = „duldbare" tägliche Aufnahmemenge
HCB = Hexachlorbenzol
HCH = Hexachlorcyclohexan
NOAEC = No Observed Adverse Effect Concentration
NOEL = No Observed Effect Level
PCB = Polychlorierte Biphenyle
PCDD = Polychlorierte Dibenzo-p-dioxine
PCDF = Polychlorierte Dibenzofurane
TE = Toxizitätsäquivalente

Tabelle 16-1: Wichtige Zielorgane und relevante Umweltschadstoffe (Auswahl).

Zielorgane	Umweltschadstoffe
Atemwege	Schwefeldioxid, Stickstoffdioxid, Ozon, Formaldehyd, Blei, Asbest, Zigarettenrauch, Kfz-Abgase
Blutbildende Organe	Kohlenwasserstoffe, Blei, Arsen, Kohlenmonoxid, Kohlendioxid, Fluoride, Radionuklide
Haut	Kohlenwasserstoffe, Formaldehyd, Chlor, Brom, Jod, Nickel
Herz-Kreislauf	Kohlenmonoxid, Kohlenwasserstoffe, Blei, Arsen, Zigarettenrauch
Nervensystem	Kohlenwasserstoffe, Blei, Cadmium, Quecksilber, Pestizide, Insektizide, Kohlenmonoxid, Schwefelkohlenstoff
Niere	Cadmium, Quecksilber, Blei, Arsen, Nickel, Wismut, Tetrachlorkohlenstoff, Trichlorethen, -ethylen, Vinylchlorid
Reproduktionsorgane	Insektizide, Herbizide, Fungizide, Akarizide, Chlorkohlenwasserstoffe

16.2 Rückstände und Verunreinigungen in Nahrungsmitteln

Zahlreiche Schadstoffe wie beispielsweise die CKW-Pestizide, PCB und PCDD/F sowie einige Schwermetalle und Nitrat werden vom Menschen über die Nahrung aufgenommen. Während die Ernährungsfachleute das größte Risiko im individuellen Ernährungsverhalten sehen und auf die Folgen einer Über- oder Fehlernährung hinweisen, ist die Bevölkerung in erster Linie durch chemische Rückstände und Verunreinigungen in den Nahrungsmitteln beunruhigt. Dabei wird oft vergessen, daß auch natürliche Giftstoffe wie z.B. die Mykotoxine und mikrobielle Verunreinigungen die Gesundheit von Kindern und Erwachsenen bedrohen können.

16.2.1 Möglichkeiten der toxikologischen Bewertung

Eine einheitliche und zuverlässige Methode zur Beurteilung der Toxizität von Rückständen in Nahrungsmitteln liegt bisher nicht vor. Am gebräuchlichsten ist das Bewertungssystem der **„duldbaren" täglichen Aufnahmenmenge (DTA)** beziehungsweise des **„acceptable" daily intake** (ADI, DFG 1984). Hierzu wird zunächst im Tierversuch die höchste Dosis eines Schadstoffes ermittelt, die bei andauernder Zufuhr keine sicht- oder meßbaren Folgen hinterläßt (NOEL). Vermindert man den NOEL um einen Sicherheitsfaktor zwischen 10 und 1000, so erhält man die DTA für die betreffende Substanz. Ausgehend davon werden unter der Annahme durchschnittlicher Verzehrsgewohnheiten Höchstmengen für die einzelnen Substanzen in Lebensmitteln festgelegt, die als „duldbare" Konzentrationen bezeichnet werden. Je nach Wahl des Sicherheitsfaktors (10–1000) kommt man zu „duldbaren" Konzentrationen, die um dem Faktor 100 schwanken.

Unabhängig von der Höhe des Sicherheitsfaktors ist diese Methode häufig kritisiert worden, da sich die Ergebnisse aus Tierversuchen nicht direkt auf den Menschen übertragen lassen, die täglichen Aufnahmemengen, vor allem im Kindesalter, nur geschätzt werden können und das Zusammenwirken verschiedener Schadstoffe unberücksichtigt bleibt.

Deshalb wurde versucht, mit Hilfe der NOAEC eine potentielle Gefährdung durch Schadstoffe exakter zu erfassen (Hapke 1992). Unter NOAEC versteht man die höchste im Gewebe von Versuchstieren meßbare Konzentration eines Schadstoffs, die keine sicht- oder meßbaren Folgen hinterläßt. Vergleicht man nun diese Werte mit denjenigen in menschlichen Geweben, so läßt sich ein Gesundheitsrisiko relativ gut abschätzen. Vorteil dieser Methode ist, daß tierspezifische Stoffwechselvorgänge keine Rolle für die toxikologische Beurteilung spielen. Allerdings ist es bei Kindern schwierig, Gewebe aus den verschiedenen Organen für die Schadstoffanalysen zu erhalten.

16.2.2 Nahrungskette

In der Nahrungskette Luft → Boden → Wasser → Pflanze → Tier → Mensch werden einige persistente und lipophile Substanzen wie beispielsweise die CKW-Pestizide, PCB, PCDD/F stark angereichert. Die Konzentrierung erreicht in den Einzelstufen die Größenordnung einer Zehnerpotenz. Der gestillte Säugling nimmt in diesem System eine besonders ungünstige Stellung ein, da er ganz am Ende der terrestischen Nahrungskette steht. In der aquatischen Nahrungskette kommt es zu einer noch höheren Anreicherung von Schadstoffen. Besonders betroffen sind hier Fische, Meeressäuger und Seevögel.

16.2.3 Pestizide vom Typ der chlorierten Kohlenwasserstoffe

Die wichtigsten Vertreter dieser Substanzgruppe sind DDT, HCB, HCH. Obwohl ihre Anwendung in Deutschland und vielen westlichen Staaten seit Mitte der siebziger Jahre verboten oder zumindest stark eingeschränkt ist, erreichen diese Substanzen den Menschen hierzulande immer noch über Restbestände aus den Böden sowie über importierte Nahrungs- und Futtermittel.

Muttermilch als Bioindikator

Aufgrund gesetzlicher Maßnahmen hat sich in den letzten 15 Jahren die Situation im Hinblick auf die Belastung unserer Nahrungsmittel mit CKW-Pestiziden entspannt (Chem. Landesuntersuchungsamt Baden-Württemberg 1980–1997; Abb. 16-1). Muttermilch ist nämlich nicht nur die physiologische Nahrung für den Säugling, sondern dient auch als Bioindikator zur Beurteilung der allgemeinen Belastungssituation.

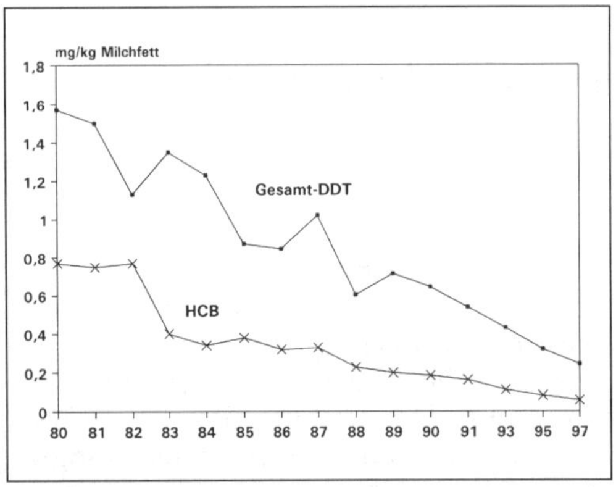

Abbildung 16-1: DDT- und HCB-Konzentrationen in Muttermilch aus Baden-Württemberg von 1980 bis 1997 (Mittelwerte). Die gesetzlichen Grenzwerte für Kuhmilch betragen für DDT 1,0 und für HCB 0,5 mg/kg Fettbasis (v. Mühlendahl 1998, Niessen et al. 1998).

16.2.4 Polychlorierte Biphenyle

PCB wurden in den westlichen Industrieländern von 1929 bis 1983 in industriellem Maßstab aus Biphenylen und elementarem Chlor hergestellt. Je nach Einwirkungsauer des Chlors und nach der Reaktionstemperatur entstanden verschiedene PCB-Gemische, die sich durch ihren Chlorierungsgrad unterschieden. Insgesamt sind 209 verschiedene PCB-Einzelverbindungen möglich, die man auch als Kongenere bezeichnet. Diese unterscheiden sich erheblich in ihren physikalischen, chemischen und toxikologischen Eigenschaften. PCB sind sehr beständige Verbindungen, die wegen ihrer günstigen technischen Eigenschaften vielseitig verwendet wurden (DFG 1988). Die toxischen Wirkungen der PCB sind in Tabelle 16-2 zusammengestellt.

Tabelle 16-2: Chronische Toxizität von PCB.

- Allgemeinsymptome wie Bauchschmerzen, Kopfschmerzen und Müdigkeit
- Hautveränderungen: Chlorakne sowie Hyperkeratose, Pigmentierung und Atrophie bei Neugeborenen, die während der Embryonal-/Fetalzeit exponiert waren
- Vermindertes Geburtsgewicht
- Störungen des Immunsystems: Verminderte zelluläre und humorale Immunantwort, Infektanfälligkeit
- Leberveränderungen: Fibrose, Hyperplasien, Leberzellkarzinome
- Störungen des Nervensystems: Polyneuropathie mit Taubheitsgefühl in den Gliedern und Schwäche
- Störungen im Hormonsystem und Veränderungen biochemischer Parameter
- Veränderungen der Augen, Schwellung der Meibom'schen Drüsen

PCB und Umwelt

Als Emissionsquellen von PCB sind vor allem Mülldeponien, unsachgemäße Abfallbeseitigung und Verflüchtigungen aus Gebäuden zu benennen. Darüber hinaus können die im Bergbau verwendeten PCB in die Umwelt gelangen. Trotz der geringen Wasserlöslichkeit der PCB gelangen diese entweder direkt durch Absinken ins Grundwasser oder durch Oberflächenwasser in die Flüsse und Meere und werden dort vom Plankton und von Fischen aufgenommen. Der Eintrag in die Atmosphäre geschieht durch Verdampfen mit anschließender Bindung an festen, festflüssigen und flüssigen Aerosolen. Die Resistenz der PCB gegenüber abiotischen und biotischem Abbau erklärt ihre Beständigkeit in allen Medien und macht damit die globale Verbreitung über 510 Millionen Quadratkilometern Erdoberfläche (Wasser und Land), ausgehend von nur wenigen Hektar Produktions- und Lager- und Nutzungfläche, erst möglich (DFG 1988).

PCB-Aufnahme durch den Menschen

Die Aufnahme von PCB beginnt bereits pränatal über die Plazenta und setzt sich im weiteren Leben vor allem über kontaminierte Nahrung fort (Bosse et al. 1996, Teufel 1997). Besonders stark belastet sind Muttermilch, Fische und tierische Fette. Die PCB-Belastung über die Atemluft spielt meist keine wesentliche Rolle.

PCB-Konzentrationen in Muttermilch

Im Gegensatz zu den CKW-Pestiziden waren die Konzentrationen der drei Indikator-Kongenere Nr. 138, 153 und 180 in der Muttermilch von 1985 bis 1993 nur wenig rückläufig. Die Werte lagen durchschnittlich um das 3- bis 5fache über den für Kuhmilch erlaubten Höchstgrenzen von 0,05 (PCB Nr. 138 und 153), bzw. 0,04 mg/kg Fett (PCB-180). In Einzelfällen wurden diese Grenzwerte um das bis zu 10fache überschritten. Seit 1994 ist läßt sich jedoch eindeutig eine abnehmende Tendenz erkennen (CLUA Freiburg 1985–1997; Abb. 16-2). Zur Stillempfehlung der Akademie für Kinderheilkunde und Jugendmedizin sie Kap. 10 (S. 187).

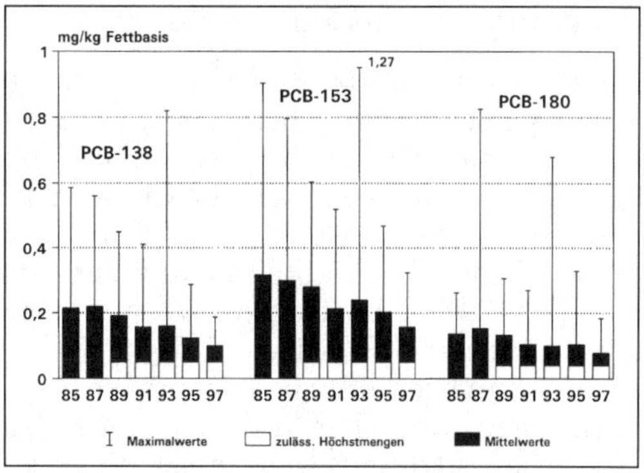

Abbildung 16-2: Konzentrationen hochchlorierter PCB-Einzelkomponenten in der Muttermilch 1985–1997. Die gesetzlich festgelegten Höchstmengen für Kuhmilch werden deutlich überschritten (SHmV 1988).

PCB im kindlichen Fettgewebe

Untersuchungen in unserem Labor ergaben, daß PCB in der Muttermilch tatsächlich resorbiert und im Fettgewebe gespeichert werden. Säuglinge, die lange gestillt worden waren, wiesen signifikant höhere PCB-Konzentrationen in ihrem Fettgewebe auf als Kinder, die nur wenig oder keine Muttermilch erhalten hatten (Teufel 1992; Abb. 16-3). Ein Zusammenhang von PCB-Belastung und angeborenen Fehlbildungen oder malignen Tumoren konnte nicht gefunden werden (Teufel et al. 1990).

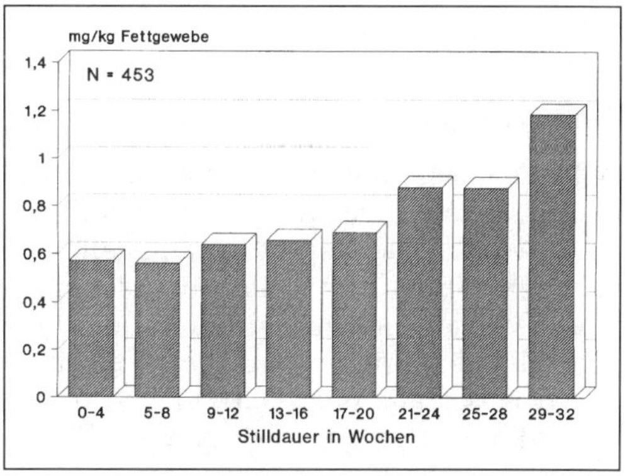

Abbildung 16-3: PCB-Konzentrationen im Fettgewebe von gesunden Kindern in Abhängigkeit von der Stilldauer.

Toxikologische Bedeutung der PCB

Die DTA wird für die PCB mit 1 µg pro kg Körpergewicht angegeben. Da ältere Kinder und Erwachsene tgl. nur ungefähr 0,1 µg pro kg Körpergewicht PCB aufnehmen, ist eine direkte Schädigung der menschlichen Gesundheit nicht zu erwarten (DFG 1988). Im Gegensatz dazu liegt die Zufuhr an PCB während der Stillphase mit durchschnittlich 3 µg pro kg Körpergewicht und Tag dreifach über der DTA. Hinzukommt, daß über die toxischen Wirkungen einzelner PCB-Kongenere, insbesondere der besonders problematischen **koplanaren PCB,** nur wenig bekannt ist.

16.2.5 Polychlorierte Dibenzodioxine und Dibenzofurane

Chemisch lassen sich die PCDD als aromatische Äther, d.h. sauerstoffverknüpfte Phenylringe charakterisieren. Ihnen eng verwandt und von vergleichbarer Toxizität sind die PCDF. Insgesamt gibt es 210 verschiedene Chlorhomologe und Stellungsisomere, von denen 75 auf die PCDD und 135 auf die PCDF entfallen. 2,3,7,8-Tetrachlordibenzodioxin (TCDD), das sogenannte Sevesodioxin, weist die höchste Toxizität der Verbindungsklasse auf.

PCDD/F-Quellen

PCDD/F entstehen bei Verbrennungsprozessen, zum Beispiel in Müllverbrennungs- und Hausfeuerungsanlagen, bei der Herstellung von Chlorphenolen und ihrer Derivate, sowie bei der Produktion von Metallchloriden und der Chlorbleiche. Das Verhalten der PCDD/PCDF in der Umwelt entspricht demjenigen der PCB.

Toxizität

In Tierversuchen und bei Unglücksfällen zeigten die PCDD/F folgende chronische toxische Wirkungen: Müdigkeit oder Erregbarkeit, Polyneuropathien (Schwäche, Gefühllosigkeit in den Extremitäten), zentralnervöse Störungen, Hautveränderungen (Chlorakne, Pusteln, Abszesse, Hyperpigmentierung), Muskelschmerzen, Leberveränderungen (Leberverfettung, Zirrhose, Tumoren), Stoffwechselstörungen, autonome Fehlfunktionen und Depression des Immunsystems (Umweltbundesamt 1985).

PCCD/F in Nahrungsmitteln

Aufgrund der Gesetzmäßigkeit der terrestischen und aquatischen Nahrungskette sind Muttermilch sowie größere Meeresfische besonders stark mit PCDD/F belastet (Beck et al. 1989, Hapke 1992, Abb. 16-4). Da Muttermilch aber nur im Säuglingsalter als Nahrungsmittel eine Rolle spielt und Kinder mengenmäßig wenig Fisch essen, kommt auf lange Sicht der PCDD/F-Zufuhr über tierische Produkte die größte Bedeutung zu. Berechnungen ergaben, daß die tägliche PCDD/F-Zufuhr nach der Stillphase unter 1 pg TE pro kg Körpergewicht und Tag liegt, so daß hier ein Sicherheitsfaktor zum NOEL der Ratte von 1000 eingehalten werden kann. Für den gestill-

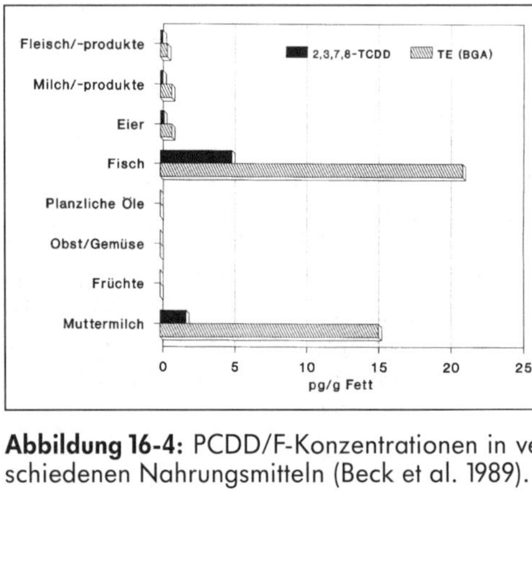

Abbildung 16-4: PCDD/F-Konzentrationen in verschiedenen Nahrungsmitteln (Beck et al. 1989).

ten Säugling ist die Situation jedoch wesentlich ungünstiger, da er durchschnittlich 60–80 pg TE pro Körpergewicht und Tag an PCDD/F aufnimmt.

16.2.6 Synergismus von Schadstoffen

Es gibt nur wenige Untersuchungen, die sich mit den Kombinationswirkungen von Schadstoffen, insbesondere von chlorierten Kohlenwasserstoffen, beschäftigen. Eine einfache Addition der gemessenen Schadstoffkonzentrationen ist sicherlich unzulässig, da sich die verschiedenen Substanzen im Hinblick auf die Toxizität stark unterscheiden. Sogar innerhalb einer Substanzklasse (z. B. PCB, PCDD/F) gibt es enorme Unterschiede zwischen den verschiedenen Kongeneren. Hinzukommt, daß sich die Toxizität von Substanzgemischen beim Durchlaufen der Nahrungskette verändern kann. Überraschend war die Beobachtung, daß unter bestimmten Bedingungen PCB-Gemische die toxischen Wirkungen von Dioxinen abschwächen, beziehungsweise sogar vollständig verhindern können (Biegel et al. 1989). Bei der Vielzahl chemischer Substanzen in unserer Umwelt wird unser Wissen über das Zusammenwirken von Schadstoffen vermutlich immer unvollständig bleiben.

16.2.7 Mykotoxine

Die Aflatoxine B_1, B_2, G_1 und G_2 werden von den Schimmelpilzen Aspergillus flavus und Aspergillus parasiticus gebildet. Besonders hohe Gehalte werden in pflanzlichen Lebensmitteln gefunden, die aus warmen, feuchten Regionen stammen, da die Aflatoxinbildner dort die günstigsten Wachstumsbedingungen antreffen. Gefährdete Lebensmittel sind u. a. Erdnüsse, Pistazien, Mais, Trockenfeigen und verschiedene Gewürze. Aflatoxine, insbesondere Aflatoxin B_1, gelten als die im Tierversuch am stärksten kanzerogen wirksamen Schimmelpilzgifte. Aus diesem Grund sollte die Belastung von Lebensmitteln mit Aflatoxinen weitestgehend reduziert werden. Folgende Höchstmengen gelten für alle Lebensmittel: Aflatoxin B_1 2 µg/kg, Summe aus Aflatoxin B_1, B_2, G_1 und G_2 4 µg/kg. Im Rahmen eines bundesweiten Lebensmittel-Monitoring-Programms 1997 wurden Überschreitungen dieser Höchstmengen mehrfach festgestellt. Für die verzehrsfertige Zubereitung von Säuglingsnahrungen liegen die entsprechenden Höchstmengen für Aflatoxin B_1 und die Summe der obengenannten Aflatoxine mit jeweils 0,05 µg/kg deutlich niedriger.

16.3 Schwermetalle

Blei, Cadmium und Quecksilber erfüllen im menschlichen Organismus keine physiologische Aufgaben, können aber bereits in geringeren Konzentrationen toxische Symptome verursachen. Sie bilden mit vielen organischen Verbindungen stabile Komplexe, so daß Enzyme blockiert und die Funktion von Zellmembranen beeinträchtigt werden. Zielorgane von Blei sind das Nervensystem, die Nieren und das blutbildende System. Typische Symptome einer Bleivergiftung sind Wachstums- und Hörstörungen, verminderter Intelligenzquotient, Herabsetzung der Nervenleitgeschwindigkeit und der Hämoglobinsynthese sowie Störungen des Vitamin-D-Metabolismus. Spätsymptome sind Enzephalopathie, Nephropathie und Koliken. Cadmium verursacht im wesentlichen Nierenparenchymschäden, Anämien und Reproduktionsprobleme. Quecksilber hat ähnliche Wirkungen wie Cadmium, hinzu kommen zentralnervöse Störungen, wie Beeinträchtigung des Sensoriums, Schwerhörigkeit, Ataxie und Sprachstörungen. Die Aufnahme von Schwermetallen erfolgt vorwiegend über den Verzehr von inneren Organen (Leber, Niere), Fisch (Quecksilber), pflanzliche Kost (Blei, Cadmium) sowie über die Atemluft.

16.3.1 Blei, Cadmium und Quecksilber in Nahrungsmitteln

Aus den aktuellen Schwermetallkonzentrationen in der reifen Muttermilch läßt sich errechnen, daß ein vollgestillter Säugling pro Woche durchschnittlich 5,7–16,6 µg/kg Körpergewicht Blei, 0,28–16,7 µg/kg Körpergewicht Cadmium und 0,5–1,4 µg/kg Körpergewicht Quecksilber enthält. Damit liegt die Zufuhr an Blei und Quecksilber unter den von der Weltgesundheitsorganisation (WHO) herausgegebenen PTWI-Werten (Provisional Tolerable Weekly Intake). Für Cadmium fehlen bisher entsprechende Angaben. Legt man jedoch die WHO-Empfehlungen für Erwachsene zugrunde, so ist nicht auszuschließen, daß zumindest einzelne Säuglinge unerwünscht viel Cadmium über die Muttermilch aufnehmen (WHO 1972). Im Gegensatz zu den meisten anderen Schadstoffen hat die Mutter hier jedoch die Möglichkeit, die Cadmiumbelastung ihrer Milch durch Nikotinabstinenz deutlich zu vermindern. Die Aufnahme von Schwermetallen bei Kindern jenseits der Stillphase liegt 30–70 % unterhalb der WHO-Grenzwerte.

16.3.2 Kupfer, Blei und Cadmium im Trinkwasser

Erst in den letzten Jahren erkannte man, daß saures Wasser (pH unter 7,1) Kupfer, Blei und Cadmium aus Haushaltsinstallationen in größeren Mengen lösen kann. Stagniert das Wasser über Nacht in den Rohren, können sogar toxische Konzentrationen im Trinkwasser auftreten. Gefährdet sind vor allem Säuglinge, die nicht voll gestillt werden und ihren im Vergleich zu Erwachsenen hohen Flüssigkeitsbedarf über das schwermetallhaltige Trinkwasser dekken. So berichteten Eife et al. (1987/88) über mehrere Kinder, die aufgrund einer hohen Kupferzufuhr über das Trinkwasser an einer Störung des Immunsystems und einer frühkindlichen Leberzirrhose erkrankten bzw. verstarben. Diese Gefahr droht jedoch nur dann, wenn das Trinkwasser einem Brunnen entnommen wird, der keiner ausreichenden Kontrolle unterliegt.

16.4 Nitrat und Nitrit

Obwohl Nitrat im menschlichen Organismus keine physiologischen Aufgaben erfüllt, nimmt es der Mensch ständig unfreiwillig mit der Nahrung auf. Der Nitratgehalt in Gemüse und Trinkwasser wird verursacht durch die hohe Ausbringung von Mineral- und Wirtschaftsdünger in der Landwirtschaft. Da Nitrat durch die Mund- und Darmflora sowie durch Keime in der Nahrung teilweise zu Nitrit reduziert wird, kann es bei übermäßiger Zufuhr vor allem bei jungen Säuglingen eine Methämoglobinämie verursachen sowie die Bildung von krebserzeugenden Nitrosaminen begünstigen.

Eigene Untersuchungen ergaben, daß die Nitratbelastung des Säuglings durch Muttermilch gering ist (Böhn et al. 1994). Ebenso ist der Nitratgehalt im Pulver von industriell hergestellten Säuglingsmilchen unproblemtisch und liegt unter dem für Leitungswasser geltendem Grenzwert von 50 mg/l. Es sollte jedoch bedacht werden, daß die Nitratbelastung nicht nur durch das Michpulver, sondern auch durch das zum Anrühren verwendete Wasser bestimmt wird. Die Verwendung von nitratarmen Mineralwasser (<10 mg/l) anstelle von Trinkwasser zur Zubereitung von Säuglingsnahrung ist aber nur bei Selbstversorgern in belasteten Gebieten oder bei Säuglingen mit schwerer Diarrhoe erforderlich.

Neben Trinkwasser spielt für den älteren Säugling auch die Nitratzufuhr über Gemüse eine wesentliche Rolle. Als Faustregel zur Minimierung der Nitratzufuhr gilt, daß Gemüse immer saisongerecht verzehrt werden sollte, da Produkte aus Treibhäusern oft eine verhältnismäßig hohe Nitratbelastung aufweisen.

16.5 Luftschadstoffe

Seit langem ist bekannt, daß zwischen Luftverschmutzung und steigender Morbidität ein direkter Zusammenhang besteht. Bereits vor über 300 Jahren assoziierte Evelyn die Kohleverbrennung in London mit der zunehmenden Inzidenz von Atemwegserkrankungen (Evelyn 1969). Trotz Umweltkatastrophen in Belgien 1930, Donora (Pennsylvania) 1948 und London 1952 begann man aber erst in den siebziger Jahren, die Auswirkungen von Luftschadstoffen systematisch zu untersuchen.

16.5.1 Schwefeldioxid (SO_2)

SO_2 entsteht aus Verbrennung fossiler Brennstoffe vor allem in Kraftwerken und in der Industrie. Das geruchsarme Gas führt zu Reizung der Schleimhäute, insbesondere der oberen Atemwege. Hier wird es zum größten Teil aufgrund seiner hohen Wasserlöslichkeit absorbiert. Nur ein geringer Prozentsatz des eingeatmeten Gases gelangt in die unteren Atemwege. SO_2 ist nach Absorption hochreaktiv und führt zu Veränderungen von Proteinen und zur Radikalbildung. In der Kombination mit Schwebstaub ist es wesentlich aggressiver und gelangt auch in die tieferen Atemwege. Von Tierversuchen ist bekannt, daß Schwefeldioxid zu einer Entzündung der Atemwegsschleimhaut, zu einer Verringerung der mukoziliären Clearance und zu einer Erhöhung der Schleimhautpermeabilität, also zu einer Herabsetzung der Schrankenfunktion des Epithels führt.

Bei Kindern bewirken erhöhte SO_2-Werte in der Luft (meist auch kombiniert mit erhöhten Schwebestaubkonzentrationen) Atemwegssymptome wie Husten und bronchiale Obstruktion. Die Verschlechterung der Lungenfunktion unter SO_2-Einwirkung tritt nur vorübergehend ein. Kinder mit Bronchialasthma reagieren deutlich empflindlicher auf bestimmte SO_2 -Konzentrationen als gesunde Kinder. Typisch ist eine zeitliche Verschiebung zwischen Expositionsmaximum und dem Höhepunkt der Beschwerden von durchschnittlich einem Tag. Erfreulicherweise sind die SO_2-Konzentrationen in der Außenluft seit über 10 Jahren rückläufig.

16.5.2 Stickoxide (NO_X)

Stickoxide werden überwiegend von Kraftfahrzeugen und Gasöfen emittiert. Sie erreichen die unteren Atemwege wesentlich besser als SO_2. Sie führen dort zu einer Entzündung mit Schleimhautödem und Störungen der mukoziliären Clearance. Klinische Symptome einer erhöhten NO_2-Exposition im Kindesalter sind Atemwegssymptome, insbesondere Husten und Zeichen einer erhöhten Empfindlichkeit der Bronchien (Wichmann et al. 1989). Eine erhöhte NO_2-Konzentration in Innenräumen durch Kochen mit Gas bzw. durch Verwendung von Gasöfen führt zu einer langfristigen Verschlechterung der Lungenfunktion. Darüber hinaus sprechen einige Daten dafür, daß bei erhöhter NO_2-Konzentration in der Außenluft die Pseudokrupp-Inzidenz ansteigt (Schwartz et al. 1991). Bedenklich ist, daß die Konzentration der Stickoxide und in deren Folge auch die Ozonkonzentration aufgrund des zunehmenden Kraftfahrzeugverkehrs seit Jahren permanent ansteigen.

16.5.3 Ozon

Ozon ist der wichtigste Bestandteil des sogenannten oxidativen Smogs und wird letztendlich aus Stickstoffoxiden und ungesättigten Kohlenwasserstoffen gebildet. Letzere entstehen wie die Stickoxide aus Autoabgasen, werden jedoch auch von Pflanzen gebildet. Deswegen sind erhöhte Ozonkonzentrationen nicht nur über Ballungszentren zu finden, sondern auch über Waldgebieten wie über dem Hochschwarzwald.

Ozon kann in die tiefen Atemwege eindringen und dort eine entzündliche Reaktion mit Vermehrung von Leukozyten und Mastzellen hervorrufen. Die Folge ist eine Steigerung der Permeabilität sowie eine vermehrte Infektanfälligkeit durch eine Veringerung der Makrophagenaktivität. Die Weltgesundheitsorganisation hat 1991 Effekte von Ozon auf die kindliche Atemwege zusammengefaßt (Tab. 16-3). Ob Asthmatiker unter den Kindern sensibler reagieren als Gesunde, wird derzeit diskutiert. Zumindest gibt es Hinweise dafür, daß nach vorausgegangener Ozonbelastung ein Allergenkontakt eher zu einer bronchialen Reaktion bei Asthmatikern führt. Wie bei der SO_2-Exposition ist auch hier mit einer verzögerten Reaktion der Schadstoffe zu rechnen. Sehr häufig wird empfohlen, Kinder bei Ozonwerten über 100 $\mu g/m^3$ nicht im Freien spielen zu lassen und geplante Sportveranstaltungen abzusagen. Dieser Rat, der fachlich gut begründet ist, kann in der Realität oft nicht eingehalten werden. Größere Sportveranstaltungen bedürfen einer längeren Vorbereitung und können nicht ohne weiteres kurzfirstig verschoben werden. Es muß deshalb das Ziel sein, die Schadstoffbelastung so zu reduzieren, daß kritische Ozonwerte überhaupt nicht erreicht werden.

16.5.4 Luftschadstoffe und Allergien

Bereits 1929 wurde in einem Stadtgebiet eine deutlich höhere Prävalenz von Heuschnupfen beobachtet als in einer ländlichen Gegend, obwohl man vermuten würde, daß die Allergenexposition auf dem Land höher ist als in der Stadt. Bestätigt wurden diese Berichte durch Untersuchungen aus Japan. Dort wurde über eine ansteigende Prävalenzrate von Heuschnupfen bei zunehmender Autodichte berichtet (Miyamoto 1988). Ähnliche Zusammenhänge wurden auch im Ruhrgebiet festgestellt. Einer Hypothese zufolge, für die es elektronenmikroskopische Daten gibt, können Schadstoffe die Oberfläche von Pollen so verändern, daß die Antigene besser in die tiefen Atemwege eindringen können. Darüber hinaus dürfte die histologisch nachgewiesene Entzündung und Permeabilitätserhöhung der Schleimhäute eine wesentliche Rolle spielen (Riedel 1992).

Tabelle 16-3: Ozonwirkungen auf die kindlichen Atemwege.

Ozonkonzentrationen in $\mu g/m^3$	Reizung der Schleimhäute	Abnahme der FEV_1*	Bronchiale Hyperreaktivität	Symptome (Atemwege)
< 100	–	–	–	–
200	evtl. bei empfindlichen Kindern	5–10 %	leicht	Spannung in der Brust, Husten
300	< 30 %	15–30 %	mittel	Starker Husten
400	> 50 %	25–50 %	schwer	Zunahme der Beschwerden

* FEV_1 = Forciertes exspiratorisches Volumen der 1. Sekunde, absolute Sekundenkapazität

16.5.5 Luftschadstoffe in Innenräumen

Wenn man über die Gefährdung durch Luftschadstoffe spricht, sollten die Innenraumschadstoffe und der Tabakrauch nicht unerwähnt bleiben, zumal Kinder 60–80 % ihrer Zeit in geschlossenen Wohnungen verbringen. Schon intrauterin führt ein Zigarettenkonsum der Mutter zu einem erhöhten Nabelschnur-IgE und zu einem erhöhtem Risiko für eine obstruktive Lungenerkrankung in den ersten 18 Lebensmonaten (Magnusson 1986). Young et al. (1991) konnten zeigen, daß bei Säuglingen im Alter von 4½ Monaten in 70 % eine bronchiale Hyperreaktivität vorlag, wenn die Mutter in der Schwangerschaft geraucht hatte. Demgegenüber fand sich bei nicht exponierten Säuglingen nur in 30 % diese Symptomatik.

Werden Kinder postnatal mit Tabakrauch belastet, kommt es zu einer Häufung von Atemwegserkrankungen und zu einer Prävalenzzunahme für Asthma um den Faktor 1,4 bis 2,1. Auch die Schwere der Asthmaerkrankung und die Häufigkeit von Allergien sind bei passiver Rauchexposition erhöht (v. Mutius 1994).

16.6 Strahlenbelastung

Die Gesamtdosis der Strahlenbelastung im Laufe eines Lebens liegt zwischen 10–30 rem. Sie setzt sich aus natürlicher und artefizieller Bestrahlung zusammen. Regional unterschiedlich macht die natürliche Strahlenbelastung vom Boden, durch kosmische Bestrahlung, Nahrung und Atemluft zwischen 100 und 500 mrem, im Mittel 200 mrem pro Jahr aus. Hinzu kommen Belastungen, die weitgehend von der individuellen Lebensführung abhängig sind. Bestrahlungen durch medizinisch-diagnostische und therapeutische Verfahren, aber auch durch stundenlanges Sitzen vor einem Fernsehbildschirm oder häufigen Besuch von Diskotheken können sich zu einer Strahlenbelastung summieren, die größer ist als die durch einen Wohnsitz an kerntechnischen Anlagen (1 mrem) oder sogar höher ist als die einmalige zusätzliche radioaktive Belastung durch den Reaktorunfall von Tschernobyl (4–6 mrem).

16.7 Ausblick und praktische Empfehlungen

Von der Vielzahl an Schadstoffen, die in den letzten Jahrzehnten in unsere Umwelt eingebracht wurden, konnte hier nur eine kleine Auswahl aufgegriffen werden. Zahlreiche chemische Substanzen sind inzwischen in unserer Umwelt weit verbreitet, so daß wir uns ihrem Einfluß nicht mehr entziehen können. Deshalb muß es das Ziel sein, den Eintrag von Schadstoffen in unsere Umwelt soweit wie möglich zu reduzieren. Hierzu sind alle gesellschaftlichen Kräfte gefordert. Aber auch jeder Einzelne kann seinen Betrag leisten zum Beispiel durch Verzicht auf Nikotin, ordnungsgemäße Abfallentsorgung oder Einschränkung des Individualverkehrs. Im Hinblick auf die Schadstoffbelastung von Nahrungsmitteln ist von einer einseitigen Ernährung abzuraten. Gemischkost aus verschiedenen Anbaugebieten vermindert am ehesten eine übermäßige Zufuhr eines speziellen Schadstoffs. Muttermilch ist aufgrund der Gesetzmäßigkeit der Nahrungskette ein relativ stark belastetes Nahrungsmittel. In den ersten sechs Lebensmonaten scheinen ihre Vorteile aber immer noch zu überwiegen. Negative Auswirkungen durch Schadstoffe in der Muttermilch konnten in großangelegten amerikanischen Studien nicht nachgewiesen werden (Rogan et al. 1987).

Literatur

Beck, H., K. Eckart, W. Mathar, R. Wittkowski (1989): PCDD and PCDF body burden from food intake in the Federal Republic of Germany. Chemosphere 18: 417–424

Biegel, L., L. Howie, S. Safe (1989): Polychlorinated biphenyl (PCB) congeners as 2,3,7,8-TCDD antagonist: Teratogenicity studies. Chemosphere 19: 955–958

Böhn, I., K. Niessen, F. Reineke, M. Teufel (1994): Simultane Bestimmung anorganischer Anionen in Körperflüssigkeiten. Klin. Pädiatr. 206: 95–99

Bosse, U., N. Bannert, K. . Niessen, M. Teufel, I. Röse (1996) Gehalt fetaler und kindlicher Organe und Gewebe an chlorierten Kohlenwasserstoffen. Zbl. Hyg. 331–336

CLUA/Chemische Landesuntersuchungsanstalt Freiburg: Lebensmittelüberwachung und Umweltschutz, Jahresberichte 1985–1997

DFG/Deutsche Forschungsgemeinschaft (1984): Rückstände und Verunreinigungen in Frauenmilch. Mitteilung XII, VCH, Weinheim

DFG/Deutsche Forschungsgemeinschaft (1988): Polychlorierte Biphenyle. Bestandsaufnahme über Analytik, Vorkommen, Kinetik und Toxikologie. Mitteilung XIII, VCH, Weinheim

Eife, R., M. Müller-Höcker, M. Kellner et al. (1987/88): Kupferwasserleitungen als Ursache für Imundefizienz und frühkindliche letale Leberzirrhose. pädiatr. prax. 36:69–76

Evelyn, J. (1969): Fumifugium, or the inconvenience of the air and smoke of London: two prophecies. Elmstead, N.Y. Maxwell Reprint Co.S. 55–61

Hapke, H.-J. (1992): Bedeutung der Umweltbelastungen mit polychlorierten Dibenzo-Dioxinen und -Furanen. In: v. Mühlendahl, K.E. (ed.): Kinderarzt und Umwelt, Jahrbuch 1991/92. Bosch, Landshut, S. 92–104

Magnusson, C. G. M. (1986): Maternal smoking influences cord serum IgE and IgD levels and increases the risk for subsequent infant allergy. J. Allergy Clin. Immunol. 78: 898–904

Miyamoto, T. (1988): Allergy and changing environments-industrial/urban pollution. XII. International Congress of Allergology and Clinical Immunology. Montreux, 16.–21.10

v. Mühlendahl, K.E. (1998) Rückstände und Schadstoffe in Säuglings- und Kleinkindernahrung. Stellungnahme der Kommission für Umweltfragen der Akademie für Kinderheilkunde und Jugendmedizin. Monatsschr. Kinderheilkunde 148: 1005–1013

v. Mutius, E. (1994): Passivrauchen – Auswirkungen auf den kindlichen Resprationstrakt. In: v. Mühlendahl, K. E. (ed): Kinderarzt und Umwelt, Jahrbuch 1993/94. Bosch, Landshut, S. 90–97

Niessen, K. H., H. M. Helbich, M. Teufel et al. (1998): Altbekannte Schadstoffe und neuentdeckte Toxaphene im Fettgewebe von Kindern. Monatsschr. Kinderheilkd. 146: 235–240

Riedel, F. (1992): Gefährdung durch Luftschadstoffe. In: v. Mühlendahl, K.E. (ed.): Kinderarzt und Umwelt, Jahrbuch 1991/92. Bosch, Landshut, S. 141–146

Rogan, W. J., B. C. Gladen, J. D. McKinney et al. (1987): Polychlorinated biphenyls (PCBs) and dichlorodiphenyl-dichloroethene (DDE) in human milk: Effects on growth, morbidity, and duration of lactation. Am. J. Pub. Health 77: 1294–1297

Schwartz, J., C. Spix, H. E. Wichmann, E. Malin (1991): Air pollution and acute respiratory illness in five German communities. Environ Res. 56, 1–14

Teufel, M. (1992): PCB-Exposition von Kinder in Ost- und Westdeutschland. Klin. Pädiatr. 204: 348–354

Teufel, M. (1997) Bedeutung der Umweltbelastung mit polychlorierten Biphenylen im Kindesalter. Der kinderarzt 28: 1360–1368

Teufel, M. , K.H. Niessen, J. Sartorius et al (1990): Chlorinated hydrocarbons in fat tissue: analysis of residues in healthy children, tumor patients and malformed children. Arch. Environ. Contam. Toxicol. 19: 646–652

Umweltbundesamt (1985): Sachstand Dioxine – Stand November 1984 – Erich Schmidt Verlag, Berlin

Umweltbundesamt (1986): Bericht 5/86, Muttermilch als Bioindikator, Erich Schmidt Verlag, Berlin

Verordnung über die Höchstmengen an Schadstoffen in Lebensmitteln (Schadstoff-Höchstmengenverordnung – SHmV) (1988) BGBl vom 23.3.1988, Teil I, S. 422–424

WHO/World Health Organization (1972): Technical report series 505: Evaluation of certain food additives and the contaminants mercury, lead and cadmium. 16th report of the joint FAO/WHO expert committee on food additives, Genf

Wichmann, H. E., W. Müller, P. Allhoff et al. (1989): Health effects during a smog episode in West Germany in 1985. Environ. Health Perspect. 79: 89–99

Young, S., P. LeSouef, G. C. Geelhoed et al (1991): Influence of a familiy history of asthma and parental smoking on airway responsiveness in early infancy. N. Engl. J. Med. 324: 1168–1173

17 Sozialpädiatrisch relevante gesetzliche Bestimmungen und Begutachtung

Jörg M. Fegert

17.1. Grundlagen der Begutachtung und der Sachverständigentätigkeit

In der Regel haben vielbeschäftigte Ärzte ein eher distanziertes Verhältnis zu rechtlichen Bestimmungen und zur Gutachtertätigkeit. Oft erscheint es ihnen mühsam, für sich und ihre Patienten eine Orientierung im „Dschungel" der Paragraphen und Zuständigkeiten zu finden. Allerdings hängt die Verwirklichung von Rechtsansprüchen auf Hilfen für behinderte oder von Behinderung bedrohte Kinder häufig von einer **fundierten** ärztlichen Stellungnahme ab. Ärztliche Kompetenz kann zur Klärung von versicherungs- oder versorgungsrechtlichen Fragen, z.B. nach Verkehrsunfällen, ebenso notwendig sein wie bei der Einschätzung der zivilrechtlichen Schuldfähigkeit oder der Strafmündigkeit. Im Gegensatz zur Psychologie, in der sich manche Psychologen auf Begutachtungen spezialisiert haben, ist die forensische Kinder- und Jugendpsychiatrie und noch mehr die gerichtliche Sozialpädiatrie oder die fachliche Beteiligung von Sozialpädiatern an Verwaltungsakten eine (eher ungeliebte) Alltagsanforderung unter vielen.

Daß dies nicht unbedingt negativ sein muß, erläutert z.B. Kim Oates (1993), die von einem unabhängigen Gutachter fordert, daß er sich eben nicht zu viel oder ausschließlich mit Gutachten beschäftigen soll, damit er genügend allgemeine klinische Erfahrung und Praxis hat, daß er sich nicht in finanzielle Abhängigkeit von der Begutachtung begeben soll und daß er es vermeiden soll, von einer der streitenden Parteien oder Dritten beeinflußt zu werden. Interessant sind aber auch ihre positiven Anforderungen an den Gutachter. Der Gutachter soll sich bemühen, objektiv zu sein, akkurat vorzugehen und auch widersprüchliche Aussagen zu diskutieren. Er soll sich strikt an sein Fachgebiet halten und es vermeiden, in die Falle allgemeiner Meinungsäußerung zu gehen.

17.1.1 Fragestellung; persönliche Eignung; Schweigepflicht, Datenschutz

Die erste Frage im Zusammenhang mit einer Begutachtung oder einer rechtlichen Frage an den Arzt muß die selbstkritische Frage sein, ob der angesprochene Arzt überhaupt der richtige Experte für diese Fragestellung ist. Wenn nicht, empfiehlt es sich, den Auftraggeber bzw. das Gericht an einen erfahrenen zuständigen Experten zu verweisen (Westhoff u. Kluck, 1991). Dann gilt es, die Fragestellung daraufhin zu überprüfen, ob sie eindeutig formuliert ist und ob sie prinzipiell auf der Basis einer fachlichen Untersuchung, eventuell mit notwendiger entwicklungspsychologischer, logopädischer, kinderpsychiatrischer oder psychologischer Zusatzbegutachtung, zu beantworten ist, oder ob es sich eher um Ermessensfragen handelt. Bedenken sollten dem Auftraggeber bzw. Gericht unbedingt mitgeteilt werden. Es lohnt sich immer, eine unpräzise Fragestellung zunächst einvernehmlich so zu präzisieren, daß sie auf der Basis medizinischen Wissens und allgemeiner wissenschaftlicher Vorgehensweise zu beantworten ist.

Zu den **persönlichen Voraussetzungen,** die es zu prüfen gilt, zählen die Gründe, die nach der Straf- bzw. Zivilprozeßordnung (§ 76 StPO) die Ablehnung eines Gutachtenauftrages rechtfertigen. Ist der Gutachter mit den zu begutachtenden Personen verwandt oder steht er zu ihnen in einem hierarchischen Verhältnis, kann kein unabhängiges Gutachten erwartet werden.

Ergebnisse, die sich bei der Begutachtung quasi nebenbei herausstellen und die eine **förderungsrelevante Bedeutung** für das Kind haben, sollten unbedingt aufgegriffen werden. Ergibt sich zum Beispiel während der Begutachtung eines Unfallschadens der Hinweis auf bisher unterbliebene Rehabilitations- und Behandlungsmöglichkeiten, sollte der verantwortliche Arzt entsprechende Maßnahmen für das Kind vorschlagen, auch wenn dies nicht ursprünglich zu seiner Fragestellung gehörte. Private Auftraggeber wie Versicherungen reagieren auf solche Vorschläge durchaus positiv, da eine bestmögliche Rehabilitation die Folgekosten eines Unfalls reduzieren kann.

Ein prinzipielles Problem kann aus der **Kollision der Rollen** des **behandelnden Arztes** und des **Gutachters** entstehen. In der Regel sollte ein Sozialpädiater, der zu einer Stellungnahme, z. B. gegenüber einer Behörde, von Eltern aufgefordert wird, diese um eine **Schweigepflichtsentbindung** für diese Fragestellung (§ 203 StGB, § 76 SGB X) bitten. Dem Gedanken der Partizipation der Betroffenen entspricht es, wenn entsprechende ärztliche Stellungnahmen, wenn sie vom Inhalt für die Eltern verständlich sind und die Eltern nicht psychisch zu sehr belasten, diesen direkt zur Vorlage zum Beispiel beim Jugendamt oder beim Sozialamt mitgegeben werden. So bekommen die Eltern umfassend Auskunft über die Informationen, die über sie oder ihr Kind weitergegeben werden. Eine **globale Schweigepflichtsentbindung** ohne Angabe des Zweckes des Adressaten und des Zeitpunktes ist nach den rechtlichen Bestimmungen über den Schutz der Sozialdaten im Sozialgesetzbuch X sowie im Kinder- und Jugendhilfegesetz, SGB VIII, nicht zulässig. In der Praxis empfiehlt es sich, hier für den jeweiligen Arbeitsbereich differenzierte **Formulare**, bei denen Anlaß, Adressat etc. eingetragen werden, vorzubereiten.

Noch komplizierter wird der Umgang mit der ärztlichen **Schweigepflicht**, wenn der Arzt vom Gericht mit einem Gutachten über einen Patienten, den er vorher schon behandelt hat, beauftragt wird. Schon im „Eid des Hippokrates" wurde die Schweigepflicht kodifiziert:

> „Was immer ich sehe und höre bei der Behandlung und außerhalb der Behandlung, im Leben der Menschen, so werde ich von dem, was niemals nach draußen ausgeplaudert werden soll, schweigen, indem ich alles derartige als solches betrachte, das nicht ausgesprochen werden darf"

Das Patientengeheimnis ist auch strafrechtlich geschützt (§ 203 Absatz 1 Nr. 1 StGB). Die Schweigepflicht besteht z. B. innerhalb einer sozialpädiatrischen Einrichtung nicht zwischen den einzelnen Ärzten und dem nicht-ärztlichen pflegerischen, therapeutischen und rehabilitativen Personal (vgl. Lippert, Kern, 1991, Randnummer 494). Dies bedeutet, daß auch die Begutachtung durch einen anderen Arzt bei einem Kind, das in derselben Einrichtung von einem Kollegen behandelt wurde, Schweigepflichtsprobleme aufwirft. Es besteht auch eine Schweigepflicht gegenüber den Angehörigen des Patienten. Wichtig erscheint es mir deshalb, wenn ein Arzt einen Gutachtenauftrag über ein von ihm vorher behandeltes Kind annimmt, was ja durchaus berechtigt sein kann, da er diesem Kind zum Teil unnötige wiederholte Untersuchungen ersparen können wird, sich bei Beginn der Begutachtung eine detaillierte Entbindung von der Schweigepflicht für den bisherigen Behandlungszeitraum geben läßt. Darüberhinaus ist es wichtig, die Eltern und wenn möglich auch das Kind über die veränderte Situation aufzuklären, das heißt, ihnen klar zu vermitteln, daß sie alles, was sie nun dem gutachterlich tätigen Arzt mitteilen, quasi „in foro" (auf dem Marktplatz oder Gerichtsplatz) gerichtsöffentlich mitteilen. Ihre **Grenzen** findet die **Schweigepflicht** vor allem, wenn Kinder zum Beispiel bei Vernachlässigung, Mißhandlung oder sexuellem Mißbrauch konkret in Gefahr sind. **Ärzte** sind nach unserem Recht in einer **privilegierten Entscheidungssituation**. Sie können zum Schutz ihrer Patienten schweigen, es besteht keine Anzeigepflicht für Mißhandlungen, sie sind aber auch nicht grenzenlos und absolut an die Schweigepflicht gebunden. Diese privilegierte rechtliche Position stellt hohe ethische Anforderungen an den Arzt, der Verantwortung für Kinder übernimmt, da er im Einzelfall nach der bestmöglichen Lösungsmöglichkeit suchen muß. Ähnliche Güterabwägungen ergeben sich zum Beispiel in bezug auf die Teilnahme eines Patienten am Straßenverkehr, obwohl eine Krankheit ihn zu einer Gefährdung der anderen Verkehrsteilnehmer werden läßt, wenn der Patient sich vom Arzt nicht vom Fahren abhalten läßt etc.

Auch die **Kostenträger von Behandlungen** (Krankenkassen, Versicherungen, Beihilfe etc.) verlangen und bekommen in der Regel Auskünfte über patientenbezogene Daten, da die meisten Patienten bei Abschluß entsprechender Vereinbarungen oder Verträge einer solchen Datenübermittlung pauschal zustimmen und auch teilweise von einer konkludenten Einwilligung (Lippert, Kern, 1991, Randziffer 499) ausgegangen werden kann, da dieses Verfahren in Krankenhäusern allgemein üblich ist. Der sozialpädiatrisch tätige Arzt sollte dennoch bedenken, daß sachlich medizinische Daten anders zu behandeln sind als sein Wissen über den privaten spezifischen sozialen Hintergrund einer Familie, der häufig auch mit der Behandlungsindikation zu tun hat. Hier muß sich die Sozialpädiatrie wie auch die Kinder- und Jugendpsychiatrie, wenn sie weiterhin bei ihrer Klientel wie bisher ein hohes Vertrauen genießen will, auch zukünftig sehr restriktiv bei der Weitergabe von Informationen auch zur Begründung von Maßnahmen verhalten.

17.1.2 Verhältnis Arzt und Auftraggeber

Private Auftraggeber

Vor allem in Scheidungsverfahren versuchen die streitenden Parteien nicht selten, behandelnde Ärzte, die die Familie bisher gut kannten, „auf ihre Seite zu ziehen", und bitten den Arzt um ein Gutachten oder eine gutachterliche Stellungnahme für das Familiengericht. Solche Gutachten bezeichnet man als Parteiengutachten, und sie sind eben wegen dieser Parteilichkeit in der Regel relativ wertlos, wenn sie nicht einfache, nur im bestimmten Moment zu tätigende Sachverständigenfeststellungen von Tatbeständen wie „die Feststellung von Mißhandlungsspuren", ohne „unerlaubte Rückschlüsse auf die Entstehung des Zustandes" (Lempp, 1983) betreffen. In der Regel wird von einer Durchführung von Parteiengutachten nachhaltig abgeraten (Lempp, 1983; Fegert, 1993).

Eine gewisse Ausnahme stellen zum Beispiel in Schadensersatzprozessen Aufträge von Versicherungsgesellschaften dar.

> „In Schadensersatzprozessen wird des öfteren von den Gerichten den sich streitenden Versicherungsgesellschaften überlassen, die entsprechenden Gutachten einzuholen... Es kann hier auch in aller Regel nicht eine irgendwie geartete Abhängigkeit des Gutachters von der auftraggebenden Gesellschaft unterstellt werden, da hier diese pri-

vaten Versicherungsgesellschaften im allgemeinen keinerlei Einfluß auf das Ergebnis des Gutachtens nehmen oder zu nehmen versuchen" (Lempp, 1983, Seite 53).

Es gibt keine Verpflichtung, solche privaten Gutachten anzunehmen. Privatgutachten sind private Werkverträge, die Honorierung wird zwischen Arzt und Auftraggeber vereinbart.

Verhältnis Arzt und Jugendamt, Sozialamt, Krankenkasse, Versorgungsämter etc.

Ärzte sind nicht zur Teilnahme am Prozeß der Hilfeplanung verpflichtet. Allerdings sollen nach dem Kinder- und Jugendhilfegesetz sachkundige Ärzte bei der Hilfeplanung nach § 36 KJHG beteiligt werden. Diese Beteiligung kann durch die persönliche Teilnahme an Konferenzen, die häufig extrem zeitaufwendig sind, oder durch fundierte, aber nicht zu ausführliche Stellungnahmen erfolgen. Ähnlich verhält es sich mit Stellungnahmen zur Zugehörigkeit zum Personenkreis der Anspruchsträger nach § 39 BSHG (geistig behinderte und körperlich behinderte Kinder und Jugendliche).

Verhältnis Arzt und Gerichte

Im Strafverfahren hat der zum Sachverständigen Ernannte der Ernennung Folge zu leisten, „wenn er zur Erstattung von Gutachten der erforderlichen Art öffentlich bestellt ist oder wenn er die Wissenschaft, die Kunst oder das Gewerbe, deren Kenntnis Voraussetzung der Begutachtung ist, öffentlich zum Erwerb ausübt oder wenn er zu ihrer Ausübung öffentlich bestellt oder ermächtigt ist" (§ 75 StPO). § 76 StPO regelt, daß für Sachverständige das gleiche Gutachtenverweigerungsrecht gilt wie für einen Zeugen. In der Strafprozeßordnung werden die allgemeinen und speziellen Bestimmungen zur Sachverständigentätigkeit geregelt, z.B. Gutachten im Auftrag der Staatsanwaltschaft im Ermittlungsverfahren (§ 161a StPO). Vom Sachverständigen selbst ist der **sachverständige Zeuge** (§ 85 StPO) zu unterscheiden, der sich nur wie ein Zeuge zu vergangenen Tatsachen oder Zuständen äußern soll, zu deren Wahrnehmung aber seine besondere Sachkunde erforderlich war. Für den sachverständigen Zeugen gelten die Vorschriften über den Zeugenbeweis. Der ärztliche Sachverständige wird häufig als „Richtergehilfe" bezeichnet. Es ist deshalb konsequent, daß die Strafprozeßordnung (§ 74 StPO) und auch die Zivilprozeßordnung (§ 406 ZPO) für die **Ablehnung eines Sachverständigen wegen Befangenheit** dieselben Maßstäbe anlegt wie bei der richterlichen Ablehnung. Peters (1967) hat darauf hingewiesen, daß die „verständliche Bezeichnung Richtergehilfe" die Tatsache verdunkle, „daß der Sachverständige auf der Beweisebene tätig wird". Er liefere „einen Beitrag zum Tatsachenstoff"; während der Zeuge dem Richter behilflich ist, den Vorgang durch Mitteilung seiner Wahrnehmungen erkennbar zu machen, unterstützt ihn der Sachverständige durch Vermittlung seiner fachlich begründeten Beurteilungsfähigkeit zum Zwecke richtiger Sachverhaltserkenntnis. Wichtig ist, daß der Gutachter die **Quellen seiner Erkenntnis** und die **Basis seiner Schlüsse** transparent macht und klarstellt. In einem Bilde gesprochen, stellt der Sachverständige ein Hilfsmittel für den Richter dar, um eine Problematik unter einem spezifischen Blickwinkel mit spezifischen Fachkenntnissen sehen zu können. Wie eine Brille oder ein Mikroskop sollte der Sachverständige den Blick des Richters besonders scharf auf die Tatsachen lenken, die Beurteilung der Gegebenheiten aber dem Richter überlassen. Nicht der „persönliche Rat" (Lempp, 1983) des Sachverständigen bei der Entscheidung, sondern seine fachliche Kenntnis und Erfahrung sind gefragt.

Während im Strafprozeß letztendlich das mündliche Gutachten in der Hauptverhandlung entscheidend ist, wobei meist vorher schon ein schriftliches erstattet wurde, kommt man im Zivilprozeß oder im Bereich der freiwilligen Gerichtsbarkeit in der Regel mit einem schriftlichen Gutachten aus. Das Gericht kann allerdings das Erscheinen des Sachverständigen anordnen (§411 Absatz 3 ZPO), damit dieser sein Gutachten erläutere. §111 Sozialgerichtsgesetz (SGG) regelt die Ladung des Sachverständigen im Sozialgerichtsverfahren. In diesem Verfahren haben Versicherte, Versorgungsberechtigte oder Hinterbliebene das Recht zu beantragen, daß ein bestimmter Arzt ihres Vertrauens als Gutachter gehört wird.

17.1.3 Teilnahme am Gutachten, Zeugnisverweigerungsrecht

Im vormundschaftsgerichtlichen bzw. familiengerichtlichen Verfahren gibt es keine Verpflichtung, daß sich Betroffene gegen ihren Willen zwangsweise einer ärztlichen oder psychologischen Untersuchung stellen müssen (s. Marquardt u. Lossen 1999). Auch die Zustimmung der Erziehungsberechtigten zur Untersuchung des Kindes kann nicht vom Gericht erzwungen werden, allerdings kann das Gericht Konsequenzen ziehen, wenn die Verweigerung der Einwilligung zur notwendigen ärztlichen oder psychologischen Untersuchung offensichtlich gegen das Wohl des Kindes ist. Im Strafverfahren darf die körperliche Untersuchung eines Beschuldigten zur Feststellung von Tatsachen vom Richter angeordnet werden (z.B. Blutproben etc., §81a StPO). Auch die gerichtlich angeordnete Unterbringung zur Beobachtung des Beschuldigten (§81 StPO) ist „zur Vorbereitung eines Gutachtens über den psychischen Zustand des Beschuldigten" in einem öffentlichen psychiatrischen Krankenhaus möglich.

Sowohl im Strafverfahren wie im Zivilverfahren haben Verwandte (Verlobte, Ehepartner, geschiedene Ehepartner, Urenkel, Enkelkinder, Eltern, Großeltern, Urgroßeltern, Geschwister, Neffen, Nichten, Onkel und Tanten, Stiefeltern, Stiefkinder, Schwiegereltern, Schwager, Schwägerin, aber nicht Vetter und Kousinen; §52 StPO in Verbindung mit §1589 BGB analog §383 ZPO) ein **Zeugnisverweigerungsrecht**. Wird im Hauptverfahren vom Zeugnisverweigerungsrecht Gebrauch gemacht (§252 StPO), dürfen frühere Aussagen, auch im Gutachten gemachte Aussagen, nicht verwandt werden. Ist ein Kind nicht altersentsprechend über sein Zeugnisverweigerungsrecht richterlich aufgeklärt worden, können seine Aussagen und die Begutachtungsergebnisse in der Hauptsache aus formalen Gründen nicht berücksichtigt werden. Können Kinder aufgrund ihres Entwicklungsstandes oder wegen einer psychischen Krankheit oder einer geistigen bzw. seelischen Behinderung „keine genügende Vorstellung" vom Zeugnisverweigerungsrecht vermittelt bekommen, „so dürfen sie nur vernommen werden, wenn sie zur Aussage bereit sind und auch ihr gesetzlicher Vertreter der Vernehmung zustimmt" (§52 StPO). Allerdings kann der gesetzliche Vertreter nicht über die Ausübung des Zeugnisverweigerungsrechts entscheiden, wenn er selbst der Beschuldigte ist, das gleiche gilt auch für den nichtbeschuldigten Elternteil, „wenn die gesetzliche Vertretung beiden Eltern zusteht". Es ist deshalb sinnvoll und aus ethischen Gründen ohnehin selbstverständlich, daß vor Aufnahme einer Begutachtung das Kind und seine Eltern **ausführlich** über die **entsprechenden Rechte** und die **spezielle Gutachtensituation** (keine Schweigepflicht) **vom Arzt informiert** werden.

Die Zivilprozeßordnung (§383 ZPO) und die Strafprozeßordnung (§53 StPO) kennen ein **Zeugnisverweigerungsrecht aus beruflichen Gründen**, das u.a. für Seelsorger, Journalisten, Rechtsanwälte, Ärzte, Zahnärzte, gilt. Nach §53a StPO erstreckt sich das Zeugnisverweigerungsrecht auch auf Berufshelfer (im medizinischen Fall Krankenschwestern, Logopäden, Beschäftigungstherapeuten, Psychologen etc. in einer sozialpädatrischen Einrichtung). Nur Parlamentarier und Journalisten dürfen sich generell auf ihre Verschwiegenheitspflicht berufen. Ärzte und auch Berater in Beratungsstellen haben kein Zeugnisverweigerungsrecht, wenn eine Schweigepflichtentbindung vorliegt.

17.1.4 Formaler Aufbau und Mängel von Gutachten

Die Gliederung einer Stellungnahme bzw. eines ärztlichen Gutachtens hängt natürlich immer von der Fragestellung, dem spezifischen Untersuchungsplan und den jeweiligen konkreten Anforderungen ab. Dennoch empfiehlt es sich, beim Verfassen eines Gutachtens eine gewisse Struktur zu respektieren. Einleitend sollten **Auftraggeber**, **Auftragserteilung** und **Fragestellung** präzise wiedergegeben werden. Danach wird der real durchgeführte **Untersuchungsplan** aufgeführt. Eventuell folgen notwendige **Aktenauszüge** sowie die Dokumentation **beigezogener Befunde**. Die Darstellung der **Explorationsergebnisse** schließt sich daran an. Ausführliche Angaben zur Anamneseerhebung, Befundbeschreibung, insbesondere des neurologischen Befundes sowie der nötigen psychischen Entwicklungsdiagnostik finden sich bei Schlack (1997). Von diesem Explorationsteil klar zu trennen ist ein **Befundteil**, der die Ergebnisse der körperlichen Untersuchung und eventueller testpsychologischer Zusatzuntersuchungen, Entwicklungsprofile etc., darstellt. Zusammen mit den anamnestisch erhobenen Entwicklungsdaten gilt es hier häufig, einen „Entwicklungsknick" (nach Schlack, 1997: „Unterbrechung des bisherigen Entwicklungsfortschrittes, in vielen Fällen mit zumindest vorübergehendem Verlust bereits beherrschter Entwicklungsfunktionen") oder ein Residualsyndrom zu beschreiben. Die Wiedergabe eines psychopathologischen Befundes oder Eindrucks vom Kind, aber auch von den Bezugspersonen, ist oft hilfreich. Danach kann aus der Gesamtwürdigung der Befunde logischerweise die **Diagnose** mit eventuellen Differentialdiagnosen gestellt werden. Wie in guten Zeitungen ist dieser Berichtteil redaktionell vom Kommentarteil der **Beurteilung** zu trennen, der nun folgen sollte. Mit Bezug auf einzelne Befunde und Explorationsergebnisse werden die Fragen des Gerichtes beantwortet und häufig in familien- oder vormundschaftsgerichtlichen Verfahren auch **Empfehlungen für geeignete Maßnahmen** ausgesprochen.

Für **ärztliche Stellungnahmen** zur **Hilfeplanung** nach §36 KJHG oder ähnliche ärztliche Stellungnahmen zu Eingliederungshilfemaßnahmen nach §§39, 40, 41 BSHG empfiehlt sich ein wesentlich kürzerer Aufbau. Zunächst wird aus ärztlicher Sicht die **Anspruchsgrundlage**, d.h. die **Zuordnung** zu einem bestimmten **sozialrechtlichen Konstrukt** (**seelisch behindert**, **körperlich behindert**, **geistig behindert** oder von einer solchen Behinderung bedroht) festgestellt. Dies geschieht durch eine medizinische **Diagnose** und durch die Erläuterung des **Schweregrades** der Problematik, eventuell mit Angabe der allgemeinen **Beeinträchtigung**. Danach wird (bzw. werden) die aus ärztlicher Sicht geeignete(n) und notwendige(n) **Maßnahme(n)** angegeben. In Fällen, in denen eine Abgrenzung sinnvoll erscheint, sollte erklärt werden, warum es sich bei der genannten Maßnahme nicht um eine Krankenbehandlung (Kassenleistung) im Sinne des SGB V handelt und warum in diesem Falle die empfohlene Maßnahme als Maßnahme der Eingliederungshilfe nach §41 BSHG zu verstehen ist.

Rasch (1986) hat in seinem Lehrbuch der forensischen Psychiatrie mögliche **Mängel** von Gutachten in fünf Gruppen eingeteilt: Mängel durch Einstellung des Gutachters, Mängel in der Form des Gutachtens, Mängel bei der Erhebung der Vorgeschichte oder der Befunde, Mängel in den Schlußfolgerungen.

In der Regel ist es nicht notwendig, in einem Gutachten ausführlich wissenschaftliche Literatur zur Begründung zu zitieren. Das Gericht bzw. der Auftraggeber wendet sich ja gerade an den Sachverständigen wegen seines Sachverstandes und setzt eine Kenntnis der aktuellen Literatur und eine Berufserfahrung auf seinem Fachgebiet voraus. Nur wenn es um neueste Erkenntnisse bzw. widerstreitende Forschungsmeinungen im Einzelfall geht, macht es Sinn, in einem Gutachten die entsprechende wissenschaftliche Literatur zu diskutieren.

Gerichtliche Gutachten werden nicht an Institutionen, sondern immer „ad personam" vergeben. In der Regel wird den mit der Begutachtung beauftragten, erfahrenen Ärzten gestattet, sich bei der Erstellung des Gutachtens bestimmter „Gehilfen" (Assistenzärzte, Logopäden, Beschäftigungstherapeuten, Diplom-Psychologen etc.) zu bedienen. Wird das Gutachten von einem anderen Arzt aus derselben Einrichtung unter Aufsicht eines erfahrenen Arztes durchgeführt, sollte dies dem Gericht mitgeteilt werden und so im Begutachtungsbeschluß festgehalten werden. Für die sachliche Richtigkeit der Ergebnisse des Gutachtens steht der mitunterzeichnende, verantwortliche, erfahrene Arzt ein, so daß es sich empfiehlt, daß dieser sich nicht nur durch die Lektüre des Gutachtens, sondern auch durch persönlichen Eindruck von der sachlichen Richtigkeit des Gutachtens überzeugt.

17.2 Sozialrecht

In Artikel 22 der „Charta der allgemeinen Menschenrechte" der UNO heißt es:

„Jeder Mensch hat als Mitglied der Gesellschaft Anspruch auf soziale Sicherheit...". Will man diesen allgemeinen Anspruch auf konkrete Rechtsbereiche einschränken und diese definieren, ist dies gar nicht so einfach. Nach Kittner (1993) ist weder gesetzlich definiert, noch herrscht darüber wissenschaftliche Einigkeit, „welche Rechtsmaterien zum Sozialrecht gehören".

Das Sozialstaatsprinzip ist im Grundgesetz verankert (Artikel 20, Absatz 1 Grundgesetz). Das **Sozialgesetzbuch (SGB)**, dessen Ausgestaltung noch nicht abgeschlossen ist, hat nach Kittner (1993) zwei zentrale Funktionen: Die Zusammenfassung und Vereinfachung des Sozialrechts und die Konkretisierung des **Sozialstaatsprinzips** für einzelne Lebensbereiche. Da eine konkrete Ausformulierung aller Teile noch nicht vorliegt, regelt Artikel 2, § 1 SGB I, welche bestehenden Gesetze bis zu ihrer Einordnung in das Sozialgesetzbuch als besondere Teile des Sozialgesetzbuches gelten (u. a. zum Beispiel das **Bundesausbildungsförderungsgesetz**, das **Schwerbehindertengesetz**, die **RVO**, das **Bundessozialhilfegesetz** etc.).

17.2.1 Allgemeiner Teil des Sozialgesetzbuchs (SGB I)

Einige Formulierungen des 1. Abschnitts § 1 SGB I sind für die Arbeit in der Sozialpädiatrie bedeutsam. Die Sozialgesetzgebung soll dazu beitragen, ein menschenwürdiges Dasein zu sichern, gleiche Voraussetzungen für die freie Entfaltung der Persönlichkeit, insbesondere auch für **junge Menschen**, zu schaffen, die **Familie zu schützen** und zu **fördern** und u. a. auch **besondere Belastungen des Lebens**, auch durch Hilfe zur Selbsthilfe, **abzuwenden** oder **auszugleichen**.

§ 8 SGB I betont das Recht auf Kinder- und Jugendhilfe für junge Menschen und ihre Personensorgeberechtigten, § 10 regelt allgemein den Anspruch Behinderter auf Eingliederungshilfe, § 21 die Leistungen der gesetzlichen Krankenversicherung, § 24 die Versorgungsleistungen bei Gesundheitsschäden, § 25 Kindergeld und Erziehungsgeld, § 27 die Leistungen der Jugendhilfe, § 28 Leistungen der Sozialhilfe. Im Streitfall zwischen den Behörden kann es wichtig werden, daß § 43 SGB I bei einem bestehenden Anspruch den zuerst angegangenen Leistungsträger zu vorläufigen Leistungen verpflichtet, wenn ein Antrag auf diese Leistungen gestellt wurde. Dies soll vermeiden, daß die Betroffenen unter Kompetenzstreitigkeiten der einzelnen Ämter leiden müssen. In diesem Zusammenhang ist auch § 16 Absatz 2 SGB I zu nennen, der regelt, daß Anträge, die bei einem unzuständigen Leistungsträger gestellt werden, unverzüglich *von diesem* an den zuständigen Leistungsträger weiterzuleiten sind. Eine Übersicht über die Zuständigkeit der Leistungsträger bietet Abb. 17-1.

17.2.2 Gesetzliche Krankenversicherung (SGB V)

Das **SGB V** hat 1989 im wesentlichen das zweite Buch der Reichsversicherungsordnung (RVO) abgelöst und regelt die gesetzliche Krankenversicherung. Explizit erwähnt werden sollen hier einige sozialpädiatrisch relevante Bestimmungen:
§ 11 SGB V regelt die **Leistungsarten**. Hier werden insbesondere Leistungen zur Förderung der Gesundheit (§ 20), zur Verhütung von Krankheiten (§§ 21-24), zur Früherkennung von Krankheiten (§§ 25 u. 26) und zur Behandlung einer Krankheit (§§ 27-52) als geregelte Ansprüche der Versicherten bezeichnet. In § 11, Abschnitt 2, wird herausgehoben, daß zu diesen Leistungen auch

Art der Maßnahme	Gesetzliche Grundlage	Leistungsträger
Eigenleistungen der Familie, Selbsthilfegruppen		Eigene Ressourcen, Selbsthilfe
Spezielle Beschulung	Ländergesetze	Kultusbehörde
Ärztliche Behandlungen – ambulant – teilstationär – stationär	SGB V RehaAnglG	Gesetzliche Krankenversicherung (bis zu gewissen Leistungsgrenzen)
und Behandlungen durch Heilhilfsberufe – Logopädie – Krankengymnastik – Ergotherapie	"	
Versorgung mit orthopädischen und anderen Hilfsmitteln	"	
Hilfen zur Pflege	SGB XI	Pflegekassen
Frühförderung	BSHG/KJHG = SGB VIII	Sozialamt oder Jugendamt
Hilfen zur Erziehung	KJHG = SGB VIII	Jugendamt
Eingliederungshilfe für seelisch behinderte Kinder	"	
Eingliederungshilfe für körperlich und geistig behinderte Kinder (vorrangig vor KJHG)	BSHG	Sozialamt

Abbildung 17-1: Klassifikation von Hilfen im Sinne der Zuständigkeit der Kostenträger. (Modifiziert nach Fegert 1994 und Schlack 1997).

„medizinische und ergänzende Leistungen zur Rehabilitation, die notwendig sind, um einer drohenden Behinderung vorzubeugen, eine Behinderung zu beseitigen, zu bessern oder eine Verschlimmerung zu verhüten oder Pflegebedürftigkeit zu vermeiden oder zu mindern"

gehören.

§27 SGB V regelt in Abschnitt 1 den **Anspruch auf Krankenbehandlung**, wenn diese notwendig ist,

„um eine Krankheit zu erkennen, zu heilen, ihre Verschlimmerung zu verhüten oder Krankheitsbeschwerden zu lindern".

Zur Krankenbehandlung gehören u. a. die ärztliche Behandlung, die Versorgung mit Arznei-, Verband-, Heil- und Hilfsmitteln, häusliche Krankenpflege und Haushaltshilfe, die Krankenhausbehandlung sowie medizinische und ergänzende Leistungen zur Rehabilitation sowie Belastungserprobungen und Arbeitstherapie.

„Bei der Krankenbehandlung ist den besonderen Bedürfnissen psychisch Kranker Rechnung zu tragen, insbesondere bei der Versorgung mit Heilmitteln und bei der medizinischen Rehabilitation".

§28 Absatz 1 SGB V regelt die ärztliche Behandlung und bestimmt, daß zur ärztlichen Behandlung auch Hilfeleistungen anderer Personen gehören, die vom Arzt angeordnet wurden und von ihm zu verantworten sind.

Spezifisch auf die **Rehabilitationsmaßnahmen** geht **§43 SGB V** ein. In §43 Absatz 2 erfolgt die Abgrenzung zur Eingliederungshilfe und zu Maßnahmen der Berufsförderung, welche nicht von den Krankenkassen geleistet werden. Nach Schlack (1997) kann aus dieser Bestimmung ein grundsätzlicher Anspruch auf notwendige, auch **nicht-**ärztliche Rehabilitationsmaßnahmen abgeleitet werden, die unter Berücksichtigung von Art und Schwere der Behinderung erforderlich sind.

§26 SGB V sichert den Anspruch der Versicherten auf die **Früherkennungsuntersuchungen** bei Kindern bis zum 6. Lebensjahr.

§119 SGB V regelt die mögliche Ermächtigung zur ambulanten **sozialpädiatrischen Behandlung** von Kindern in **sozialpädiatrischen Zentren**, analog definiert **§118 SGB V** den Zuständigkeitsbereich psychiatrischer Institutsambulanzen.

Lebt in einem Haushalt ein behindertes oder hilfebedürftiges Kind im Alter bis zum vollendeten 12. Lebensjahr und ist die übliche Betreuungsperson durch Krankheit nicht in der Lage, dieses Kind zu versorgen, kann eine Haushaltshilfe durch die Krankenkasse (§38 SGB V) bezahlt werden. Alle krankenversicherten Eltern haben einen gesetzlichen Anspruch (§ 45 SGB V) auf unbezahlte Freistellung durch den Arbeitgeber und auf Bezug von Krankengeld, wenn sie ihr Kind bis zum vollendeten 12. Lebensjahr wegen Krankheit pflegen und betreuen müssen. Zur Bewilligung ist ein ärztliches Zeugnis erforderlich (Anspruchsgrenzen: 10 Arbeitstage je Kalenderjahr und Kind, 25 Arbeitstage im Kalenderjahr insgesamt; bei Alleinerziehenden die jeweils doppelte Zahl von Arbeitstagen).

17.2.3 Kinder- und Jugendhilfe (SGB VIII)

Nach mehreren gescheiterten Anläufen hat das **Kinder- und Jugendhilfegesetz** als **VIII. Band des Sozialgesetzbuches** im Juni 1990 das alte Jugendwohlfahrtsgesetz (JWG) abgelöst. Im Änderungsgesetz vom Februar 1992 wurde der Leistungstatbestand der Eingliederungshilfe für seelisch behinderte Kinder und Jugendliche als §35a in dieses Gesetz eingefügt.

Prinzipien und Aufbau

Seit 1.1.1995 gilt nach Ablauf sämtlicher Übergangsfristen das Kinder- und Jugendhilfegesetz (KJHG) in ganz Deutschland uneingeschränkt. Begrüßenswert ist, daß dieses Gesetz vorwiegend **familienorientiert** ist und, wo immer möglich, auf die **Partizipation** der Betroffenen abzielt. Neben diesen Grundzügen prägen die

Leitgedanken **Prävention**, **Dezentralisierung** und **Regionalisierung**, **Alltagsorientierung** und **Integration**, wie sie im 8. Jugendbericht (1990) explizit genannt werden, die Gesetzesformulierungen. Das KJHG enthält als **VIII. Band des Sozialgesetzbuches** neben allgemeinen Vorschriften und Grundsätzen detaillierte Ausführungen zu den **Leistungen der Jugendhilfe**, insbesondere zu den **Hilfen zur Erziehung** und zur **Eingliederungshilfe** für **seelisch behinderte Kinder und Jugendliche** und zur Hilfe für junge Volljährige. Zum **Aufgabenkatalog** der Jugendhilfe gehören nach dem KJHG auch vorläufige **Schutzmaßnahmen** für Kinder und Jugendliche, die Regelungen für Heime und für die Familienpflege und Regelungen der Mitwirkung im gerichtlichen Verfahren, Regelungen der Pflegschaft und Vormundschaft etc. Ausführlich wird neben den Bestimmungen im SGB X auch im KJHG auf den Schutz personenbezogener Daten in der Jugendhilfe eingegangen. Die Funktion der Träger der Jugendhilfe, zentrale Aufgaben der Jugendhilfe, die Zuständigkeit und Kostenerstattung, die Heranziehung zu den Kosten, werden erläutert, und die Bedeutung einer Kinder- und Jugendhilfestatistik wird unterstrichen.

Rechtsansprüche auf Hilfen

Für unsere Patienten sind vor allem die im KJHG formulierten **Rechtsansprüche** auf Leistungen wesentlich. Bei den allgemeinen **Hilfen zur Erziehung** sind die **Personensorgeberechtigten** die Anspruchsträger **(§27 Abs. 1 KJHG)**. Gewährt werden müssen Hilfen, die für die Entwicklung des Kindes *„geeignet und notwendig"* sind. Da diese Formulierung den Fachkräften der Jugendhilfe einen großen Ermessensspielraum offenläßt, verursachte sie bei vielen Eltern von betroffenen Kindern die Sorge, daß bei leeren Kassen kostenaufwendigere Verfahren als „nicht notwendig" eingeschätzt werden könnten. In Abgrenzung von der Krankenbehandlung nach SGB V sieht das KJHG auch **pädagogische und damit verbundene therapeutische Leistungen** vor. Die Formulierung des §27 Abs. 3 KJHG wurde offengelassen, um nicht ein eingeschränktes Angebot festzuschreiben, sondern bewußt auch neuentwickelte Hilfen zukünftig zu ermöglichen. Dies bedeutet, daß sich die verantwortlichen Fachkräfte der Jugendhilfe in der Zukunft immer wieder mit sogenannten **„Außenseitermethoden"** auseinandersetzen werden müssen, denn es ist jedem Praktiker bekannt und völlig verständlich, daß Familien in der extremen Belastungssituation durch eine chronische Erkrankung nach jedem „Strohhalm greifen", der ihnen Rettung verspricht.

§35a KJHG regelt die Maßnahmen der **Eingliederungshilfe für seelisch behinderte Kinder und Jugendliche** (vgl. Fegert, 1994a). Nach §3 Eingliederungshilfeverordnung (Verordnung zu §47 BSHG) zählen zu den seelischen Behinderungen 1. körperlich nicht begründbare Psychosen, 2. seelische Störungen als Folge von Krankheiten oder Verletzungen des Gehirns, von Anfallsleiden und von anderen Krankheiten oder körperlichen Beeinträchtigungen, 3. Suchtkrankheiten, 4. Neurosen und Persönlichkeitsstörungen. Diese Formulierungen entstammen dem Sprachgebrauch der 50er und 60er Jahre und sind heute deshalb generell auslegungsbedürftig. Insofern sind nach Harnach-Beck (1996) „divergierende Auslegungen vorprogrammiert". Schon allein aufgrund der notwendigen Entsprechungen der Entscheidungskriterien einzelner Leistungsträger zwischen SGB V und SGB VIII empfiehlt sich die Bezugnahme auf die Klassifikation nach ICD-10 (vgl. Fegert 1994 a, Harnach-Beck 1996, Specht 1995, Stellungnahme der Fachgesellschaften für Kinder- und Jugendpsychiatrie 1995, Wiesner et al. 1995). Hervorzuheben ist, daß für diese Eingliederungshilfemaßnahmen, wie sie früher nach §39 BSHG möglich waren, die betroffenen Kinder und Jugendlichen selbst Anspruchsträger sind.

Allerdings bedeutet im Rahmen des KJHG der Rekurs auf Begrifflichkeit aus dem Bundessozialhilfegesetz und die Definition eines Personenkreises seelisch Behinderter einen Widerspruch zur sonstigen Maßnahmenorientierung und zum Integrationsgedanken. Im Gegensatz zur Anwendung der Begrifflichkeiten in der Erwachsenenpsychiatrie spielt in der entwicklungsorientierten Kinderheilkunde und Kinder- und Jugendpsychiatrie die **drohende Behinderung** eine **wesentliche Rolle**, da entsprechende Maßnahmen im Kindes- und Jugendalter einer Chronifizierung, d.h. der Entstehung einer Behinderung, entgegenwirken sollen. Der Begriff „seelische Behinderung" ist ein **sozialrechtliches Konstrukt** und keine medizinische Diagnose. Ärzte leisten ihren Beitrag zur Hilfeplanung gemäß §36 KJHG, indem sie aus der **Feststellung des vorliegenden Störungsbildes** und unter Berücksichtigung des spezifischen **Entwicklungsstandes**, der **Intelligenz**, **körperlicher Grunderkrankungen und der sozialen Lebensumstände** und **Belastungen** sowie des allgemeinen **Schweregrades** der Problematik sich zur **Prognose** äußern und zur **Vermeidung einer Chronifizierung** spezifische Maßnahmen vorschlagen, die nach Ausschöpfung der jeweiligen Ressourcen der Familien dringend erforderlich sind.

Abgrenzungsprobleme

Durch die Einbeziehung der Kinder und Jugendlichen mit psychischen Problemen ins KJHG ist eine neue **Trennlinie** zwischen **Jugendhilfe** und **Sozialhilfe** (BSHG) entstanden. Kinder mit vorwiegend **geistiger** und **körperlicher Behinderung** haben nach wie vor **Anspruch auf Eingliederungshilfe** nach dem **BSHG**. Durch die neugetroffene artifizielle Trennung sind Probleme, vor allem für die **Zuordnung mehrfach behinderter Kinder** und für die **sogenannte „Frühförderung"** von Kleinkindern, deren späterer Behinderungsgrad nicht klar einzuschätzen ist, entstanden. Im §10 Abs. 2 hat der Gesetzgeber ausdrücklich vorgesehen, daß Landesrecht regeln könne, daß Maßnahmen der Frühförderung für Kinder, unabhängig von der Art der Behinderung, vorrangig von anderen Leistungsträgern gewährt werden. Solche landesrechtlichen Regelungen sollten angesichts der wissenschaftlichen Unmöglichkeit, zu einem frühen Entwicklungszeitpunkt zu sozialrechtlichen Konstrukten eine klare Zuordnung zu treffen, im Sinne der Betroffenen unbedingt genutzt werden. Für den Problembereich der Mehrfachbehinderungen zeigt die Stellungnahme des Wissenschaftlichen Beirats des Bundesverbandes „Hilfe für das autistische Kind" (Remschmidt, 1994) gangbare Wege auf. Dort wird davon ausgegangen, daß autistische Kinder im Regelfall im Bereich des Sozialhilfeträgers betreut werden sollen, obwohl eine aufspaltende Zuordnung zu einer einzigen Behinderungsform wissenschaftlich nicht zu begründen ist.

Ein weiteres Abgrenzungsproblem ergibt sich bei Heranwachsenden (maximal bis zum 27. Lebensjahr), bei denen nach §41 SGB VIII ebenfalls Eingliederungshilfemaßnahmen möglich sind. Hier ist zu klären, ob die Hilfe a) noch als jugendtypische Maßnahme bezeichnet werden kann und z.B. mit einem Schul- oder Lehrabschluß beendet werden kann. In diesem Fall handelt es sich um eine Eingliederungshilfe im Rahmen des SGB VIII, und als Maßstab gilt die drohende seelische Behinderung. Handelt es sich bei einem primär chronifizierten Patienten um eine Maßnahme, die voraussichtlich längere Zeit auch im Erwachsenenalter notwendig sein wird, ist die Maßnahme nach §39 BSHG als Eingliederungshilfe für wesentlich seelisch behinderte Erwachsene zu befürworten. Träger der Leistung ist in diesem Fall der Sozialhilfeträger. Aufgrund dieser multiplen Abgrenzungsprobleme sollte die ärztliche Stellungnahme zur Hilfeplanung nach §36 SGB VIII prägnant formuliert sein, so daß sich die entsprechenden Verwaltungsentscheidungen klar aus den ärztlichen Befunden herleiten lassen. Nach den Kriterien der WHO sollten die anspruchsbegründenden diagnostischen Ergebnisse dargelegt werden. Handelt es sich um eine Mehrfachbeeinträchtigung, muß die Frage beantwortet werden, ob das soziale Handicap allein bzw. ganz überwiegend aus der psychischen Störung infolge der körperlichen Erkrankung resultiert oder nicht. Im Einzelfall muß das soziale Handicap, welches aus der Erkrankung resultiert, dargelegt werden.

Schutzmaßnahmen

Der § 42 KJHG, „Inobhutnahme von Kindern und Jugendlichen", bietet eine niederschwellige Möglichkeit zum Schutz und auch zum Beginn jugendpsychiatrischer Maßnahmen, die bei manchen Problemen angemessener als eine Unterbringung nach PsychKG erscheint (s. 17.4).

17.2.4 Pflegeversicherung (SGB XI)

Die 1995 in Kraft getretene Pflegeversicherung ist auch für Leistungen zum Ausgleich des zusätzlichen Hilfebedarfs bei kranken oder behinderten Kindern, der sich z. B. als Folge einer angeborenen Erkrankung, einer intensivmedizinischen Behandlung etc., im Bereich der Körperpflege, der Ernährung oder der Mobilität ergibt, zuständig. Pflegebedürftig im Sinne des Gesetzes sind Personen, die wegen einer körperlichen, geistigen oder seelischen Krankheit oder Behinderung für die gewöhnlichen und regelmäßig wiederkehrenden Verrichtungen des täglichen Lebens auf Dauer (mindestens 6 Monate) in erheblichem Umfang der Hilfe bedürfen. Bei Kindern wird altersabhängig der relativ höhere Pflege- und Betreuungsaufwand berücksichtigt. Zu den Leistungen der Pflegeversicherung gehört die Zahlung von Pflegegeld (§ 37 SGB XI) an Angehörige, die die Pflege ihrer kranken und behinderten Kindern selbst vornehmen. Darüber hinaus kommen häusliche Pflege (§ 39 SGB XI), Pflegehilfsmittel und technische Hilfen (40 SGB XI), teilstationäre Pflege (§ 41), Kurzzeitpflege (§ 42) und stationäre Dauerpflege (§ 43) in Frage. Unterschieden werden drei Stufen der Pflegebedürftigkeit:

Pflegestufe I – erhebliche Pflegebedürftigkeit

Im Vergleich zu einem gesunden Kind gleichen Alters muß der wöchentliche Zeitaufwand, den die Pflegekraft aufwenden muß, im Tagesdurchschnitt mindestens 90 Minuten betragen. Für eine selbstbeschaffte, ehrenamtliche Pflegefachleistungen bezahlt die Pflegeversicherung DM 400 Pflegegeld; werden die Hilfen durch ambulante Pflegedienste geleistet, bis zu DM 750 Pflegegeld monatlich.

Pflegestufe II – Schwerpflegebedürftigkeit

Hier müssen täglich mindestens drei Stunden mehr für die Pflege und Versorgung aufgebracht werden, als dies bei einem gesunden Kind der Fall wäre (Leistungen DM 800 für ehrenamtliche Pflegepersonen/Pflegesachleistung DM 1800 für Pflegedienste).

Pflegestufe III – Schwerstpflegebedürftigkeit

Schwerstpflegebedürftigkeit liegt vor, wenn durch die Hilflosigkeit der Betroffenen jederzeit eine Pflegeperson unmittelbar erreichbar sein muß. Ausgegangen wird von einem pflegerischen Mehraufwand von täglich mindestens fünf Stunden (Leistungen DM 1300 für ehrenamtliche Pflegepersonen/Pflegesachleistung DM 2800 monatlich für ambulante Pflegedienste).

Als Voraussetzung für die Anerkennung der Schwerstpflegebedürftigkeit

müssen ärztlicherseits die Fähigkeiten bzw. die Hilflosigkeit in den Bereichen
- der Mobilität und Motorik,
- Hygiene,
- Ernährung und
- Kommunikation überprüft werden.

Bei Kindern spielt naturgemäß der Aufwand für die hauswirtschaftliche Versorgung bei der Einteilung in die Pflegestufen keine oder nur eine untergeordnete Rolle, da diese auch bei gesunden Kindern zu gewährleisten ist und hier nur der Mehraufwand zu bewerten ist. Eine Hilflosigkeit, die die „Rund-um-die-Uhr-Betreuung" nach sich zieht, liegt z.B. bei selbstgefährdendem oder fremdgefährdendem Verhalten, häufigen zerebralen Anfällen etc. vor (vgl. Schlack, 1997).

17.2.5 Sozialhilfe (BSHG)

Das Bundessozialhilfegesetz (BSHG) regelt den **Anspruch auf Eingliederungshilfe** (§ 39). § 40 führt die Maßnahmen der Hilfe im einzelnen auf, § 47 enthält Bestimmungen über die Durchführung der Hilfe, § 123 stellt die von Behinderung Bedrohten den Behinderten gleich, § 124 Absatz 4 BSHG versucht folgende Definition der Behinderungsform:
1. Eine nicht nur vorübergehende erhebliche Beeinträchtigung der Bewegungsfähigkeit, die auf dem Fehlen oder der Funktionsstörung von Gliedmaßen oder anderen Ursachen beruht,
2. Mißbildungen, Entstellungen oder Rückgratverkrümmungen, wenn die Behinderungen erheblich sind,
3. eine nicht nur vorübergehende erhebliche Beeinträchtigung der Seh-, Hör- und Sprachfähigkeit,
4. eine erhebliche Beeinträchtigung der geistigen oder seelischen Kräfte oder drohende Behinderungen dieser Art.

Bei der ärztlichen Stellungnahme zur Eingliederungshilfe nach § 39 BSHG ist eine medizinisch fundierte Zuordnung des betroffenen Kindes zu einem der beschriebenen Behindertenpersonenkreise erforderlich. Die möglichen Maßnahmen der Eingliederungshilfe ergeben sich aus § 40 BSHG bzw. aus der Eingliederungshilfeverordnung und sollen aus medizinischer Sicht hinsichtlich ihrer Notwendigkeit, Frequenz, notwendigen Dauer erläutert werden. Eine Abgrenzung zur Krankenbehandlung im Sinne des SGB V ist für den Leistungsträger hilfreich. Die bisherigen Regelungen zum Pflegegeld (nach § 81 BSHG) wurden durch die Bestimmungen der Pflegeversicherung (SGB XI) abgelöst.

17.3 Zivilrechtliche Verfahren

17.3.1 Schadensfolgen, Behinderungsgrad

Fragen an den Sozialpädiater oder Kinderpsychiater im zivilrechtlichen Verfahren betreffen häufig die Folgen von unfallbedingten Schädel-Hirn-Traumen oder anderen Verletzungen, seltener seelische Traumatisierungen. Ganz besonders gefragt ist hier die entwicklungsbezogene Sachkompetenz des Arztes, da es nicht nur darum geht festzustellen, wie die Entwicklung vor dem schädigenden Ereignis gewesen ist, sondern auch die Bedeutung des Ereignisses für die weitere Entwicklung einzuschätzen. Der **Grad der Behinderung (GdB)** ersetzt den früher im Entschädigungsrecht üblichen, häufig als zu erwachsenenbezogen kritisierten Begriff der Minderung der Erwerbsfähigkeit. Die Bemessung des Grades der Behinderung orientiert sich an den in den „Anhaltspunkten für die ärztliche Gutachtertätigkeit im sozialen Entschädigungsrecht und nach dem Schwerbehindertengesetz" (1996) enthaltenen Tabellen. Diese Tabellen geben auch eine gewisse Orientierung bei körperlichen und psychischen Behinderungen im Kindesalter (Autismus oder

Down-Syndrom werden z.B. mit einem GdB von 100 v.H. angegeben, Legasthenie zwischen 0 bis 10 v.H. bei leichten Verläufen und zwischen 20 und 30 v.H. bei schweren Verläufen, schwerwiegende kindliche „Verhaltensstörungen", bei denen die Integration in die Normalschule nicht möglich ist, werden mit einem GdB von 50 bis 80 v.H. eingestuft). Lempp (1983) hat zu Recht darauf hingewiesen, daß es sich wegen der Schwierigkeit, „die Folgen einer Schädigung auf einen in der Entwicklung begriffenen Organismus oder auf eine sich entwickelnde Persönlichkeitsstruktur zu bestimmen", empfehle, mit der endgültigen Feststellung der Schädigungsfolgen bis zum Abschluß der Reifeentwicklung abzuwarten, ohne diese Folgen definitiv zu quantifizieren. Vielmehr ist er der Ansicht, daß die derzeitigen Folgen qualitativ differenziert dargelegt werden sollten. Gerade das Beispiel von schweren Schädel-Hirn-Traumata mit völlig unterschiedichen Remissionschancen und Entwicklungsmöglichkeiten unterstreicht eine solche vorsichtige Vorgehensweise (vgl. G. Lehmkuhl, 1987). Insbesondere im Kindes- und Jugendalter kommt es aufgrund von Entwicklungsfortschritten glücklicherweise immer wieder auch zu so positiven Entwicklungen, daß die Voraussetzung für die Inanspruchnahme von Pflegeleistungen aus der Pflegeversicherung wieder (teilweise) wegfallen können.

17.3.2 Begutachtung nach dem Opferentschädigungsgesetz

Straftaten gegen die sexuelle Selbstbestimmung an Kindern und Jugendlichen können akute Belastungsreaktionen, posttraumatische Belastungsstörungen sowie zahllose andere unspezifische Verhaltensfolgen nach sich ziehen. Vom Gutachter wird die Klärung der schwierigen Kausalitätsfrage bei Abgrenzung von vorbestehenden Entwicklungsverzögerungen und vorbestehenden psychischen Auffälligkeiten, Milieueinflüssen, von konkreten Tatfolgen erwartet. Das Trauma muß eine wesentliche Bedingung bei der Herausbildung der Gesundheitsschädigung sein. Das Bundessozialgericht hat grundsätzlich festgestellt, daß auch psychische Schädigungen zur Ursache im Rechtssinne werden können, allerdings ist stets der Einzelfall in bezug auf die individuellen Gegebenheiten zu prüfen (vgl. Möllhoff 1998). Auch zur Einschätzung der MdE/GdB-Werte bei psychischen Traumata finden sich in den neuen „Anhaltspunkten" für die ärztliche Gutachtertätigkeit im sozialen Entschädigungsrecht und nach dem Schwerbehindertengesetz (1996) konkrete Angaben. Bei einer posttraumatischen Belastungsstörung wird ein GdB für 1 bis 2 Jahre auf Zeit von 30 bis 40 v.H. üblicherweise angenommen. Dem Entwicklungscharakter entsprechend ist es wichtig, solche Feststellungen zeitlich zu limitieren. In der Regel orientieren sich die Versorgungsämter an einem Fragenkatalog (vgl. Winkler 1998). In bezug auf die Schädigungsfolgen werden Aussagen vom Arzt zu folgenden Fragen verlangt:

1. Welche Gesundheitsstörungen liegen bei dem Kind ohne Rücksicht auf die Ursache vor?
2. Welche Gesundheitsstörungen des Kindes sind wahrscheinlich durch die sexuellen Gewalttaten allein oder zumindestens annähernd gleichwertig neben anderen Ursachen entstanden?
3. Wurden bereits vor den Mißbrauchshandlungen bestehende Gesundheitsstörungen durch die Gewalttaten wahrscheinlich verschlimmert?
4. Welcher GdB wird ggf. für die im Sinne der Entstehung oder im Sinne der Verschlimmerung anzuerkennende Schädigungsfolgen vorgeschlagen, evtl. gestaffelt über den zu begutachtenden Zeitraum hinweg, und zwar sowohl einzeln als auch für anzuerkennenden Schädigungsfolgen insgesamt?

17.3.3 Zivilrechtliche Verantwortlichkeit

Nicht selten sind im zivilrechtlichen Bereich auch Fragen nach der **Verantwortlichkeit** bzw. **Deliktsfähigkeit** von Kindern.

§828 BGB regelt die Altersgrenzen und die Ausnahmen:

§828 Absatz 1: Wer nicht das 7. Lebensjahr vollendet hat, ist für einen Schaden, den er einem anderen zufügt, nicht verantwortlich.

§828 Absatz 2: Wer das 7., aber nicht das 18. Lebensjahr vollendet hat, ist für einen Schaden, den er einem anderen zufügt, nicht verantwortlich, wenn er bei der Begehung der schädigenden Handlung nicht die zur Erkenntnis der Verantwortlichkeit erforderliche Einsicht hat. Das gleiche gilt von einem Taubstummen.

Solche Fragestellungen ergeben sich vor allem dann, wenn über 7jährige Kinder einen verhältnismäßig großen Schaden verursacht haben und es in Frage steht, ob sie die Folgen ihrer Handlungen absehen konnten. Gerade bei Kindern mit Hyperaktivität oder Teilleistungsstörungen, Kindern mit Wahrnehmungsstörungen etc., müssen solche Fragestellungen auch unter Einbeziehung entwicklungspsychologischen Wissens geklärt werden. Allerdings ist es bei bisweilen Jahre zurückliegenden Ereignissen sehr schwer, fachlich fundiert festzustellen, ob das Kind zur Tatzeit soweit geistig entwickelt war, daß es das Unrecht seiner Handlung und seine Verantwortlichkeit für die spezifische Handlung einsehen konnte. Es geht also nicht darum, retrospektiv den allgemeinen Entwicklungsstand des Kindes zu beschreiben, sondern die spezifische Situation zu analysieren.

17.4 Kinderschutzrecht

Die rechtlichen Möglichkeiten und Alternativen beim Kinderschutz sind nicht in einem einheitlichen Gesetzeswerk niedergelegt. Wir haben uns hier dennoch zu dieser Darstellung entschlossen, weil sich bestimmte Fragestellungen und Entscheidungsalternativen in Fällen von **Vernachlässigung, Kindesmißhandlung, sexuellem Mißbrauch** immer wieder stellen. Im folgenden wird mehr auf formale Aspekte und rechtliche Möglichkeiten eingegangen, während zur Familiendynamik und zu den möglichen Interventionen bei Kindesmißhandlung und bei sexuellem Mißbrauch nähere Informationen in Kapitel 12 zu finden sind.

Wie oben schon ausgeführt, haben Ärzte eine gesetzlich besonders privilegierte **Garantenstellung** gegenüber dem behandelten Kind, da sie einerseits die Möglichkeit haben, den Eltern bei der therapeutischen Bearbeitung von Gewaltproblemen in der Familie die Verschwiegenheit zuzusagen, genauso wie sie die Möglichkeit und die Pflicht haben, z.B. beim Scheitern von Maßnahmen die Schweigepflicht zu brechen, um Maßnahmen zum Schutz des Kindes zu ergreifen (vgl. Marquardt, 1993; Timm, 1986).

17.4.1 Inobhutnahme

Eine akute Möglichkeit zum Schutz des Kindes in der pädiatrischen Praxis oder in einer Kindertagesstätte, Sonderkindertagesstätte oder in einem sozialpädiatrischen Zentrum etc. ergibt sich durch die Möglichkeit der **Inobhutnahme** nach §42 KJHG. Nach §42 Absatz 2 KJHG ist das Jugendamt dazu verpflichtet, ein Kind oder einen Jugendlichen in seine Obhut zu nehmen, wenn das Kind oder der Jugendliche um Obhut bittet. Darüberhinaus ist nach §42 Absatz 3 das Jugendamt auch verpflichtet, ein Kind oder einen Jugendlichen in seine Obhut zu nehmen,

> „wenn eine dringende Gefahr für das Wohl des Kindes und des Jugendlichen die Inobhutnahme erfordert. Freiheitsentziehende Maßnahmen sind dabei nur zulässig, wenn und soweit sie erforderlich sind, um eine Gefahr für Leib oder Leben des Kindes oder des Jugendlichen oder eine Gefahr für Leib oder Leben Dritter abzuwenden“.

Die Inobhutnahme ist also eine Möglichkeit zur raschen Krisenintervention durch das Jugendamt (vgl. Münder et al, 1993, Seite 322 ff.). Sehr rasch muß nach einer Inobhutnahme und nach der Information der Eltern entweder Einvernehmen über die getroffene Maßnahme oder eine vormundschaftsgerichtliche Entscheidung herbeigeführt werden, was für die betroffenen Kinder schnelle Rechtssicherheit bedeutet. Erfahrungsgemäß ereignen sich viele krisenhafte Zuspitzungen aber in Nachtzeiten und an Wochenenden, und es stehen bedauerlicherweise noch nicht bei allen Jugendämtern „rund um die Uhr" entsprechende Bereitschaftsdienste zur Verfügung, die solche Interventionen jederzeit einleiten könnten. § 43 KJHG regelt die Herausnahme eines Kindes oder Jugendlichen aus einer Einrichtung, ohne Zustimmung des Personensorgeberechtigten.

17.4.2 Einschränkungen oder Entzug des Sorgerechts

Die Herausnahme aus der elterlichen Wohnung zum Schutz des Kindes ist nur mit einer familiengerichtlichen Entscheidung nach § 1666 BGB bzw. 1666a BGB möglich. Die beiden Paragraphen lauten in der Neufassung nach dem Kindschaftsrechtsreformgesetz (gültig ab 01.07.98) folgendermaßen:

§ 1666 Gerichtliche Maßnahmen zum Schutz des Kindes

(1) Wird das körperliche, geistige oder seelische Wohl des Kindes oder sein Vermögen durch mißbräuchliche Ausübung der elterlichen Sorge, durch Vernachlässigung des Kindes, durch unverschuldetes Versagen der Eltern oder durch das Verhalten eines Dritten gefährdet, so hat das Familiengericht, wenn die Eltern nicht gewillt oder in der Lage sind, die Gefahr abzuwenden, die zur Abwendung der Gefahr erforderlichen Maßnahmen zu treffen.

(2) In der Regel ist anzunehmen, daß das Vermögen des Kindes gefährdet ist, wenn der Inhaber der Vermögenssorge seine Unterhaltspflicht gegenüber dem Kind oder seine mit der Vermögenssorge verbundenen Pflichten verletzt oder Anordnungen des Gerichts, die sich auf die Vermögenssorge beziehen, nicht befolgt.

(3) Das Gericht kann Erklärungen des Inhabers der elterlichen Sorge ersetzen.

(4) In Angelegenheiten der Personensorge kann das Gericht auch Maßnahmen mit Wirkung gegen einen Dritten treffen.

§ 1666a BGB Trennung des Kindes von der elterlichen Familie; Entziehung der Personensorge insgesamt

(1) Maßnahmen, mit denen eine Trennung des Kindes von der elterlichen Familie verbunden ist, sind nur zulässig, wenn der Gefahr nicht auf andere Weise, auch nicht durch öffentliche Hilfen, begegnet werden kann.

(2) Die gesamte Personensorge darf nur entzogen werden, wenn andere Maßnahmen erfolglos geblieben sind oder wenn anzunehmen ist, daß sie zur Abwendung der Gefahr nicht ausreichen.

Da in diesen Sorgerechtsfragen Eltern- und Kindesinteressen häufig kollidieren, verdient der neue § 50 FGG Berücksichtigung. Dort wird die Einsetzung eines Verfahrenspflegers (Anwalt des Kindes; vgl. Salgo 1995, 1996b) für das Kind geregelt. „Das Gericht kann dem minderjährigen Kind einen Pfleger für ein seine Person betreffendes Verfahren beistellen, soweit das zur Wahrnehmung seiner Interessen erforderlich ist

Die Bestellung ist in der Regel erforderlich, wenn

1. das Interesse des Kindes zu dem seiner gesetzlichen Vertreter in erheblichem Gegensatz steht.
2. Gegenstand des Verfahrens Maßnahmen wegen Gefährdung des Kindeswohls sind, mit denen die Trennung des Kindes von seiner Familie oder Entziehung der gesamten Personensorge verbunden ist (§§ 1666, 1666a des BGB) oder
3. Gegenstand des Verfahrens die Wegnahme des Kindes von der Pflegeperson (§ 1632 Abs. 4 BGB) oder von dem Ehegatten oder Umgangsberechtigten (§ 1682 BGB) ist. Sieht das Gericht in diesen Fällen von der Bestellung eines Pflegers für das Verfahren ab, so ist dies in der Entscheidung zu begründen, die die Person des Kindes betrifft.

Häufig werden Vormundschaftsgerichte aufgrund der dramatischen Dringlichkeit zu vorläufigen Entscheidungen gedrängt, so daß bis zur endgültigen Klärung, z.B. mit Einholung eines Gutachtens über den Entwicklungsstand des Kindes und die Erziehungsfähigkeit der Eltern, in einer vorläufigen Entscheidung das Aufenthaltsbestimmungsrecht oder die gesamte Personensorge entzogen wird. Die Bestimmung des § 1666a macht deutlich, daß solche einschneidenden Maßnahmen erst sinnvoll und möglich sind, wenn andere Hilfen zur Erziehung (§ 27 ff. KJHG) gescheitert sind oder nicht umgesetzt werden konnten. Das Jugendamt hat z.B. bei Scheitern solcher Hilfen eigenverantwortlich eine **Eingriffsverpflichtung** zum Schutze der Kinder, wobei es in der Fachkompetenz des Jugendamtsmitarbeiters liegt, die schwierige Entscheidung zu treffen, wann ein solcher Punkt erreicht ist. Salgo (1991) geht auf der Basis von Schätzungen davon aus, daß 30 bis 50% aller Pflegeverhältnisse auf richterlichen Entscheidungen zur Fremdunterbringung beruhen. Hier ist den zukünftigen Pflegefamilien sehr damit gedient, wenn bei einer Begutachtung ausführlich die durch die massiven Vernachlässigungen, Mißhandlungen oder den sexuellen Mißbrauch entstandenen Entwicklungsverzögerungen und psychischen bzw. körperlichen Beeinträchtigungen angegeben werden. Hilfreich sind vor allem gezielte Vorschläge für rehabilitative Maßnahmen, die dann in der Pflegefamilie oder in einer Kleinsteinrichtung oder einem anderen Jugendheim umgesetzt werden können. Bei solchen Fragestellungen empfiehlt es sich auch, daß der Gutachter sich dazu äußert, ob das Kind überhaupt zum derzeitigen Zeitpunkt sinnvollerweise in einer Pflegefamilie untergebracht werden kann oder ob das Kind aufgrund seiner massiven Beeinträchtigungen zunächst eine professionelle stationäre Behandlung braucht, um erneuten Ausstoßungen, z.B. aus einer Pflegefamilie, vorzubeugen. Es ist enorm wichtig, auf jeden Fall den zur Aufnahme von kurzfristigen oder auch langfristigen Pflegeverhältnissen bereiten Eltern über das Ausmaß der Problematik und auch die Kontaktwünsche der leiblichen Eltern „reinen Wein einzuschenken", da sich sonst erfahrungsgemäß in der weiteren Entwicklung immer wieder um diese Punkte große Probleme ergeben. Engagierten Pflegeeltern sollte vom Sozialpädiater empfohlen werden, an entsprechenden Arbeitskreisen für Pflegeeltern, in denen sie im Sinne einer Selbsthilfegruppe Unterstützung erhalten, teilzunehmen.

17.4.3 Offizialdelikte – Strafanzeige?

Kindesmißhandlung und sexueller Mißbrauch sind sogenannte „Offizialdelikte". Dies bedeutet, daß die Polizei, wenn sie von einem solchen Delikt erfährt, ermitteln **muß**. Es steht nicht in der Ermessensentscheidung der Kriminalpolizei, z.B. beim Kontakt eines kleinen Mädchen mit einem Exhibitionisten, abzuwägen, ob der sekundäre Schaden durch die Konfrontation mit einer Täterkartei o.ä. schwerer wiegt als die eigentliche Tat. Der Ermittlungszwang bei solchen Delikten nötigt die Polizei zu einer Aufklärung. Erst die zuständige Staatsanwaltschaft kann die Ermittlungen einstellen. Aufgrund der Diskussion um die Kindesmißhandlungen, die von medizinischer Seite durch Kempes grundlegende Publikationen (z.B. Kempe und Silvermann, 1962) initiiert wurde, werden heute nur noch wenige, eher spektakuläre, grausame Mißhandlungsfälle angezeigt und strafrechtlich verfolgt. Anders ist die Situation bei einem Vorwurf des sexuellen Mißbrauchs. Zwar ist durch die zunehmende Erforschung und die Information der Öffentlichkeit die Wahrnehmung von sexuellem Mißbrauch erheblich angestiegen, doch bleibt, wie die derzeitige Debatte um den sogenannten „Mißbrauch mit dem Mißbrauch" zeigt, die sexuelle Mißhandlungsform ein gesellschaftlich heiß umstrittenes Thema. Nicht selten wird in diesen Fällen Anzeige erstattet, weil dies für die einzige Hilfsmöglichkeit für die Kinder gehalten wird oder weil zunächst bei einem solchen ungeheuerlichen Vorwurf eine Klärung der Schuld abgewartet werden soll. Hierbei ist den anzeigenden Personen oft nicht klar, daß eine Strafanzeige allein nicht automatisch den Schutz des Kindes nach sich zieht. Vielmehr kann es zu langwierigen Ermittlungen und Verhören von Kindern kommen, ohne daß das Jugendamt, das von der Kriminalpolizei benachrichtigt werden müßte, sofort entsprechende Maßnahmen ergreift. Das Risiko der sekundären Viktimisierung von Opfern von Sexualstraftaten im Strafverfahren ist also auch heute noch wie zu Beginn des 20. Jahrhunderts nicht abzustreiten. Eine neuere Untersuchung zum institutionellen Umgang mit sexuell mißbrauchten Kindern in Deutschland zeigt bei einer Befragung von erfahrenen Expertinnen und Experten (vgl. Fegert 1997), daß über 90 % der Berater, Psychotherapeuten und Ärzte in der Regel von einer Strafanzeige absehen würden. Eine konkrete Untersuchung tatsächlicher Fallverläufe zeigt, daß mißbrauchte Kinder in den ersten 2 Jahren nach der Wahrnehmung des Geschehens im Durchschnitt mit 7 verschiedenen Institutionen konfrontiert werden. Mißbrauch durch Täter außerhalb der Familie wird hochsignifikant häufiger strafrechtlich angezeigt als langdauernde Taten im familiären Nahbereich (vgl. Fegert 1998).

17.4.4 Glaubwürdigkeit

International (Smith und Bentovim, 1994; Doris, 1991) wie auch in Deutschland (Fegert, 1993) ist durch die zunehmende Wachsamkeit gegenüber sexuellen Übergriffen gegen Kinder auch die Beteiligung betroffener Kinder als Zeugen im Strafverfahren oder auch im vormundschaftsgerichtlichen bzw. familiengerichtlichen Verfahren stark angestiegen. Hier stellt sich auch aufgrund juristischer Vorgaben fast immer die Frage nach der Glaubwürdigkeit von Kindern. Bei der Beurteilung dieser Frage müssen einerseits Fachkenntnisse über Entwicklungsspezifika und andererseits Kenntnisse über Aussagencharakteristika zur Anwendung kommen. Während die angloamerikanische Forschung und einzelne kinderpsychiatrische Publikationen mehr den Entwicklungsaspekt bearbeitet haben, besteht in der deutschen Psychologie eine langjährige originelle und gut fundierte aussagepsychologische Forschung. Dies hat zu unterschiedlichen Kriteriologien, wie z.B. der von Steller und Köhnken (1989) geführt. Wichtig bei Kindern sind **Aussagemerkmale** wie die **ungeordnete, sprunghafte Darstellung**, wie sie für Kinderaussagen typisch ist, oder die phänomengemäße Schilderung unverstandener Handlungselemente, wie sie ebenfalls bei kleineren Kindern oder intellektuell beeinträchtigten Kindern vorkommt. Es ist wichtig, Kinderaussagen, wie sie gemacht wurden, festzuhalten und sie nicht in eine lesbare Form zu bringen, zu „übersetzen" oder zu ordnen. Nur die ursprüngliche Aussageform erlaubt es dem Gutachter, zu diesen Aussagekriterien Stellung zu nehmen (eine ausführliche Übersicht zur Glaubwürdigkeitsbegutachtung findet sich in Fegert, 1993).

Nach der Entscheidung des 1. Senats des Bundesgerichtshofs in Strafsachen (Sommer 1999) muß nachdrücklich betont werden, daß zu einer korrekten Glaubwürdigkeitsbegutachtung in strafrechtlichem Kontext neben der aussagepsychologischen Analyse auch eine Abklärung der motivationalen Faktoren sowie möglicher Erklärungsalternativen gehört. Letztlich hat das Gutachten das Ziel, aufgrund von erhobenen Fakten die Hypothese, ob das Ausgesagte erfunden sein könne, zu widerlegen, oder aber einzuräumen, daß diese Widerlegung nicht mit hinreichender Sicherheit gelingen könne.

Die Debatte um den sogenannten „Mißbrauch mit dem Mißbrauch" hat die Frage nach gezielten Falschaussagen von

Kindern aufgeworfen. Intendierte Falschaussagen bei Kindern sind extrem selten und kommen in der Regel nicht vor der Vorpubertät vor. In den einschlägigen Publikationen (eine Übersicht bietet Fegert, 1994b) läßt sich darüber hinaus feststellen, daß ein Teil der Kinder, die gezielte Falschaussagen machten, früher Opfer sexueller Übergriffe gewesen waren, so daß sie zu konkreten Angaben bei Falschaussagen durch frühere Erfahrungen in der Lage waren. Meiner Ansicht nach sind Verfälschungsgründe wie Mißverständnisse, ideologisch intendierte Fehlinterpretationen bei Betreuungspersonen, Eltern, professionellen Helfern etc., sehr viel schwerwiegendere Phänomene, denen mehr professionelle Beachtung geschenkt werden sollte. Bei der Betrachtung von Fehlermöglichkeiten darf allerdings auch nicht die Möglichkeit falsch negativer Aussagen vergessen werden. Es gibt viele Gründe, wie z.B. Drohungen und Druck durch den Täter, Scham etc., die zum Verschweigen von realen Erlebnissen führen.

17.5 Das Kind im Scheidungsverfahren, familienrechtliche Begutachtung

Nach Balloff (1992) erleben in Deutschland jährlich ca. 150000 Kinder die Scheidung ihrer Eltern. Dies bedeutet, daß jedes fünfte Kind vor seiner Volljährigkeit vom Scheitern der Ehe seiner Eltern betroffen ist. Im Kinder- und Jugendhilfegesetz ist im § 17 KJHG (Beratung in Fragen der Partnerschaft, Trennung und Scheidung) vorgesehen, daß die Eltern durch die Jugendhilfe im Trennungs- oder Scheidungsfall „bei der Entwicklung eines einvernehmlichen Konzepts für die Wahrnehmung der elterlichen Sorge“ unterstützt werden sollen. Dieses Konzept soll als Grundlage für die richterliche Entscheidung über das Sorgerecht nach der Scheidung dienen. In ca. 5 bis 10% (Balloff, 1992) der Scheidungsverfahren kommt es zu einer psychologischen oder kinderpsychiatrischen Begutachtung zur Klärung der umstrittenen Sorgerechtsfrage.

Seit Inkrafttreten der Kindschaftsrechtsreform ist nach Trennung der Eltern die gemeinsame elterliche Sorge der Regelfall (vgl. Salgo 1996a, Fegert 1998, 1999). Der neue § 1671 BGB regelt nun das Abweichen von dieser Norm, d.h. die Übertragung der elterlichen Sorge auf einen Elternteil allein. Dies ist möglich, wenn der andere Elternteil dem zustimmt, es sei denn, das Kind habe schon das 14. Lebensjahr vollendet und widerspricht der Übertragung auf einen Elternteil allein. Dem Antrag ist des weiteren zuzustimmen, wenn zu erwarten ist, daß die Aufhebung der gemeinsamen Sorge und die Übertragung auf den Antragsteller dem Wohl des Kindes am besten entspricht. Salgo (1989, S. 156ff) hat den Kindeswohlbegriff an Hand der neueren Rechtssprechung des Bundesverfassungsgerichtes diskutiert. Er kommt zu dem Schluß, daß die professionell am Verfahren Beteiligten wie Richter, Gutachter, Rechtsanwälte, Sozialarbeiter angesichts der unvermeidlichen Fülle von Generalklauseln im Kindschaftsrecht (Kindeswohl) stets in Gefahr seien, persönliche Präferenzen mit professionellen Standards zu vermischen oder gar – vielleicht unabsichtlich – die ersteren als die letzteren auszugeben. Fegert (1998) begrüßt zwar den Wunsch des Gesetzgebers nach Deregulierung im Kindschaftsrechtsreformgesetz, kritisiert gleichzeitig aber die Tatsache, daß Beratungsangebote, welche qualitativ nicht klar umrissen werden, alle möglichen Konfliktbereiche ausräumen sollen. Uneingeschränkt positiv zu bewerten ist die rechtliche Gleichstellung sog. unehelicher Kinder mit Kindern aus Ehen. Die neu eingeführte Möglichkeit des begleiteten Umgangs zur Aufrechterhaltung der Bindungen selbst in konflikthaft umstrittenen Fällen, z.B. bei einem ungeklärten Mißbrauchsvorwurf, wird auch Gutachter mit neuen Fragestellungen, z.B. auf die psychische Zumutbarkeit solcher Maßnahmen, konfrontieren (vgl. Duzy 1999, Klosinski 1999). Auch der Mediation als moderner Möglichkeit der außergerichtlichen Konfliktlösung wurde im Rahmen des Kindschaftsrechtsreformgesetzes Beachtung geschenkt (Preußler 1999). Durch die Aufhebung des Zwangsverbundes zwischen Sorgerechtsregelung und Scheidung können allerdings bei scheinbarer Akzeptanz des Regelmodells (gemeinsame elterliche Sorge) auch tatsächliche Kindesinteressen und -bedürfnisse übersehen werden, wenn kein Elternteil eine entsprechende Problematik thematisiert.

Die psychische Entwicklung eines Kindes nach der Trennung/Scheidung seiner Eltern ist vor allem von der Qualität seiner Beziehung zu einer konstanten Bezugsperson in der Zeit vor, während und nach der Trennung abhängig. Insbesondere sind von diesem Faktor die Kinder bis zum 7. Lebensjahr betroffen. Das Alter bei der Scheidung spielt nur im Hinblick auf die besondere Störanfälligkeit und Empfindlichkeit der Kinder dieses Alters eine Rolle. Für die Kinder, die zum Zeitpunkt der Scheidung ihrer Eltern älter als 7 Jahre sind, ist es wesentlich, wie gut und stabil ihre Beziehung zu einer Bezugsperson im Kleinkindalter gewesen ist. Sogenannte typische „Scheidungsfolgen" sind in empirisch untersuchten Familien nicht erkennbar. Die klare Entscheidung der Trennung ist für viele Kinder weniger belastend als das Miterleben eines chronischen Konfliktes der Eltern (U. Lehmkuhl, 1988, 1991; G. Lehmkuhl, U. Lehmkuhl 1997, Huss u. Lehmkuhl 1999).

17.6 Jugendliche und Heranwachsende im Strafverfahren

Die Aufgaben des Sachverständigen im Strafverfahren lassen sich auf drei hauptsächliche Themenbereiche eingrenzen. Die Reifebeurteilung, die Beurteilung der Schuldfähigkeit und die spezifische strafrechtliche und allgemeine medizinische Prognose. **Kinder** sind bis zum vollendeten 14. Lebensjahr generell schuldunfähig (§ 19 StGB). Jugendliche sind strafrechtlich verantwortlich, wenn sie zur Zeit der Tat reif genug waren, das Unrecht der Tat einzusehen und nach dieser Einsicht zu handeln (§ 3 JGG). Ein **Jugendlicher** ist, wer zur Zeit der Tat 14, aber noch nicht 18 Jahre alt ist (§ 1 Absatz 2 JGG). **Heranwachsend** ist, wer zum Zeitpunkt der Tat 18, aber noch nicht 21 Jahre alt ist. Heranwachsende sind wie Erwachsene schuldfähig, das Gericht prüft aber im Einzelfall nach § 105 Abs. 1 JGG, ob der Heranwachsende zum Zeitpunkt der Tat bei Gesamtwürdigung der Persönlichkeit des Täters, bei Berücksichtigung auch der Umweltbedingungen, in seiner sittlichen und geistigen Entwicklung noch einem Jugendlichen gleichstand, oder ob es sich „nach der Art, den Umständen oder den Beweggründen der Tat um eine Jugendverfehlung handelt".

17.6.1 Reifebeurteilung

Die notwendige Reifebeurteilung nach § 3 JGG und § 105 JGG entspricht dem entwicklungsbezogenen Denken in Pädiatrie und Kinder- und Jugendpsychiatrie. Es ist deshalb wenig erstaunlich, daß kinder- und jugendpsychiatrische Autoren diese Bestimmungen weit weniger kritisch sehen als erwachsenenpsychiatrisch-forensische Autoren (vgl. Rasch, 1986) oder manche Juristen. Tatsächlich kann man sich fragen, wie retardiert ein Jugendlicher vorübergehend (!) sein muß, um das Unrecht, gerade einer schweren Tat, nicht einzusehen und nach dieser Einsicht zu handeln. Rasch spricht davon, daß es sich hier nur um einen „Kaspar Hauser"-ähnlichen Fall, der in völliger sozialer Isolation ohne moralische Erziehung aufgewachsen sei, handeln könne. Denn liegt eine geistige Behinderung vor, die dazu führt, daß der Jugendliche die Konsequenzen seiner Tat und das Unrecht seiner Tat noch nicht einsehen kann, handelt es sich in der Regel ja nicht um eine vorübergehende reifungsbedingte Entwicklungsverzögerung. Im Gegensatz zu Lempps (1983) ex cathedra getroffener Lehrmeinung wird es deshalb nicht immer einfach sein, Reifungsverzögerungen vorübergehender Natur von psychischen Störungen im Jugendlichenalter zu unterscheiden. Specht (1994) unterstreicht z.B. die Zuordnungsschwierigkeiten bei Jugendlichen mit neurotischen Störungen und Schwierigkeiten in der sozialen Orientierung (zwischen § 3 JGG und §§ 20 und 21 StGB).

Auch die Reifekriterien für den § 105 JGG sind nicht unumstritten. Dies läßt sich den Jugendgerichtsgesetzkommentaren (Brunner, 1991; Eisenberg, 1993; Ostendorf, 1991; Schaffstein, Beulke, 1987) entnehmen. Rasch (1986) ist sogar der Auffassung, „daß diese Bestimmung sowohl der Rechtslehre wie der Rechtspraxis viel Verdruß bereitet hat". Stellt sich das kriminologische Problem der Einordnung der Tat als jugendtypische Verfehlung meist noch dem Richter selbst, wird er sich häufig für die Einschätzung des Reifezustands des Jugendlichen eines Gutachters bedienen. Auch Lempp (1983) räumt ein, daß zur Ermittlung des Reifezustands eines Heranwachsenden wenig objektive Kriterien zur Verfügung stehen. Er betont aber die praktischen positiven Folgen der Anwendung dieser Bestimmung für die jungen Erwachsenen. Im Einzelfall wird es darum gehen, anhand von bestimmten Persönlichkeits-, Verhaltens- und Tatmerkmalen zu schließen, ob der Heranwachsende zum Zeitpunkt der Tat noch gewisse Zeichen der Unreife wie „vertrauensseliges" Verhalten, starkes Anlehnungsbedürfnis u.ä. zeigte. Jeder Blick in entsprechende Kriteriologien macht aber schnell deutlich, daß natürlich auch viele Erwachsene aus dieser Sicht als relativ unreife Personen bezeichnet werden könnten.

17.6.2 Beurteilung der Schuldfähigkeit (§ 20 StGB Schuldunfähigkeit, § 21 StGB Verminderte Schuldfähigkeit)

Ohne Schuld handelt nach den Formulierungen des Gesetzes, wer bei Begehung der Tat wegen „einer krankhaften seelischen Störung, wegen einer tiefgreifenden Bewußtseinsstörung oder wegen Schwachsinn oder einer schweren anderen seelischen Abartigkeit unfähig ist, das Unrecht der Tat einzusehen und nach dieser Einsicht zu handeln". Primär kann der kinderpsychiatrisch-forensisch tätige Gutachter mit diesen veralteten Formulierungen wenig anfangen. In der praktischen Rechtsprechung haben sich gewisse Konventionen, die die Zuordnung bestimmter psychiatrischer Diagnosen zu diesen einzelnen Bereichen nahelegen, eingeführt. Lassen sich die Begriffe „tiefgreifende Bewußtseinsstörung" oder das alte Wort „Schwachsinn" noch am ehesten verstehen, ist vor allem die Definition der sogenannten „krankhaften seelischen Störung" und der „anderen seelischen Abartigkeiten" notwendig. Üblicherweise werden akute Psychosen den schweren krankhaften seelischen Störungen zugeordnet, sexuelle Perversionen, aber auch Persönlichkeitsstörungen und schwere Neurosen dem Bereich der sogenannten „schweren anderen seelischen Abartigkeit". Wie der Gutachter überhaupt auf diese Kategorien rekurrieren kann, ohne im mündlichen Gutachten in der Hauptverhandlung in Präsenz eines angeklagten Jugendlichen

Begriffe wie „Abartigkeit" auszusprechen, ist ein Problem, das aus ethischen Gründen rhetorisches Fingerspitzengefühl verlangt. In den meisten Strafrechtskommentaren wird ein erhebliches Ausmaß solcher Störungen vorausgesetzt. Rasch (1986) sieht dies vorsichtiger und schlägt vor, bei der Beurteilung der Schuldfähigkeit fünf Dimensionen zu diskutieren:

- Persönlichkeit/Krankheit, und zwar aus der anamnestisch-biographischen Sicht und hinsichtlich des derzeitigen psychischen bzw. psychiatrischen Befundes.
- Akute exogene Einflüsse (Alkohol-, Medikamenten-, Drogenintoxikation, Entzugserscheinungen, Delirien, Folgezustände von Hirntraumata etc.).
- Körperliche Befunde (internistische Störungen, neurologische Abweichungen, Chromosomenanomalien etc.).
- Tatvorgeschichte (Konfliktreaktionen, depressive Verstimmungen, Suizidalität, aggressive Aufladung, soziale Ausgliederung etc.).
- Tatverhalten (motorische und/oder psychische Erregung, Situationsverkennung, Orientierung etc.).

17.6.3 Prognose

Aussagen zur Prognose sind gerade im Jugendstrafrecht wesentlich. Die Anwendung der §§17 und 27 JGG („schädliche Neigungen"), §21 JGG (Bewährung), §§88 und 89 JGG (Entlassung zur Bewährung) hängen nicht zuletzt von der Einschätzung der Prognose ab. Auch hier ist die Einordnung der bisherigen Biographie, eine Beschreibung der Vorgeschichte, der Dissozialität, Abhängigkeit von Einflüssen in Jugendlichenbanden und -cliquen etc. wesentlich. Prospektive Untersuchungen wie die Kauai-Studie von Werner (1993) haben gezeigt, daß vor allem früh straffällig gewordene Jugendliche mit wiederholten Delikten, die zunächst keine Sanktionen erfahren haben, zu chronischer Delinquenz neigen. Einschneidende Lebensereignisse, wie z.B. eine schwere körperliche Erkrankung, Umzug, Tod eines Elternteils o.ä., können das Verhalten eines Jugendlichen drastisch ändern und auch damit die Prognose beeinflussen.

17.6.4 Maßregeln und Therapievorschläge

Wird der §20 StGB, d.h. die völlige Schuldunfähigkeit bejaht, stellt sich die Frage nach der Notwendigkeit von Maßregeln nach §§63 und 64 StGB bzw. §5 Absatz 3 JGG zur Klärung der Einweisung zur psychiatrischen Behandlung. Da die Jugendrichter über ein breites Repertoire von Strafen und auch erzieherischen Maßnahmen verfügen, sind auch vom Gutachter durchaus allgemeine therapeutische Überlegungen anzustellen. Das KJHG regelt die Zuständigkeit der Jugendgerichtshilfe für die Umsetzung einzelner Hilfen für straffällig gewordene Jugendliche.

Literatur

Balloff, R. (1992): Kinder vor Gericht. Opfer, Täter, Zeugen. Beck, München

Brunner, R. (1991): Jugendgerichtsgesetz. Kommentar. Berlin

Der Bundesminister für Arbeit und Sozialordnung (Hrsg.) (1996): Anhaltspunkte für ärztliche Gutachtertätigkeit im sozialen Entschädigungsrecht und nach dem Schwerbehindertengesetz. Köllen Druck und Verlag, Bonn

Doering-Striening G. (1998): Begutachtung der Folgen von Vergewaltigungen – aus juristischer Sicht. Med. Sach. 94, 87–90

Doris, J. (Hrsg.) (1991): The suggestibility of children's recollections. American Psychological Association, Washington DC

Duzy, I. (1999): Begleiteter Umgang. Ein unterstützendes Angebot für Kinder und Familien in Notsituationen. In Fegert, J (Hrsg.): Kinder in Scheidungsverfahren nach der Kindschaftsrechtsreform. Luchterhand, Neuwied-Kriftel

Eisenberg, U. (1993): Jugendgerichtsgesetz mit Erläuterungen. München

Fegert, J.M. (1993): Sexuell mißbrauchte Kinder und das Recht. Band 2. Ein Handbuch zu Fragen der kinder- und jugendpsychiatrischen und psychologischen Untersuchung und Begutachtung. Volksblatt Verlag, Köln

Fegert, J.M. (1994a): Kinderpsychiatrische Versorgung seit dem Fall der Mauer und der Einführung des KJHG. Das Gesundheitswesen 56, 187–192, Thieme Verlag, Stuttgart

Fegert J.M. (1994): Was ist seelische Behinderung? Anspruchsgrundlage und kooperative Umsetzung von Hilfen nach §35a KJHG. Münster: Votum-Verlag

Fegert J.M. (1996): Kinder- und Jugendhilfegesetz. Bessere Versorgung psychisch kranker und behinderter Kinder. Deutsches Ärzteblatt 93, 45 2286–2289

Fegert J.M. (1996): Positive und negative Irritationen um den §35a KJHG. Zusammenarbeit von Jugendhilfe und Kinder- und Jugendpsychiatrie und -psychotherapie. Jugendhilfe 34, 195–202

Fegert J.M. (1998): Beratung heißt das Zauberwort. Die Kindschaftsrechtsreform aus kinder- und jugendpsychiatrischer und psychotherapeutischer Sicht. Jugendhilfe 36, 145–152

Fegert, J. (Hrsg.) (1999): Kinder in Scheidungsverfahren nach der Kindschaftsreform. Luchterhand, Neuwied-Kriftel

Harnack-Beck V. (1996): Die Ermittlung des Sachverhaltes bei Eingliederungshilfe für Kinder und Jugendliche mit seelischen Behinderungen. Bayerisches Landesjugendamt (Hrsg.), Hilfe für seelisch behinderte junge Menschen als Aufgabe der Jugendhilfe gemäß §35a SGB VIII, 20–36, München

Huss, M., U. Lehmkuhl (1999): Trennung und Scheidung aus Sicht der Kinder und Jugendlichen: Chancen und Risiken für die psychische Entwicklung. In Fegert, J. (Hrsg.): Kinder in Scheidungsverfahren nach der Kindschaftsreform. Luchterhand, Neuwied-Kriftel

Kempe, C.H., F.N. Silvermann (1962): The battered child syndrome. Journal of American Medical Association, 181, 17–24

Kittner, M., O.E. Krasney (1993): Sozialgesetzbuch. Textausgabe mit Einleitungen. Mit Änderungen des Gesundheits-Strukturgesetz. Bund-Verlag, Köln

Klosinski, G. (1999): Brennpunkte kinder- und jugendpsychiatrischer Begutachtung nach der Kindschaftsreform. In Fegert, J. (Hrsg.): Kinder in Scheidungsverfahren nach der Kindschaftsreform. Luchterhand, Neuwied-Kriftel

Kranig, A (1998): Datenschutz in der Sozialversicherung unter dem Blickwinkel der Begutachtung – aus juristischer Sicht. Med. Sach. 94, 73–77

Lehmkuhl G, Lehmkuhl U (1997): Scheidung-Trennung-Kindeswohl. Weinheim.

Lehmkuhl, G., W. Thoma (1987): Langfristige Verhaltens- und Leistungsänderungen nach einem Schädel-Hirn-Trauma im Kindesalter. Monatsschrift Kinderheilkunde 135, 402–405

Lehmkuhl, U. (1988): Wie erleben Kinder und Jugendliche die akute Trennungsphase? Familiendynamik 13, 127–142

Lehmkuhl, U. (1991): Erfahrungen von Kindern und Jugendlichen im Rahmen der Trennung – empirische Daten. Zeitschrift Familienforschung 3, 5–13

Lempp, R. (1983): Gerichtliche Kinder und Jugendpsychiatrie. Ein Lehrbuch für Ärzte, Psychologen und Juristen. Verlag Hans Huber, Bern – Stuttgart – Wien

Lippert, H.-D., B.-R. Kern (1991): Arbeits- und Dienstrecht der Krankenhausärzte von A–Z. Springer Verlag, Berlin Heidelberg New York

Marquardt, C. (1993): Sexuell mißbrauchte Kinder und das Recht. Band 1. Juristische Möglichkeiten zum Schutz sexuell mißbrauchter Mädchen und Jungen. Volksblatt Verlag, Köln

Marquardt, C., J. Lossen (1999): Sexuell mißbrauchte Kinder in Gerichtsverfahren. Votum, Münster

Martinius J, Amorosa H (1994): Die Versorgung von Kindern mit Teilleistungsschwächen. Rechtliche Voraussetzungen, Defizite, Perspektiven. Zeitschrift f. Kinder- und Jugendpsychiatrie 22, 61–65

Möllhoff G (1998): Begutachtung der Folgen von Vergewaltigungen – aus medizinischer Sicht. Med. Sach. 94, 82–86

Münder, J., D. Greese, E. Jordan, D. Kreft, Th. Lakies, H. Lauer, R. Proksch, K. Schäfer (1993): Frankfurter Lehr- und Praxiskommentar zum Kinder- und Jugendhilfegesetz. Votum Verlag, München

Oates, R.K. (1993): Editorial: Three do's and three don'ts for expert witnesses. Child Abuse & Neglect, 17, 5, 571–572

Ostendorf, H. (1991): Jugendgerichtsgesetz. Kommentar. Köln

Peters, K. (1967): Die prozeßrechtliche Stellung des psychologischen Sachverständigen. In: Handbuch der Psychologie, 11. Bd., Forensische Psychiatrie. 768–901, Hogrefe, Göttingen

Preußler, M. (1999): Wandel in der Trennungs- und scheidungsberatung für Eltern. Mediation ist zur Alternative zum Streit geworden. In Fegert, J. (Hrsg.): Kinder in Scheidungsverfahren nach der Kindschaftsreform. Luchterhand, Neuwied-Kriftel

Rasch, W. (1986): Forensische Psychiatrie. Kohlhammer Verlag, Stuttgart Berlin Köln Mainz

Remschmidt, H. (1994): Die sozialrechtliche Zuordnung des autistischen Syndroms. Zeitschrift d. Bundesverbandes „Hilfe für das autistische Kind“ , Autismus 37, 18–19, Hamburg

Remschmidt H, Schmidt M H (Hrsg.)(1994): Multiaxiales Klassifikationssystem für psychiatrische Erkrankungen im Kindes- und Jugendalter nach ICD-10 der WHO. Mit einem synoptischen Vergleich von ICD-9 und DSM-II-R. 3. revidierte Auflage. Bern, Göttingen, Toronto, Seattle: Verlag Hans Huber

Salgo, L. (1985): Brauchen wir den Anwalt des Kindes? Zentralblatt für Jugendrecht, 266 ff.

Salgo, L. (1991): Die Regelung der Familienpflege im Kinder- und Jugendhilfegesetz (KJHG). In: R. Wiesner, W.H. Zarbock (Hrsg.): Das neue Kinder- und Jugendhilfegesetz (KJHG) und seine Umsetzung in die Praxis. 115–150, Köln Berlin Bonn München

Salgo, L. (1989): Das Kindeswohl in der neueren Rechtsprechung des Bundesverfassungsgerichts. In: R. DuBois (Hrsg.), Praxis und Umfeld der Kinder- und Jugendpsychiatrie. Der Dialog mit Pädiatrie, Justiz, Sozial- und Verhaltenswissenschaften. 156–169, Verlag Hans Huber, Bern Stuttgart Toronto

Salgo L (Hrsg.) (1995): Vom Umgang der Justiz mit Minderjährigen. Auf dem Weg zum Anwalt des Kindes. Schriftenreihe Familie und Recht. Neuwied, Kriftel, Berlin: Luchterhand-Verlag

Salgo L (1996a): Zur gemeinsamen elterlichen Sorge nach Scheidung als Regelfall – ein Zwischenruf. In: Zeitschrift für das gesamte Familienrecht 43: 449–454

Salgo L (1996b): Der Anwalt des Kindes: die Vertretung von Kindern in zivilrechtlichen Kindesschutzverfahren – eine vergleichende Studie. Suhrkamp, Frankfurt/M.

Schaffstein, F., W. Beulke (1987): Jugendstrafrecht. Stuttgart

Schlack, H.G. (1997): Besonderheiten in der Neuropädiatrie. In: H.H. Rauschelbach, K.A. Jochheim (Hrsg.): Das neurologische Gutachten. 3. Auflage, Thieme Verlag, Stuttgart

Smith, M., A. Bentovim (1994): Sexual abuse. In: M. Rutter, E. Taylor, L. Hersov (Eds.), Child and Adolescent Psychiatry. Modern Approaches. Third Edition, 230–251, Blackwell Scientific Publications, Oxford

Specht F. (1992): Kinder- und Jugendpsychiatrie – wie, wo für wen? Fragen der Versorgung und Versorgungsforschung. Praxis Kinderpsychologie und Kinderpsychiatrie 41, 83–90

Specht, F. (1994): Neurotische Störungen und Entwicklungskrisen. In: U. Venzlaff, K. Foerster (Hrsg.), Psychiatrische Begutachtung. 122–138. Stuttgart

Specht F (1995): Beeinträchtigungen der Eingliederungsmöglichkeiten durch psychische Störungen. Begrifflichkeiten und Klärungserfordernisse bei der Umsetzung von § 35a des Kinder- und Jugendhilfegesetzes. Praxis Kinderpsychologie Kinderpsychiatrie 44, 343–349

Steller, M., G. Köhnken (1989): Statement analysis: Credibility assessment of children's testimonies in sexual abuse cases. In: D.C. Raskind (Hrsg.): Psychological methods in criminal investigations and evidence. 217–245, Springer Verlag, New York

Timm, M. (1986): Grenzen der ärztlichen Schweigepflicht. Köln

Warnke, A (1995): Umschriebene Lese-Rechtschreibstörung. In: F. Petermann (Hrsg.), Lehrbuch der Klinischen Kinderpsychologie, Modelle psychischer Störungen im Kindes- und Jugendalter, Göttingen, 287–323

Werner, E.E. (1993): Risk, resilience, and recovery: Perspectives from the Kauai longitudinal study. In: D. Cicchetti, B. Nurcombe (Hrsg.), Development and Psychopathology, 503–515, Cambridge University Press

Westhoff, K., M.-L. Kluck (1991): Psychologische Gutachten schreiben und beurteilen. Springer Verlag, Berlin – Heidelberg

Wiesner R, Kaufmann F, Mörsberger T, Oberloskamp H, Struck J (1995): SGB VIII. Kinder- und Jugendhilfe. München: Verlag C.H. Beck

Winkler R (1998): Begutachtung von Folgen sexuellen Mißbrauchs im Kindes- und Jugendalter nach dem Opferentschädigungsgesetz. Med. Sach. 94, 91–95

Woitowitz H J (1998): Datenschutz in der Sozialversicherung unter dem Blickwinkel der Begutachtung – aus arbeits- und sozialmedizinischer Sicht. Med. Sach. 94, 78–81

17.7 Sozialpädiatrisch relevante gesetzliche Bestimmungen in der Schweiz

Daniel Frey, Elsbeth Schmid und Jean-Claude Vuille

Die Klage über eine allzu hohe Regelungsdichte in allen Lebensbereichen ist in der Schweiz – wie vermutlich in den meisten andern Ländern – weit verbreitet. In der Tat ermöglichen es die Institutionen der direkten Demokratie, daß die unterschiedlichsten Interessengruppen zumindest versuchen können, ihre Anliegen in gesetzlichen Vorschriften zu verankern. Trotzdem darf in bezug auf die sozialpädiatrischen Anliegen festgestellt werden, daß die Handlungsfreiheit des einzelnen Bürgers, der Fachleute und der Institutionen (noch) weit weniger durch gesetzliche Bestimmungen eingeschränkt ist als in vielen andern europäischen Ländern. In mancher Hinsicht muß gar von einem Regelungsdefizit gesprochen werden (z.B. beim Mutterschutz). Vieles ist auch der Autonomie der Kantone und Gemeinden überlassen.

Im folgenden werden nur diejenigen Bestimmungen aufgeführt, die für die pädiatrische Praxis von Bedeutung und für die ganze Schweiz gültig sind.

17.7.1 Kinderschutz

Die schweizerische Gesetzgebung sieht verschiedene Kinderschutz-Maßnahmen vor – zivilrechtliche im Zivilgesetzbuch (ZGB) und strafrechtliche im Strafgesetzbuch (StGB). In der Anwendung dieser Bestimmungen sind die 26 Kantone weitgehend souverän. Das führt dazu, daß die Praxis der Kinderschutzarbeit in der Schweiz vielfältig ist und unterschiedlich gehandhabt wird. Zum Teil ist sie geprägt durch kulturelle Gegebenheiten in den verschiedenen Landesgegenden und durch die finanziellen Möglichkeiten/Grenzen einzelner Kantone oder Gemeinden.

Aufgrund der Empfehlungen des vom Eidgenössischen Departement des Innern in Auftrag gegebenen Berichtes über die „Kindesmißhandlung in der Schweiz" (1992) wurden in verschiedenen Kantonen interdisziplinäre Kinderschutzgruppen eingerichtet. Sie übernehmen Koordinations- und Beratungsaufgaben im Rahmen der Intervention und Prävention.

Das seit dem 1.1.1993 geltende Eidgenössische Opferhilfegesetz (OHG) kennt drei Arten von Opferhilfe: 1) Beratung und Unterstützung der Opfer durch Kantonale Opferhilfeberatungsstellen; 2) Schutz des Opfers und Wahrung seiner Rechte im Strafverfahren, so daß dieses für Kinder weniger traumatisierend ist; 3) Entschädigung und Genugtuung.

Die Strafbestimmungen

Im Zusammenhang mit Kindsmißhandlungen stehen Strafbestimmungen über Tötungsdelikte (Art. 111 StGB), schwere und leichte Körperverletzung, Tätlichkeiten (Art. 122ff.), Aussetzung (Art. 127), sexuelle Handlungen mit Kindern (Art. 187), Schändung (Art. 191) sowie Verletzung der Fürsorge- und Erziehungspflicht (Art. 219) im Vordergrund. Eine Anzeigepflicht besteht grundsätzlich nicht. Im Gegenteil schützen StGB und kantonale Prozeßordnungen regelmäßig das Berufsgeheimnis (Art. 321 StGB) und räumen Geheimnisträgern und Opfern ein Zeugnisverweigerungsrecht ein. Dem Geheimnisträger steht aber ein Anzeigerecht von strafbaren Handlungen gegen Unmündige zu (Art. 358ter StGB). Zur optimalen Wahrung des Kindswohls empfiehlt es sich deshalb, juristische Fachpersonen (z.B. eine Staatsanwältin oder einen Gerichtspräsidenten) konsiliarisch beizuziehen, sobald strafbare Handlungen vermutet werden und eine Anzeige in Erwägung gezogen wird. Ein solches Konsilium löst nie eine Strafverfolgung aus; die Entscheidung zur Anzeige (und damit zur Strafverfolgung) verbleibt dem Geheimnisträger. Das Vorgehen kann aber koordiniert werden (siehe auch Brunner 1995).

Die zivilrechtlichen Grundlagen des Kinderschutzes

Der **Inhalt der elterlichen Gewalt** ist in den Art. 301–304 ZGB umschrieben. Wichtigster Grundsatz für Inhalt und Ausübung ist das Wohl des Kindes. Art. 301 ZGB: „...die Eltern gewähren dem Kind die seiner Reife entsprechende Freiheit der Lebensgestaltung und nehmen in wichtigen Angelegenheiten, soweit tunlich, auf seine Meinung Rücksicht." Dieser Grundsatz ist auch verbindlich für andere gesetzliche Vertreter des Kindes/Jugendlichen (Beistand, Vormund). Der Wortlaut macht deutlich, daß der Begriff „elterliche Gewalt" nichts mit Gewaltanwendung zu tun hat, sondern viel eher mit Respekt und Verantwortung umschrieben werden kann. Bereits Art. 301 ZGB zeigt auf, daß die Eltern oder andere gesetzliche Vertreter des Kindes/Jugendlichen ihre Aufgaben nicht ohne Zusammenarbeit mit andern Kontaktpersonen erfüllen können (z. B. Schule). Noch deutlicher wird dies in Art. 302 ZGB ausgeführt: „Die Eltern haben das Kind ihren Verhältnissen entsprechend zu erziehen und seine körperliche, geistige und sittliche Entfaltung zu fördern und zu schützen. Zu diesem Zwecke sollen sie in geeigneter Weise mit der Schule und, wo es die Umstände erfordern, mit der öffentlichen und gemeinnützigen Jugendhilfe zusammenarbeiten". Dort wo die Eltern diese im Gesetz umschriebenen Aufgaben nicht oder nicht vollumfänglich wahrnehmen können, hat der Gesetzgeber zivilrechtliche Kinderschutzmaßnahmen vorgesehen.

Geeignete Maßnahmen (Art. 307 ZGB). Wenn das Wohl des Kindes gefährdet ist und die Eltern nicht für Abhilfe sorgen oder dazu nicht in der Lage sind, kann die Vormundschaftsbehörde geeignete Maßnahmen zum Schutze des Kindes treffen. Dadurch wird eine Einschränkung der elterlichen Gewalt im Rahmen von Anweisungen möglich. Es kann z. B. die Untersuchung des Kindes durch eine Fachperson angeordnet werden. Dies kann mit einem Gutachtenauftrag verbunden sein. Anweisungen sind auch betreffend Schulung, Freizeitgestaltung, berufliche Ausbildung, Betreuung etc. möglich. Die sog. vormundschaftliche Erziehungsaufsicht institutionalisiert also den Kontakt zwischen Eltern und Beratungsstellen. Wenn es gelingt, zwischen Familie und Berater eine Vertrauensbasis aufzubauen, kann sie eine taugliche und genügende Hilfe sein.

Die **Erziehungsbeistandschaft** (Art. 308 ZGB) setzt voraus, daß eine Gefährdung vorhanden ist, für deren Behebung die Maßnahmen nach Art. 307 ZGB nicht genügen. Auch sie beinhaltet Beratung. Allerdings kann die Vormundschaftsbehörde dem Beistand besondere Befugnisse übertragen. So kann die elterliche Gewalt in bestimmten Belangen eingeschränkt werden, z. B. was den Aufenthaltsort des Kindes anbelangt.

Vorübergehende oder dauernde **Aufhebung der elterlichen Obhut** (Art. 310 ZGB): Die Vormundschaftsbehörde bestimmt den Aufenthalt des Kindes, wenn der Gefährdung nicht anders begegnet werden kann. Es handelt sich hier um eine einschneidende Maßnahme, indem den Eltern das Recht entzogen wird, über den Aufenthaltsort des Kindes zu bestimmen. Eine geeignete Plazierung vorzubereiten und durchzuführen, ist eine anspruchsvolle und zeitintensive Aufgabe. Deshalb wird mit dem Obhutsentzug fast regelmäßig eine Beistandschaft (Art. 308 ZGB) errichtet. Dabei sollen wenn möglich die familiären Wurzeln nicht radikal abgeschnitten werden. Gemäß Art. 273 ZGB haben die Eltern, deren Kinder nicht unter ihrer Obhut stehen, Anspruch auf „angemessenen persönlichen Kontakt" mit ihnen. Wird allerdings das Wohl des Kindes dadurch gefährdet, kann ihnen das Besuchsrecht entzogen werden (Art. 274 ZGB). Die Behörden können auch ein „begleitetes Besuchsrecht" verfügen, d. h. die Eltern-Kind-Besuche finden im Beisein einer Vertrauensperson statt oder in einer speziell dafür eingerichteten Institution oder Organisation. Art. 310 ZGB sieht auch vor, daß den Eltern die Rücknahme eines Kindes untersagt werden kann, wenn es längere Zeit bei Pflegeeltern gelebt hat und eine solche Rücknahme „die Entwicklung des Kindes ernstlich zu gefährden droht".

Ein Obhutsentzug kann u. U. auch nötig werden, wenn ein gefährdetes, mißhandeltes oder vernachlässigtes Kind gegen den elterlichen Willen auf Grund einer dringenden ärztlichen Indikation hospitalisiert oder im Spital zurückbehalten werden muß, d. h. wenn eine Notstandsituation vorliegt, „Gefahr in Verzug" ist. Das ärztliche Vorgehen für solche Fälle ist in Art. 34 StGB geregelt.

Die sehr einschneidende Maßnahme **Entzug der elterlichen Gewalt** (Art. 311 & 312 ZGB) wird heute eher selten angewendet, d. h. nur wenn andere Kinderschutzmaßnahmen erfolglos geblieben sind oder zum vornherein als ungenügend erscheinen. Wird die elterliche Gewalt entzogen, erhalten die Kinder einen Vormund.

Pflegekinderaufsicht: Gestützt auf Art. 316 ZGB, der eine Bewilligungspflicht für die Aufnahme von Pflegekindern und die Aufsicht des Pflegeverhältnisses vorsieht, hat der Bundesrat Bestimmungen erlassen (Pflegekinderverordnung). Leider fehlt heute trotzdem vor allem in ländlichen Verhältnissen eine professionelle Abklärung von Pflegeplätzen. Auch die Aufsicht wird vielerorts von Nichtprofessionellen vorgenommen, und die Pflicht zur Meldung von Tagespflegeplätzen wird noch ungenügend befolgt.

Die wichtigsten Grundsätze zur **Adoption** (Art. 264–269 ZGB):

- das Kind muß vor der Adoption 2 Jahre in der zukünftigen Adoptivfamilie gelebt haben;
- die zukünftigen Adoptiveltern müssen 5 Jahre verheiratet sein oder das 35. Altersjahr zurückgelegt haben;
- die leiblichen Eltern müssen der Adoption zustimmen. Diese Zustimmung darf nicht vor Ablauf von sechs Wochen seit der Geburt des Kindes erfolgen;
- die Adoption darf erst nach umfassender Untersuchung aller wesentlicher Umstände, nötigenfalls unter Beizug von Sachverständigen, ausgesprochen werden.

Für die Adoption von Kindern aus dem Ausland braucht es die Genehmigung einer kantonalen Behörde. Die Erfahrung zeigt leider, daß die damit verbundenen Kontrollen in der Praxis nicht überall genügen, und daß es offensichtlich nicht immer möglich ist, die Beteiligung von Schweizer Adoptiveltern am internationalen Kinderhandel zu unterbinden.

Ausführungsorgane von Kinderschutzmaßnahmen: Zivilrechtliche Kinderschutzmaßnahmen werden durch die kommunalen Vormundschaftsbehörden getroffen. Der Entzug der elterlichen Gewalt kann jedoch nur durch die vormundschaftlichen Aufsichtsbehörden angeordnet werden. Die Regelung des Besuchsrechtes in Ehergchtsverfahren ist Aufgabe des Richters, bei Bedarf unter Beizug anderer Fachstellen. Da jede Gemeinde – es gibt in der Schweiz deren 3021(!) – ihre eigene Vormundschaftsbehörde hat (häufig sind es Laienbehörden), ist die Praxis des zivilrechtlichen Kinderschutzes in der Schweiz außergewöhnlich vielfältig.

Grundsätze der Kinderschutzarbeit

Bei der Einleitung von zivilrechtlichen Kinderschutzmaßnahmen sind folgende Grundsätze zu beachten:

- Es darf nur darum gehen, eine Gefährdung des Kindeswohles abzuwenden, und zwar unabhängig von den Gründen, insbesondere auch von einem Verschulden der Eltern.
- Es soll nur eingegriffen werden, wenn die Eltern nicht von sich aus für Abhilfe sorgen, oder wenn sie dazu außerstande sind und auch vom Angebot der freiwilligen Jugendhilfe nicht Gebrauch machen (Subsidiarität).
- Die vorhandenen elterlichen Fähigkeiten sollen ergänzt, nicht verdrängt werden (Komplementarität).
- Die elterliche Gewalt soll dem Grad der Gefährdung entsprechend so wenig wie möglich, aber so viel wie nötig eingeschränkt werden (Proportionalität).

Wo eine Verbesserung der Familiensituation nicht möglich ist, muß eine andere Lösung zum Schutz des Kindes gesucht werden (Familienersatz). Das setzt voraus, daß sowohl für freiwillige wie für gesetzliche Kinderschutzarbeit ein gut funktionierendes Netz von Hilfsangeboten zur Verfügung steht. Dazu braucht es Fachleute verschiedener Berufsgruppen und Institutionen, die zur interdisziplinären Zusammenarbeit bereit sind und welche die Möglichkeit haben, Familien u. U. langfristig zu betreuen und zu beraten.

17.7.2 Jugendgerichtliche Maßnahmen

In der Schweiz sind Personen ab 7 Jahren strafmündig. Personen zwischen 7 und 15 Jahren gelten im strafrechtlichen Sinne als Kinder, Personen zwischen 15 und 18 Jahren als Jugendliche. Für ältere Straftäter gelten die allgemeinen Bestimmungen des Strafgesetzes. Allerdings können jugendstrafrechtlich angeordnete Maßnahmen bis zum Alter von 22 Jahren weitergeführt werden. In den meisten Kantonen werden straffällige Kinder und Jugendliche dem Jugendanwalt überwiesen, der über eine beträchtliche Spruchkompetenz verfügt. Freiheitsentziehende Sanktionen (stationäre Maßnahmen und längerfristige Einschließungsstrafen) werden in diesen Kantonen aber in der Regel von ordentlichen oder spezialisierten Gerichten ausgesprochen. Einzelne Kantone kennen noch die Institution des Jugendrichters, der untersuchende und urteilende Instanz in einer Person ist. Das schweizerische Jugendstrafrecht ist ein Täterstrafrecht mit einem Sonderkatalog spezialpräventiver Sanktionen, die ausschließlich der Erziehung und Fürsorge dienen. Dabei gilt der Grundsatz des Vorranges der Maßnahmen vor dem Strafen. Wenn im Verlauf der Abklärung eines Straftatbestandes und der Täterpersönlichkeit festgestellt wird, daß der angeschuldigte Jugendliche in seiner Entwicklung in irgendeiner Weise erheblich gefährdet ist, darf keine Strafe ausgesprochen werden, sondern es muß eine pädagogische oder therapeutische Maßnahme angeordnet werden. Jugendrechtliche Maßnahmen sind breit gefächert und umfassen u. a. die Betreuung durch einen Sozialarbeiter, eine ambulante Therapie, die Aufnahme in eine Pflegefamilie oder die Einweisung in ein Jugendheim.

17.7.3 Versicherungsfragen

Krankenversicherung

In der Volksabstimmung vom 4. Dezember 1994 hat das Schweizervolk nach jahrzehntelangen politischen Auseinandersetzungen endlich ein modernes Krankenversicherungsgesetz gutgeheißen, das für die Kinder ein paar wesentliche positive Neuerungen bringt. Die wichtigsten davon werden im folgenden stichwortartig aufgezählt.

- Die Krankenversicherung ist für alle Personen mit Wohnsitz in der Schweiz obligatorisch.
- Für Versicherte bis zum vollendeten 18. Altersjahr muß der Versicherer tiefere Prämien ansetzen als für Erwachsene.
- Die Kantone gewähren den Versicherten in bescheidenen wirtschaftlichen Verhältnissen Prämienverbilligungen.
- Der Leistungskatalog garantiert eine umfassende Grundversorgung für alle.
- Die Kosten für Geburtsgebrechen, die nicht durch die Invalidenversicherung (siehe unten) gedeckt sind, werden von der Krankenversicherung übernommen.
- Die medizinischen Kosten während Schwangerschaft, Entbindung und Wochenbett und die Kosten für die notwendige Stillberatung werden von der Versicherung übernommen.
- Das Gesetz sieht erstmals explizit die Kostenübernahme für präventivmedizinische Leistungen vor (bisher wurden die Kosten für pädiatrische Vorsorgeuntersuchungen nur auf freiwilliger Basis übernommen). Es verpflichtet die Versicherer überdies, zusammen mit den Kantonen eine Institution zur Förderung der Gesundheit und zur Krankheitsverhütung zu betreiben.

Mutterschaftsversicherung

Als einziges Land in Europa kennt die Schweiz nach wie vor keine obligatorische Mutterschaftsversicherung, obschon die

Verfassung einen solchen Schutz zwingend vorschreibt. Elementare Ansprüche wie Kündigungsschutz und Anrecht auf „Krankenlohn", dessen zeitliche Begrenzung von der Anstellungsdauer abhängig ist und nur bei ärztlich bescheinigter Arbeitsunfähigkeit 8 Wochen nach der Geburt übersteigen darf, sind im Obligationenrecht verankert. Einzelne Arbeitgeber – allen voran öffentliche Verwaltungen – haben auf freiwilliger Basis einen ordentlichen Mutterschaftsurlaub von 16 Wochen eingeführt.

Die Invalidenversicherung

Das Bundesgesetz über die Invalidenversicherung (IVG) brachte bei seiner Einführung im Jahre 1959 eine ganz entscheidende Verbesserung der Situation der Behinderten. Die Definition der Behinderung („Invalidität") orientiert sich am Grad der tatsächlichen oder (bei Minderjährigen) vorauszusehenden Erwerbsunfähigkeit. Dementsprechend ist der Zweck dieses Gesetzes nicht in erster Linie die Verbesserung der Lebensqualität, sondern die bestmögliche berufliche Eingliederung der Behinderten. Es werden folgerichtig nur diejenigen medizinischen und pädagogischen Maßnahmen bezahlt, welche diesem Zweck unmittelbar oder mittelbar dienen. Für Minderjährige sind dies:

- medizinische Maßnahmen, insbesondere bei Geburtsgebrechen. Die Geburtsgebrechen, die zu Leistungen der IV berechtigen, werden in einer Liste abschließend aufgezählt;
- Berufsberatung, erstmalige berufliche Ausbildung, Arbeitsvermittlung;
- Sonderschulung, inklusive pädagogisch-therapeutische Maßnahmen wie Sprachheilbehandlung, Hörtraining und Sondergymnastik;
- Abgabe von Hilfsmitteln.

Hilflosen Minderjährigen, die das zweite Altersjahr zurückgelegt haben und sich nicht zur Durchführung von Maßnahmen (medizinischen Maßnahmen, Maßnahmen beruflicher Art, Sonderschulung) in einer Anstalt aufhalten, wird ein Pflegebeitrag gewährt. Renten werden erst nach dem vollendeten 18. Altersjahr zugesprochen.

Außer den erwähnten individuellen Beiträgen bezahlt die IV auch Beiträge an die Errichtung, den Ausbau, die Erneuerung und den Betrieb von Institutionen der Invalidenhilfe.

Genauere Bestimmungen bezüglich der Anspruchsberechtigung, der Anmeldung und Abklärung und der Durchführung von Maßnahmen finden sich in der Verordnung über die Invalidenversicherung (IVV).

17.7.4 „Illegale" Kinder in der Schweiz

Die Schweiz ist seit langer Zeit ein begehrtes Einwanderungsland. Mit knapp 20 % der Gesamtbevölkerung weist sie europaweit den zweithöchsten Ausländerbestand auf. Um dem Einwanderungsdruck, der in diesem dichtbesiedelten Land viele Ängste auslöst, standzuhalten, wurden im Verlauf der Jahre hohe gesetzliche Barrieren errichtet, die aus sozialpädiatrischer Sicht zum Teil verheerende Auswirkungen haben. So wurde vor wenigen Jahren das Thema der „illegalen" Ausländerkinder erstmals öffentlich bekannt. Es geht dabei nicht um illegal eingewanderte asylsuchende Familien – sie können unbehelligt in der Schweiz wohnen und am öffentlichen Leben teilnehmen (Erwerbstätigkeit ausgenommen), bis das Asylverfahren ordnungsgemäß abgeschlossen ist. Die Schweiz kennt aber (noch) den Status des „Saison-Arbeiters", der pro Jahr nur während maximal 9 Monaten in der Schweiz leben und arbeiten darf. Saisonniers – aber auch Jahresaufenthalter, deren Gesuch um Familiennachzug wegen ungenügender Wohn- oder finanzieller Voraussetzungen abgewiesen wurde – dürfen ihre Familien nicht in die Schweiz nachfolgen lassen. Manche tun es trotzdem und schließen dann die Kinder aus Angst vor der Wegweisung in der Wohnung ein. So wurden von den Fürsorgebehörden Kinder entdeckt, die jahrelang keinen Kontakt mit der Außenwelt gepflegt, geschweige denn eine Schule besucht hatten. Als dies bekannt wurde, beschlossen die Schulbehörden in mehreren Kantonen, diesen Kindern den Zugang zu den Schulen zu ermöglichen, ohne eine Meldung an die Polizeibehörden zu erstatten. Ob die Schweiz im Verlauf der bilateralen Verhandlungen mit der EU gezwungen wird, ihre restriktive Einwanderungspolitik aufzugeben, ist zur Zeit der Fertigstellung des Manuskripts noch offen.

Aus wirtschaftlichen und anderen Gründen ist die Zahl der Saisonners in den letzten Jahren stark zurückgegangen und so wahrscheinlich auch die Zahl illegaler Kinder.

Literatur

Brunner, A (1995): Der Verdacht. Gedanken zu Verdacht, Widersprüchlichkeit und Wahrheit in Kindsmißhandlungsprozessen. Paediatrica 6: 6–12

Arbeitsgruppe Kindesmißhandlung (1992): Kindesmißhandlung in der Schweiz. Schlußbericht zuhanden des Departements des Innern. Eidgenössische Drucksachenzentrale, Bern.

17.8 Sozialpädiatrisch relevante gesetzliche Bestimmungen in Österreich

Walter Stögmann

17.8.1 Einleitung

Die sozialpädiatrisch relevanten gesetzlichen Bestimmungen in Österreich sind im Jugendgerichtsgesetz (JGG) 1988 (Jugendgerichtsbarkeit), im Jugendwohlfahrtsgesetz (JWG) 1989 (Jugendwohlfahrt) und im Kindschafts- und Vormundschaftsrecht (Teil des allgemeinen bürgerlichen Gesetzbuches [ABGB]) enthalten. Das JGG und JWG sind in ihren erst 1988 bzw. 1989 reformierten Fassungen so aufeinander abgestimmt worden, daß eine noch engere Zusammenarbeit von Jugendbetreuung und Jugendgerichtsbarkeit ermöglicht worden ist.

17.8.2 Jugendgerichtsbarkeit – Jugendgerichtsgesetz

Historisches

Eine Jugendgerichtsbarkeit i. e. S. mit Sonderbestimmungen für Kinder und Jugendliche gibt es in Österreich seit 1. Jänner 1929 mit dem Inkrafttreten des JGG 1928. Aber schon das Strafgesetz von 1852 hatte normiert, daß strafbare Handlungen von Kindern vor dem vollendeten 10. Lebensjahr bloß der „häuslichen Züchtigung zu überlassen" seien, die gesetzliche Strafmündigkeit also mit dem vollendeten 10. Lebensjahr begann.

Das JGG 1928 hat dann die Vollendung des 14. Lebensjahres, die heute noch gilt, als untere Grenze der Strafmündigkeit festgesetzt mit der Begründung, daß – solange Schulpflicht besteht – der Staat die Erziehungsbedürftigkeit der Unmündigen in dem von ihm selbst geforderten Mindestmaß anzuerkennen habe, weshalb ein Kind (bis zum 14. Lebensjahr) auch strafrechtlich nicht als mündig behandelt werden dürfe. Auch ging dieses JGG 1928 bereits davon aus, daß die Strafe nur eines der Mittel und in vielen Fällen gewiß nicht das geeignetste sein dürfe, der sich die Jugendgerichtsbarkeit bedienen solle. Das JGG 1928 wurde 1949 wiederverlautbart und 1961 novelliert. Von 1984 bis 1988 lief dann in Österreich der Modellversuch „Konfliktregelung" bei einzelnen mit Jugendstraftaten befaßten Gerichten, mit dem das Ziel verfolgt wurde, der Straffälligkeit junger Menschen nicht vorrangig mit den Mitteln des Strafrechtes zu begegnen. Die daraus gewonnenen Erkenntnisse waren Basis des JGG 1988, das seit 18. November 1988 in Kraft und gültig ist (Jesionek 1994).

Jugendgerichtsgesetz 1988

Das JGG 1988 nennt sich im Untertitel „Bundesgesetz über die Rechtspflege bei Jugendstraftaten". Damit soll schon im Titel der Grundsatz des Gesetzes klargestellt werden, daß förmliche, durch Urteil verhängte, strafrechtliche Sanktionen nur als letzte Möglichkeit der Reaktion auf Jugendstraftaten eingesetzt werden sollen, und daß sich der Jugendrichter nicht in erster Linie als Strafrichter verstehen soll. Strafrechtliche Sanktionen sollen möglichst durch andere Maßnahmen ersetzt werden, insbesondere durch Wiedergutmachungsbemühungen des Jugendlichen, durch ihm auferlegte gemeinnützige Leistungen und durch außergerichtlichen Tatausgleich (Jesionek 1994).

Grundsätze des JGG 1988

1. „**Unmündig** ist, wer das 14. Lebensjahr noch nicht vollendet hat". Unmündige können (auch bei Verbrechen) noch nicht strafrechtlich zur Verantwortung gezogen werden. Sie unterliegen dem Jugendwohlfahrtsrecht.
2. „**Jugendlicher** ist (im strafrechtlichen Sinne), wer das 14., aber noch nicht das 19. Lebensjahr vollendet hat". Die Deliktfähigkeit bzw. **Strafmündigkeit** beginnt also mit der Vollendung des 14. Lebensjahres („um 0.00 Uhr des dem 14. Geburtstag folgenden Tages"). Jugendliche, die eine Straftat begangen haben (Jugendstraftat), unterliegen dem JGG.
3. „Wird einem Unmündigen oder Jugendlichen eine mit Strafe bedrohte Handlung angelastet, und ist aus diesem Anlaß eine **Gefährdung seiner persönlichen Entwicklung** zu befürchten, ist zu prüfen, ob jugendwohlfahrtsrechtliche Verfügungen erforderlich sind. Bei Unmündigen entscheidet darüber das Vormundschafts- oder Pflegeschaftsgericht, bei Jugendlichen das Jugendgericht". Das eine Gericht hat das andere von Einleitung und Beendigung des Verfahrens zu verständigen.
4. Die Strafbarkeit von Jugendlichen wird im JGG sehr großzügig gehandhabt, weshalb es auch mehrere Strafausschließungsgründe anführt. So ist ein Jugendlicher (bis zum 16. Geburtstag) dann nicht strafbar, „wenn er aus bestimmten Gründen noch nicht reif ist, das Unrecht der Tat einzusehen oder nach dieser Einsicht zu handeln", wenn ihm also (von einem Gutachter) **„verzögerte Reife"** attestiert wird (siehe bei Begutachtung). Gründe hierfür können physische oder psychische Defekte sein, Krankheiten, Verwahrlosung, soziale Defizite u. ä. Die Unreife muß dabei auf Umstände zurückzuführen sein, welche die Entwicklung des Jugendlichen abweichend von der Norm ungünstig beeinflußten und bewirkten, daß weder die Dispositions- noch die Diskretionsfähigkeit gegeben sind, also der Jugendliche weder Einsicht in das Unrecht seiner Tat erkennen noch nach dieser Einsicht handeln konnte. Fehlt auch nur eine dieser beiden Fähigkeiten, ist verzögerte Reife anzunehmen. Schlechter Schulerfolg und Charaktermängel (Unbesonnenheit, Hemmungslosigkeit usw.), die nicht auf Entwicklungsstörungen zurückzuführen sind, gelten dabei nicht als Begründung einer verzögerten Reife.
5. Im § 5 des JGG, der die Besonderheiten der Ahndung von Jugendstraftaten beinhaltet, wird die prinzipielle Zielsetzung des Jugendstrafrechtes bestimmt: „Die Anwendung des Jugendstrafrechtes hat vor allem den Zweck, den Täter von (weiteren) strafbaren Handlungen abzuhalten". Damit wird die Bedeutung des **Erziehungsgedankens** für die Normsetzung im Jugendstrafrecht be-

tont und das gegenteilige Prinzip „Erziehung durch Strafe" verworfen. Es wird dabei der Spezialprävention (den Täter von strafbaren Handlungen abzuhalten) gegenüber generalpräventiven Überlegungen der absolute Vorrang eingeräumt (Heinz 1990, Jesionek 1994).

6. Der Rahmen von **Freiheitsstrafen** beträgt je nach Art des Vergehens bzw. Verbrechens 1 Tag bis maximal 7 1/2 Jahre (bei einer Strafandrohung von maximal 15 Jahren). **Geldstrafen** sind nur in einer Höhe zu verhängen, soweit sie das Fortkommen des Beschuldigten nicht gefährden.
7. § 7 des JGG 1988 zeigt die Möglichkeiten eines **außergerichtlichen Tatausgleiches** (ATA) auf. Dieser Begriff geht über den im westeuropäischen Raum üblichen eines Täter-Opfer-Ausgleiches hinaus (Moos 1993). Es liegt ihm die Überlegung zugrunde, daß Wiedergutmachung und Vorbeugung in vielen Fällen eine Verurteilung mit ihren eventuellen Neben- und Spätwirkungen ersetzen können. Zielsetzung ist, im jugendlichen Straftäter Einsicht in das Unrecht der Tat zu wecken, ihn zum Täter-Opfer-Ausgleich (Entschuldigung, Schadensgutmachung) zu veranlassen oder, wenn das Opfer hierzu nicht bereit ist oder der Geschädigte nicht feststellbar ist, andere gleichwertige Leistungen zu erbringen. Voraussetzung des ATA ist die Bereitschaft des Täters, für die Tat einzustehen und allfällige Folgen der Tat auf geeignete Weise auszugleichen. Die Durchführung des ATA wird in die Hände von Personen und Stellen gegeben, die in der Sozialarbeit besonders geschult und erfahren sind, in der derzeitigen Praxis ausschließlich in die der Bewährungshilfe mit hauptamtlich tätigen **Bewährungshelfern.** Kommt ein ATA zustande, ist das Strafverfahren einzustellen.

Strafprozeßänderungsgesetz 1993

In dem seit 1.1.1994 gültigen Strafprozeßänderungsgesetz 1993 wurden einige auch für die Jugendgerichtsbarkeit wichtige Änderungen beschlossen. So wurde der Kreis der Vertrauenspersonen erweitert, was einem Wunsch der Jugendwohlfahrt und von Jugendorganisationen entsprach. Und für Kinder und Jugendliche besonders wichtig: nach § 162a ist nunmehr eine kontradiktorische Befragung möglich, d. h. daß ein Kind (durch einen Sachverständigen) oder ein Jugendlicher (durch einen Untersuchungsrichter) im Verfahren vor laufender Videokamera befragt werden können, ohne im Gerichtssaal anwesend sein zu müssen.

17.8.3 Jugendwohlfahrt – Jugendwohlfahrtsgesetz

Im JWG, das in seiner jetzigen Fassung seit 1.7.1989 in Kraft ist, sind die Grundsatzbestimmungen über die Mutterschafts-, Säuglings- und Jugendfürsorge (öffentliche Jugendwohlfahrt) zusammengestellt. Als Aufgabe der öffentlichen **Jugendwohlfahrt** (öJW) auf dem Gebiet der Mutterschafts- und Säuglingsfürsorge wird die Vorsorge für die Betreuung werdender Mütter, werdender Kinder, sowie von Säuglingen und deren Eltern definiert, auf dem Gebiet der Jugendfürsorge die Förderung der Entwicklung Minderjähriger (Kinder und Jugendliche bis zur Vollendung des 19. Lebensjahres) durch Angebot von Hilfen zur Pflege und Erziehung und durch Gewährung von Erziehungsmaßnahmen. Sie soll also die Erziehungskraft der Familie unterstützen und fördern, womit sie dem Grundgedanken des **Primats der Familienerziehung** verbunden ist (Ent et al. 1992).

ÖJW ist dann zu gewähren, wenn die Erziehungsberechtigten das Wohl des Minderjährigen nicht gewährleisten oder für diesen Gefahr in Verzug ist. Das ist dann der Fall, wenn es dem Minderjährigen an der nötigen Erziehung fehlt oder diese unzulänglich und verfehlt ist, wenn die Erziehungsberechtigten auf den Minderjährigen einen verderblichen Einfluß ausüben oder ihn körperlich, geistig , seelisch oder sittlich verwahrlosen lassen, und weiters dann, wenn sie ihre Erziehungsgewalt mißbrauchen. Das trifft dann zu, wenn zur Durchsetzung von Erziehungszielen Gewalt angewendet oder körperliches oder seelisches Leid zugefügt wird, womit Gewaltanwendung (Mißhandlung und Züchtigung) und Zufügung von Leid als rechtswidrige Erziehungsmittel definiert sind (siehe auch 17.8.4). Der Eingriff der öJW in die Familienerziehung darf dabei aber nicht weiter gehen, als dies unbedingt notwendig ist (Grundsatz des geringst möglichen Eingriffs). Beratung und Betreuung nicht nur rechtlicher, sondern auch psychologischer, psychiatrischer, fürsorgerischer und medizinischer Art sind eingreifenderen Maßnahmen (z. B. Kindesabnahme) wenn irgend möglich der Vorzug zu geben (Ent et al. 1992, Strotzka 1979).

Die Träger der öJW **(Jugendwohlfahrtsträger)** sind die Länder, die hierfür Organisationseinheiten zu bestimmen haben. In der Regel sind dies Einrichtungen der öffentlichen Verwaltung (Sozialämter der Bezirkshauptmannschaften, in Wien das Jugendamt), die hierfür geeignete und ausgebildete Fachkräfte (Sozialarbeiter, Sozialpädagogen und -psychologen, Familien- und Jugendarbeiter usw.) zur Verfügung zu stellen haben. Die Jugendwohlfahrtsträger haben vorzusorgen, daß die zur Erfüllung ihrer Aufgaben notwendigen **sozialen Dienste** bereitgestellt werden. Als solche sollen besonders angeboten werden: Beratungsdienste für Minderjährige und deren Erziehungsberechtigte, besonders zur Durchsetzung der gewaltlosen Erziehung, etwa Familienberatung, Kinderschutzzentren; therapeutische Hilfen und Hilfen für die Betreuung unmündiger Kinder (etwa durch Kinderkrippen und Tagesmütter); Einrichtungen zur Früherkennung und Behandlung abweichenden Verhaltens Minderjähriger; Pflegeplätze in Familien, Heimen, Kinderdörfern und sozialpädagogischen Wohngemeinschaften. Das JWG regelt auch die rechtliche Situation von Pflegekindern und Pflegeplätzen bzw. Pflegefamilien (Pflegepersonen), die vom JW-Träger auszusuchen, zu vermitteln und regelmäßig zu überwachen sind. Dem Gesetz nach müssen Pflegefamilien (Pflegepersonen) „die bedingungslose Bereitschaft zeigen, das Pflegekind als neues Mitglied in ihrem Sozialverband aufzunehmen und es so zu akzeptieren, wie es gerade ist". Ideale Pflegefamilien sollen das – fremde – Kind **wie** ihr eigenes, jedoch nicht **als** eigenes Kind aufziehen (Bründl 1984).

17.8.4 Kindschaftsrecht – Vormundschaftswesen

Das Kindschaftsrecht (Rechte zwischen Eltern und Kindern), ergänzt durch das Kindschaftsrechtsänderungsgesetz vom 1. Juli 1989, und das Vormundschaftswesen sind in der Justizgesetzsammlung (JGS) Nr. 946/1811 des allgemeinen bürgerlichen Gesetzbuches (ABGB) zusammengefaßt. Im § 144 des ABGB heißt es, daß die Eltern das minderjährige Kind zu pflegen und zu erziehen, gesetzlich zu vertreten und sein Vermögen zu verwalten haben. Diese vier Verpflichtungen der Eltern ihren Kindern gegenüber werden unter dem Begriff der elterlichen **Obsorge** zusammengefaßt. Diese erlischt mit dem Eintritt der Volljährigkeit des Kindes (19. Geburtstag).

Die Pflege des minderjährigen Kindes umfaßt besonders die Wahrung des körperlichen Wohles und der Gesundheit, sowie die unmittelbare Aufsicht. Die Erziehung umfaßt besonders die Förderung der Entfaltung der körperlichen, geistigen, seelischen und sittlichen Kräfte des Kindes, sowie dessen Ausbildung in Schule und Beruf (Ent et al. 1992).

Im § 146a heißt es weiter, „daß die Eltern bei ihren Anordnungen und deren

Durchsetzung auf Alter und Persönlichkeit des Kindes Bedacht zu nehmen haben; die Anwendung von **Gewalt** und die Zufügung körperlichen und seelischen Leides sind **unzulässig".** In Übereinstimmung mit dem JWG 1989 (siehe dort), in dem ebenfalls von der Durchsetzung der gewaltlosen Erziehung gesprochen wird, hat der Gesetzgeber mit diesem § 146a des ABGB, der seit 1. Juli 1989 in Kraft ist, eindeutig klargestellt, daß die Anwendung von Gewalt oder die Zufügung körperlichen und seelischen Leides rechtswidrig sind. Um die gesetzliche Verankerung der gewaltlosen Erziehung hat sich in Österreich ganz besonders der namhafte Sozialpädiater Hans Czermak verdient gemacht, weshalb dieser § 146a auch als „Lex Czermak" bezeichnet wird.

Im Kindschaftsrechtsänderungsgesetz, das am 1. Juli 1989 in Kraft getreten ist, wird die Zuständigkeit der Obsorge geregelt: bei ehelichen Kindern steht diese beiden Eltern gemeinsam und gleichermaßen zu, bei unehelichen Kindern der Mutter allein. Im übrigen ist das uneheliche Kind dem ehelichen gesetzlich gleichgestellt. Ist die elterliche bzw. mütterliche Obsorge nicht gewährleistet und daher das Wohl des Kindes gefährdet, so hat das Gericht die Obsorge für das Kind dem Jugendwohlfahrtsträger (ganz oder teilweise) zu übertragen, der deren Ausübung Dritten (z. B. Pflegeeltern) übertragen darf.

Im vierten Abschnitt des ABGB (§§ 187 bis 283) werden die Bestimmungen des Vormundschafts- und Kuratelwesens und die Vormundschaftsgerichtsbarkeit geregelt. Darauf braucht hier nicht weiter eingegangen werden.

17.8.5 Grundsätze der Begutachtung

Ärztliche Gutachten werden von ärztlichen Sachverständigen erstellt, die in Östereich hierfür folgende gesetzliche Voraussetzungen erfüllen müssen: Sachkunde, mindestens 5jährige berufliche Tätigkeit im betreffenden medizinischen Fachgebiet, körperliche und geistige Eignung, Vertrauenswürdigkeit, volle Geschäftsfähigkeit, geordnete wirtschaftliche Verhältnisse, österreichische Staatsbürgerschaft.

Sozialpädiatrisch relevante Begutachtungen beziehen sich vor allem auf die Feststellungen der Reife zur strafrechtlichen Verantwortlichkeit, der Zurechnungsfähigkeit (psychiatrische Verantwortlichkeit) und auf die Erstellung von Gutachten in Pflegeschaftsverfahren und von Glaubwürdigkeitsgutachten.

Feststellung der Reife

Die Reifekriterien haben sich am holistischen Ganzheitsmodell zu orientieren und somit Somatik, Intellekt, Emotion und Sozialisation zu berücksichtigen. Die somatischen Kriterien ergeben sich aus der körperlichen Untersuchung des zu Begutachtenden. Die intellektuellen Kriterien werden aus dem psychologischen Bereich der Intelligenzmessung entnommen. Die emotionale Reife korreliert hoch mit der Bindungsfähigkeit bzw. -unfähigkeit an vertraute Personen. Die soziale Reife wird an der sozialen Antizipationsfähigkeit gemessen, worunter die Fähigkeit verstanden wird, sinn- und planvoll vorausdenken zu können, entsprechende Einsichten zu nehmen und nach diesen Einsichten zu handeln. Diese Reifekriterien haben in der Gutachterpraxis Bedeutung, z. B. ob ein Kind oder Jugendlicher aufgrund seines Bildungs- und Erziehungsstandes in der Lage ist, Tragweiten von Handlungen abzuschätzen, seine Verkehrstüchtigkeit zu beurteilen, oder im Bereich von Zeugenaussagen, ob das Wahrgenommene tatsächlich in diesem Alter verstanden worden ist. Auch sind sie wichtig zur Feststellung einer verzögerten Reife, da bei Attestierung einer solchen ein Jugendlicher für eine Straftat nicht strafbar ist (siehe bei JGG).

Feststellung der Zurechnungsfähigkeit

Die psychiatrische Untersuchung umfaßt die Feststellung, ob eine kindliche oder jugendliche Nerven-, Geistes- oder Gemütskrankheit oder andere gleichwertige seelische Störungen vorliegen. Unter letzteren versteht der Gesetzgeber schweren Schwachsinn (IQ unter 60), tiefgreifende Bewußtseinsstörungen (z.B. Alkohol- oder Drogenrausch), schwere Charakterneurosen oder Persönlichkeitsentwicklungsstörungen im Krankheitswert einer Psychose. Lagen zum Zeitpunkt einer Straftat derartige Störungen vor, hat der Gutachter Zurechnungsunfähigkeit oder eingeschränkte Zurechnungsfähigkeit zu attestieren.

Reife und Zurechnungsfähigkeit sind in der Regel durch Sachverständigengutachten zu klären, die Beurteilung bleibt aber immer eine vom Richter zu lösende Rechtsfrage.

Pflegschaftsgutachten

Im Pflegeschaftsverfahren geht es in der Regel um die Entscheidung, wem das Kind zur Pflege und Erziehung zugewiesen wird, und in welchem Ausmaß der andere Elternteil ein Besuchsrecht zugemessen erhält. Wiederum sind die Kriterien des körperlichen Kindeswohls inklusive der optimalen Betreuung und Versorgung allfälliger Teilleistungsstörungen oder Behinderungen von Relevanz. Im intellektuellen Bereich wird das Kindeswohl nach Optimalitäts- und nicht nach Maximalitätskriterien beurteilt. Das emotionale Wohl ist durch die Wärme, Fürsorge und Zärtlichkeit gegeben, die das Kind erhält, und im sozialen Bereich geht es um die moralische Urteilsbildung. Eine gemeinsame Pflege- und Erziehungssituation bei geschiedenen Eltern, wie sie in Deutschland üblich ist, gibt es in Österreich nicht.

Glaubwürdigkeitsgutachten

Der Begriff „Glaubwürdigkeitsgutachten" an sich ist unrichtig, da nur die Aussagefähigkeit und Aussagetüchtigkeit (Inhalt und Semantik) beurteilt werden können. Dazu sind die Reifekriterien und zusätzlich die Kriterien von Wahrnehmung, Behaltensleistung, Erinnerungsfähigkeit und Wiedergabefähigkeit von Wichtigkeit (Spiel 1986).

In der österreichischen Rechtsordnung (siehe 17.8.2) können Kinder nunmehr kontradiktorisch befragt werden, also von einem Sachverständigen vor laufender Videokamera, so daß sie im Gerichtssaal nicht anwesend sein müssen. Jedes Kind hat zudem ein Entschlagungsrecht, so daß es nicht aussagen muß, wenn es aus irgendeinem Grund nicht will oder davor Angst hat.

17.8.6 Bundespflegegeldgesetz

Einer besonderen Erwähnung bedarf noch das am 1.7.1993 in Kraft getretene Bundespflegegeldgesetz (BPGG). Dieses regelt bundesstaatseinheitlich die Höhe des Pflegegeldes für pflegebedürftige Personen, das nunmehr anstelle des bisher nach Versicherungen und Bundesländern sehr unterschiedlichen Hilflosenzuschusses ausbezahlt wird.

„Das **Pflegegeld** hat den Zweck, in Form eines Beitrages pflegebedingte Mehraufwendungen pauschaliert abzugelten, um pflegebedürftigen Personen so weit wie möglich die notwendige Betreuung und Hilfe zu sichern, sowie die Möglichkeit zu verbessern, ein selbstbestimmtes, bedürfnisorientiertes Leben zu führen". Es gebührt ab Vollendung des 3. Lebensjahres, wenn auf Grund einer körperlichen, geistigen oder psychischen Behinderung oder einer Sinnesbehinderung der ständige Betreuungs- und Hilfsbedarf voraussichtlich mindestens 6 Monate andauern wird.

Anspruch auf Pflegegeld besteht in der Höhe der
Stufe 1 (2500,– öS pro Monat): für Personen, deren Pflegebedarf mehr als 50 Stunden monatlich beträgt.

Stufe 2 (3500,– öS pro Monat): mehr als 75 Stunden.
Stufe 3 (5400,– öS pro Monat): mehr als 120 Stunden.
Stufe 4 (8.100,– öS pro Monat): mehr als 180 Stunden.
Stufe 5 (11.000,– öS pro Monat): mehr als 180 Stunden, wenn zusätzlich ein außergewöhnlicher Pflegebedarf erforderlich ist (das ist, wenn die dauernde Bereitschaft, nicht jedoch die dauernde Anwesenheit einer Pflegperson erforderlich ist).
Stufe 6 (15.000,– öS pro Monat): mehr als 180 Stunden, wenn dauernde Beaufsichtigung oder ein gleichzuachtender Pflegeaufwand erforderlich ist.
Stufe 7 (20.000,– öS pro Monat): mehr als 180 Stunden, wenn praktische Bewegungsunfähigkeit oder ein gleichzuachtender Zustand vorliegt.

Das Pflegegeld wird direkt dem Patienten ausbezahlt, wobei es diesem (seinem Vertreter) freisteht, wie er die entsprechenden Gelder verwendet (z. B. Bezahlung einer Pflegeperson oder Inanspruchnahme von anderen sozialen Diensten).

Die Grundlage der Einstufung bildet ein ärztliches Sachverständigengutachten. Die Österreichische Gesellschaft für Kinder- und Jugendheilkunde hat zur Begutachtung behinderter Kinder und Jugendlicher gemeinsam mit Verwaltungsjuristen des zuständigen Bundesministeriums für Arbeit und Soziales und mit Vertretern der Sozialversicherungen einen entsprechenden Begutachtungsbogen ausgearbeitet, so daß österreichweit eine einheitliche Einstufung möglich sein sollte. Besonderer Wert wird dabei auf eine funktions- und nicht diagnosebezogene Einstufung gelegt, wobei eine rehabilitationsspezifische Prognose mitzuberücksichtigen ist (Greve 1993).

Beziehen die Erziehungsberechtigten eines behinderten Kindes bereits eine **erhöhte Familienbeihilfe** (= „Zweite Kinderbeihilfe") gemäß Familienlastenausgleichsgesetz 1967, so ist diese zur Hälfte dem Pflegegeld anzurechnen. Eine erhöhte Familienbeihilfe ist zu gewähren, wenn aufgrund eines Leidens bzw. Gebrechens der Grad der Behinderung eines Kindes 50% oder mehr beträgt, oder ein Kind voraussichtlich dauernd außerstande ist, sich selbst den Unterhalt zu verschaffen. Auch hierfür ist ein ärztliches Gutachten erforderlich.

Literatur

Bründl, J. (1984): Heimpflege – Pflegefamilie. Der österreichische Amtsvormund, Heft 1, 9–11

Ent, H., Frischengruber, G. (1992): Jugendwohlfahrtsrecht. Manz-Verlag, Wien

Greve, J. (1993): Schwerpflegebedürftigkeit bei Kindern. pädiat. prax. 46, 424–426

Heinz, H.J. (1990): Die Bedeutung des Erziehungsgedankens für Normsetzung und Normanwendung im Jugendstrafrecht der Bundesrepublik Deutschland. Schriftenreihe der DVJJ. Band 19, 28–36. Forum-Verlag, Godesberg-Bonn

Jesionek, U. (1994): Jugendgerichtsgesetz 1988. Juridica-Verlag, Wien

Moos, K. (1993): „Tatausgleich" statt Strafe in Österreich. Schweizerische Zeitschrift für Strafrecht. Bd. III, Heft 1, 8–9

Spiel, W. (1986): Was können Psychologie und Psychatrie für die Jugendgerichtsbarkeit leisten? ÖJRT 1986, 21–28

Strotzka, H. (1979): Methoden der Familienberatung. Der österreichische Amtsvormund, Heft 2, 37–42

18 Sozialpädiatrie international

Hartmut Schirm

Es wird in Europa und auch in den außereuropäischen Regionen kein Land zu finden sein, in dem wesentliche Leitgedanken und Programme der Sozialpädiatrie organisatorisch oder institutionell nicht aufgegriffen oder umgesetzt werden. Dies geschieht nicht immer unter der Bezeichnung „Sozialpädiatrie"; in der neueren Literatur finden sich dazu Begriffe wie „communitiy child health, child public health, pediatrics and child health care, pédiatrie sociale et communautaire". Sozialpädiatrische Aktivitäten werden in vielen europäischen Nachbarstaaten im Rahmen der Allgemeinmedizin, der Sozialmedizin, der Schul- und Universitätsgesundheitspflege und der allgemeinen Kinderheilkunde entwickelt und in die Versorgungspraxis umgesetzt. So gibt es beispielsweise in Finnland, in vielen sozialpädiatrischen Versorgungsaufgaben ein Musterbeispiel für Europa, derzeit weder eine Sektion für Sozialpädiatrie in der kinderärztlichen Gesellschaft noch eine eigenständige Organisation. Existenz und Größe von sozialpädiatrischen Organisationen spiegeln daher nur bedingt die Bedeutung der Sozialpädiatrie für das Gesundheitswesen der Länder wider.

18.1 Aufgaben und Ziele

Eine „internationale" Sozialpädiatrie hat sich wegen der stark variierenden und z.T. sehr weitgehenden Auffassungen über Inhalte und Aufgaben in diesem Gebiet und trotz der internationalen sozialpädiatrischen Gesellschaften noch nicht entwickelt. Innerhalb der letzten 5 Jahre sind jedoch einige beachtenswerte Vorschläge für Curricula in „Child Public Health" mit dem Ziel eines Master-Abschlusses entstanden. Die British Association of Community Child Health hatte bereits 1994 ein umfassendes Papier entwikkelt, in dem zur „Community Child Health" als Oberbegriff die Subspezialitäten „population pediatrics; general pediatrics; social pediatrics; developmental pediatrics; behavioural pediatrics; family, local community and environment; health and non-health care services" mit jeweils genau umschriebenen Einzelzielen zugeordnet waren (BACCH 1994). Eine aus 11 europäischen Ländern zusammengesetzte Expertenrunde hat mit Hilfe der „Delphi-Technik" (das sind ergebnisgesteuerte, aufeinander aufgebaute Fragerunden) für einen im September 1998 in Frankreich abgehaltenen internationalen sozialpädiatrischen Kongreß eine Liste von Themen sowohl für Medizinstudenten als auch für die Facharztweiterbildung ausgearbeitet, der den derzeitigen Stand der europäischen Sozialpädiatrie wiedergibt (Tab. 18-1).

Die Schwerpunkte der Sozialpädiatrie und ihre Gewichtung innerhalb der Medizin sind vom Gesundheits- und Versorgungssystem sowie der politischen und ökonomischen Situation der einzelnen Länder abhängig. Für ein internationales Treffen sozialpädiatrischer Organisationen in Portugal wurden die Aufgaben einiger nationaler europäischer sozialpädiatrischer Gesellschaften aus Fragebogen-

Tabelle 18-1: Prioritäre Aufgaben der Sozialpädiatrie in einigen europäischen Nachbarländern.

Spanien	Schweden	Großbritannien	Ungarn
Versorgung und Betreuung von Kindern außerhalb ihrer natürlichen Familie Mißhandlung und Vernachlässigung Suchtprävention und Sucht-Bekämpfung Unfälle und Vergiftungen Schulschwierigkeiten und Schulversagen	Durchsetzung der UN-Konvention zu den Rechten des Kindes in der Gesetzgebung und in den Organisationen Soziale Rehabilitation von chronisch kranken Kindern Verbesserung der aufsuchenden Betreuung sozial benachteiligter Kinder Erhaltung und Verbesserung pädiatrischer Kompetenz in den Maßnahmen der Primärprävention Verbesserung der Effizienz von Impfprogrammen	Beseitigung von Armut und Ungleichheit in der Kindergesundheit Verbesserung des schulärztlichen Dienstes, der Versorgungsangebote für behinderte, insbesondere geistig behinderte Kinder Prävention von Kindesmißhandlung	Rehabilitation von Kindern mit chronischen Erkrankungen Resozialisation behinderter Kinder und Jugendlicher Gesundheitserziehung bei Kindern und ihren Familien Früherkennung von Hoch-Risikokindern Gesundheitsförderung bei Hoch-Risikogruppen

Quelle: 1. Meeting der Europäischen Sozialpädiatrischen Gesellschaften, Cascais (Portugal), 1994

antworten aufgelistet (siehe Tab. 18-1). Primär- und sekundärpräventive Aufgaben sowie die Gesundheitsförderung führen die Aufgabenpalette der Länder mit gut ausgebautem Sozialsystem an, während in Ländern mit verhältnismäßig hoher Säuglings- und Kindermortalität und -morbidität frühdiagnostische Strategien und rehabilitative Ziele im Vordergrund stehen.

18.2 Internationale sozialpädiatrische Gesellschaften

Für den informellen Gedankenaustausch, die Verbreitung und die konzeptionelle Arbeit in der Sozialpädiatrie in Europa haben drei überregionale Gesellschaften vor allem in Form von internationalen Tagungen Pionierarbeit geleistet.

Der **Club International de Pédiatrie Sociale** (CIPS), 1969 in Paris gegründet, war zunächst als Informationsbörse sozialpädiatrisch orientierter Forschungsaktivitäten in Frankreich und frankophonen Ländern (Belgien, Luxemburg, Schweiz, französische Teile Kanadas) konzipiert. Aus den zunächst jährlichen Treffen entwickelte sich ein halbjährlicher Tagungszyklus, in dessen Themen sich das breite Aufgaben- und Forschungsfeld der Sozialpädiatrie abbildet. Das große Interesse der französischen Kinderheilkunde an der Sozialpädiatrie zeigt sich bereits in der Weiterbildungsordnung, in die sozialpädiatrische Inhalte aufgenommen sind. Es überrascht daher, daß es in Frankreich keine nationale sozialpädiatrische Gesellschaft gibt. Die Mitgliederzahl des CIPS ist über Jahre hinweg konstant geblieben (ca. 100 Mitglieder), auch wenn keine Aufnahmebeschränkung bzw. hinsichtlich der Berufsgruppen bestehen. Das Primat der französischen Sprache und verhältnismäßig strenge Aufnahmebedingungen haben für diese Begrenzung gesorgt.

Die Gründungsmitglieder dieser Vereinigung gaben 1972 das erste Lehrbuch für Sozialpädiatrie in Europa heraus, das eine weite Verbreitung in französisch und spanischsprechenden Ländern fand (Mande, Masse, Manciaux 1972). Für eine umfangreiche Neubearbeitung wurde der Titel „L'enfant et sa santé" (Das Kind und seine Gesundheit) gewählt, was auf einen Paradigmenwechsel innerhalb der französischsprechenden Sozialpädiatrie hindeutete (Manciaux et al. 1987).

Die **European Society of Social Paediatrics** (ESSOP) war 1977 auf schwedische Initiative in Lund gegründet worden. Ihre Ziele sind die Förderung der Kenntnisse in der Sozialpädiatrie, Anregung und Hilfestellung zur Forschung, Verbreitung von Erkenntnissen durch Kongresse und Kooperation auf nationaler und internationaler Ebene mit Organisationen gleicher oder ähnlicher Zielsetzung (Satzung der European Society of Social Paediatrics, 1978, unveröffentlicht). Die Sprache dieser Vereinigung ist englisch, so daß das Spektrum der Mitgliederländer wesentlich breiter gefächert ist als das des „Club International de Pédiatrie Sociale". Schwerpunkte der Gesellschaft sind die Durchführung von internationalen, wissenschaftlich orientierten Kongressen, bei denen vor allem laufende oder kürzlich abgeschlossene Forschungsvorhaben präsentiert werden. Die ursprünglich gute Verbindung der deutschen Sozialpädiatrie mit der ESSOP ist in den letzten Jahren verlorengegangen und soll nach einem Beschluß der Deutschen Gesellschaft für Sozialpädiatrie wieder aufgebaut werden.

Die ESSOP führt seit 1985 „summer courses", in denen Grundlagen der Sozialpädiatrie und neuerdings der Sozialpädiatrischen Lehre behandelt werden, in verschiedenen Ländern durch. Sie strebt eine international anerkannte Weiterbildung zum „Master of Social Paediatrics" für Ärzte und zu einem „Master of Child Health" für andere Berufsgruppen an. Nationale gesundheitspolitische Interessen und begrenzte finanzielle Ressourcen haben einer Realisierung dieses Vorhabens bisher im Wege gestanden.

Die **European Union for School and University Health and Medicine** (EUSUHM), 1981 hervorgegangen aus der International Union of School and University Health Workers, hat über viele Jahre hinweg eine Klammerfunktion zwischen den ost- und westeuropäischen Ländern übernommen. Ihre zweijährlichen Tagungen bieten die sonst wenig angebotene Möglichkeit, Probleme und deren Lösungen aus dem öffentlichen Gesundheitssystem verschiedener europäischer Länder kennenzulernen. Die Gesellschaft gibt einen vierteljährlichen „newsletter" heraus, der allerdings nur den Mitgliedern zur Verfügung steht. Die Bundesrepublik Deutschland ist über den Bundesverband der Ärzte des öffentlichen Gesundheitsdienstes Mitglied der EUSUHM und hat 1993 einen internationalen Kongreß in Leipzig ausgerichtet.

18.3 Perspektiven internationaler Sozialpädiatrie

Gesundheitspolitisch spielen die internationalen sozialpädiatrischen Gesellschaften vorerst noch eine nachrangige Rolle (mit Ausnahme von Großbritannien). Die für eine effiziente Sozialpädiatrie notwendige Interdisziplinarität der Fachgebiete läßt sich im tradierten Selbstverständnis der medizinischen Fachgesellschaften auch auf internationaler Ebene nur langsam realisieren, so daß die Basisarbeit in Forschung, Lehre und Umsetzung zunächst auf nationale Vorhaben begrenzt bleibt.

Die Europäische Gemeinschaft fordert und fördert in verschiedenen Bereichen der Gesundheitspolitik (bspw. der Gesundheitsförderung oder der Impfstrategien) gemeinsame Anstrengungen der Länder zu einer Verbesserung der gesundheitlichen Situation, in denen sozialpädiatrische Grundideen Verwirklichung finden können. Es sind durch die derzeit in Europa sich entwickelnden Public-Health-Studiengänge in Lehre und Forschung starke gesundheitspolitische Impulse im sozialpädiatrischen Sinne entstanden. Eine verstärkte Einbindung sozialpädiatrischer Inhalte bereits in das Medizinstudium und die später mögliche Spezialisierung durch ein Postgraduierten-Studium sind mittelfristige Ziele einer international ausgerichteten Sozialpädiatrie. Diese Entwicklung wird vom European Board of Pediatrics gefördert, der in seiner neuen Weiterbildungsordnung für die Kinderheilkunde nach der dreijährigen Basisausbildung (common trunk) einen Schwerpunkt in Sozialpädiatrie vorsieht. Realisiert ist dieses Projekt bereits in Frankreich und an einzelnen medizinischen Fakultäten in Großbritannien, Irland und den Niederlanden.

18.4 Die UNO-Konvention über die Rechte des Kindes (1989)

Den Abschluß dieses Kapitels und dieses Buches soll die Wiedergabe der UNO-Resolution 44/25 bilden, die als „Magna Charta zum Wohle des Kindes" am 20. November 1989 von der Generalversammlung der Vereinten Nationen ohne förmliche Abstimmung verabschiedet wurde (Vereinte Nationen 1990). Inzwischen ist die Konvention von allen Mitgliedsstaaten der UNO mit der Ausnahme von zwei Staaten (darunter die USA) ratifiziert worden und stellt damit eine Ausnahme unter allen UNO-Konventionen dar. Die Bundesrepublik Deutschland hat im April 1992 die Ratifikationsurkunde beim Generalsekretär der Vereinten Nationen hinterlegt.

Auch wenn keine individuellen Rechtsansprüche aus der Konvention abgeleitet werden können, so bindet sie die Unterzeichner-Staaten auf völkerrechtlicher Grundlage zur staatsrechtlichen Umsetzung der Bestimmungen dieses Vertragswerkes. Die Schwierigkeiten der Völker, unterschiedliche Vorstellungen von Kindheit und ethischen Standards in einer international verbindlichen Vereinbarung zu vereinen, spiegelt sich in vielen Kompromiß-Formulierungen wieder. Staaten mit einer hochentwickelten Sozialstruktur sind ausdrücklich angehalten, weitergehende Rechte für Kinder anzuwenden, auch wenn sie in der Konvention nicht genannt sind. Die Einhaltung der Konvention wird von der UNO überwacht, die alle 5 Jahre einen Bericht der Unterzeichner-Staaten anfordert.

Vorläufer dieser Charta waren die 1924 vom Völkerbund angenommene „Genfer Erklärung" und die 1959 beschlossene „Erklärung der Rechte des Kindes" der Vereinten Nationen, die der Menschenrechtskommission der UNO als Grundlage für eine weitergehende und umfassendere Konvention dienten. Die Erarbeitung zog sich über 10 Jahre hin, da die Unterscheidung zwischen justitiablen Rechten und politischen Zielen in den Mitgliederländern sehr umstritten war (Palm-Risse 1990).

Der abgedruckte Text entspricht der „amtlichen Übersetzung" des Bundesministeriums für Familie, Senioren, Frauen und Jugend (1998). Zur Übersicht sind den einzelnen Artikeln Überschriften in eckigen Klammern beigefügt.

Literatur

British Association for Community Child Health BACCH (1994): Guidelines for general and higher professional training syllabus for community child health. BACCH, Newcastle

Bundesministerium für Familie, Senioren, Frauen und Jugend (Hrsg.)(1998): Übereinkommen über die Rechte des Kindes. UN-Kinderkonvention im Wortlaut mit Materialien. Texte in amtlicher Übersetzung. BMFSFJ, Bonn

EU (Kommission der Europäischen Gemeinschaften) (1993): Mitteilung der Kommission über den Aktionsrahmen im Bereich der öffentlichen Gesundheit. KOM (93) 559 endg., Brüssel

Lindström, B., N. Spencer (Eds.) (1995): Social Pediatrics, Oxford University Press, Oxford

Macfarlaine, A., R. Dunkley, R., Wright, J. (1998): Child Public Health Training: A European Perspective. Public Health Resource Unit, Oxford University, Oxford (http://www.ephdp.demon.co.uk/cpht/)

Mande, R., N. Masse, M. Manciaux (1972): Pédiatrie Sociale. Flammarion, Paris

Manciaux, M., S. Lebovici, 0. Jeanneret, E. A. Sand, S. Tomkiewicz (1987): L'enfant et sa santé. Doin, Paris

Palm-Risse, M. (1990): Hilfe für die Wehrlosen. Die Konvention über die Rechte des Kindes. Vereinte Nationen 3: 101–105

Übereinkommen über die Rechte des Kindes

(Text in amtlicher Übersetzung)

PRÄAMBEL

Die Vertragsstaaten dieses Übereinkommens –

in der Erwägung, daß nach den in der Charta der Vereinten Nationen verkündeten Grundsätzen die Anerkennung der allen Mitgliedern der menschlichen Gesellschaft innewohnenden Würde und der Gleichheit und der Unveräußerlichkeit ihrer Rechte die Grundlage von Freiheit, Gerechtigkeit und Frieden in der Welt bildet,

eingedenk dessen, daß die Völker der Vereinten Nationen in der Charta ihren Glauben an die grundlegenden Menschenrechte und an Würde und Wert des Menschen bekräftigt und beschlossen haben, den sozialen Fortschritt und bessere Lebensbedingungen in größerer Freiheit zu fördern,

in der Erkenntnis, daß die Vereinten Nationen in der Allgemeinen Erklärung der Menschenrechte und in den Internationalen Menschenrechtspakten verkündet haben und übereingekommen sind, daß jeder Mensch Anspruch hat auf alle darin verkündeten Rechte und Freiheiten ohne Unterscheidung, etwa nach der Rasse, der Hautfarbe, dem Geschlecht, der Sprache, der Religion, der politischen oder sonstigen Anschauung, der nationalen oder sozialen Herkunft, dem Vermögen, der Geburt oder dem sonstigen Status,

unter Hinweis darauf, daß die Vereinten Nationen in der Allgemeinen Erklärung der Menschenrechte verkündet haben, daß Kinder Anspruch auf besondere Fürsorge und Unterstützung haben,

überzeugt, daß der Familie als Grundeinheit der Gesellschaft und natürlicher Umgebung für das Wachsen und Gedeihen aller ihrer Mitglieder, insbesondere der Kinder, der erforderliche Schutz und Beistand gewährleistet werden sollte, damit sie ihre Aufgaben innerhalb der Gemeinschaft voll erfüllen kann,

in der Erkenntnis, daß das Kind zur vollen und harmonischen Entfaltung seiner Persönlichkeit in einer Familie und umgeben von Glück, Liebe und Verständnis aufwachsen sollte,

in der Erwägung, daß das Kind umfassend auf ein individuelles Leben in der Gesellschaft vorbereitet und im Geist der in der Charta der Vereinten Nationen verkündeten Ideale und insbesondere im Geist des Friedens, der Würde, der Toleranz, der Freiheit, der Gleichheit und der Solidarität erzogen werden sollte,

eingedenk dessen, daß die Notwendigkeit, dem Kind besonderen Schutz zu gewähren, in der Genfer Erklärung von 1924 über die Rechte des Kindes und in der von der Generalversammlung am 20. November 1959 angenommenen Erklärung der Rechte des Kindes ausgesprochen und in der Allgemeinen Erklärung der Menschenrechte, im Internationalen Pakt über bürgerliche und politische Rechte (insbesondere in den Artikeln 23 und 24), im Internationalen Pakt über wirtschaftliche, soziale und kulturelle Rechte (insbesondere in Artikel 10) sowie in den Satzungen und den in Betracht kommenden Dokumenten der Sonderorganisationen und anderen internationalen Organisationen, die sich mit dem Wohl des Kindes befassen, anerkannt worden ist,

eingedenk dessen, daß, wie in der Erklärung der Rechte des Kindes ausgeführt ist, „das Kind wegen seiner mangelnden körperlichen und geistigen Reife besonderen Schutzes und besonderer Fürsorge, insbesondere eines angemessenen rechtlichen Schutzes vor und nach der Geburt bedarf",

unter Hinweis auf die Bestimmungen der Erklärung über die sozialen und rechtlichen Grundsätze für den Schutz und das Wohl von Kindern unter besonderer Berücksichtigung der Aufnahme in eine Pflegefamilie und der Adoption auf nationaler und internationaler Ebene, der Regeln der Vereinten Nationen über die Mindestnormen für die Jugendgerichtsbarkeit (Beijing-Regeln) und der Erklärung über den Schutz von Frauen und Kindern im Ausnahmezustand und bei bewaffneten Konflikten,

in der Erkenntnis, daß es in allen Ländern der Welt Kinder gibt, die in außerordentlich schwierigen Verhältnissen leben, und daß diese Kinder besonderer Berücksichtigung bedürfen,

unter gebührender Beachtung der Bedeutung der Traditionen und kulturellen Werte jedes Volkes für den Schutz und die harmonische Entwicklung des Kindes,

in Anerkennung der Bedeutung der internationalen Zusammenarbeit für die Verbesserung der Lebensbedingungen der Kinder in allen Ländern, insbesondere den Entwicklungsländern –

haben folgendes vereinbart:

TEIL I

Artikel 1 [Geltung für das Kind; Begriffsbestimmung]
Im Sinne dieses Übereinkommens ist ein Kind jeder Mensch, der das achtzehnte Lebensjahr noch nicht vollendet hat, soweit die Volljährigkeit nach dem auf das Kind anzuwendenden Recht nicht früher eintritt.

Artikel 2 [Achtung der Kindesrechte; Diskriminierungsverbot]
(1) Die Vertragsstaaten achten die in dieser Konvention festgelegten Rechte und gewährleisten sie jedem ihrer Hoheitsgewalt unterstehenden Kind ohne jede Diskriminierung unabhängig von der Rasse, der Hautfarbe, dem Geschlecht, der Sprache, der Religion, der politischen oder sonstigen Anschauung, der nationalen, ethnischen oder sozialen Herkunft, des Vermögens, einer Behinderung, der Geburt oder dem sonstigen Status des Kindes, seiner Eltern oder seines Vormunds.
(2) Die Vertragsstaaten treffen alle geeigneten Maßnahmen, um sicherzustellen, daß das Kind vor allen Formen der Diskriminierung oder Bestrafung wegen des Standes, der Tätigkeit, der Meinungsäußerungen oder der Weltanschauung seiner Eltern, seines Vormunds oder seiner Familienangehörigen geschützt wird.

Artikel 3 [Wohl des Kindes]
(1) Bei allen Maßnahmen, die Kinder betreffen, gleichviel ob sie von öffentlichen oder privaten Einrichtungen der sozialen Fürsorge, Gerichten, Verwaltungsbehörden oder Gesetzgebungsorganen getroffen werden, ist das Wohl des Kindes ein Gesichtspunkt, der vorrangig zu berücksichtigen ist.
(2) Die Vertragsstaaten verpflichten sich, dem Kind unter Berücksichtigung der Rechte und Pflichten seiner Eltern, seines Vormunds oder anderer für das Kind gesetzlich verantwortlicher Personen den Schutz und die Fürsorge zu gewährleisten, die für sein Wohlergehen notwendig sind; zu diesem Zweck treffen sie alle ge-

eigneten Gesetzgebungs- und Verwaltungsmaßnahmen.
(3) Die Vertragsstaaten stellen sicher, daß die für die Fürsorge für das Kind oder dessen Schutz verantwortlichen Institutionen, Dienste und Einrichtungen den von den zuständigen Behörden festgelegten Normen entsprechen, insbesondere im Bereich der Sicherheit und der Gesundheit sowie hinsichtlich der Zahl und der fachlichen Eignung des Personals und des Bestehens einer ausreichenden Aufsicht.

Artikel 4 [Verwirklichung der Kindesrechte]
Die Vertragsstaaten treffen alle geeigneten Gesetzgebungs-, Verwaltungs- und sonstigen Maßnahmen zur Verwirklichung der in diesem Übereinkommen anerkannten Rechte. Hinsichtlich der wirtschaftlichen, sozialen und kulturellen Rechte treffen die Vertragsstaaten solche Maßnahmen unter Ausschöpfung ihrer verfügbaren Mittel und erforderlichenfalls im Rahmen der internationalen Zusammenarbeit.

Artikel 5 [Respektierung des Elternrechts]
Die Vertragsstaaten achten die Aufgaben, Rechte und Pflichten der Eltern oder gegebenenfalls, soweit nach Ortsbrauch vorgesehen, der Mitglieder der weiteren Familie oder der Gemeinschaft, des Vormunds oder anderer für das Kind gesetzlich verantwortlicher Personen, das Kind bei der Ausübung der in diesem Übereinkommen anerkannten Rechte in einer seiner Entwicklung entsprechenden Weise angemessen zu leiten und zu führen.

Artikel 6 [Recht auf Leben]
(1) Die Vertragsstaaten erkennen an, daß jedes Kind ein angeborenes Recht auf Leben hat.
(2) Die Vertragsstaaten gewährleisten in größtmöglichem Umfang das Überleben und die Entwicklung des Kindes.

Artikel 7 [Geburtsregister, Name, Staatsangehörigkeit]
(1) Das Kind ist unverzüglich nach seiner Geburt in ein Register einzutragen und hat das Recht auf einen Namen von Geburt an, das Recht, eine Staatsangehörigkeit zu erwerben, und soweit möglich das Recht, seine Eltern zu kennen und von ihnen betreut zu werden.
(2) Die Vertragsstaaten stellen die Verwirklichung dieser Rechte im Einklang mit ihrem innerstaatlichen Recht und mit ihren Verpflichtungen auf Grund der einschlägigen internationalen Übereinkünfte in diesem Bereich sicher, insbesondere für den Fall, daß das Kind sonst staatenlos wäre.

Artikel 8 [Identität]
(1) Die Vertragsstaaten verpflichten sich, das Recht des Kindes zu achten, seine Identität, einschließlich seiner Staatsangehörigkeit, seines Namens und seiner gesetzlich anerkannten Familienbeziehungen, ohne rechtswidrige Eingriffe zu behalten.
(2) Werden einem Kind widerrechtlich einige oder alle Bestandteile seiner Identität genommen, so gewähren die Vertragsstaaten ihm angemessenen Beistand und Schutz mit dem Ziel, seine Identität so schnell wie möglich wiederherzustellen.

Artikel 9 [Trennung von den Eltern; persönlicher Umgang]
(1) Die Vertragsstaaten stellen sicher, daß ein Kind nicht gegen den Willen seiner Eltern von diesen getrennt wird, es sei denn, daß die zuständigen Behörden in einer gerichtlich nachprüfbaren Entscheidung nach den anzuwendenden Rechtsvorschriften und Verfahren bestimmen, daß diese Trennung zum Wohl des Kindes notwendig ist. Eine solche Entscheidung kann im Einzelfall notwendig werden, wie etwa wenn das Kind durch die Eltern mißhandelt oder vernachlässigt wird oder wenn bei getrennt lebenden Eltern eine Entscheidung über den Aufenthaltsort des Kindes zu treffen ist.
(2) In Verfahren nach Absatz 1 ist allen Beteiligten Gelegenheit zu geben, am Verfahren teilzunehmen und ihre Meinung zu äußern.
(3) Die Vertragsstaaten achten das Recht des Kindes, das von einem oder beiden

Elternteilen getrennt ist, regelmäßig persönliche Beziehungen und unmittelbare Kontakte zu beiden Elternteilen zu pflegen, soweit dies nicht dem Wohl des Kindes widerspricht.
(4) Ist die Trennung Folge einer von einem Vertragsstaat veranlaßten Maßnahme, wie etwa einer Freiheitsentziehung, Freiheitsstrafe, Landesverweisung oder Abschiebung oder des Todes eines oder beider Elternteile oder des Kindes (auch eines Todes, der aus irgendeinem Grund eintritt, während der Betreffende sich in staatlichem Gewahrsam befindet), so erteilt der Vertragsstaat auf Antrag den Eltern, dem Kind oder gegebenenfalls einem anderen Familienangehörigen die wesentlichen Auskünfte über den Verbleib des oder der abwesenden Familienangehörigen, sofern dies nicht dem Wohl des Kindes abträglich wäre. Die Vertragsstaaten stellen ferner sicher, daß allein die Stellung eines solchen Antrags keine nachteilige Folgen für den oder die Betroffenen hat.

Artikel 10 [Familienzusammenführung; grenzüberschreitende Kontakte]
(1) Entsprechend der Verpflichtung der Vertragsstaaten nach Artikel 9 Absatz 1 werden von einem Kind oder seinen Eltern zwecks Familienzusammenführung gestellte Anträge auf Einreise in einen Vertragsstaat oder Ausreise aus einem Vertragsstaat von den Vertragsstaaten wohlwollend, human und beschleunigt bearbeitet. Die Vertragsstaaten stellen ferner sicher, daß die Stellung eines solchen Antrags keine nachteiligen Folgen für die Antragsteller und deren Familienangehörigen hat.
(2) Ein Kind, dessen Eltern ihren Aufenthalt in verschiedenen Staaten haben, hat das Recht, regelmäßig persönliche Beziehungen und unmittelbare Kontakte zu beiden Elternteilen zu pflegen, soweit nicht außergewöhnliche Umstände vorliegen. Zu diesem Zweck achten die Vertragsstaaten entsprechend ihrer Verpflichtung nach Artikel 9 Absatz 1 das Recht des Kindes und seiner Eltern, aus jedem Land einschließlich des eigenen auszureisen und in ihr eigenes Land einzureisen. Das Recht auf Ausreise aus einem Land unterliegt nur gesetzlich vorgesehenen Beschränkungen, die zum Schutz der nationalen Sicherheit, der öffentlichen Ordnung (ordre public), der öffentlichen Gesundheit oder Sittlichkeit oder der Rechte und Freiheiten anderer notwendig und mit den anderen in diesem Übereinkommen anerkannten Rechten vereinbar sind.

Artikel 11 [Rechtswidrige Verbringung von Kindern ins Ausland]
(1) Die Vertragsstaaten treffen Maßnahmen, um das rechtswidrige Verbringen von Kindern ins Ausland und ihre rechtswidrige Nichtrückgabe zu bekämpfen.
(2) Zu diesem Zweck fördern die Vertragsstaaten den Abschluß bilateraler oder multilateraler Übereinkünfte oder den Beitritt zu bestehenden Übereinkünften.

Artikel 12 [Berücksichtigung des Kindeswillens]
(1) Die Vertragsstaaten sichern dem Kind, das fähig ist, sich eine eigene Meinung zu bilden, das Recht zu, diese Meinung in allen das Kind berührenden Angelegenheiten frei zu äußern, und berücksichtigen die Meinung des Kindes angemessen und entsprechend seinem Alter und seiner Reife.
(2) Zu diesem Zweck wird dem Kind insbesondere Gelegenheit gegeben, in allen seine Person berührenden Gerichts- oder Verwaltungsverfahren entweder unmittelbar oder durch einen Vertreter oder eine geeignete Stelle im Einklang mit den innerstaatlichen Verfahrensvorschriften gehört zu werden.

Artikel 13 [Meinungs- und Informationsfreiheit]
(1) Das Kind hat das Recht auf freie Meinungsäußerung; dieses Recht schließt die Freiheit ein, ungeachtet der Staatsgrenzen Informationen und Gedankengut jeder Art in Wort, Schrift oder Druck, durch Kunstwerke oder andere vom Kind gewählte Mittel sich zu beschaffen, zu empfangen und weiterzugeben.

(2) Die Ausübung dieses Rechts kann bestimmten, gesetzlich vorgesehenen Einschränkungen unterworfen werden, die erforderlich sind
a) für die Achtung der Rechte oder des Rufes anderer oder
b) für den Schutz der nationalen Sicherheit, der öffentlichen Ordnung (ordre public), der Volksgesundheit oder der öffentlichen Sittlichkeit

Artikel 14 [Gedanken-, Gewissens- und Religionsfreiheit]
(1) Die Vertragsstaaten achten das Recht des Kindes auf Gedanken-, Gewissens- und Religionsfreiheit.
(2) Die Vertragsstaaten achten die Rechte und Pflichten der Eltern und gegebenenfalls des Vormunds, das Kind bei der Ausübung dieses Rechts in einer seiner Entwicklung entsprechenden Weise zu leiten.
(3) Die Freiheit, seine Religion oder Weltanschauung zu bekunden, darf nur den gesetzlich vorgesehenen Einschränkungen unterworfen werden, die zum Schutz der öffentlichen Sicherheit, Ordnung, Gesundheit oder Sittlichkeit oder der Grundrechte und -freiheiten anderer erforderlich sind.

Artikel 15 [Vereinigungs- und Versammlungsfreiheit]
(1) Die Vertragsstaaten erkennen das Recht des Kindes an, sich frei mit anderen zusammenzuschließen und sich friedlich zu versammeln.
(2) Die Ausübung dieses Rechts darf keinen anderen als den gesetzlich vorgesehenen Einschränkungen unterworfen werden, die in einer demokratischen Gesellschaft im Interesse der nationalen oder öffentlichen Sicherheit, der öffentlichen Ordnung (ordre public), zum Schutz der Volksgesundheit oder der öffentlichen Sittlichkeit oder zum Schutz der Rechte und Freiheiten anderer notwendig sind.

Artikel 16 [Schutz der Privatsphäre und der Ehre]
(1) Kein Kind darf willkürlichen oder rechtswidrigen Eingriffen in sein Privatleben, seine Familie, seine Wohnung oder seinen Schriftverkehr oder rechtswidrigen Beeinträchtigungen seiner Ehre und seines Rufes ausgesetzt werden.
(2) Das Kind hat Anspruch auf rechtlichen Schutz gegen solche Eingriffe oder Beeinträchtigungen.

Artikel 17 [Zugang zu den Medien]
Die Vertragsstaaten erkennen die wichtige Rolle der Massenmedien an und stellten sicher, daß das Kind Zugang hat zu Informationen und Material aus einer Vielfalt nationaler und internationaler Quellen, insbesondere derjenigen, welche die Förderung seines sozialen, seelischen und sittlichen Wohlergehens sowie seiner körperlichen und geistigen Gesundheit zum Ziel haben. Zu diesem Zweck werden die Vertragsstaaten
a) die Massenmedien ermuntern, Informationen und Material zu verbreiten, die für das Kind von sozialem und kulturellem Nutzen sind und dem Geist des Artikels 29 entsprechen;
b) die internationale Zusammenarbeit bei der Herstellung, bei Austausch und bei der Verbreitung von Informationen und Material dieser Art aus einer Vielfalt nationaler und internationaler kultureller Quellen fördern;
c) die Herstellung und Verbreitung von Kinderbüchern fördern;
d) die Massenmedien ermutigen, den sprachlichen Bedürfnissen eines Kindes, das einer Minderheit oder Ureinwohner ist, besonders Rechnung zu tragen;
e) die Erarbeitung geeigneter Richtlinien zum Schutz des Kindes vor Informationen und Material fördern, die sein Wohlergehen beeinträchtigen, wobei die Artikel 13 und 18 zu berücksichtigen sind.

Artikel 18 [Verantwortung für das Kindeswohl]
(1) Die Vertragsstaaten bemühen sich nach besten Kräften, die Anerkennung des Grundsatzes sicherzustellen, daß beide Elternteile gemeinsam für die Erziehung

und Entwicklung des Kindes verantwortlich sind. Für die Erziehung und Entwicklung des Kindes sind in erster Linie die Eltern oder gegebenenfalls der Vormund verantwortlich. Dabei ist das Wohl des Kindes ihr Grundanliegen.
(2) Zur Gewährleistung und Förderung der in diesem Übereinkommen festgelegten Rechte unterstützen die Vertragsstaaten die Eltern und den Vormund in angemessener Weise bei der Erfüllung ihrer Aufgabe, das Kind zu erziehen, und sorgen für den Ausbau von Institutionen, Einrichtungen und Diensten für die Betreuung von Kindern.
(3) Die Vertragsstaaten treffen alle geeigneten Maßnahmen, um sicherzustellen, daß Kinder berufstätiger Eltern das Recht haben, die für sie in Betracht kommenden Kinderbetreuungsdienste und -einrichtungen zu nutzen.

Artikel 19 [Schutz vor Gewaltanwendung, Mißhandlung, Verwahrlosung]
(1) Die Vertragsstaaten treffen alle geeigneten Gesetzgebungs-, Verwaltungs-, Sozial- und Bildungsmaßnahmen, um das Kind vor jeder Form körperlicher oder geistiger Gewalt, Schadenszufügung oder Mißhandlung, vor Verwahrlosung oder Vernachlässigung, vor schlechter Behandlung oder Ausbeutung einschließlich des sexuellen Mißbrauchs zu schützen, solange es sich in der Obhut der Eltern oder eines Elternteils, eines Vormunds oder anderen gesetzlichen Vertreters oder einer anderen Person befindet, die das Kind betreut.
(2) Diese Schutzmaßnahmen sollen je nach den Gegebenheiten wirksame Verfahren zur Aufstellung von Sozialprogrammen enthalten, die dem Kind und denen, die es betreuen, die erforderliche Unterstützung gewähren und andere Formen der Vorbeugung vorsehen sowie Maßnahmen zur Aufdeckung, Meldung, Weiterverweisung, Untersuchung, Behandlung und Nachbetreuung in den in Absatz 1 beschriebenen Fällen schlechter Behandlung von Kindern und gegebenenfalls für das Einschreiten der Gerichte.

Artikel 20 [Von der Familie getrennt lebende Kinder; Pflegefamilie; Adoption]
(1) Ein Kind, das vorübergehend oder dauernd aus seiner familiären Umgebung herausgelöst wird oder dem der Verbleib in dieser Umgebung im eigenen Interesse nicht gestattet werden kann, hat Anspruch auf den besonderen Schutz und Beistand des Staates.
(2) Die Vertragsstaaten stellen nach Maßgabe ihres innerstaatlichen Rechts andere Formen der Betreuung eines solchen Kindes sicher.
(3) Als andere Form der Betreuung kommt unter anderem die Aufnahme in eine Pflegefamilie, die Kafala nach islamischem Recht, die Adoption oder, falls erforderlich, die Unterbringung in einer geeigneten Kinderbetreuungseinrichtung in Betracht. Bei der Wahl zwischen diesen Lösungen sind die erwünschte Kontinuität in der Erziehung des Kindes sowie die ethnische, religiöse, kulturelle und sprachliche Herkunft des Kindes gebührend zu berücksichtigen.

Artikel 21 [Adoption]
Die Vertragsstaaten, die das System der Adoption anerkennen oder zulassen, gewährleisten, daß dem Wohl des Kindes bei der Adoption die höchste Bedeutung zugemessen wird; die Vertragsstaaten
a) stellen sicher, daß die Adoption eines Kindes nur durch die zuständigen Behörden genehmigt wird, die nach den anzuwendenden Rechtsvorschriften und Verfahren und auf der Grundlage aller verläßlichen einschlägigen Informationen entscheiden, daß die Adoption angesichts des Satus des Kindes in bezug auf Eltern, Verwandte und einen Vormund zulässig ist und daß, soweit dies erforderlich ist, die betroffenen Personen in Kenntnis der Sachlage und auf der Grundlage einer gegebenenfalls erforderlichen Beratung der Adoption zugestimmt haben;
b) erkennen an, daß die internationale Adoption als andere Form der Betreuung angesehen werden kann, wenn

das Kind nicht in seinem Heimatland in einer Pflege- oder Adoptionsfamilie untergebracht oder wenn es dort nicht in geeigneter Weise betreut werden kann;

c) stellen sicher, daß das Kind im Falle einer internationalen Adoption in den Genuß der für nationale Adoptionen geltenden Schutzvorschriften und Normen kommt;

d) treffen alle geeigneten Maßnahmen, um sicherzustellen, daß bei internationaler Adoption für die Beteiligten keine unstatthaften Vermögensvorteile entstehen;

e) fördern die Ziele dieses Artikels gegebenenfalls durch den Abschluß zwei- oder mehrseitiger Übereinkünfte und bemühen sich in diesem Rahmen sicherzustellen, daß die Unterbringung des Kindes in einem anderen Land durch die zuständigen Behörden oder Stellen durchgeführt wird.

Artikel 22 [Flüchtlingskinder]

(1) Die Vertragsstaaten treffen geeignete Maßnahmen, um sicherzustellen, daß ein Kind, das die Rechtsstellung eines Flüchtlings begehrt oder nach Maßgabe der anzuwendenden Regeln und Verfahren des Völkerrechts oder des innerstaatlichen Rechts als Flüchtling angesehen wird, angemessenen Schutz und humanitäre Hilfe bei der Wahrnehmung der Rechte erhält, die in diesem Übereinkommen oder in anderen internationalen Übereinkünften über Menschenrechte oder über humanitäre Fragen, denen die genannten Staaten als Vertragsparteien angehören, festgelegt sind, und zwar unabhängig davon, ob es sich in Begleitung seiner Eltern oder einer anderen Person befindet oder nicht.

(2) Zu diesem Zweck wirken die Vertragsstaaten in der ihnen angemessen erscheinenden Weise bei allen Bemühungen mit, welche die Vereinten Nationen und andere zuständige zwischenstaatliche oder nichtstaatliche Organisationen, die mit den Vereinten Nationen zusammenarbeiten, unternehmen, um ein solches Kind zu schützen, um ihm zu helfen und um die Eltern oder andere Familienangehörige eines Flüchtlingskindes ausfindig zu machen, mit dem Ziel, die für eine Familienzusammenführung notwendigen Informationen zu erlangen. Können die Eltern oder andere Familienangehörige nicht ausfindig gemacht werden, so ist dem Kind in Einklang mit den in diesem Übereinkommen enthaltenen Grundsätzen derselbe Schutz zu gewähren, wie es jedem anderen Kind, das aus irgendeinem Grund dauernd oder vorübergehend aus seinem Familienverband herausgelöst ist.

Artikel 23 [Förderung behinderter Kinder]

(1) Die Vertragsstaaten erkennen an, daß ein geistig oder körperlich behindertes Kind ein erfülltes und menschenwürdiges Leben unter Bedingungen führen sollte, welche die Würde des Kindes wahren, seine Selbständigkeit fördern und seine aktive Teilnahme am Leben der Gemeinschaft erleichtern.

(2) Die Vertragsstaaten erkennen das Recht des behinderten Kindes auf besondere Betreuung an und treten dafür ein und stellen sicher, daß dem behinderten Kind und den für seine Betreuung Verantwortlichen im Rahmen der verfügbaren Mittel auf Antrag die Unterstützung zuteil wird, die dem Zustand des Kindes sowie den Lebensumständen der Eltern oder anderer Personen, die das Kind betreuen, angemessen ist.

(3) In Anerkennung der besonderen Bedürfnisse eines behinderten Kindes ist die nach Absatz 2 gewährte Unterstützung soweit irgend möglich und unter Berücksichtigung der finanziellen Mittel der Eltern oder anderer Personen, die das Kind betreuen, unentgeltlich zu leisten und so zu gestalten, daß sichergestellt ist, daß Erziehung, Ausbildung, Gesundheitsdienste, Rehabilitationsdienste, Vorbereitung auf das Berufsleben und Erholungsmöglichkeiten dem behinderten Kind tatsächlich in einer Weise zugänglich sind, die der möglichen vollständigen sozialen In-

tegration und individuellen Entfaltung des Kindes einschließlich seiner kulturellen und geistigen Entwicklung förderlich ist.
(4) Die Vertragsstaaten fördern im Geist der internationalen Zusammenarbeit den Austausch sachdienlicher Informationen im Bereich der Gesundheitsvorsorge und der medizinischen, psychologischen und funktionellen Behandlung behinderter Kinder einschließlich der Verbreitung von Informationen über Rehabilitationsmethoden und Bildungs- und Berufsausbildungsdienste und des Zugangs zu solchen Informationen, um es den Vertragsstaaten zu ermöglichen, in diesen Bereichen ihre Fähigkeiten und ihr Fachwissen zu verbessern und weitere Erfahrungen zu sammeln. Dabei sind die Bedürfnisse der Entwicklungsländer besonders zu berücksichtigen.

Artikel 24 [Gesundheitsvorsorge]
(1) Die Vertragsstaaten erkennen das Recht des Kindes auf das erreichbare Höchstmaß an Gesundheit sowie auf die Inanspruchnahme von Einrichtungen zur Behandlung von Krankheiten und zur Wiederherstellung der Gesundheit an. Die Vertragsstaaten bemühen sich sicherzustellen, daß keinem Kind das Recht auf Zugang zu derartigen Gesundheitsdiensten vorenthalten wird.
(2) Die Vertragsstaaten bemühen sich, die volle Verwirklichung dieses Rechts sicherzustellen, und treffen insbesondere geeignete Maßnahmen, um
a) die Säuglings- und Kindersterblichkeit zu verringern;
b) sicherzustellen, daß alle Kinder die notwendige ärztliche Hilfe und Gesundheitsfürsorge erhalten, wobei besonderer Nachdruck auf dem Ausbau der gesundheitlichen Grundversorgung gelegt wird;
c) Krankheiten sowie Unter- und Fehlernährung auch im Rahmen der gesundheitlichen Grundversorgung zu bekämpfen, unter anderem durch den Einsatz leicht zugänglicher Technik und durch die Bereitstellung ausreichender vollwertiger Nahrungsmittel und sauberer Trinkwassers, wobei die Gefahren und Risiken der Umweltverschmutzung zu berücksichtigen sind;
d) eine angemessene Gesundheitsfürsorge für Mütter vor und nach der Entbindung sicherzustellen;
e) sicherzustellen, daß allen Teilen der Gesellschaft, insbesondere Eltern und Kinder, über die Gesundheit und Ernährung des Kindes, die Vorteile des Stillens, die Hygiene und die Sauberhaltung der Umwelt sowie die Unfallverhütung vermittelt werden, daß sie Zugang zu der entsprechenden Schulung haben und daß sie bei der Anwendung dieser Grundkenntnisse Unterstützung erhalten;
f) die Gesundheitsvorsorge, die Elternberatung sowie die Aufklärung und die Dienste auf dem Gebiet der Familienplanung auszubauen.
(3) Die Vertragsstaaten treffen alle wirksamen und geeigneten Maßnahmen, um überlieferte Bräuche, die für die Gesundheit der Kinder schädlich sind, abzuschaffen.
(4) Die Vertragsstaaten verpflichten sich, die internationale Zusammenarbeit zu unterstützen und zu fördern, um fortschreitend die volle Verwirklichung des in diesem Artikels anerkannten Rechts zu erreichen. Dabei sind die Bedürfnisse der Entwicklungsländer besonders zu berücksichtigen.

Artikel 25 [Unterbringung]
Die Vertragsstaaten erkennen an, daß ein Kind, das von den zuständigen Behörden wegen einer körperlichen oder geistigen Erkrankung zur Betreuung, zum Schutz der Gesundheit oder zur Behandlung untergebracht worden ist, das Recht auf eine regelmäßige Überprüfung der dem Kind gewährten Behandlung sowie aller anderen Umstände hat, die für seine Unterbringung von Belang sind.

Artikel 26 [Soziale Sicherheit]
(1) Die Vertragsstaaten erkennen das Recht eines jeden Kindes auf Leistungen

der sozialen Sicherheit, einschließlich der Sozialversicherung an und treffen die erforderlichen Maßnahmen, um die volle Verwirklichung dieses Rechts in Übereinstimmung mit dem innerstaatlichen Recht sicherzustellen.

(1) Die Leistungen sollen gegebenenfalls unter Berücksichtigung der wirtschaftlichen Verhältnisse und der sonstigen Umstände des Kindes und der Unterhaltspflichtigen sowie anderer für die Beantragung von Leistungen durch das Kind oder im Namen des Kindes maßgeblicher Gesichtspunkte gewährt werden.

Artikel 27 [Angemessene Lebensbedingungen; Unterhalt]

(1) Die Vertragsstaaten erkennen das Recht jedes Kindes auf einen seiner körperlichen, geistigen, seelischen, sittlichen und sozialen Entwicklung angemessenen Lebensstandard an.

(2) Es ist in erster Linie die Aufgabe der Eltern oder anderer für das Kind verantwortlicher Personen im Rahmen ihrer Fähigkeiten und finanziellen Möglichkeiten die für die Entwicklung des Kindes notwendigen Lebensbedingungen sicherzustellen.

(3) Die Vertragsstaaten treffen gemäß ihren innerstaatlichen Verhältnisse und im Rahmen ihrer Mittel geeignete Maßnahmen, um den Eltern und anderen für das Kind verantwortlichen Personen bei der Verwirklichung dieses Rechts zu helfen, und sehen bei Bedürftigkeit materielle Hilfe und Unterstützungsprogramme insbesondere für Ernährung, Bekleidung und Wohnung vor.

(4) Die Vertragsstaaten treffen alle geeigneten Maßnahmen, um die Geltendmachung von Unterhaltszahlungen des Kindes gegenüber den Eltern oder anderen finanziell für das Kind verantwortlichen Personen sowohl innerhalb des Vertragsstaates als auch im Ausland sicherzustellen. Insbesondere fördern die Vertragsstaaten, wenn die für das Kind finanziell verantwortliche Person in einem anderen Staat lebt als das Kind, den Beitritt zu internationalen Übereinkünften oder den Abschluß solcher Übereinkünfte sowie andere geeignete Regelungen.

Artikel 28 [Recht auf Bildung; Schule; Berufsausbildung]

(1) die Vertragsstaaten erkennen das Recht der Kindes auf Bildung an; um die Verwirklichung dieses Rechts auf der Grundlage der Chancengleichheit fortschreitend zu erreichen, werden sie insbesondere

a) den Besuch der Grundschule für alle zur Pflicht und unentgeltlich machen;
b) die Entwicklung verschiedener Formen der weiterführenden Schulen allgemeinbildender oder berufsbildender Art fördern, sie allen Kindern verfügbar und zugänglich machen und geeignete Maßnahmen wie die Einführung der Unentgeltlichkeit und die Bereitstellung der finanzieller Unterstützung bei Bedürftigkeit treffen:
c) allen entsprechend ihren Fähigkeiten den Zugang zu den Hochschulen mit allen geeigneten Mitteln empfehlen
d) Bildungs- und Berufsberatung allen Kindern verfügbar und zugänglich machen;
e) Maßnahmen treffen, die den regelmäßigen Schulbesuch fördern und den Anteil derjenigen, welche die Schulausbildung vorzeitig abbrechen, verringern.

(2) Die Vertragsstaaten treffen alle geeigneten Maßnahmen, um sicherzustellen, daß die Disziplin in der Schule in einer Weise gewahrt wird, die der Menschenwürde des Kindes entspricht und im Einklang mit dieser Konvention steht.

(3) Die Vertragsstaaten fördern die internationale Zusammenarbeit im Bildungswesen, insbesondere um zur Beseitigung von Unwissenheit und Analphabetentum in der Welt beizutragen und den Zugang zu wissenschaftlichen und technischen Kenntnissen und modernen Unterrichtsmethoden zu erleichtern. Dabei sind die Bedürfnisse der Entwicklungsländer besonders zu berücksichtigen.

Artikel 29 [Bildungsziele; Bildungseinrichtungen]

(1) Die Vertragsstaaten stimmen überein, daß die Bildung des Kindes darauf gerichtet sein muß,

a) die Persönlichkeit, die Begabung und die geistigen und körperlichen Fähigkeiten des Kindes voll zur Entfaltung zu bringen;
b) dem Kind Achtung vor den Menschenrechten und Grundfreiheiten und den in der Charta der Vereinten Nationen verankerten Grundsätzen zu vermitteln;
c) dem Kind Achtung vor seinen Eltern, seiner kulturellen Identität, seiner Sprache und seinen kulturellen Werten, den nationalen Werten des Landes, in dem es lebt, und gegebenenfalls des Landes, aus dem es stammt, sowie vor anderen Kulturen als der eigenen zu vermitteln;
d) das Kind auf ein verantwortungsbewußtes Leben in einer freien Gesellschaft im Geist der Verständigung, des Friedens, der Toleranz, der Gleichberechtigung der Geschlechter und der Freundschaft zwischen allen Völkern und ethnischen, nationalen und religiösen Gruppen sowie zu Ureinwohnern vorzubereiten
e) dem Kind Achtung vor der natürlichen Umwelt zu vermitteln.

(2) Dieser Artikel und Artikel 28 dürfen nicht so ausgelegt werden, daß sie die Freiheit natürlicher oder juristischer Personen beeinträchtigen, Bildungseinrichtungen zu gründen und zu führen, sofern die im Absatz 1 festgelegten Grundsätze beachtet werden und die in solchen Einrichtungen vermittelte Bildung den von dem Staat gegebenenfalls festgelegten Mindestnormen entspricht.

Artikel 30 [Minderheitenschutz]

In Staaten, in denen es ethnische, religiöse oder sprachliche Minderheiten oder Ureinwohner gibt, darf einem Kind, das einer solchen Minderheit oder Ureinwohner ist, nicht das Recht vorenthalten werden, in Gemeinschaft mit anderen Angehörigen seiner Gruppe seine eigene Kultur zu pflegen, sich zu seiner eigenen Religion zu bekennen und sie auszuüben oder seine eigene Sprache zu verwenden.

Artikel 31 [Beteiligung an Freizeit, kulturellem und künstlerischen Leben, staatliche Förderung]

(1) Die Vertragsstaaten erkennen das Recht des Kindes auf Erholung und Freizeit an, auf Spiel und altersgemäße aktive Erholung sowie auf freie Teilnahme am kulturelles und künstlerischen Leben an.

(2) Die Vertragsstaaten achten und fördern das Recht des Kindes auf volle Beteiligung am kulturellen und künstlerischen Leben und fördern die Bereitstellung geeigneter und gleicher Möglichkeiten für die kulturelle und künstlerische Betätigung sowie für aktive Erholung und Freizeitbeschäftigung.

Artikel 32 [Schutz vor wirtschaftlicher Ausbeutung]

(1) Die Vertragsstaaten erkennen das Recht des Kindes an, vor wirtschaftlicher Ausbeutung geschützt und nicht zu einer Arbeit herangezogen zu werden, die Gefahren mit sich bringen, die Erziehung des Kindes behindern oder die Gesundheit des Kindes oder seine körperliche, geistige, seelische, sittliche oder soziale Entwicklung schädigen könnte.

(2) Die Vertragsstaaten treffen Gesetzgebungs-, Sozial- und Bildungsmaßnahmen, um die Durchführung dieses Artikels sicherzustellen. Zu diesem Zweck und unter Berücksichtigung der einschlägigen Bestimmungen anderer internationaler Übereinkünfte werden die Vertragsstaaten insbesondere

a) ein oder mehrere Mindestalter für die Zulassung zur Arbeit festlegen;
b) eine angemessene Regelung der Arbeitszeit und der Arbeitsbedingungen vorsehe;
c) angemessene Strafen oder andere Sanktionen zur wirksamen Durchsetzung dieses Artikels vorsehen.

Artikel 33 [Schutz vor Suchtstoffen]
(1) Die Vertragsstaaten treffen alle geeigneten Maßnahmen einschließlich Gesetzgebungs-, Verwaltungs-, Sozial- und Bildungsmaßnahmen, um Kinder vor dem unerlaubten Gebrauch von Suchtstoffen und psychotropen Stoffen im Sinne der diesbezüglichen internationalen Übereinkünfte zu schützen und den Einsatz von Kindern bei der unerlaubten Herstellung dieser Stoffe und beim unerlaubten Verkehr mit diesen Stoffen zu verhindern.

Artikel 34 [Schutz vor sexuellem Mißbrauch]
Die Vertragsstaaten verpflichten sich, das Kind vor allen Formen sexueller Ausbeutung und sexuellen Mißbrauchs zu schützen. Zu diesem Zweck treffen die Vertragsstaaten insbesondere alle geeigneten innerstaatlichen, zweiseitigen und mehrseitigen Maßnahmen, um zu verhindern, daß Kinder
a) zur Beteiligung an rechtswidrigen sexuellen Handlungen verleitet oder gezwungen werden;
b) für die Prostitution oder anderer rechtswidrige sexuelle Praktiken ausgenutzt werden;
c) für pornographische Darbietungen oder Darstellungen ausgebeutet werden.

Artikel 35 [Maßnahmen gegen Entführung und Kinderhandel]
Die Vertragsstaaten treffen alle geeigneten innerstaatlichen, zweiseitigen und mehrseitigen Maßnahmen, um die Entführung und den Verkauf von Kindern sowie den Handel mit Kindern zu irgendeinem Zweck und in irgendeiner Form zu verhindern.

Artikel 36 [Schutz vor sonstiger Ausbeutung]
Die Vertragsstaaten schützen das Kind vor allen sonstigen Formen der Ausbeutung, die das Wohl des Kindes in irgendeiner Weise beeinträchtigen.

Artikel 37 [Verbot der Folter, der Todesstrafe, lebenslanger Freiheitsstrafe; Rechtsbeistandschaft]
Die Vertragsstaaten stellen sicher,
a) daß kein Kind der Folter oder einer anderen grausamen, unmenschlichen oder erniedrigenden Behandlung oder Strafe unterworfen wird. Für Straftaten, die von Personen vor Vollendung des achtzehnten Lebensjahres begangen worden sind, darf weder die Todesstrafe noch lebenslange Freiheitsstrafe ohne die Möglichkeit vorzeitiger Entlassung verhängt werden;
b) daß keinem Kind die Freiheit rechtswidrig oder willkürlich entzogen wird. Festnahme, Freiheitsentziehung oder Freiheitsstrafe darf bei einem Kind im Einklang mit dem Gesetz nur als letztes Mittel und für die kürzeste angemessene Zeit angewendet werden;
c) daß jedes Kind, dem die Freiheit entzogen wird, menschlich und mit Achtung vor der dem Menschen innewohnenden Würde und unter Berücksichtigung der Bedürfnisse von Personen seines Alters behandelt wird. Insbesondere ist jedes Kind, dem die Freiheit entzogen ist, von Erwachsenen zu trennen, sofern nicht ein anderes Vorgehen als dem Wohl des Kindes dienlich erachtet wird; jedes Kind hat das Recht, mit seiner Familie durch Briefwechsel und Besuche in Verbindung zu bleiben, sofern nicht außergewöhnliche Umstände vorliegen;
d) daß jedes Kind, dem die Freiheit entzogen ist, das Recht auf umgehenden Zugang zu einem rechtskundigen oder anderen geeigneten Beistand sowie das Recht hat, die Rechtmäßigkeit der Freiheitsentziehung bei einem Gericht oder einer anderen zuständigen, unabhängigen und unparteiischen Behörde anzufechten, sowie das Recht auf alsbaldige Entscheidung in einem solchen Verfahren.

Artikel 38 [Schutz bei bewaffneten Konflikten; Einziehung zu den Streitkräften]
(1) Die Vertragsstaaten verpflichten sich, die im Falle eines bewaffneten Konflikts für sie geltenden Regeln des humanitären

Völkerrechts, die für das Kind Bedeutung haben, zu beachten und für deren Beachtung sorgen.

(2) Die Vertragsstaaten treffen alle durchführbaren Maßnahmen, um sicherzustellen, daß Personen, die das 15. Lebensjahr noch nicht vollendet haben, nicht unmittelbar an Feindseligkeiten teilnehmen.

(3) Die Vertragsstaaten nehmen davon Abstand, Personen, die das fünfzehnte Lebensjahr noch nicht vollendet haben, zu ihren Streitkräften einzuziehen. Werden Personen zu den Streitkräften eingezogen, die zwar das fünfzehnte, nicht aber das achtzehnte Lebensjahr vollendet haben, so bemühen sich die Vertragsstaaten, vorrangig die jeweils ältesten einzuziehen.

(4) Im Einklang mit ihren Verpflichtungen nach dem humanitären Völkerrecht, die Zivilbevölkerung in bewaffneten Konflikten zu schützen, treffen die Vertragsstaaten alle durchführbaren Maßnahmen, um sicherzustellen, daß von einem bewaffneten Konflikt betroffene Kinder geschützt und betreut werden.

Artikel 39 [Genesung und Wiedereingliederung geschädigter Kinder]

Die Vertragsstaaten treffen alle Maßnahmen, um die physische und psychische Genesung und die soziale Wiedereingliederung eines Kindes zu fördern, das Opfer irgendeiner Form von Vernachlässigung, Ausbeutung oder Mißhandlung, der Folter oder einer anderen Form grausamer, unmenschlicher oder erniedrigender Behandlung oder Strafe oder aber bewaffneter Konflikte geworden ist. Die Genesung und Wiedereingliederung müssen in einer Umgebung stattfinden, die der Gesundheit, der Selbstachtung und der Würde des Kindes förderlich ist.

Artikel 40 [Behandlung des Kindes im Strafrecht und Strafverfahren]

(1) Die Vertragsstaaten erkennen das Recht eines jeden Kindes an, das der Verletzung der Strafgesetze verdächtigt oder beschuldigt wird oder überführt wird, in einer Weise behandelt zu werden, die das Gefühl des Kindes für die eigene Würde und den eigenen Wert fördert, seine Achtung vor den Menschenrechten und Grundfreiheiten anderer stärkt und das Alter des Kindes sowie die Notwendigkeit berücksichtigt, seine soziale Wiedereingliederung sowie die Übernahme einer konstruktiven Rolle in der Gesellschaft durch das Kind zu fördern.

(2) Zu diesem Zwecke stellen die Vertragsstaaten unter Berücksichtigung der einschlägigen Bestimmungen der internationalen Übereinkünfte insbesondere sicher,

a) daß kein Kind wegen Handlungen oder Unterlassungen, die zur Zeit ihrer Begehung nach innerstaatlichem Recht oder Völkerrecht nicht verboten waren, der Verletzung der Strafgesetze verdächtigt, beschuldigt oder überführt wird;
b) daß jedes Kind, das einer Verletzung der Strafgesetze verdächtigt oder beschuldigt wird, Anspruch auf folgende Mindestgarantien hat:
   i) bis zum gesetzlichen Nachweis der Schuld als unschuldig zu gelten;
   ii) unverzüglich und unmittelbar über die gegen seine Person erhobenen Beschuldigungen unterrichtet zu werden, gegebenenfalls durch seine Eltern oder seinen Vormund, und einen rechtskundigen oder anderen geeigneten Beistand zur Vorbereitung und Wahrnehmung seiner Verteidigung zu erhalten,
   iii) seine Sache unverzüglich durch eine Behörde oder ein zuständiges Gericht, die unabhängig und unparteiisch sind, in einem fairen Verfahren entsprechend dem Gesetz entscheiden zu lassen, und zwar in Anwesenheit eines rechtskundigen oder anderen geeigneten Beistands sowie – sofern dies nicht insbesondere in Anbetracht des Alters oder der Lage des Kindes als seinem Wohl widersprechend angesehen wird – in Anwesenheit seiner Eltern oder seines Vormunds,
   iv) nicht gezwungen zu werden, als Zeuge auszusagen oder sich schul-

dig zu bekennen, sowie die Belastungszeugen zu befragen oder befragen zu lassen und das Erscheinen und die Vernehmung der Entlastungszeugen unter gleichen Bedingungen zu erwirken,

v) wenn es einer Verletzung der Strafgesetze überführt worden ist, diese Entscheidung und alle als Folge davon verhängten Maßnahmen durch eine übergeordnete Behörde oder ein höheres Gericht, die zuständig, unabhängig und unparteiisch sind, entsprechend dem Gesetz nachprüfen zu lassen,

vi) die unentgeltliche Hinzuziehung eines Dolmetschers zu verlangen, wenn das Kind die Verhandlungssprache nicht versteht oder spricht;

vii) sein Privatleben in allen Verfahrensabschnitten voll geachtet zu sehen.

(3) Die Vertragsstaaten bemühen sich, den Erlaß von Gesetzen sowie die Schaffung von Verfahren, Behörden und Einrichtungen zu fördern, die besonders für Kinder, die einer Verletzung der Strafgesetze verdächtigt oder beschuldigt werden oder überführt werden, gelten oder zuständig sind; insbesondere

a) legen sie ein Mindestalter fest, das ein Kind erreicht haben muß, um als strafmündig angesehen zu werden;

b) treffen sie, soweit dies angemessen und wünschenswert ist, Maßnahmen, um den Fall ohne ein gerichtliches Verfahren zu regeln, wobei jedoch die Menschenrechte und die Rechtsgarantien uneingeschränkt beachtet werden müssen.

(4) Um sicherzustellen, daß Kinder in einer Weise behandelt werden, die ihrem Wohl dienlich ist und ihren Umständen sowie der Straftat entspricht, muß eine Vielzahl von Vorkehrungen zur Verfügung stehen, wie Anordnungen über Betreuung, Anleitung und Aufsicht, wie Beratung, Entlassung auf Bewährung, Aufnahme in eine Pflegefamilie, Bildungs- und Berufsbildungsprogramme und andere Alternativen zur Heimerziehung.

Artikel 41 [Weitergehende inländische Bestimmungen]

Dieses Übereinkommen läßt zur Verwirklichung der Rechte des Kindes besser geeignete Bestimmungen unberührt, die enthalten sind

a) im Recht eines Vertragsstaats oder

b) in dem für diesen Staat geltenden Völkerrecht.

Register